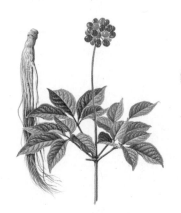

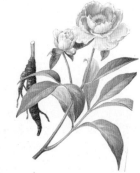
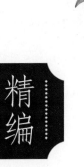
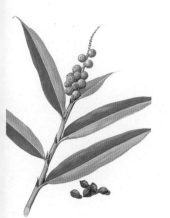
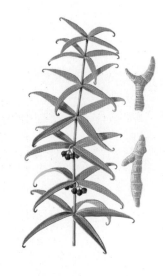
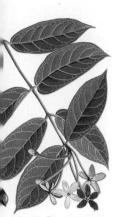
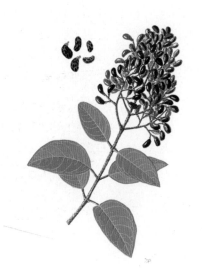

精编

本草纲目

中草药

周重建　高楠楠　谢　宇 ◎ 编著

海峡出版发行集团 | 福建科学技术出版社

THE STRAITS PUBLISHING & DISTRIBUTING GROUP | FUJIAN SCIENCE & TECHNOLOGY PUBLISHING HOUSE

图书在版编目（CIP）数据

精编本草纲目中草药 / 周重建，高楠楠，谢宇编著.
—福州：福建科学技术出版社，2020.10（2024.5重印）
ISBN 978-7-5335-6131-4

Ⅰ.①精… Ⅱ.①周… ②高… ③谢… Ⅲ.①《本草
纲目》–中草药–图集 Ⅳ.①R281.3-64

中国版本图书馆CIP数据核字（2020）第052887号

书　名　**精编本草纲目中草药**

编　著　周重建　高楠楠　谢宇

出版发行　福建科学技术出版社

社　址　福州市东水路76号（邮编350001）

网　址　www.fjstp.com

经　销　福建新华发行（集团）有限责任公司

印　刷　福建新华联合印务集团有限公司

开　本　889毫米×1194毫米　1/16

印　张　36

插　页　1

图　文　566码

版　次　2020年10月第1版

印　次　2024年5月第9次印刷

书　号　ISBN 978-7-5335-6131-4

定　价　98.00元

书中如有印装质量问题，可直接向本社调换

前 言
PREFACE

　　《本草纲目》是中国医药宝库中的一份珍贵遗产，是对16世纪以前中医药学的系统总结，被誉为"东方药物巨典"，入选《世界记忆名录》，是人类非物质文化遗产。《本草纲目》从问世至今，已有400多年的历史，先后出版过数十种版本，分别被美国、日本、德国、法国等翻译成英、日、德、法语等多种文字出版。它是中国明代伟大的医学家李时珍（1518—1593年）穷毕生精力，广收博采，实地考察，对以往历代本草学进行全面的整理和总结，历时27载编撰而成的。全书共52卷，约200万字，收载药物1892种，附图1100多幅，附方11000多条，集我国16世纪以前的药物学成就之大成，在训诂、语言文字、历史、地理、植物、动物、矿物、冶金等方面也有突出的成就。

　　由于"绿色食品""天然药物"的兴起，以及中医药在抗击传染病方面的重要作用，中医中药备受青睐。为了让更多的读者朋友能够轻松应用经典，给广大的医药爱好者及普通家庭提供一部系统的中草药应用读本，更好地继承和发扬我国中草药学的宝贵遗产，我们特策划了此书。

　　本书是在忠实于《本草纲目》（金陵版）原著的基础上，以《中华人民共和国药典》及《中药学》为指导，以全新的视野对原著进行深度挖掘，从《本草纲目》一书所载的各种药物中精选了数百种与当今临床应用密切相关的品种，每种药物均配有高清彩色照片，便于读者轻松识别和应用，并对每种药物的释名、集解、气味、主治、附方等都作了详细的说明，具有较强的实用性。为保留古籍原貌，书中所摘录的《本草纲目》原文内容除通假字之外均不予更改。

需要特别提醒读者注意的是，本书中的"附方"和"单方验方"需要在医师的指导下明确诊断后使用。考虑到原方的完整性和有效性，全书所涉的少数野生保护动物未予删除，在具体应用时应使用其饲养替代品或自然淘汰品。

本书的主要读者对象是广大家庭成员及医学爱好者，还可供医务工作者、医学研究机构的从业人员、相关院校的师生参考和阅读，以及全国各种类型的图书馆收藏。

书中需要考证的地方较多，加上编者知识水平有限，书中的错漏之处，敬请广大读者批评指正！

编者

2020年8月

目 录
CONTENTS

精编本草纲目中草药

精编本草纲目中草药

精编本草纲目中草药

百草霜
《纲目》

释名 灶突墨（《纲目》），灶额墨。

气味 辛，温，无毒。

主治 消化积滞，入下食药中用（苏颂）。止上下诸血，妇人崩中带下、胎前产后诸病，伤寒阳毒发狂，黄疸，疟痢，噎膈，咽喉口舌一切诸疮（时珍）。

附方 齿缝出血：百草霜末掺之，立止（《集简方》）。

挟热下痢脓血：灶突中墨、黄连各一两，为末。每酒下二钱，日二服（《圣惠方》）。

白秃头疮：百草霜和猪脂涂之（《简便方》）。

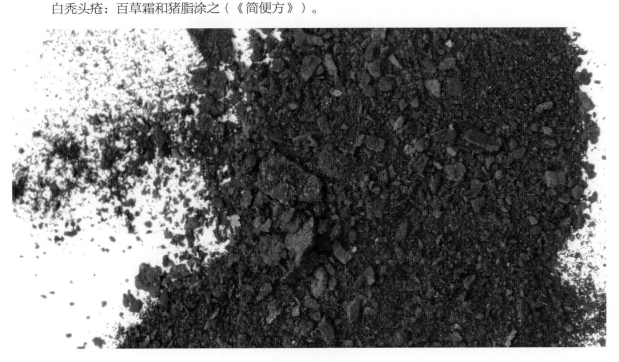

实用指南

单方验方

烫伤：百草霜、茶油、鸡蛋清各适量。拌和，搽在烫伤处。

尿血不止：百草霜25克。黄酒冲服。

吐血：百草霜9克。用煮开的米酒送服。

口疮：百草霜、橄榄炭各等份。研成细末，撒患处，每日3次。

食管出血：百草霜、血余炭各等份。冷水冲服。

食疗药膳

百草霜炒鸡蛋

原料： 百草霜10克，鸡蛋3个。

制法：鸡蛋打碎后与百草霜调匀，炒熟即可。

用法：顿服，1次服完。

功效：止血，润燥，和营。

适用：阴虚血少型无排卵的功能失调性子宫出血之出血期；症见阴道出血淋沥不尽、量少、血色鲜红，口干咽燥，手足心发热，盗汗，心烦失眠等。

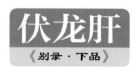

伏龙肝

《别录·下品》

释名 灶心土。

气味 辛，微温，无毒。

主治 妇人崩中吐血，止咳逆血。醋调，涂痈肿毒气（《别录》）。止鼻洪，肠风带下，尿血泄精，催生下胞，及小儿夜啼（大明）。治心痛狂癫，风邪蛊毒，妊娠护胎，小儿脐疮、重舌，风噤反胃，中恶卒魇，诸疮（时珍）。

附方 小儿夜啼：伏龙肝末二钱，朱砂一钱，麝香少许，为末，蜜丸绿豆大，每服五丸，桃符汤下（《普济方》）。

反胃吐食：灶中土年久者，为末，米饮服三钱，经验（《百一选方》）。

卒然咳嗽：釜月土一分，豉七分，捣丸梧桐子大。每饮下四十丸（《肘后方》）。

聤耳出汁：绵裹伏龙肝末塞之，日三易（《圣济录》）。

小儿脐疮：伏龙肝末敷之（《圣惠方》）。

一切痈肿：伏龙肝以蒜和作泥贴之，干再易。或鸡子黄和亦可（《外台秘要》）。

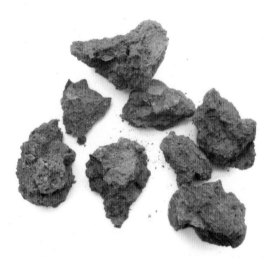

实用指南

单方验方

呕吐：伏龙肝（灶心土）30～60克。水煎15分钟澄清后，去渣取汤，加入姜汁1匙服用。

阳虚型血崩：伏龙肝60克，姜炭30克。以水400毫升煮至剩200毫升的量，去渣喝汁。

出血性痢疾：伏龙肝（灶心土）、黄连各3克，盐梅1个。共为末，以茶调服。

妊娠呕吐：伏龙肝（灶心土）100克。捣拦包煎，分数次服。

食疗药膳

伏龙肝粥

原料：伏龙肝（灶心黄土）200克，粳米100克。

制法：先将伏龙肝煎汤，滤取上清液，而后用此水熬粥；也可用此水煎服中药。

用法：早餐食用。

功效：调中和胃，运脾消食。

适用：尿毒症病人、长期胃纳欠佳者。

小蓟伏龙肝茶

原料：伏龙肝30克，小蓟80克。

制法：将小蓟与伏龙肝同入锅中，加水适量，煎汤取汁即成。

用法：代茶饮之，不拘时间。

功效：清热凉血，补土摄血。

适用：血热或气虚所致的倒经。

本草纲目第二卷　金石部

紫石英
《本经·上品》

气味 甘，温，无毒。

主治 心腹咳逆邪气，补不足，女子风寒在子宫，绝孕十年无子。久服温中，轻身延年（《本经》）。疗上气心腹痛，寒热邪气结气，补心气不足，定惊悸，安魂魄，填下焦，止消渴，除胃中久寒，散痈肿，令人悦泽（《别录》）。养肺气，治惊痫，蚀脓（甄权）。

附方 虚劳惊悸（补虚止惊，令人能食）：紫石英五两，打如豆大，水淘一遍，以水一斗，煮取三升，细细服，或煮粥食，水尽可再煎之（张文仲方）。

痈肿毒气：紫石英火烧醋淬，为末，生姜、米醋煎敷之，摩亦得（《日华本草》）。

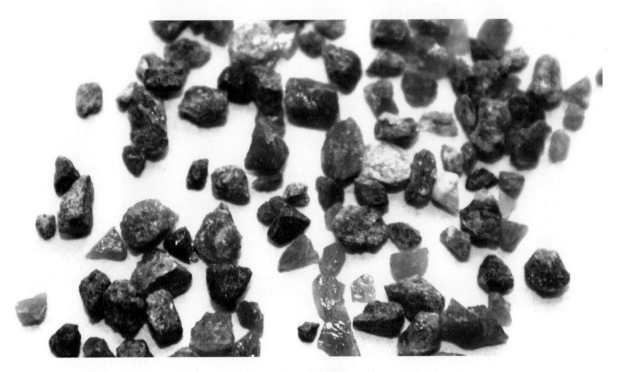

实用指南

单方验方

镇惊安神：紫石英10～15克。水煎服。

肺气肿：紫石英12克，苦杏仁（去皮尖）、紫苏子、瓜蒌子、法半夏、茯苓、桑白皮各9克，陈皮、当归、麻黄、甘草各5克。水煎服，每日1剂，每日2次。

食疗药膳

紫石英粥

原料：紫石英12克，糯米60克，红糖适量。

制法：先将紫石英打碎淘净，加水煎成浓汁，去渣留汁。然后把洗净的糯米和红糖煮粥，待粥快好时加入药汁稍煮便可食用。

用法：早餐食用。

功效：镇心神，降逆气，暖子宫。

适用：虚劳惊悸、咳逆上气、妇女宫寒不孕者。

雄黄
《本经·中品》

释名 黄金石（《本经》），石黄（《唐本》），熏黄。

气味 苦，平、寒，有毒。

主治 寒热，鼠瘘恶疮，疽痔死肌，杀精物恶鬼邪气百虫毒，胜五兵。炼食之，轻身神仙（《本经》）。主疥癣风邪，癫痫岚瘴，一切虫兽伤（大明）。搜肝气，泻肝风，消涎积（好古）。治疟疾寒热，伏暑泄痢，酒饮成癖，惊痫，头风眩运，化腹中瘀血，杀劳虫疳虫（时珍）。

附方 伤寒狐惑（虫蚀下部，痛痒不止）：雄黄半两，烧于瓶中，熏其下部（《圣惠方》）。

小腹痛满（不得小便）：雄黄末蜜丸，塞阴孔中（《伤寒类要》）。

阴肿如斗（痛不可忍）：雄黄、矾石各二两，甘草一尺，水五升，煮二升，浸之（《肘后方》）。

中风舌强：用雄黄、荆芥穗等分，为末。豆淋酒服二钱（《卫生宝鉴》）。

白秃头疮：雄黄、猪胆汁和敷之（《圣济录》）。

眉毛脱落：雄黄末一两，醋和涂之（《圣济录》）。

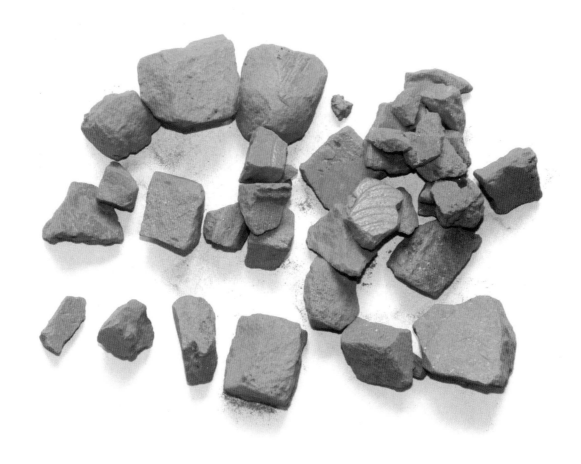

熏黄

主治 恶疮疥癣，杀虫虱，和诸药熏嗽。

附方 水肿上气（咳嗽腹胀）：熏黄一两，款冬花二分，熟艾一分，以蜡纸铺艾，洒二末于上，苇管卷成筒，烧烟吸烟三十口则瘥。三日尽一剂，百日断盐、醋（《外台秘要》）。

手足甲疽：熏黄、蛇皮等分为末，以泔洗净，割去甲，入肉处敷之，一顷痛定，神效（《近效方》）。

单方验方

疝气：雄黄30克，明矾60克，生甘草20克。煎水，熏洗阴囊。

念珠菌病：雄黄3克，蛇蜕1条（煅存性）。上药共为细末，麻油调敷。

蜈蚣咬伤：雄黄和煅白矾各等份，烧酒适量。将前二味药混合研末，视伤口大小取适量，以烧酒调匀后外涂伤口。

蛇咬伤：雄黄、五灵脂、白芷、贝母各等份。将上药共研为细末，每次6克，白酒适量煮热后调服。又以白矾用滚水泡化后洗患处。

食疗药膳

雄黄胡荽酒

原料：雄黄（如杏仁大）1块，鹅不食草1撮，红糖（核桃大）1块，人乳、白酒各10毫升。

制法：将前3味药共捣烂如泥，入人乳和白酒拌匀即可。

用法：每日2次，敷患处。

功效：止血排毒。

适用：毒蛇咬伤应急治疗。

石膏
《本经·中品》

释名 细理石（《别录》），寒水石（《纲目》）。

气味 辛，微寒，无毒。

主治 中风寒热，心下逆气惊喘，口干舌焦，不能息，腹中坚痛，除邪鬼，产乳金疮（《本经》）。除时气头痛身热，三焦大热，皮肤热，肠胃中结气，解肌发汗，止消渴烦逆，腹胀暴气，喘息咽热，亦可作浴汤（《别录》）。治伤寒头痛如裂，壮热皮如火燥。和葱煎茶，去头痛（甄权）。治天行热狂，头风旋，下乳，揩齿益齿（大明）。除胃热肺热，散阴邪，缓脾益气（李杲）。

附方 小儿身热：石膏一两、青黛一钱，为末，糕糊丸龙眼大。每服一丸，灯心汤化下（《普济方》）。

热盛喘嗽：石膏二两，甘草（炙）半两，为末。每服三钱，生姜、蜜调下（《普济方》）。

鼻衄头痛（心烦）：石膏、牡蛎一两，为末。每新汲水服二钱。并滴鼻内（《普济方》）。

油伤火灼（痛不可忍）：石膏末敷之，良（《梅师方》）。

口疮咽痛（上膈有热）：寒水石煅三两，朱砂三钱半，脑子半字，为末，掺之（《三因方》）。

单方验方

肺热咳嗽：石膏100克，甘草（炙）25克，生姜、蜂蜜各少许。将石膏、甘草碾成末，每服15克，生姜蜜调下。

神经性头痛：石膏、荞麦粉各30克，醋少许。石膏与荞麦粉共研细末，用醋调成糊状，敷于患部，药末干后，再加醋调敷。1～2日为1个疗程。

脑炎发热：石膏50克，金银花、连翘、玄参各20克，栀子15克，生地黄25克。水煎，频冷服，连服2～3剂。

热结肺腑、喘促气粗、潮热便秘：石膏30克，苦杏仁、瓜蒌皮、桑白皮各15克，大黄、芒硝各12克。水煎服。

石膏豆豉粥

原料：石膏60克，葛根25克，淡豆豉、麻黄各1.5克，荆芥5克，生姜3片，葱白3茎，粳米100克。

制法：将石膏、葛根、淡豆豉、荆芥、麻黄、生姜等洗净入锅，煎取汁。滤去药渣，澄清去沉淀。粳米淘洗净入锅，加清水煮开后，与药汁、生姜、葱白煮成粥食用。

用法：每日2次，早晚分食。

功效：发汗清热。

适用：感冒引起的高热不退、肺热喘急、头痛、烦躁、失眠、口渴、咽干等。

石膏粥

原料：石膏100克，细米160克。

制法：先用水煮石膏1小时，去渣取汁，下米煮至粥即可。

用法：早餐食用。

功效：解肌清热，除烦生津。

适用：小儿心下气逆、惊痫、寒热喘息、咽痛等。

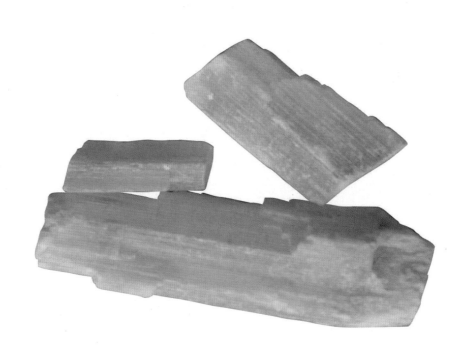

滑石
《本经·上品》

释名 画石（《衍义》），液石（《别录》），冷石（弘景），番石（《别录》），共石。

气味 甘，寒，无毒。

主治 身热泄澼，女子乳难癃闭，利小便，荡胃中积聚寒热，益精气。久服轻身耐饥长年（《本经》）。通九窍六腑津液，去留结，止渴，令人利中（《别录》）。燥湿，分水道，实大肠，化食毒，行积滞，逐凝血，解燥渴，补脾胃，降心火，偏主石淋为要药（震亨）。疗黄疸水肿脚气，吐血衄血，金疮血出，诸疮肿毒（时珍）。

附方 妇人转脬（因过忍小便而致）：滑石末，葱汤服二钱（《圣惠方》）。

妊娠子淋（不得小便）：滑石末水和，泥脐下二寸（《外台秘要》）。

伏暑吐泄、霍乱及疟（或吐，或泄，或疟，小便赤，烦渴）：玉液散，用桂府滑石烧四两，藿香一钱，丁香一钱，为末，米汤服二钱（《普济方》）。

阴下湿汗、脚趾缝烂：滑石一两，石膏煅半两，枯白矾少许，研掺之（《集简方》）。

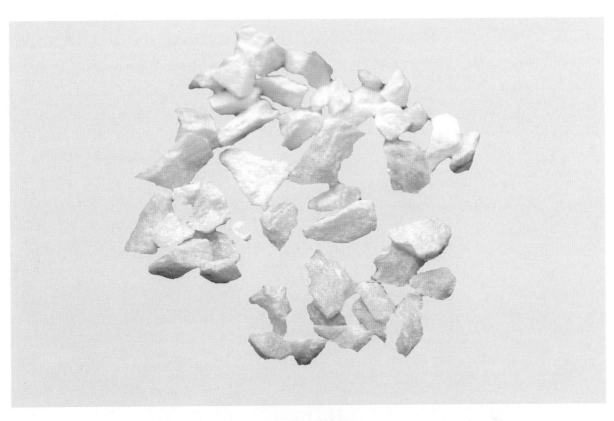

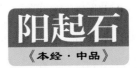

实用指南

单方验方

前列腺炎：滑石30克，葱白50克。先将滑石研末，葱白单独煎汤，将滑石末倒入汤内调均服下。

小儿脑损伤致脑积水兼热象：滑石、花蕊石各15克，龙胆草、木通、王不留行、决明子各10克，土鳖虫5克。水煎服，每日1剂，每日2次。

食疗药膳

滑石粥

原料：滑石30克，粳米60克。

制法：上2味先以水1500毫升煎滑石至1000毫升，下米煮粥。

用法：早餐食用。

功效：清热除烦，导利九窍。

适用：膈上烦热多渴。

阳起石

《本经·中品》

释名 羊起石（《别录》），白石（《本经》），石生（《别录》）。

气味 咸，微温，无毒。

主治 崩中漏下，破子脏中血，癥瘕结气，寒热腹痛，无子，阴痿不起，补不足（《本经》）。疗男子茎头寒，阴下湿痒，去臭汗，消水肿。久服不饥，令人有子（《别录》）。治带下温疫冷气，补五劳七伤（大明）。补命门不足（好古）。散诸热肿（时珍）。

附方 丹毒肿痒：阳起石煅研，新水调涂（《儒门事亲》）。

元气虚寒，精滑不禁，大腑溏泄，手足厥冷：阳起石煅研、钟乳粉各等分，酒煮附子末同面糊丸梧子大，每空心米饮服五十丸，以愈为度（《济生方》）。

阴痿阴汗：阳起石煅为末，每服二钱，盐酒下（《普济方》）。

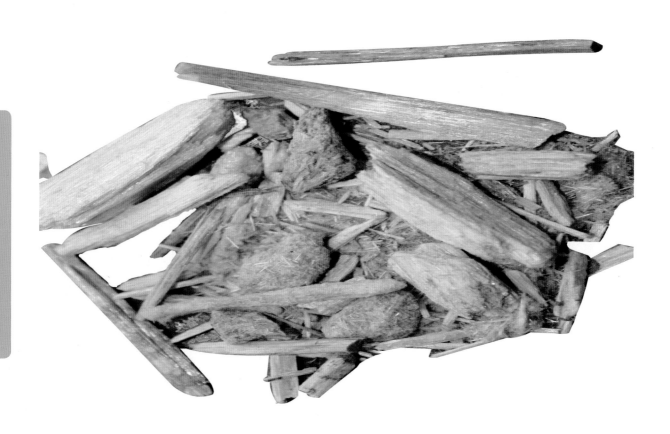

精编本草纲目中草药

实用指南

单方验方

阳痿：阳起石、枸杞子各9克。加红糖煎服。

肾脏虚损，阳气不足：阳起石（酒煮半日）、白矾灰、钟乳粉、硫黄、龙脑、伏火硇砂各30克，伏火砒霜15克。上为末，用软粳米饭为丸，如梧桐子大。每服10丸，食前以温酒送下，每日2次。

食疗药膳

阳起石牛肾粥

原料：阳起石30克，牛肾1个，粳米50克。

制法：先将牛肾洗净切成小块，把阳起石用3层纱布包裹，加水5碗煎约1小时；取澄清煎液，然后加入牛肾及粳米，煮粥，加油盐及葱白调味。

用法：每日1次，连服5日。

功效：温肾益精。

适用：肾虚腰痛虚冷、阳痿、夜尿频等。

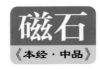

磁石

《本经·中品》

释名 玄石（《本经》），处石（《别录》），吸针石。

气味 辛，寒，无毒。

主治 周痹风湿，肢节中痛，不可持物，洗洗酸消，除大热烦满及耳聋（《本经》）。养肾脏，强骨气，益精除烦，通关节，消痈肿鼠瘘，颈核喉痛，小儿惊痫，炼水饮之。亦令人有子（《别录》）。补男子肾虚风虚。身强，腰中不利，加而用之（甄权）。治筋骨羸弱，补五劳七伤，眼昏，除烦躁。小儿误吞针铁等，即研细末，以筋肉莫令断，与末同吞，下之（大明）。明目聪耳，止金疮血（时珍）。

附方 肾虚耳聋：真磁石一豆大，穿山甲烧存性研一字，新绵塞耳内，口含生铁一块，觉耳中如风雨声即通（《济生方》）。

老人耳聋：磁石一斤捣末，水淘去赤汁，绵裹之。猪肾一具，细切。以水五斤煮石，取二斤，入肾，下盐豉作羹食之。米煮粥食亦可（《养老方》）。

阳事不起：磁石五斤研，清酒渍二七日。每服三合，日三夜一（《千金方》）。

金疮血出：磁石末敷之，止痛断血（《千金方》）。

疔肿热毒：磁石末，酢和封之，拔根立出（《外台秘要》）。

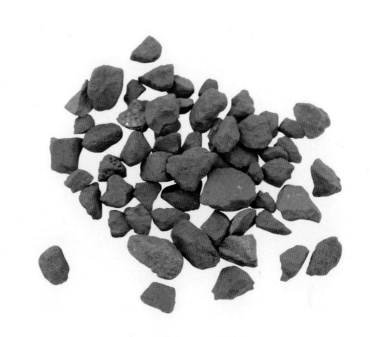

实用指南

食疗药膳

原三石酒

原料：磁石40克，白石英50克，阳起石30克。

制法：上药捣碎，用水淘清，用生绢袋盛，以酒1000毫升，浸泡5日。

用法：每日2次，每次10毫升。

功效：补虚损，益肾气。

适用：精神萎靡、少气无力、动则气喘、阳痿、早泄及心神不安的心悸失眠等症。

磁石粥

原料：磁石3克，猪肾1对，粳米100克。

制法：将猪肾洗净，剖开，去内膜，细切；将磁石打碎，先入砂锅内，煎煮2小时，然后去渣留汁，再下猪肾及粳米一同煮至粥熟汤稠即可。

用法：每日1剂，分次于空腹时食用，10日为1个疗程，每疗程间停用3日，再服2个疗程即可。

功效：益肾开窍，聪耳明目。

适用：肾虚精亏、髓海相火上扰所致腰膝酸软、五心烦热、耳鸣耳聋、头目眩晕、心悸失眠等。

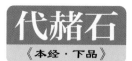

代赭石
《本经·下品》

释名 须丸（《本经》），血师（《别录》），土朱（《纲目》），铁朱。

气味 苦，寒，无毒。

主治 鬼疰贼风蛊毒，杀精物恶鬼，腹中毒邪气，女子赤沃漏下（《本经》）。带下百病，产难胞不出，堕胎，养血气，除五脏血脉中热，血痹血瘀。大人小儿惊气入腹，及阴痿不起（《别录》）。安胎健脾，止反胃吐血鼻衄，月经不止，肠风痔瘘，泻痢脱精，遗溺夜多，小儿惊痫疳疾，金疮长肉，辟鬼魅（大明）。

附方 哮呷有声，卧睡不得：土朱末，米醋调，时时进一二服（《普济方》）。

伤寒无汗：代赭石、干姜等分为末，热醋调涂两手心，合掌握定，夹于大腿内侧，温覆汗出乃愈（《伤寒蕴要》）。

婴儿疟疾，无计可施：代赭石五枚煅红醋淬，朱砂五分，砒霜一豆大，同以纸包七重，打湿煨干，入麝香少许为末。香油调一字，涂鼻尖上及眉心、四肢，神应（《保幼大全》）。

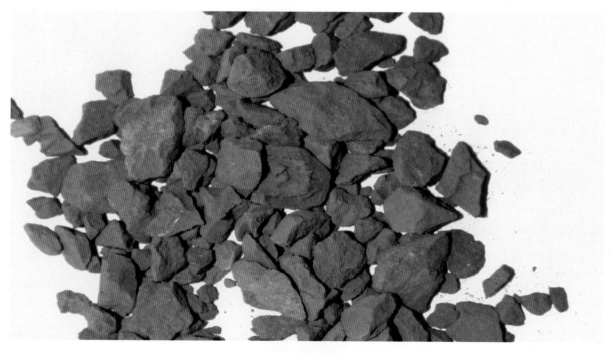

实用指南

单方验方

哮喘，睡卧不得：代赭石适量。研细末，米醋调服。宜常服用。

脱发：代赭石适量。研细末，每日2次，每次3克，白开水冲服，连服2~3个月。

痰浊阻胃：代赭石、牛膝各10克。共研末。每次冲服2克，每日3次。

食疗药膳

赭石柿蒂茶

原料：代赭石24克，木香6克，丁香10克，柿蒂15克，伏龙肝150克。

制法：将代赭石、木香、丁香、柿蒂煎汤，伏龙肝烧红放入汤中，待澄清后备用。

用法：代茶频饮。

功效：降逆止呃。

适用：呃逆。

精编本草纲目中草药

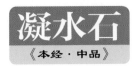

凝水石
《本经·中品》

释名 白水石（《本经》），寒水石、凌水石（《别录》），盐精石、泥精、盐枕（《纲目》）。

气味 辛，寒，无毒。

主治 身热，腹中积聚邪气，皮中如火烧，烦满，水饮之。久服不饥（《本经》）。除时气热盛，五脏伏热，胃中热，止渴，水肿，小腹痹（《别录》）。压丹石毒风，解伤寒劳复（甄权）。治小便白，内痹，凉血降火，止牙疼，坚牙明目（时珍）。

附方 牙龈出血（有窍）：寒水石粉三两，朱砂二钱，甘草脑子一字，为末。干掺（《普济方》）。

汤火伤灼：寒水石烧研敷之（《卫生易简方》）。

小儿丹毒（皮肤热赤）：寒水石半两，白土一分，为末，米醋调涂之（《经验方》）。

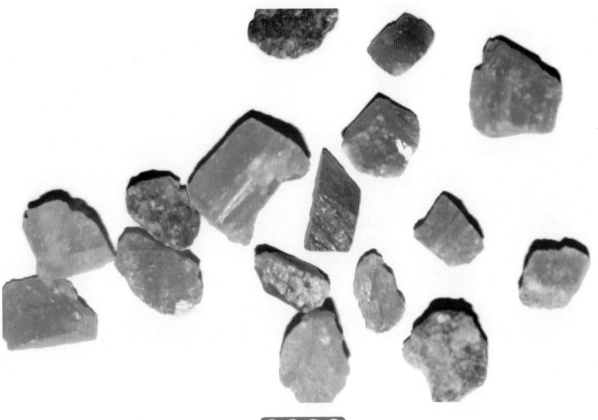

实用指南

单方验方

惊痫发热：凝水石、干蓝，等份为末。加水调匀敷头上。

湿疹疖疮、面红肿：寒水石30克，黄连12克，滑石18克，冰片3克。共研细末，用麻油或凡士林调成含量50％的软膏，外搽患处，每日1次。

食疗药膳

凝水石粥

原料：凝水石50克（捣碎，绢袋盛），牛蒡茎长15～19厘米（别煮令熟，研），白米3合。

制法：上几味以水3000毫升，先煮凝水石至1500毫升，次下牛蒡，并汁再煎令沸，下米煮粥，候熟。

用法：空腹食用，每日1次。

功效：清热解毒。

适用：发背痈疽、毒攻寒热等。

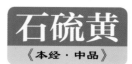

石硫黄

《本经·中品》

释名 硫黄（吴普），黄硇砂（《药性》），黄牙、阳侯（《纲目》），将军。

气味 酸，温，有毒。

主治 妇人阴蚀疽痔恶血，坚筋骨，除头秃。能化金银铜铁奇物（《本经》）。治妇人血结（吴普）。下气，治腰肾久冷，除冷风顽痹，寒热。生用治疥癣，炼服主虚损泄精（甄权）。壮阳道，补筋骨劳损，风劳气，止嗽，杀脏虫邪魅（大明）。长肌肤，益气力，老人风秘，并宜炼服（李珣）。主虚寒久痢，滑泄霍乱，补命门不足，阳气暴绝，阴毒伤寒，小儿慢惊（时珍）。

附方 伤暑吐泻：硫黄、滑石等分为末。每服一钱，米饮下，即止（《救急良方》）。

身面疣目：蜡纸卷硫黄末少许，点之，焠之有声便拨，自去（《普济方》）。

痈疽不合：石硫黄粉，以箸蘸插入孔中，以瘥为度（《外台秘要》）。

疥疮有虫：硫黄末，以鸡子煎香油调搽，极效（《救急良方》）。

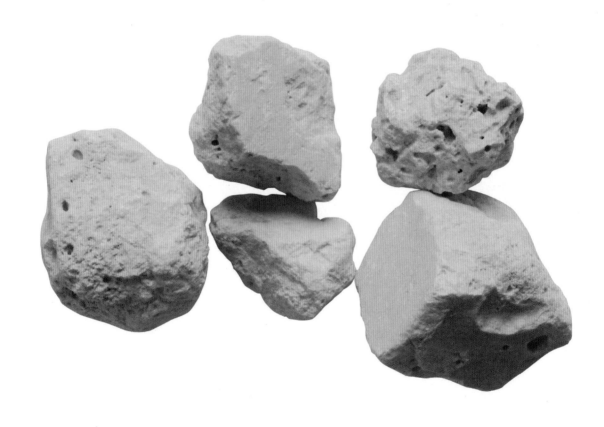

精编本草纲目中草药

实用指南

单方验方

酒渣鼻：硫黄、苦参（焙干）各10克，甲硝唑3克。共为细末，以猪油调膏，涂患处，并反复揉擦以充分发挥药效。

痔疮：升华硫黄25克，铅丹20克，雄黄、白矾各10克，轻粉8克，水杨酸钠3克。共研细末，猪油调涂，每日2～3次。

疣：硫黄、大黄各等份。共研细末，凉开水调涂患处，每日1次。

念珠菌病：硫黄、附子各15克，苍耳子1握。研细末，用米醋调，先以布揩其上使赤，即用药涂，干即再涂。

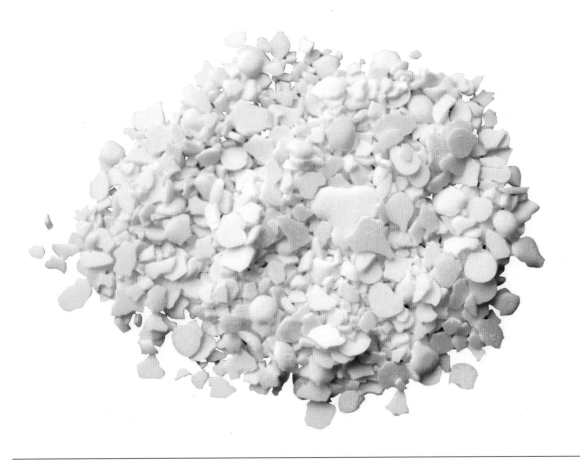

食疗药膳 ···○

硫黄茶

原料：硫黄、诃子皮、茶叶各9克。

制法：硫黄研极细，与其他两味和匀，加水摇匀即可。

用法：当茶频饮。

功效：温肾。

适用：久泻、五更泻。

硫黄粥

原料：硫黄0.5克，白粮米60克，黄酒10毫升。

制法：水煮白粮米做粥，待熟后加入硫黄末及黄酒10毫升，搅匀，煮沸3分钟即可。

用法：空腹服用。

功效：温中散寒，养胃。

适用：脾胃气弱久冷、不思饮食者。

甘草

《本经·上品》

释名 蜜甘（《别录》），蜜草（《别录》），国老（《别录》）。

根

气味 甘，平，无毒。

主治 温中下气，烦满短气，伤脏咳嗽，止渴，通经脉，利血气，解百药毒，为九土之精，安和七十二种石，一千二百种草（《别录》）。主腹中冷痛，治惊痫，除腹胀满，补益五脏，肾气内伤，令人阴不痿，主妇人血沥腰痛，凡虚而多热者加用之（甄权）。吐肺痿之脓血，消五发之疮疽（好古）。解小儿胎毒惊痫，降火止痛（时珍）。

梢

主治 生用治胸中积热，去茎中痛，加酒煮玄胡索、苦楝子尤妙（元素）。

头

主治 生用能行足厥阴、阳明二经污浊之血，消胀导毒（震亨）。主痈肿，宜入吐药（时珍）。

附方 伤寒咽痛：少阴证，甘草汤主之。用甘草二两蜜水炙，水二升，煮一升半，服五合，日二服（张仲景《伤寒论》）。

小儿热嗽：甘草二两，猪胆汁浸五宿，炙研末，蜜丸绿豆大，食后薄荷汤下十丸，名凉膈丸（《圣惠方》）。

痘疮烦渴：粉甘草（炙）、栝楼根等分，水煎服之。甘草能通血脉，发疮痘也（《直指方》）。

阴头生疮：蜜煎甘草末，频频涂之，神效（《千金方》）。

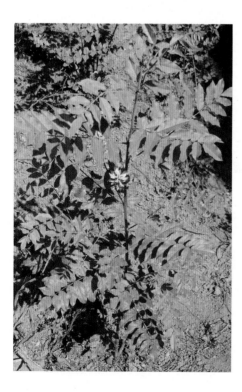
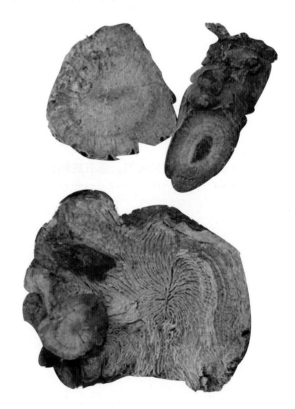

单方验方

惊悸：甘草30克。水煎服。

前列腺炎尿闭：甘草梢20克。煎水服。

夜间咳嗽：甘草适量。切成小片，临睡时含入口内6片，勿令咽下，吞咽唾液。

原发性血小板减少性紫癜：甘草12～20克。水煎，早、晚分服。

室性期前收缩：生甘草、炙甘草、泽泻各30克。水煎服，每日2剂，早、晚分服。

肺结核：甘草50克。每日1剂，煎汁分3次服用。

食疗药膳

甘草瓜蒌酒

原料：甘草2克，瓜蒌1枚，腻粉少许，黄酒1小杯。

制法：将瓜蒌、甘草等研为粗末，倒入瓷碗中，加黄酒与水1小杯，并下腻粉，置炉火上煎开3～5沸后，去渣取汁备用。

用法：每日1剂，睡前外涂患处。

功效：清热解毒，化痰祛瘀，消肿止痛。

适用：热毒侵袭，血瘀痰阻之痈疽疔疮、红肿热痛、多日不消者。

注：方中所用的腻粉又名轻粉，为粗制的氯化亚汞结晶。有毒，能攻毒杀虫，利水通便。一般不宜内服。

芍药甘草羊肉汤

原料：甘草、白芍各15克，通草9克，羊肉1500克。

制法：将甘草、白芍、通草等用纱布包裹，与洗净切成小块的羊肉同放入砂锅，加水煎煮至肉熟汤香；弃纱布包，捞起羊肉，留汤备用。

用法：佐餐食用。

功效：补益精血，缓急止痛。

适用：精血亏虚、寒滞经脉之产后少腹冷痛、神疲倦怠、腰膝酸软、四肢不温、面色淡白或萎黄、心悸失眠，或中风偏瘫等。

黄耆
《本经·上品》

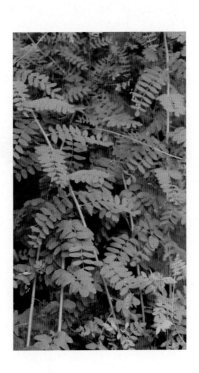

释名 黄芪（《纲目》），戴糁（《本经》），王孙（《药性论》）。

根

气味 甘，微温，无毒（《本经》）。白水者冷，补（《别录》）。

主治 痈疽久败疮，排脓止痛，大风癞疾，五痔鼠瘘，补虚，小儿百病（《本经》）。妇人子脏风邪气，逐五脏间恶血，补丈夫虚损，五劳羸瘦，止渴，腹痛泄痢，益气，利阴气（《别录》）。主虚喘，肾衰耳聋，疗寒热，治发背，内补（甄权）。治虚劳自汗，补肺气，泻肺火心火，实皮毛，益胃气，去肌热及诸经之痛（元素）。主太阴疟疾，阳维为病，苦寒热，督脉为病，逆气里急（好古）。

附方 气虚白浊：黄芪盐炒半两，茯苓一两，为末。每服一钱，白汤下（《经验良方》）。

肠风泻血：黄芪、黄连等分，为末，面糊丸绿豆大。每服三十丸，米饮下（孙用和《秘宝方》）。

吐血不止：黄芪二钱半，紫背浮萍五钱，为末。每服一钱，姜蜜水下（《圣济总录》）。

阴汗湿痒：绵黄芪，酒炒为末，以熟猪心点吃，妙（赵真人《济急方》）。

茎叶

主治 疗渴及筋挛、痈肿疽疮（《别录》）。

实用指南

单方验方

脑梗死：黄芪60克，天麻、牛膝、桃仁、莪术、川芎各10克，生当归、生丹参各20克，钩藤15克。每日1剂，水煎2次混合，早、晚分服。

气虚发热盗汗：黄芪60克，白术、五味子各15克，白芍、防风各9克。水煎服。

银屑病：黄芪、生地、当归、蒺藜各30克。水煎2次，早、晚分服。

瘫痪：黄芪60克，川芎30克，丹参、鸡血藤各15克，赤芍、地龙、桃仁、红花各9克，水蛭末2克（冲服）。水煎2次，分2次服，每日1剂。

中风后遗症：黄芪、代赭石（先煎）各30克，当归尾、玄参各12克，赤芍9克，地龙、川芎、桃仁、红花各6克，牛膝、天竺黄各15克。水煎2次，分2次服，每日1剂。

食疗药膳

黄芪川芎粥

原料：黄芪15克，川芎6克，糯米50～100克。

制法：将黄芪、川芎水煎取汁，与糯米煮成粥。

用法：早晚温热服食。

功效：补气安胎。

适用：胎动不安。

黄芪芝麻煲大肠

原料：黄芪30克，猪大肠1副，黑芝麻10克。

制法：将大肠洗净，与其他2味一起炖汤。

用法：佐餐食用。

功效：益气固脱。

适用：大便困难而脱肛者。

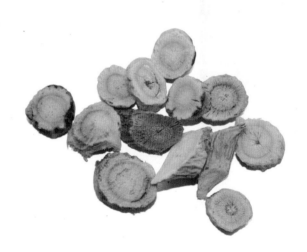

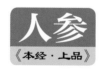

人参

《本经·上品》

释名 黄参（《吴普》），血参（《别录》），人衔（《本经》），地精（《广雅》）。

根

气味 甘，微寒，无毒。

主治 补五脏，安精神，定魂魄，止惊悸，除邪气，明目开心益智。久服轻身延年（《本经》）。疗肠胃中冷，心腹鼓痛，胸胁逆满，霍乱吐逆，调中，止消渴，通血脉，破坚积，令人不忘（《别录》）。消食开胃，调中治气，杀金石药毒（大明）。治男妇一切虚证，发热自汗，眩晕头痛，反胃吐食，痃疟，滑泻久痢，小便频数淋沥，劳倦内伤，中风中暑，痿痹，吐血嗽血下血，血淋血崩，胎前产后诸病（时珍）。

附方 脾胃虚弱（不思饮食）：生姜半斤取汁，白蜜十两，人参末四两，银锅煎成膏，每米饮调服一匙（《普济方》）。

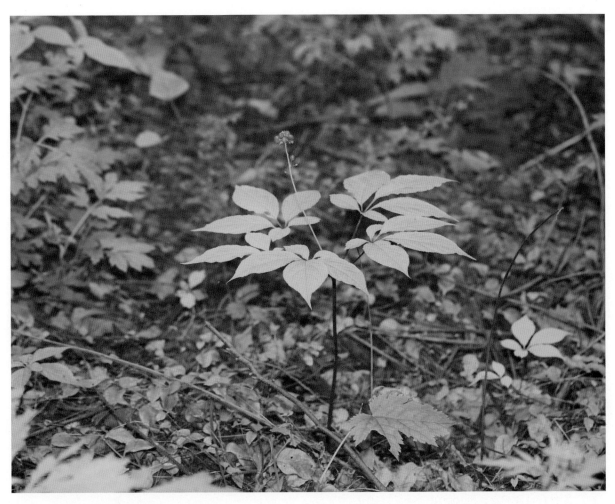

妊娠吐水（酸心腹痛，不能饮食）：人参、干姜（炮）等分，为末，以生地黄汁和丸梧子大。每服五十丸，米汤下（《和剂局方》）。

喘急欲绝（上气鸣息者）：人参末，汤服方寸匕，日五六服效（《肘后方》）。

产后血运：人参一两，紫苏半两，以童尿、酒、水三合，煎服（《医方摘要》）。

齿缝出血：人参、赤茯苓、麦门冬各二钱，水一盏，煎七分，食前温服，日再，苏东坡得此，自谓神奇。后生小子多患此病，予累试之，累如所言（谈野翁《试效方》）。

蜂虿蜇伤：人参末敷之（《证治要诀》）。

芦

气味 苦，温，无毒。

主治 吐虚劳痰饮（时珍）。

实用指南

单方验方

脱肛：人参芦头20枚。小火焙干研末分20包，早、晚空腹米饭调服1包，小儿酌减。

气虚便秘：人参9克，白术、茯苓各12克，黄芪15克，当归、黄精、柏子仁（冲）、松子仁（冲）各10克，甘草7克。水煎服，每日1剂，分2次服。

食管癌：人参汁、龙眼肉汁、芦根汁、蔗汁、梨汁、人奶、牛乳各等份。加姜汁少许，隔水炖成膏，徐徐频服。

心肌炎心痛：人参、板蓝根、茯苓各15克，白术、紫堇、紫花地丁、炙甘草各10克，生地黄25克。水煎服。

人参黄芪粥

原料：人参、白糖各5克，黄芪20克，粳米80克，白术10克。

制法：将人参、黄芪、白术切成薄片，清水浸泡40分钟后，放入砂锅中加水煮开，再用小火慢煮成浓汁，取出药汁后，再次加水煮开后取汁，合并两次药汁，早晚分别用作煮粳米粥。

用法：加白糖趁热食用。5日为1个疗程。

功效：补正气，疗虚损，抗衰老。

适用：五脏虚衰、久病体弱、气短自汗、脾虚泄泻、食欲不振、气虚浮肿等。

人参莲肉汤

原料：白人参（糖参）10克，莲子（去皮去心）10枚，冰糖30克。

制法：将白人参、莲子放入碗内，加清水适量，泡发后，再加冰糖；将盛人参、莲子的碗放入锅内隔水蒸1小时即成。

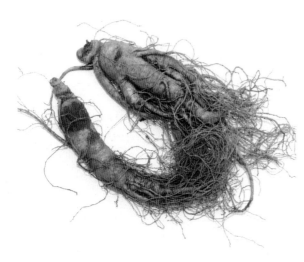

用法：人参可连续应用3次，次日再加莲子、冰糖如上述制法蒸制，服用，第3次可连同人参一起吃完。

功效：补气益脾。

适用：中老年人病后体虚、气弱、脾虚、食少、疲倦、自汗、泄泻等。

参苓粥

原料：人参50克，茯苓25克，粳米100克，生姜10克。

制法：上药先将人参、茯苓、生姜，用水1500毫升煎至500毫升，去渣下米煮作粥。快熟时下盐少许，搅匀即可。

用法：空腹食用。

功效：健脾和胃。

适用：伤寒、胃气不和、全不思食、日渐虚羸等。

沙参
《本经·上品》

释名 白参（吴普），知母（《别录》），羊婆奶（《纲目》），铃儿草（《别录》）。

根

气味 苦，微寒，无毒。

主治 血结惊气，除寒热，补中，益肺气（《本经》）。疗胸痹心腹痛，结热邪气头痛，皮间邪热，安五脏。久服利人。又云：羊乳，主头肿痛，益气，长肌肉（《别录》）。去皮肌浮风，疝气下坠，治常欲眠，养肝气，宣五脏风气（甄权）。补虚，止惊烦，益心肺，并一切恶疮疥癣及身痒，排脓，消肿毒（大明）。清肺火，治久咳肺痿（时珍）。

附方 肺热咳嗽：沙参半两，水煎服之（《卫生易简方》）。

妇人白带（多因七情内伤或下元虚冷所致）：沙参为末，每服二钱，米饮调下（《证治要诀》）。

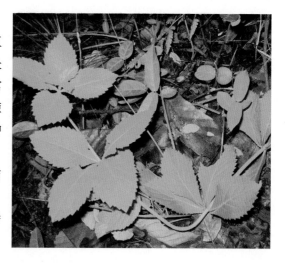

单方验方

食管炎：沙参、甘草、桔梗、麦冬、连翘、金银花各100克，胖大海50克。共研细末，蜜调制成150丸，每日3～5次，每次1～2丸，于两餐之间空腹含化，缓咽。

慢性胃炎：北沙参、淮山药各30克。将北沙参、淮山药分别洗净切碎，同入锅，加适量水，先浸渍2小时，再煎煮40分钟，取汁，药渣加适量水再煎煮30分钟，去渣取汁，合并2次药汁。每日1剂，分早晚2次温服。

阴虚肺燥引起的咳嗽：沙参、百合各9克，银耳6克，冰糖适量。将银耳、百合、沙参、冰糖一起加水煎服，每日2次。

食疗药膳

沙参粥

原料：南沙参15克，粳米50克。

制法：先将南沙参洗净后入锅，加入清水适量，煎至100～150毫升，然后去渣取汁，再加入粳米及清水400毫升，煮成粥即可。

用法：每日1剂，早餐食用。

功效：清热养阴，止咳化痰。

适用：燥热咳嗽或劳嗽咯血、哮喘、舌干口燥、食欲不振等。

参竹炖猪肺

原料：沙参、玉竹各30克，葱20克，猪肺1具。

制法：将猪肺用清水洗净，切块，放入沸水锅内余出血水；将肺捞出，与沙参、玉竹同放砂锅内，加清水2500毫升，加葱大火烧沸后，打去浮沫，改用小火炖1.5小时许，肺熟烂即成。

用法：每食适量，加盐少许，每日2次，连服数日。

功效：养阴润肺，止咳。

适用：阴虚肺燥所致的燥咳少痰、咽干、口渴、舌红少苔等。

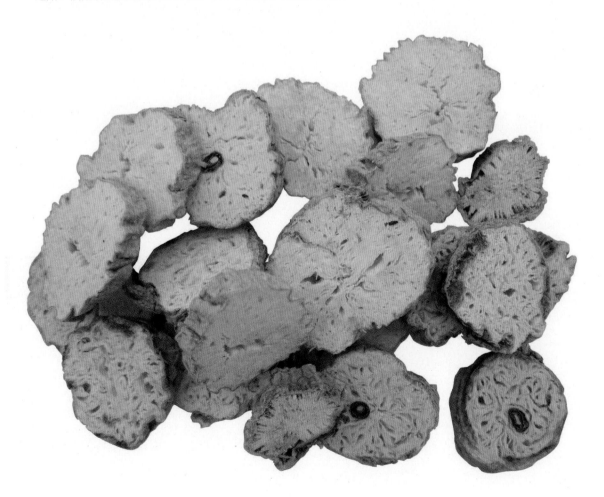

精编本草纲目中草药

桔梗

《本经·下品》

释名 白药（《别录》），梗草（《别录》），荠苨（《本经》）。

根

气味 辛，微温，有小毒。

主治 胸胁痛如刀刺，腹满肠鸣幽幽，惊恐悸气（《本经》）。利五脏肠胃，补血气，除寒热风痹，温中消谷，疗喉咽痛，下蛊毒（《别录》）。治下痢，破血积气，消积聚痰涎，去肺热气促嗽逆，除腹中冷痛，主中恶及小儿惊痫（甄权）。下一切气，止霍乱转筋，心腹胀痛，补五劳，养气，除邪辟温，破癥瘕肺痈，养血排脓，补内漏及喉痹（大明）。利窍，除肺部风热，清利头目咽嗌，胸膈滞气及痛，除鼻塞（元素）。治寒呕（李杲）。主口舌生疮，赤目肿痛（时珍）。

附方 痰嗽喘急：桔梗一两半，为末，用童子小便半升，煎四合，去滓温服（《简要济众方》）。

喉痹毒气：桔梗二两，水三升，煎一升，顿服（《千金方》）。

少阴咽痛（少阴证，二三日咽痛者，可与甘草汤；不瘥者，与桔梗汤主之）：桔梗一两，甘草二两，水三升，煮一升，分服（张仲景《伤寒论》）。

骨槽风痛，牙根肿痛：桔梗为末，枣瓤和丸皂子大，绵裹咬之。仍以荆芥汤漱之（《经验方》）。

鼻出衄血、吐血下血：桔梗为末，水服方寸匕，日四服。一加生犀角屑（《普济方》）。

妊娠中恶（心腹疼痛）：桔梗一两锉，水一盏，生姜三片，煎六分，温服（《圣惠方》）。

芦头

主治 吐上膈风热痰实，生研末，白汤调服一二钱，探吐（时珍）。

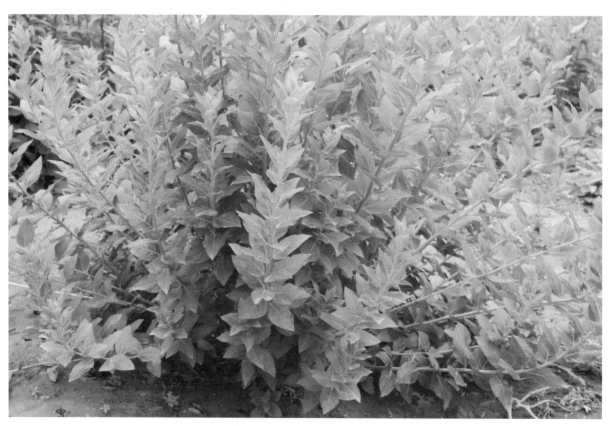

单方验方

外感、咳痰不爽：桔梗30克，甘草60克。加水煎汤，每日2次温服。

伤寒痞气、胸部满闷：桔梗、炙枳壳各30克。加水煎汤，去渣服，每日2次。

咽喉肿痛：桔梗、生甘草各6克，薄荷、牛蒡子各9克。水煎服。

热咳痰稠：桔梗6克，桔梗叶、桑叶各9克，甘草3克。水煎服，每日1剂，连服2～4日。

小儿喘息性肺炎：桔梗、枳壳、半夏、陈皮各4克，神曲、茯苓各5克，甘草1.5克。以上为3岁小儿用量，每日服1～2剂。

食疗药膳

桔梗甘草茶

原料：桔梗、甘草各100克。

制法：上味药制粗末，和匀过筛，分包，每包10克，每用1包。

用法：沸水冲泡，代茶频饮。

功效：宣肺止咳化痰。

适用：肺热咳嗽、痰黄黏稠等。

桔梗粥

原料：桔梗10克，大米100克。

制法：将桔梗择净，放入锅中，加清水适量，浸泡5～10分钟后，水煎取汁，加大米煮粥，待熟即成。

用法：每日1剂，早餐食用。

功效：化痰止咳。

适用：肺热咳嗽、痰黄黏稠或干咳难咯等。

黄精

《别录·上品》

释名 黄芝（《瑞草经》），菟竹（《别录》），鹿竹（《别录》），龙衔（《广雅》）。

根

气味 甘，平，无毒。

主治 补中益气，除风湿，安五脏。久服轻身延年不饥（《别录》）。补五劳七伤，助筋骨，耐寒暑，益脾胃，润心肺。单服九蒸九暴食之，驻颜断谷（大明）。补诸虚，止寒热，填精髓，下三尸虫（时珍）。

附方 补肝明目：黄精二斤，蔓菁（淘）一斤，同和，九蒸九晒，为末。空心每米饮下二钱，日二服，延年益寿（《圣惠方》）。

补虚精气：黄精、枸杞子等分，捣作饼，日干为末，炼蜜丸梧子大。每汤下五十丸（《奇效良方》）。

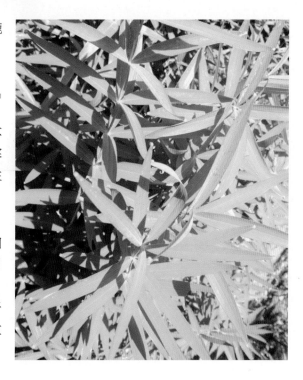

单方验方

气虚血瘀兼咳喘：黄精、人参各15克，桃仁、川芎、红花各10克，苏木、赤芍各20克，白芥子、百部、陈皮各5克。水煎服。

老年白内障：黄精15克，陈皮、枸杞子各9克，菊花3克，珍珠母18克，红糖适量。水煎服，每日1剂，连服10～15日。

高脂血症：黄精30克，山楂25克，何首乌15克。水煎服，每日1剂。

白细胞减少：黄精2份，大枣1份。制成100％煎剂口服，每次20毫升，每日3次。

肾虚阳痿：黄精、肉苁蓉各30克，鳝鱼250克。同炖服。

糖尿病：黄精、山药各15克，知母、玉竹、麦冬各12克。水煎服。

胃热口渴：黄精30克，山药、熟地黄各25克，麦冬、天花粉各20克。水煎服。

食疗药膳

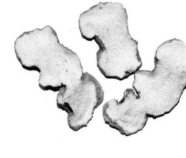

黄精粥

原料：黄精30克，粳米50克。

制法：黄精切碎，与粳米共煮为粥。

用法：每日早餐食用。

功效：补气生血。

适用：腰膝酸软、筋骨虚弱等。

黄精炖龟肉

原料：制黄精20克，乌龟1只（500克），料酒、姜、葱、盐、味精、胡椒粉、鸡油各适量。

制法：制黄精切片，乌龟宰杀后去头、尾及内脏；姜拍松、葱切段。将黄精、乌龟、料酒、姜、葱同放炖锅内，加水适量，置大火烧沸，再用小火炖煮1小时，加入盐、味精、胡椒粉、鸡油即成。

用法：每日1次，每次吃龟肉100克，喝汤。

功效：补中益气，润心肺，强筋骨。

适用：虚损寒热、肺痨咯血、病后体虚食少、筋骨软弱、风湿疼痛等。

知母

《本经·中品》

释名 连母（《本经》），货母（《本经》），地参（《本经》），儿草（《别录》）。

根

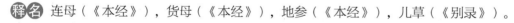

气味 苦，寒，无毒。

主治 消渴热中，除邪气，肢体浮肿，下水，补不足，益气（《本经》）。疗伤寒久疟烦热，胁下邪气，膈中恶，及风汗内疸。多服令人泄（《别录》）。心烦燥闷，骨热劳往来，产后蓐劳，肾气劳，憎寒虚烦（甄权）。安胎，止子烦，辟射工、溪毒（时珍）。

附方 紫癜风疾：醋磨知母擦之，日三次（《卫生易简方》）。

嵌甲肿痛：知母烧存性研，掺之（《多能方》）。

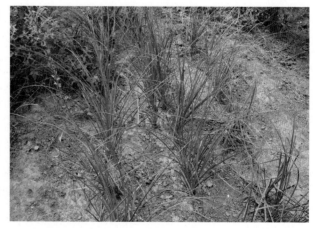

单方验方

下焦湿热致阳痿早泄：知母、黄柏各20克，龙胆草、木通各15克，水蛭（研末）5克。水煎服，每日1剂。

咳嗽（肺热痰黄黏稠）：知母12克，黄芩9克，鱼腥草、瓜蒌各15克。水煎服，每日1剂。

老年干燥综合征：知母、黄柏各20克，熟地黄15克，山茱萸、山药、泽泻、茯苓、牡丹皮各10克。水煎服，每日1剂。

前列腺肥大：知母、黄柏、牛膝各20克，丹参30克，大黄15克，益母草50克。水煎服，每日1剂。

食疗药膳

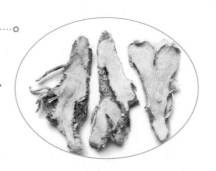

知母龙骨炖鸡

原料：知母20克，龙骨40克，雏母鸡1只（当年未下蛋）。

制法：将母鸡拔毛、去内脏，洗净，取知母、龙骨放入鸡腹腔内，小火炖至熟烂即可。

用法：早晚佐餐食用。

功效：滋阴降火。

适用：早泄伴性欲亢盛、梦遗滑精者。

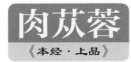

肉苁蓉
《本经·上品》

释名 肉松容（吴普），黑司命（吴普）。

气味 甘，微温，无毒。

主治 五劳七伤，补中，除茎中寒热痛，养五脏，强阴，益精气，多子，妇人癥瘕。久服轻身（《本经》）。除膀胱邪气腰痛，止痢（《别录》）。益髓，悦颜色，延年，大补壮阳，日御过倍，治女人血崩（甄权）。男子绝阳不兴，女子绝阴不产，润五脏，长肌肉，暖腰膝，男子泄精，尿血遗沥，女子带下阴痛（大明）。

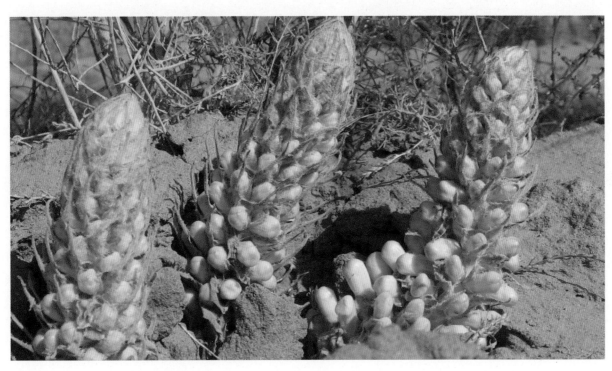

附方 补益劳伤（精败面黑）：用苁蓉四两，水煮令烂，薄细切，研精羊肉，分为四度，下五味，以米煮粥空心食（《药性论》）。

肾虚白浊：肉苁蓉、鹿茸、山药、白茯苓等分，为末，米糊丸梧子大，每枣汤下三十丸（《圣济总录》）。

汗多便秘（老人虚人皆可用）：肉苁蓉酒浸焙二两，研沉香末一两，为末，麻子仁汁打糊，丸梧子大。每服七十丸，白汤下（《济生方》）。

破伤风病（口禁身强）：肉苁蓉切片晒干，用一小盏，底上穿定，烧烟于疮上熏之，累效（《卫生总微》）。

实用指南

单方验方

老年阴虚血亏、大便秘结：肉苁蓉20克，当归15克，火麻仁10克。水煎好，待适温时加蜂糖适量服。

中老年人久病体质虚弱、体倦乏力、性功能减退：肉苁蓉片20克，狗肉200克。将狗肉洗净切为小块，放入肉苁蓉，加水适量，炖煮1～2小时，食肉喝汤。

病后体虚、全身无力、消化不良：肉苁蓉10克，大米100克。加水适量，煮粥食用。

肾虚精亏、肾阳不足而致阳痿：肉苁蓉、韭菜子各9克。水煎服，每日1剂，连服一周，停3日再服一周。

习惯性便秘：肉苁蓉30克，火麻仁、当归各15克。水煎服，每日1剂，连服5剂，改为间日1剂，再服5剂。

食疗药膳

苁蓉强身粥

原料：肉苁蓉30克，精羊肉、大米各100克。

制法：先将肉苁蓉放入沙罐中，加水煮熟后，捞出切成薄片备用；将切细的羊肉、洗净的大米与苁蓉片同放入砂罐，熬煮至粥熟加葱、姜、盐等调味料，再煮2沸即成。

用法：每日1剂，分2次于空腹时食粥。

功效：补肾温阳，填精健骨，益气和中。

适用：脾肾阳虚、精血不足之腰膝酸冷、下肢软弱、阳痿早泄、遗精遗尿。

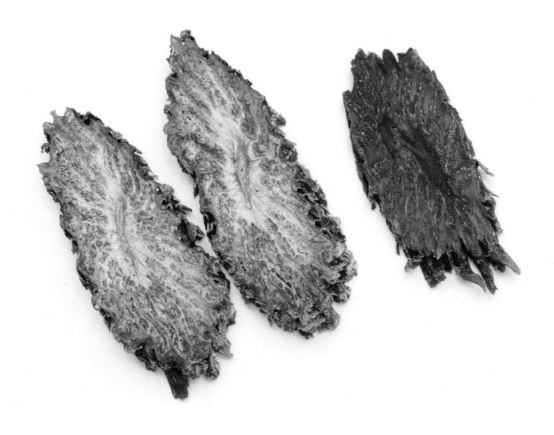

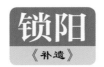

锁阳
《补遗》

气味 甘，温，无毒。

主治 大补阴气，益精血，利大便。虚人大便燥结者，啖之可代苁蓉，煮粥弥佳，不燥结者勿用（震亨）。润燥养筋，治痿弱（时珍）。

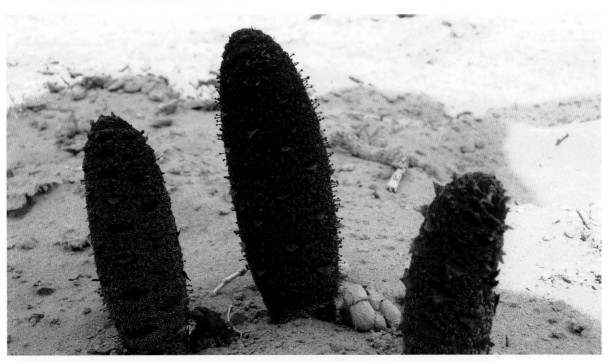

实用指南

单方验方

气虚之便秘：锁阳、桑椹各15克，蜂蜜30克。将锁阳切片与桑椹水煎取汁，入蜂蜜搅匀，分2次服。

肠燥便秘：锁阳1500克。浓煎，加炼蜜熬成膏，每次1～2匙，用开水或热酒化服，每日3次。

腹泻：锁阳30克，姜粉6克。水煎服，每日1剂，一般服2～4剂。

消化性溃疡：锁阳15克，珠芽蓼9克。水煎服，每日1剂，连服30日。

心脏病伴小便不利：锁阳15克，枸杞子9克。水煎服，每日1剂。

食疗药膳

锁阳粥

原料：锁阳15克，大米50克。

制法：将锁阳择净，放入锅中，加清水适量，浸泡5～10分钟，水煎取汁，加大米煮粥服食，用法：每日1剂，连续3～5日。

功效：补肾壮阳，润肠通便。

适用：肾阳不足、精血亏虚所致的阳痿、遗精、不孕、腰膝酸软、筋骨无力、肠燥便秘等。

锁阳酒

原料：锁阳30克，白酒500克。

做法：锁阳切成薄片，泡酒中7日。

用法：每次1小杯，每日2次。

功能：补肾壮阳。

适用：肾虚阳痿、性功能减退。

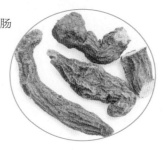

赤箭/天麻

《本经·上品》/宋·《开宝》

释名 赤箭芝（《药性》），合离草（《抱朴子》），神草（吴普），鬼督邮（《本经》）。

赤箭

气味 辛，温，无毒。

主治 杀鬼精物，蛊毒恶气。久服益气力，长阴肥健（《本经》）。轻身增年，消痈肿，下支满，寒疝下血（《别录》）。天麻，主诸风湿痹，四肢拘挛，小儿风痫惊气，利腰膝，强筋力。久服益气，轻身长年（《开宝》）。治风虚眩运头痛（元素）。

附方 天麻丸：消风化痰，清利头目，宽胸利膈。治心忪烦闷，头运欲倒，项急，肩背拘倦，神昏多睡，肢节烦痛，皮肤瘙痒，偏正头痛，鼻齆，面目虚浮，并宜服之。天麻半两，芎䓖二两，为末，炼蜜丸如芡子大。每食后嚼一丸，茶酒任下（《普济方》）。

腰脚疼痛：天麻、半夏、细辛各二两，绢袋二个，各盛药令匀，蒸热交互熨痛处，汗出则愈。数日再熨（《卫生易简方》）。

还筒子

主治 定风补虚，功同天麻（时珍）。

附方 益气固精：补血黑发益寿，有奇效。还筒子半两，芡实半两，金银花二两，破故纸（酒浸，春三、夏一、秋二、冬五日，焙研末）二两，各研末，蜜糊丸梧子大。每服五十丸，空心盐汤温酒任下，郑西泉所传方（《邓才杂兴杂》）。

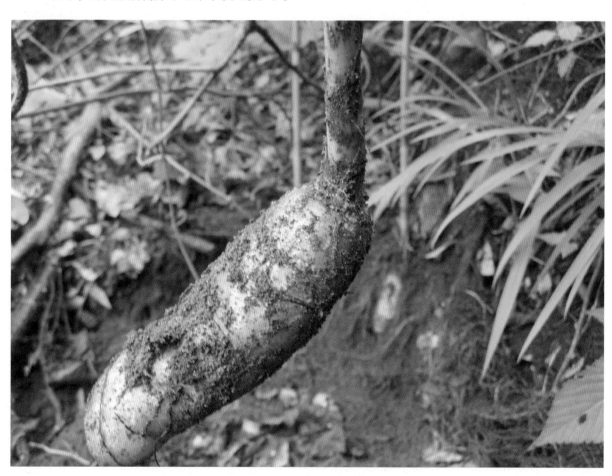

精编本草纲目中草药

单方验方

痛证：天麻、石菖蒲各15克，远志、甘草各10克，大枣10枚，大麦30克。水煎服，每日1剂。

高血压、冠心病、神经性眩晕、耳鸣：天麻9克，钩藤、牛膝、菊花各10克，丹参20克，桑寄生15克。水煎，分2次服，每日1次，连服1~2周。

前额头痛：天麻、花椒、乳香各3克，香白芷、金银花各6克，生防风、葛根各4.5克，石膏9克。水煎，洗之。

食疗药膳

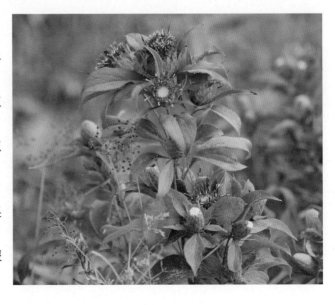

天麻茶

原料：天麻6克，绿茶3克，蜂蜜适量。

制法：先将天麻加水一大碗，煎沸20分钟，加入绿茶，稍沸片刻，即可。取汁，调入蜂蜜。

用法：每日1剂，分2次温服。

功效：平肝潜阳，疏风止痛。

适用：高血压、头痛、头晕等。

天麻陈皮粥

原料：天麻15克，陈皮9克，大米100克，白糖适量。

制法：将天麻切片后，与陈皮、大米、适量的水同放入锅内煮粥，待粥熟后，再加入适量的白糖调匀即可。

用法：食用。一日分2次服完。

功效：祛痰开窍，平肝熄风。

适用：癫痫。

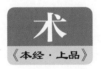

术

《本经·上品》

释名 山蓟（《本经》），马蓟（《纲目》），山连（《别录》）。

气味 甘，温，无毒。

主治 风寒湿痹，死肌痉疸，止汗除热消食。作煎饵久服，轻身延年不饥（《本经》）。主大风在身面，风眩头痛，目泪出，消痰水，逐皮间风水结肿，除心下急满，霍乱吐下不止，利腰脐间血，益津液，暖胃消谷嗜食（《别录》）。理胃益脾，补肝风虚，主舌本强，食则呕，胃脘痛，身体重，心下急痛，心下水痞。冲脉为病，逆气里急，脐腹痛（好古）。

附方 胸膈烦闷：白术末，水服方寸匕（《千金方》）。

心下有水：白术三两，泽泻五两，水三升，煎一升半，分三服（《梅师方》）。

湿气作痛：白术切片，煎汁熬膏，白汤点服（《集简方》）。

中湿骨痛：术一两，酒三盏，煎一盏，顿服。不饮酒，以水煎之（《三因良方》）。

自汗不止：白术末，饮服方寸匕，日二服（《千金方》）。

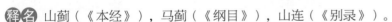

精编本草纲目中草药

湿泻暑泻：白术、车前子等分，炒为末，白汤下二三钱（《简便方》）。

久泻滑肠：白术（炒）、茯苓各一两，糯米（炒）二两，为末，枣肉拌食，或丸服之（《简便方》）。

实用指南

单方验方

儿童流涎：白术适量。捣碎，加水和白糖，放锅上蒸汁，分次口服，每日10毫升。

气血不足：白术30～60克，枳壳、火麻仁各10～30克，蜂蜜10克，核桃仁2个。水煎服，每日1剂，每日2次。

肝癌：白术20克，当归、山慈菇、半边莲、太子参各30克，昆布、海藻各12克，白花蛇舌草25克，三棱10克。水煎服，每日1剂。

单纯性便秘、老年便秘、产科手术后便秘、脑卒中偏瘫便秘：白术60～90克。水煎服，每日1剂。

体质虚弱（症见食少不化、脘腹虚胀、大便溏薄、倦怠乏力或汗出等）：白术5～10克。水煎服，每日1剂。

白细胞减少：白术30克。水煎服，早、晚分服，每日1剂。

夜间口干症：白术30克。煎汤代茶饮。

食疗药膳

白术半夏天麻粥

原料：白术、天麻各10克，半夏5克，橘红3克，大枣3枚，粳米50克。

制法：先将白术、天麻、半夏、橘红、大枣清理干净后，水煎取汁去渣；然后将药汁与淘洗干净的粳米一同入锅煮粥，粥将熟时加入白糖，稍煮即成。

用法：每日2次，温热服。

功效：健脾祛湿，熄风化痰。

适用：高血压、风痰所致之眩晕头痛、痰多、胸胁胀满等。

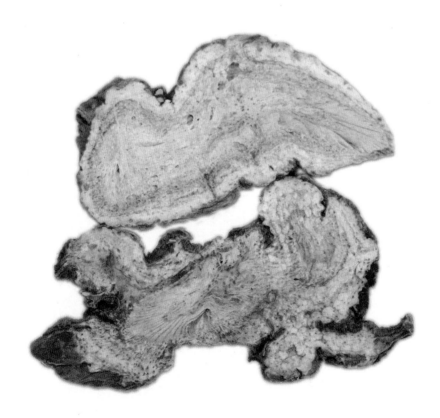

苍术

释名 赤术（《别录》），山精（《抱朴》），仙术（《纲目》），山蓟。

气味 苦、温，无毒。

主治 风寒湿痹，死肌痉疸。作煎饵久服，轻身延年不饥（《本经》）。主头痛，消痰水，逐皮间风水结肿，除心下急满及霍乱吐下不止，暖胃消谷嗜食（《别录》）。治湿痰留饮或挟瘀血成窠囊，及脾湿下流，浊沥带下，滑泻肠风（时珍）。

附方 暑月暴泻（壮脾温胃，饮食所伤），曲术丸：用神曲（炒），苍术（米泔浸一夜、焙），等分为末，糊丸梧子大。每服三五十丸，米饮下（《和剂局方》）。

湿气身痛：苍术泔浸切，水煎，取浓汁熬膏，白汤点服（《简便方》）。

补虚明目，健骨和血：苍术泔浸四两，熟地黄焙二两，为末，酒糊丸梧子大。每温酒下三五十丸，日三服（《普济方》）。

眼目昏涩：苍术半斤，泔浸七日，去皮切焙，木贼各二两，为末。每服一钱，茶酒任下（《圣惠方》）。

风牙肿痛：苍术盐水浸过，烧存性，研末揩牙，去风热（《普济方》）。

苗

主治 作饮甚香，去水（弘景）。亦止自汗。

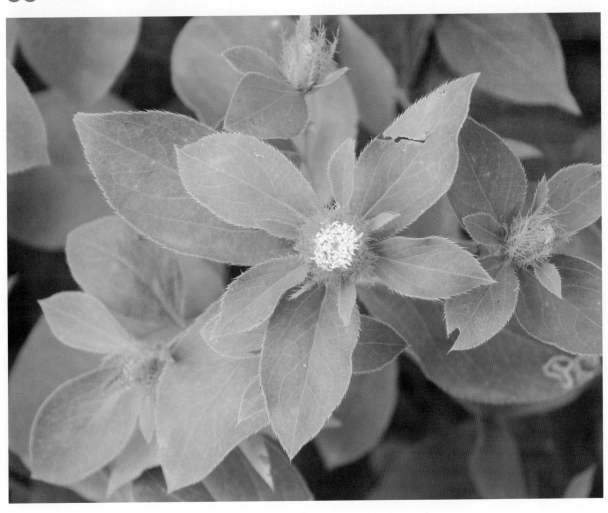

单方验方

湿疹：苍术、黄柏、煅石膏各等份。研末敷患处。

风湿性关节炎：苍术、黄柏各9克，忍冬藤30克。水煎服，每日1剂。

腰痛伴不能俯：苍术15克，白术30克，薏苡仁20克。水煎服，每日1剂。

恶心呕吐：苍术30克，麦麸250克，酒适量，醋少许。苍术研末，拌麦麸炒黄，趁热以酒淬。患者吸其热气，另取一部分，用布包，在前胸温拭。

食疗药膳

苍术贯众茶

原料：苍术、贯众各15～20克。

制法：将上2味共研细末，布包沸水冲泡。

用法：代茶频饮，每日饮完。

功效：辟秽解毒，清除恶气。

适用：感冒流行季节，感受邪毒头痛、鼻塞、周身沉重不适者。

苍术粥

原料：苍术10克，大米100克，白糖少许。

制法：将苍术择净，放入锅中，加清水适量，水煎取汁，加大米煮粥，待熟时调入白糖，再煮一二沸即成。

用法：每日1剂，早餐食用。

功效：燥湿健脾，祛风除湿。

适用：湿阻中焦所致的脘腹胀满、食欲不振、恶心呕吐、倦怠乏力、风寒湿痹等。

狗脊

《本经·中品》

释名 强脊（《别录》），扶筋（《别录》），百枝（《本经》），狗青（吴普）。

根

气味 苦，平，无毒。

主治 腰背强，关机缓急，周痹寒湿膝痛，颇利老人（《本经》）。疗失溺不节，男女脚弱腰痛，风邪淋露，少气目暗，坚脊利俯仰，女子伤中关节重（《别录》）。男子女人毒风软脚，肾气虚弱，续筋骨，补益男子（甄权）。强肝肾，健骨，治风虚（时珍）。

附方 室女白带（冲任虚寒），鹿茸丸：用金毛狗脊燎去毛、白敛各一两，鹿茸酒蒸焙二两，为末，用艾煎醋汁打糯米糊，丸梧子大。每服五十丸，空心温酒下（《济生方》）。

固精强骨：金毛狗脊、远志肉、白茯神、当归身等分，为末，炼蜜丸梧子大。每酒服五十丸（《集简方》）。

病后足肿（但节食以养胃气）：外用狗脊煎汤渍洗（吴绶《蕴要》）。

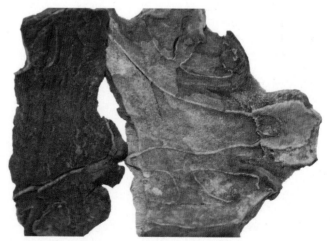

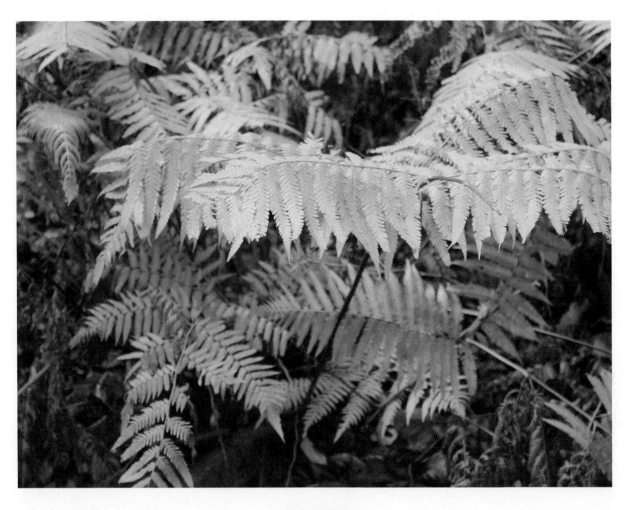

实用指南

单方验方

阳痿遗精：狗脊、黄精各15克，仙茅10克，金樱子30克。水煎服，每日1剂。

腰痛、脚膝痿软：狗脊、萆薢各100克，菟丝子500克。共研粉，炼蜜为丸，每服9克，每日2次。

肾虚腰痛：狗脊、刀豆壳、扶芳藤各15克，千斤拔30克。水煎服，每日1剂。

外伤出血：狗脊茸毛适量。消毒后敷贴创面。

食疗药膳

狗脊粥

原料：狗脊10克，大米100克，白糖适量。

制法：将狗脊择净，放入锅中，加清水适量，浸泡5~10分钟后，水煎取汁，加大米煮粥，待粥熟时下白糖，再煮一二沸即成。

用法：每日1剂，连续3~5日。

功效：补益肝肾，祛风除湿，固精缩尿。

适用：肝肾不足、风湿侵袭所致的腰脊酸痛、不能俯卧、筋骨无力、足膝软弱、小便频数、夜尿频多、带下等。

狗脊猪脊汤

原料：猪脊骨500克，金毛狗脊30克。

制法：猪脊骨洗净斩件，金毛狗脊洗净，与猪脊骨一齐放入砂锅内，加清水适量，大火煮沸后，改用小火煲2~3小时，调味供用。

用法：佐餐食用，每日1剂。

功效：祛寒行湿，温经通络。

适用：寒湿腰痛。

贯众

《本经·下品》

释名 贯节（《本经》），贯渠（《本经》），黑狗脊（《纲目》），凤尾草（《图经》）。

根

气味 苦，微寒，有毒。

主治 腹中邪热气，诸毒，杀三虫（《本经》）。去寸白，破癥瘕，除头风，止金疮（《别录》）。为末，水服一钱，止鼻血有效（苏颂）。治下血崩中带下，产后血气胀痛，斑疹毒，漆毒，骨鲠。解猪病（时珍）。

附方 鼻衄不止：贯众根末，水服一钱（《普济方》）。

女人血崩：贯众半两，煎酒服之，立止（《集简方》）。

头疮白秃：贯众、白芷为末，油调涂之。又方，贯众烧末，油调涂（《圣惠方》）。

鸡鱼骨鲠：贯众、缩砂、甘草等分，为粗末，绵包少许，含之咽汁，久则随痰自出（《普济方》）。

血痢不止：凤尾草根，即贯众，五钱，煎酒服（陈解元吉言所传《集简方》）。

花

主治 恶疮，令人泄（《别录》）。

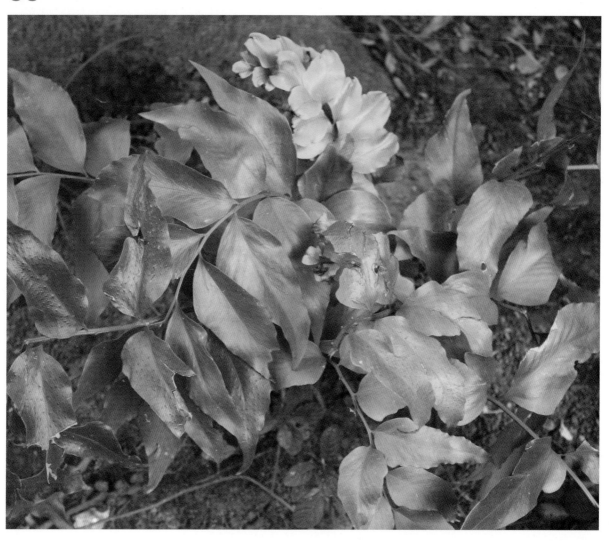

精编本草纲目中草药

单方验方

钩虫病：贯众9～15克。水煎服。

肺结核、支气管扩张之咯血，上消化道出血：贯众60克。水煎服，每日1剂，分3～4次服。

预防感冒，流行性感冒，流行性脑脊髓膜炎，流行性乙型脑炎：贯众、金银花各15克，黄芩6克，甘草3克。开水泡服当茶饮。

大吐血不止：贯众、黄连按2：1之比配合。共研粉，以糯米饮调服6克。

预防感冒，流行性感冒，流行性脑脊髓膜炎，流行性乙型脑炎：贯众30克，大青叶20克，甘草6克。水煎服。

预防麻疹：贯众研末。3岁以下每服0.15克，每日2次，连服3日。

食疗药膳

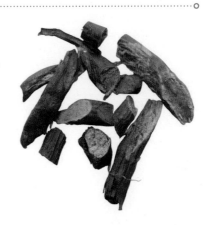

贯众板蓝根茶

原料：贯众、板蓝根各30克，甘草15克。

制法：将上3药放入茶杯内，冲入开水，加盖闷泡15分钟，代茶饮用。

用法：每日1剂，频频冲泡饮服。连饮6～8次。

功效：祛风，清热，利咽。

适用：流行性感冒引起的发热、头痛、周身酸痛等。

凤尾草炖猪肠

原料：贯众20～30克，猪大肠100克。

制法：将凤尾草与猪大肠加水共炖，大肠熟去渣。

用法：食肠及汤，每日1剂。连服5～7剂。

功效：清热解毒，凉血止血。

适用：大便秘结不下、大便下血。

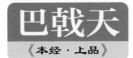

巴戟天

《本经·上品》

释名 不凋草（《日华》），三蔓草。

根

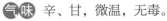

气味 辛、甘，微温，无毒。

主治 大风邪气，阴痿不起，强筋骨，安五脏，补中增志益气（《本经》）。疗头面游风，小腹及阴中相引痛，补五劳，益精，利男子（《别录》）。治男子夜梦鬼交精泄，强阴下气，治风癞（甄权）。治一切风，疗水胀（《日华》）。治脚气，去风疾，补血海（时珍，出《仙经》）。

附方 虚羸阳道不举，五劳七伤百病：巴戟天、生牛膝各三斤。以酒五斗浸之，去滓温服，常令酒气相及，勿至醉吐（《千金方》）。

妇人子宫久冷，月脉不调，或多或少，赤白带下：巴戟三两，良姜六两，紫金藤十六两，青盐二两，肉桂（去粗皮）、吴茱萸各四两。上为末，酒糊为丸。每服二十丸，暖盐酒送下，盐汤亦得。日午、夜卧各一服（《和剂局方》巴戟丸）。

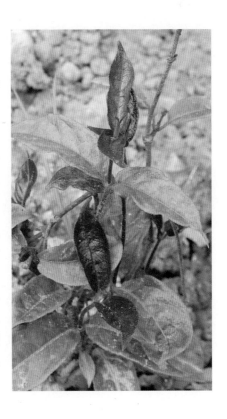

小便不禁：益智仁、巴戟天（去心，二味以青盐、酒煮），桑螵蛸、菟丝子（酒蒸）各等份。为细末，酒煮糊为丸，如梧桐子大。每服二十丸，食前用盐酒或盐汤送下（《奇效良方》）。

实用指南

单方验方

阳痿：巴戟天30克，菟丝子20克。水煎服，每日1剂。

老人衰弱，足膝痿软：巴戟天、熟地黄各10克，人参4克（或党参10克），菟丝子、补骨脂各6克，小茴香2克。水煎服，每日1剂。

肾虚腰痛：巴戟天、牛尾菜、五加皮、当归藤各10克。水煎服，每日1剂。

风湿骨痛：巴戟天、鸡血藤各15克，千斤拔、五指毛桃各30克，六棱菊12克，牛膝10克。水煎服，每日1剂。

腰酸背痛、肢冷、腿膝无力：巴戟天15克，续断、补骨脂各10克，核桃仁30克。水煎服或研细粉用淡盐汤送服。

食疗药膳

巴戟天酒

原料：巴戟天200克，黄芪、当归、鹿角、熟地黄、益母草各60克，白酒2000毫升。

制法：将上药加工捣碎，装入纱布袋，放入酒坛，倒入白酒，密封坛口，浸泡7日后即成。

用法：每日2次，每次20毫升。

功效：温肾，调经。

适用：肾元虚寒所致的不孕。

巴戟鹿肉

原料：巴戟天20克，鹿肉250克，肉桂6克。

制法：将鹿肉洗净、切小块，与巴戟天、肉桂共入砂锅内，加少许盐、料酒、味精，小火煮炖，待鹿肉烂熟即可。

用法：每晚1次顿服，连服数日。

功效：补益精血，壮阳固精。

适用：精血不足、阳虚不固之阳痿、遗精、早泄、体弱身倦等。

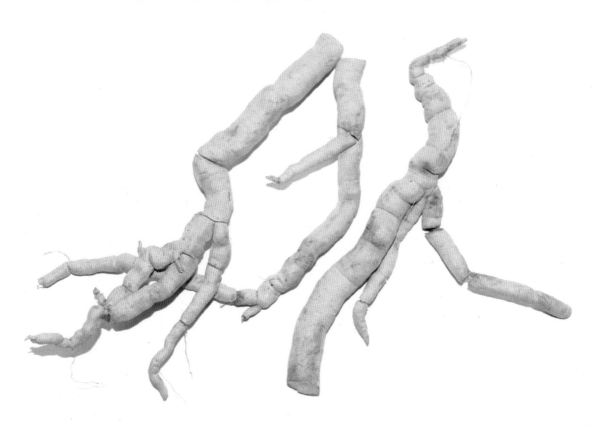

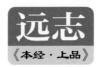

远志
《本经·上品》

释名 苗名小草（《本经》），细草（《本经》），棘苑（《本经》）。

根

气味 苦，温，无毒。

主治 咳逆伤中，补不足，除邪气，利九窍，益智慧，耳目聪明，不忘，强志倍力。久服轻身不老（《本经》）。长肌肉，助筋骨，妇人血噤失音，小儿客忤（《日华》）。肾积奔豚（好古）。治一切痈疽（时珍）。

叶

主治 益精补阴气，止虚损梦泄（《别录》）。

附方 喉痹作痛：远志肉为末，吹之，涎出为度（《直指方》）。

吹乳肿痛：远志焙研，酒服二钱，以滓敷之（《袖珍方》）。

小便赤浊：远志甘草（水煮）各半斤，茯神、益智仁各二两，为末，酒糊丸梧子大，每空心枣汤下五十丸（《普济方》）。

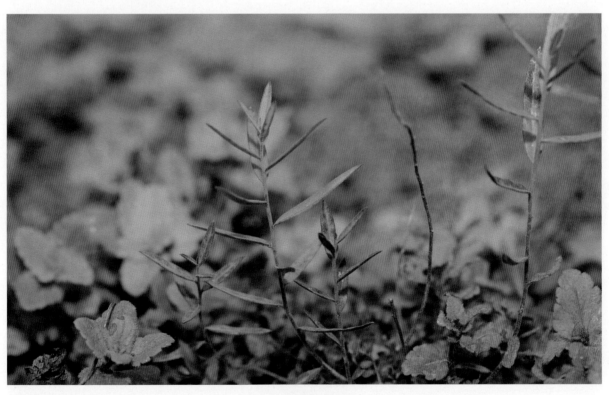

精编本草纲目中草药

实用指南

单方验方

中风猝然昏倒：远志、半夏、胆南星、菊花、橘红、石菖蒲、郁金各5克，僵蚕9克，钩藤、赤芍、白芍、茯苓各10克。水煎服，每日1剂。

慢性哮喘：炒远志15克，加冰糖少许。水煎服，连服5～6次。16岁下之儿童，可减成半量。

神经衰弱：远志6克，百合、酸枣仁各15克。水煎服，每日1剂。

经行心烦：远志10克，生地黄、炒酸枣仁各18克，朱砂0.5克。水煎服，每日1剂。

远志枣仁粥

原料：远志肉、炒酸枣仁各10克，粳米50克。

制法：如常法煮粥，粥熟时加入远志、枣仁稍煮即可。

用法：此粥宜睡前做夜宵服。枣仁不能久炒，否则油枯而失去镇静之效。

功效：补肝，宁心，安神。

适用：心肝两虚所致心悸。

远志酒

原料：远志500克，白酒2500毫升。

制法：将远志研末，放入酒坛，倒入白酒，密封坛口。每日摇晃1次，7日后即成。

用法：每日1次，每次10～20毫升。

功效：安神益智，消肿止痛。

适用：健忘、惊悸、失眠等。

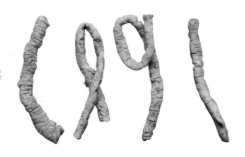

淫羊藿

《本经·中品》

释名 仙灵脾（《唐本草》），放杖草（《日华》），三枝九叶草（《图经》）。

根叶

气味 辛，寒，无毒。

主治 阴痿绝伤，茎中痛，利小便，益气力，强志（《本经》）。坚筋骨，消瘰疬赤痈，下部有疮，洗出虫。丈夫久服，令人无子（《别录》，机曰：无子字误，当作有子）。丈夫绝阳无子，女人绝阴无子，老人昏耄，中年健忘；一切冷风劳气，筋骨挛急，四肢不仁，补腰膝，强心力（大明）。

附方 益丈夫兴阳，理腰膝冷：仙灵脾酒，用淫羊藿一斤，酒一斗，浸三日，逐时饮之（《食医心镜》）。

小儿雀目：仙灵脾根、晚蚕蛾各半两，炙甘草、射干各二钱半，为末。用羊子肝一枚，切开掺药二钱，扎定，以黑豆一合，米泔一盏，煮熟，分二次食，以汁送之（《普济方》）。

牙齿虚痛：仙灵脾为粗末，煎汤频漱，大效（《奇效方》）。

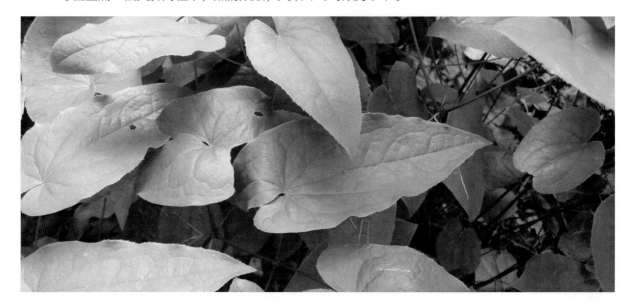

单方验方

肺肾两虚，喘咳短气：淫羊藿15克，黄芪30克，五味子6克。煎汤饮。

前列腺增生：淫羊藿、肉苁蓉、锁阳、王不留行各15克，党参、黄芪、贝母各20克，枳实、穿山甲各10克，益母草30~50克。水煎服，每日1剂，每日2次。

更年期综合征：淫羊藿、知母、女贞子、旱莲草各12克，黄柏、当归、仙茅各10克。每日1剂，分2次煎服。

外阴白斑：淫羊藿100克。研为极细末，以鱼肝油软膏适量调匀，洗净外阴后，用该药涂于患处，每日2次，7日为1个疗程。

慢性支气管炎：淫羊藿、紫金牛，按4：1配伍。研为细末，炼蜜为丸服之，每次9克，每日2次。

食疗药膳

淫羊藿酒

原料：淫羊藿60克，白酒500毫升。

制法：将淫羊藿加工破碎，用细纱布装好，扎紧，置于干净瓶中。将白酒倒入瓶中，加盖密封，置放于阴凉干燥处。每日摇动数下，经7日后即可开封取饮。

用法：每晚临睡前饮服10~15毫升。

功效：补肾阳，强筋骨，祛风湿。

适用：肾阳亏虚所致的男子阳痿不举、女子宫寒不孕、筋骨无力、腰膝软弱等。

兴阳酒

原料：淫羊藿30克，阳起石30克，米酒500毫升。

制法：将淫羊藿、阳起石在米酒中浸泡15~25日。

用法：每次20~30毫升，每晚1次。

功效：补肾壮阳。

适用：阳虚所致的阳痿、遗精、早泄、腰膝酸软、畏寒等。

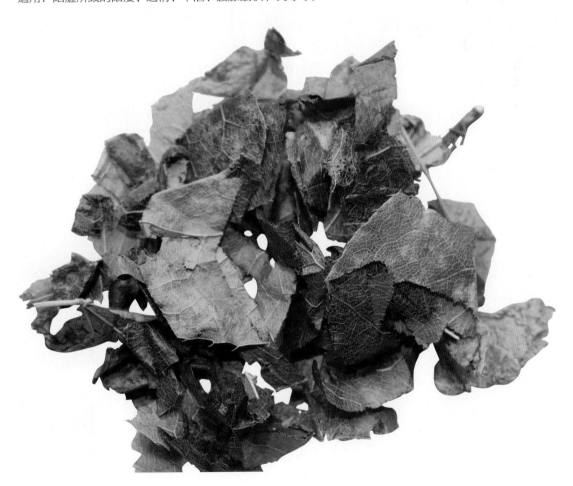

仙茅

《开宝》

释名　独茅（《开宝》），茅爪子（《开宝》），婆罗门参。

根

气味　辛，温，有毒。

主治　心腹冷气不能食，腰脚风冷挛痹不能行，丈夫虚劳，老人失溺无子，益阳道。久服通神强记，助筋骨，益肌肤，长精神，明目（《开宝》）。治一切风气，补暖腰脚，清安五脏。久服轻身，益颜色。丈夫五劳七伤，明耳目，填骨髓（李珣）。开胃消食下气，益房事不倦（大明）。

附方　壮筋骨，益精神，明目，黑髭须：仙茅丸，仙茅二斤，糯米泔浸五日，去赤水，夏月浸三日，铜刀刮锉阴干，取一斤；苍术二斤，米泔浸五日，刮皮焙干，取一斤；枸杞子一斤；车前子十二两；白茯苓（去皮），茴香（炒），柏子仁（去壳），各八两；生地黄焙，熟地黄焙，各四两；为末，酒煮糊丸如梧子大。每服五十丸，食前温酒下，日二服（《圣济总录》）。

定喘下气（补心肾）：神秘散，用白仙茅半两，米泔浸三宿，晒炒；团参二钱半；阿胶一两半，炒；鸡腽腔一两，烧；为末。每服二钱，糯米饮空心下，日二（《三因方》）。

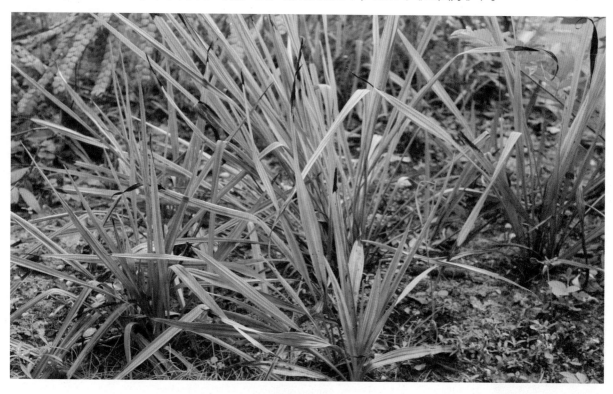

精编本草纲目中草药

实用指南

单方验方

妇女更年期高血压：仙茅、淫羊藿、巴戟天、知母、黄柏、当归各10克。水煎取药汁，每日1剂，每日2次。20日为1个疗程。

阳痿、遗精：仙茅根、金樱子根及果实各15克。炖肉吃。

老人遗尿：仙茅30克。泡酒服，每日饮用适量。

月经过多：仙茅、艾叶各10克，仙鹤草15克。水煎服，每日1剂。

辅助治疗大肠癌：仙茅、白花蛇舌草各120克。水煎服。

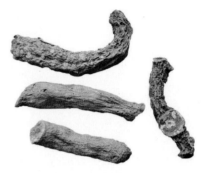

食疗药膳

仙茅雀肉

原料：仙茅15克，麻雀10只，芡实60克，大枣5个。

制法：将麻雀剖净，去内脏、脚爪。仙茅、芡实、大枣（去核）洗净，与雀肉一齐放入锅内，加清水适量，大火煮沸后，小火煲2小时，调味供用。

用法：每日1次。

功效：温肾壮阳。

适用：肾阳不足。

仙茅壮阳肾

原料：仙茅、巴戟天各15克，补骨脂10克，猪肾1对。

制法：仙茅、巴戟天、补骨脂共为细末。猪肾洗净、剖开，把上药末放入，用线扎固，放入砂锅内，加清水适量，煮熟。

用法：温热食用。早晚各1次，每次1肾，连服数日。

功效：补肾壮阳。

适用：阳虚之阳痿、遗精、早泄、五更泄等。

玄参
《本经·中品》

释名 黑参（《纲目》），重台（《本经》），正马（《别录》），馥草（《开宝》）。

根

气味 苦，微寒，无毒。

主治 腹中寒热积聚，女子产乳余疾，补肾气，令人明目（《本经》）。热风头痛，伤寒劳复，治暴结热，散瘤瘰瘰疬（甄权）。治游风，补劳损，心惊烦躁，骨蒸传尸邪气，止健忘，消肿毒（大明）。滋阴降火，解斑毒，利咽喉，通小便血滞（时珍）。

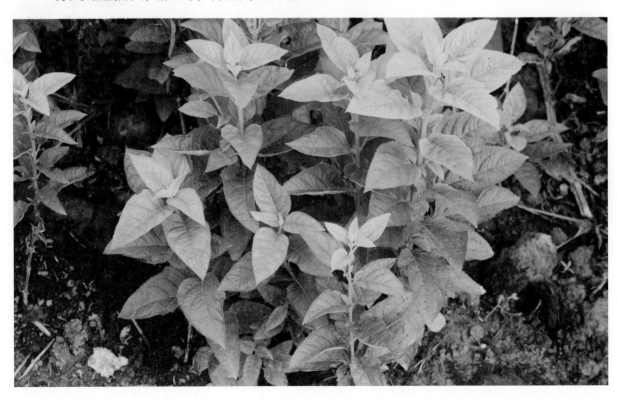

附方 赤脉贯瞳：玄参为末，以米泔煮猪肝，日日蘸食之（《济急仙方》）。

发斑咽痛：玄参升麻汤，用玄参、升麻、甘草各半两，水三盏，煎一盏半，温服（《南阳活人书》）。

急喉痹风（不拘大人小儿）：玄参、鼠粘子半生半炒各一两，为末，新水服一盏立瘥（《圣惠方》）。

鼻中生疮：玄参末涂之。或以水浸软塞之（《卫生易简方》）。

三焦积热：玄参、黄连、大黄各一两，为末，炼蜜丸梧子大。每服三四十丸，白汤下。小儿粟米大（《丹溪方》）。

实用指南

单方验方

肠燥便秘：玄参、生地黄、麦冬各15克。水煎服，每日1剂。

慢性咽喉肿痛：玄参、生地黄各15克，连翘、麦冬各10克。水煎服。

肺结核、颈部淋巴结肿大：玄参、牡蛎、贝母各等份。研粉，炼蜜为丸，每服9克，每日2次。

腮腺炎：玄参15克，板蓝根12克，夏枯草6克。水煎服。

热病伤津、口渴便秘：玄参30克，生地黄、麦冬各24克。水煎服。

急性扁桃体炎：玄参15克，连翘、射干、牛蒡子、黄芩、桔梗各10克，薄荷6克，甘草5克。水煎服。

食疗药膳

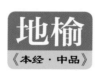

清肺止咳茶

原料：玄参、麦冬各60克，乌梅24克，桔梗30克，甘草15克。

制法：将上几味共制粗末，混匀分包，每包18克。

用法：每用1包，放入茶杯中，沸水冲泡代茶饮用。

功效：润肺止咳。

适用：感冒咳嗽、夏秋季预防上呼吸道感染。

玄参粥

原料：玄参15克，大米100克，白糖适量。

制法：将玄参洗净，放入锅中，加清水适量，水煎取汁，再加大米煮粥，待熟时调入白糖，再煮一二沸即成。

用法：每日1剂。

功效：凉血滋阴，解毒软坚。

适用：温热病热入营血所致的烦热口渴、夜寐不安、神昏谵语、发斑及咽喉肿痛等。

地榆

《本经·中品》

释名 玉豉，酸赭。

根

气味 苦，微寒，无毒。

主治 妇人乳产，痉痛七伤，带下五漏，止痛止汗，除恶肉，疗金疮（《本经》）。止脓血，诸瘘恶疮热疮，补绝伤，产后内塞，可作金疮膏，消酒，除渴，明目（《别录》）。止冷热痢疳痢，极效（《开宝》）。止吐血鼻衄肠风，月经不止，血崩，产前后诸血疾，并水泻（大明）。治胆气不足（李杲）。汁酿酒治风痹，补脑。捣汁涂虎犬蛇虫伤（时珍）。酸赭：味酸。主内漏，止血不足（《别录》）。

精编本草纲目中草药

附方 男女吐血：地榆三两，米醋一斤，煮十余沸，去滓，食前稍热服一合（《圣惠方》）。

血痢不止：地榆晒研，每服二钱，掺在羊血上，炙熟食之，以捻头煎汤送下。一方，以地榆煮汁作饮，每服三合（《圣济总录》）。

下血不止（二十年者）：取地榆、鼠尾草各二两。水二升，煮一升，顿服。若不断，以水渍屋尘饮一小杯投之（《肘后方》）。

小儿疳痢：地榆煮汁，熬如饴糖，与服便已（《肘后方》）。

毒蛇蜇人：新地榆根捣汁饮，兼以渍疮（《肘后方》）。

小儿湿疮：地榆煮浓汁，日洗二次（《千金方》）。

叶

主治 作饮代茶，甚解热（苏恭）。

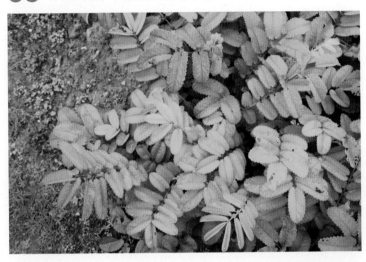
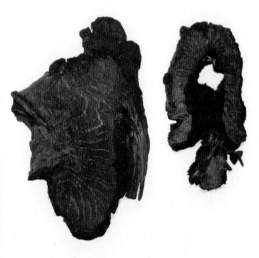

实用指南

单方验方

湿疹：地榆50克。加水两碗，煎成半碗，用纱布蘸药液湿敷。

原发性血小板减少性紫癜：地榆、太子参各50克。水煎服，连服2月。

无名肿毒、疖肿、痈肿、深部脓肿：地榆500克，田基黄（地耳草）200克，研末，田七（三七）粉5～15克。调入700克凡士林中成膏，外敷患处。

久病肠风、痛痒不止：地榆25克，苍术50克。水300毫升，煎150毫升，空腹服用，每日1次。

烧烫伤：地榆根炒炭存性。磨粉，用麻油调成50%软膏，涂于创面，每日数次。

食疗药膳

地榆酒

原料：地榆60克，甜酒适量。

制法：将地榆洗净切段，焙干研成细末，用甜酒煎服。

用法：每次6克，每日2次。

功效：调经止漏。

适用：崩漏。

地榆粥

原料：地榆20克，大米100克，白糖适量。

制法：将地榆择净，放入锅中，加清水适量，浸泡5～10分钟后，水煎取汁，加大米煮粥，待粥熟时下白糖，再煮一二沸即成。

用法：每日1剂，连续3～5日。

功效：凉血止血，解毒敛疮。

适用：咯血、吐血、尿血、痔疮出血、崩漏、血痢不止及水火烫伤等。

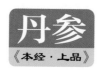

丹参

《本经·上品》

释名 赤参（《别录》），山参（《日华》），郄蝉草（《本经》），木羊乳（吴普）。

根

气味 苦，微寒，无毒。

主治 心腹邪气，肠鸣幽幽如走水，寒热积聚，破癥除瘕，止烦满，益气（《本经》）。养血，去心腹痛疾结气，腰脊强脚痹，除风邪留热。久服利人（《别录》）。活血，通心包络，治疝痛（时珍）。

附方 妇人经脉不调，或前或后，或多或少，产前胎不安，产后恶血不下，兼治冷热劳，腰脊痛，骨节烦疼：丹参散，用丹参洗净，切晒为末。每服二钱，温酒调下（《妇人明理方》）。

惊痫发热：丹参摩膏，用丹参、雷丸各半两，猪膏二两，同煎七上七下，滤去滓盛之。每以摩儿身上，日三次（《千金方》）。

热油火灼（除痛生肌）：丹参八两锉，以水微调，取羊脂二斤，煎三上三下，以涂疮上（《肘后方》）。

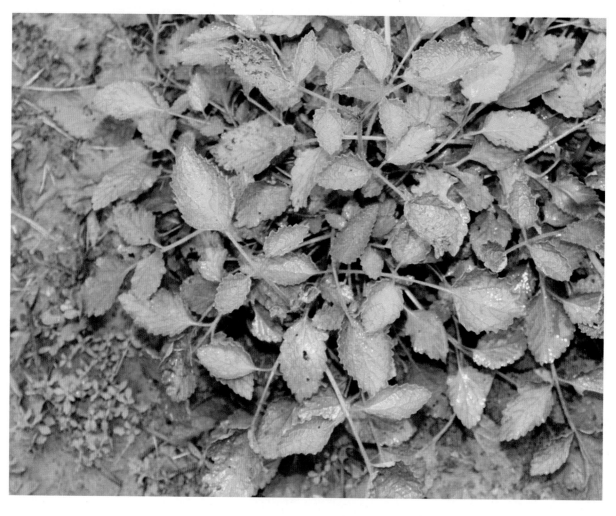

精编本草纲目中草药

单方验方

急性黄疸肝炎：丹参60克，茵陈蒿30克。水煎服，每日1剂。

冠心病心绞痛：丹参20克，川芎、降香各15克，赤芍10克。水煎服，每日1剂。

肝胆气郁耳鸣耳聋：丹参、川芎、香附各30克，柴胡10克。研细末，每日3次，每次3克。

神经衰弱：丹参15克，五味子30克。水煎服。

食疗药膳

丹参蜜茶

原料：丹参15克，檀香9克，炙甘草3克，蜂蜜30克，茶叶3克。

制法：丹参、檀香、炙甘草加水煎煮后，去渣取汁，调入蜂蜜，再煎几沸。

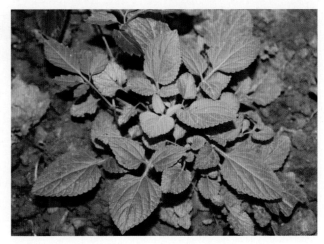

用法：不拘时饮用。

功效：补益脾胃，行气活血。

适用：胃及十二指肠溃疡、胃脘隐痛、饥饿、劳倦等。

丹参砂仁粥

原料：丹参15克，砂仁3克，檀香、粳米各50克，白砂糖适量。

制法：先将粳米淘洗干净入锅，加入适量的清水煮粥；然后将丹参、砂仁、檀香煎取浓汁去渣；待粥熟后加入药汁、白砂糖，稍煮一二沸即成。

用法：每日2次，早晚温服。

功效：行气化瘀，止痛。

适用：冠心病、心绞痛者。

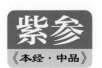

紫参
《本经·中品》

释名 牡蒙（《本经》），童肠（《别录》），五鸟花（《纲目》）。

根

气味 苦、寒，无毒。

主治 心腹积聚，寒热邪气，通九窍，利大小便（《本经》）。疗肠胃大热，唾血衄血，肠中聚血，痈肿诸疮，止渴益精（《别录》）。治心腹坚胀，散瘀血，治妇人血闭不通（甄权）。主狂疟瘟疟，鼽血汗出（好古）。治血痢（好古）。牡蒙：治金疮，破血，生肌肉，止痛，赤白痢，补虚益气，除脚肿，发阴阳（苏恭）。

附方 痢下：紫参半斤，水五升，煎二升，入甘草二两，煎取半升，分三服（张仲景《金匮玉函》）。

吐血不止：紫参、人参、阿胶（炒）等分，为末，乌梅汤服一钱。一方去人参，加甘草，以糯米汤服（《圣惠方》）。

面上酒刺：五参丸，用紫参、丹参、人参、苦参、沙参各一两，为末，胡桃仁杵和丸梧子大。每服三十丸，茶下（《普济方》）。

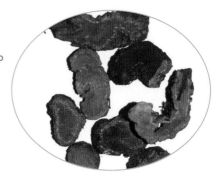

单方验方

细菌性痢疾：紫参、陈皮各30克，甘草3～6克。水煎服。

痛经：紫参36克，生姜2片，大枣适量。水煎服。

食疗药膳

二紫通尿茶

原料：紫参、紫花地丁、车前草各15克，海金沙30克。

制法：先将上几味研为粗末，置保温瓶中，以沸水500毫升泡闷15分钟。

用法：代茶饮用，每日1剂，连服5～7日。

功效：消炎利尿。

适用：前列腺炎、排尿困难及尿频尿痛者。

紫草
《本经·中品》

释名 紫丹（《别录》），藐（《尔雅》），地血（吴普），鸦衔草。

根

气味 苦、寒，无毒。

主治 心腹邪气，五疸，补中益气，利九窍（《本经》）。通水道，疗肿胀满痛。以合膏，疗小儿疮，及面皶（《别录》）。治斑疹痘毒，活血凉血，利大肠（时珍）。

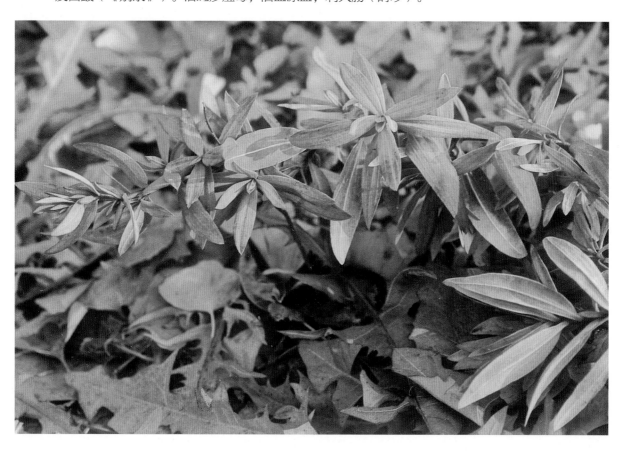

附方 消解痘毒：紫草一钱，陈皮五分，葱白三寸，新汲水煎服（《直指方》）。

婴童疹痘（三四日，隐隐将出未出，色赤便闭者）：紫草二两锉，以百沸汤一盏泡，封勿泄气，待温时服半合，则疮虽出亦轻。大便利者勿用。煎服亦可（《经验后方》）。

痈疽便闭：紫草、栝楼实等分，新水煎服（《直指方》）。

小儿白秃：紫草煎汁涂之（《圣惠方》）。

小便卒淋：紫草一两，为散，每食前用井华水服二钱（《千金翼》）。

恶虫咬人：紫草煎油涂之（《圣惠方》）。

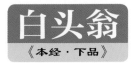

单方验方

病毒性肝炎：紫草30克。加水适量，煎煮2次，每次煮沸30分钟，过滤，合并2次滤液，每日1剂，每日2次。

斑疹：紫草、赤芍各3克，木通2克，甘草1.5克，蝉蜕7枚。水煎2次，为紫草快斑汤，早晚分服。

烧烫伤：紫草80克，麻油500毫升，煎熬后去渣得油，待冷后加入冰片2克，搅匀备用。用时以纱布浸油铺放于创面上，或直接涂于创面上。

阴道炎：紫草100克，菜油200克。配成茶油浸剂外涂，连用3～5日。

痱子：紫草、白糖各30克。将紫草加水500毫升，煎取汁300毫升，兑入白糖即可，每日1剂，代茶饮。

食疗药膳

紫草大枣汤

原料：紫草50克，大枣30克。

制法：将紫草、大枣同放入砂锅内，加水适量，置火上煎20分钟。

用法：吃枣喝汤，每日1次，连用7日。

功效：清热凉血化斑。

适用：血热妄行引起的紫癜。

紫草粥

原料：紫草15克，大米100克，白糖适量。

制法：将紫草洗净，放入锅中，加清水适量，水煎取汁，再加大米煮粥，待熟时调入白糖，再煮一二沸即成。

用法：每日1剂。

功效：凉血退疹，清热解毒。

适用：斑疹紫黑、麻疹疹色紫暗及疮疡、阴痒等。

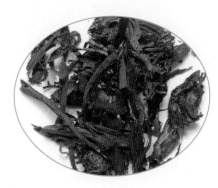

白头翁

《本经·下品》

释名 野丈人（《本经》），胡王使者（《本经》），奈何草（《别录》）。

根

气味 苦，温，无毒。

主治 温疟狂易寒热，癥瘕积聚瘿气，逐血止腹痛，疗金疮（《本经》）。鼻衄（《别录》）。止毒痢（弘景）。赤痢腹痛，齿痛，百节骨痛，项下瘤疬（甄权）。一切风气，暖腰膝，明目消赘（大明）。

附方 下痢咽痛：春夏病此，宜用白头翁、黄连各一两，木香二两，水五升，煎一升半，分三服（《圣惠方》）。

外痔肿痛：白头翁草，一名野丈人，以根捣涂之，逐血止痛（《卫生易简方》）。

小儿秃疮：白头翁根捣敷，一宿作疮，半月愈（《肘后方》）。

花

主治 疟疾寒热，白秃头疮（时珍）。

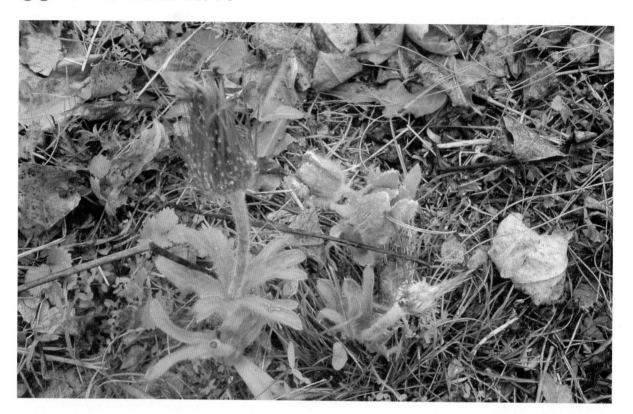

实用指南

单方验方

阴痒带下：白头翁、秦皮各适量。煎汤外洗。

气喘：白头翁10克。水煎服。

外痔：用白头翁草，以根捣红贴用。

细菌性痢疾：白头翁15克，马齿苋30克，鸡冠花10克。水煎服。

痢疾：白头翁18克，紫苏叶10克。水煎服，每日2～3次。

阴道炎：白头翁20克，青皮15克，海藻10克。水煎服，每日2次。

食疗药膳

白头翁秦皮粥

原料：白头翁15克，秦皮12克，黄柏10克，黄连3克，粳米100克。

制法：先煎前4种，取汁去渣，淘净的粳米煮粥，粥熟时调入白糖即可。

用法：每日早晚各1次，温热服。

功效：清热利湿，杀菌止痢。

适用：细菌性痢疾、肠炎。

黄连白头翁粥

原料：白头翁50克，黄连10克，粳米30克。

制法：将黄连、白头翁入砂锅，水煎，去渣取汁。将锅中加清水400毫升，煮至米开花，加入药汁，煮成粥，待食。

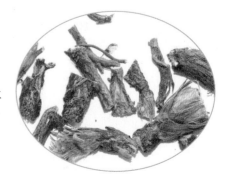

用法：每日3次，温热服食。

功效：清热，解毒，凉血。

适用：中毒性痢疾。

精编本草纲目中草药

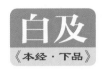

白及

《本经·下品》

释名 连及草（《本经》），甘根（《本经》），白给。

根

气味 苦，平，无毒。

主治 痈肿恶疮败疽，伤阴死肌，胃中邪气，贼风鬼击，痱缓不收（《本经》）。止惊邪血痢，痈疾风痹，温热疟疾，发背瘰疬，肠风痔瘘，扑损，刀箭疮，汤火疮，生肌止痛（大明）。止肺血（李杲）。白给：主伏虫白癣肿痛（《别录》）。

附方 鼻衄不止：津调白及末，涂山根上，仍以水服一钱，立止（《经验方》）。

疗疮肿毒：白及末半钱，以水澄之，去水，摊于厚纸上贴之（《袖珍方》）。

打跌骨折：酒调白及末二钱服，其功不减自然铜、古铢钱也（《永类方》）。

手足皲裂：白及末水调塞之。勿犯水（《济急方》）。

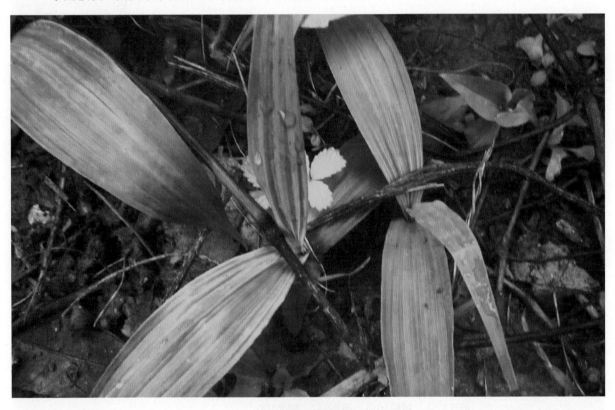

实用指南

单方验方 ···○

肺痨咯血：白及、乌贼骨（海螵蛸）各40克。研细粉，每次6克，每日2次。

肛裂大便出血：白及适量。研细粉，每次6克，每日3次，连服2～3日。

胃及十二指肠溃疡出血：白及适量。研粉，每次6克，每日3次，连服3～5日。

咳嗽、咯血：白及、蔗糖各适量。制成粉剂，每次15克，每日2次，温开水送服。

上消化道出血：白及、生大黄各等量。共研为细末，每次5克，加云南白药0.5克，每日3次。

肺结核：白及、百合、薏苡仁、苦杏仁各150克，川贝母30克。共研为细末，每次10克，每日3次，21日为1个疗程。

鼻衄（鼻出血）不止：白及适量。研末，用醋调白及末敷于鼻梁上低处，另取白及末3克，用温开水冲服。

白及米蒜粥

原料：白及粉5克，紫皮大蒜30克，大米60克。

制法：先将紫皮大蒜去皮，放沸水中煮1分钟后捞出，将大米、白及粉放水中煮成粥，再放入大蒜共煮成粥。

用法：早晚常服。

功效：补肺养阴。

适用：脾肺气虚型肺结核。

白及沙参粥

原料：白及粉6克，北沙参20克，百合25克，川贝母10克，粳米400克，白糖15克。

制法：将川贝母、百合、北沙参、粳米洗净，备用。将粳米、川贝母、百合、北沙参、白及粉同放炖锅内，加入清水，置大火烧沸，再用小火炖煮35分钟，加入白糖即成。

用法：每日1次，每次吃粥200克。

功效：滋阴润肺。

适用：干咳、咳声短促、少痰或痰中带血等。

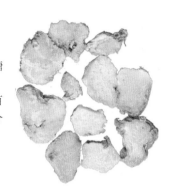

三七
《纲目》

释名 山漆（《纲目》），金不换。

根

气味 甘、微苦，温，无毒。

主治 止血散血定痛，金刃箭伤跌扑杖疮血出不止者，嚼烂涂，或为末掺之，其血即止。亦主吐血衄血，下血血痢，崩中经水不止，产后恶血不下，血运血痛，赤目痈肿，虎咬蛇伤诸病（时珍）。

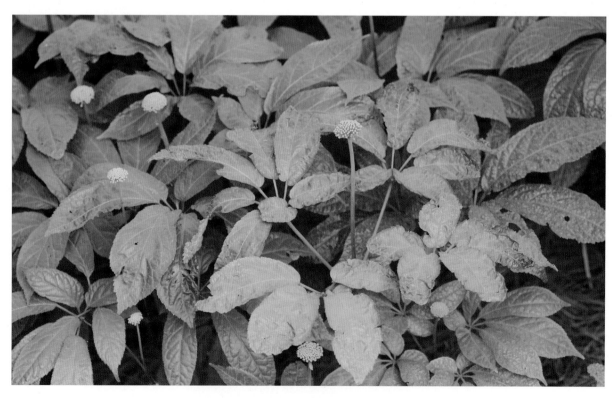

附方 吐血衄血：山漆一钱，自嚼米汤送下。或以五分，加入八核汤（《濒湖集简方》）。

赤痢血痢：三七三钱，研末，米泔水调服，即愈（《濒湖集简方》）。

大肠下血、妇人血崩：三七研末，同淡白酒调一二钱服，三服可愈。加五分入四物汤，亦可（《濒湖集简方》）。

叶

主治 折伤跌扑出血，敷之即止，青肿经夜即散，余功同根（时珍）。

实用指南

单方验方

血瘀性心痛：三七粉适量。冲服0.5克，每日3次。

胆结石：三七250克，老陈醋2500毫升。放一起泡3个月，将三七捞出放阴凉处阴干，磨成粉面状，每日早晚各服1小勺，温开水送服。

跌打损伤等各种出血症：三七粉适量。撒布伤口即可，伤口较大的，撒布三七粉后，再用消毒纱布加压包扎，可迅速止血。

急性咽喉炎：三七花3～5朵，青果适量。开水冲泡。

食疗药膳

三七粉粥

原料：三七粉6克，粳米100克，白糖适量。

制法：先将粳米洗净放入砂锅；加水适量，煮至米烂汤稠时，调入三七粉和白糖，再煮一二沸即可。

用法：每日2次，温热服，30日为1个疗程。

功效：活血散淤，止血定痛。

适用：高脂血症及冠心病、动脉硬化、各种出血等。

三七猪心

原料：三七粉4克，猪心200克，水发木耳2克，蛋清50克。

制法：将猪心切成薄片，用蛋清、盐、胡椒粉、淀粉上浆。再把三七粉、绍酒、酱油、白糖、味精、生姜末加水兑成卤汁。炒勺内放油适量，烧至四五成热，把猪心片放油中滑开，倒入漏勺内，在原炒勺内放姜末少许，待炒出味后，把滑好的猪心片和木耳倒入，翻炒几下，再加卤汁炒匀煮沸，淋入香油即成。

用法：佐餐食用，可常食。

功效：益气养血，活血化瘀。

适用：各种出血。

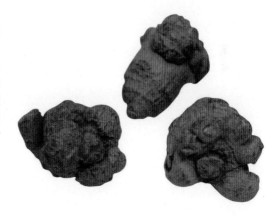

黄连
《本经·上品》

释名 王连（《本经》），支连（《药性》）。

根

气味 苦，寒，无毒。

主治 热气，目痛眦伤泣出，明目，肠澼腹痛下痢，妇人阴中肿痛。久服令人不忘（《本经》）。主五脏冷热，久下泄澼脓血，止消渴大惊，除水利骨，调胃厚肠益胆，疗口疮（《别录》）。去心窍恶血，解服药过剂烦闷及巴豆、轻粉毒（时珍）。

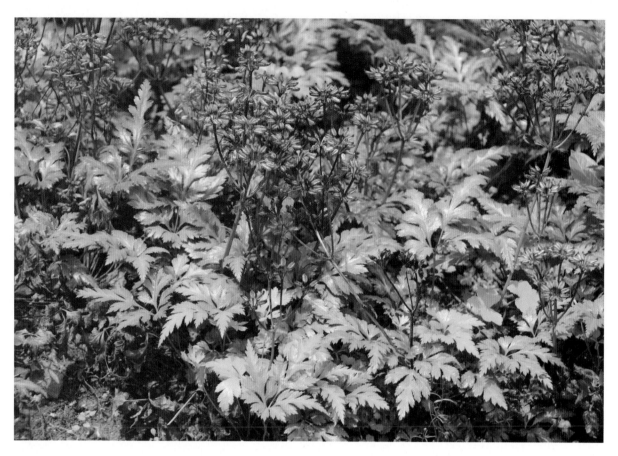

附方 心经实热：泻心汤，用黄连七钱，水一盏半，煎一盏，食远温服。小儿减之（《和剂局方》）。

小便白淫（因心肾气不足，思想无穷所致）：黄连、白茯苓等分，为末，酒糊丸梧子大。每服三十丸，煎补骨脂汤下，日三服（《普济方》）。

赤白暴痢：如鹅鸭肝者，痛不可忍。用黄连、黄芩各一两，水二升，煎一升，分三次热服（《经验方》）。

口舌生疮：用黄连煎酒，时含呷之（《肘后方》）。

小儿口疳：黄连、芦荟等分，为末，每蜜汤服五分。走马疳，入蟾灰等分，青黛减半，麝香少许（《简便方》）。

实用指南

单方验方 ···○

黄疸：黄连5克，茵陈蒿15克，栀子10克。水煎服。

痈疮、湿疮、耳道流脓：黄连研末。茶油调涂患处。

口舌生疮：黄连20克。以水、酒各半煎汁，时时含吐。

痔疮：黄连100克。煎膏，加入芒硝、冰片各5克，敷痔疮上。

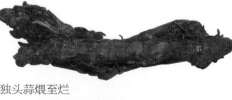

心肾不交失眠：黄连、肉桂各5克，半夏、炙甘草各20克。水煎服。

下痢、泄泻：黄连15克，独头蒜（大者）5枚。黄连研细末，独头蒜煨至烂熟，去皮，合黄连末，于钵中杵烂和匀为丸，每丸重5克，米汤送服，每日3次，每次1丸。

脾受湿困、泻痢不止、完谷不化、腹脐刺痛：黄连、吴茱萸各10克，白芍20克。水煎取浓汁服用，每日3次，每日1剂。

食疗药膳 ···○

黄连鸡子炖阿胶

原料：黄连、生白芍各10克，阿胶50克，鲜鸡蛋（去蛋清）2枚。

制法：先将黄连、生白芍加水煮取浓汁约150毫升，然后去药渣；再将阿胶加水50毫升，隔水炖化，把药汁倒入用慢火煎膏，将成放入蛋黄拌匀即可。

用法：每晚睡前服1次。

功效：滋阴养血，交通心肾。

适用：心肾不交之不寐。

黄连白头翁粥

原料：黄连10克，粳米30克，白头翁50克。

制法：将黄连、白头翁入砂锅，加清水300毫升，浸透，煎至150毫升，去渣取汁。粳米加水400毫升，煮至米开花时，对入药汁，煮成粥，待食。

用法：每日3次，温热服食。

功效：清热，凉血，解毒。

适用：中毒性痢疾，症见起病暴急、痢下鲜紫脓血、腹痛里急后重尤甚、壮热烦躁等。

黄芩
《本经·中品》

释名 腐肠（《本经》），经芩（《别录》），条芩（《纲目》）。

根

气味 苦，平，无毒。

主治 诸热黄疸，肠澼泄痢，逐水，下血闭，恶疮疽蚀火疡（《本经》）。疗痰热胃中热，小腹绞痛，消谷，利小肠，女子血闭淋露下血，小儿腹痛（《别录》）。治肺中湿热，泻肺火上逆，疗上热，目中肿赤，瘀血壅盛，上部积血，补膀胱寒水，安胎，养阴退阳（元素）。治风热湿热头疼，奔豚热痛，火咳肺痿喉腥，诸失血（时珍）。

附方 小儿惊啼：黄芩、人参等分，为末。每服一字，水饮下（《普济方》）。

吐衄下血：黄芩三两，水三升，煎一升半，每温服一钱。亦治妇人漏下血（庞安时《总病论》）。

血淋热痛：黄芩一两，水煎热服（《千金方》）。

崩中下血：黄芩为细末，每服一钱，霹雳酒下，以秤锤烧赤，淬酒中也。许学士云：崩中多用止血及补血药。此方乃治阳乘于阴，所谓天暑地热，经水沸溢者也（《本事方》）。

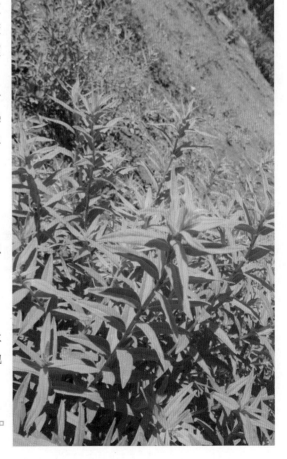

子

主治 肠澼脓血《别录》。

单方验方 ···○

颈痛：黄芩、玄参各10克，陈皮、黄连、牛蒡子、柴胡各6克，连翘15克，板蓝根30克，马勃、僵蚕、桔梗、升麻、生甘草各3克。水煎取药汁，每日1剂，分2次服用。

慢性支气管炎：黄芩、葶苈子各等份。共为细末，糖衣为片，每片含生药0.8克，每日3次，每次5片。

痄腮：黄芩、连翘、夏枯草各10克，生石膏50克，水煎服。每日1剂，连服3~4次。

泄泻热痢：黄芩、白芍、葛根各10克，白头翁15克。水煎服。

灸疮血出：酒炒黄芩10克。研为细末，酒送服。

月经周期提前7日以上，甚至每月两潮之月经先期者：益母草、酒黄芩各15克，姜10克。水煎服，每日2次，月经来潮时连服3日。

食疗药膳 ···○

黄芩炖羊肾

原料：羊肾1双，黄芩（去黑心）、远志（去心）、防风（去叉）、白茯苓、人参、独活、炙甘草各15克，白芍、熟地黄（焙干）各30克。

制法：羊肾去脂膜，切片，用水煮1小时。余药为末，入肾汤内继煮半小时，去渣。

用法：温服，每次1小碗。

功效：健脾益肾，益气补血。

适用：产后血虚，心气不足，言语谵妄，眠卧不安。

绿茶芩汤

原料：黄芩12克，绿茶、甘草各3克，罗汉果15克。

制法：将黄芩、罗汉果、甘草放入砂锅中，加清水500毫升，小火煎药至水剩一半时止。把茶叶放保温瓶中，将煎好的药汁倒入保温瓶中沏茶，盖好保温瓶盖。向药锅中加清水500毫升，如前次一样再煎一次，把药汁也倒入保温瓶中沏茶，盖好瓶盖。药渣可弃去。

用法：代茶饮或早中晚饭后30分钟顿服。此药膳每日1剂。第2日可重新制作新的绿茶黄芩汤。

功效：泻火解毒，清热燥湿，安胎，抗菌消炎，降压止痛，抗癌抑癌。

适用：癌症初期。

秦艽
《本经·中品》

释名 秦紏（《唐本》），秦爪（萧炳）。

根

气味 苦，平，无毒。

主治 寒热邪气，寒湿风痹，肢节痛，下水利小便（《本经》）。疗风无问久新，通身挛急（《别录》）。传尸骨蒸，治疳及时气（大明）。牛乳点服，利大小便，疗酒黄，黄疸，解酒毒，去头风（甄权）。除阳明风湿，及手足不遂，口噤牙痛口疮，肠风泻血，养血荣筋（元素）。泄热益胆气（好古）。治胃热虚劳发热（时珍）。

附方 暴泻引饮：秦艽二两，炙甘草半两。每服三钱，水煎服（《圣惠方》）。

伤寒烦渴（心神躁热）：用秦艽一两，牛乳一大盏，煎六分，分作二服（《太平圣惠方》）。

小便艰难（或转胞，腹满闷，不急疗，杀人）：用秦艽一两，水一盏，煎六分，分作二服。又方，加冬葵子等分，为末，酒服一匕（《圣惠方》）。

胎动不安：秦艽、甘草（炙）、鹿角胶（炒），各半两，为末。每服三钱，水一大盏，糯米五十粒，煎服。又方：秦艽、阿胶（炒）、艾叶等分，如上煎服（《圣惠方》）。

疮口不合（一切皆治）：秦艽为末掺之（《直指方》）。

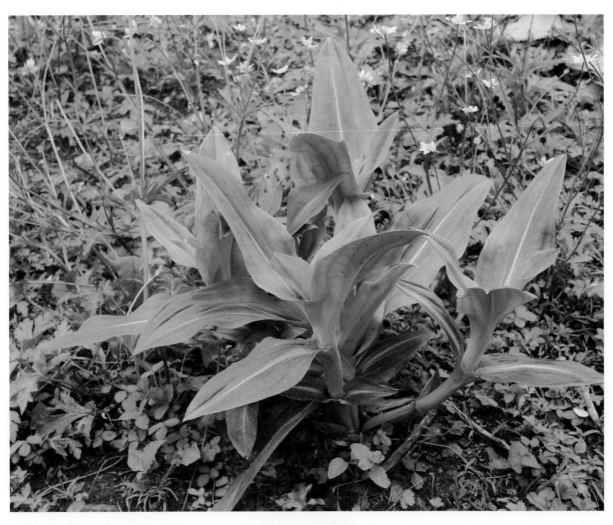

实用指南

单方验方

头风痛：秦艽、川芎、白芷各6克。水煎服。

外感头痛：秦艽、独活、细辛、川芎、羌活、防风、生地黄各15克，甘草10克。水煎服。

牙肿痛：秦艽、大黄、防风、连翘、栀子、薄荷各10克。水煎服。

骨蒸潮热：秦艽、知母、当归各5克，鳖甲、地骨皮、柴胡各9克。水煎服。

损伤发热：秦艽15克，地骨皮、银柴胡各18克，白薇30克，知母、胡黄连各9克，青蒿（后下）、甘草各6克。水煎服。

食疗药膳

秦艽牛奶

原料：秦艽20克，牛奶500毫升。

制法：将秦艽与牛乳一同煮沸后去渣。

用法：温服，每日2次。

功效：补虚，解毒，燥湿，利胆。

适用：黄疸、心烦热、口干、尿黄少。

秦艽酒

原料：秦艽50克，黄酒300毫升。

制法：将秦艽捣碎后置于容器中；加入黄酒密封浸泡7日后，过滤去渣即成。

用法：每日2次，每次10毫升。

功效：祛风湿，退黄疸。

适用：风湿患者。

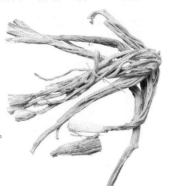

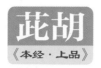

茈胡
《本经·上品》

释名　地熏（《本经》），芸蒿（《别录》），山菜（吴普），茹草（吴普），柴胡。

根

气味　苦，平，无毒。

主治　心腹，去肠胃中结气，饮食积聚，寒热邪气，推陈致新。久服轻身明目益精（《本经》）。除伤寒心下烦热，诸痰热结实，胸中邪气，五脏间游气，大肠停积水胀，及湿痹拘挛，亦可作浴汤（《别录》）。治阳气下陷，平肝胆三焦包络相火，及头痛眩运，目昏赤痛障翳，耳聋鸣，诸疟，及肥气寒热，妇人热入血室，经水不调，小儿痘疹余热，五疳羸热（时珍）。

附方　虚劳发热：柴胡、人参等分，每服三钱，姜、枣同水煎服（《澹寮方》）。
湿热黄疸：柴胡一两，甘草二钱半，作一剂，以水一碗，白茅根一握，煎至七分，任意时时服，尽（孙尚《药秘宝方》）。
眼目昏暗：柴胡六铢，决明子十八铢，治筛，人乳汁和敷目上，久久夜见五色（《千金方》）。
积热下痢：柴胡、黄芩等分，半酒半水煎七分，浸冷，空心服之（《济急方》）。

苗

主治　卒聋，捣汁频滴之（《千金方》）。

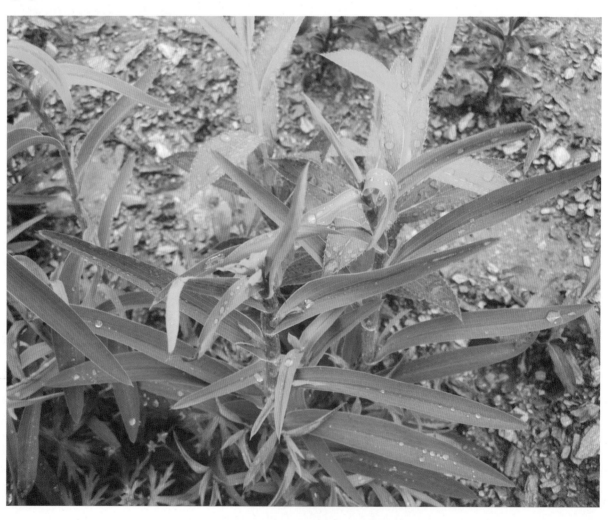

单方验方

风寒感冒诱发胸胁痛,如胸膜炎、胆囊炎痛:柴胡10克,黄芩12克,炙甘草6克,党参、半夏、生姜各9克,大枣4枚。水煎服。

黄褐斑:柴胡、白术各10克,生地黄、丹参、煨生姜、茯苓各15克,香附12克,薄荷3克,蝉蜕6克。水煎服,每日1剂,15日为1个疗程。

过敏性鼻炎:柴胡10克,香附、川芎、当归、赤芍、苍耳子、辛夷、白术、白芷各9克,黄芪18克,生甘草3克。水煎服,每日1剂。

乳房胀痛、乳腺增生:柴胡12克,白芍、川楝子、炒延胡索、制乳香、制没药、佛手、路路通各10克,炙甘草6克。水煎服,每日1剂,10日为1个疗程。

慢性肝炎:柴胡、茯苓、栀子各10克,蒲公英30克,茵陈蒿15克,丹参12克。水煎服,每日1剂,10日为1个疗程。

食疗药膳

柴胡青叶粥

原料:柴胡、大青叶各15克,粳米30克。

制法:先把大青叶、柴胡加水1500毫升,煎至约1000毫升时,去渣取汁,入粳米煮粥,待粥将成时,入白糖调味。

用法:早晚分食,每日1剂,可连服数日。

功效:清泻肝火。

适用:慢性肝炎。

柴胡疏肝粥

原料:柴胡、香附、白芍、川芎、枳壳、麦芽、甘草各10克,粳米100克,白糖适量。

制法:将上7味药煎取浓汁,去渣,粳米淘净与药汁同煮成粥,加入白糖稍煮即可。

用法:每日2次,温热食用。

功效:疏肝解郁,理气宽中。

适用:慢性肝炎、肝郁气滞之胁痛低热者。

前胡
《别录·中品》

释名 时珍曰:按孙恤(《唐韵》)作湔胡,名义未解。

根

气味 苦,微寒,无毒。

主治 痰满,胸胁中痞,心腹结气,风头痛,去痰,下气,治伤寒寒热,推陈致新,明目益精(《别录》)。能去热实,及时气内外俱热,单煮服之(甄权)。治一切气,破癥结,开胃下食,通五脏,主霍乱转筋,骨节烦闷,反胃呕逆,气喘咳嗽,安胎,小儿一切疳气(大明)。清肺热,化痰热,散风邪(时珍)。

附方 小儿夜啼:前胡捣筛,蜜丸小豆大。日服一丸,熟水下,至五六丸,以瘥为度(《普济方》)。

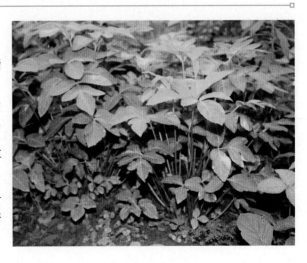

单方验方 ⋯⋯⋯⋯⋯⋯⋯⋯⋯⋯⋯⋯⋯⋯⋯⋯⋯⋯⋯⋯⋯⋯⋯⋯⋯⋯⋯⋯⋯⋯⋯⋯⋯⋯⋯⋯⋯⋯⋯○

下肢慢性丹毒所致橡皮肿：前胡鲜根适量。捣烂外敷。

支气管哮喘中医辨证为痰火犯肺、瘀塞肺窍、肺失肃降：前胡、枇杷叶、知母、桑叶各12克，金银花15克，苦杏仁、麦冬、款冬花、桔梗、黄芩各9克，甘草6克。水煎服，每日1剂，分早晚2次服。

风寒咳嗽：前胡、旋覆花、炙甘草、荆芥、法半夏各10克，细辛5克。水煎服，每日1剂。

麻疹合并肺炎：前胡、苦杏仁、天花粉、桑叶、知母、麦冬各3克，延胡索6克，金银花、板蓝根各9克，甘草1.5克。水煎服，每日1剂，频饮。

食疗药膳 ⋯⋯⋯⋯⋯⋯⋯⋯⋯⋯⋯⋯⋯⋯⋯⋯⋯⋯⋯⋯⋯⋯⋯⋯⋯○

前胡粥

原料：前胡10克，大米100克。

制法：将前胡择净，放入锅中，加清水适量，浸泡5～10分钟后，水煎取汁，加大米煮粥，服食。

用法：每日1剂，连续2～3日。

功效：降气祛痰，宣散风热。

适用：外感风热或风热郁肺所致的咳嗽、气喘、痰稠、胸闷不舒等。

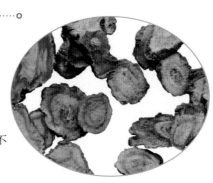

防风

《本经·中品》

释名 铜芸（《本经》），茴芸（吴普），百枝（《别录》），百蜚（吴普）。

气味 甘，温，无毒。

主治 大风，头眩痛恶风，风邪目盲无所见，风行周身，骨节疼痛。久服轻身（《本经》）。烦满胁痛，风头面去来，四肢挛急，字乳金疮内痉（《别录》）。治上焦风邪，泻肺实，散头目中滞气，经络中留湿，主上部见血（元素）。搜肝气（好古）。

叶

主治 中风热汗出（《别录》）。

花

主治 四肢拘急，行履不得，经脉虚羸，骨节间痛，心腹痛（甄权）。

子

主治 疗风更优，调食之（苏恭）。

附方 自汗不止：防风去芦为末，每服二钱，浮麦煎汤服（朱氏《集验方》）。防风用麸炒，猪皮煎汤下。

睡中盗汗：防风二两，芎劳一两，人参半两，为末。每服三钱，临卧饮下（《简易方》）。

偏正头风：防风、白芷等分，为末，炼蜜丸弹子大。每嚼一丸，茶清下（《普济方》）。

妇人崩中：独圣散，用防风去芦头，炙赤为末。每服一钱，以面糊酒调下，更以面糊酒投之，此药累经效验。一方，加炒黑蒲黄等分（《经验方》）。

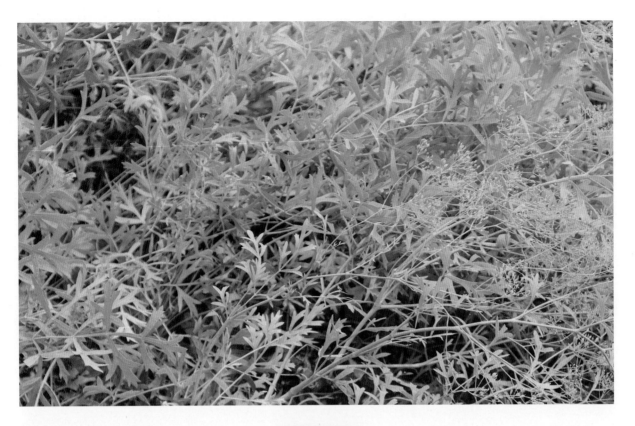

实用指南

单方验方

辅助治疗酒渣鼻：防风、苦杏仁、僵蚕、蒺藜、甘草各1克，荆芥穗4克，黄芩6克，茶叶一撮。水煎服，每日1剂。

感冒头痛、风湿性关节炎、神经性头痛：防风、羌活、独活、藁本、川芎、蔓荆子各10克，甘草6克。水煎服，每日1剂。

少阴寒郁头痛：防风6克，独活15克。水煎服，每日1剂。

落枕：防风、羌活各9克，刀豆壳15克。水煎服，每日1剂。

破伤风：防风、黄芩、荆芥、制白附子各10克，蝉蜕12克，钩藤（后下）、僵蚕各20克，蜈蚣3条，炙全蝎3克，甘草6克。水煎服，每日1剂。

风湿性关节炎：防风6克，白术10克，薏苡仁12克，土茯苓15克。水煎服，每日1剂。

食疗药膳

防风苏叶猪瘦肉汤

原料：防风、白鲜皮各15克，紫苏叶10克，猪瘦肉30克，生姜5片。

制法：将前3味中药用干净纱布包裹和猪瘦肉生姜一起煮汤，熟时去药包裹。

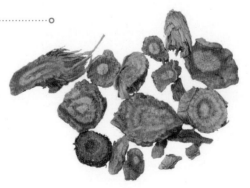

用法：饮汤吃猪瘦肉。

功效：祛风散寒。

适用：风寒型荨麻疹。

防风粥

原料：防风105克，葱白2棵，粳米100克。

制法：先将防风择洗干净，放入锅中，加清水适量，浸泡10分钟后，同葱白煎取药汁，去渣取汁。粳米洗净煮粥，待粥将熟时加入药汁，煮成稀饭。

用法：每日2次，趁热服食，连服2～3日。

功效：祛风解表，散寒止痛。

适用：感冒风寒、发热畏冷、恶风自汗、风寒痹痛、关节酸楚、肠鸣腹泻等。

独活

《本经·上品》

释名 羌活（《本经》），独摇草（《别录》），胡王使者（吴普）。

根

气味 苦、甘，平，无毒。

主治 风寒所击，金疮止痛，奔豚痫痓，女子疝瘕。久服轻身耐老（《本经》）。疗诸贼风，百节痛风，无问久新（《别录》）。治风寒湿痹，酸痛不仁，诸风掉眩，颈项难伸（李杲）。去肾间风邪，搜肝风，泻肝气，治项强、腰脊痛（好古）。散痈疽败血（元素）。

附方 中风口噤（通身冷，不知人）：独活四两，好酒一升，煎半升服（《千金方》）。

产后腹痛、产肠脱出：羌活二两，煎酒服（《必效方》）。

妊娠浮肿、风水浮肿：羌活、萝卜子同炒香，只取羌活为末。每服二钱，温酒调下，一日一服，二日二服，三日三服。乃嘉兴主簿张昌明所传（许学士《本事方》）。

风牙肿痛：用独活煮酒热漱之（《肘后方》）。用独活、地黄各三两，为末。每服三钱，水一盏煎，和滓温服，卧时再服（文潞公《药准》）。

喉闭口噤：羌活三两，牛蒡子二两，水煎一盅，入白矾少许，灌之取效（《圣济录》）。

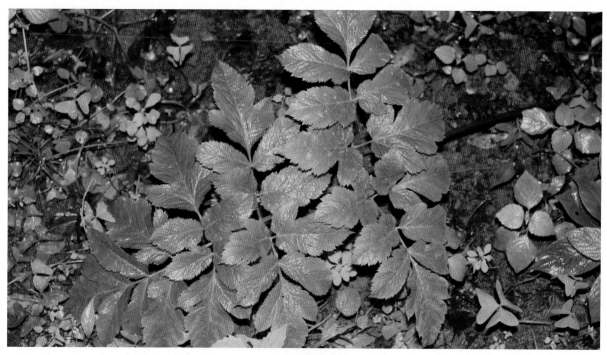

实用指南

单方验方

肩周炎：独活、甘草、木香、乳香、海风藤、桑枝、羌活、秦艽各10克，桂心1克，当归、川芎各15克。水煎取药汁，每日1剂，分次服用。

青光眼：独活、羌活、五味子各6克，白芍12克。水煎服，每日1剂。

慢性支气管炎：独活15克，红糖25克。加水煎成100毫升，分3～4次服。

风湿性腰腿痛：独活、防风、川芎、秦艽、赤芍、当归、牛膝、杜仲、茯苓、党参各9克，桑寄生12～30克，细辛3～6克，桂心3克，干地黄15克，炙甘草6克。水煎服，每日1剂。

伤风头痛：独活10克，白芷、川芎各6克，细辛3克。水煎服，每日1剂。

独活当归酒

原料：独活、川芎、杜仲、丹参、熟地黄各30克，白酒1000毫升。

制法：将独活、杜仲、川芎、熟地黄、丹参细锉后置于容器中，加入白酒密封用近火煨。

用法：煨一夜后候冷，即可饮用。

功效：祛风活血，壮腰通络。

适用：风湿性腰腿痛、腰痛等。

羌独活酒

原料：独活（去芦头）60克，五加皮90克，羌活（去芦头）180克，生地黄汁200毫升，黑豆（炒熟）700克，清酒5000毫升。

制法：上5味药，先将地黄汁煎十余沸后，滤过，羌活、独活、五加皮均切如麻子大，放铛中，入清酒内煮熟，下黑豆及地黄汁入其中，再煮至如鱼眼沸，取出去滓候冷。

用法：每次任意服之，常令有酒力为佳。

功效：祛风止痛，通经络。

适用：腰痛强直、难以俯仰等。

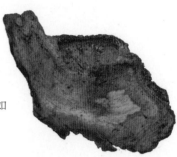

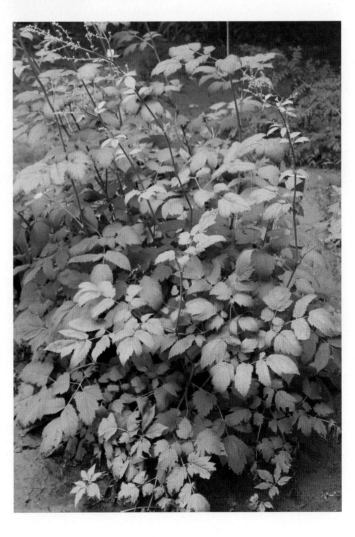

升麻

《本经·上品》

释名 周麻。

根

气味 甘、苦，平、微寒，无毒。

主治 解百毒，杀百精老物殃鬼，辟瘟疫瘴气邪气，蛊毒入口皆吐出，中恶腹痛，时气毒疠，头痛寒热，风肿诸毒，喉痛口疮。久服不夭，轻身长年（《本经》）。牙根浮烂恶臭，太阳鼽衄，为疮家圣药（好古）。消斑疹，行瘀血，治阳陷眩运，胸胁虚痛，久泄下痢，后重遗浊，带下崩中，血淋下血，阴痿足寒（时珍）。

附方 卒肿毒起：升麻磨醋频涂之（《肘后方》）。

喉痹作痛：升麻片含咽。或以半两煎服取吐（《直指方》）。

胃热齿痛：升麻煎汤，热漱咽之，解毒。或加生地黄（《直指方》）。

口舌生疮：升麻一两，黄连三分，为末，绵裹含咽（《本事方》）。

热痱瘙痒：升麻煎汤饮并洗之（《千金方》）。

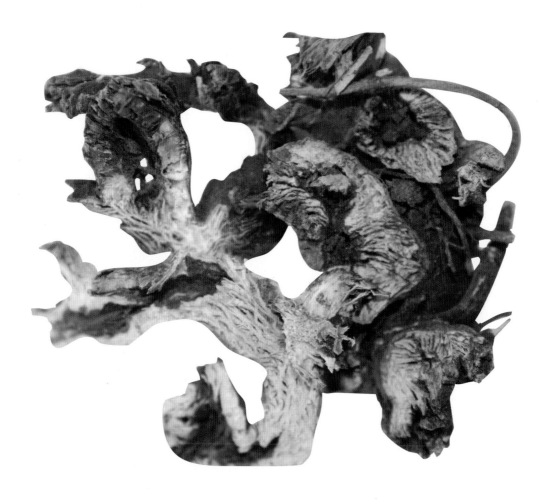

实用指南

单方验方

胃火牙痛、咽喉肿痛、口舌生疮：升麻5克，玄参、生地黄各10克，生石膏15克。水煎服，每日1剂。

牙周炎：升麻10克，黄连、知母各6克。水煎服，每日1剂。

脱肛：升麻6克，五倍子10克，黄芪12克。水煎服，每日1剂。

百日咳：升麻5克，鱼腥草、钩藤各6克，金银花10克。水煎服，每日1剂。

感冒头痛：升麻、菊花、桑叶、连翘各10克，薄荷6克。水煎服，每日1剂。

气虚型子宫脱垂：升麻、当归各15克，党参、枳壳各25克，牡蛎、黄芪各50克，益母草20克。水煎服，每日1剂，连服2周。

食疗药膳

二麻鸡汤

原料：升麻10克，黑芝麻100克，小雄鸡1只。

制法：黑芝麻捣烂，升麻用洁净纱布包，小鸡洗净后，与前二味小火炖烂，入少许调味品即可。

用法：吃肉饮汤1次下，隔日1次。

功效：升举子宫。

适用：中气下陷所致之子宫脱垂。

升麻芝麻炖大肠

原料：升麻15克，猪大肠600克，黑芝麻100克，大葱10克，姜8克，盐2克，黄酒5克。

制法：升麻、黑芝麻装入洗净之猪大肠内，两头扎紧。放入砂锅内，加葱段、姜片、盐、黄酒、清水适量，小火炖3小时，至猪大肠熟透。

用法：佐餐食用。

功效：升提中气，补虚润肠。

适用：脱汗、子宫脱垂及便秘等。

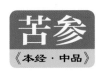

苦参

《本经·中品》

释名 苦骨（《纲目》），地槐（《别录》），菀槐（《别录》），野槐（《纲目》）。

根

气味 苦，寒，无毒。

主治 心腹结气，癥瘕积聚，黄疸，溺有余沥，遂水，除痈肿，补中，明目止泪（《本经》）。渍酒饮，治疥杀虫（弘景）。治恶虫、胫酸（苏恭）。治热毒风，皮肌烦躁生疮，赤癞眉脱，除大热嗜睡，治腹中冷痛，中恶腹痛（甄权）。杀疳虫。炒存性，米饮服，治肠风泻血并热痢（时珍）。

附方 伤寒结胸（天行病四五日，结胸满痛壮热）：苦参一两，以醋三升，煮取一升二合，饮之取吐即愈。天行毒病，非苦参、醋药不解，及温覆取汗良（《外台秘要》）。

小儿身热：苦参煎汤浴之良（《外台秘要》）。

毒热足肿，作痛欲脱者：苦参煮酒渍之（姚僧坦《集验方》）。

饮食中毒，鱼肉菜等毒：上方煎服，取吐即愈（《梅师方》）。

大肠脱肛：苦参、五倍子、陈壁土等分，煎汤洗之，以木贼末敷之（《医方摘要》）。

汤火伤灼：苦参末，油调敷之（《卫生宝鉴》）。

赤白带下：苦参二两，牡蛎粉一两五钱，为末。以雄猪肚一个，水三碗煮烂，捣泥和丸梧子大。每服百丸，温酒下（陆氏《积德堂方》）。

实（十月收采）

气味 苦，寒，无毒。

主治 久服轻身不老，明目。饵如槐子法，有验（苏恭）。

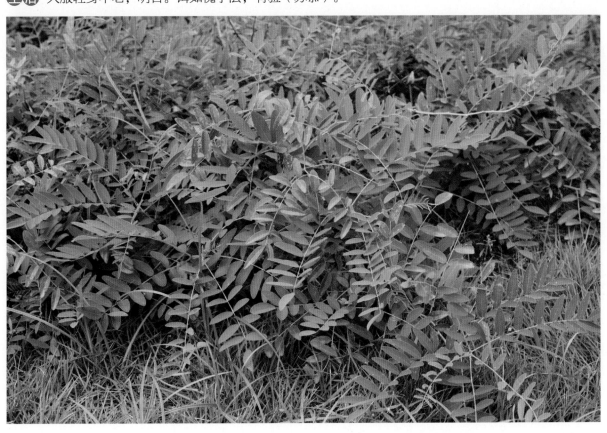

单方验方

烫伤：苦参适量。研细粉，麻油调涂患处。

痔疮出血：苦参、槐花各10克，地榆20克。水煎服，每日1剂，每日2次。

婴儿湿疹：苦参30克浓煎取汁，去渣，再将打散的1个鸡蛋及红糖30克同时加入，煮熟即可。饮汤每日1次，连用6日。

心悸：苦参20克。水煎服，每日1剂，每日2次。

前列腺增生：苦参、贝母、党参各25克。水煎服，每日1剂，每日3次。

念珠菌性阴道炎：苦参、贯众各15克，白糖适量。将苦参、贯众加水煎煮，去渣取汁，服用时加入白糖。每日2次，连服5～10日为1个疗程。

食疗药膳

苦参菊花茶

原料：苦参15克，野菊花12克，生地黄10克。

制法：将苦参、野菊花、生地黄共研粗末，置保温瓶中，冲入沸水，闷20分钟。

用法：代茶频频饮服，每日1剂。

功效：清热燥湿，凉血解毒。

适用：痒疹属湿热夹血热证见痒疹红色（下肢、躯干为多）、遇热加重、皮肤瘙痒等。

苦参刺猬酒

原料：苦参100克，刺猬皮1具，蜂房15克，黍米1000克，酒曲150克。

制法：先将苦参、刺猬皮、蜂房捣成粗末，放锅中，加水750毫升，煎取汁500毫升备用。再将黍米蒸成饭，与药汁、酒曲相拌，放容器中，密封瓶口，酿造7～10日，滤取汁，装瓶备用。

用法：每日3次，饭前温服10～15毫升，10日为1个疗程。

功效：清热解毒，通络止痒。

适用：各种疥疮。

白鲜
《本经·中品》

释名 白膻（弘景），地羊鲜（《图经》），金雀儿椒（《日华》）。

根皮

气味 苦，寒，无毒。

主治 头风黄疸，咳逆淋沥，女子阴中肿痛，湿痹死肌，不可屈伸起止行步（《本经》）。疗四肢不安，时行腹中大热饮水，欲走大呼，小儿惊痫，妇人产后余痛（《别录》）。通关节，利九窍及血脉，通小肠水气，天行时疾，头痛眼疼。其花同功（大明）。治肺嗽（苏颂）。

附方 鼠瘘已破，出脓血者：白鲜皮煮汁，服一升，当吐若鼠子也（《肘后方》）。

产后中风（人虚不可服他药者）：一物白鲜皮汤，用新汲水三升，煮取一升，温服（陈延之《小品方》）。

精编本草纲目中草药

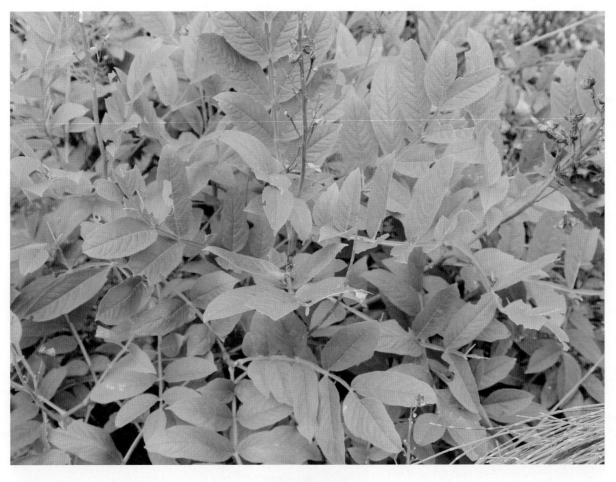

实用指南

单方验方

生殖器疱疹：白鲜皮、连翘、土茯苓各12克，牡丹皮、黄芪、赤芍、桑叶各10克，金银花15克，当归、苦参、生甘草、苍术各6克，水煎取药汁。每日1剂，分2次服用。

荨麻疹：白鲜皮、防风各25克，蝉蜕15克，金银花50克。水煎服。

神经性皮炎：白鲜皮、蛇床子、苦参、地肤子各30克。水煎，趁热熏洗患处。

急性肝炎：白鲜皮、栀子、大黄各9克，茵陈蒿15克。水煎服。

外伤出血：白鲜皮适量。研细末，外敷。

湿热黄疸：白鲜皮、茵陈蒿各9克。水煎服。

食疗药膳

白鲜皮茶

原料：白鲜皮15～30克，丹参、赤芍各15克，防风、黄芩、蝉蜕、荆芥、苍术、当归各9克，甘草6克，茶叶3克。

制法：将以上各种原料水煎取药汁200毫升。

用法：每日1剂，分2次服。

功效：清热祛风，凉血活血。

适用：神经性皮炎。

白鲜竹林霄炖鸡

原料：白鲜皮、竹林霄（百尾笋）、鹿衔草各30克，鸡1只。

制法：将鸡去毛、内脏，洗净，与前3药加水共炖，小火炖至鸡肉熟烂为度，去渣。

用法：食鸡、喝汤、每次适量，可加少许调味品。

功效：清肺止咳，润肺补虚。

适用：肺气肿。

延胡索

宋·《开宝》

释名 玄胡索。

根

气味 辛，温，无毒。

主治 破血，妇人月经不调，腹中结块，崩中淋露，产后诸血病，血运，暴血冲上，因损下血。煮酒或酒磨服（《开宝》）。除风治气，暖腰膝，止暴腰痛，破癥癖，扑损瘀血，落胎（大明）。治心气小腹痛，有神（好古）。散气，治肾气，通经络（李珣）。活血利气，止痛，通小便（时珍）。

附方 鼻出衄血：玄胡索末，绵裹塞耳内，左衄塞右，右衄塞左（《普济方》）。

小便尿血：玄胡索一两，朴硝七钱半，为末。每服四钱，水煎服（《活人书》）。

小儿盘肠气痛：玄胡索、茴香等分，炒研，空心米饮量儿大小与服（《卫生易简方》）。

疝气危急：玄胡索盐炒，全蝎去毒生用，等分为末。每服半钱，空心盐酒下（《直指方》）。

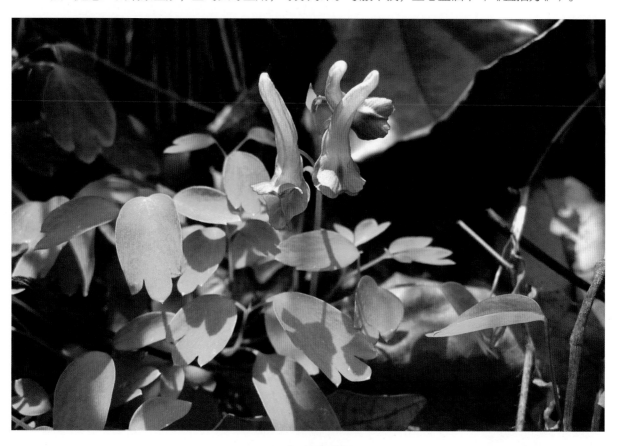

实用指南

单方验方

慢性胃炎：延胡索9克，香附12克，焦山楂15克，水煎服。每日1剂，分2次服。

冠心病：延胡索、郁金、檀香等份。研为细末，每次2～3克，温开水送服，每日2～3次。

偏正头痛：延胡索、川芎、白芷、蔓荆子各15克，白芍20克。水煎服。

妇女痛经或经来不畅，并伴有瘀块：延胡索15克，蒲黄、五灵脂、川芎各10克，当归20克。水煎服。

妇女产后恶露不尽、小腹剧痛：延胡索、当归各15克，炒桃仁、川芎、甘草各10克，炮姜6克。水煎服。

疝气肿痛：延胡索15克，川楝子、乌药、小茴香各10克。水煎服。

三七延胡索大蒜糊

原料：延胡索粉、三七粉各10克，紫皮大蒜50克。

制法：先将三七、延胡索分别除杂、洗净、晒干，研成细末后，充分拌和均匀，备用；用紫皮大蒜剥去外膜、洗净、切碎，剁成大蒜茸糊，盛入碗中，拌入三七、延胡索细末，加温开水适量，搅拌成糊状。

用法：早晚2次分服。

功效：活血行气，抗癌止痛。

适用：气滞血瘀型胃癌、肺癌等癌症引起的疼痛。

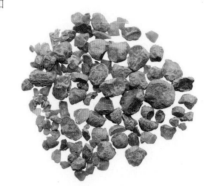

佛手延胡索山楂茶

原料：延胡索、佛手各6克，山楂10克。

制法：将以上3味水煎，取汁。

用法：代茶频饮，每日1剂。

功效：行血逐瘀。

适用：血瘀气闭型产后血晕。

贝母

《本经·中品》

释名 勤母（《别录》），苦菜（《别录》），苦花（《别录》），空草（《别录》）。

根

气味 辛，平，无毒。

主治 伤寒烦热，淋沥邪气疝瘕，喉痹乳难，金疮风痉（《本经》）。疗腹中结实，心下满，洗洗恶风寒，目眩项直，咳嗽上气，止烦热渴，出汗，安五脏，利骨髓（《别录》）。服之不饥断谷（弘景）。消痰，润心肺。末和砂糖丸含，止嗽。烧灰油调，敷人畜恶疮，敛疮口（大明）。主胸胁逆气，时疾黄疸。研末点目，去肤翳。以七枚作末酒服，治产难及胞衣不出。与连翘同服，主项下瘤瘿疾（甄权）。

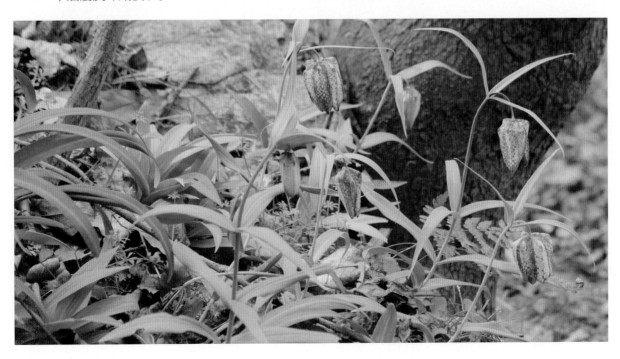

附方 忧郁不伸（胸膈不宽）：贝母去心，姜汁炒研，姜汁面糊丸。每服七十丸，征士锁甲煎汤下（《集效方》）。

孕妇咳嗽：贝母去心，麸炒黄为末，砂糖拌丸芡子大。每含咽一丸，神效（《救急易方》）。

妊娠尿难（饮食如故）：用贝母、苦参、当归各四两，为末，蜜丸小豆大，每饮服三丸至十丸（《金匮要略》）。

衄血不止：贝母炮研末，浆水服二钱，良久再服（《普济方》）。

小儿鹅口（满口白烂）：贝母去心为末，半钱，水五分，蜜少许，煎三沸，缴净抹之，日四五度（《圣惠方》）。

实用指南

单方验方

支气管炎：川贝母5克研末，用梨一个切开去核，将贝母粉填入梨空处合紧，蒸或煎水服均可。

辅助治疗舌癌：川贝母、茯苓、陈皮各9克，清半夏12克，生牡蛎、玄参各15克，制川乌、制草乌各4.5克。水煎服。

干咳：川贝母末6克，柿饼1个。柿饼挖开去核，加入川贝母粉末蒸熟，1次服，每日2次。

乳头皲裂：川贝母10克，黑、白芝麻各20克。将川贝母研为细末，黑、白芝麻炒黄研细，混合过筛备用。用时以香油调成糊状，涂搽患处，每日2次。

婴幼儿消化不良：川贝母研极细末备用。按每日每千克体重0.1克计量，分3次服。连用2~4日。

食疗药膳

川贝母粥

原料：川贝母粉10克，粳米100克，砂糖适量。

制法：将粳米、砂糖放入砂锅，加水煮粥，待粥将成时，调入川贝母粉，再煮即可。

用法：每日1剂，分次服食。

功效：清热散结，润肺化痰，止咳宁嗽。

适用：痰热内蕴、肺气郁闭之咳嗽咳痰、痰黄黏稠、胸闷短气、口干咽燥、尿黄便秘等。

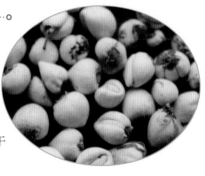

山慈姑

宋·《嘉祐》　（即今之山慈菇）

释名 金灯（《拾遗》），鬼灯檠（《纲目》），朱姑（《纲目》），鹿蹄草（《纲目》），无义草。

根

气味 甘、微辛，有小毒。

主治 主疔肿，攻毒破皮，解诸毒蛊毒，蛇虫狂犬伤（时珍）。

叶

主治 疮肿，入蜜捣涂疮口，候清血出，效（慎微）。涂乳痈、便毒尤妙（时珍）。

附方 中溪毒生疮：朱姑叶捣烂涂之。生东间，叶如蒜叶（《外台秘要》）。

花

主治 小便血淋涩痛，同地蘖花阴干，每用三钱，水煎服（《圣惠》）。

附方 牙龈肿痛：红灯笼枝根，煎汤漱吐（孙天仁《集效方》）。

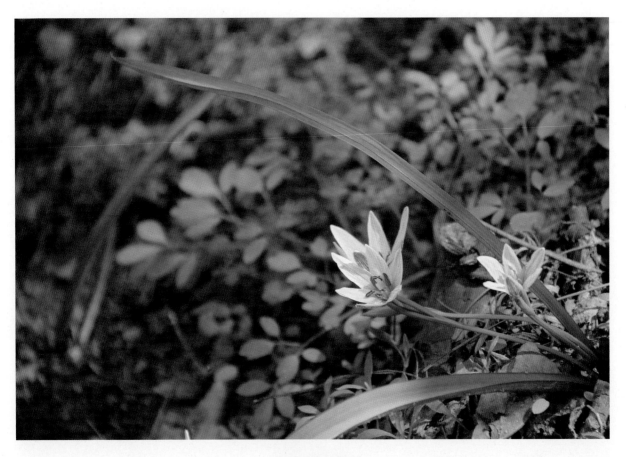

实用指南

单方验方

痛风：山慈菇、生大黄、水蛭各200克，玄明粉300克，甘遂100克。用上药研成细末，每次3～5克，以薄荷油调匀。外敷患处，隔日1次。

缓解痛风发作：山慈菇30克。水煎服。

乳腺癌：山慈菇200克，蟹爪（带爪尖）、蟹壳各100克。共研细末，以蜜为丸，每丸重10克，每日3次，每次1～2丸，饭后用。

脓性指头炎：鲜山慈菇25克，洗净捣烂加米醋3毫升和匀稍蒸温，用塑料薄膜包敷患指，每日换药1次。

乳腺增生：山慈菇、半枝莲、鹿角霜各等份。共研细末，蜜制为丸如梧桐子大，每次4克，每日2次，温开水送服，2周为1个疗程。

食疗药膳

蒸慈菇

原料：生慈菇数枚，蜂蜜、米泔各适量。

制法：将生慈菇去皮捣烂，用蜂蜜、米泔同拌匀，饭上蒸熟。

用法：趁热服用。

功效：行血，止嗽，补虚。

适用：肺虚咯血。

山芪归汤

原料：山慈菇、穿山甲、黄连、藕节、枸杞子、菟丝子、鸡内金各10克，连翘、蒲公英、川芎各12克，党参、金银花、陈皮、半枝莲、当归各15克，丹参20克，黄芪30克，砂仁、三七各6克，甘草3克。

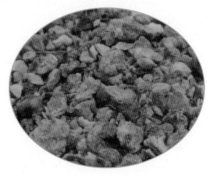

制法：水煎取药汁。

用法：每日1剂，分2次服。

功效：益气养血，解毒散结。

适用：舌体色素性基底细胞癌。

石蒜

宋·《图经》

释名 乌蒜（《纲目》），婆婆酸（《纲目》），一枝箭（《纲目》），水麻（《图经》）。

根

气味 辛、甘，温，有小毒。

主治 敷贴肿毒（苏颂）。疔疮恶核，可水煎服取汗，及捣敷之。又中溪毒者，酒煎半升服，取吐良（时珍）。

附方 产肠脱下：老鸦蒜即酸头草一把，以水三碗，煎一碗半，去滓熏洗，神效（危氏《得效方》）。
小儿惊风（大叫一声就死者，名老鸦惊）：以散麻缠住胁下及手心足心，以灯火爆之。用老鸦蒜晒干、车前子等分，为末，水调贴手足心。仍以灯心焠手足心，及肩膊眉心鼻心，即醒也（王日新《小儿方》）。

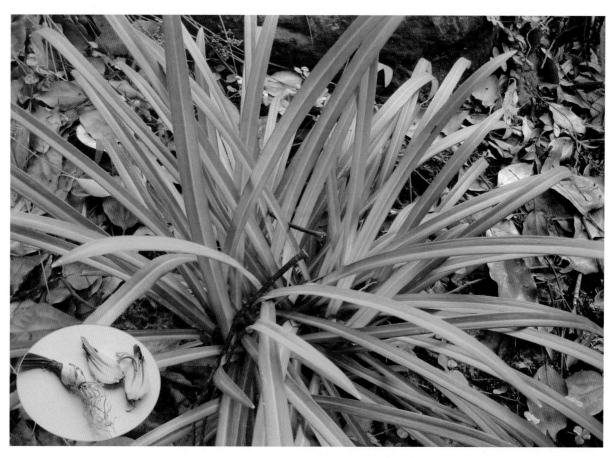

实用指南

单方验方

肾炎水肿、腹水：鲜石蒜，蓖麻子10粒。共捣烂如泥，敷足心涌泉穴，每日1次。

足底挫伤瘀血或脓肿：鲜石蒜鳞茎2～4个，红糖20克。将鲜石蒜洗净，与红糖共捣烂，外敷患处，每日换药1次。

风寒感冒：取鲜石蒜鳞茎60克，鸡蛋清1个。将石蒜捣烂，加入鸡蛋清拌匀，分成两半，敷双足涌泉穴。

癫痫：鲜石蒜（醋浸或童便浸）、青风藤各30克，威灵仙藤叶（童便浸）60克。水煎，分2次服。

痈疽疮疖：鲜石蒜茎适量，甜酒糟少许。将鲜药洗净，加甜酒糟捣烂，外敷患处。

白茅

《本经·中品》

释名 茹根（《本经》），兰根（《本经》），地筋（《别录》）。

茅根

气味 甘，寒，无毒。

主治 劳伤虚羸，补中益气，除瘀血血闭寒热，利小便（《本经》）。下五淋，除客热在肠胃，止渴坚筋，妇人崩中。久服利人（《别录》）。主妇人月经不匀，通血脉淋沥（大明）。止吐衄诸血，伤寒哕逆，肺热喘急，水肿黄疸，解毒酒（时珍）。

附方 反胃上气（食入即吐）：茅根、芦根二两，水四升，煮二升，顿服得下，良（《圣济总录》）。
虚后水肿（因饮水多，小便不利）：用白茅根一大把，小豆三升，水三升，煮干，去茅食豆，水随小便下也（《肘后方》）。
五种黄病（黄疸、谷疸、酒疸、女疸、劳疸也）：黄汗者，乃大汗出入水所致，身体微肿，汗出如黄柏汁。用生茅根一把细切，以猪肉一斤，合作羹食（《肘后方》）。
解中酒毒（恐烂五脏）：茅根汁，饮一升（《千金方》）。
小便出血：茅根煎汤，频饮为佳（《谈野翁方》）。
鼻衄不止：茅根为末，米泔水服二钱（《圣惠方》）。

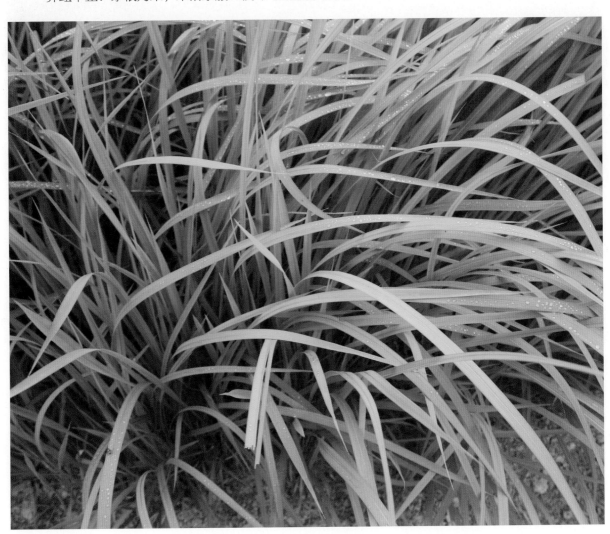

单方验方

关格有尿血：鲜白茅根120克，侧柏叶30克。水煎服。

急性肾炎：鲜白茅根40克，白花蛇舌草、一枝黄花各30克，葫芦壳15克。水煎服，每日1剂。

流行性出血热：白茅根50～100克，丹参20～30克，芦根30～40克，黄柏、牡丹皮各10～15克，佩兰15～30克。每日1～3剂，水煎分多次频服。

鼻衄：栀子18克，鲜白茅根120克（或干白茅根36克）。水煎，饭后微温服下，睡前服更佳。

肺炎：白茅根、鱼腥草各50克，金银花25克，连翘15克。水煎服，每日1剂，连用3～5日。

糖尿病：白茅根30克，太子参、生地黄、黄精各20克，天花粉、麦冬各15克，葛根10克。水煎服。

食疗药膳

白茅根雪梨猪肺汤

原料：鲜白茅根200克，猪瘦肉250克，陈皮5克，雪梨4个，猪肺1个。

制法：猪肺洗净，放入开水中煮5分钟；雪梨切块，白茅根切段；陈皮用水浸软。用料一起放入汤煲，先大火煲滚后，改用小火煲约2小时即可。

用法：佐餐食用，每日1剂。

功效：清热生津，化痰止咳。

适用：秋季身体燥热、流鼻血、咳嗽，或痰中带血者服用。

茅根茶

原料：白茅根10克，茶叶5克。

制法：将白茅根摘根须，洗净，同茶叶一起加水，煎服。

用法：每日1次。

功效：清热利尿，凉血解毒。

适用：急性肾炎、血尿、急性传染性肝炎。

龙胆

《本经·中品》

释名 陵游。

根

气味 苦、涩，大寒，无毒。

主治 骨间寒热，惊痫邪气，续绝伤，定五脏，杀蛊毒（《本经》）。除胃中伏热，时气温热，热泄下痢，去肠中小虫，益肝胆气，止惊惕。久服益智不忘，轻身耐老（《别录》）。客忤疳气，热狂，明目止烦，治疮疥（大明）。去目中黄及睛赤肿胀，瘀肉高起，痛不可忍（元素）。退肝经邪热，除下焦湿热之肿，泻膀胱火（李杲）。疗咽喉痛，风热盗汗（时珍）。

附方 伤寒发狂：草龙胆为末，入鸡子清、白蜜，化凉水服二钱（《伤寒蕴要》）。

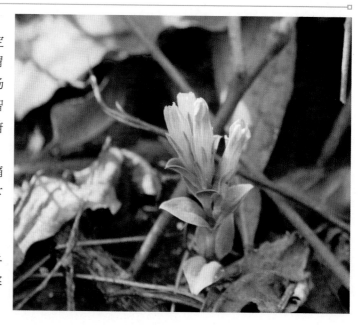

四肢疼痛：山龙胆根细切，用生姜自然汁浸一宿，去其性，焙干捣末，水煎一钱匕，温服之。此与龙胆同类别种，经霜不凋（《图经本草》）。

咽喉热痛：龙胆擂水服之（《集简方》）。

暑行目涩：生龙胆捣汁一合，黄连浸汁一匙，和点之（危氏《得效方》）。

卒然尿血不止：龙胆一虎口，水五升，煮取二升半，分为五服（姚僧坦《集验方》）。

实用指南

单方验方

肝胆热上扰致多眠：龙胆草、泽泻、黄芩、柴胡各10克，栀子6克，薏苡仁20克，生地黄、车前子各15克。包煎，水煎服。

肛门尖锐湿疣：龙胆草、黄芩、炒栀子、生地黄、泽泻、车前子、当归各10克，柴胡、木通各6克，甘草3克。水煎取药汁，每日1剂，每日2次。

流行性乙型脑炎：对轻症能口服者给予20％龙胆草糖浆，每次10～15毫升，每日3次。

带状疱疹：龙胆草30克，丹参15克，川芎10克。水煎服，每日1剂，早晚分2次服。大便秘结者加大黄12克。

食疗药膳

龙胆草粥

原料：龙胆草10克，淡竹叶20克，大米100克。

制法：先用水煎龙胆草、淡竹叶，取汁加入白米煮成粥。

用法：早餐食用。

功效：泻肝降火，清心除烦。

适用：失眠兼急躁易怒、目赤口苦、小便黄、大便秘结，属于肝郁化火者。

细辛

《本经·上品》

释名 小辛（《本经》），少辛。

根

气味 辛，温，无毒。

主治 咳逆上气，头痛脑动，百节拘挛，风湿痹痛死肌。久服明目利九窍，轻身长年（《本经》）。润肝燥，治督脉为病，脊强而厥（好古）。治口舌生疮，大便燥结，起目中倒睫（时珍）。

附方 暗风卒倒，不省人事：细辛末，吹入鼻中（危氏《得效方》）。

小儿口疮：细辛末，醋调，贴脐上（《卫生家宝方》）。

口舌生疮：细辛、黄连等分，为末掺之，漱涎甚效，名兼金散。一方用细辛、黄柏（《三因方》）。

鼻中息肉：细辛末，时时吹之（《圣惠方》）。

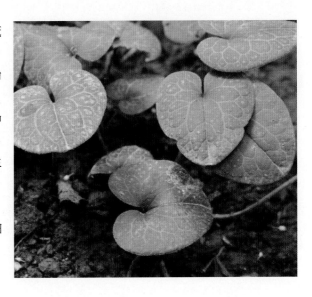

单方验方

风火牙痛：细辛4.5克，生石膏45克。水煎2次，药液混匀，一半漱口，一半分二次服下，每日1剂。

阳虚感冒：细辛、麻黄各3克，附子10克。水煎温服。

偏头痛：细辛5克，川芎、当归各30克，辛夷、蔓荆子各10克。水煎服，每日1剂。

鼻塞不通：细辛末少许。吹入鼻中。

外感风寒，头痛咳嗽：细辛1~3克。水煎服。

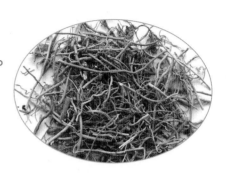

食疗药膳

细辛粥

原料：细辛3克，大米100克。

制法：将细辛择净，放入锅中，加清水适量，浸泡5~10分钟后，水煎取汁，加大米煮为稀粥。

用法：每日1~2剂，连续2~3日。

功效：祛风散寒，温肺化饮，宣通鼻窍。

适用：外感风寒头痛、身痛、牙痛、痰饮咳嗽、痰白清稀、鼻塞等。

杜衡
《别录·中品》

释名 杜葵（《纲目》），马蹄香（《唐本》），土卤（《尔雅》），土细辛（《纲目》）。

根

气味 辛，温，无毒。

主治 风寒咳逆。作浴汤，香人衣体（《别录》）。止气奔喘促，消痰饮，破留血，项间瘿瘤之疾（甄权）。下气杀虫（时珍）。

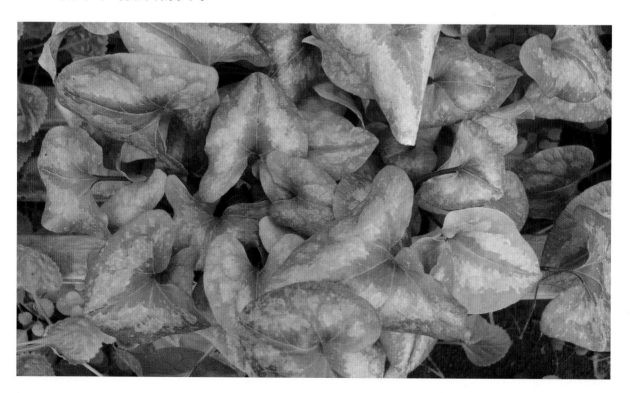

精编本草纲目中草药

附方 风寒头痛（伤风伤寒，头痛发热，初觉者）：马蹄香为末，每服一钱，热酒调下，少顷饮热茶一碗，催之出汗即愈，名香汗散（《杏林摘要》）。

痰气哮喘：马蹄香焙研，每服二三钱，正发时淡醋调下，少顷吐出痰涎为验（《普济方》）。

噎食膈气：马蹄香四两，为末，好酒三升，熬膏。每服二匙，好酒调下，日三服（孙氏《集效方》）。

喉闭肿痛：草药金锁匙，即马蹄草，以根捣，井华水调下即效（《救急方》）。

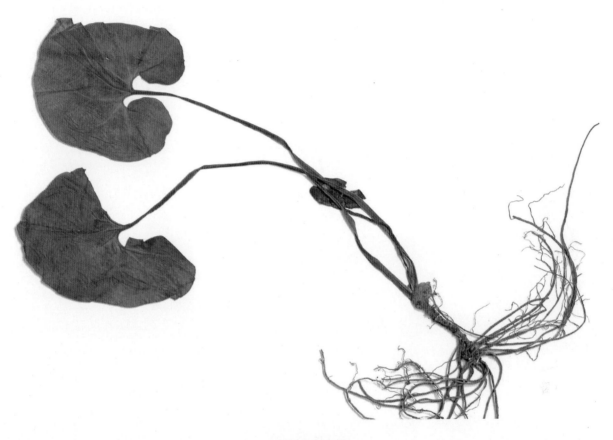

实用指南

单方验方

蛀齿疼痛：杜衡鲜叶适量。捻烂，塞入蛀孔中。

跌打损伤：杜衡根6克，娃儿藤9克，肿节风、徐长卿各10克。水煎服。

挫伤、肋间神经痛：杜衡根3克。研末，水酒冲服。

牙痛：杜衡根3克，生姜3片。捣烂外敷。

无名肿毒：鲜杜衡叶7片。酌冲开水，炖1小时，服后出微汗，每日1次。渣研烂加热外敷。

伤风感冒：鲜杜衡叶2～3片。用冷开水洗净，揉搓塞鼻孔；或取叶7片，酌冲开水，炖1小时，温服取汗。

支气管哮喘：杜衡1克，甘草末5克。为散服，每日2次。

食疗药膳

九子酒

原料：杜衡子、仙茅、鹿茸、川续断、远志肉、蛇床子、巴戟天肉、车前子各21克，肉苁蓉84克，白酒2500毫升。

制法：将上药研碎，装入纱布袋内，扎口，放入酒坛内，倒入白酒，密封坛口，浸泡20日后即成。

用法：每日2次，每次15～30毫升。

功效：强阳补肾，益精气，壮筋骨。

适用：阳痿不举、早泄精冷、宫冷不育、神疲乏力等。

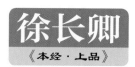

徐长卿
《本经·上品》

释名 鬼督邮（《本经》），别仙踪（苏颂）。

根

气味 辛，温，无毒。

主治 鬼物百精蛊毒，疫疾邪恶气，温疟。久服强悍轻身（《本经》）。益气延年。又曰，石下长卿：主鬼疰精物邪恶气，杀百精蛊毒，老魅注易，亡走啼哭，悲伤恍惚（《别录》）。

附方 小便关格（徐长卿汤，治气壅关格不通，小便淋结，脐下妨闷）：徐长卿（炙）半两，茅根三分，木通、冬葵子一两，滑石二两，槟榔一分，瞿麦穗半两，每服五钱，水煎，入朴硝一钱，温服，日二服（《圣惠方》）。

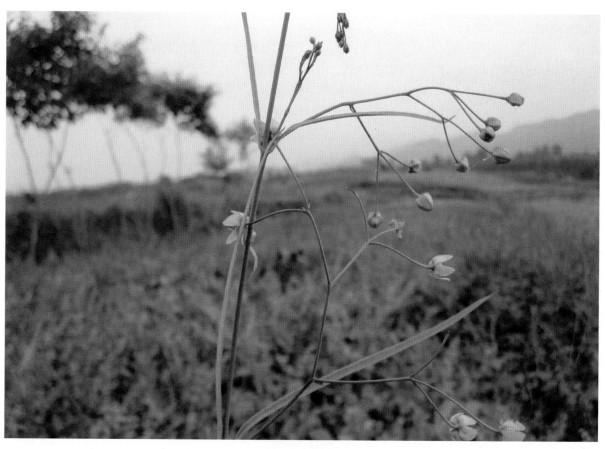

实用指南

单方验方 ···

慢性支气管炎：徐长卿30克。水煎分2次服，10日为1个疗程。

皮肤病：徐长卿6～12克。水煎服，余汤外洗。

跌打损伤、腰腿疼痛：徐长卿根研末。每次5～10克，早晚各1次，水酒送眼。

中暑：鲜徐长卿根10克，白酒60毫升。将徐长卿根洗净切碎，擂汁服，若不饮酒者，以水酒或冷开水代酒擂取汁亦可；或用徐长卿末5克冷开水冲服。

牙痛：徐长卿12克。水煎2次，混合后分2次服，每日1剂。

萎缩性胃炎：徐长卿、炙黄芪各30克，莪术、丹参、赤芍、当归、炙木瓜、延胡索各10克，砂仁3克。水煎取药汁，每日1剂，分2次服。4周为1个疗程。

食疗药膳

徐长卿猪肉酒

原料：徐长卿根24～30克，猪瘦肉200克，老酒100毫升。

制法：将上3味酌加水煎成半碗。

用法：饭前服，每日2次。

功效：祛风除湿，活血镇痛。

适用：风湿痛。

徐长卿茶

原料：徐长卿10克，炙甘草3克，茶叶2克。

制法：将徐长卿、炙甘草洗净，用水煎煮，入茶叶取汁200毫升。

用法：代茶饮用，每日1剂。

功效：祛风通络，止痛。

适用：风湿痹痛、肩周炎等。

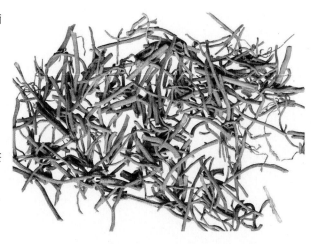

白微

《本经·中品》 （即今之白薇）

释名 薇草（《别录》），白幕（《别录》），春草（《本经》），骨美。

根

气味 苦、咸，平，无毒。

主治 暴中风身热肢满，忽忽不知人，狂惑邪气，寒热酸疼，温疟洗洗，发作有时（《本经》）。疗伤中淋露，下水气，利阴气，益精。久服利人（《别录》）。治惊邪风狂痓病，百邪鬼魅（弘景）。风温灼热多眠，及热淋遗尿，金疮出血（时珍）。

附方 肺实鼻塞（不知香臭）：白微、贝母、款冬花一两，百部二两，为末。每服一钱，米饮下（《普济方》）。

妇人遗尿、血淋热淋（不拘胎前产后）：白微、芍药各一两，为末。酒服方寸匕，日三服（《千金方》）。

金疮血出：白薇为末，贴之（《儒门事亲》）。

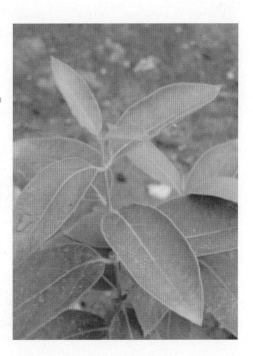

实用指南

单方验方

偏头痛：白薇、当归、党参各10克，生石决明25克。水煎服，每日1剂，分2次服。

泪囊炎：白薇、羌活、防风、蒺藜、石榴皮各10克，金银花、蒲公英各12克。水煎服，每日1剂，每日2次。

晕厥：白薇30克，当归、党参各15克，炙甘草6克。水煎服，每日1剂，可随症加减。

肺结核发热：白薇、葎草果实各9克，地骨皮12克。水煎服，每日1剂。

颈淋巴结结核：鲜白薇、鲜天冬各等份。捣烂敷患处。

风湿性关节炎：白薇、臭山羊、大鹅儿肠根各15克。泡酒服，每日2次，每次10毫升。

丹参桃仁白薇粥

原料：白薇、桃仁（去皮尖）各10克，丹参15克，粳米50克。

制法：将桃仁研碎，与白薇、丹参同煎取汁去渣，与粳米同煮为粥。

用法：温服适量。

功效：清热凉血，化瘀。

适用：损伤后瘀血发热、大便干结等。

白薇冬茶

原料：白薇5克，桔梗、天冬、绿茶、甘草各3克。

制法：用200毫升开水冲泡10分钟后饮用，也可直接冲饮。

用法：代茶频饮。

功效：清热消核。

适用：瘰疬痰核、皮肤肿块等。

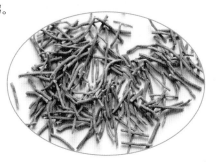

白前

《别录·中品》

（释名）石蓝（《唐本》），嗽药（《唐本》）。

根

（气味）甘，微温，无毒。

（主治）胸胁逆气，咳嗽上气，呼吸欲绝（《别录》）。主一切气，肺气烦闷，贲豚肾气（大明）。降气下痰（时珍）。

（附方）久嗽唾血：白前、桔梗、桑白皮三两（炒），甘草（炙）一两，水六升，煮一升，分三服。忌猪肉、菘菜（《外台秘要》）。

久患暇呷（咳嗽，喉中作声，不得眠）：取白前焙捣为末，每温酒服二钱（《深师方》）。

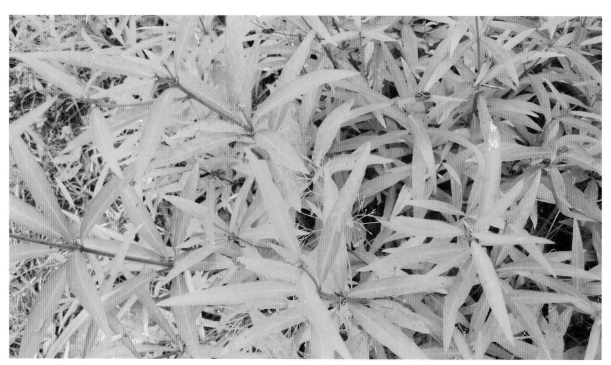

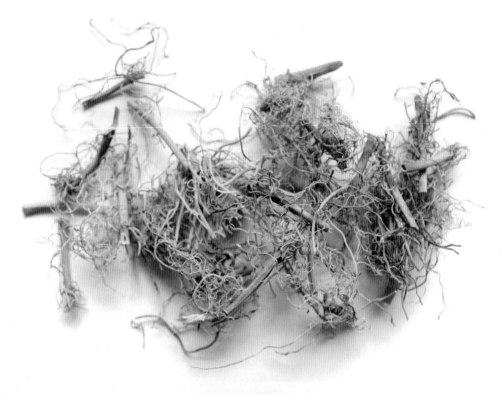

实用指南

单方验方

尿路感染及肾炎：白前30克。水煎服，早晚各1次，连服15日。

小儿肺炎：白前、桔梗、紫菀、百部各9克，甘草、陈皮各3克，荆芥4.5克。水煎服，每日3剂，连用3月。

烧伤：白前、白芷、紫草、冰片、忍冬藤（金银花藤）各适量。共研细粉，香油调敷患处。

跌打胁痛：白前15克，香附9克，青皮3克。水煎服。

小儿急性上呼吸道感染：白前、苦杏仁各12克，玄参、金银花各15克，薄荷、荆芥、甘草各6克。水煎服。

小儿慢性支气管炎：白前、苦杏仁、桃仁、前胡各4.5克，莱菔子、紫苏子、玉蝴蝶各6克，冬瓜子、薏苡仁各12克，鲜芦根30克，胆南星3克。水煎服。

食疗药膳

白前粥

原料：白前10克，大米100克。

制法：将白前择净，放入锅中，加清水适量，浸泡5～10分钟后，水煎取汁，加大米煮粥，服食。

用法：每日1剂，连续2～3日。

功效：祛痰，降气，止咳。

适用：肺气壅实、痰多而咳嗽不爽、气逆喘促等。

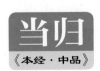

当归

《本经·中品》

释名 乾归（《本经》），山蕲（《尔雅》），白蕲（《尔雅》），文无（《纲目》）。

根

气味 苦，温，无毒。

主治 咳逆上气，温疟寒热在皮肤中，妇人漏下绝子，诸恶疮疡金疮，煮汁饮之（《本经》）。温中止痛，除客血内塞，中风痓汗不出，湿痹中恶，客气虚冷，补五脏，生肌肉（《别录》）。止呕逆，虚劳寒热，下痢腹痛齿痛，女人沥血腰痛，崩中，补诸不足（甄权）。治头痛，心腹诸痛，润肠胃筋骨皮肤，治痈疽，排脓止痛，和血补血（时珍）。主痿躄嗜卧，足下热而痛。冲脉为病，气逆里急。带脉为病，腹痛，腰溶溶如坐水中（好古）。

附方 衄血不止：当归焙，研末，每服一钱，米饮调下（《圣济总录》）。

小便出血：当归四两，锉，酒三升，煮取一升，顿服（《肘后方》）。

头痛欲裂：当归二两，酒一升，煮取六合，饮之，日再服（《外台秘要》）。

心下痛刺：当归为末，酒服方寸匕（《必效方》）。

大便不通：当归、白芷等分，为末。每服二钱，米汤下（《圣济总录》）。

室女经闭：当归尾、没药各一钱，为末，红花浸酒，面北饮之，一日一服（《普济方》）。

小儿胎寒（好啼，昼夜不止，因此成痫）：当归末一小豆大，以乳汁灌之，日夜三四度（《肘后方》）。

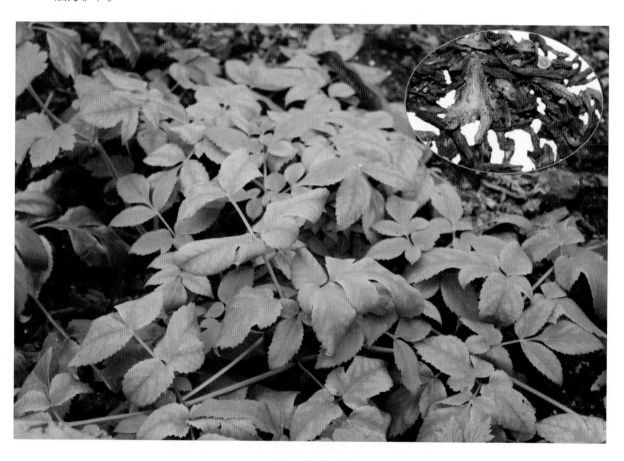

实用指南

单方验方

痛证：当归150克，天麻72克，全蝎、炙甘草各60克，胆南星21克。共为细末，每日2～3次，每次3克，轻者1～2次，开水送服。

老年性便秘：当归15克，郁李仁、火麻仁、冬瓜子、黑芝麻、炒枳壳、桃仁、苦杏仁各9克，瓜蒌仁12克，制大黄6克，焦谷芽、松子仁各10克。水煎服。

气滞血瘀呃逆：当归、红花、柴胡、延胡索、桃仁、枳壳各10克，赤芍、瓜蒌各15克，丁香6克。水煎服。

痛经：当归15克，鲜辣椒叶150克，青壳鸭蛋2只。冷水同煎至蛋熟为度，饮汤食蛋，每月月经前3日开始，每日1次，连服3～4个月。

食疗药膳

　　当归酒

　　原料：当归60克，白酒500毫升。

　　制法：将当归和白酒一起放入锅内煎煮20分钟，待药液凉温后装入瓶中密封，一周后即可饮用。

　　用法：每次10～20毫升，每日2～3次。

　　功效：补血活血，温经止痛。

　　适用：血虚夹瘀所致的头痛、心悸怔忡、失眠健忘、头晕目眩、面色萎黄、痛经以及更年期综合征等。

　　当归首乌鸡肉汤

　　原料：当归、何首乌各20克，枸杞子15克，鸡肉200克。

　　制法：将鸡肉洗净切块与当归、何首乌、枸杞子同放锅内加清水适量煮至鸡肉烂熟时放入生姜、葱花、盐、味精调味。

　　用法：饮汤食肉。

　　功效：补肝肾，益气血。

　　适用：肝血不足所致的身体虚弱、头晕目眩、倦怠乏力、心悸怔忡、失眠健忘、食欲不佳等。

芎䓖

《本经·上品》　（即今之川芎）

释名　香果（《别录》），山鞠穷（《纲目》）。

根

气味　辛，温，无毒。

主治　中风入脑头痛，寒痹筋挛缓急，金疮，妇人血闭无子（《本经》）。除脑中冷动，面上游风去来，目泪出，多涕唾，忽忽如醉，诸寒冷气，心腹坚痛，中恶卒急肿痛，胁风痛，温中内寒（《别录》）。搜肝气，补肝血，润肝燥，补风虚（好古）。燥湿，止泻痢，行气开郁（时珍）。蜜和大丸，夜服，治风痰殊效（苏颂）。齿根出血，含之多瘥（弘景）。

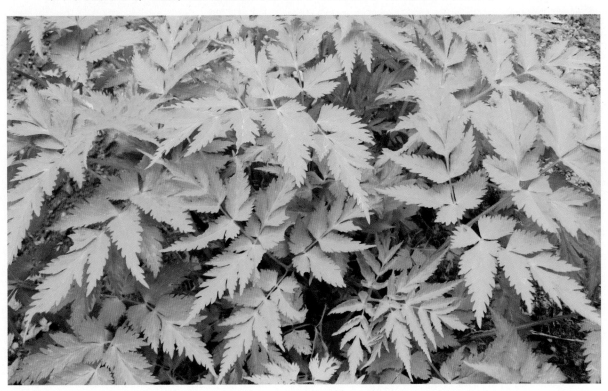

附方 气虚头痛：真川芎劳为末，腊茶调服二钱，甚捷。曾有妇人产后头痛，一服即愈（《集简方》）。

风热头痛：川芎劳一钱，茶叶二钱，水一盏，煎五分，食前热服（《简便方》）。

头风化痰：川芎洗切，晒干为末，炼蜜丸如小弹子大。不拘时嚼一丸，茶清下（《经验后方》）。

偏头风痛：京芎细锉，浸酒日饮之（《斗门方》）。

小儿脑热（好闭目，或太阳痛，或目赤肿）：川芎劳、薄荷、朴硝各二钱，为末，以少许吹鼻中（《全幼心鉴》）。

诸疮肿痛：抚芎煅研，入轻粉，麻油调涂（《普济方》）。

实用指南

单方验方

风热头痛：川芎、菊花各15克。水煎服。

风寒头痛：川芎15克，细辛3克。水煎服。

阳亢头痛：川芎15克，天麻10克。水煎服。

血虚头痛：川芎15克，当归10克。水煎服。

头风头痛，痛连项背，遇风尤剧：川芎、白芷各3克，大葱15克。
川芎、白芷研为细末，加入大葱共捣如泥，外敷贴太阳穴。

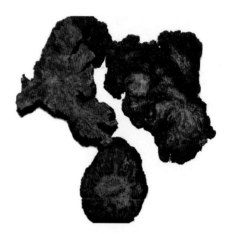

食疗药膳

川芎调经茶

原料：川芎、红茶各6克。

制法：上2味共置盖杯中，冲入沸水适量，泡闷15分钟后，分2～3次温饮。

用法：每日1剂。

功效：理气开郁，活血止痛。

适用：经前腹痛、经行不畅、经闭不行、胁腹胀痛等。

芎芷辛夷猪脑汤

原料：川芎、白芷各10克，辛夷15克，猪脑2副（牛、羊脑亦可）。

制法：先将猪脑洗净剔去红筋备用，把川芎、白芷、辛夷同放入砂锅内，加清水1000毫升，煎取500毫升，复将药汁倾炖盅内，加入猪脑，隔水炖熟即成。

用法：每2日1剂，饮汤吃猪脑。

功效：祛风利窍。

适用：慢性鼻炎、鼻塞不通等。

蛇床

《本经·上品》

释名 蛇粟（《本经》），蛇米（《本经》），虺床（《尔雅》），墙蘼（《别录》）。

子

气味 苦，平，无毒。

主治 男子阴痿湿痒，妇人阴中肿痛，除痹气，利关节，癫痫恶疮。久服轻身。好颜色（《本经》）。温中下气，令妇人子脏热，男子阴强。久服令人有子（《别录》）。暖丈夫阳气，女人阴气，治腰胯酸疼，四肢顽痹，缩小便，去阴汗湿癣齿痛，赤白带下，小儿惊痫，扑损瘀血，煎汤浴大风身痒（大明）。

附方 阳事不起：蛇床子、五味子、菟丝子等分，为末，蜜丸梧子大。每服三十丸，温酒下，日三服（《千金方》）。

妇人阴痒：蛇床子一两，白矾二钱，煎汤频洗（《集简方》）。

产后阴脱、妇人阴痛：绢盛蛇床子，蒸热熨之。又法：蛇床子五两，乌梅十四个，煎水，日洗五六次（《千金方》）。

痔疮肿痛（不可忍）：蛇床子煎汤熏洗（《简便方》）。

小儿癣疮：蛇床子杵末，和猪脂涂之（《千金方》）。

风虫牙痛：用蛇床子、烛烬，同研，涂之（《千金方》）。用蛇床子煎汤，趁热漱数次，立止（《集简方》）。

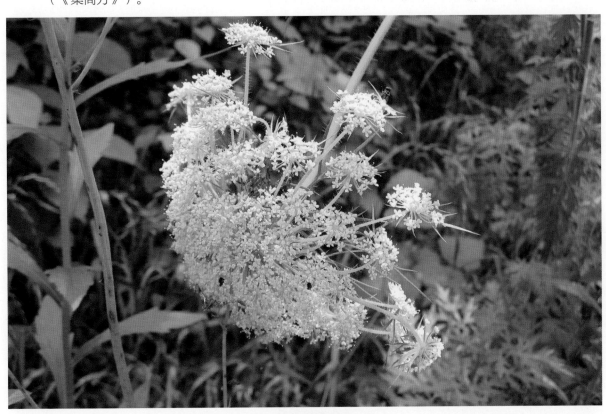

实用指南

单方验方

更年期阴道瘙痒或外阴湿疹：蛇床子15克，白矾3克。煎汤熏洗，每日1次。

滴虫性阴道炎、宫颈糜烂：蛇床子、苦参各15克。煎汤熏洗，每日1次。

绣球风（肾囊风）：蛇床子、吴茱萸、艾叶各30克，水1500～2000毫升。煎煮至沸再煮10分钟，加芒硝15克，先熏后洗。

婴儿湿疹、慢性湿疹急性发作期、汗疱疹糜烂期：蛇床子18克。研为细末，加凡士林75克，调为软膏，涂抹患处。

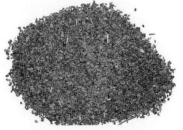

周围神经病：蛇床子、地肤子、没药、黄柏、苦参各6克。煎水后温热适中浸泡患处，每日1剂。

食疗药膳

蛇床子炖麻雀

原料：蛇床子15克，生姜12克，大蒜6克，麻雀5只，花椒、酱油、味精、盐、葱各适量。

制法：将麻雀去毛及肠杂，洗净备用；生姜切片；蛇床子去净灰尘装入麻雀腹内，放碗内，并加入生姜、葱、大蒜、酱油、花椒等，隔水炖熟，至熟后去掉药渣，锅中放油，加入调料略炖煮即成。

用法：食肉饮汤，每日1次。

功效：补肾壮阳，生精补髓。

适用：肾阳虚型畸形精子过多。

藁本

《本经·中品》

释名 藁茇（《纲目》），鬼卿（《本经》），鬼新（《本经》），微茎（《别录》）。

根

气味 辛，温，无毒。

主治 妇人疝瘕，阴中寒肿痛，腹中急，除风头痛，长肌肤，悦颜色（《本经》）。治太阳头痛巅顶痛，大寒犯脑，痛连齿颊（元素）。头面身体皮肤风湿（李杲）。督脉为病，脊强而厥（好古）。治痈疽，排脓内塞（时珍）。

实

主治 风邪流入四肢（《别录》）。

附方 大实心痛（已用利药，用此彻其毒）：藁本半两，苍术一两，作二服。水二盏，煎一盏，温服（《活法机要》）。

干洗头屑：藁本、白芷等分，为末，夜擦旦梳，垢自去也（《便民图纂》）。

小儿疥癣：藁本煎汤浴之，并以浣衣（《保幼大全》）。

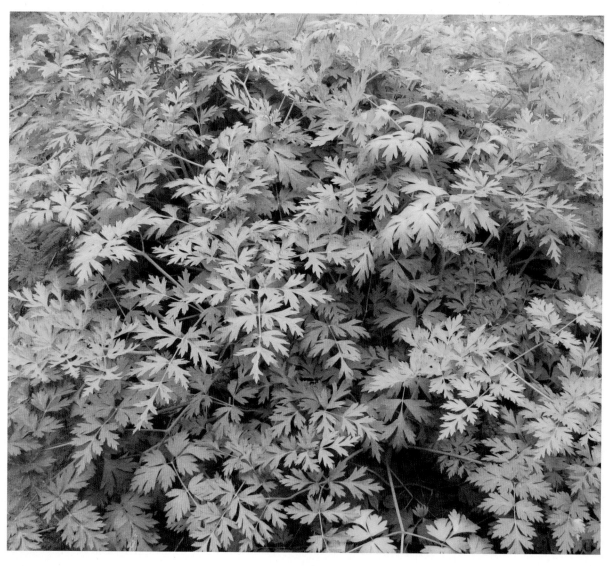

单方验方

鼻面赤：藁本适量。研细末，先以皂角水擦动赤处，拭干，以冷水或蜜水调涂，干再用。

破伤风：藁本、菊花、石斛、赤芍、白芷各9克，川芎、防风、红花、荆芥各6克，薄荷、蝉蜕、制乳香各3克。水煎服。

头屑多：藁本、白芷各等份。研为细末，夜间干擦头发，清晨梳去，头屑自除。

头痛、偏头痛：藁本、白芷各10克，川芎6克，细辛3克。水煎服。

食疗药膳

藁本蒸猪脑髓

原料：藁本、天麻、红木子、决明子、夏枯草各15克，猪脑髓250克。

制法：将前5味原料与猪脑髓一起蒸熟即可。

用法：食猪脑髓。

功效：平肝，健脑。

适用：头痛、健忘等。

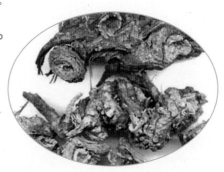

白芷

《本经·上品》

释名　芳香（《本经》），泽芬（《别录》）。

根

气味　辛，温，无毒。

主治　女人漏下赤白，血闭阴肿，寒热，头风侵目泪出，长肌肤，润泽颜色，可作面脂（《本经》）。疗风邪，久渴吐呕，两胁满，头眩目痒。可作膏药（《别录》）。解利手阳明头痛，中风寒热，及肺经风热，头面皮肤风痹燥痒（元素）。治鼻渊鼻衄，齿痛，眉棱骨痛，大肠风秘，小便去血，妇人血风眩运，翻胃吐食，解砒毒蛇伤，刀箭金疮（时珍）。

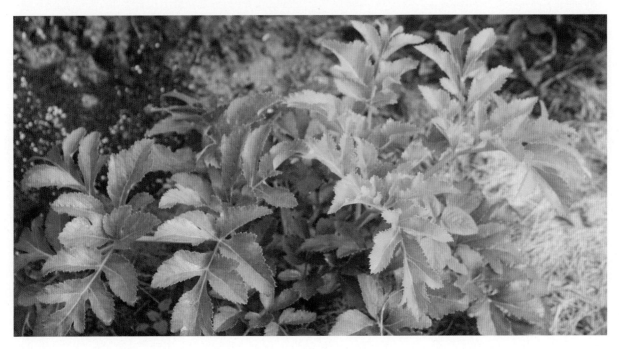

鼻衄不止：就以所出血调白芷末，涂山根，立止（《简便方》）。

小便出血：白芷、当归等分，为末，米饮每服二钱（《经验方》）。

痔疮肿痛：先以皂角烟熏之，后以鹅胆汁调白芷末涂之，即消（《医方摘要》）。

疔疮初起：白芷一钱，生姜一两，擂酒一盏，温服取汗，即散。此陈指挥方也（《袖珍方》）。

痈疽赤肿：白芷、大黄等分，为末，米饮服二钱（《经验方》）。

诸骨鲠咽：白芷、半夏等分，为末。水服一钱，即呕出（《普济方》）。

实用指南

单方验方

外感风寒、风热头痛：白芷、菊花各9克。水煎服，每日1剂，分2次服。

胃脘痛：白芷、黄芪、白及、甘草各等份。研细末，每次8克，每日2次，加蜂蜜2匙，冲服。

跌打损伤、肌肉劳损、风湿性肌炎、肩周炎、肋间神经痛：白芷、三七、桃仁、红花、乳香、没药各等份。研末，用50%～70%酒精或白酒调匀，外敷于疼痛部位或穴位，再外敷塑料膜，干后再换。

膝关节肿痛积水：白芷适量。研细粉，黄酒冲服。

疮疡肿痛初期：白芷60克。水煎服，分3次。

妇女湿热带下：白芷15克，海螵蛸、苍术、黄柏各12克。水煎服，连服3日。

食疗药膳

白芷茯苓薏苡仁粥

原料：白芷、陈皮各10克，茯苓30克，薏苡仁50克，盐3克。

制法：将白芷、茯苓、陈皮洗净，薏苡仁洗净，清水浸半小时；把白芷、茯苓、陈皮放入锅内，加清水适量，大火煮半小时，去渣，放入薏苡仁，小火煮至粥成，加盐调味或淡食。

用法：随量食用。

功效：祛风化痰，降浊止痛。

适用：神经衰弱属脾湿痰浊上犯者，症见头痛、头晕，时有恶心、胸脘痞闷等。

白芷粥

原料：白芷10克，大米100克。

制法：将白芷择净，放入锅中，加清水适量，浸泡5～10分钟后，水煎取汁，加大米煮为稀粥。

用法：每日1～2剂，连续2～3日。

功效：祛风解表，宣通鼻窍。

适用：外感风寒所致的鼻塞、头痛、眉棱骨痛等。

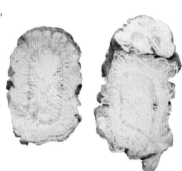

芍药

《本经·中品》

释名 将离（《纲目》），梨食（《别录》），白木（《别录》），余容（《别录》）。

根

气味 苦，平，无毒。

主治 邪气腹痛，除血痹，破坚积，寒热疝瘕，止痛，利小便，益气（《本经》）。通顺血脉，缓中，散恶血，逐贼血，去水气，利膀胱大小肠，消痈肿，时行寒热，中恶腹痛腰痛（《别录》）。理中气，治脾虚中满，心下痞，胁下痛，善噫，肺急胀逆喘咳，太阳鼽衄目涩，肝血不足，阳维病苦寒热，带脉病苦腹痛满，腰溶溶如坐水中（好古）。止下痢腹痛后重（时珍）。

附方 衄血咯血：白芍药一两，犀角末二钱半，为末。新水服一钱匕，血止为限（《古今录验》）。

崩中下血，小腹痛甚者：芍药一两，炒黄色，柏叶六两，微炒。每服二两，水一升，煎六合，入酒五合，再煎七合，空心分为两服。亦可为末，酒服二钱（《圣惠方》）。

血崩带下：赤芍药、香附子等分，为末。每服二钱，盐一捻，水一盏，煎七分，温服。日二服，十服见效，名如神散（《十便良方》）。

痘疮胀痛：白芍药为末，酒服半钱匕（《痘疹方》）。

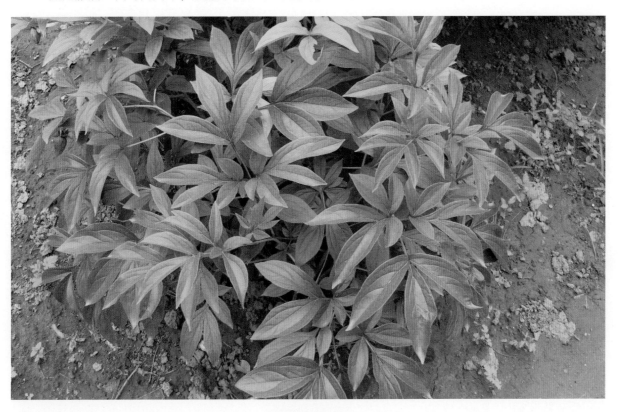

实用指南

单方验方

肾气虚致石淋腰痛：白芍30克，黄芪120克。水煎服。

肝郁气滞眩晕：白芍、枳壳各12克，甘草、柴胡各10克。水煎服。

习惯性便秘：白芍24～40克，生甘草10～15克。水煎服。

哮喘：白芍30克，甘草15克。共为细末，每次30克，加开水100～150毫升，煮沸3～5分钟，澄清温服。一般药后30～120分钟即可显效。

肌肉痉挛：杭白芍30～60克，炙甘草10～15克。每日1剂，水煎服，每日3次。

高血压：白芍20克，钩藤、生地黄各15克，牛膝9克。每日1剂，水煎服。

胃及十二指肠溃疡：芍药、甘草各10克，陈皮6克，蜂蜜60克。将芍药、甘草、陈皮放入锅中，加水煎汤，去渣后加入蜂蜜调匀即成，每日2次。

食疗药膳

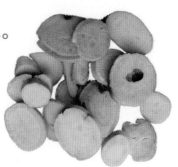

芍药浸酒方

原料：芍药、黄芪、生地黄各15克，艾叶5克，白酒250毫升。

制法：将上4味除去杂质，放容器中，倒入白酒，密封容器口，浸泡3～5日，滤取药汁即可。

用法：每食前随量温饮用。

功效：益气血，温经脉，理冲任，止带浊。

适用：气血双亏、冲任失调之妇女血伤、赤白带下、面部蝴蝶斑等。

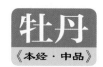

牡丹

《本经·中品》

释名 鼠姑（《本经》），百两金（《唐本》），木芍药（《纲目》），花王。

根皮

气味 辛，寒，无毒。

主治 久服轻身益寿（吴普）。治冷气，散诸痛，女子经脉不通，血沥腰痛（甄权）。通关腠血脉，排脓，消扑损瘀血，续筋骨，除风痹，落胎下胞，产后一切冷热血气（大明）。治神志不足，无汗之骨蒸，衄血吐血（元素）。和血生血凉血，治血中伏火，除烦热（时珍）。

附方 妇人恶血，攻聚上面多怒：牡丹皮半两，干漆烧烟尽半两，水二盅，煎一盅服（《诸证辨疑》）。

伤损瘀血：牡丹皮二两，虻虫二十一枚，熬过同捣末。每旦温酒服方寸匕，血当化为水下（《贞元广利方》）。

金疮内漏：牡丹皮为末，水服三指撮，立尿出血也（《千金方》）。

下部生疮已决洞者：牡丹末，汤服方寸匕，日三服（《肘后方》）。

解中蛊毒：牡丹根捣末，服一钱匕，日三服（《外台秘要》）。

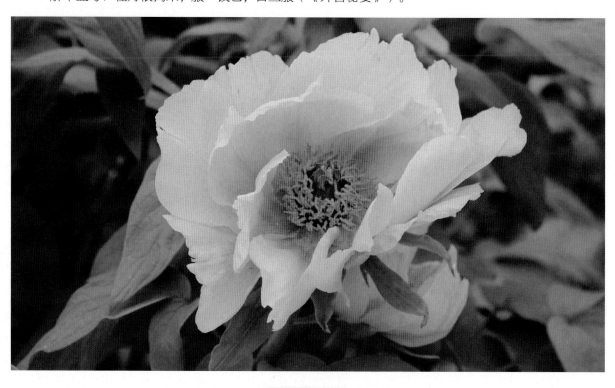

精编本草纲目中草药

实用指南

单方验方 ·····························○

腹有积块：牡丹皮、桂枝、赤芍、茯苓、桃仁各9克。水煎服，每日1剂。

闭经或经行不畅：牡丹皮6~9克，六月雪、仙鹤草、槐花各9~12克。水煎，冲黄酒、红糖，经行时早晚空腹服。

过敏性鼻炎：牡丹皮9克。水煎服，连服10日为1个疗程。

牙痛：牡丹皮、防风、生地黄、当归各20克，升麻15克，青皮12克，细辛5克。水煎服。

荨麻疹：牡丹皮、何首乌、丹参、连翘各20克，生地黄35克，知母、防风、苦参、蝉蜕、地肤子各15克，白鲜皮30克，通草10克。水煎，分2次服，每日1剂，2周为1个疗程。

食疗药膳 ·······················○

牡丹银耳汤

原料：白牡丹花2朵，银耳30克，料酒、味精、清汤、白胡椒粉、盐各适量。

制法：白牡丹花瓣洗净；银耳用开水浸泡膨胀后，摘洗干净、控干。将清汤倒入净锅内，加入盐、料酒、味精、白胡椒粉、烧沸撇去浮沫。把银耳放入大碗内，倒进调好的清汤，上笼蒸至银耳发软入味时，取出撒上白牡丹花瓣即可食用。

用法：饮汤食银耳。

功效：清肺热，益脾胃，滋阴生津。

适用：肺热咳嗽者。

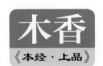

牡丹粥

原料：牡丹叶、决明子、漏芦（去芦头）各10克，雄猪肝100克，粳米50～100克。

制法：将猪肝洗净切片，先煎以上前3味药，去渣取汁，后入肝、米，煮粥即可。

用法：每日2次，空腹服食。

功效：活血消积。

适用：小儿癖痕，症见两胁下出现结块、时痛时止或平时摸不到，痛时才触及。

木香

《本经·上品》

释名 蜜香（《别录》），青木香（弘景），五木香（《图经》），南木香（《纲目》）。

根

气味 辛，温，无毒。

主治 邪气，辟毒疫温鬼，强志，主淋露。久服不梦寤魇寐（《本经》）。消毒，杀鬼精物，温疟蛊毒，气劣气不足，肌中偏寒，引药之精（《别录》）。治心腹一切气，膀胱冷痛，呕逆反胃，霍乱泄泻痢疾，健脾消食，安胎（大明）。散滞气，调诸气，和胃气，泄肺气（元素）。行肝经气。煨熟，实大肠（震亨）。治冲脉为病，逆气里急，主脬渗小便秘（好古）。

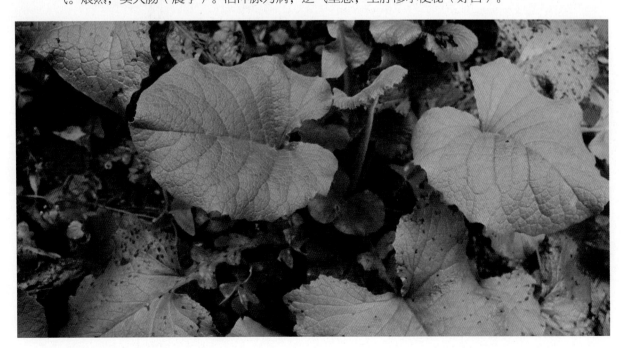

附方 气滞腰痛：青木香、乳香各二钱，酒浸，饭上蒸，均以酒调服（《圣惠方》）。

耳卒聋闭：昆仑真青木香一两切，以苦酒浸一夜，入胡麻油一合，微火煎，三上三下，以绵滤去滓，日滴三、四次，以愈为度（《外台秘要》）。

耳内作痛：木香末，以葱黄染鹅脂，蘸末深纳入耳中（《圣济总录》）。

小儿天行壮热头痛：木香六分，白檀香三分，为末，清水和服。仍温水调涂囟顶上取瘥（《圣惠方》）。

天行发斑赤黑色：青木香一两，水二升，煮一升服（《外台秘要》）。

腋臭阴湿，凡腋下，阴下湿臭，或作疮：青木香以好醋浸，夹于腋下、阴下。为末敷之（《外台秘要》）。

牙齿疼痛：青木香末，入麝香少许，揩牙，盐汤漱之（《圣济录》）。

实用指南

单方验方

肝炎：木香适量。研细末，每日9～18克，分3～4次服用。

痢疾腹痛：木香6克，黄连12克。水煎服。

预防脚气冲心症：木香、干姜、陈酒各4克，李子2克。加水400毫升，煎至200毫升，此煮汁为1日量，分3次饮用。

糖尿病血瘀证：木香10克，当归、川芎各15克，葛根、丹参、黄芪、益母草、山药各30克，赤芍、苍术各12克。水煎服。

便秘：广木香、番泻叶、厚朴各10克。用开水冲泡，当茶频饮。

食疗药膳

香砂藕粉

原料：木香2克，砂仁3克，藕粉30克，糖适量。

制法：先将砂仁、木香研粉，和藕粉用温水调糊，再用滚开水冲熟，入糖调匀即可。

用法：做早餐食用。

功效：理气开胃，和中止呕。

适用：食气相结或气郁所致之呕吐。

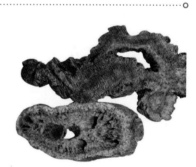

木香酒

原料：木香25克，巴戟天、莲子、附子、小茴香各52克，蛇床子2克，白酒2500毫升。

制法：将上药研碎，装入纱布袋，放入酒坛，倒入白酒，密封坛口，浸泡15日即成。

用法：每日2次，每次15～30毫升。

功效：补肾壮阳。

适用：元阳虚衰之阳痿不举、早泄遗精、宫冷不孕、小腹冷痛、小便频数不禁等。

山柰

《纲目》

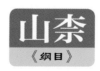

释名 山辣（《纲目》），三柰。

根

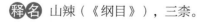

气味 辛，温，无毒。

主治 暖中，辟瘴疠恶气，治心腹冷气痛，寒湿霍乱，风虫牙痛。入合诸香用（时珍）。

附方 风虫牙痛：用山柰为末，铺纸上卷作筒，烧灯吹灭，趁热和药吹入鼻内，痛即止（《仁存方》）。用肥皂一个去瓤，入山柰、甘松各三分，花椒、盐不拘多少，填满，面包煅红，取研，日用擦牙漱去（《摄生方》）。

面上雀斑：三柰子、鹰粪、密陀僧、蓖麻子等分，研匀，以乳汁调之，夜涂旦洗去。

醒头去屑：三柰、甘松香、零陵香一钱，樟脑二分，滑石半两，为末，夜擦旦篦去（《水云录》）。

心腹冷痛：三柰、丁香、当归、甘草等分，为末，醋糊丸梧子大。每服三十丸，酒下（《集简方》）。

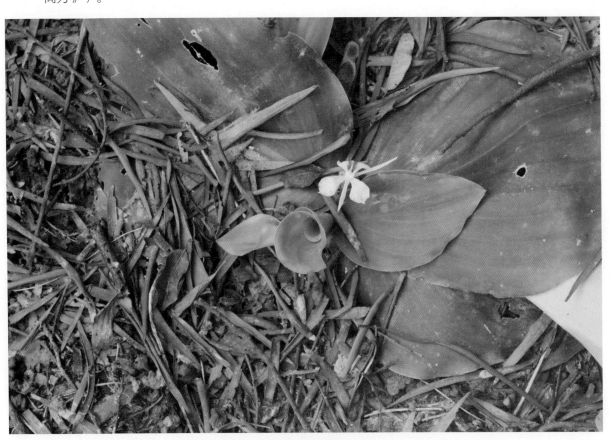

实用指南

单方验方 ···

心腹冷痛：山柰、当归、丁香、甘草各等份。研细末，醋糊丸如梧桐子大，每服30丸，酒下。

风火牙痛：肥皂荚1个（去瓤），内入山柰、甘松各0.9克，花椒、盐不拘多少，以塞满为度。用面包裹，炼红，研末，每日擦牙。

雀斑：山柰、白附子、僵蚕、白芷、硼砂各10克，冰片2克。研成极细粉，每晚睡前用水或牛乳调匀，搽面部。

食疗药膳 ···

山柰炒鸡

原料：山柰数块，土鸡半只，黄酒、蚝油适量。

制法：将鸡斩成小块，盐和料酒腌制。将山柰拍碎或切小块。锅油热，放入山柰爆炒。把鸡块倒进去，大火炒2～3分钟。稍焖，加调料起锅。

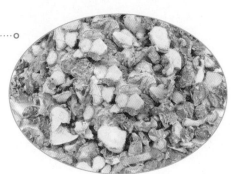

用法：佐餐食用。

功效：提高免疫力，预防流行性感冒。

适用：免疫力低下。

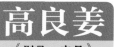

高良姜
《别录·中品》

释名 蛮姜（《纲目》），子名红豆蔻。

根

气味 辛，大温，无毒。

主治 暴冷，胃中冷逆，霍乱腹痛（《别录》）。下气益声，好颜色。煮饮服之，止痢（藏器）。治风破气，腹内久冷气痛，去风冷痹弱（甄权）。转筋泻痢，反胃，解酒毒，消宿食（大明）。含块咽津，治忽然恶心，呕清水，逡巡即瘥。若口臭者，同草豆蔻为末，煎饮（苏颂）。健脾胃，宽噎膈，破冷癖，除瘴疟（时珍）。

附方 霍乱吐利：火炙高良姜令焦香，每用五两，以酒一升，煮三四沸，顿服。亦治腹痛中恶（《外台秘要》）。

霍乱腹痛：高良姜一两锉，以水三大盏，煎二盏半，去滓，入粳米一合，煮粥食之，便止（《圣惠方》）。

霍乱呕甚不止：用高良姜生锉二钱，大枣一枚，水煎冷服，立定。名冰壶汤（《普济方》）。

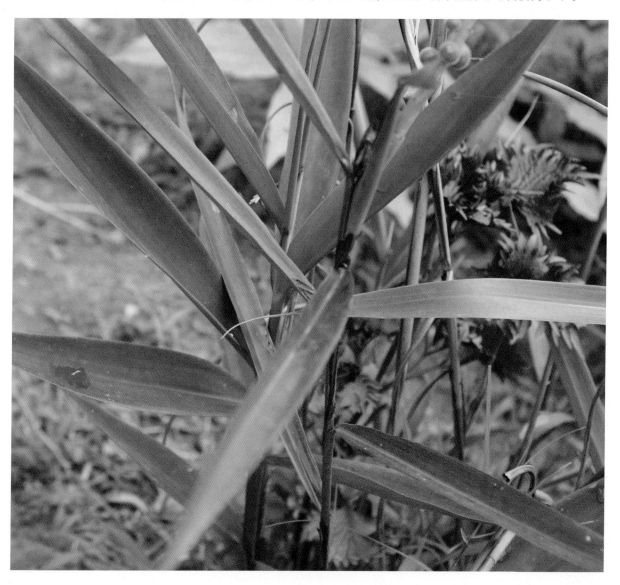

单方验方

脾寒疟疾：高良姜、干姜各等量。研末，每次6克，水冲服。

急性风湿性关节炎：高良姜、牛膝、甘草、防风各15克。以文火炒（勿炒焦）后研成细粉末，分2次温水送服，3日后再服1次。

慢性胃炎：高良姜、制香附各6～10克，丹参、百合各30克，乌药9～12克，檀香6克，砂仁3克。用上药浓煎取汁250克，每日1剂，分3次内服。连续服药2周。

咳嗽、失音、气喘、咽喉炎：高良姜适量。研细，与蜂蜜同服。

胃寒呕吐：高良姜、半夏、生姜各等量。水煎服。

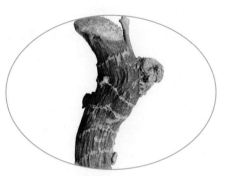

食疗药膳

良姜陈皮粥

原料：高良姜、陈皮各10克，粳米60克。

制法：将高良姜切片，与陈皮、粳米一起熬粥。

用法：温热食用。

功效：温中止痛，行气健脾，燥湿化痰。

适用：脘腹冷痛、呕吐、泄泻、胀满以及痰湿壅滞的咳嗽痰多等。

高良姜羊肉汤

原料：高良姜、赤芍、桂心、当归各5克，羊肉500克，盐、葱、姜、椒各适量。

制法：以上除羊肉外，捣碎包，以水1500毫升，煮取300毫升，去滓即可食用。

用法：不计时候，吃肉喝汤。

功效：温肾散寒止痛。

适用：寒疝、心腹痛及胁肋里急、不下饮食等。

豆蔻

《别录·上品》

释名 草豆蔻（《开宝》），漏蔻（《异物志》），草果（郑樵《通志》）。

仁

气味 辛，温，涩，无毒。

主治 温中，心腹痛，呕吐，去口臭气（《别录》）。下气，止霍乱，一切冷气，消酒毒（《开宝》）。调中补胃，健脾消食，去客寒，心与胃痛（李杲）。治瘴疠寒疟，伤暑吐下泄痢，噎膈反胃，痞满吐酸，痰饮积聚，妇人恶阻带下，除寒燥湿，开郁破气，杀鱼肉毒。制丹砂（时珍）。

附方 心腹胀满（短气）：用草豆蔻一两，去皮为末，以木瓜生姜汤，调服半钱（《千金方》）。

胃弱呕逆（不食）：用草豆蔻仁二枚，高良姜半两，水一盏，煮取汁，入生姜汁半合，和白面作拨刀，以羊肉臛汁煮熟，空心食之（《普济方》）。

霍乱烦渴：草豆蔻、黄连各一钱半，乌豆五十粒，生姜三片，水煎服之（《圣济总录》）。

气虚瘴疟（热少寒多，或单寒不热，或虚热不寒）：用草果仁、熟附子等分，水一盏，姜七片，枣一枚，煎半盏服。名果附汤（《济生方》）。

赤白带下：连皮草果一枚，乳香一小块，面裹煨焦黄，同面研细。每米饮服二钱，日二服（《卫生易简方》）。

香口辟臭：豆蔻、细辛为末，含之（《肘后方》）。

脾痛胀满：草果仁二个，酒煎服之（《直指方》）。

花

气味 辛，热，无毒。

主治 下气，止呕逆，除霍乱，调中补胃气，消酒毒（大明）。

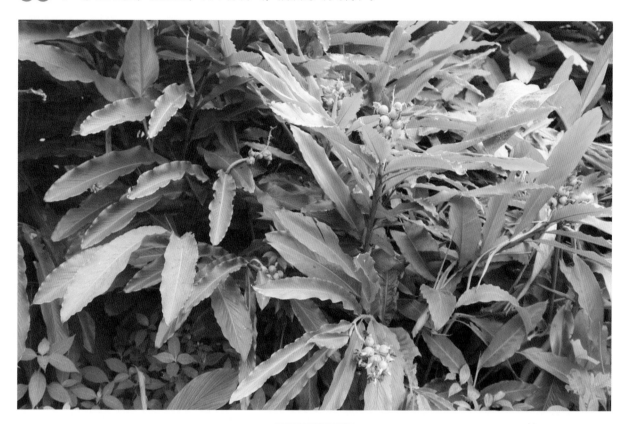

实用指南

单方验方

心腹胀满：草豆蔻50克。去皮为末，以木瓜生姜汤，调服半钱。

剥脱性唇炎：草豆蔻、茯苓、白术、天花粉、山药、白扁豆、芡实、黄柏等各适量。水煎服，每日1次，10日为1个疗程。

慢性胃炎：草豆蔻炒黄研末。每次3克，每日3次，10日为1个疗程。

胆汁反流性胃炎：草豆蔻、延胡索、炒柴胡、制半夏、郁金、枳壳、川楝子各10克，蒲公英20克，生大黄、生甘草各3克。水煎取药汁，每日1剂，分2次服。

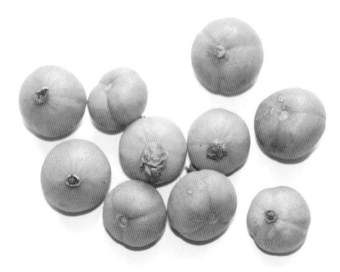

白豆蔻

宋·《开宝》

释名 多骨。

仁

气味 辛，大温，无毒。

主治 积冷气，止吐逆反胃，消谷下气（《开宝》）。散肺中滞气，宽膈进食，去白睛翳膜（李杲）。补肺气，益脾胃，理元气，收脱气（好古）。治噎膈，除疟疾寒热，解酒毒（时珍）。

附方 胃冷恶心（凡食即欲吐）：用白豆蔻子三枚，捣细，好酒一盏，温服，并饮数服佳（张文仲《备急方》）。

小儿吐乳（胃寒者）：白豆蔻仁十四个，缩砂仁十四个，生甘草二钱，炙甘草二钱。为末，常掺入儿口中（危氏《得效方》）。

脾虚反胃：白豆蔻、缩砂仁各二两，丁香一两，陈廪米一升，黄土炒焦，去土研细，姜汁和丸梧子大。每服百丸，姜汤下。名太仓丸（《济生方》）。

产后呃逆：白豆蔻、丁香各半两，研细，桃仁汤服一钱，少顷再服（《乾坤生意》）。

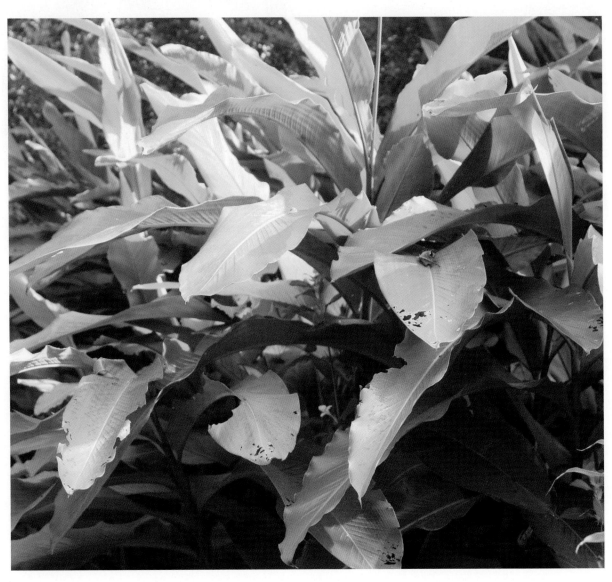

单方验方

小儿胃寒，吐乳不食：白豆蔻、砂仁、甘草各等量。研细末，每日1剂，水冲服。

湿邪侵注、足痿：白豆蔻、苦杏仁各15克，木通、半夏、厚朴各10克，薏苡仁30克，滑石20克。水煎服，每日1剂。

慢性胃炎之胃寒胀痛：白豆蔻、荜澄茄各等份。研末，每服1.5～3克，水冲服。

慢性胃炎之恶心吐酸：白豆蔻、诃子、藿香各6克。共研末，每服3克，姜汤送下。

食疗药膳

白豆蔻粥

原料：白豆蔻3克，生姜3片，大米50克。

制法：将白豆蔻、生姜择净，放入锅中，加清水适量，浸泡5～10分钟后，水煎取汁，加大米煮为稀粥，或将豆蔻、生姜研细，待粥熟时调入粥中，再煮一二沸即成。

用法：每日1剂，连续5～7日。

功效：温中散寒，健脾止泻。

适用：湿阻中焦、脘腹疼痛、纳食不香、肠鸣泻泄、恶心欲呕、肢体重困等。

豆蔻馒头

原料：白豆蔻15克，酵面50克，面粉1000克。

制法：将白豆蔻研为细末，待面粉发酵后，与碱粉（或苏打粉）一起加入，制作馒头。

用法：每食适量。

功效：行气，化湿，健胃。

适用：气滞腹胀、食欲不振，或胃脘冷痛、恶心呕吐、舌苔白腻等。

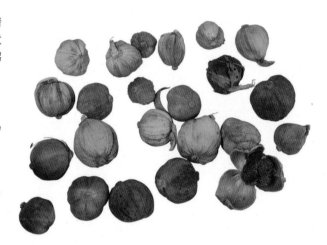

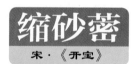

缩砂蔤
宋·《开宝》

释名 时珍曰：名义未详。藕下白蒻多蔤，取其密藏之意。此物实在根下，仁藏壳内，抑或此意欤。

仁

气味 辛，温，涩，无毒。

主治 虚劳冷泻，宿食不消，赤白泄痢，腹中虚痛下气（《开宝》）。主冷气腹痛，止休息气痢劳损，消化水谷，温暖肝肾（甄权）。补肺醒脾，养胃益肾，理元气，通滞气，散寒饮胀痞，噎膈呕吐，止女子崩中，除咽喉口齿浮热，化铜铁骨鲠（时珍）。

附方 大便泻血（三代相传者）：缩砂仁为末，米饮热服二钱，以愈为度（《十便良方》）。

遍身肿满（阴亦肿者）：用缩砂仁、土狗一个，等分，研末，和老酒服之（《直指方》）。

痰气膈胀：砂仁捣碎，以萝卜汁浸透，焙干为末。每服一二钱，食远沸汤服（《简便方》）。

上气咳逆：砂仁洗净炒研，生姜连皮，等分，捣烂，热酒食远泡服（《简便方》）。

妇人血崩：新缩砂仁，新瓦焙研末，米饮服三钱（《妇人良方》）。

牙齿疼痛：缩砂常嚼之良（《直指方》）。

口吻生疮：缩砂壳煅研，擦之即愈。此蔡医博秘方也（黎居士《简易方》）。

精编本草纲目中草药

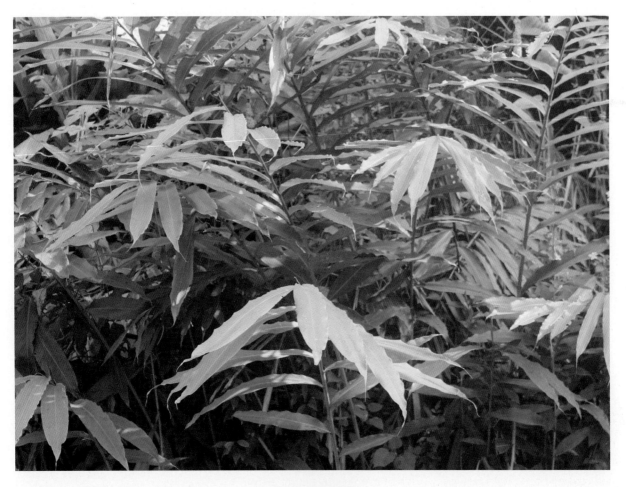

实用指南

单方验方

浮肿：缩砂蔤（现规范名为"砂仁"）、蝼蛄各等份。焙干研细末，每次3克，以温黄酒和水各半送服，每日2次。

牙齿疼痛：砂仁适量。常嚼良。

胎动不安：砂仁5克，紫苏梗9克，莲子60克。先将莲子以净水浸泡半日，再入锅中加水煮炖至九成熟时加入紫苏梗、砂仁，用小火煮至莲子熟透即可。吃莲子喝汤。逐日1剂，连用5～7日。

气滞血瘀：砂仁10克，益母草、米醋各15克，红砂糖30克。将益母草、砂仁共煎往渣取汁再加入米醋、红糖炖至成羹。每日2次，连用3～5日。

食疗药膳

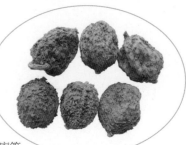

砂仁粥

原料：砂仁细末3～5克，粳米100克。

制法：先将粳米煮粥，待粥煮成后调入砂仁末，再煮一二沸即可。

用法：早餐食用。

功能：暖脾胃，助消化，调中气。

适用：消化不良、脘腹肿满、食欲不振、气逆呕吐、脾胃虚寒性腹痛泻痢等。

砂仁肚条

原料：砂仁10克，猪肚1000克，胡椒末、花椒、葱白、生姜适量。

制法：将砂仁洗净后入锅煮八成熟后捞出沥干水分，猪肚洗净入锅煮熟后出锅切丝，再将二者入锅同炒五分钟，入调料拌匀即可。

用法：佐餐食用。

功效：温中化湿，行气止痛。

适用：脘腹冷痛、胀闷不舒、不思饮食、呕吐泄泻等。

益智子

宋·《开宝》

仁

气味 辛，温，无毒。

主治 遗精虚漏，小便余沥，益气安神，补不足，利三焦，调诸气。夜多小便者，治二十四枚碎，入盐同煎服，有奇验（藏器）。治客寒犯胃，和中益气，及人多唾（李杲）。益脾胃，理元气，补肾虚滑沥（好古）。冷气腹痛，及心气不足，梦泄赤浊，热伤心系，吐血血崩诸证（时珍）。

附方 小便频数（脬气不足也）：雷州益智子盐炒，去盐，天台乌药等分，为末，酒煮山药粉为糊，丸如梧子大，每服七十丸，空心盐汤下。名缩泉丸（朱氏《集验方》）。

腹胀忽泻（日夜不止，诸药不效，此气脱也）：用益智子仁二两，浓煎饮之，立愈（危氏《得效方》）。

妇人崩中：益智子炒、碾细，米饮入盐，服一钱（《产宝》）。

香口辟臭：益智子仁一两，甘草二钱，碾粉舐之（《经验良方》）。

漏胎下血：益智仁半两，缩砂仁一两，为末。每服三钱，空心白汤下，日二服（胡氏《济阴方》）。

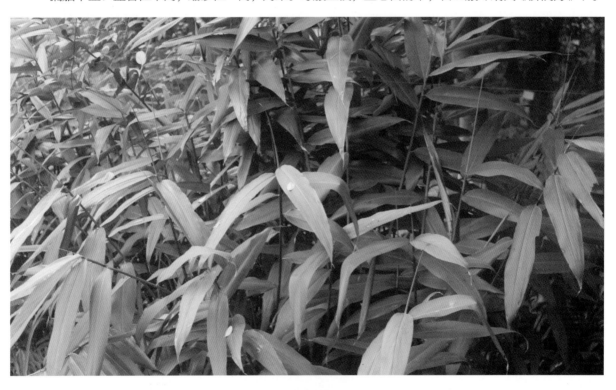

实用指南

单方验方

遗尿：益智仁、桑螵蛸各30克。水煎服，每日1剂。

小儿遗尿：益智仁9克。醋炒研细末，分3次开水冲服，连服6～7日。

中风后老年性痴呆：益智仁、石菖蒲、郁金、川芎、骨碎补、补骨脂、天竺黄各10克，何首乌20克，枸杞子、丹参各30克，陈醋15克（冲服）。水煎服，每日1剂。

下焦虚寒、肾气不固所致的功能失调性子宫出血：益智仁、沙苑子各20克，焦艾叶30克。用前2味烘干，共研细末。另将艾叶煎取浓汁，熬调药末成膏状。敷于脐部，然后用消毒纱布覆盖，再用胶布固定。

精编本草纲目中草药

食疗药膳

益智仁粥

原料：益智仁5克，糯米或粳米50克。

制法：先将益智仁焙干，研为细末，过100目筛备用；将糯米洗净，放入沙罐，加水如常法煮至粥熟。下益智仁末，搅匀，加盐少许，稍煮片刻即可。

用法：每日1剂，于空腹时顿服。

功效：补肾益肾，暖脾温中，固精缩尿，止泻摄涎。

适用：肾虚脾寒，下关失约之腰腹冷痛、神疲倦怠、食欲不振、泄泻遗精、阳痿早泄等。

益智仁炖肉

原料：益智仁10克，牛肉（或猪肉）30克。

制法：将益智仁、牛肉（或猪肉）炖煮至肉熟烂，加调料即成。

用法：每食适量。

功效：健脾益胃，补肾健脑。

适用：儿童食欲不振、发育迟缓等。

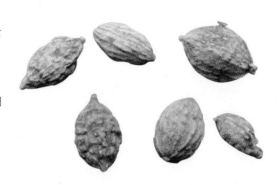

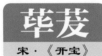

荜茇

宋·《开宝》

释名 荜拨。

气味 辛，大温，无毒。

主治 温中下气，补腰脚，杀腥气，消食，除胃冷，阴疝癖（藏器）。霍乱冷气，心痛血气（大明）。水泻虚痢，呕逆醋心，产后泄痢，与阿魏和合良。得诃子、人参、桂心、干姜，治脏腑虚冷肠鸣，神效（李珣）。治头痛、鼻渊、牙痛（时珍）。

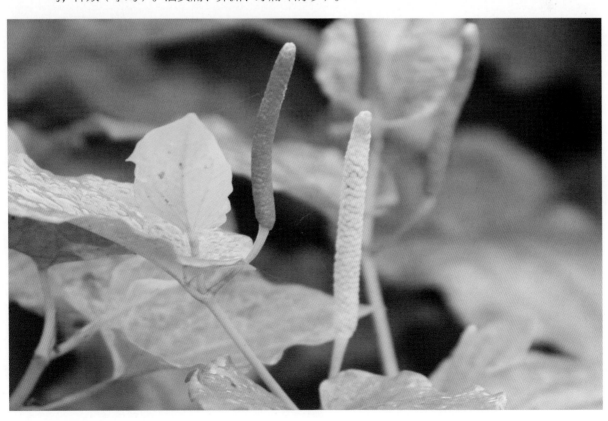

附方 胃冷口酸（流清水，心下连脐痛）：用荜茇半两，厚朴姜汁浸炙一两，为末，入热鲫鱼肉，研和丸绿豆大。每米饮下二十丸，立效（余居士《选奇方》）。

癥气成块，在腹不散：用荜茇一两，大黄一两，并生为末，入麝香少许，炼蜜丸梧子大，每冷酒服三十丸（《永类钤方》）。

妇人血气（作痛，及下血无时，月水不调）：用荜茇盐炒，蒲黄炒，等分为末，炼蜜丸梧子大。每空心温酒服三十丸，两服即止。名二神丸（陈氏方）。

偏头风痛：荜茇为末，令患者口含温水，随左右痛，以左右鼻吸一字，有效（《经验良方》）。

鼻流清涕：荜茇末吹之，有效（《卫生易简方》）。

实用指南

单方验方

龋齿疼痛：荜茇、胡椒各适量。研细末，填塞龋齿孔中。

痢疾：荜茇9克，牛奶500毫升。同煎至250毫升，去荜茇，服牛奶，空腹顿服。

牙痛：荜茇5克，高良姜3克，花椒25克，生川乌、草乌各0.5克，洋金花0.2克。上药置瓶中，加入75%乙醇100毫升，浸泡一周后加入樟脑2克，密封备用。用时可将干棉球蘸取药液适量，抹齿周围，并咬住棉球，吐出口中唾液。

牙痛：荜茇10克，细辛6克。每日1剂，水煎漱口，每日3～5次，不宜内服。

乳腺炎：荜茇、樟脑、白芷各适量。研末混合，放于阳和膏中，外贴患处。

头痛、鼻渊、流清涕：荜茇适量。研细末吹鼻。

食疗药膳

荜茇粥

原料：荜茇、桂心、胡椒各1克为末，粳米50克。

制法：如常法煮米做粥，将熟时入荜茇、胡椒、桂心末等调匀，可入盐少许。

用法：宜晨起空腹食用。

功效：温胃散寒，下气止痛。

适用：脾胃虚弱、胃脘疼痛、胀满、呕吐稀涎、肠鸣泄泻等。

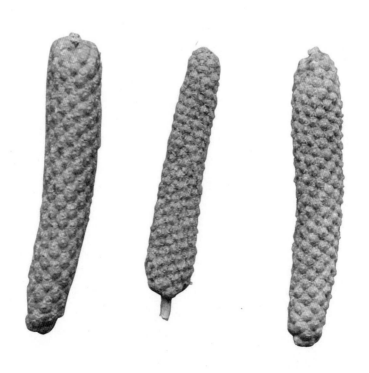

肉豆蔻

宋·《开宝》

释名 肉果（《纲目》），迦拘勒。

实

气味 辛，温，无毒。

主治 温中，消食止泄，治积冷心腹胀痛，霍乱中恶，鬼气冷痃，呕沫冷气，小儿乳霍（《开宝》）。调中下气，开胃，解酒毒，消皮外络下气（大明）。治宿食痰饮，止小儿吐逆，不下乳，腹痛（甄权）。主心腹虫痛，脾胃虚冷，气并冷热，虚泄赤白痢，研末粥饮服之（李珣）。暖脾胃，固大肠（时珍）。

附方 暖胃除痰（进食消食）：肉豆蔻二个，半夏姜汁炒五钱，木香二钱半，为末，蒸饼丸芥子大，每食后津液下五丸、十丸（《普济方》）。

霍乱吐利：肉豆蔻为末，姜汤服一钱（《普济方》）。

老人虚泻：肉豆蔻三钱，面裹煨熟，去面研，乳香一两，为末，陈米粉糊丸梧子大。每服五、七十丸，米饮下。此乃常州侯教授所传方（《瑞竹堂方》）。

小儿泄泻：肉豆蔻五钱，乳香二钱半，生姜五片，同炒黑色，去姜，研为膏收，旋丸绿豆大。每量大小，米饮下（《全幼心鉴》）。

冷痢腹痛，不能食者：肉豆蔻一两去皮，醋和面裹煨，捣末。每服一钱，粥饮调下（《圣惠方》）。

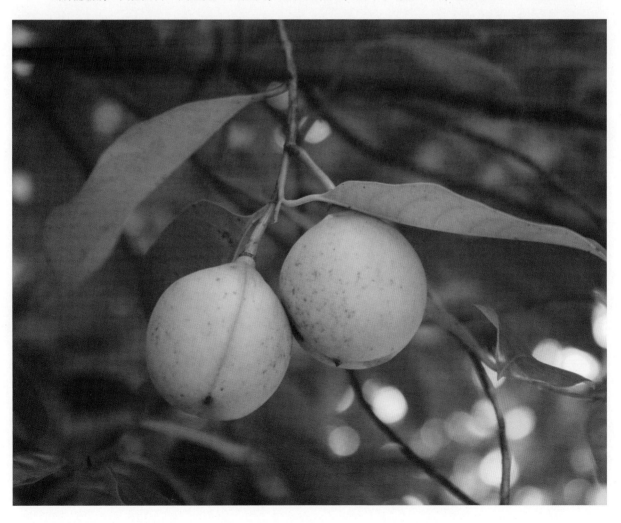

单方验方

结肠炎：煨肉豆蔻、炒五味子各60克，煨广木香、诃子、炒吴茱萸各12克。共研细末，每服6克，每日2次。

慢性腹泻：煨肉豆蔻、炒五味子各60克，炒吴茱萸15克，煨木香、诃子各12克。共研末，每次6克，每日2次，开水调服。

胸闷疼痛、心神不安、心跳气短、失眠健忘：肉豆蔻、沉香、木香、丁香、枫香脂、牛心粉各1克，广枣（南酸枣）5克。共研细粉，1剂量分3次，每次3克，开水送服。

脾肾虚寒、五更泄泻：肉豆蔻、五味子各6克，吴茱萸3克，补骨脂10克。水煎服。

食疗药膳

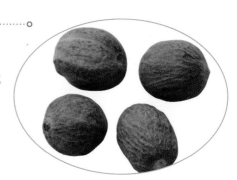

豆蔻粥

原料：肉豆蔻1枚，粳米100克。

制法：先将肉豆蔻研末，粳米如常法作稀粥，粥熟后入肉豆蔻末，搅匀即可。

用法：温热顿服。

功效：温中健脾。

适用：伤寒后脾胃虚冷、呕逆不下食等。

肉豆蔻莲子粥

原料：肉豆蔻5克，莲子60克，米、盐各少许。

制法：莲子用开水烫过，备用。米洗净后加水、肉豆蔻、莲子一同用小火煮，煮至粥状，加盐，即可。

用法：早餐食用。

功效：温中健胃，行气止痛。

适用：食欲不振、脾胃虚寒、胃寒呕吐、虚寒性胃痛等。

精编本草纲目中草药

补骨脂

宋·《开宝》

释名 破故纸（《开宝》），婆固脂（《药性论》），胡韭子（《日华》）。

子

气味 辛，大温，无毒。

主治 五劳七伤，风虚冷，骨髓伤败，肾冷精流，及妇人血气堕胎（《开宝》）。男子腰疼，膝冷囊湿，逐诸冷痹顽，止小便，腹中冷（甄权）。兴阳事，明耳目（大明）。治肾泄，通命门，暖丹田，敛精神（时珍）。

附方 妊娠腰痛：通气散，用破故纸二两，炒香为末。先嚼胡桃肉半个，空心温酒调下二钱。此药神妙（《妇人良方》）。

精气不固：破故纸、青盐各等分，同炒为末。每服二钱，米饮下（《三因方》）。

小便无度（肾气虚寒）：破故纸十两酒蒸，茴香十两盐炒，为末，酒糊丸梧子大。每服百丸，盐酒下。或以末掺猪肾煨食之（《普济方》）。

小儿遗尿（膀胱冷也。夜属阴，故小便不禁）：破故纸炒为末，每夜热汤服五分（《婴童百问》）。

打坠腰痛（瘀血凝滞）：破故纸炒、茴香炒、辣桂等分，为末，每热酒服二钱。故纸主腰痛行血（《直指方》）。

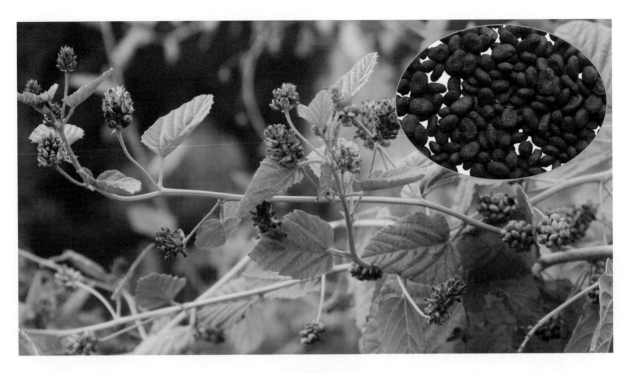

实用指南

单方验方

肾虚遗精：补骨脂、大青盐各等份。研末，每服6克，每日2次。

五更（黎明）泄泻：补骨脂12克，五味子、肉豆蔻各10克，吴茱萸、生姜各5克，大枣5枚。水煎服，每日1剂。

阳痿：补骨脂50克，杜仲、核桃仁各30克。共研细末，每服9克，每日2次。

关节炎：补骨脂、路路通、白术、狗脊各15克，制附片12克，桑寄生、党参、穿山龙、车前子各20克，甘草10克。水煎服，每日1剂，每日2次。

胎动不安：补骨脂70克，猪肚5个。两者共同煮熟，食肉喝汤，用量酌定，每月2剂。

子宫出血：补骨脂、赤石脂（先煎）各10克。每日1剂，水煎服，分2次服。

肾气不固型遗精阳痿：补骨脂、核桃仁各10克。共捣为泥、炖服，每日1次。

青少年白发：补骨脂、旱莲草、仙茅、桑椹、枸杞子、覆盆子、菟丝子各10克，熟地黄30克，莲须5克。每日1剂，每剂加水煎3次，每次加蜂蜜适量，餐前温服。

食疗药膳

补骨脂白果煮猪腰

原料：补骨脂10克，白果20克，猪腰子2个，鸡精、料酒、姜、葱、盐各适量。

制法：将白果去壳，浸泡软，去心；补骨脂洗净，去杂质；猪腰子一切两半，除去白色臊腺，切成腰花；姜切片，葱切段。将白果仁、补骨脂、猪腰子、姜、葱、料酒同放炖锅内，加入清水，置大火烧沸，再用小火煮50分钟，加入盐、鸡精即成。

用法：每日1次，每次吃猪腰1个。

功效：敛肺补肾，纳气平喘。

适用：喘促日久、动则喘甚、气不得续、汗出肢冷、面浮肢肿等。

菟丝补骨瘦肉汤

原料：补骨脂10克，猪瘦肉60克，菟丝子15克，大枣4个。

制法：补骨脂、菟丝子、大枣（去核）洗净；猪瘦肉洗净、切件。把全部用料放入锅内，加清水适量，大火煮沸后，小火煲1小时，调味供用。

用法：佐餐食用。

功效：补肾延寿，美发养颜。

适用：早衰发白属肾阳虚者，症见未老先衰、须发花白、形态虚弱、头晕耳鸣、腰膝酸软、小便频数，或小便余沥、遗精早泄、皮肤色斑等。

郁金

《唐本草》

释名 马蒁。

根

气味 辛、苦，寒，无毒。

主治 血积下气，生肌止血，破恶血，血淋尿血，金疮（《唐本》）。单用，治女人宿血气心痛，冷气结聚，温醋摩敷之。亦治马胀（甄权）。凉心（元素）。治阳毒入胃，下血频痛（李杲）。治血气心腹痛，产后败血冲心欲死，失心癫狂，蛊毒（时珍）。

附方 产后心痛（血气上冲欲死）：郁金烧存性，为末二钱，米醋一呷，调灌即苏（《袖珍方》）。

自汗不止：郁金末，卧时调涂于乳上（《集简方》）。

风痰壅滞：郁金一分，藜芦十分，为末。每服一字，温浆水调下。仍以浆水一盏漱口，以食压之（《经验方》）。

痔疮肿痛：郁金末，水调涂之，即消（《医方摘要》）。

耳内作痛：郁金末一钱，水调，倾入耳内，急倾出之（《圣济总录》）。

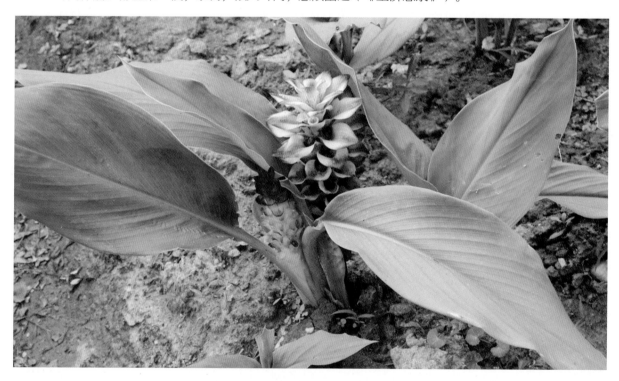

实用指南

单方验方 ·····························○

胆结石：郁金12克，柴胡9克，白芍、太子参各15克，金钱草30克，五灵脂、蒲黄各6克，甘草3克。水煎服，每日1剂，每日2次。

内伤头痛、头风：郁金1粒，苦葫芦45克。共为细末，以白绢包裹，置清水内浸泡，取浸出液滴鼻。

自汗：郁金30克，五倍子9克。共研细末，每次10～15克，用蜂蜜调成药饼两块（以不流动为度），贴两乳头上，覆盖纱布，胶布固定。每日换1次。

胆结石与胆囊炎、胆管炎：郁金、姜黄各20克，茵陈蒿40克。水煎服。

心绞痛：郁金、石菖蒲各6克，柏子仁10克，黄精、制何首乌各15克，延胡索3克。水煎服。

食疗药膳

郁金香附茶

原料：郁金10克，香附30克，甘草15克。

制法：将三味药放入砂锅内，加水1000毫升，煎沸20分钟，取汁代茶饮。

用法：每日1剂，分2次饮服。连用25～35日。

功效：行气解郁。

适用：虚寒性胃痛。

田七郁金蒸乌鸡

原料：郁金9克，三七6克，乌鸡1只（500克），绍酒10克，葱、姜、盐、大蒜各适量。

制法：把三七切成小颗粒（绿豆大小）；郁金洗净，润透，切片；乌鸡宰杀后，去毛、内脏及爪；大蒜去皮，切片；姜切片，葱切段。乌鸡放入蒸盆内，加入姜、葱、大蒜，在鸡身上抹匀绍酒、盐，把三七、郁金放入鸡腹内，注入清水300毫升。把蒸盆置蒸笼内，用大火大汽蒸50分钟即成。

用法：每日1次，每次吃鸡肉50克，佐餐食用。

功效：补气血，祛瘀血。

适用：肝硬化腹水患者。

莎草/香附子

《别录·中品》

释名 雀头香（《唐本》），草附子（《图经》），水莎（《图经》），侯莎（《尔雅》）。

根

气味 甘，微寒，无毒。

主治 除胸中热，充皮毛，久服令人益气，长须眉（《别录》）。治心腹中客热，膀胱间连胁下气妨，常日忧愁不乐，心忪少气（苏颂）。治一切气，霍乱吐泻腹痛，肾气膀胱冷气（李杲）。散时气寒疫，利三焦，解六郁，消饮食积聚，痰饮痞满，肤肿腹胀，脚气，止心腹肢体头目齿耳诸痛，痈疽疮疡，吐血下血尿血，妇人崩漏带下，月候不调，胎前产后百病（时珍）。

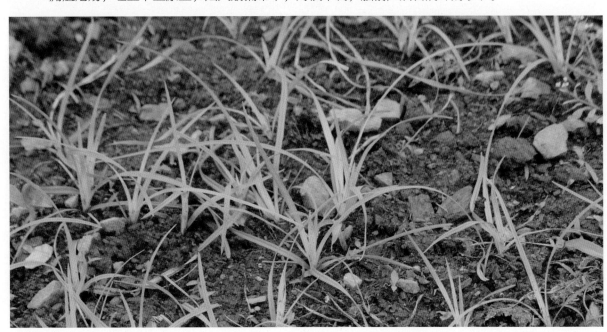

主治 丈夫心肺中虚风及客热，膀胱连胁下时有气妨，皮肤瘙痒瘾疹，饮食不多，日渐瘦损，常有忧愁心忪少气等证。并收苗花二十余斤锉细，以水二石五斗，煮一石五斗，斛中浸浴，令汗出五六度，其瘙痒即止。四时常用，瘾疹风永除（《天宝单方图》）。煎饮散气郁，利胸膈，降痰热（时珍）。

附方 一切气疾（心腹胀满，噎塞，噫气吞酸，痰逆呕恶，及宿酒不解）：香附子一斤，缩砂仁八两，甘草（炙）四两，为末，每白汤入盐点服。为粗末煎服亦可。名快气汤（《和剂局方》）。

调中快气（心腹刺痛）：小乌沉汤，香附子擦去毛焙二十两，乌药十两，甘草（炒）一两，为末，每服二钱，盐汤随时点服（《和剂局方》）。

元脏腹冷（及开胃）：香附子（炒）为末，每用二钱，姜、盐同煎服（《普济方》）。

老小疝癖（往来疼痛）：香附、南星等分，为末，姜汁糊丸梧子大，每姜汤下二三十丸（《圣惠方》）。

血气刺痛：香附子炒一两，荔枝核烧存性五钱，为末。每服二钱，米饮调下（《妇人良方》）。

赤白带下（及血崩不止）：香附子、赤芍药等分，为末，盐一捻，水二盏，煎一盏，食前温服（《圣惠方》）。

偏正头风：香附子（炒）一斤，乌头（炒）一两，甘草二两，为末，炼蜜丸弹子大。每服一丸，葱茶嚼下（《本事方》）。

女人头痛：香附子末，茶服三钱，日三五服（《经验良方》）。

聤耳出汁：香附末，以绵杖送入。蔡邦度知府常用，有效（《经验良方》）。

实用指南

单方验方

地方性甲状腺肿：香附20克，干姜15克，白芷、夏枯草各30克，贝母、玄参、丹参各60克，紫草120克。共研为极细末，水泛或炼蜜为丸。每服6克，每日2次。

痛经：香附9克，益母草30克。水煎，冲酒服。

妇女痛经：香附、当归、川芎、川楝子各10克。水煎服。

胃痛、腹痛：香附、川楝子、延胡索各等量。研细末，每次4.5克，每日3次，开水送服。

腹痛胀气：香附12克，延胡索、小茴香、川楝子各10克。水煎服。

消化不良：香附3克，石榴皮、乌药各10克。水煎服。

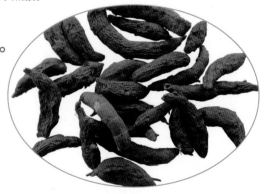

食疗药膳

明目茶

原料：香附、夏枯草各30克，腊茶适量。

制法：先将前2味捣为散备用。

用法：每服5克，腊茶调下，不计时候。

功效：精肝补虚，明目。

适用：肝虚目睛眩疼、冷泪不止、筋脉疼痛及眼羞怕日等。

香附子饼

原料：香附300克，米酒、面粉各适量，菜油少许。

制法：把香附用米酒炒。研成细粉，再加面粉与水适量，做成饼，每个饼重约30克，另锅中放菜油少许，加热，把饼放入烙熟即成。

用法：每日3次，每次吃饼1个，连用10日，于经前用之效佳。

功效：理气调经。

适用：肝气不舒所致月经先后无定期。

茉莉

《纲目》

释名 奈花。

花

气味 辛，热，无毒。

主治 蒸油取液，作面脂头泽，长发润燥香肌，亦入茗汤（时珍）。

根

气味 热，有毒。

主治 以酒磨一寸服，则昏迷一日乃醒，二寸二日，三寸三日。凡跌损骨节脱臼接骨者用此，则不知痛也（汪机）。

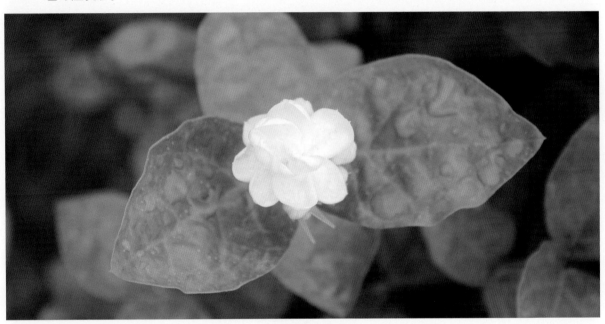

精编本草纲目中草药

实用指南

单方验方

近视：茉莉花10克，枸杞子、银耳各20克。水煎服，每日1剂，连服数日。

失眠：茉莉花适量。将花朵充分干燥后，加水煎熬，然后在熬出的汁液里加少许开水饮用。

目赤肿痛、迎风流泪：茉莉花适量。煎水熏洗；或配金银花9克，菊花6克。煎水服。

龋齿：茉莉根适量。研末，熟鸡蛋黄调匀，塞龋齿内。

失眠：茉莉根1.0～1.5克。磨水服。

痢疾、肝炎：茉莉花5克，绿茶3克，水500毫升。煎沸2分钟后，少量多次饮，肝炎者加蜜糖饮。

食疗药膳

茉莉花茶

原料：茉莉花、石菖蒲各6克，绿茶10克。

制法：上几味研成细末，放入茶杯，冲入开水，加盖闷泡15分钟，代茶饮用。

用法：每日1剂，分数次饮服，连用25～35日。

功效：理气，开郁，辟秽，和中。

适用：慢性胃炎引起的脘腹胀痛。

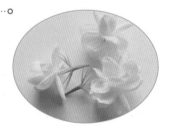

藿香

宋·《嘉祐》

释名 兜娄婆香。

枝叶

气味 辛，微温，无毒。

主治 风水毒肿，去恶气，止霍乱心腹痛（《别录》）。脾胃吐逆为要药（苏颂）。助胃气，开胃口，进饮食（元素）。温中快气，肺虚有寒，上焦壅热，饮酒口臭，煎汤漱（好古）。

附方 暑月吐泻：滑石（炒）二两，藿香二钱半，丁香五分，为末。每服一二钱，淅米泔调服（《禹讲师经验方》）。

胎气不安（气不升降，呕吐酸水）：香附、藿香、甘草二钱，为末。每服二钱，入盐少许，沸汤服之（《圣惠方》）。

香口去臭：藿香洗净，煎汤，时时嚼漱（《摘玄方》）。

冷露疮烂：藿香叶、细茶等分，烧灰，油调涂叶上贴之（《应验方》）。

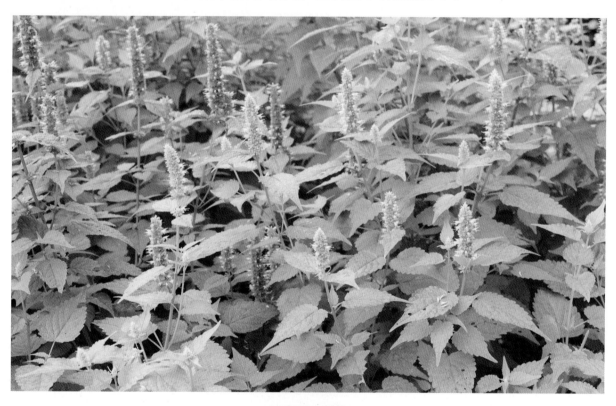

实用指南

单方验方

口臭：藿香适量。洗净，煎汤，时时嚼漱。

冷露疮烂：藿香叶、细茶等份。烧灰，油调涂叶上贴之。

过敏性鼻炎：藿香、辛夷、连翘、苍耳子各10克，升麻6克。将药材浸泡于水中，约30分钟，用大火煮开后代茶饮用，每日1～2次。

流行性乙型脑炎：藿香、佩兰、连翘、金银花、淡竹叶各10克，六一散12克，生石膏30克。水煎服，每日1剂。

流行性感冒：藿香、艾叶、防风、葛根各15克，槟榔3克。水煎服。

寒湿泄泻：藿香、炮姜各10克，车前子20克。水煎服。

藿香茶

原料：鲜藿香叶10克，砂糖适量。

制法：将藿香叶加糖和水煎服。

用法：每日1剂，不拘时代茶饮。

功效：祛暑化湿，疏风解表。

适用：暑湿型感冒。

藿香粥

原料：藿香15克（鲜者30克），粳米30克。

制法：先将藿香煎汤取汁，去渣，待用。粳米煮粥将熟时加入藿香汁，再煮一二沸即可。

用法：早餐食用。

功效：解暑祛湿，开胃止呕。

适用：感受暑热、恶寒发热、头痛胸闷、痞满呕吐、精神不振、食欲不佳等。

藿香荆芥防风粥

原料：藿香、荆芥各5克，防风10克，粳米50克。

制法：将荆芥、防风、藿香共入锅中，水煎去渣取汁，再同粳米煮为稀粥。

用法：每日1剂，连用3~5日为1个疗程。

功效：驱邪解表，和胃止呕。

适用：外邪犯胃引起的呕吐。

泽兰

《本经·中品》

释名 虎兰（《本经》），虎蒲（《别录》），孩儿菊（《纲目》），风药（《纲目》）。

叶

气味 苦，微温，无毒。

主治 产后金疮内塞（《别录》）。产后腹痛，频产血气衰冷，成劳瘦羸，妇人血沥腰痛（甄权）。产前产后百病，通九窍，利关节，养血气，破宿血，消癥瘕，通小肠，长肌肉，消扑损瘀血，治鼻血吐血，头风目痛，妇人劳瘦，丈夫面黄（大明）。

附方 产后水肿，血虚浮肿：泽兰、防己等分，为末。每服二钱，醋汤下（张文仲《备急方》）。

小儿压疮：嚼泽兰心封之良（《子母秘录》）。

疮肿初起：泽兰捣封之良（《集简方》）。

产后阴翻（产后阴户燥热，遂成翻花）：泽兰四两，煎汤熏洗二三次，再入枯矾煎洗之，即安（《集简方》）。

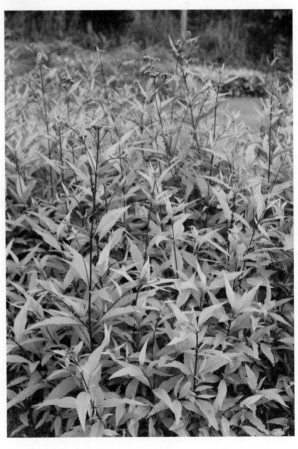

单方验方

痛经：以泽兰、川续断各14克，香附、赤芍、柏子仁各12克，当归、延胡索各10克，牛膝3克，红花2克。水煎服，每日1剂，分2次服。

腹水身肿：泽兰、白术、茯苓、防己、车前子各等量。水煎服，每日1剂。

产后腹痛：泽兰叶30～60克。水煎服，加红糖适量，每日1剂，分2次服。

月经不调、痛经、闭经：泽兰、当归、生地黄、白芍、生姜各10克，甘草5克，大枣6个。水煎服，每日1剂。

食疗药膳

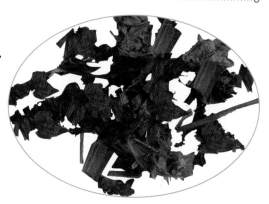

泽泻泽兰茶

原料：泽兰、泽泻各12克，绿茶1克，大枣7枚。

制法：取以上几种同放入茶杯中，以刚烧沸的开水泡沏，盖浸10分钟后服饮。

用法：早、中、晚饭后随意喝，不宜空腹服用此茶。

功效：泄热利水，活血散瘀。

适用：产后发热。

泽兰茶

原料：泽兰叶（干品）10克，绿茶1克。

制法：用刚沸的开水冲泡大半杯，加盖闷5分钟后可饮。

用法：代茶频饮。

功效：活血化瘀，通经利尿，健胃舒气。

适用：月经不调，经行小腹胀痛等。

马兰
《日华》

释名 紫菊。

根、叶

气味 辛，平，无毒。

主治 破宿血，养新血，止鼻衄吐血，合金疮，断血痢，解酒疸及诸菌毒、蛊毒。生捣，涂蛇咬（大明）。主诸疟及腹中急痛，痔疮（时珍）。

附方 打伤出血：竹节草即马兰，同旱莲草、松香、皂子叶即栀子叶，冬用皮，为末，搽入刀口（《摘玄方》）。

喉痹口紧：用地白根即马兰根，或叶捣汁，入米醋少许，滴鼻孔中，或灌喉中，取痰自开（孙一松《试效方》）。

水肿尿涩：马兰菜一虎口，黑豆、小麦各一撮，酒、水各一盏，煎一盏，食前温服以利小水，四五日愈（杨起《简便方》）。

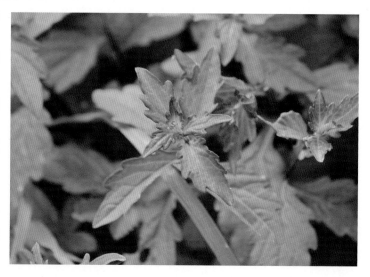

精编本草纲目中草药

单方验方 ·····································○

痔漏：春夏取生马兰，秋冬取干马兰。白水煮食，连汁喝下。

普通感冒：马兰草（路边菊）15克，大风艾10克，葱白2条。水煎服。

麦粒肿：马兰草（路边菊）、千里光、一点红各15克。水煎服。

目赤红肿：马兰草、千里光各15克，木贼10克。水煎服。

小儿急性黄疸型肝炎：马兰草、车前草各10克，茵陈蒿5克。水煎服。

湿热黄疸：马兰草100克。水煎，冲白糖服。

食疗药膳 ·····························○

马兰茶

原料：马兰根20克，大枣10克，绿茶1克。

制法：将马兰根洗净切碎，与大枣、绿茶同煎水。

用法：代茶频饮。

功效：清热利湿，凉血解毒。

适用：湿热带下。

拌马兰头

原料：马兰头500克。

制法：马兰头洗净，入沸水中烫数分钟，取出略挤，切碎，加入香干末糖、盐、味精、麻油拌和食用，其水代茶饮。

用法：每日3次。

功效：清热解毒利湿。

适用：丹毒。

香薷

《别录·中品》

释名　香茸（《食疗》），香菜（《千金》），蜜蜂草（《纲目》）。

气味　辛，微温，无毒。

主治　霍乱腹痛吐下，散水肿（《别录》）。去热风。卒转筋者，煮汁顿服半升，即止。为末水服，止鼻衄（孟诜）。下气，除烦热，疗呕逆冷气（大明）。春月煮饮代茶，可无热病，调中温胃。含汁漱口，去臭气（汪颖）。主脚气寒热（时珍）。

附方　通身水肿：薷术丸，治暴水风水气水，通身皆肿，服至小便利为效（《深师方》）。用香薷叶一斤，水一斗，熬极烂去滓，再熬成膏，加白术末七两，和丸梧子大。每服十丸，米饮下，日五夜一服（《外台秘要》）。

四时伤寒，不正之气：用水香薷为末，热酒调服一二钱，取汗（《卫生易简方》）。

心烦胁痛，连胸欲死者：香薷捣汁一二升服（《肘后方》）。

鼻衄不止：香薷研末，水服一钱（《圣济总录》）。

舌上出血，如钻孔者：香薷煎汁服一升，日三服（《肘后方》）。

口中臭气：香薷一把，煎汁含之（《千金方》）。

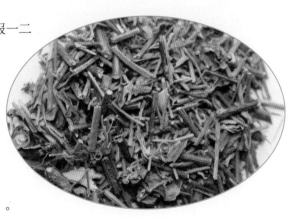

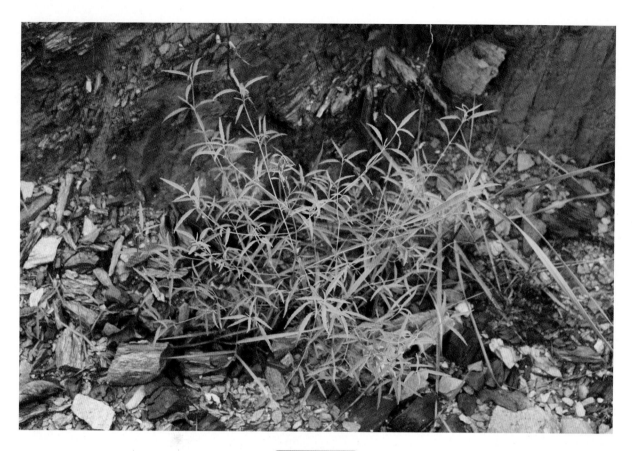

实用指南

单方验方

暑天感冒、发热无汗：香薷、青蒿、金银花各10克，甘草3克。水煎服。

急性胃炎：香薷8克，黄连3克，厚朴6克，白扁豆15克。水煎2次，分上、下午服，每日1剂。

防治流行性感冒：香薷、麻黄、虎杖、生甘草各3克，黄芩、金银花各5克。开水浸泡代茶，随时可饮。

食疗药膳

豌豆香薷粥

原料：香薷90克，豌豆200克，大米50克。

制法：将前2味入砂锅内，加水适量煮沸后，再加大米煮为粥。

用法：分2次食用。

功效：和中下气，利水，解毒。

适用：霍乱吐痢、转筋、心膈烦闷等。

爵床

《本经·中品》

释名 爵麻（吴普），香苏（《别录》），赤眼老母草（《唐本》）。

茎叶

气味 咸，寒，无毒。

主治 腰脊痛，不得着床，俯仰艰难，除热，可作浴汤（《本经》）。疗血胀下气。治杖疮，捣汁涂之立瘥（苏恭）。

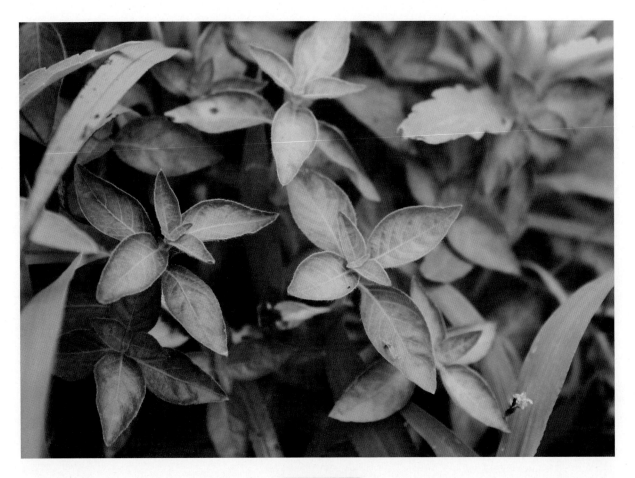

实用指南

单方验方

跌打损伤：鲜爵床草适量。洗净，捣敷患处。

辅助治疗膀胱炎：爵床草60克，仙鹤草、鸭跖草各30克，金丝草45克，车前草、白毛藤各20克。水煎代茶饮。服用后如出现胃胀不适，加四君子汤同煎。

肝硬化腹水：爵床、马鞭草各15克，半边莲30克，玉米须60克。水煎服。

小儿疳积：爵床、小飞扬草、马鞭草各15克。水煎服，红糖为引。

急性黄疸型肝炎：爵床、白英各15克，凤尾草30克。水煎服。

筋骨疼痛：爵床50克。水煎服。

感冒发热、咳嗽、喉痛：爵床25～50克。水煎服。

食疗药膳

爵床炖瘦肉

原料：爵床、醉鱼草根各10克，麻黄叶3克，猪瘦肉150克。

制法：将猪瘦肉洗净，切作小块。把前3药用新纱布袋装好。上料共入砂锅内，加清水适量，大火烧沸，打去浮沫，改用小火炖至肉熟烂即成。

用法：吃肉，加少许盐、味精调味，连服数日。

功效：活血化瘀，消积，补虚。

适用：小儿疳积。

小青草煮豆腐

原料：爵床15克，豆腐90克。

制法：将小青草洗净，与豆腐（打块）加水共煮半小时。

用法：食豆腐喝汤。

功效：清热解毒，利湿，活血补虚。

适用：黄疸、劳疟发热、翳障初起等。

假苏
《本经·中品》

释名 姜芥（《别录》），荆芥（吴普），鼠蓂（《本经》）。

茎穗

气味 辛，温，无毒。

主治 寒热鼠瘘，瘰疬生疮，破结聚气，下瘀血，除湿痹（《本经》）。去邪，除劳渴冷风，出汗，煮汁服之。捣烂醋和，敷丁肿肿毒（藏器）。利五脏，消食下气，醒酒。作菜生熟皆可食，并煎茶饮之。以豉汁煎服，治暴伤寒，能发汗（《日华》）。治妇人血风及疮疥，为要药（苏颂）。产后中风身强直，研末酒服（孟诜）。散风热，清头目，利咽喉，消疮肿，治项强，目中黑花，及生疮阴㿉，吐血衄血，下血血痢，崩中痔漏（时珍）。

附方 产后鼻衄：荆芥焙研末，童子小便服二钱，海上方也（《妇人良方》）。

九窍出血：荆芥煎酒，通口服之（《直指方》）。

吐血不止：用荆芥连根洗，捣汁半盏服。干穗为末亦可（《经验方》）。用荆芥穗为末，生地黄汁调服二钱（《圣惠方》）。

痔漏肿痛：荆芥煮汤，日日洗之（《简易方》）。

一切疮疥：荆芥末，以地黄自然汁熬膏，和丸梧子大。每服三十五丸，茶酒任下（《普济方》）。

缠脚生疮：荆芥烧灰，葱汁调敷，先以甘草汤洗之（《摘玄方》）。

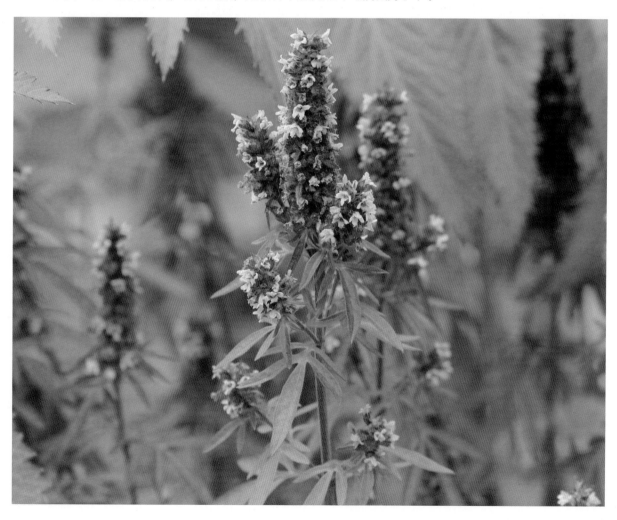

单方验方

头痛：假苏（现规范名为"荆芥"）、钩藤各12克，薄荷6克，防风3克，菊花20克。研成细末，过筛，取适量面粉，水调成药丸，塞入鼻窍；取药末与麻油调匀，敷太阳、印堂、大椎穴。也可将各药加水煎汤。用毛巾蘸药汁贴额头部。

鼻窦炎：荆芥穗240克，苦丁茶75克。碾为细末，水泛为丸，每日2次，每服9克，白开水送下。

风寒型荨麻疹：荆芥、防风各6克，金银花10克，蝉蜕、甘草各3克。水煎服，每日1剂，每日2次。

食疗药膳

荆芥防风粥

原料：荆芥10克，防风12克，薄荷5克，淡豆豉8克，粳米80克，白糖20克。

制法：将荆芥、防风、薄荷、淡豆豉去净灰渣，入砂罐煎沸6～7分钟，取汁去渣。再将粳米淘洗干净，入铝锅加清水煮粥，待粥熟时，倒入药汁，同煮成稀粥，加白糖即成。

用法：每日2次，每次适量，2～3日为1个疗程。

功效：祛风散寒，发汗解表，利咽，退热除烦。

适用：伤风感冒、发热恶寒、头痛、咽痛、心烦等。

荆芥粥

原料：荆芥、淡豆豉各6～10克，薄荷3～6克，粳米60克。

制法：先煎前3药5分钟，取汁，去渣；另以粳米煮粥，待粥成时，加入药汁，稍煮即可。

用法：趁热食用。

功效：发汗解表，清利咽喉。

适用：伤风感冒、发热恶寒、头昏头痛、咽痒咽痛等。

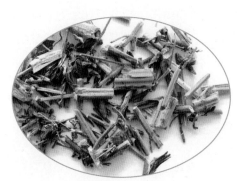

薄荷
《唐本草》

释名 蕃荷菜，南薄荷（《衍义》），金钱薄荷。

茎叶

气味 辛，温，无毒。

主治 贼风伤寒发汗，恶气心腹胀满，霍乱，宿食不消，下气，煮汁服之，发汗，大解劳乏，亦堪生食（《唐本》）。作菜久食，却肾气，辟邪毒，除劳气，令人口气香洁。煎汤洗漆疮（思邈）。通利关节，发毒汗，去愤气，破血止痢（甄权）。疗阴阳毒，伤寒头痛，四季宜食（士良）。治中风失音吐痰（《日华》）。主伤风头脑风，通关格，及小儿风涎，为要药（苏颂）。杵汁服，去心脏风热（孟诜）。清头目，除风热（李杲）。利咽喉口齿诸病，治瘰疬疮疥，风瘙瘾疹。捣汁含漱，去舌胎语涩。涂蜂螫蛇伤（时珍）。

附方 舌胎语謇：薄荷自然汁，和白蜜、姜汁擦之（《医学集成》）。

眼弦赤烂：薄荷，以生姜汁浸一宿，晒干为末。每用一钱，沸汤炮洗（《明目经验方》）。

瘰疬结核（或破未破）：以新薄荷二斤，取汁，皂荚一挺，水浸去皮，捣取汁，同于银石器内熬膏。入连翘末半两，连白青皮、陈皮、黑牵牛半生半炒，各一两，皂荚仁一两半，同捣和丸梧子大。每服三十丸，煎连翘汤下（《济生方》）。

血痢不止：薄荷叶煎汤常服（《普济方》）。

水入耳中：薄荷汁滴入立效（《外台秘要》）。

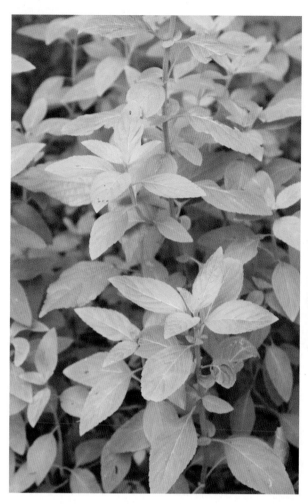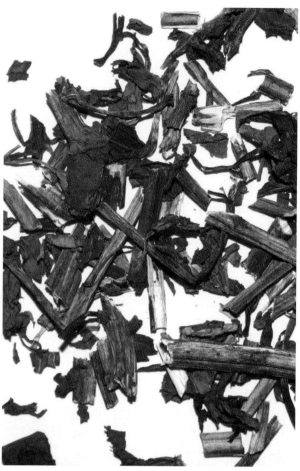

实用指南

单方验方

一切牙痛、风热肿痛：薄荷、樟脑、花椒各等份。研为细末，擦患处。

眼弦赤烂：薄荷适量。以生姜汁浸一宿，晒干为末，每用5克，沸汤炮洗。

小儿感冒：鲜薄荷5克，钩藤、贝母各3克。水煎服。

外感发热、咽痛：薄荷3克，桑叶、菊花各9克。水煎服。

目赤、咽痛：薄荷、桔梗各6克，牛蒡子、板蓝根、菊花各10克。水煎服。

眼睛红肿：薄荷、夏枯草、鱼腥草、菊花各10克，黄连5克。水煎服。

食疗药膳

薄荷粥

原料：薄荷30克，粳米100克。

制法：将薄荷煎汤候冷；用粳米煮粥，待粥将成时，加入冰糖适量及薄荷汤，再煮一二沸即可。

用法：早餐食用。

功效：疏散风热，清利咽喉。

适用：中老年人风热感冒、头痛目赤、咽喉肿痛等。

薄荷茶

原料：薄荷、细茶、蜂蜜各60克。

制法：水煎细茶、薄荷，入蜂蜜，候冷，入童便1茶盅，露1宿。

用法：每空心温服1盅，如童子劳加姜汁少许。

功效：清热止咳，调经止痛。

适用：火热咳嗽、便闭及妇人月经不调。

积雪草

《本经·中品》

释名 胡薄荷（《天宝方》），地钱草（《唐本》），连钱草（《药图》）。

茎叶

气味 苦，寒，无毒。

主治 大热，恶疮痈疽，浸淫赤熛，皮肤赤，身热（《本经》）。捣敷热肿丹毒（苏恭）。主暴热，小儿寒热，腹内热结，捣汁服之（藏器）。单用治瘰疬鼠漏，寒热时节来往（甄权）。

附方 热毒痈肿：秋后收连钱草阴干为末，水调敷之。生捣亦可（寇氏《衍义》）。

牙痛塞耳：用连钱草即积雪草，和水沟污泥同捣烂，随左右塞耳内（《摘玄方》）。

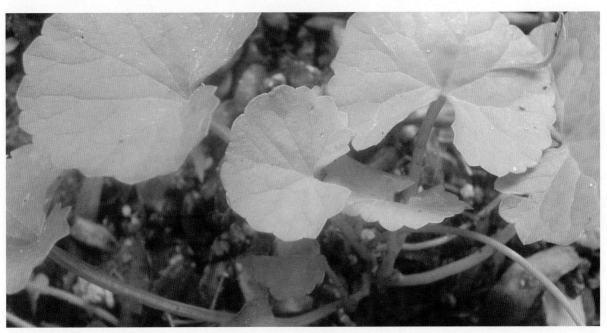

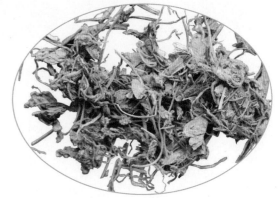

实用指南

单方验方

百日咳：鲜积雪草适量。捣烂，绞取自然汁15克，酌加蜂蜜调服，每日2～3次。

关节扭伤：积雪草适量。加水酒或熟盐捣烂，敷患处。

带状疱疹：鲜积雪草适量。捣烂，绞取自然汁，和适量生糯米擂如糊状，涂搽患处。

跌打损伤：鲜积雪草120克。捣烂取汁，兑酒服，药渣揉敷患处。

肠胃炎：鲜积雪草120克。煎水，冲蜜糖30克，冷服。

预防麻疹：鲜积雪草30～60克。水煎，分2次服。

麦粒肿：鲜积雪草适量。洗净捣烂，掺红糖敷之。

食疗药膳

积雪草煮猪肉

原料：积雪草90克，猪瘦肉50克。

制法：将上2味同煎1小时，煮熟。

用法：分2次服，连服数日。

功效：祛风清热。

适用：肺热咳嗽、百日咳等。

苏
《别录·中品》

释名 紫苏（《食疗》），赤苏（《肘后方》），桂荏。

茎叶

气味 辛，温，无毒。

主治 下气，除寒中，其子尤良（《别录》）。除寒热，治一切冷气（孟诜）。补中益气，治心腹胀满，止霍乱转筋，开胃下食，止脚气，通大小肠（《日华》）。通心经，益脾胃，煮饮尤胜，与橘皮相宜（苏颂）。解肌发表，散风寒，行气宽中，消痰利肺，和血温中止痛，定喘安胎，解鱼蟹毒，治蛇犬伤（时珍）。以叶生食作羹，杀一切鱼肉毒（甄权）。

附方 感寒上气：苏叶三两，橘皮四两，酒四升，煮一升半，分再服（《肘后方》）。

伤寒气喘不止：用赤苏一把，水三升，煮一升，稍稍次之（《肘后方》）。

霍乱胀满，未得吐下：用生苏捣汁饮之，佳。干苏煮汁亦可（《肘后方》）。

疯狗咬伤：紫苏叶嚼敷之（《千金方》）。

蛇虺伤人：紫苏叶捣饮之（《千金方》）。

食蟹中毒：紫苏煮汁饮二升（《金匮要略》）。

飞丝入目，令人舌上生泡：用紫苏叶嚼烂，白汤咽之（危氏《得效方》）。

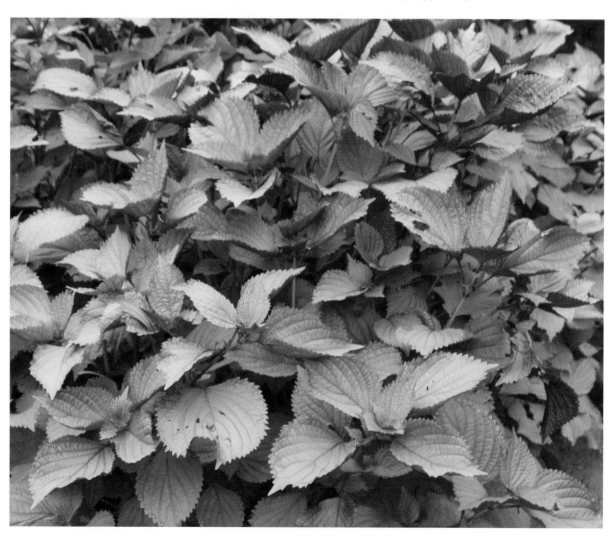

单方验方

寒咳：紫苏叶少许，冰糖1匙。加清水2碗，煎汤服用。

孕妇呕吐不止：紫苏20克，竹茹30克，生姜15克。煎水加红糖服。

胃痛：紫苏老梗30克，生姜15克，花椒20粒。放入一猪肚内炖熟服用。

风热感冒：紫苏、荆芥各15克，大青叶、四季青、鸭跖草各30克。加清水500毫升，浓煎，每日3～4次。

习惯性流产：紫苏梗10克，陈皮6克，莲子60克。将莲子去皮心后放入锅内，加水500毫升煮至八成熟，然后加入紫苏梗、陈皮，再煮3～5分钟，食莲、饮汤，每日1～2次。

流行性腮腺炎：干紫苏适量。研细末，以醋调敷。

食疗药膳

紫苏大枣茶

原料：紫苏叶15克，大枣10克，姜3块。

制法：将紫苏叶洗净，大枣去核，姜切片。将原料一起放入砂锅中，开锅后用小火煮30分钟，之后将所有原料捞出，再将大枣挑出，再放入砂锅中用小火煮15分钟，代茶饮。

用法：不拘时饮用。

功效：暖胃顺气。

适用：胃寒者饮用。

紫苏叶木瓜茶

原料：鲜紫苏叶、木瓜各500克，白砂糖100克。

制法：将紫苏叶洗净，木瓜切条，2味同白砂糖一起入锅内，加适量水煮沸15分钟，过滤去药渣即成。

用法：每次50克，每日2～3次。

功效：祛湿解暑。

适用：夏季感冒、中暑等。

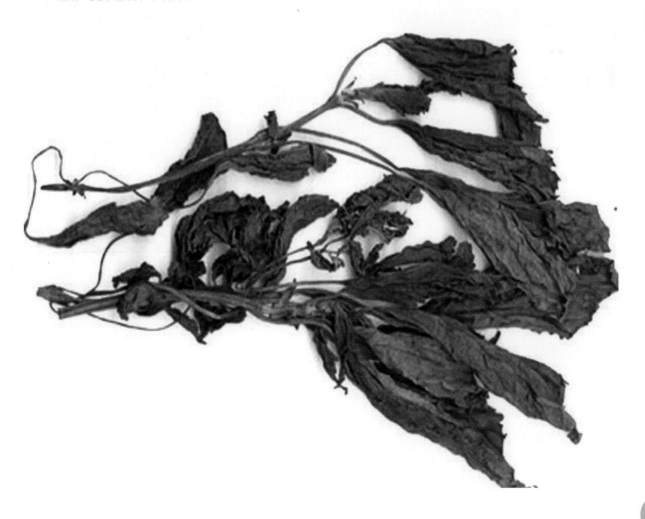

菊

《本经·上品》

释名 节华（《本经》），女节（《别录》），女华（《别录》），日精（《别录》）。

花（叶、根、茎、实并用）

气味 苦，平，无毒。

主治 诸风头眩肿痛，目欲脱，泪出，皮肤死肌，恶风湿痹。久服利血气，轻身耐老延年（《本经》）。疗腰痛去来陶陶，除胸中烦热，安肠胃，利五脉，调四肢（《别录》）。陶陶，纵缓貌。治头目风热，风旋倒地，脑骨疼痛，身上一切游风令消散，利血脉，并无所忌（甄权）。作枕明目，叶亦明目，生熟并可食（大明）。养目血，去翳膜（元素）。主肝气不足（好古）。

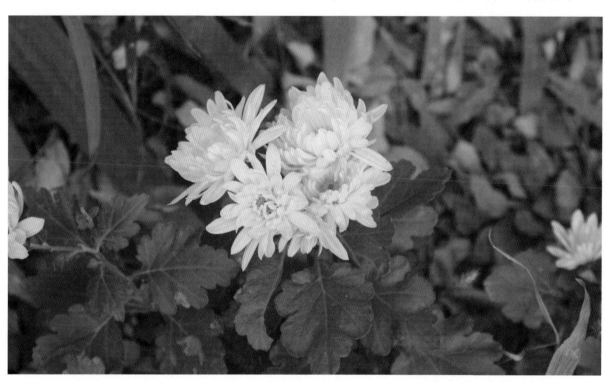

白菊

气味 苦、辛，平，无毒。

主治 风眩，能令头不白（弘景）。染髭发令黑。和巨胜、茯苓蜜丸服之，去风眩，变白不老，益颜色（藏器）。

附方 风热头痛：菊花、石膏、川芎各三钱，为末。每服一钱半，茶调下（《简便方》）。

疗肿垂死：菊花一握，捣汁一升，入口即活，此神验方也。冬月采根（《肘后方》）。

女人阴肿：甘菊苗捣烂煎汤，先熏后洗（危氏《得效方》）。

酒醉不醒：九月九日真菊花为末，饮服方寸匕（《外台秘要》）。

眼目昏花：双美丸，用甘菊花一斤，红椒去目六两，为末，用新地黄汁和丸梧子大。每服五十丸，临卧茶清下（《瑞竹堂方》）。

精编本草纲目中草药

单方验方

糖尿病并发视物模糊：白菊花、枸杞子各10克，黄连3克。水煎服，每日1剂。

肝火亢盛、肝阳上亢之早期高血压病：白菊花15克。将白菊花揉碎，放入茶杯中，加入沸水冲泡，加盖闷10分钟。代茶饮，可冲泡3~5次，每日1剂。

高血压：菊花、葛根粉各25克，蜂蜜适量。将菊花焙干研末，葛根粉加水熬成糊状，加入菊花末和蜂蜜，可经常服用。

小儿瘰子、疮肿：菊花、金银花各6克。水煎取液，内服外洗。

眼睑炎：白菊花9~15克。水煎洗、服用或加白矾1.5克同煎洗眼。

鼻出血：菊花叶适量。揉烂塞鼻。

风寒感冒：菊花、枸杞子各6克，绍兴酒200毫升。蜂蜜适量，将绍兴酒浸泡菊花、枸杞子10~20日，去渣后加入蜂蜜，每日早晚各饮1小杯。

口腔溃疡：菊花叶5~7片，加冰片末0.3~0.6克。菊花捣烂绞汁，加冰片拌匀，用棉花蘸药涂于患处。

齿龈炎：鲜菊花叶1把。捣细绞汁，加水代茶饮用。

声音嘶哑、失音：菊花、绿茶、木蝴蝶各3克，蜂蜜1汤勺。将上药前3味以水煎，加入蜂蜜，代茶饮。

食疗药膳

白菊煮猪肝

原料：白菊花、沙苑子、决明子各10克，猪肝60克。

制法：将白菊花、沙苑子、决明子用新纱布包好，与猪肝同入砂锅内，加适量清水小火煎煮半小时。

用法：将猪肝切片，加少许调味食用，喝汤，每日内服完。连服数剂。

功效：清肝明目，养血补虚。

适用：肝虚血少及肝热所致的头晕、目昏、目暗等。

菊花粥

原料：菊花适量，粳米100克。

制法：秋季霜降前，将菊花采摘去蒂，烘干或蒸后晒干，亦可置通风处阴干，然后磨粉备用。先用粳米煮粥，待粥将成时，调入菊花末10~15克，稍煮一二沸即可。

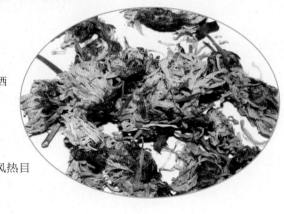

用法：早餐食用。

功效：散风热，清肝火，降血压。

适用：高血压病、冠心病、肝火头痛、眩晕目暗、风热目赤等。

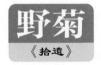

野菊

《拾遗》

释名 苦薏。

根、叶、茎、花

气味 苦、辛，温，有小毒。

主治 调中止泄，破血，妇人腹内宿血宜之（藏器）。治痈肿疔毒，瘰疬眼瘜（时珍）。

附方 痈疽疔肿，一切无名肿毒：用野菊花连茎捣烂，酒煎热服取汗，以渣敷之即愈（孙氏《集效方》）。用野菊花茎叶、苍耳草各一握，共捣，入酒一碗，绞汁服，以渣敷之，取汗即愈。或六月六日采苍耳叶，九月九日采野菊花，为末，每酒服三钱，亦可（《卫生易简方》）。

天泡湿疮：野菊花根、枣木，煎汤洗之（《医学集成》）。

瘰疬未破：野菊花根捣烂，煎酒服，以渣敷之自消，不消亦自破也（《瑞竹堂经验方》）。

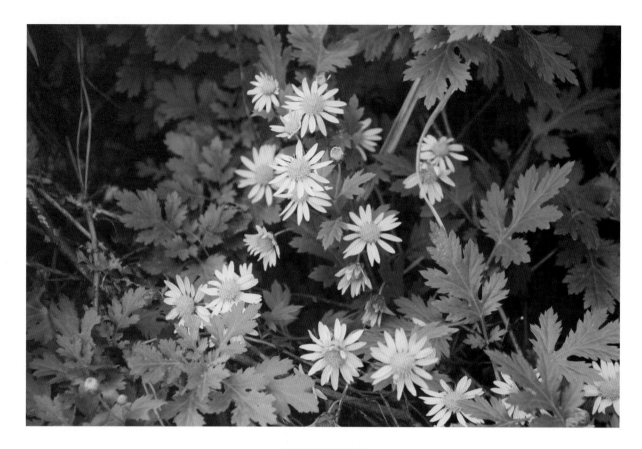

实用指南

单方验方

丹毒：野菊花30克，土茯苓、蒲公英各20克。将上药共放入冷水中浸泡半小时后，煎煮滤渣取汁饮用。每日1剂，分2~3次服。

预防感冒：野菊花（干品）6克。用沸水浸泡1小时，煎30分钟，待药液稍凉时内服。经常接触感冒人群者，一般每日服药1次，经常感冒者每周服1次。

鼻窦炎：野菊花、金银花各30克，辛夷15克，炙甘草、细辛各6克，防风、羌活、黄芩、白芷、川芎、生地黄各10克。剂量酌情增减，随证加减，水煎服，每日1剂。

干咳无痰症：野菊花、白茅根、白糖各30克。水煎2次，早晚各服1次，儿童酌减。

流行性腮腺炎：野菊花15克。煎汤代茶饮，每日1剂。连服1周。

小儿上呼吸道感染：野菊花、枇杷叶各3克，金银花6克，天葵子10克。水煎服。

食疗药膳

野菊花粥

原料：野菊花15克，绿豆50克。

制法：先将野菊花水煎，取汁去渣，然后放入浸泡洗净的绿豆，煮成稀粥。

用法：每日早晚餐服食。服用时加白糖适量。热退后即停服。

功效：清热解毒，消肿。

适用：金黄色葡萄球菌、白喉杆菌、链球菌、铜绿假单胞菌、痢疾杆菌、流感病毒等感染。

菠菜菊花汤

原料：野菊花10克，菠菜250克。

制法：先将菠菜洗净，然后和菊花同放入锅内，用大火煎汁即成。

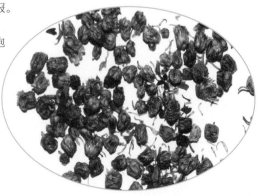

用法：每日2次。

功效：清肝明目。

适用：肝经风热、目赤肿痛等。

艾
《别录·中品》

释名 冰台（《尔雅》），医草（《别录》），黄草（《埤雅》），艾蒿。

叶

气味 苦，微温，无毒。

主治 主衄血下血，脓血痢，水煮及丸散任用（苏恭）。止崩血、肠痔血，搨金疮，止腹痛，安胎。苦酒作煎，治癣甚良。捣汁饮，治心腹一切冷气鬼气（甄权）。治带下，止霍乱转筋，痢后寒热（大明）。治带脉为病，腹胀满，腰溶溶如坐水中（好古）。温中逐冷除湿（时珍）。

附方 妊娠伤寒，壮热，赤斑变为黑斑，溺血：用艾叶如鸡子大，酒三升，煮二升半，分为二服（《伤寒类要》）。

妊娠风寒，卒中，不省人事，状如中风：用熟艾三两，米醋炒极热，以绢包熨脐下，良久即苏（《妇人良方》）。

舌缩口噤：以生艾捣敷之。干艾浸湿亦可（《圣济总录》）。

心腹恶气：艾叶捣汁饮之（《药性论》）。

蛔虫心痛，如刺，口吐清水：白熟艾一升，水三升，煮一升服，吐虫出。或取生艾捣汁，五更食香脯一片，乃饮一升，当下虫出（《肘后方》）。

霍乱吐下，不止：以艾一把，水三升，煮一升，顿服（《外台秘要》）。

妊娠胎动，或腰痛，或抢心，或下血不止，或倒产子死腹中：艾叶一鸡子大，酒四升，煮二升，分二服（《肘后方》）。

鼻血不止：艾灰吹之。亦可以艾叶煎服（《圣惠方》）。

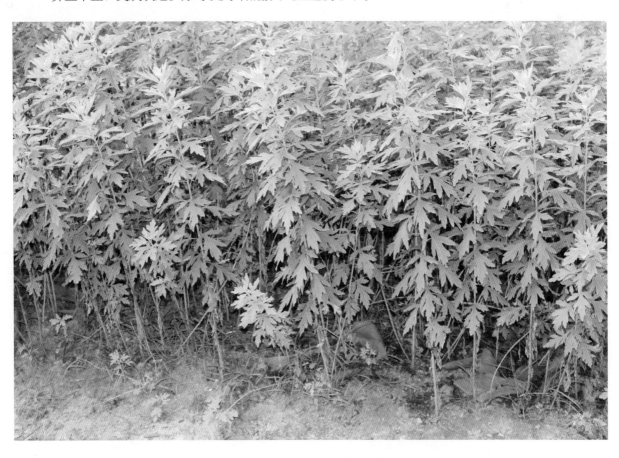

白癞风疮：干艾随多少，以浸曲酿酒如常法，日饮之，觉痹即瘥（《肘后方》）。

痈疽不合，疮口冷滞：以北艾煎汤洗后，白胶熏之（《直指方》）。

咽喉骨鲠：用生艾蒿数升，水、酒共一斗，煮四升，细细饮之，当下（《外台秘要》）。

诸虫蛇伤：艾灸数壮甚良（《集简方》）。

实用指南

单方验方

湿疹：艾叶炭、煅白矾、黄柏等份。共研细末，用香油调膏，外敷。

荨麻疹：生艾叶10克，白酒100毫升。共煎至50毫升左右，顿服。每日1次，连服3日。

皮肤溃疡：艾叶、茶叶、女贞子叶、皂荚各15克。水煎外洗或湿敷患部，每日3次。

皮肤瘙痒：艾叶、千里光各30克。加水浓煎后温洗患处10～15分钟，每日1次，10日为1个疗程。

跖疣：艾叶200克，白矾100克。水煎取液温泡患足30分钟，每日2次，连用14日。

风寒湿型产后身痛：艾叶15克，肉桂2克，木瓜10克，生姜9克。将艾叶、肉桂、木瓜、生姜放入锅中，加水煎取浓汁。代茶饮。每日1次，连服3日。

大便下脓血：艾叶10克，黑豆60克。艾叶纱布包裹，与黑豆同煮，待豆熟烂，入生姜汁3大匙。稍热空心服，连服数日。

食疗药膳

艾叶粳米粥

原料：鲜艾叶40克（干品减半），粳米50克，红糖适量。

制法：先将艾叶加水适量，煎取药汁500毫升，再将粳米淘洗干净，放锅中，兑入药汁，以大火煮沸，加红糖搅匀，改用小火煮至米烂汤稠为度。

用法：从月经过后3日开始服，约在下次来月经前3日停服，每日2次，早、晚空腹温热服食。

功效：温经散寒，调经止血。

适用：虚寒性痛经、月经不调、小腹冷痛、崩漏下血不止等。

艾叶粥

原料：艾叶10克（鲜者20克），粳米50克，红糖适量。

制法：先将艾叶煎汤取汁去渣，再加入洗净的粳米，红糖熬煮成粥即可食用。

用法：每日2次。

功效：温经止血，散寒止痛。

适用：下焦虚寒、腹中冷痛、月经不调、经行腹痛，或妇女崩漏下血以及带下病等。

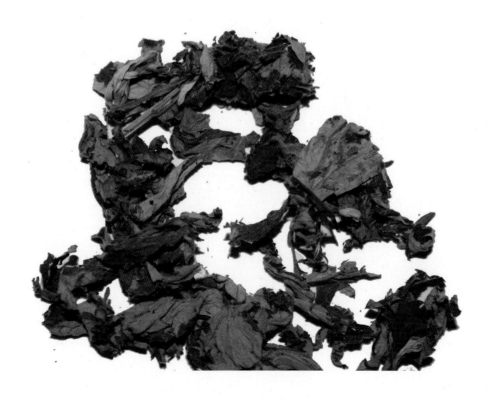

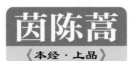

茵陈蒿

《本经·上品》

释名 藏器曰：此虽蒿类，经冬不死，更因旧苗而生，故名因陈，后加蒿字耳。

茎叶

气味 苦，平、微寒，无毒。

主治 风湿寒热邪气，热结黄疸。久服轻身益气耐老。面白悦长年。白兔食之仙（《本经》）。治通身发黄，小便不利，除头热，去伏瘕（《别录》）。通关节，去滞热，伤寒用之（藏器）。石茵陈：治天行时疾热狂，头痛头旋，风眼疼，瘴疟。女人癥瘕，并闪损乏绝（大明）。

附方 遍身风痒，生疮疥：用茵陈煮浓汁洗之，立瘥（《千金方》）。

风疾挛急：茵陈蒿一斤，秫米一石，曲三斤，和匀，如常法酿酒服之（《圣济总录》）。

痫黄如金，好眠吐涎：茵陈蒿、白鲜皮等分，水二盅，煎服，日二服（《三十六黄方》）。

男子酒疸：用茵陈蒿四根，栀子七个，大田螺一个，连壳捣烂，以百沸白酒一大盏，冲汁饮之，秘方也。

眼热赤肿：山茵陈、车前子等分。煎汤调"茶调散"服数服（《直指方》）。

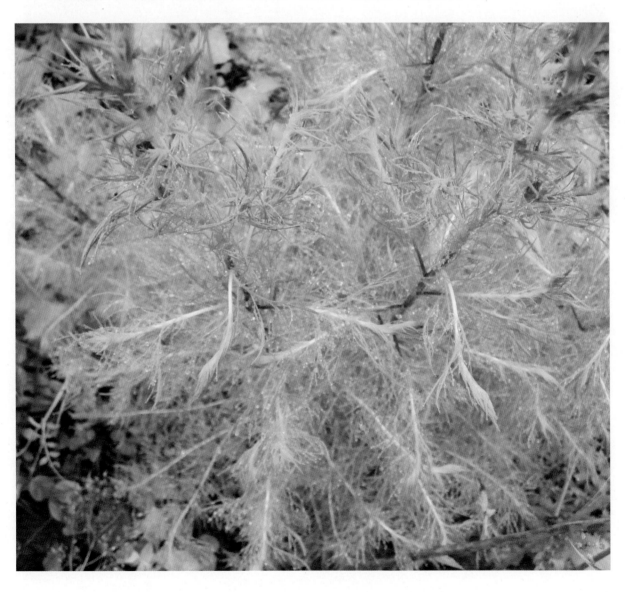

单方验方

阴黄：茵陈蒿15克，生姜60克，大枣12克。水煎服。

黄疸：茵陈蒿20克，郁金、佩兰各10克，板蓝根30克。水煎服。

黄疸胁痛：茵陈蒿30克，大黄、栀子、厚朴各15克，川楝子10克。水煎服，每日1剂。

湿邪致久泻、慢性结肠炎：茵陈蒿、白芷、秦皮各15克，茯苓25克，黄柏、藿香各10克。水煎服。

高脂血症：茵陈蒿15克。沸水泡服，代茶饮用，1个月为1个疗程。一般1～2个疗程奏效。

胆道蛔虫病：茵陈蒿30～60克。清水250毫升（即2碗水量）煎煮至100毫升（即1碗水量），每日1剂，连服5～7日。

溃疡性结肠炎：茵陈蒿30克，白芷、茯苓皮、秦皮各15克，藿香、黄柏各10克。水煎取药汁，每日1剂，分2次服。15日为1个疗程。

食疗药膳

茵陈蒿粥

原料：茵陈蒿30克，大米50克，白糖适量。

制法：将茵陈蒿择净，放入锅中，加水浸泡5～10分钟后，水煎取汁，加大米煮粥，待煮至粥熟时，调入白糖，再煮一二沸即成。

用法：每日1剂。

功效：清热利湿，利胆退黄。

适用：湿热黄疸，症见身黄、目黄、小便黄、小便不利、脘腹胀满、食欲不振等。

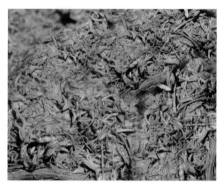

青蒿
《本经·下品》

释名 草蒿（《本经》），方溃（《本经》），香蒿（《衍义》）。

叶、茎、根

气味 苦，寒，无毒。

主治 疥瘙痂痒恶疮，杀虱，治留热在骨节间，明目（《本经》）。鬼气尸疰伏留，妇人血气，腹内满，及冷热久痢。秋冬用子，春夏用苗，并捣汁服。亦暴干为末，小便入酒和服（藏器）。补中益气，轻身补劳，驻颜色，长毛发，令黑不老，兼去蒜发，杀风毒。心痛热黄，生捣汁服，并贴之（大明）。治疟疾寒热（时珍）。

附方 骨蒸烦热：青蒿一握，猪胆汁一枚，杏仁四十个，去皮尖炒，以童子小便一大盏，煎五分，空心温服（《十便良方》）。

疟疾寒热：用青蒿一握，水二升，捣汁服之（《肘后方》）。用五月五日天未明时采青蒿阴干四两，桂心一两，为末。未发前，酒服二钱（《仁存方》）。用端午日采青蒿叶（阴干）、桂心等分，为末。每服一钱，先寒用热酒，先热用冷酒，发日五更服之。切忌发物（《经验方》）。

赤白痢下：五月五日采青蒿、艾叶等分，同豆豉捣作饼，日干，名蒿豉丹。每用一饼，以水一盏半煎服（《圣济总录》）。

鼻中衄血：青蒿捣汁服之，并塞鼻中，极验（《卫生易简方》）。

金疮扑损：用青蒿捣封之，血止则愈（《肘后方》）。一方：用青蒿、麻叶、石灰等分，五月五日捣和晒干。临时为末，搽之（《圣惠方》）。

牙齿肿痛：青蒿一握，煎水漱之（《济急方》）。

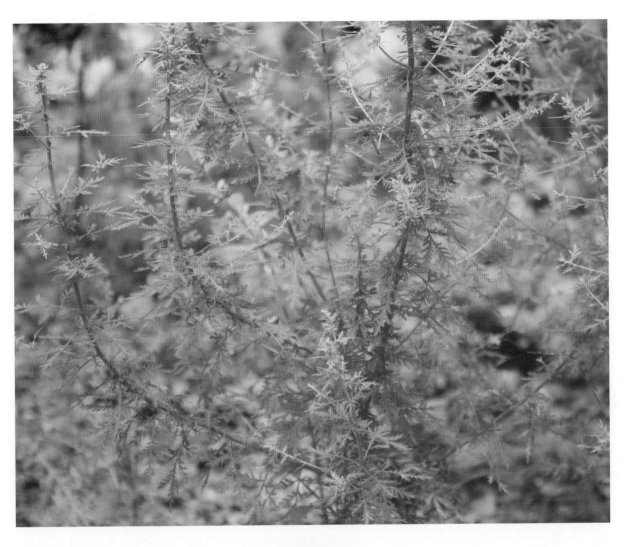

实用指南

单方验方

鼻衄：青蒿适量。捣汁服，并塞鼻中，极验。

牙齿肿痛：青蒿一握。煎水漱口。

疥疮：青蒿、苦参各50克，首乌藤100克。水煎外洗，每日2次。

头痛：青蒿、白萝卜叶各30克，山楂10克。水煎服，每日2～3次。

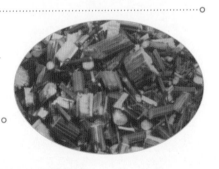

食疗药膳

青蒿酒

原料：青蒿2500克，糯米、酒曲各适量。

制法：将青蒿洗净切碎，水煎取浓汁，糯米做饭，与酒曲一同按常法酿酒。酒熟即成。

用法：口服。不拘量服，勿醉，每日2次。

功效：清热凉血，解暑，退虚热。

适用：骨蒸潮热、无汗、夜热早凉、鼻衄、夏日感冒、黄疸、胸痞呕恶、小便不利等。

青蒿粥

原料：鲜青蒿100克，粳米50克，白糖适量。

制法：鲜青蒿，洗净后绞取药汁30～60毫升，以粳米煮粥，待粥熟后，倒入青蒿汁，加糖搅拌，煮一沸即可服食。

用法：每日2次，温热食用。

功效：清热退烧，除瘴杀疟。

适用：外感发热、阴虚发热、恶性疟疾的发热等。

茺蔚
《本经·上品》

释名 益母（《本经》），益明（《本经》），猪麻（《纲目》），土质汗（《纲目》）。

子

气味 辛、甘，微温，无毒。

主治 明目益精，除水气，久服轻身（《本经》）。疗血逆大热，头痛心烦（《别录》）。产后血胀（大明）。春仁生食，补中益气，通血脉，填精髓，止渴润肺（吴瑞）。治风解热，顺气活血，养肝益心，安魂定魄，调女人经脉，崩中带下，产后胎前诸病。久服令人有子（时珍）。

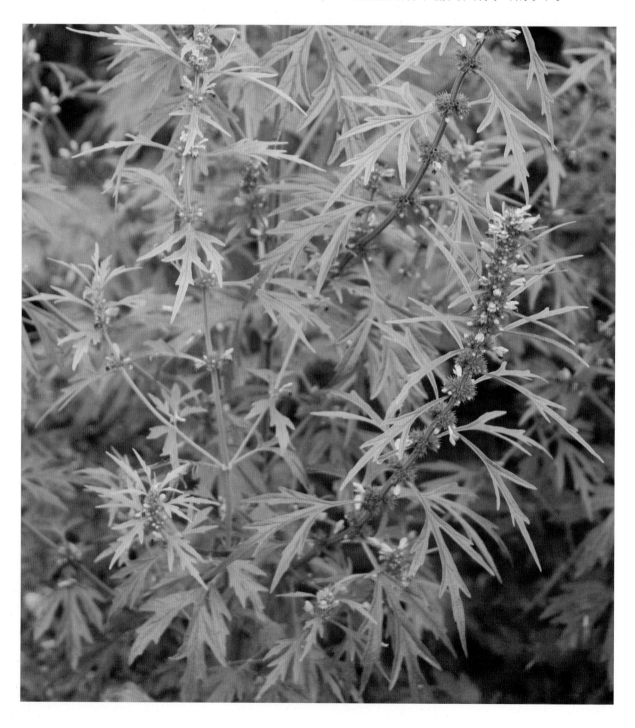

茎

气味 藏器曰：寒。时珍曰：茎、叶：味辛、微苦。花：味微苦、甘。根：味甘。并无毒。

主治 瘾疹痒，可作浴汤（《本经》）。捣汁服，主浮肿，下水，消恶毒疔肿、乳痈丹游等毒，并敷之。又服汁，主子死腹中，及产后血胀闷。滴汁入耳中，主聤耳。捣敷蛇虺毒（苏恭）。入面药，令人光泽，治粉刺（藏器）。活血破血，调经解毒，治胎漏产难，胎衣不下，血运血风血痛，崩中漏下，尿血泻血，疳痢痔疾，打扑内损瘀血，大便小便不通（时珍）。

附方 产后血闭，不下者：益母草汁一大盏，入酒一合，温服（《圣惠方》）。

带下赤白：益母草花开时采，捣为末。每服二钱，食前温汤下（《集验方》）。

小便尿血：益母草捣汁，服一升立瘥。此苏澄方也（《外台秘要》）。

痔疾下血：益母草叶，捣汁饮之（《食医心镜》）。

勒乳成痈：益母为末，水调涂乳上，一宿自瘥。生捣亦得（《圣惠方》）。

喉闭肿痛：益母草捣烂，新汲水一碗，绞浓汁顿饮，随吐愈。冬月用根（《卫生易简方》）。

聤耳出汁：茺蔚茎叶汁滴之（《圣惠方》）。

实用指南

单方验方

血淋（尿血）：茺蔚（现规范名为"益母草"）、白茅根各30克。水煎服。

关格：益母草150克。水煎服，分3次。或频而少服。

水肿，蛋白尿：益母草60克。水煎服。

痛经：益母草30～60克，延胡索20克，鸡蛋2个。加水同煮，鸡蛋熟后去壳再煮10分钟。去药渣，吃蛋饮汤，经前一周每日1次。

闭经：益母草90克，橙子30克，红糖50克。水煎服。

功能失调性子宫出血：益母草50克，香附15克，鸡蛋2个。加水煮熟，再去壳煮10分钟，去药渣，吃蛋饮汤，每日1次。

产后腹痛：益母草50克，生姜30克，大枣20克，红糖15克。水煎服。

恶露不绝：益母草、白糖各50克，黑木耳10克。水煎服。

食疗药膳

益母羊肉汤

原料：益母草50克，生姜20克，羊肉300克，绍酒、葱各10克，盐8克，味精6克，花生油15克。

制法：羊肉洗净斩块，益母草洗净，生姜切片，葱切段。烧锅下油，将羊肉放入锅中炒至干身，铲起待用。烧锅下油，下姜片、羊肉，放入酒爆香，加入清水、益母草，用慢火煮40分钟，放入盐、味精、葱段即成。

用法：该汤可在经前、经后各食2次。每日1次。

功效：温中散寒，健脾益气，活血祛瘀。

适用：月经不调、痛经、产后恶露不尽等。

益母草粳米粥

原料：鲜益母草叶120克（干品减半），粳米60克，红糖30克。

制法：将新鲜益母草叶洗净，切碎，置锅中加水1000毫升，煎取汁700毫升。将粳米淘洗干净，放锅中，兑入药汁，置大火上煮沸，倒入红糖，搅匀，改用小火炖至粥成。

用法：每日2次，供餐，温热服食，连用5～7日。

功效：活血祛瘀。

适用：妇女气滞血瘀所致的月经不调、痛经、崩中漏下、瘀血腹痛等。

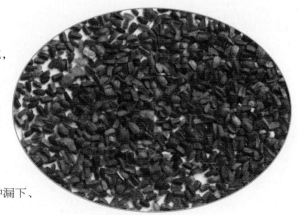

夏枯草

《本经·下品》

释名 夕句（《本经》），乃东（《本经》），燕面（《别录》），铁色草。

茎叶

气味 苦、辛，寒，无毒。

主治 寒热瘰疬鼠瘘头疮，破癥，散瘿结气，脚结湿痹，轻身（《本经》）。

附方 明目补肝（肝虚目睛痛，冷泪不止，筋脉痛，羞明怕日）：夏枯草半两，香附子一两，为末。每服一钱，腊茶汤调下（《简要济众》）。

赤白带下：夏枯草，花开时采，阴干为末。每服二钱，米饮下，食前（《徐氏家传方》）。

血崩不止：夏枯草为末，每服方寸匕，米饮调下（《圣惠方》）。

汗斑白点：夏枯草煎浓汁，日日洗之（《乾坤生意》）。

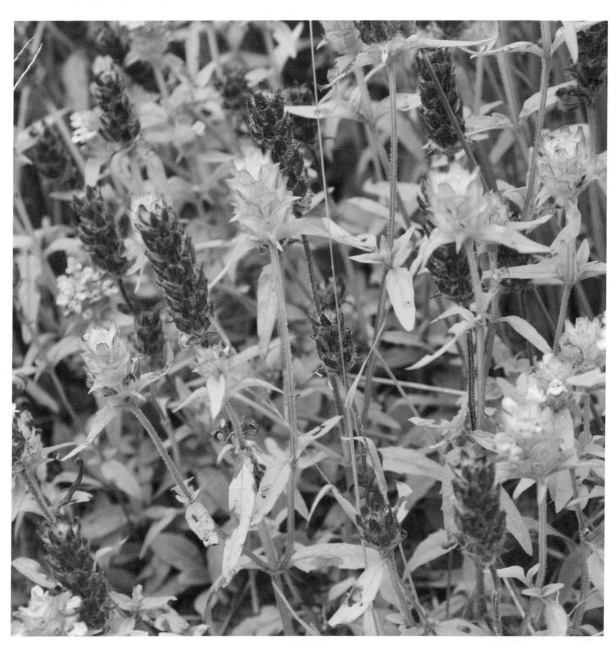

单方验方

高血压病（肝肾阴虚，肝阳上亢）：夏枯草、女贞子各15克，黄芩、白芍、蒺藜、黄菊花各10克，山楂12克，车前子、丹参各30克。水煎取药汁，每日1剂，分2次服用。连服2周，血压稳定后隔日1剂，连服4周。

甲状腺肿瘤：夏枯草、莪术、三棱各30克，昆布、海藻各40克，半夏、牡蛎各20克，黄芩、白芷各15克，穿山甲10克。把以上药物加入植物油中煎至药物为炭后过滤，去掉药渣，重新加热药油，然后再加入樟丹（铅丹）调匀成膏。每4日敷1次，30日为1个疗程，一般1~2个疗程即可有效。

巩膜炎：夏枯草、野菊花各30克。水煎，分2~3次服，以愈为度。

黄疸型肝炎：夏枯草、金钱草各30克，丹参18克。水煎服，分3次服，连服7~15日，未愈，再服7日。

颈淋巴结结核：夏枯草30克，百部24克，浙贝母12克，牡蛎18克。水煎服，分3次服，连服10剂，即见成效。

丹毒、扁平疣：夏枯草120克。煎汤熏洗患处，每日1~2次，连用2周。

高血压病：夏枯草茎叶24克，丹参18克，黄芩12克，川牛膝9克。水煎服，早晚2次分服。

肝热崩漏：夏枯草适量。研末，每服6克，米汤送下，每日2~3次。

痈疽肿痛：夏枯草、紫花地丁、蒲公英各30克。水煎服，分3次服，连服4~8剂。

食疗药膳

夏枯草猪肉汤

原料：夏枯草6~10克，猪瘦肉30~60克。

制法：将上2味加水适量，煮至肉熟即可。

用法：喝汤吃肉，每日2次。

功效：清肝火，散郁结，降血压。

适用：肝火上炎、目赤肿痛、高血压头痛、眩晕等。

夏枯草粥

原料：夏枯草10克，粳米50克，冰糖少许。

制法：夏枯草洗净入砂锅内煎煮，去渣取汁，粳米洗净入药汁中，粥将熟时放入冰糖调味。

用法：每日2次，温热食用。

功效：清肝，散结，降血压。

适用：瘰疬、乳痈、头目眩晕、肺结核、急性黄疸性肝炎等。

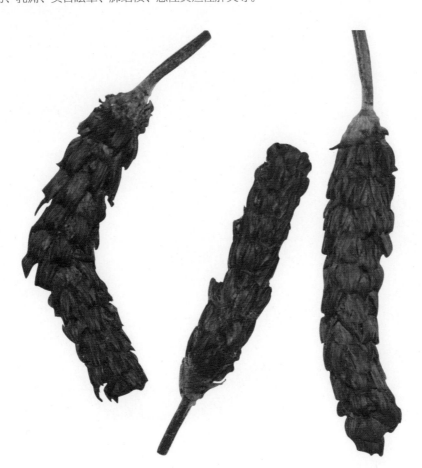

刘寄奴草

《唐本草》

释名 金寄奴（大明），乌藤菜（《纲目》）。

子（苗同）

气味 苦，温，无毒。

主治 破血下胀。多服令人下痢（苏恭）。下血止痛，治产后余疾，止金疮血，极效（《别录》）。心腹痛，下气，水胀血气，通妇人经脉癥结，止霍乱水泻（大明），小儿尿血，新者研末服（时珍）。

附方 大小便血：刘寄奴为末，茶调空心服二钱，即止（《集简方》）。

折伤瘀血（在腹内者）：刘寄奴、骨碎补、延胡索各一两，水二升，煎七合，入酒及童子小便各一合，顿温服之（《千金方》）。

霍乱成痢：刘寄奴草煎汁饮（《圣济总录》）。

汤火伤灼：刘寄奴捣末，先以糯米浆鸡翎扫上，后乃掺末。并不痛，亦无痕，大验之方。凡汤火伤，先以盐末掺之，护肉不坏，后乃掺药为妙（《本事方》）。

风入疮口肿痛：刘寄奴为末，掺之即止（《圣惠方》）。

小儿夜啼：刘寄奴半两，地龙（炒）一分，甘草一寸，水煎，灌少许（《圣济总录》）。

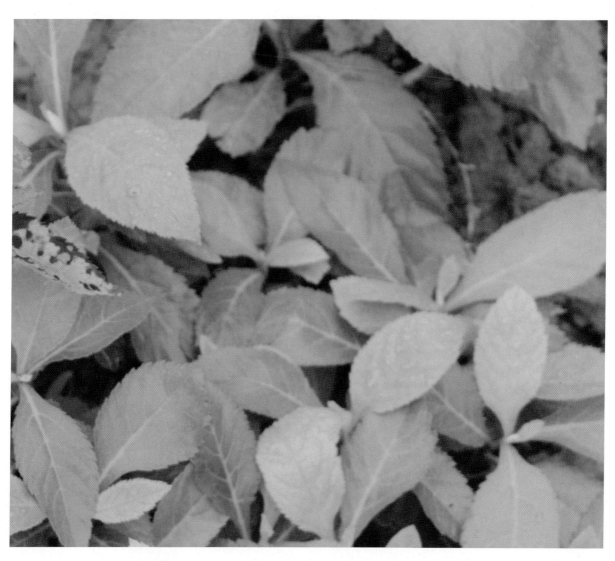

单方验方 ···○

跌打损伤：刘寄奴15～24克。酌加黄酒或酒、水各半，炖1小时，温服，每日2次。

月经不调：刘寄奴、益母草各15克，桃仁、千斤拔、佩兰各10克。水煎服。

烫火伤：鲜刘寄奴适量。捣烂取汁，涂患处。

外伤出血：鲜刘寄奴适量。捣烂敷患处。

黄疸：刘寄奴15克，茵陈蒿10克。水煎服。

慢性肝炎：刘寄奴、地耳草各15克。水煎服。

带下病：鲜刘寄奴60克。水煎服。

食疗药膳 ···○

寄奴酒

原料：刘寄奴、骨碎补、延胡索各150克，白酒2500毫升。

制法：将上药切成小块，与白酒同置入容器中，密封浸泡10日后即成。

用法：每日2次，每次10～15毫升。

功效：消肿定痛，止血续筋。

适用：跌打挫伤、瘀血肿痛等。

刘寄奴炖豆腐

原料：刘寄奴60克，薄荷6克，水豆腐200克，白糖100克。

制法：将上几味加水共炖熟。

用法：适量食之，饮汤。

功效：清热，祛风，止咳。

适用：肺热咳嗽。

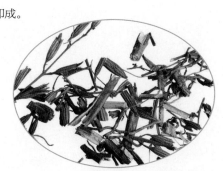

旋覆花
《本经·下品》

释名 金沸草（《本经》），金钱花（《纲目》），夏菊（《纲目》），戴椹（《别录》）。

花

气味 咸，温，有小毒。

主治 结气胁下满，惊悸，除水，去五脏间寒热，补中下气（《本经》）。主水肿，逐大腹，开胃，止呕逆不下食（甄权）。行痰水，去头目风（宗奭）。消坚软痞，治噫气（好古）。

附方 中风壅滞：旋覆花，洗净焙研，炼蜜丸梧子大。夜卧以茶汤下五丸至七丸、十丸（《经验方》）。

月蚀耳疮：旋覆花烧研，羊脂和涂之（《集简方》）。

小儿眉癣（小儿眉毛眼睫，因癣退不生）：用野油花即旋覆花、赤箭（即天麻苗）、防风等分，为末。洗净，以油调涂之（《总微论》）。

半产漏下，虚寒相抟，其脉弦芤：旋覆花汤，用旋覆花三两，葱十四茎，新绛少许，水三升，煮一升，顿服（《金匮要略》）。

叶

主治 敷金疮，止血（大明）。治疔疮肿毒（时珍）。

根

主治 风湿（《别录》）。

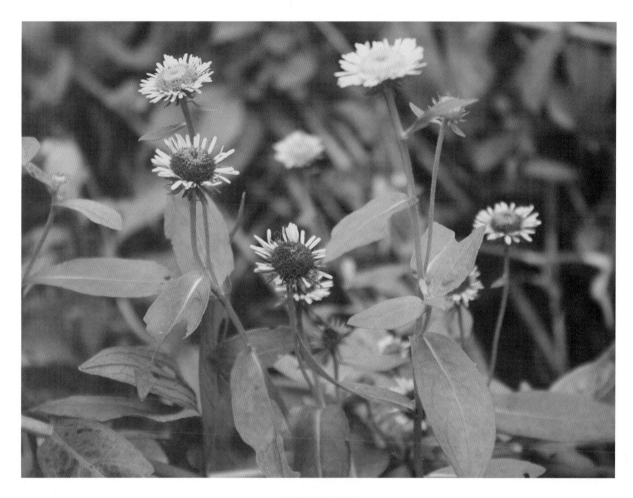

精编本草纲目中草药

实用指南

单方验方

肝炎：旋覆花150克，葱14茎，新绛（现多用茜草代替新绛）少许。以水3000毫升，煮取1000毫升，顿服。

风火牙痛：旋覆花适量。研为细末，搽牙根上，良久，去其痰涎，疼止。

胃癌胸胁胀满、食欲不振、胃痛：旋覆花、柴胡、枳壳各12克，白芍、黄药子各15克，丹参、白花蛇舌草、半枝莲各30克。水煎服，每日1剂。

慢性支气管炎兼气喘：旋覆花、百部各10克，黄芪24克，地龙6克。水煎服，每日1剂，分2次服。

食疗药膳

旋覆花鲤鱼

原料：旋覆花适量，鲤鱼1条。

制法：将鱼肠去净，旋覆花入鱼肚内，煎煮至鱼熟为度。

用法：食鱼饮汤，小便利，肿胀即消。

功效：消痰下气，软坚行水。

适用：腹胀。

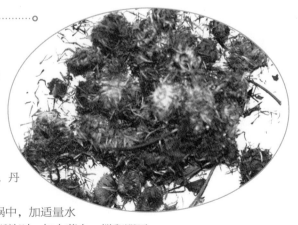

旋覆花粥

原料：旋覆花、郁金各10克，葱白5根，粳米100克，丹参15克。

制法：先将旋覆花用布包扎，与丹参、郁金同入砂锅中，加适量水煎煮，取药液约1000毫升，用药液与粳米同煮成粥，待粥熟时，加入葱白，搅和即可。

用法：早晚空腹服食。

功效：活血通络，下气散结。

适用：慢性肝炎气滞血瘀、两胁胀痛、纳差食少等。

青葙

《本经·下品》

释名 草蒿（《本经》），萋蒿（《本经》），野鸡冠（《纲目》），子名草决明（《本经》）。

茎叶

气味 苦，微寒，无毒。

主治 邪气，皮肤中热，风瘙身痒，杀三虫（《本经》）。捣汁服，大疗温疠（苏恭）。止金疮血（大明）。

子

气味 苦，微寒，无毒。

主治 唇口青（《本经》）。治五脏邪气，益脑髓，镇肝，明耳目，坚筋骨，去风寒湿痹（大明）。治肝脏热毒冲眼，赤障青盲翳肿，恶疮疥疮（甄权）。

附方 鼻衄不止，眩冒欲死：青葙子汁三合，灌入鼻中（《贞元广利方》）。

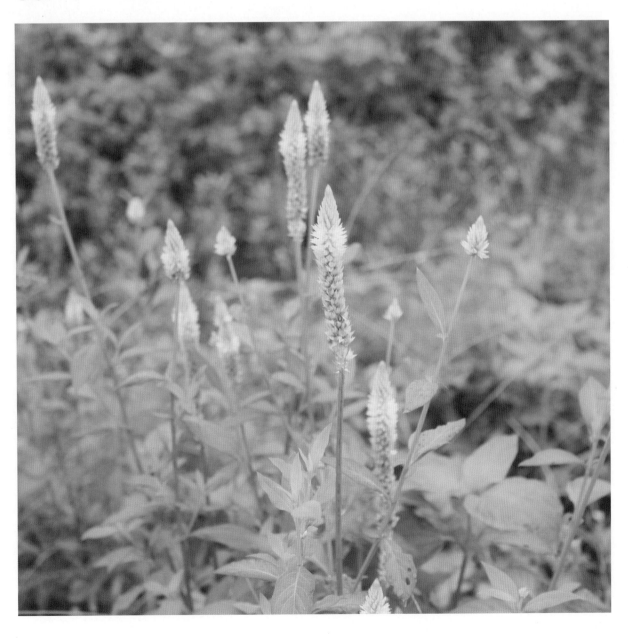

目赤肿痛、眼生翳膜、视物昏花属肝火上炎的：青葙子9克，菊花、龙胆草各6克。水煎服。

高血压病头痛、头晕，属肝火亢盛：青葙子30克。水煎2次，混匀分3次服，1周为1个疗程。

湿疹、皮肤瘙痒：青葙子15克。水煎服。

眼睛生翳、视物不清：青葙子50克，谷精草25克。水煎服。

视物不清：青葙子6克，夜明砂60克。蒸鸡肝或猪肝服。

慢性结膜炎：青葙子、白扁豆各15克，玄明粉（冲）4.5克，酸枣仁、茯苓各12克，密蒙花、决明子各9克。水煎服。

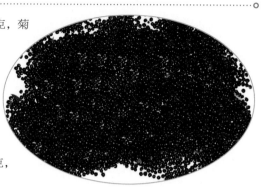

鸡冠
宋·《嘉祐》

释名 时珍曰：以花状命名。

苗

气味 甘，凉，无毒。

主治 疮痔及血病（时珍）。

子

气味 甘，凉，无毒。

主治 止肠风泻血，赤白痢（藏器）。崩中带下，入药炒用（大明）。

花

气味 同上。

主治 痔漏下血，赤白下痢，崩中赤白带下，分赤白用（时珍）。

附方 吐血不止：白鸡冠花，醋浸煮七次，为末。每服二钱，热酒下（《经验方》）。

经水不止：红鸡冠花一味，晒干为末。每服二钱，空心酒调下。忌鱼腥猪肉（孙氏《集效方》）。

产后血痛：白鸡冠花，酒煎服之（李楼《奇方》）。

妇人白带：白鸡冠花晒干为末，每旦空心酒服三钱。赤带用红者（孙氏《集效方》）。

白带沙淋：白鸡冠花、苦壶卢等分，烧存性，空心火酒服之（《摘玄方》）。

赤白下痢：鸡冠花煎酒服。赤用红，白用白（《集简方》）。

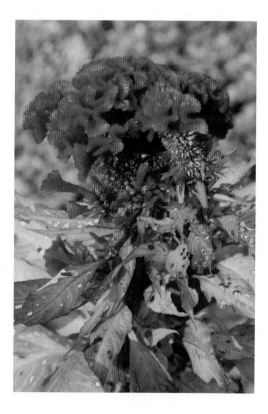

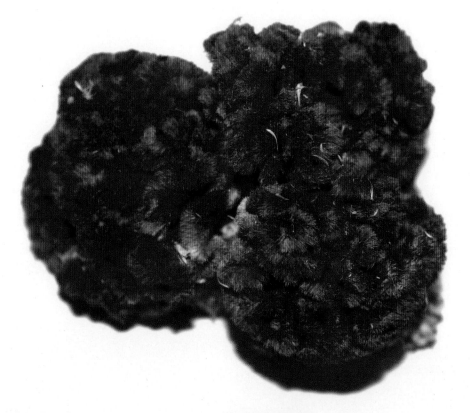

实用指南

单方验方

鼻衄：白鸡冠花（干品）6～15克，猪肉60～120克。酌加水炖服。

痢疾：鸡冠花10克，凤尾草15克。水煎冲蜜服。

青光眼：鸡冠花、艾头、黄荆根各15克。水煎服。

血淋、大便下血、妇女赤带、月经过多：红鸡冠花适量。炒焦，研细末，每服6～10克，米汤送服。

阴道滴虫：鸡冠花（连鸡冠子）60克，蛇床子15克。水煎熏洗，每日1～2次。

功能失调性子宫出血、白带过多：鸡冠花15克，海螵蛸12克，白扁豆花6克。水煎服。

带下病：鸡冠花（去种子）10克，白牡丹15克。水煎服，每日2～3次。

血热漏下：鸡冠花24克。水煎服。

咯血、吐血：红鸡冠花、白茅根各30克。水煎服。

食疗药膳

鸡冠花粥

原料：鲜鸡冠花15克，糯米60克。

制法：先将鲜鸡冠花洗净，水煎，去渣取汁，加水与糯米同煮为粥，先用大火煮，后用小火熬。待粥稠便可食用。

用法：每日早晚，温热食服。3～5日为1个疗程。

功效：凉血止血。

适用：咯血、衄血、吐血、便血、痔疮出血、高血压、妇人赤白带下等。

白鸡冠花炖猪肺

原料：鲜白鸡冠花15～24克，猪肺250克。

制法：将鸡冠花与猪肺冲开水，共炖1小时许。

用法：饭后分2～3次服。

功效：凉血，止血，补肺。

适用：咯血、吐血等。

红蓝花

宋·《开宝》

释名 红花（《开宝》），黄蓝。

花

气味 辛，温，无毒。

主治 产后血运口噤，腹内恶血不尽绞痛，胎死腹中，并酒煮服。亦主蛊毒（《开宝》）。多用破留血，少用养血（震亨）。活血润燥，止痛散肿，通经（时珍）。

附方 一切肿疾：红花熟捣取汁服，不过三服便瘥（《外台秘要》）。

喉痹壅塞不通者：红蓝花捣，绞取汁一小升服之，以瘥为度。如冬月无生花，似干者浸湿绞汁煎服，极验（《广利方》）。

热病胎死：红花酒煮汁，饮二、三盏（熊氏《补遗》）。

产后血运，心闷气绝：红花一两，为末，分作二服，酒二盏，煎一盏，连服。如口噤，斡开灌之。或入小便尤妙（《子母秘录》）。

聤耳出水：红蓝花三钱半，枯矾五钱，为末，以绵杖缴净吹之。无花则用枝叶。一方去矾（《圣惠方》）。

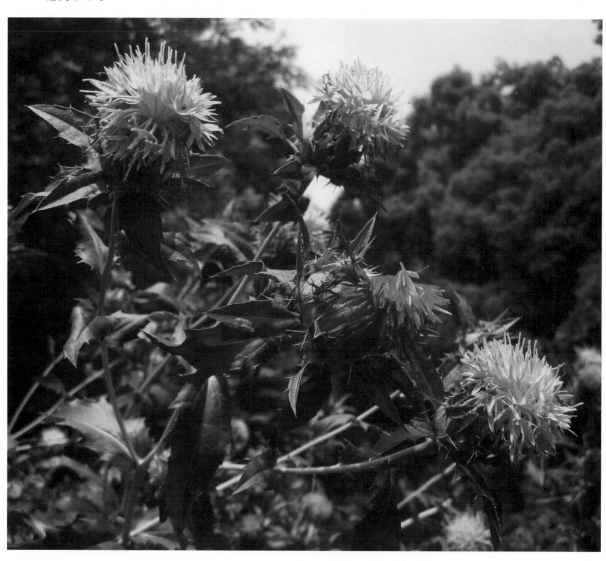

单方验方

月经不调：红蓝花（现规范名为"红花"）、香附、益母草各12克，月季花9克。水煎服，每日1剂，每日2次。

痛经：红花15克，当归30克。水煎服，每日1剂，每日2次。

崩漏由瘀血所致者：红花、泽兰、川芎、当归、川牛膝各12克，甘草6克。水煎服，每日1剂。

卵巢囊肿：红花、桃仁、当归尾、赤芍各9克，川芎12克，丹参18克。水煎服，每日1剂，每日2次。

扭伤：红花、土鳖虫、栀子各等份。研细末，白面适量，调匀，取2～3克，以白酒调成糊状，外敷患处。

跌打损伤：红花、生地黄、川芎、桃仁、大黄各5克，当归9克。水煎服，每日1剂，每日2次，每服加白酒少许，宜服7～15日。

食疗药膳

红花川芎粥

原料：红花、川芎各6克，粳米100克，白糖适量。

制法：先将川芎、红花煎汁，去渣，加入淘净的粳米和白糖共煮成粥。

用法：每日2次，温热服食。

功效：行气活血止痛。

适用：冠心病、心绞痛，以及头痛、身痛。

红花木瓜酒

原料：红花75克，木瓜、桑寄生各150克，白酒2500毫升。

制法：将上药捣碎，装入纱布袋扎口，放入酒坛，倒入白酒，密封坛口，浸泡10日后即成。

用法：每日2次，每次10～20毫升。

功效：活血化瘀，通经，消肿，止痛。

适用：腰肌劳损所致腰痛。

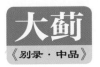

大蓟
《别录·中品》

释名 虎蓟（弘景），山牛蒡（《日华》），鸡项草（《图经》），千针草（《图经》），野红花（《纲目》）。

大蓟根叶

气味 甘，温，无毒。

主治 女子赤白沃，安胎，止吐血鼻衄，令人肥健（《别录》）。捣根绞汁服半升，主崩中血下立瘥（甄权）。叶：治肠痈，腹脏瘀血，作运扑损，生研，酒并小便任服。又恶疮疥癣同盐研罨之（大明）。

附方 小便热淋：马蓟根捣汁服（《圣惠方》）。

诸瘘不合：虎蓟根、猫蓟根、酸枣根、枳根、杜衡各一把，斑蝥三分，炒为末，蜜丸枣大。日一服，并以小丸纳疮中（《肘后方》）。

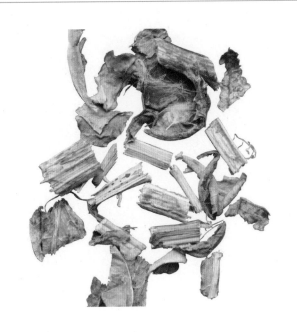

精编本草纲目中草药

137

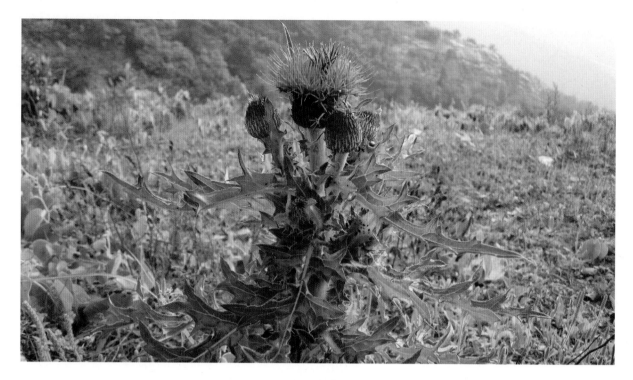

实用指南

单方验方

肺热咳嗽：大蓟30克，桑白皮、岗梅根、丝瓜络、枇杷叶各15克。水煎服。

乳糜尿：大蓟根30克。水煎服。

肺脓肿：鲜大蓟根、鲜鱼腥草各30克。水煎服。

肾炎水肿：大蓟、小蓟（刺儿菜、苦荬菜）各150克。水煎服汤，吃菜。

带状疱疹：大蓟、小蓟、鲜牛奶各适量。将大蓟、小蓟放在鲜牛奶中泡软后，捣成膏，外敷。

鼻衄：大蓟10克，侧柏叶、鸡冠花各15克。水煎服。

妇女月经过多、倒经：大蓟根、生地黄、栀子炭、黄芩、白芍各10克。水煎服。

食疗药膳

大小蓟薄荷蜜

原料：大蓟、小蓟各18克，薄荷9克，蜂蜜适量。

制法：将大蓟、小蓟、薄荷洗净，入锅，加水适量，煎煮2次，合并滤汁即成。

用法：上、下午分别服用，或佐餐食用。

功效：清热化湿，凉血止血，散瘀抗癌。

适用：湿热瘀毒型宫颈癌等癌症。

小蓟
《别录·中品》

释名 猫蓟（弘景），千针草。

气味 甘，温，无毒。

主治 养精保血（《别录》）。破宿血，生新血，暴下血血崩，金疮出血，呕血等，绞取汁温服。作煎和糖，合金疮，及蜘蛛蛇蝎毒，服之亦佳（藏器）。治热毒风，并胸膈烦闷，开胃下食，退热，补虚损。苗：去烦热，生研汁服（大明）。作菜食，除风热。夏月热烦不止，捣汁半升服，立瘥（孟诜）。

附方 心热吐血（口干）：用刺蓟叶及根，捣绞取汁，每顿服二小盏（《圣惠方》）。

卒泻鲜血：小蓟叶捣汁，温服一升（《梅师方》）。

堕胎下血：小蓟根叶、益母草五两，水三大碗，煮汁一碗，再煎至一盏，分二次服，一日服尽（《圣济总录》）。

鼻塞不通：小蓟一把，水二升，煮取一升，分服（《外台秘要》）。

癣疮作痒：刺蓟叶捣汁服之（《千金方》）。

妇人阴痒：小蓟煮汤，日洗三次（《广济方》）。

疔疮恶肿：千针草四两，乳香一两，明矾五钱，为末。酒服二钱，出汗为度（《普济方》）。

实用指南

单方验方

吐血：小蓟、侧柏叶、大蓟各10克，仙鹤草、栀子（炒焦）各15克。水煎服。

血尿、小便不利：鲜小蓟根30克，海金沙藤20克。水煎服，每日1剂，连服3～5日。

食疗药膳

小蓟伏龙肝茶

原料：小蓟80克，伏龙肝30克。

制法：将小蓟与伏龙肝同入锅中，加水适量，煎汤取汁即成。

用法：代茶饮之，不拘时间。

功效：清热凉血，补土摄血。

适用：血热或气虚所致的倒经。

小蓟炖肉

原料：鲜小蓟1把，猪瘦肉120克。

制法：把小蓟洗净。将肉洗净、切块。入水大火烧沸，改用小火煮至肉熟烂。

用法：食肉喝汤。

功效：清热，凉血，补虚。

适用：哮喘或盐水呛肺。

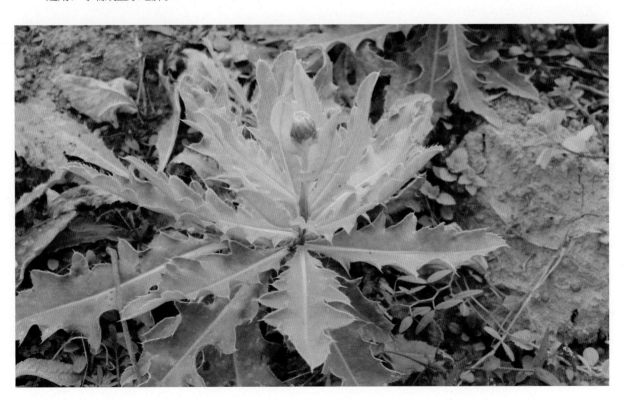

续断
《本经·上品》

释名 属折（《本经》），接骨（《别录》），龙豆（《本经》），南草（《别录》）。

根

气味 苦，微温，无毒。

主治 伤寒，补不足，金疮痈疡，折跌，续筋骨，妇人乳难。久服益气力（《本经》）。妇人崩中漏血，金疮血内漏，止痛生肌肉，及踠伤恶血腰痛，关节缓急（《别录》）。去诸温毒，通宣血脉（甄权）。助气，补五劳七伤，破癥结瘀血，消肿毒，肠风痔瘘，乳痈瘰疬，妇人产前后一切病，胎漏，子宫冷，面黄虚肿，缩小便，止泄精尿血（大明）。

附方 小便淋沥：生续断捣绞汁服，即马蓟根也（初虞氏《古今录验》）。

妊娠胎动（两三月堕，预宜服此）：川续断酒浸，杜仲姜汁炒去丝，各二两，为末，枣肉煮烂杵和丸梧子大。每服三十丸，米饮下。

产后诸疾（血运，心闷烦热，厌厌气欲绝，心头硬，乍寒乍热）：续断皮一握，水三升，煎二升，分三服。如人行一里，再服。无所忌。此药救产后垂死（《子母秘录》）。

打扑伤损，闪肭骨接：用接骨草叶捣烂罨之，立效（《卫生易简方》）。

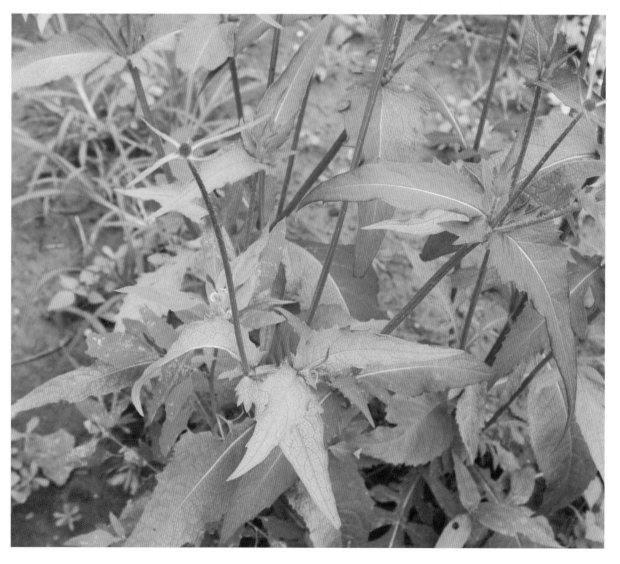

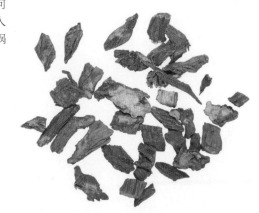

单方验方

补肾，养血，安胎：续断、桑寄生、阿胶各60克，菟丝子125克。水煎服。

水肿：续断根适量。炖猪腰子食。

先兆流产：续断、菟丝子、太子参、白芍各15克，桑寄生、阿胶、山药各10克，炙甘草3克。每日1剂，水煎服。

慢性风湿性关节炎：续断、牛膝、秦艽、当归、木瓜各60克。共研末，每次6克，每日2次，开水送服。

食疗药膳

续骨糖蟹糕

原料：续断、骨碎补各6克，白砂糖30克，鲜活河蟹250～300克。

制法：将续断、骨碎补混合粉碎，过100目筛备用，鲜活河蟹250～300克，去泥污，连壳捣碎，以细纱布过滤取汁，装入碗中，加入续断、骨碎补及白砂糖，锅中加少许水，把碗放入锅中蒸30分钟成糕状即成。

用法：温服，每日1次，晚间服用。7日为1个疗程。

功效：接骨续筋。

适用：各种骨折。

续断炖猪腰子

原料：续断60克，猪腰子4枚。

制法：续断与猪腰子加水炖，以猪腰子煮熟为度。

用法：适量食用。

功效：补肝肾，续筋骨，调血脉。

适用：水肿、肝肾亏虚等。

漏卢
《本经·上品》 （即今之漏芦）

释名 野兰（《本经》），荚蒿（苏恭），鬼油麻（《日华》）。

根苗

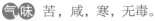

气味 苦，咸，寒，无毒。

主治 皮肤热毒，恶疮疽痔，湿痹，下乳汁。久服轻身益气，耳目聪明，不老延年（《本经》）。
止遗溺，热气疮痒如麻豆，可作浴汤（《别录》）。通小肠，泄精尿血，肠风，风赤眼，小儿壮热，扑损，续筋骨，乳痈瘰疬金疮，止血排脓，补血长肉，通经脉（大明）。

附方 腹中蛔虫：漏卢为末，以饼臛和方寸匕，服之（《外台秘要》）。
冷劳泄痢：漏卢一两，艾叶（炒）四两，为末。米醋三升，入药末一半，同熬成膏，入后末和丸梧子大，每温水下三十丸（《圣济总录》）。

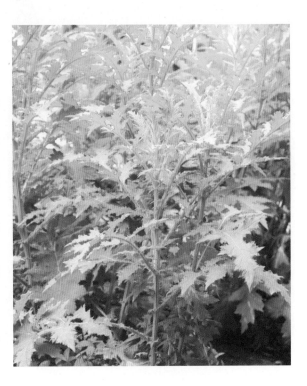

历节风痛，筋脉拘挛：古圣散，用漏卢麸炒半两，地龙去土炒半两，为末，生姜二两取汁，入蜜三两，同煎三五沸，入好酒五合，盛之。每以三杯，调末一钱，温服（《圣济总录》）。

白秃头疮：五月收漏卢草，烧灰，猪膏和涂之（《圣济总录》）。

单方验方

肥胖症：漏卢、决明子、泽泻、荷叶、防己各15克。水煎浓缩至100毫升，每日2次，服药1周。

功能失调性子宫出血：漏卢、地榆、三颗针、广升麻（菊科，又名麻花头）各15克。水煎服。

蛋白尿：漏卢、白茅根、黄柏、山楂、甘草各20克。水煎服，每日1剂。

食疗药膳

猪蹄漏卢汤

原料：漏卢15克，猪蹄2只，通草5克，姜块10克，葱3根，花椒12粒，绍酒10毫升，盐6克，味精2克。

制法：将猪蹄去残毛，洗净，用刀劈开或砍成小块。漏卢、通草洗净，共煎，去净残渣和沉淀。姜、葱洗净，姜拍破，葱挽结。猪蹄块放入砂罐内，加清水适量，置旺火上烧开后，撇净血泡，加姜、葱、花椒和药汁，改为中火炖至猪蹄刚熟时，以小火炖熟透，加入味精、盐调味即成。

用法：不拘时饮汤食蹄肉。

功效：通乳汁。

适用：乳汁不下。

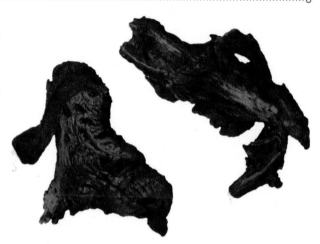

苎麻

《别录·下品》

根

气味 甘，寒，无毒。

主治 安胎，贴热丹毒（《别录》）。治心膈热，漏胎下血，产前后心烦，天行热疾，大渴大狂，服金石药人心热，罨毒箭蛇虫咬（大明）。沤苎汁，止消渴（《别录》）。

附方 痰哮咳嗽：苎根煅存性，为末，生豆腐蘸三、五钱，食即效。未全，可以肥猪肉二、三片蘸食，甚妙（《医学正传》）。

小便不通：用麻根、蛤粉各半两，为末。每服二钱，空心新汲水下（《圣惠方》）。用苎根洗研，摊绢上，贴少腹连阴际，须臾即通（《摘玄方》）。

小便血淋：苎根煎汤频服，大妙。亦治诸淋（《圣惠方》）。

肛门肿痛：生苎根捣烂，坐之良（《濒湖集简方》）。

脱肛不收：苎根捣烂，煎汤熏洗之（《圣惠方》）。

五色丹毒：苎根煮浓汁，日三浴之（《外台秘要》）。

鸡鱼骨鲠：用苎麻根捣汁，以匙挑灌之，立效（谈野翁《试验方》）。用野苎麻根捣碎，丸如龙眼大，鱼骨鱼汤下，鸡骨鸡汤下（《医方大成》）。

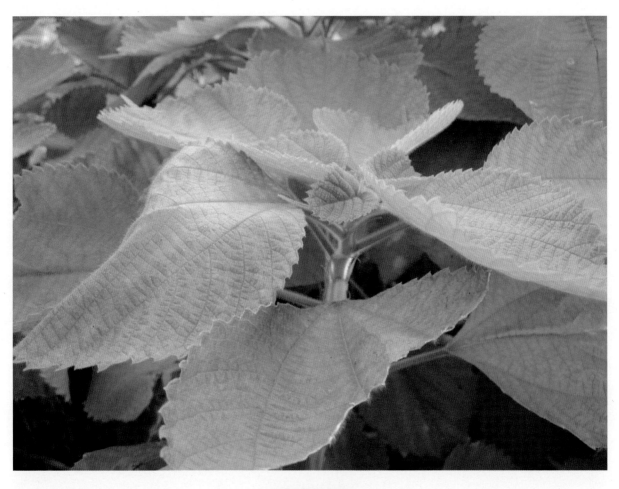

实用指南

单方验方

哮喘：苎麻根、砂糖各适量。同煮烂，时时嚼咽下。

蛇咬伤：鲜苎麻根适量。捣烂外敷。

鸡鱼骨鲠：苎麻根适量。捣汁，以匙挑灌之。

跌打损伤：苎麻根、铁苋菜各30克。水煎服。

胎动不安：苎麻根、白葡萄干各15克，莲子30克。水煎服。

金疮折损：苎麻叶（五月收取）适量。和石灰捣作团，晒干，研末敷。

外伤出血：苎麻叶、地衣毛各适量。晒干研粉外用。

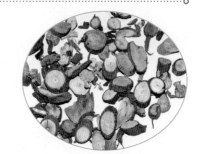

食疗药膳

苎麻粥

原料：生苎麻根30克，陈皮（炒）10克，大麦仁、粳米各50克，盐少许。

制法：先煎苎麻根、陈皮，去渣取汁，后入粳米及大麦仁煮粥，临熟，入盐拌匀即可。

用法：分作2服，每日空腹趁热食。

功效：凉血，止血，安胎。

适用：血热崩漏、妊娠胎动下血及尿血、便血等。

苎麻鲤鱼粥

原料：苎麻根、糯米各50克，鲜鲤鱼1条（约500克）。

制法：将鲤鱼常法治净，切片煎汤，再取苎麻根加水200毫升，煎至100毫升，去渣留汁，入鲤鱼汤中，并加糯米，葱、姜、油、盐适量，煮成稀稠粥。

用法：每日早晚，趁热服食，3～5日为1个疗程。

功效：健脾，补肾，安胎。

适用：脾肾两亏所致之胎动不安、胎漏下血等。

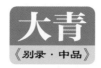

大青
《别录·中品》

释名 时珍曰：其茎叶皆深青，故名。

茎叶

气味 苦，大寒，无毒。

主治 时气头痛，大热口疮（《别录》）。除时行热毒，甚良（弘景）。治温疫寒热（甄权）。治热毒风，心烦闷，渴疾口干，小儿身热疾风疹及金石药毒涂罨肿毒（大明）。主热毒痢，黄疸、喉痹、丹毒（时珍）。

附方 喉风喉痹：大青叶捣汁灌之，取效止（《卫生易简方》）。

小儿口疮：大青十八铢，黄连十二铢，水三升，煮一升服。一日二服，以瘥为度（《千金方》）。

热病下痢困笃者，大青汤：用大青四两，甘草、赤石脂三两，胶二两，豉八合，水一斗，煮三升，分三服，不过二剂瘥（《肘后方》）。

肚皮青黑（小儿卒然肚皮青黑，乃血气失养，风寒乘之，危恶之候也）：大青为末，纳口中，以酒送下（《保幼大全方》）。

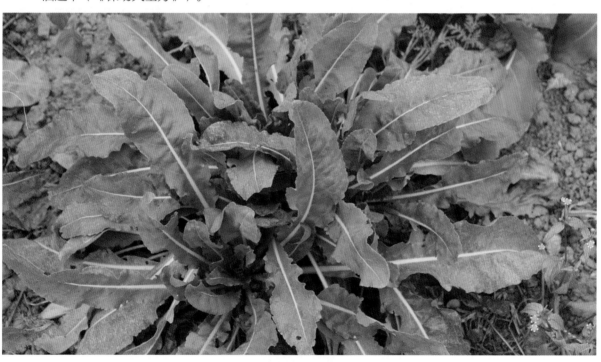

实用指南

单方验方

流行性乙型脑炎：大青叶30克。加适量水煎取100毫升。1岁以下每次10～20毫升，1～5岁每次50毫升，11～13岁每次80毫升，每4小时服1次，一般退热后2～3日停药。

小儿上呼吸道感染：大青叶30克。加水40毫升煎至10毫升，再加水30毫升煎至10毫升，两次煎液混合。3岁以上者每次6毫升（每毫升相当生药3克），每日3～6次。

百日咳：大青叶9克，栀子3克，知母5克，龙胆草、白茅根、藕节、竹茹、前胡各6克，水煎60毫升，每日3次。此为6个月至1岁量，可随年龄大小酌情增减。

肛门尖锐湿疣：大青叶30克，马齿苋、蒲公英、白花蛇舌草、败酱草各20克，板蓝根15克，生甘草10克。加水3000毫升，煎至1000毫升，去渣，于患处先熏后洗，每次10～15分钟，每日2～3次，7日为1个疗程。

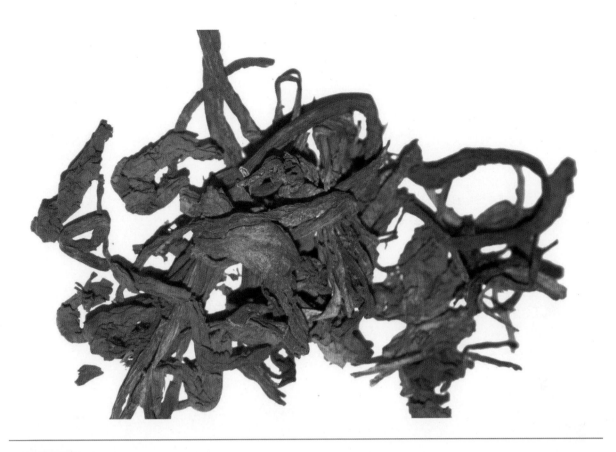

食疗药膳

大青银花茶

原料：大青叶（干品）、金银花各20克，茶叶5克。

制法：将上3味药加水煎茶，或以沸水冲泡10分钟，即可。

用法：每日1剂，不拘时饮服。

功效：清热祛暑，化浊解毒，生津止渴。

适用：暑热、流行性乙型脑炎等。

胡芦巴

宋·《嘉祐》

释名 苦豆。

气味 苦，大温，无毒。

主治 元脏虚冷气。得附子、硫黄，治肾虚冷，腹胁胀满，面色青黑，得荜香子、桃仁，治膀胱气甚效。（《嘉祐》）。治冷气疝瘕，寒湿脚气，益右肾，暖丹田（时珍）。

附方 小肠气痛：胡芦巴（炒）研末，每服二钱，茴香酒下（《直指方》）。

肾脏虚冷，腹胁胀满：胡芦巴（炒）二两，熟附子、硫黄各七钱五分，为末，酒煮曲糊丸梧桐子大，每盐汤下三四十丸（《圣济总录》）。

气攻头痛：胡芦巴（炒），三棱酒浸焙，各半两，干姜炮二钱半，为末，姜汤或温酒每服二钱（《济生方》）。

寒湿脚气（腿膝疼痛，行步无力）：胡芦巴酒浸一宿焙，破故纸炒香，各四两，为末。以木瓜切顶去瓤，安药在内令满，用顶合住签定，烂蒸，捣丸梧子大。每服七十丸，空心温酒下（《杨氏家藏方》）。

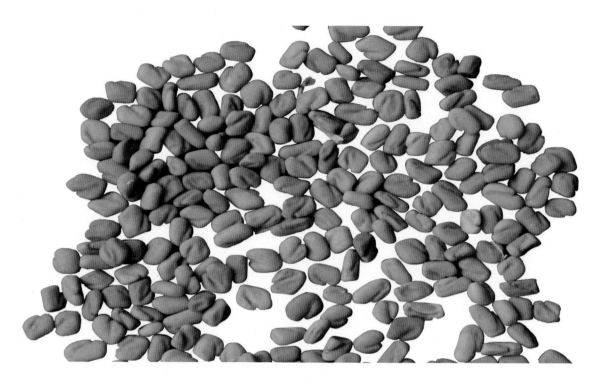

实用指南

单方验方

盆腔炎：胡芦巴、荔枝核、橘核、延胡索、小茴香、川楝子、五灵脂、乌药、制香附各9克。水煎服，每日1剂，分早晚2次服。

精原细胞瘤：胡芦巴、棉花根各30克，补骨脂15克，小茴香6克。水煎服。

肾阳不足、寒湿气滞之胁胀腹痛：胡芦巴9克，配附子6克，香附12克。水煎服。

疝气、睾丸冷痛：胡芦巴、小茴香各适量。炒研细末，每服6克，黄酒冲服。

食疗药膳

胡芦巴羊肉汤

原料：胡芦巴30克，羊肉100克，苹果5个。

制法：将羊肉洗净切条与两药同入锅内，加适量水，少许盐，煮成汤。

用法：食肉饮汤，1次食用。

功效：温肾阳，添精血，逐寒湿。

适用：寒疝腹痛、足膝疼痛、脚气等。

蠡实

《本经·中品》

释名 荔实（《别录》），马蔺子（《唐本》），铁扫帚（《救荒》），豕首（《本经》）。

实

气味 甘，平，无毒。

主治 皮肤寒热，胃中热气，风寒湿痹，坚筋骨，令人嗜食。久服轻身（《本经》）。止心烦满，利大小便，长肌肤肥大（《别录》）。疗金疮血内流，痈肿，有效（苏恭）。妇人血气烦闷，产后血运，并经脉不止，崩中带下，消一切疮疖，止鼻衄吐血，通小肠，消酒毒，治黄病，杀蕈毒，敷蛇虫咬（大明）。治小腹疝痛，腹内冷积，水痢诸病（时珍）。

附方 诸冷极病（医所不治者）：马蔺子九升洗净，空腹服一合，酒下，日三服（《千金方》）。

寒疝诸疾（寒疝不能食，及腹内一切诸疾，消食肥肌）：马蔺子一升，每日取一把，以面拌煮吞之，服尽愈（姚僧坦《集验方》）。

喉痹肿痛：用蠡实一合，升麻五分，水一升，煎三合，入少蜜搅匀，细呷，大验（《卫生易简方》）。用马蔺子二升，升麻一两，为末，蜜丸，水服一钱。又方：马蔺子八钱，牛蒡子六钱，为末，空心温水服六寸匕（《圣惠方》）。

肠风下血（有疙瘩疮，破者不治）：马蔺子一斤，研破酒浸，夏三日，冬七日，晒干，何首乌半斤，雄黄、雌黄各四两，为末，以浸药酒打糊丸梧子大。每服三十丸，温酒下，日三服，见效（《普济方》）。

花、茎及根、叶

主治 去白虫（《本经》）。疗喉痹，多服令人溏泄（《别录》）。主痈疽恶疮（时珍）。

附方 睡死不寤：蠡实根一握，杵烂，以水绞汁，稍稍灌之（《外台秘要》）。

喉痹口噤：马蔺花二两，蔓荆子一两，为末，温水服一钱。

喉痹肿痛，喘息欲死者：用马蔺根叶二两，水一升半，煮一盏，细饮之，立瘥（《外台秘要》）。用根捣汁三合，蜜一合，慢火熬成，徐徐咽之，日五、七度。一方：单汁饮之，口噤者灌下。无生者，以刷煎汁（《圣惠方》）。

小便不通：马蔺花（炒），茴香（炒），葶苈（炒），为末，每酒服二钱（《十便良方》）。

一切痈疽（发背恶疮）：用铁扫帚，同松毛、牛膝，以水煎服（《乾坤生意》）。

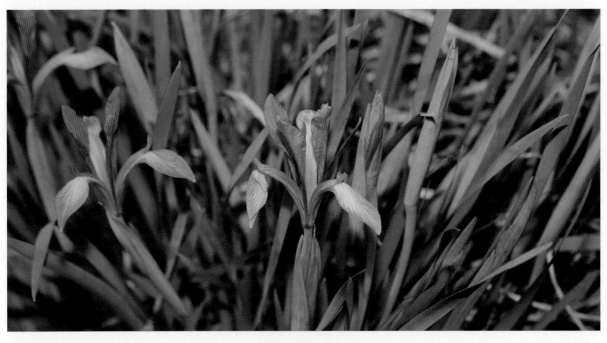

单方验方

骨结核：马蔺子适量。用铁锅炒干，研粉，水冲服，每日3次，每次5~7克，小儿酌减。另用其粉2份，凡士林5份，调成药膏外敷。

风湿性关节炎：马蔺根、苍耳子根各100克，糖50克。加水2000毫升，煮成1000毫升。每次70~80毫升，每日3次。

慢性支气管炎：马蔺根15克。水煎服，每日1剂。

月经过多：马蔺子、马蔺花各9克，石榴皮12克。共研细末，每日3次。

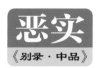

恶实

《别录·中品》

释名 鼠粘（《别录》），牛蒡（《别录》），大力子（《纲目》），便牵牛（《纲目》），蝙蝠刺。

子

气味 辛，平，无毒。

主治 明日补中，除风伤（《别录》）。风毒肿，诸瘘（藏器）。吞一枚，出痈疽头（苏恭）。炒研煎饮，通利小便（孟诜）。润肺散气，利咽膈，去皮肤风，通十二经（元素）。消斑疹毒（时珍）。

附方 风水身肿（欲裂）：鼠粘子二两，炒研为末。每温水服二钱，日三服（《圣惠方》）。

痰厥头痛：牛蒡子炒、旋覆花等分，为末。腊茶清服一钱，日二服（《圣惠方》）。

头痛连睛：鼠粘子、石膏等分，为末，茶清调服（《医方摘要》）。

咽喉痘疹：牛蒡子二钱，桔梗一钱半，粉甘草节七分，水煎服（《痘疹要诀》）。

风热瘾疹：牛蒡子（炒）、浮萍等分，以薄荷汤服二钱，日二服（初虞氏《古今录验》）。

小儿痘疮（时出不快，壮热狂躁，咽膈壅塞，大便秘涩，小儿咽喉肿，胸膈不利。若大便利者，勿服）：牛蒡子（炒）一钱二分，荆芥穗二分，甘草节四分，水一盏，同煎至七分，温服。已出亦可服。名必胜散（《和剂局方》）。

妇人吹乳：鼠粘二钱，麝香少许，温酒细吞下（《袖珍方》）。

便痈肿痛：鼠粘子二钱，炒研末，入蜜一匙，朴硝一匙，空心温酒服（《袖珍方》）。

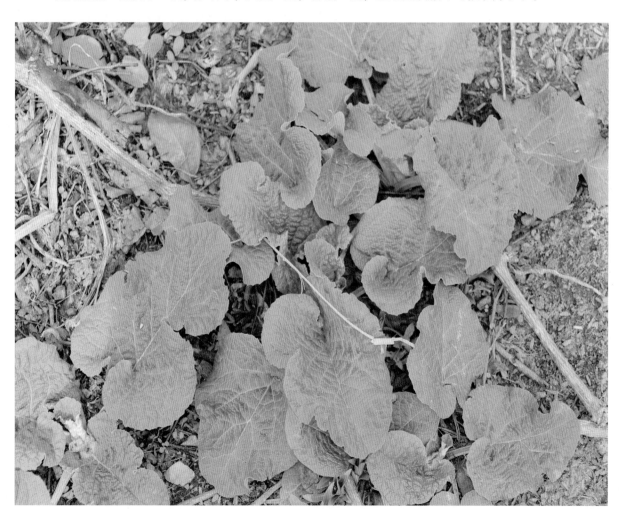

根、茎

气味 苦，寒，无毒

主治 伤寒寒热汗出，中风面肿，消渴热中，逐水。久服轻身耐老（《别录》）。根：主牙齿痛，劳疟诸风，脚缓弱风毒，痈疽，咳嗽伤肺，肺壅疝瘕，冷气积血（苏恭）。根：浸酒服，去风及恶疮。和叶捣碎，敷杖疮金疮，永不畏风（藏器）。主面目烦闷，四肢不健，通十二经脉，洗五脏恶气。可常作菜食，令人身轻（甄权）。切根如豆，拌面作饭食，消胀壅。茎叶煮汁作浴汤，去皮间习习如虫行。又入盐花生捣，揭一切肿毒（孟诜）。

附方 时气余热（不退，烦躁发渴，四肢无力，不能饮食）：用牛蒡根捣汁，服一小盏，效（《圣惠方》）。

头风白屑：牛蒡叶捣汁，熬稠涂之。至明，皂荚水洗去（《圣惠方》）。

喉中热肿：鼠粘根一升，水五升，煎一升，分三服（《延年方》）。

小儿咽肿：牛蒡根捣汁，细咽之（《普济方》）。

热毒牙痛（热毒风攻头面，齿龈肿痛不可忍）：牛蒡根一斤捣汁，入盐花一钱，银器中熬成膏。每用涂齿龈下，重者不过三度瘥（《圣惠方》）。

项下瘰疬：鼠粘子根一升，水三升，煮取一升半，分三服。或为末，蜜丸常服之（《救急方》）。

耳卒肿痛：牛蒡根切，绞汁二升，银锅内熬膏涂之（《圣济总录》）。

诸疮肿毒：牛蒡根三茎洗，煮烂捣汁，入米煮粥，食一碗，甚良（《普济方》）。

实用指南

单方验方

急性中耳炎：鲜牛蒡根适量。捣烂榨汁滴耳，每日数次。
胃痉挛痛：鲜牛蒡根适量。捣烂绞汁，温饮半杯，每日2～3次。
虚弱脚软无力：牛蒡根200克，鸡肉、猪肉后适量。同炖服。
痔疮：牛蒡根、漏芦根、嫩猪大肠各适量。同炖服。
头晕痛：牛蒡根200克，地骷髅（酒洗）50克。熬水服。
咽喉痛：牛蒡6克，桔梗、甘草各3克。水煎去渣，频频含咽。
心烦：牛蒡根120克。捣汁分次服。
老年性血管硬化、预防中风：牛蒡根适量。煮粥常食。
甲状腺肿大：牛蒡根适量。洗净去皮，水煎服。

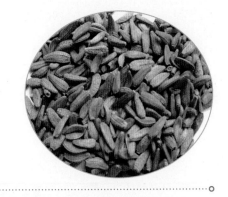

食疗药膳

恶实菜汁

原料：恶实菜500克，盐、蒜汁、姜汁、米醋、豆豉汁适量。
制法：将恶实菜洗净入砂锅内，加适量水，煮沸1分钟即取出，用凉开水浸一下，再用净纱布绞取汁，放入干净杯内，加入盐、蒜汁、姜汁、米醋、豆豉汁调和即成。
用法：分2次饮完。
功效：疏风清热，解毒消肿，利咽。
适用：外感风热、咽喉肿痛、热毒疮肿、痄腮等。

牛蒡酒

原料：牛蒡子15克，茵芋1.5克，茯苓、干姜各7.5克，川椒、萆麻子、杜若各5克，石斛、枸杞子、牛膝、大豆、侧子各10克。
制法：上几味细锉，以生绢袋盛，纳瓷瓶中，以好酒1000毫升浸，密封7日后开瓶即用。
用法：每于食前，暖10毫升饮用。
功效：祛风除湿。
适用：风湿气着于腰间所致疼痛、坐卧不安等。

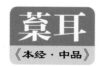

菜耳

《本经·中品》

释名 苍耳（《尔雅》），猪耳（《纲目》），喝起草（《纲目》），野茄（《纲目》）。

实

气味 甘，温，有小毒。

主治 风头寒痛，风湿周痹，四脚拘挛痛，恶肉死肌，膝痛。久服益气，耳目聪明，强志轻身（《本经》）。治肝热，明目（甄权）。治一切风气，填髓暖腰脚，治瘰疬疥疮及瘙痒（大明）。炒香浸酒服，去风补益（时珍）。

附方 久疟不瘥：苍耳子，或根茎亦可，焙研末，酒糊丸梧子大。每酒服三十丸，日二服。生者捣汁服亦可（朱氏《集验方》）。

大腹水肿（小便不利）：苍耳子灰、葶苈末等分。每服二钱，水下，日二服（《千金方》）。

风湿挛痹（一切风气）：苍耳子三两，炒为末，以水一升半，煎取七合，去滓呷之（《食医心镜》）。

牙齿痛肿：苍耳子五升，水一斗，煮取五升，热含之。冷即吐去，吐后复含，不过一剂瘥。茎叶亦可，或入盐少许（孙真人《千金翼》）。

鼻渊流涕：苍耳子即缣丝草子，炒研为末，每白汤点服一、二钱（《证治要诀》）。

眼目昏暗：菜耳实一升，为末，白米半升作粥，日食之（《普济方》）。

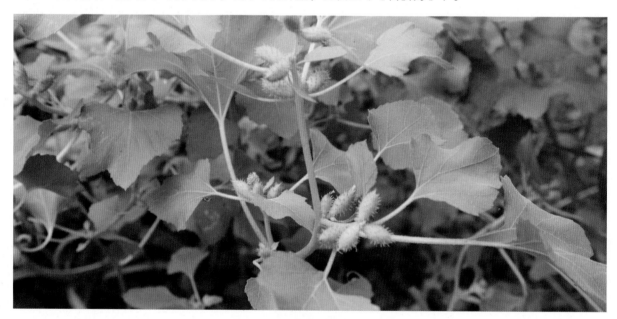

实用指南

单方验方

鼻窦炎引起的头痛：苍耳子15克。炒黄，水煎当茶饮。

鼻炎、鼻窦炎：苍耳子适量。小火炒至微黄，水煎或加水蒸，口服。

中耳炎：苍耳子、冰片各适量。用香油热炸后滴耳。

外痔：苍耳子100克，白矾6克，花椒10克。水煎熏洗。

大腹水肿：苍耳子灰、葶苈子末各等份。每服10克，水下，每日2次。

鼻渊流涕：苍耳子适量。炒研为末，每白汤点服1次，每次10克。

顽固性牙痛：苍耳子6克。焙黄去壳，研末，与一个鸡蛋和匀，不放油盐，炒熟食之，每日1次，连服3剂。

各种炎性肿痛：鲜苍耳茎叶适量。捣烂如泥，敷患处。

精编本草纲目中草药

食疗药膳

苍耳子粥

原料：苍耳子10克，粳米50克。

制法：先煮苍耳子取汁去渣，再入米煮粥。

用法：早餐食用。

功效：散风除湿。

适用：因风湿上扰引起的头痛、鼻渊，或因湿热下注引起的老年痔疮，以及风湿阻痹之肢体作痛或皮肤瘙痒等。

苍耳白芷茶

原料：苍耳子10克，白芷5克，绿茶2克。

制法：将苍耳子、白芷分别拣杂，洗净；白芷切成片，与苍耳子、绿茶同放入砂锅，加水浸泡片刻，煎煮20分钟，用洁净纱布过滤，取汁即成。

用法：早、晚各服1次。

功效：清火祛风。

适用：慢性鼻炎患者。对风寒型单纯性慢性鼻炎尤为适宜。

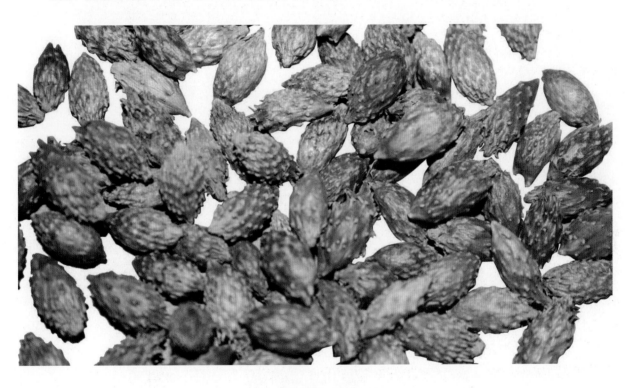

鹤虱
《唐本草》

气味 苦，辛，有小毒。

主治 蛔晓虫。为散，以肥肉臛汁服方寸匕，亦入丸散用（《唐本》）。虫心痛。以淡醋和半匕服，立瘥（《开宝》）。杀五脏虫，止疟，敷恶疮（大明）。

附方 大肠虫出（不断，断之复生，行坐不得）：鹤虱末，水调半两服，自愈（《怪疾奇方》）。

蛔咬心痛：鹤虱十两，捣筛，蜜丸梧子大。以蜜汤空腹吞四五十丸。忌酒肉（《古今录验方》）。

齿痛：鹤虱一枚，擢置齿中。又方，鹤虱煎米醋漱口（《纲目》）。

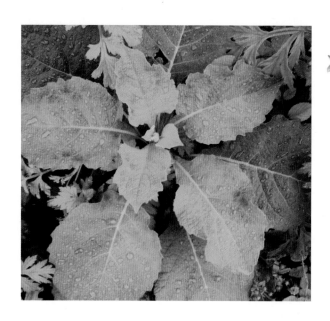
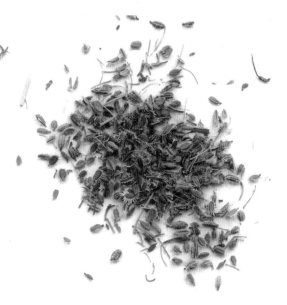

实用指南

单方验方

肠道蛔虫病：鹤虱、槟榔、雷丸、芜荑、使君子、苦楝根皮各9克。上药浓煎去渣，于清晨空腹时1次服下，连服2剂。

胆道蛔虫病：鹤虱、芜荑、槟榔、乌梅、使君子各适量。等制成冲剂服用。

妇女阴痒：鹤虱、雄黄、苦参各12克，百部15克，蛇床子30克。每日1剂，煎2次混合药液，分2次外洗。另方用鹤虱30克，蛇床子、苦参、野菊花各15克，水煎过滤，先熏后洗；严重者洗时加猪胆汁1枚，与药汁搅匀，每日2次，30日为1个疗程。

小儿吐蛔：鹤虱、大黄各0.3克，朴硝15克。水煎服，每日1剂，每日2次。

食疗药膳

鹤虱风炖鸡

原料：鹤虱60克，童子鸡1只。

制法：将童子鸡治净，去肠杂、爪，与鹤虱风加水共炖，以鸡肉熟烂为佳。

用法：食肉喝汤。

功效：消痰，理气，补虚，调经。

适用：妇女肝病。

豨莶
《唐本》

释名 希仙（《纲目》），火枚草（《唐本》），猪膏莓（《唐本》），虎膏（《唐本》）。

气味 苦，寒，有小毒。

主治 主久疟痰阴，捣汁服取吐。捣敷虎伤、狗咬、蜘蛛咬、蚕咬、蝼蛄溺疮（藏器）。治肝肾风气，四肢麻痹，骨痛膝弱，风湿诸疮（时珍）。

附方 痈疽肿毒（一切恶疮）：豨莶草端午采者一两，乳香一两，白矾烧半两，为末。每服二钱，热酒调下。毒重者连进三服，得汗妙（《乾坤秘韫》）。

发背疔疮：豨莶草、五叶草即五爪龙、野红花即小蓟、大蒜等分，擂烂，入热酒一碗，绞汁服，得汗立效（《乾坤生意》）。

疔疮肿毒：端午采豨莶草，日干为末。每服半两，热酒调下。汗出即愈，极有效验（《集简方》）。

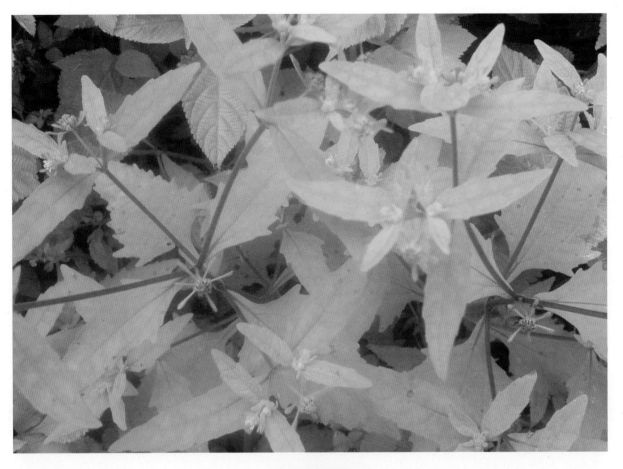

实用指南

单方验方

风寒湿痹：豨莶草、伸筋草各30克，老鹳草20克。水煎服。

疟疾：豨莶草30克。水煎服，每日1剂，分2次服，连服3日。

风气行于肠胃泄泻：豨莶草，为末，醋糊丸，梧子大。每服30丸，白汤下。

肠风下血：豨莶叶，酒蒸为末，炼蜜丸。每服9克，白汤下。

黄疸型肝炎：豨莶草30克，车前草、金钱草各15克，栀子9克。水煎服。

高血压：豨莶草、夏枯草、臭梧桐各9克。水煎服。

痈疽肿毒：豨莶草、乳香各30克，白矾15克。同研为细末，口服，每次6克，热酒调下。

风湿性关节炎、高血压：豨莶草、臭梧桐各等份。共研粉，水泛丸，每服5克，黄酒送服，每日3次。

食疗药膳

豨莶根炖猪蹄

原料：豨莶根60克，猪蹄1个，黄酒100毫升。

制法：以上3物同放入适量水中，小火炖至猪蹄熟烂。

用法：每日分2次食用。

功效：祛风除湿，舒筋活络。

适用：风湿痹证、筋骨不利、肌肤麻木等。

风痛神效药酒

原料：豨莶草（法制）、当归、十大功劳根皮各30克，牛膝、生地黄、金银花各15克。

制法：将上6味浸入老酒中，1周后使用。

用法：每次饮酒15～30毫升。

功效：祛风活络，补肾养血。

适用：风湿疼痛诸证。

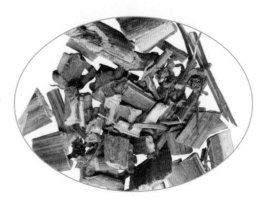

箬
《纲目》

释名 篛。

叶

气味 甘，寒，无毒。

主治 男女吐血、衄血、呕血、咯血、下血。并烧存性，温汤服一钱匕。又通小便，利肺气喉痹，消痈肿（时珍）。

附方 一切眼疾：笼篛烧灰，淋汁洗之，久之自效（《经验方》）。

肺壅鼻衄：箬叶烧灰、白面三钱，研匀，井花水服二钱（《圣济总录》）。

经血不止：箬叶灰、蚕纸灰等分，为末。每服二钱，米饮下（《圣济总录》）。

男妇血淋（亦治五淋）：多年煮酒瓶头箬叶，三五年至十年者尤佳。每用七个，烧存性，入麝香少许，陈米饮下，日三服。有人患此，二服愈。福建煮过夏月酒多有之（《百一选方》）。

尿白如注（小腹气痛）：茶笼内箬叶烧存性，入麝香少许，米饮下（《经验方》）。

小便涩滞（不通）：干箬叶一两烧灰，滑石半两，为末，每米饮服三钱（《普济方》）。

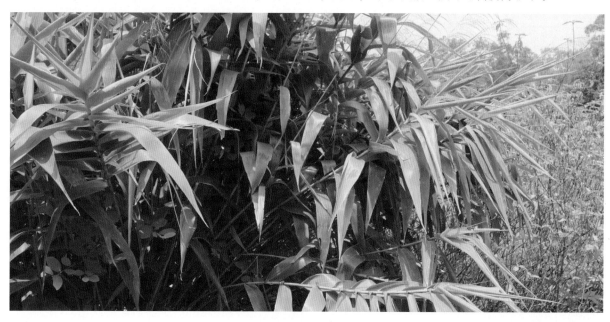

精编本草纲目中草药

实用指南

单方验方

辅助治疗口腔癌：箬竹叶不拘量。压汁，代茶饮用，并含漱之。

食疗药膳

箬竹叶粥

原料：青箬竹叶、粳米各100克，红砂糖适量。

制法：将青箬竹叶洗净切碎入锅加入煮成浓汁，去药渣取药汁与粳米同煮。

用法：粥熟，加红糖调味服食。

功效：利小便，消痈肿。

适用：小便不通。

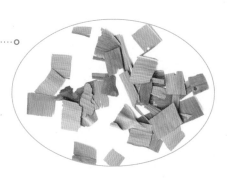

芦

《别录·下品》

释名 苇，葭，花名蓬茏（《唐本》）。

根

气味 甘，寒，无毒。

主治 消渴客热，止小便利（《别录》）。疗反胃呕逆不下食，胃中热，伤寒内热，弥良（苏恭）。解大热，开胃，治噎哕不止（甄权）。寒热时疾烦闷，泻痢人渴，孕妇心热（大明）。

笋

气味 小苦，冷，无毒，

主治 膈间客热，止渴，利小便，解河豚及诸鱼蟹毒（宁原）。解诸肉毒（时珍）。

附方 骨蒸肺痿（不能食者，苏游芦根饮主之）：芦根、麦门冬、地骨皮、生姜各十两，橘皮、茯苓各五两，水二斗，煮八升，去滓，分五服，取汗乃瘥（《外台秘要》）。

呕哕不止（厥逆者）：芦根三斤切，水煮浓汁，频饮二升。必效。若以童子小便煮服，不过三升愈（《肘后方》）。

反胃上气：芦根、茅根各二两，水四升，煮二升，分服（《千金方》）。

霍乱烦闷：芦根三钱，麦门冬一钱，水煎服（《千金方》）。

霍乱胀痛：芦根一升，生姜一升，橘皮五两，水八升，煎三升，分服（《太平圣惠方》）。

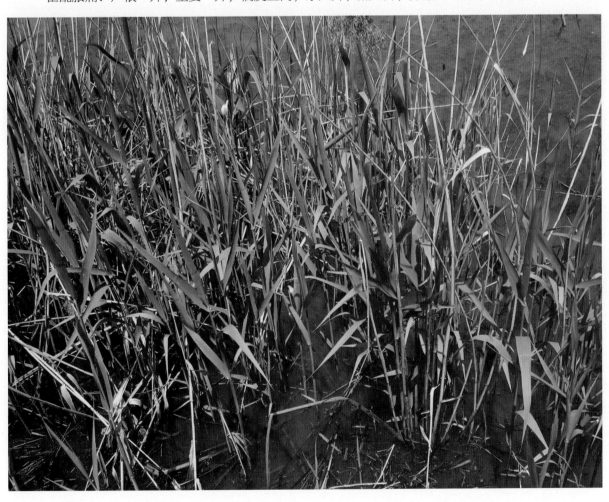

单方验方

小儿慢性支气管炎：鲜芦根30克，薏苡仁、冬瓜子各12克，苦杏仁、桃仁、白前、前胡各4.5克，莱菔子、紫苏子、玉蝴蝶各6克，胆南星3克。水煎服。

肺脓肿：芦根、薏苡仁、冬瓜子各30克，桔梗、金银花各9克。水煎服。

麻疹初起，疹出不透：芦根30克，浮萍、葛根各10克。水煎服。

热病口喝：鲜芦根、葛根各60克，狗肝菜30克。水煎服。

小便赤涩、小便涩疼、口干渴：鲜芦根60克，车前草、白茅根各30克。水煎服。

牙龈出血：芦根适量。水煎，代茶饮。

食疗药膳

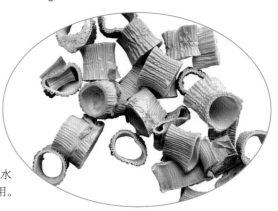

生芦根粥

原料：芦根30克（洗净），粳米50克。

制法：先用水煮芦根取汁去滓，用汁煮米做粥。

用法：可供早晚服食。

功效：清热生津，除烦止呕。

适用：热病烦渴、胃热呕吐、噎膈、反胃等。

芦根粥

原料：芦根、粳米各50克，白糖适量。

制法：将芦根洗净，切碎入砂锅内，加清水300毫升，浸透后大火煎至100毫升，过滤去渣取汁备用。粳米加清水500毫升，煮成粥后，兑入芦根汁加入白糖，再煮1～2沸待用。

用法：每日2～3次，宜温热服食。

功效：清热，生津，止渴。

适用：热病伤津、烦热口渴、食欲欠佳、口燥咽干、咳嗽、痰少而黏，以及胆石症和胆结石梗阻性黄疸。

甘蕉

《别录·下品》

释名 芭蕉（《衍义》），天苴（《史记》），芭苴。

气味 甘，大寒，无毒。

主治 生食，止渴润肺。蒸熟晒裂，舂取仁食，通血脉，填骨髓（孟诜）。生食，破血，合金疮，解酒毒。干者，解肌热烦渴（吴瑞）。除小儿客热，压丹石毒（时珍）。

根

气味 甘，大寒，无毒。

主治 痈肿结热（《别录》）。捣烂敷肿，去热毒。捣汁服，治产后血胀闷（苏恭）。主黄疸（孟诜）。治天行热狂，烦闷消渴，患痈毒并金石发动，躁热口干，并绞汁服之。又治头风游风（大明）。

附方 风虫牙痛：芭蕉自然汁一碗，煎热含漱（《普济方》）。

天行热狂：芭蕉根捣汁饮之（《日华子本草》）。

消渴饮水（骨节烦热）：用生芭蕉根捣汁，时饮一二合（《圣惠方》）。

血淋涩痛：芭蕉根、旱莲草各等分，水煎服，日二（《圣惠方》）。

产后血胀：捣芭蕉根绞汁，温服二三合。

疮口不合：芭蕉根取汁，抹之良（《直指方》）。

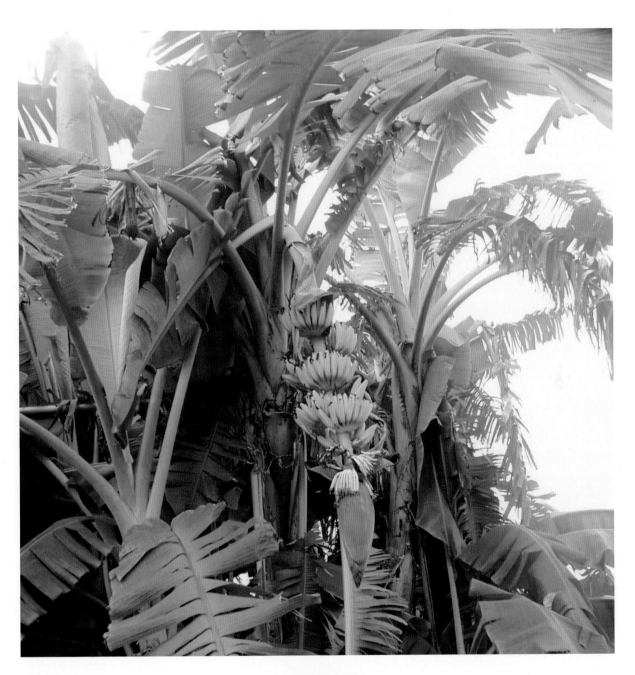

実用指南

单方验方 ....○

糖尿病：芭蕉根、天花粉、楤木根白皮各30克，玉米须60克。水煎服。

暑疖：芭蕉根适量，捣烂。涂患处。每日多涂几次，不令干燥。

肿毒初发：芭蕉叶适量。研末，和生姜汁涂。

烫伤：芭蕉叶适量。研末，水泡已破者，麻油调搽；水泡未破者，鸡蛋清调敷。

食疗药膳 ....○

芭蕉根炖猪肉

原料：芭蕉根250克，猪瘦肉120克。

制法：将猪瘦肉洗净，切小寸块，与芭蕉根加水共炖，肉熟烂即可。

用法：食肉喝汤。

功效：清热，解毒，利湿，补虚。

适用：血崩、带下病、胎动不安等。

麻黄
《本经·中品》

释名 龙沙（《本经》），卑相（《别录》），卑盐（《别录》）。

茎

气味 苦，温，无毒。

主治 中风伤寒头痛，温疟，发表出汗，去邪热气，止咳逆上气，除寒热，破癥坚积聚（《本经》）。五脏邪气缓急，风胁痛，字乳余疾，止好睡，通腠理，解肌，泄邪恶气，消赤黑斑毒。不可多服，令人虚（《别录》）。治身上毒风疹痹，皮肉不仁，主壮热温疫，山岚瘴气（甄权）。通九窍，调血脉，开毛孔皮肤（大明）。去营中寒邪，泄卫中风热（元素）。散赤目肿痛，水肿风肿，产后血滞（时珍）。

附方 伤寒黄疸（表热者）：麻黄醇酒汤主之，麻黄一把，去节绵裹，美酒五升，煮取半升，顿服取小汗。春月用水煮（《千金方》）。

风痹冷痛：麻黄去根五两，桂心二两、为末，酒二升，慢火熬如饧。每服一匙，热酒调下，至汗出为度。避风（《圣惠方》）。

根节

气味 甘，平，无毒。

主治 止汗，夏月杂粉扑之（弘景）。

附方 盗汗阴汗：麻黄根、牡蛎粉为末，扑之。

盗汗不止：麻黄根、椒目等分，为末。每服一钱，无灰酒下。外以麻黄根、故蒲扇为末，扑之（《奇效良方》）。

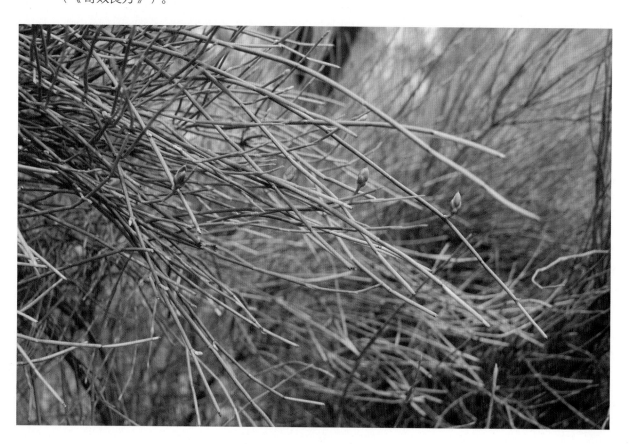

小儿盗汗：麻黄根三分，故蒲扇灰一分，为末。以乳服三分，日二服。仍以干姜三分同为末，三分扑之（《古今录验》）。

产后虚汗：黄芪、当归各一两，麻黄根二两。每服一两，煎汤下。阴囊湿疮：肾有劳热。麻黄根、石硫黄各一两，米粉一合，为末，敷之（《千金方》）。

实用指南

单方验方

冬天久咳：麻黄60克，胡椒20粒，老姜15克。研为细末，然后与米酒、面粉再炒至成饼状，贴于患者后背上。每日换药1次，连续贴数日，以愈为度。

过敏性哮喘：麻黄5克，炒苦杏仁10克（捣碎），生石膏20克，甘草6克，五味子9克（捣碎），陈皮3克。水煎服，每日1剂。

脚臭：麻黄根30克，丁香、木香、黄柏各15克。水煎，每日用以洗脚3～4次。

风寒感冒：麻黄30克，生石膏60克。共研细末，每服9克，盖被取汗。

小儿腹泻：麻黄2～4克，前胡4～8克。水煎，加少量白糖送服，每日1剂。

小儿百日咳：麻黄、甘草各3克，橘红5克，苦杏仁、百部各9克。水煎服。

荨麻疹：麻黄、蝉蜕、槐花、黄柏、乌梅、板蓝根、甘草、生大黄各10克。水煎服。

头痛发热（恶风无汗而喘）：麻黄9克，桂枝6克，炙甘草3克，苦杏仁10克。煎服发汗。

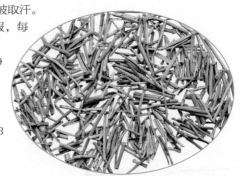

食疗药膳

麻黄粥

原料：麻黄10克，糯米1匙，豉汁10毫升。

制法：以水1500毫升，煮麻黄，去沫，取汁750毫升。去滓，后入米50克，豉汁60克，煮为稀粥。

用法：不计时候，顿服。衣覆取汗。

功效：发汗解表。

适用：风寒表证、恶风、无汗等。

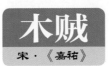

木贼
宋·《嘉祐》

释名 时珍曰：此草有节，面糙涩。治木骨者，用之磋擦则光净，犹云木之贼也。

茎

气味 甘，微苦，无毒。

主治 目疾，退翳膜，消积块，益肝胆，疗肠风，止痢，及妇人月水不断，崩中赤白（《嘉祐》）。解肌，止泪止血，去风湿，疝痛，大肠脱肛（时珍）。

附方 目昏多泪：木贼去节，苍术淅浸，各一两，为末。每服二钱，茶调下。或蜜丸亦可。

舌硬出血：木贼煎水漱之，即止（《圣惠方》）。

血痢不止：木贼五钱，水煎温服，一日一服（《圣惠方》）。

大肠脱肛：木贼烧存性，为末掺之，按入即止。一加龙骨（《三因方》）。

月水不断：木贼（炒）三钱，水一盏，煎七分，温服，日一服（《圣惠方》）。

小肠疝气：木贼细锉，微炒为末，沸汤点服二钱，缓服取效。一方：用热酒下（寇氏《本草衍义》）。

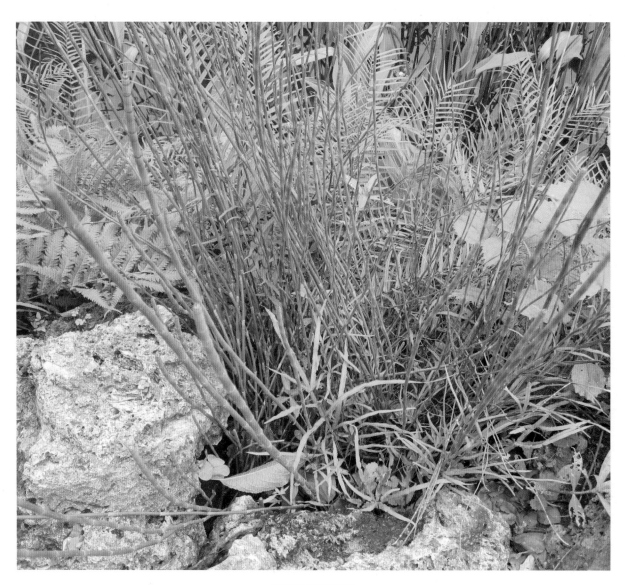

实用指南

单方验方

扁平疣：木贼、香附、夏枯草各30克。加水浓煎去渣，取药液洗患处，每天3～5次。

目赤肿痛常流目眵：木贼、五斤草各20克，千里光15克。水煎服。

白浊：木贼35克。水煎去渣加青壳鸭蛋1粒，再煎服用。

尿道感染：木贼、蛇总管、车前草各40克，海金沙藤30克。水煎加黑糖服用。

目生翳障：木贼15克，谷精草、决明子各12克，蝉蜕5克。水煎服用。另取木贼30克，水煎洗患眼。

食疗药膳

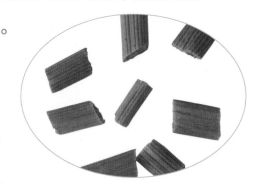

木贼蒸羊肝

原料：木贼2克（研末），羊肝10克（切薄片）。

制法：将2味和匀，隔水蒸熟即可。

用法：早晚各1次，每次适量。

功效：清肝热，疏风热，明目退翳。

适用：肝热或风热目疾、目赤肿痛、翳膜遮睛、羞明流泪等。

鼠曲草

《日华》

释名 米曲（《纲目》），鼠耳（《别录》），佛耳草（《法象》），香茅（《拾遗》），黄蒿（《会编》）。

气味 甘，平，无毒。

主治 鼠耳：主痹寒寒热，止咳（《别录》）。鼠曲：调中益气，止泄除痰，压时气，去热嗽。杂米粉作糗食，甜美（《日华》）。佛耳：治寒嗽及痰，除肺中寒，大升肺气（李杲）。

附方 毒疔初起：鲜鼠曲草合冷饭粒及盐少许捣敷。

一切劳咳嗽，壅滞胸膈痞满：雄黄、佛耳草，鹅管石、款冬花各等分。上为末，每服用药一钱，安在炉子上焚着，以开口吸烟在喉中（《宣明论方》焚香透膈散）。

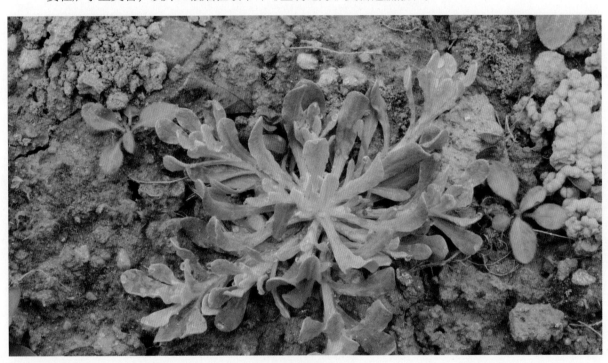

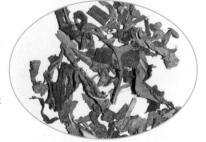

精编本草纲目中草药

实用指南

单方验方

咳嗽痰多：鼠曲草全草、冰糖各2～3克。水煎服。

筋骨痛，脚膝肿痛，跌打损伤：鼠曲草30～50克。水煎服。

风寒感冒：鼠曲草全草2～3克。水煎服。

脾虚浮肿：鲜鼠曲草50克。水煎服。

带下病：鼠曲草、凤尾草、灯心草各15克，土牛膝9克。水煎服。

支气管炎、寒喘：鼠曲草、黄荆子各15克，前胡、云雾草各9克，天竺子12克，荠苨根25克。水煎服，连服5日，连服30日。

食疗药膳

清明菜糕

原料：鼠曲草嫩苗、米粉（或玉米粉）、白糖各适量。

制法：鼠曲草嫩苗生用或用水略煮，与面粉、白糖加水和匀，做成糕团，蒸熟即成。

用法：不拘时食用。

功效：和胃调中。

适用：老年胃及十二指肠溃疡。

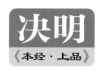

决明

《本经·上品》

释名 时珍曰：此马蹄决明也，以明目之功而名。

子

气味 咸，平，无毒。

主治 青盲，目淫肤，赤白膜，眼赤泪出。久服益精光，轻身（《本经》）。疗唇口青（《别录》）。益肾，解蛇毒（震亨）。叶作菜食，利五脏明目，甚良（甄权）。

附方 积年失明：决明子二升为末，每食后粥饮服方寸匕（《外台秘要》）。

青盲雀目：决明一升，地肤子五两，为末，米饮丸梧子大，每米饮下二三十丸（《普济方》）。

补肝明目：决明子一升，蔓菁子二升，以酒五升煮，暴干为末。每饮服二钱，温水下，日二服（《圣惠方》）。

目赤肿痛、头风热痛：决明子（炒）研，茶调敷两太阳穴，干则易之，一夜即愈（《医方摘玄》）。

癣疮延蔓：决明子一两为末，入水银、轻粉少许，研不见星，擦破上药，立瘥，此东坡家藏方也（《奇效良方》）。

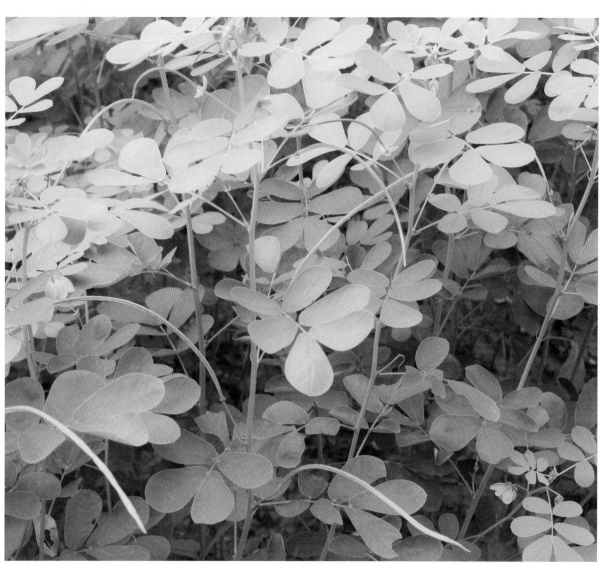

单方验方

夜盲症：决明子、枸杞子各9克，猪肝适量。水煎，食肝服汤。

习惯性便秘：决明子、郁李仁各18克。沸水冲泡代茶。

外感风寒头痛：决明子50克。用火炒后研成细粉，然后用凉开水调和，擦在头部两侧太阳穴处。

口腔炎：决明子20克。煎汤，一直到剩一半的量为止，待冷却后，用来漱口。

习惯性便秘：炒决明子10～15克，蜂蜜20～30克。先将决明子捣碎，加水300～400毫升，煎煮10分钟左右，冲入蜂蜜搅匀即可。每晚1剂，或早、晚分服，亦可代茶饮。

食疗药膳

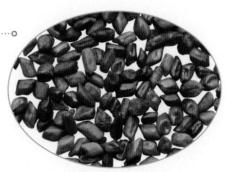

决明子茶

原料：决明子15克。

制法：先将决明子炒黄，加适量水煎。

用法：代茶频饮。

功效：清肝，利水，通便。

适用：高血压。

决明菊花粥

原料：决明子、白菊花、白糖各15克，粳米100克。

制法：将决明子入锅内炒出香气起锅，冷后与白菊花煎取汁，去渣，澄清去沉淀。粳米淘洗净，入锅加药汁煮成粥，加白糖食之。

用法：每日1次。

功效：清肝明目，润肠通便。

适用：风热目赤肿痛、流泪、头痛头晕、大便秘结及肝炎、高血压、高脂血症等。

决明子大米粥

原料：决明子10克，大米60克。

制法：将决明子炒香后水煮取汁，加入大米煮成粥即可。

用法：早餐食用。

功效：滋阴明目，润肠通便，降压降脂。

适用：高血压、高脂血症的便秘者。

地肤

《本经·上品》

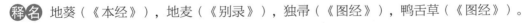

释名 地葵（《本经》），地麦（《别录》），独帚（《图经》），鸭舌草（《图经》）。

子

气味 苦，寒，无毒。

主治 膀胱热，利小便，补中益精气。久服耳目聪明，轻身耐老（《本经》）。去皮肤中热气，使人润泽，散恶疮疝瘕，强阴（《别录》）。治客热丹肿（《日华》）。

附方 雷头风肿，不省人事：落帚子同生姜研烂，热冲酒服，取汁即愈（《圣济总录》）。

胁下疼痛：地肤子为末，酒服方寸匕（《寿域神方》）。

疝气危急：地肤子即落帚子，炒香研末。每服一钱，酒下（《简便方》）。

血痢不止：地肤子五两，地榆、黄芩各一两，为末。每服方寸匕，温水调下（《圣惠方》）。

妊娠患淋，热痛酸楚，手足烦疼：地肤子十二两，水四升，煎二升半，分服（《子母秘录》）。

肢体疣目：地肤子、白矾等分，煎汤频洗（《寿域神方》）。

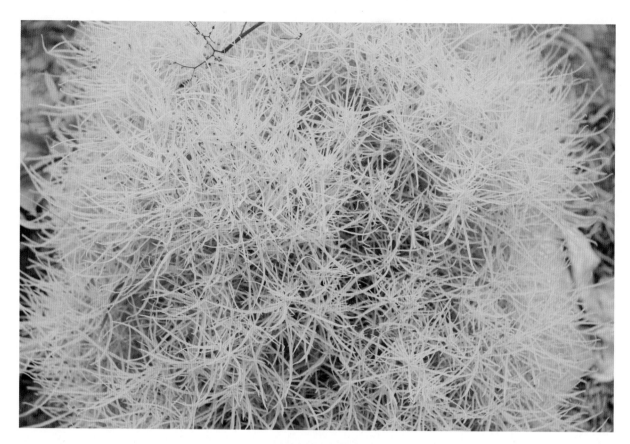

实用指南

单方验方

肛周炎：地肤子、土大黄各20克，苦参15克，白矾、雄黄各10克。共研为细末，以猪油熬调成膏，涂患处，每日2~3次。

老年瘙痒：地肤子、红花、桃仁、苦杏仁、生栀子、荆芥各10克。共研细末。每次10克，用蜂蜜调成膏状敷脐，外用胶布固定，每日1次，5日为1个疗程，连续治疗2~3个疗程。

顽固性阴痒：地肤子、黄柏各20克，紫花地丁、白鲜皮各30克，白矾10克。清水浸泡10分钟，再煎沸25分钟，药温后擦洗患处，每日早晚各1次。

荨麻疹：地肤子30克。加水500毫升，煎至250毫升，冲红糖30克，趁热服下，盖被使出汗。

皮肤湿疮：地肤子、白矾各适量。煎汤洗。

食疗药膳

止痒冬瓜汤

原料：地肤子50克，冬瓜500克，花椒20粒。

制法：将冬瓜洗净，切成方块，地肤子布包，加水适量，共煮之，至瓜熟酌加少许盐、姜、葱（以轻淡为佳），弃掉药包，即可饮用。

用法：吃瓜喝汤，每日1次。

功效：清热利湿，杀虫止痒。

适用：湿热为患之女阴瘙痒。

养血祛风酒

原料：地肤子、石楠叶、独活各35克，川芎40克，当归60克，白酒适量。

制法：将上5味药研成极细末，装瓶备用即可。

用法：每日3次，成人取药末9克（小儿酌减），以酒15毫升，混匀，煎沸，待温，连药末空心服。

功效：养血，祛风止痒。

适用：风毒瘾疹等。

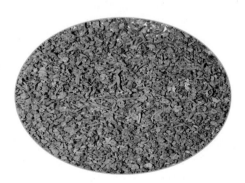

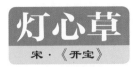

灯心草

宋·《开宝》

释名 虎须草（《纲目》），碧玉草（《纲目》）。

茎及根

气味 甘，寒，无毒。

主治 五淋，生煮服之。败席煮服，更良（《开宝》）。泻肺，治阴窍涩不利，行水，除水肿癃闭（元素）。治急喉痹，烧灰吹之甚捷。烧灰涂乳上，饲小儿，止夜啼（震亨）。降心火，止血通气，散肿止渴。烧灰入轻粉、麝香，治阴疳（时珍）。

附方 破伤出血：灯心草嚼烂敷之，立止（《胜金方》）。

衄血不止：灯心一两，为末，入丹砂一钱，米饮每服二钱（《圣济总录》）。

喉风痹塞：（《瑞竹堂方》）用灯心一握，阴阳瓦烧存性，又炒盐一匙，每吹一捻，数次立愈。一方：用灯心灰二钱，蓬砂末一钱，吹之。一方：灯心、箬叶烧灰，等分，吹之（《惠济方》）。用灯心草、红花烧灰，酒服一钱，即消。

夜不合眼（难睡）：灯草煎汤代茶饮，即得睡（《集简方》）。

湿热黄疸：灯草根四两，酒、水各半，入瓶内煮半日，露一夜，温服（《集玄方》）。

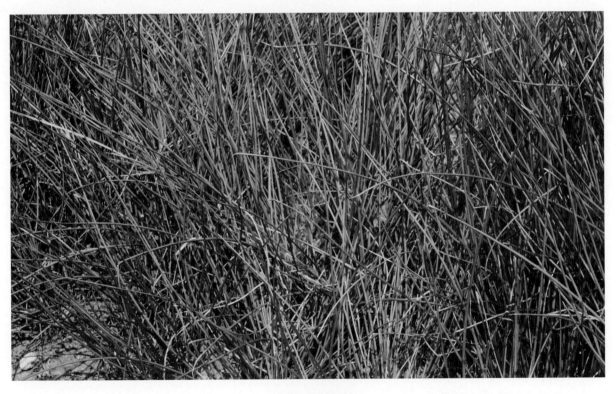

实用指南

单方验方

黄疸：灯心草根、阴行草、枸杞根各30克。水煎，糖调服。

肾炎：鲜灯心草30克，鲜木槿根60克。水煎服。

口腔糜烂：灯心草10克，车前草15克。水煎服。

尿路感染：灯心草6克，干柿饼2个，白糖适量。水煎服。

小儿夜啼：灯心草15克。水煎2次，混合后分上、下午服，每日1剂，连服3～5剂。

精编本草纲目中草药

灯心苦瓜汤

原料：灯心草5扎，苦瓜（去瓤，核）200克，盐适量。

制法：苦瓜洗净后切成块状。将苦瓜块与灯心草一起放进砂锅内，用适量清水煎煮，加盐调味便可。

用法：佐餐食用，每日1～2次，每次150～200毫升。

功效：清心降火。

适用：夏季风热上攻所引起的目赤肿痛、眼眵增多、口干心烦、小便黄赤等。

灯心草粥

原料：灯心草6克，粳米30克，栀子3克，熟石膏粉（食用）10克。

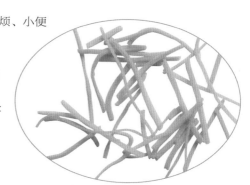

制法：先煎石膏、栀子、灯心草，久煎取汁去渣，加入粳米共煮成粥。

用法：早晚餐分食。

功效：清热泻脾。

适用：小儿流涎、口舌生疮、烦躁不宁等。

地黄
《本经·上品》

释名 芐，芑，地髓（《本经》）。

干地黄

气味 甘，寒，无毒。

主治 伤中，逐血痹，填骨髓，长肌肉。作汤除寒热积聚，除痹，疗折跌绝筋。久服轻身不老，生者尤良（《本经》）。主男子五劳七伤，女子伤中胞漏下血，破恶血，溺血，利大小肠，去胃中宿食，饱力断绝，补五脏内伤不足，通血脉，益气力，利耳目（《别录》）。助心胆气，强筋骨长志，安魂定魄，治惊悸劳劣，心肺损，吐血鼻衄，妇人崩中血运（大明）。产后腹痛。久服变白延年（甄权）。凉血生血，补肾水真阴，除皮肤燥，去诸湿热（元素）。主心病掌中热痛，脾气痿蹶嗜卧，足下热而痛（好古）。治齿痛唾血。

生地黄

气味 大寒。

主治 妇人崩中血不止，及产后血上薄心闷绝。伤身胎动下血，胎不落，堕坠踠折，瘀血留血，鼻衄吐血，皆捣饮之（《别录》）。解诸热，通月水，利水道。捣贴心腹，能消瘀血（甄权）。

熟地黄

气味 甘、微苦，微温，无毒。

主治 填骨髓，长肌肉，生精血，补五脏内伤不足，通血脉，利耳目，黑须发，男子五劳七伤，女子伤中胞漏，经候不调，胎产百病（时珍）。补血气，滋肾水，益真阴，去脐腹急痛，病后胫骨酸痛（元素）。

附方 病后虚汗，口干心躁：熟地黄五两，水三盏，煎一盏半，分三服，一日尽（《圣惠方》）。

骨蒸劳热：张文仲方。用生地黄一升，捣三度，绞取汁尽，分再服。若利即减之，以凉为度（《外台秘要》）。

精编本草纲目中草药

咳嗽唾血，劳瘦骨蒸，日晚寒热：生地黄汁三合，煮白粥临熟，入地黄汁搅匀，空心食之（《食医心镜》）。

吐血咳嗽：熟地黄末，酒服一钱，日三（《圣惠方》）。

鼻出衄血：干地黄、地龙、薄荷等分，为末，冷水调下（孙兆《秘宝方》）。

小便尿血，吐血，及耳鼻出血：生地黄汁半升，生姜汁半合，蜜一合，和服（《圣惠方》）。

月水不止：生地黄汁，每服一盏，酒一盏，煎服，日二次（《千金方》）。

妊娠胎动：生地黄捣汁，煎沸，入鸡子白一枚，搅服（《圣惠方》）。

产后烦闷（乃血气上冲）：生地黄汁、清酒各一升，相和煎沸，分二服（《集验方》）。

小儿热病，壮热烦渴，头痛：生地黄汁三合，蜜半合，和匀，时时与服（《普济方》）。

眼暴赤痛：水洗生地黄、黑豆各二两，捣膏。卧时以盐汤洗目，闭目以药厚罨目上，至晓，水润取下（《圣济总录》）。

牙齿挺长（出一分者）：常咋生地黄，甚妙（张文仲《备急方》）。

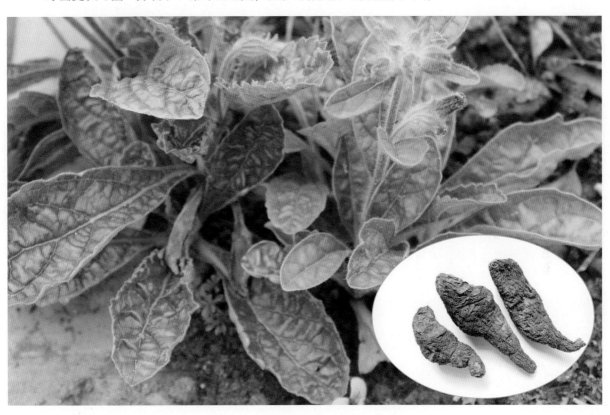

实用指南

单方验方

口腔炎：生地黄10克。捣烂，冷开水调匀滴口腔，每日数次。

小儿疮疖：生地黄、新鲜猪瘦肉各30克。水煮熟，1次或分2次服，每日1剂。

中耳炎：鲜生地黄适量。捣汁，滴入耳内，每日2～3次。

贫血：熟地黄、白芍各12克，当归10克，阿胶10克（另包烊化冲服），鹿角胶（另包烊化冲服）10克。水煎服。

各种出血：生地黄、白茅根各30克，仙鹤草15克，小蓟12克。水煎服。

咽喉红肿疼痛、热病高热、吐血、衄血：鲜地黄30克。捣烂，榨汁，开水冲，冷服。

吐血咳嗽：熟地黄末适量。酒服5克，每日3次。

肝肾阴亏、虚热动血、胸腹胀满：地黄、白茅根各30克，丹参15克，川楝子9克。水煎服。

风湿性关节炎：干生地黄90克。切碎，加水600～800毫升，煮沸约1小时，滤去药液约300毫升，为1日量，1次或2次服完。

食疗药膳

生地黄粥

原料：生地黄汁50毫升（或干地黄60克），粳米60克，生姜2片。

制法：用粳米加水煮粥，煮沸数分钟后加入生地黄汁（或去渣后之干地黄煎液）及生姜，煮成稀粥即可。

用法：每食适量。

功效：清热生津，凉血止血。

适用：热病后期、低热不退，或热入营血、高热心烦、发斑吐衄等。

生地黄鸡

原料：生地黄250克，饴糖150克，乌鸡1只。

制法：先将鸡去毛及内脏，洗净，生地黄切碎与饴糖一同放入鸡腹内，缝合，放入铜盘中，再将铜盘上笼，将鸡蒸熟烂，取出即可食用。

用法：食肉饮汁，每日2次。

功效：益精血，补脾肾。

适用：腰背疼痛、骨髓虚损、不能久立、肢体无力、盗汗、食少等。

牛膝
《本经·上品》

释名 牛茎（《广雅》），百倍（《本经》），山苋菜（《救荒》），对节菜。

根

气味 苦、酸，平，无毒。

主治 寒湿痿痹，四肢拘挛，膝痛不可屈伸，逐血气，伤热火烂，堕胎。久服轻身耐老（《本经》）。疗伤中少气，男子阴消，老人失溺，补中续绝，益精利阴气，填骨髓，止发白，除脑中痛及腰脊痛，妇人月水不通，血结（《别录》）。治久疟寒热，五淋尿血，茎中痛，下痢，喉痹口疮齿痛，痈肿恶疮伤折（时珍）。

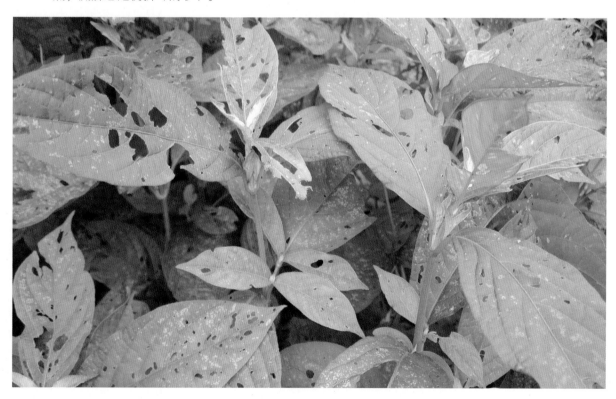

附方 消渴不止（下元虚损）：牛膝五两为末，生地黄汁五升浸之，日曝夜浸，汁尽为度，蜜丸梧子大，每空心温酒下三十丸。久服壮筋骨，驻颜色，黑发，津液自生（《经验方》）。

痢下肠蛊（凡痢下应先白后赤，若先赤后白为肠蛊）：牛膝二两捣碎，以酒一升渍经一宿。每饮一两杯，日三服（《肘后方》）。

妇人血块：土牛膝根洗切，焙捣为末，酒煎温服，极效。福州人单用之（《图经本草》）。

生胎欲去：牛膝一握捣，以无灰酒一盏，煎七分，空心服。仍以独根土牛膝涂麝香，插入牝户中（《妇人良方》）。

胞衣不出：牛膝八两，葵子三合，水九升，煎三升，分三服（《延年方》）。

产后尿血：川牛膝水煎频服（熊氏《补遗》）。

实用指南

单方验方

关节肿痛：牛膝、鸡血藤各12克，黄柏、苍术各10克，金银花藤15克。水煎服。

脾虚腰膝冷痛：牛膝6克，补骨脂10克，肉桂1.5克。水煎服或研细粉调蜜糖开水送服。

妇女经期着冷腹痛：牛膝15克，生姜30克，红糖适量。水煎服。

白痢：牛膝60克。捣碎，用300毫升酒泡，每次1~2杯，每日3次。

牙痛：牛膝、生石膏、生地黄、代赭石各50克，甘草10克。水煎2次，混合后分上、下午服，每日1剂。

食疗药膳

牛膝天冬酒

原料：牛膝、秦艽、天冬各37.5克，独活45克，肉桂、五加皮各30克，细辛、石楠叶、薏苡仁、附子、巴戟天、杜仲各15克，白酒5000毫升。

制法：将上药加工成粗末，装入纱布袋内，放入酒坛内，倒入白酒，浸泡14日即成。

用法：每日3次，每次30毫升。

功效：祛风湿，壮腰膝。

适用：关节疼痛遇寒加重，兼见肢节屈伸挛急、麻痹不仁、步履无力的类风湿关节炎。

利尿蛤蜊肉

原料：牛膝30克，蛤蜊肉250克，车前子、王不留行20克。

制法：蛤蜊肉洗净。把牛膝、车前子、王不留行装入纱布袋内。将上共入砂锅内，加清水适量，小火煎煮半小时，取出药袋。

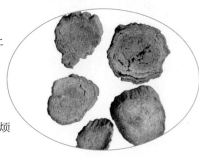

用法：加少许调味品，吃蛤蜊肉、喝汤。每次1碗，2次吃完，连服5~7日。

功效：滋阴清热，软坚，利水。

适用：肾阴不足、湿热内阻、前列腺肥大、小便淋漓涩痛、五心烦热等。

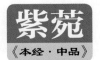

紫菀
《本经·中品》

释名 青菀（《别录》），返魂草（《纲目》），夜牵牛。

根

气味 苦，温，无毒。

主治 咳逆上气，胸中寒热结气，去蛊毒痿蹶，安五脏（《本经》）。疗咳唾脓血，止喘悸，五劳体虚，补不足，小儿惊痫（《别录》）。治尸疰，补虚下气，劳气虚热，百邪鬼魅（甄权）。调中，消痰止渴，润肌肤，添骨髓（大明）。益肺气，主息贲（好古）。

附方 肺伤咳嗽：紫菀五钱，水一盏，煎七分，温服，日三次（《卫生易简方》）。

久嗽不瘥：紫菀、款冬花各一两，百部半两，捣罗为末。每服三钱，姜三片，乌梅一个，煎汤调下，日二，甚佳（《图经本草》）。

小儿咳嗽（声不出者）：紫菀末、杏仁等分，入蜜同研，丸芡子大。每服一丸，五味子汤化下（《全幼心鉴》）。

吐血咳嗽（吐血后咳者）：紫菀、五味炒为末，蜜丸芡子大，每含化一丸（《指南方》）。

产后下血：紫菀末，水服五撮（《圣惠方》）。

妇人小便，卒不得出者：紫菀为末，井华水服三撮，即通。小便血者，服五撮立止（《千金方》）。

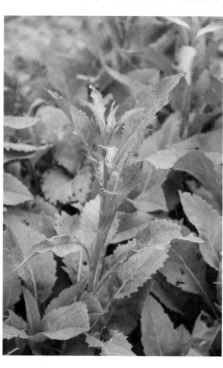

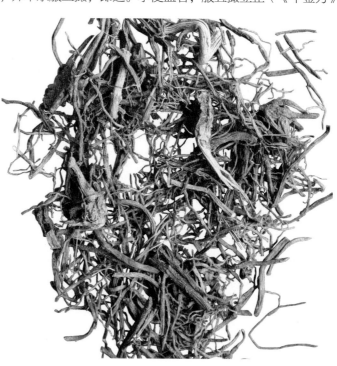

实用指南

单方验方

咳嗽痰稠：紫菀、桔梗、白前、百部各9克，陈皮、荆芥各6克，甘草4.5克。切碎，研匀为止嗽散。每服9克，每日3次，温开水送服。

肺癌：紫菀、重楼、芙蓉花、枇杷叶、百部、昆布、海藻、生牡蛎各15克，贝母、橘核、橘红各9克，生地黄、玄参各12克，白花蛇舌草、白茅根、地锦草、薏苡仁、夏枯草各30克。切碎，水煎3次分服。

支气管肺癌：紫菀、石见穿、紫草各30克，蒲公英15克，炒山栀、王不留行各9克，沙参、麦冬、生地黄、百部、贝母、地榆各6克。水煎3次分服。

慢性支气管炎、肺结核病之咳嗽：紫菀9克，前胡、荆芥、百部、白前各6克，桔梗、甘草各3克。水煎服。

肺炎、支气管炎：紫菀9克。水煎服。

咳嗽劳热：炙紫菀、天冬、桑白皮各9克，黄芩4.5克，桔梗、知母、党参各6克，甘草1.5克。水煎服。

食疗药膳

天冬紫菀酒

原料：紫菀、饴糖各10克，天冬200克，白酒1000毫升。

制法：将药洗净捣碎，装入纱布袋内，与饴糖一起放入净器中，倒入白酒浸泡，密封7～10日后开启，去掉药袋，过滤装瓶备用。

用法：每次10～30毫升，每日2次。

功效：润肺止咳。

适用：慢性支气管炎。

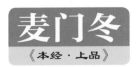

麦门冬
《本经·上品》

释名 禹韭（《吴普》），禹余粮（《别录》），忍冬（《吴普》），阶前草。

根

气味 甘，平，无毒。

主治 心腹结气，伤中伤饱，胃络脉绝，羸瘦短气。久服轻身不老不饥（《本经》）。疗身重目黄，心下支满，虚劳客热，口干燥渴，止呕吐，愈痿蹶，强阴益精，消谷调中保神，定肺气，安五脏，令人肥健，美颜色，有子（《别录》）。治肺中伏火，补心气不足，主血妄行，及经水枯，乳汁不下（元素）。久服轻身明目。和车前、地黄丸服，去湿痹，变白，夜视有光（藏器）。断谷为要药（弘景）。

附方 衄血不止：麦门冬去心、生地黄各五钱，水煎服，立止（《保命集》）。

齿缝出血：麦门冬煎汤漱之（《兰室宝鉴》）。

下痢口渴，引饮无度：麦门冬去心三两，乌梅肉二十个，细锉，以水一升，煮取七合，细细呷之（《必效方》）。

男女血虚：麦门冬三斤，取汁熬成膏，生地黄三斤，取汁熬成膏，等分，一处滤过，入蜜四之一，再熬成，瓶收。每日白汤点服。忌铁器（《医方摘要》）。

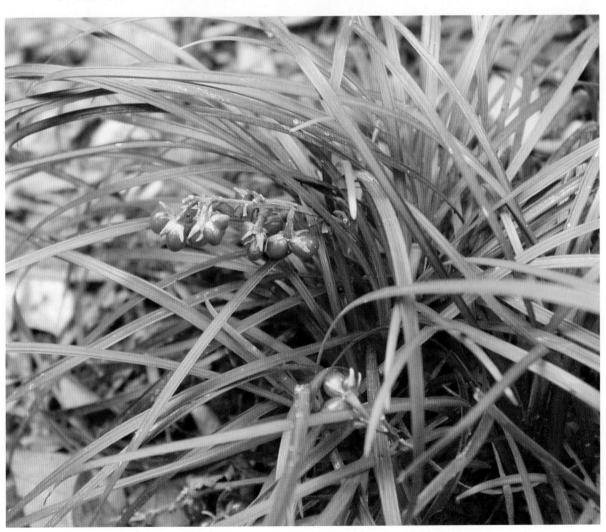

单方验方

肾阴亏虚型糖尿病：麦门冬（现规范名为"麦冬"）、山茱萸各60克，熟地黄90克，玄参30克，车前子15克。水煎频饮。

咽干口燥：麦冬10克，生地黄15克，藕200克。三味洗净，后二味切片；麦冬，生地黄置一锅内，藕放另一锅内，分别加水，烧沸，小火煎；前者煎20分钟，后者煎30分钟，取汁混合，酌加白糖，代茶饮，不拘次数。

冠心病、心绞痛：麦冬45克。加水煎成30～40毫升，早晚2次服用，连服3～18个月。

鼻出血：麦冬、生地黄各15克。水煎服，每日1剂。

肝炎：麦冬、当归、北沙参、枸杞子、生地黄、炙甘草各10克，小麦、大枣各20克，随症加减。水煎服，每日1剂。

肺炎：麦冬、玉竹、浙贝母、百合、北沙参各15克、瓜蒌壳、枇杷叶、薤白、生甘草、炙马兜铃各10克。水煎服，每日1剂。

咽炎：麦冬、金银花、连翘、鱼腥草、胖大海各适量。开水泡，代茶频饮。

慢性喉炎：麦冬、桔梗、竹茹、生姜、桑白皮各15克，紫菀、半夏、甘草、五味子各10克，麻黄5克，山豆根25克，双花（金银花）20克。水煎服，每日1剂，10日为1个疗程。

食疗药膳

麦门冬姜粥

原料：生麦冬汁、生姜汁各30毫升，生地黄汁100毫升，薏苡仁30克，粳米60克。

制法：先以水煮粳米薏苡仁，令百沸，次下地黄麦冬生姜汁，相和煎成稀粥。

用法：温服1剂，呕不止，再服1剂。

功效：补血，止呕。

适用：妊娠反胃、呕逆不下食等。

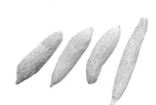

麦冬地黄粥

原料：鲜麦冬汁、鲜生地黄汁各50毫升，生姜10克，薏仁米15克，粳米50～100克。

制法：先将薏仁米、粳米及生姜放入砂锅，煮至将熟，兑入麦冬与生地黄汁，调匀，继续煮成稀粥即得。

用法：每日1剂，于空腹时顿食之。

功效：益气养阴，清热生津，和胃化湿，止呕安胎。

适用：气阴不足、胃失和降之妊娠恶阻、呕吐厌食，或胃热津伤、胃气上逆之恶心欲呕、厌食纳差、脘腹嘈杂等。

萱草

宋·《嘉祐》

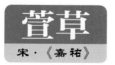

释名 忘忧（《说文》），鹿葱（《嘉祐》），鹿剑（《土宿》），宜男。

苗花

气味 甘，凉，无毒。

主治 煮食，治小便赤涩，身体烦热，除酒疸（大明）。消食，利湿热（时珍）。作菹，利胸膈，安五脏，令人好欢乐，无忧，轻身明目（苏颂）。

根

主治 沙淋，下水气。酒疸黄色遍身者，捣汁服（藏器）。大热衄血，研汁一大盏，和生姜汁半盏，细呷之（宗奭）。吹乳、乳痈肿痛，擂酒服，以滓封之（时珍）。

附方 通身水肿：鹿葱根叶，晒干为末。每服二钱，入席下尘半钱，食前米饮服（《圣惠方》）。

小便不通：萱草根煎水频饮（《杏林摘要》）。

大便后血：萱草根和生姜，油炒，酒冲服（《圣济总录》）。

食丹药毒：萱草根研汁服之（《事林广记》）。

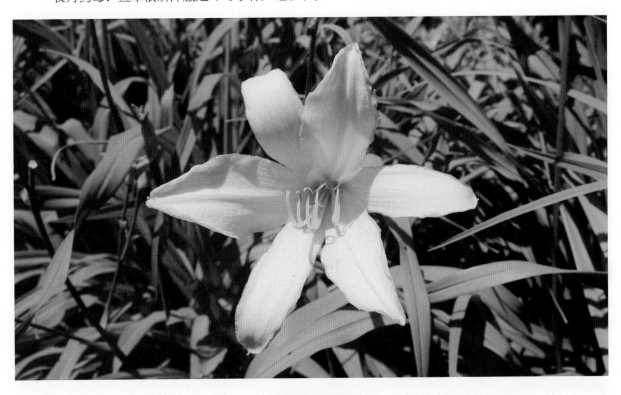

实用指南

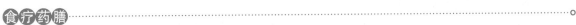

单方验方

红眼病（火眼）：萱草、马齿苋各30克。水煎服。

感冒，痔疮疼痛、出血：萱草、红糖各30克。水煎服。

痢疾：萱草、马齿苋各30克，红糖60克。水煎服，

小便疼痛：萱草、白糖各60克。水煎服，每日2次。

大便下血：萱草根、大枣各30克。水煎服，每日2次。

风湿关节疼：萱草根30克。水煎去渣，冲入适量黄酒温服。

全身水肿、小便不通、黄疸：萱草鲜根30克。水煎服。

声音嘶哑：萱草30克。加水煮烂，调入蜂蜜30克，缓缓咽下，每日3次。

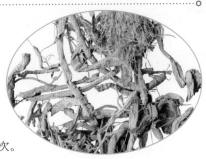

食疗药膳

萱草根炖鸡

原料：鲜萱草根60克，母鸡1只。

制法：将萱草根洗净。母鸡治净，去头脚与内脏，加水适量，与萱草根共炖3小时。

用法：吃肉喝汤，1～2日1次。

功效：利水，凉血，补虚。

适用：黄疸。

黄花木耳汤

原料：萱草30克，木耳15克，血余炭5克。

制法：先将萱草、木耳用清水冲洗干净，放入锅内，加适量清水，小火煎500毫升，冲血余炭即可。

用法：少加盐调味品，顿服。连服数日。

功效：凉血，化瘀，止血，补虚。

适用：虚热夹瘀、便血、痔血等。

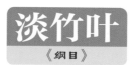

淡竹叶

《纲目》

释名 根名碎骨子。

气味 甘，寒，无毒。

主治 叶：去烦热，利小便，清心。根：能堕胎催生（时珍）。

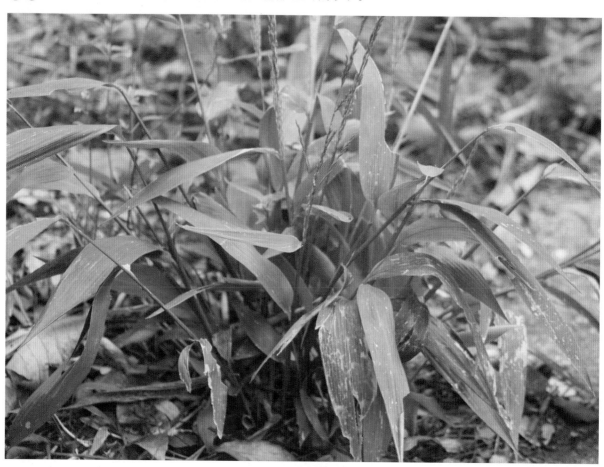

实用指南

单方验方 ....o

尿路感染：淡竹叶12～15克，凤尾草、海金沙各30克，或灯心草10克。水煎服，每日1剂。

膀胱炎：淡竹叶15克，灯心草10克，海金沙6克。水煎服。

肾炎：淡竹根及块根、淡竹叶、杜枝杜（芯）各15克。水煎服，每日1剂。

口舌糜烂：鲜淡竹叶30克，车前草15克，甘草3克。水煎服。

热病口渴、心烦不安、口糜舌疮：淡竹叶、金银花、白茅根各15克。水煎服，每日1剂。

肺炎高热咳嗽：淡竹叶30克，麦冬15克。水煎，冲蜜服，每日2～3次。

小儿发热、惊风：淡竹叶、麦冬、灯心草各6克，黑豆15克，竹心20条，柿饼1块。水煎服。

小儿水痘：淡竹叶、千里光、蒲公英各9克，金银花15克。水煎服。

预防麻疹：淡竹叶12克，夏枯草30克，钱葱（马蹄）40～60克。水煎当茶饮。

妊娠心烦：淡竹叶7片，知母、黄芩、茯苓、麦冬各3克。水煎服，每日1剂，分早晚2次服。

脂溢性皮炎：淡竹叶、茵陈蒿、白花蛇舌草各20克。水煎取汁，洗头或患处，每日1～2次，每日1剂，连用7～10日。

预防中暑：淡竹叶、黄荆叶、大青叶、金银花叶各10克，一枝香6克。水煎（或开水泡）当茶饮。

尿血：淡竹叶12克，仙鹤草15克，鲜白茅根30克。水煎服。

食疗药膳

淡竹叶粥

原料：淡竹叶、砂糖各30克，石膏15克，白米100克。

制法：先将石膏捣碎，并竹叶以水煮之，取汁1000毫升，去滓，下米煮粥，即入糖，搅令匀。

用法：空腹食，每日1剂。

功效：清热，解毒。

适用：发背、痈疽、诸热毒肿等。

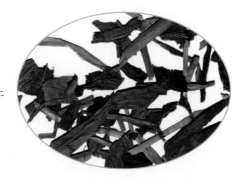

竹叶沙参粥

原料：淡竹叶10克，沙参30克，粳米100克。

制法：先把竹叶、沙参水煎去渣，取汁备用；再把粳米淘洗干净，入药汁中煮粥待用。

用法：早晚温热食服。

功效：清热益气。

适用：夏季暑热伤气、心烦呕恶、肢软乏力以及疮疖痈肿等。

鸭跖草

宋·《嘉祐》

释名 鸡舌草（《拾遗》），竹鸡草（《纲目》），淡竹叶（《纲目》）。

苗

气味 苦，大寒，无毒。

主治 和赤小豆煮食，下水气湿痹，利小便（大明）。消喉痹（时珍）。

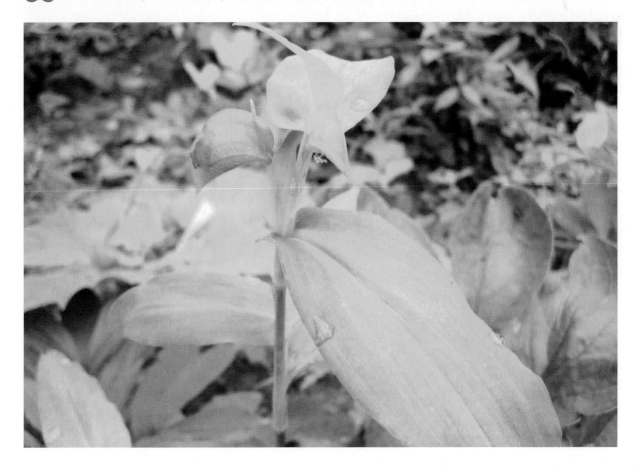

附方 小便不通：竹鸡草一两，车前草一两，捣汁入蜜少许，空心服之（《集简方》）。

下痢赤白：蓝姑草，即淡竹叶菜，煎汤日服之（《活幼全书》）。

喉痹肿痛：鸭跖草汁点之（《袖珍方》）。

实用指南

单方验方

感染性肺炎：鸭跖草30克，益母草15克，鱼腥草30克。水煎服，每日1～2剂。

外伤出血：鲜鸭跖草适量。捣烂外敷患处。

扁桃体炎：鸭跖草120克，鲜薄荷60克。捣烂，绞取汁液，每次30毫升，可用凉开水适量兑匀，频频含咽。

感冒：鸭跖草60克。水煎服，每日2～3次。

赤白下痢：鸭跖草适量。煎汤服。

水肿：鸭跖草80克，白茅根30克，鸭肉100克。水煎，喝汤吃鸭肉，每日1次。

食疗药膳

鸭跖竹叶茶

原料：鸭跖草60克，淡竹叶30克。

制法：鸭跖草、淡竹叶同煎2次，每次用水500毫升，煎半小时，2次混合，取汁。

用法：代茶频饮。

功效：清热解毒。

适用：流行性感冒、高热烦渴或原因不明的高热等。

鸭跖草炖猪瘦肉

原料：鸭跖草120克，猪瘦肉100克。

制法：将上2味加适量水炖熟即可。

用法：服汤食肉，每日1剂。

功效：清热凉血，解毒行水。

适用：黄疸性肝炎。

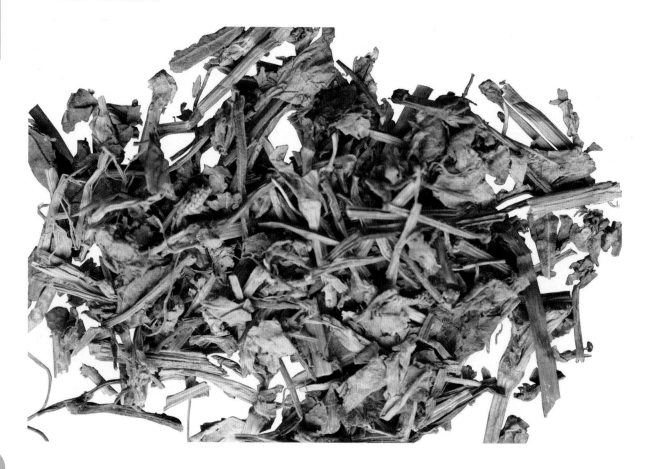

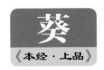

葵

《本经·上品》

释名 露葵（《纲目》），滑菜。

冬葵子

气味 甘，寒，滑，无毒。（黄芩为之使）。

主治 五脏六腑，寒热羸瘦，五癃，利小便。久服坚骨长肌肉，轻身延年（《本经》）。疗妇人乳内闭，肿痛（《别录》）。出痈疽头（孟诜）。下丹石毒（弘景）。通大便，消水气，滑胎治痢（时珍）。

附方 小便血淋：葵子一升，水三升，煮汁，日三服（《千金方》）。

妊娠患淋：冬葵子一升，水三升，煮二升，分服（《千金方》）。

产后淋沥、不通：用葵子一合，朴硝八分，水二升，煎八合，下消服之（《集验方》）。

妊娠水肿、身重，小便不利，洒淅恶寒，起即头眩：用葵子、茯苓各三两，为散。饮服方寸匕，日三服。小便利则愈。若转胞者，加发灰，神效（《金匮要略》）。

胎死腹中：葵子为末，酒服方寸匕。若口噤不开者，灌之，药下即苏（《千金方》）。

胞衣不下：冬葵子一合，牛膝一两，水二升，煎一升服（《千金方》）。

血痢产痢：冬葵子为末，每服二钱，入蜡茶一钱，沸汤调服，日三（《圣惠方》）。

便毒初起：冬葵子末，酒服二钱（《儒门事亲》）。

伤寒劳复：葵子二升，梁米一升，煮粥食，取汗立安（《圣惠方》）。

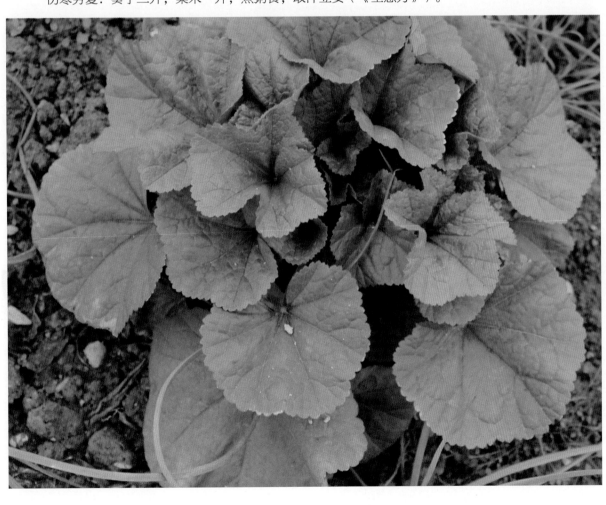

单方验方

便秘：冬葵子、火麻仁、郁李仁各12克。水煎服。

泌尿系统结石：冬葵子20克，金钱草60克，淫羊藿75克。水煎服，一般服药6剂后症状减轻，10剂后结石排出。

结石：冬葵子、石韦、金钱草各30克。水煎服。

终止早孕：冬葵子18克，川牛膝30克，生大黄、土鳖虫、莪术、三棱各10克，蜈蚣2条。每日1剂，分4次服，连服5剂。

食疗药膳

冬葵赤豆汤

原料：冬葵子15克，玉米须60克，赤小豆100克，白糖适量。

制法：将玉米须、冬葵子煎水取汁，加入赤小豆煮成汤，加入白糖调味。

用法：每日2次，吃豆喝汤。

功效：利胆除湿，利水消肿。

适用：水湿停滞型脂肪肝。

冬葵子酒

原料：冬葵子30克，牛膝15克，酒250毫升。

制法：将上前2药入酒内浸泡3～5日。

用法：每次空心服10～30克。

功效：利水，活血。

适用：产后尿闭。

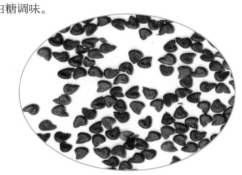

蜀葵

宋·《嘉祐》

释名 戎葵（《尔雅》），吴葵。

苗

气味 甘，微寒，滑，无毒。

主治 除客热，利肠胃（思邈）。煮食，治丹石发热，大人小儿热毒下痢（藏器）。作蔬食，滑窍治淋，润燥易产（时珍）。捣烂涂火疮，烧研敷金疮（大明）。

根茎

主治 客热，利小便，散脓血恶汁（藏器）。

附方 小便淋痛：葵花根洗锉，水煎五七沸，服之如神（《卫生宝鉴》）。

小便血淋：葵花根二钱，车前子一钱，水煮，日服之（《简便单方》）。

小便尿血：葵茎，无灰酒服方寸匕，日三（《千金方》）。

小儿吻疮，经年欲腐：葵根烧研敷之（《圣惠方》）。

小儿口疮：赤葵茎炙干为末，蜜和含之（《圣惠方》）。

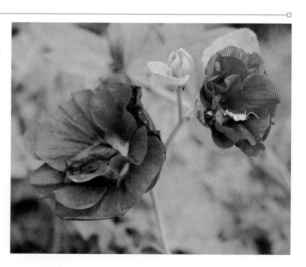

单方验方

大便不通：蜀葵花根、冬苋菜各30克。煨水服。

利水通淋，滑肠：蜀葵子250克，骨碎补5克。水煎服。

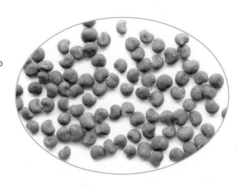

食疗药膳

蜀葵根炖肉

原料：蜀葵根30克，猪瘦肉90克。

制法：将猪肉切小块，与蜀葵根中水共炖，以肉熟烂为度。

用法：顿服，食肉服汤，连服3~5剂。

功效：清热，凉血，利湿，补虚。

适用：白带增多。

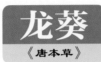

龙葵

《唐本草》

释名 苦葵（《图经》），苦菜（《唐本》），天泡草（《纲目》）。

苗

气味 苦、微甘，滑，寒，无毒。

主治 食之解劳少睡，去虚热肿（《唐本》）。治风，补益男子元气，妇人败血（苏颂）。消热散血，压丹石毒宜食之（时珍）。

附方 去热少睡：龙葵菜同米，煮作羹粥食之（《食医心镜》）。

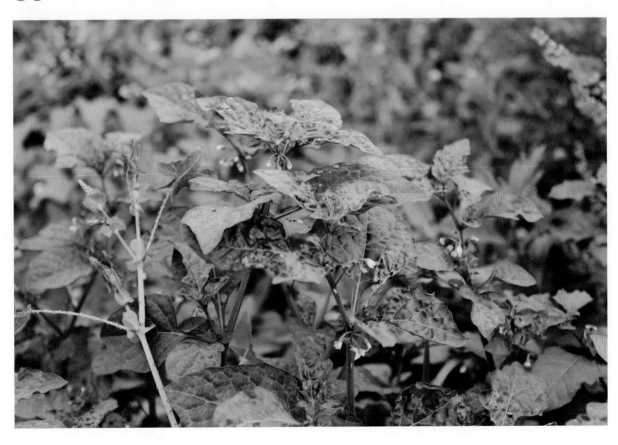

茎、叶、根

气味 同苗。

主治 捣烂和土，敷丁肿火丹疮，良（孟诜）。疗痈疽肿毒，跌扑伤损，消肿散血（时珍）。根与木通、胡荽煎汤服，通利小便（苏颂）。

附方 痈肿无头：龙葵茎叶捣敷（《经验方》）。

发背痈疽，成疮者：（苏颂《图经》）云，用龙葵一两为末，麝香一分，研匀，涂之甚善。（《袖珍方》）云，一切发背痈疽恶疮。用蛤蟆一个，同老鸦眼睛草茎叶捣烂，敷之即散，神效。

诸疮恶肿：老鸦眼睛草擂酒服，以渣敷之（《普济方》）。

天泡湿疮：龙葵苗叶捣敷之。

吐血不止：天茄子苗半两，人参二钱半，为末。每服二钱，新汲水下（《圣济总录》）。

产后肠出不收：老鸦酸浆草一把，水煎，先熏后洗，收乃止（《救急方》）。

子（七月采之）

主治 疗肿《唐本》。明目轻身甚良（甄权）。治风，益男子元气，妇人败血（苏颂）。

实用指南

单方验方

咽喉肿痛：鲜龙葵适量。捣烂绞汁，每次20毫升，每日3次，小儿减半。

急性扁桃体炎：龙葵子10克。水煎，含漱后吐出。

疱疗（皮肤突发红色斑点，迅速扩大成疱，瘙痒、灼痛、红肿）：鲜龙葵120克，鲜犁头草30克。捣烂，外敷患处。

痈疗、疔疮：鲜龙葵60克，鲜木芙蓉嫩叶30克，鲜紫花地丁15克。捣烂，敷患处。

天疱疮：龙葵茎叶100克，紫花地丁30克。水煎熏洗患处。

白喉：鲜龙葵适量。洗净捣烂，榨取自然汁，每次5～10毫升，频频含服。

胃癌、食管癌：龙葵30克，半枝莲、白英、石见穿各15克。水煎服。

食疗药膳

龙葵拌蜂蜜

原料：龙葵60克，蜂蜜30克。

制法：将龙葵拣杂，洗净，晒干或烘干，切成段或切碎，放入砂锅，加水浸泡片刻，浓煎2次，每次30分钟，合并2次煎液滤汁，放入容器，调入蜂蜜，拌和均匀即成。

用法：佐餐食用，早晚2次分服。

功效：清热解毒抗癌。

适用：肺癌。

龙葵酒

原料：龙葵果120克，白酒250毫升。

制法：将上2味药共浸泡30日左右，取酒饮用。

用法：每日3次，每次1小杯。

功效：清热解毒，消肿散结。

适用：气管炎哮喘。

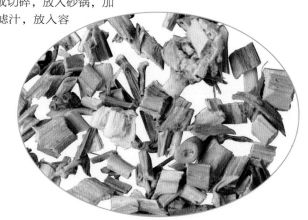

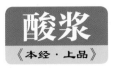

酸浆

《本经·上品》

释名 醋浆（《本经》），灯笼草（《唐本》），天泡草（《纲目》），洛神珠（《嘉祐》）。

苗、叶、茎、根

气味 苦，寒，无毒。

主治 酸浆：治热烦满，定志益气，利小道（《本经》）。捣汁服，治黄病，多效（弘景）。灯笼草：治上气咳嗽风热，明目，根茎花实并宜（《唐本》）。苦耽苗子：治传尸伏连，鬼气疰忤邪气，腹内热结，目黄不下食，大小便涩，骨热咳嗽，多睡劳乏，呕逆痰壅，痃癖痞满，小儿无辜痃子，寒热大腹，杀虫落胎，去蛊毒，并煮汁饮，亦生捣汁服。研膏，敷小儿闪癖（《嘉祐》）。

附方 热咳咽痛：灯笼草为末，白汤服，名清心丸。仍以醋调敷喉外（《丹溪纂要》）。

喉疮作痛：灯笼草，炒焦研末，酒调呷之（《医学正传》）。

灸疮不发：酸浆叶贴之。

天泡湿疮：天泡草铃儿生捣敷之。亦可为末，油调敷（邓才《杂兴方》）。

子

气味 酸，平，无毒。

主治 热烦，定志益气，利水道，产难吞之立产（《别录》）。食之，除热，治黄病，尤益小儿（苏颂）。治骨蒸劳热，尸疰疳瘦，痰癖热结，与苗茎同功（《嘉祐》）。

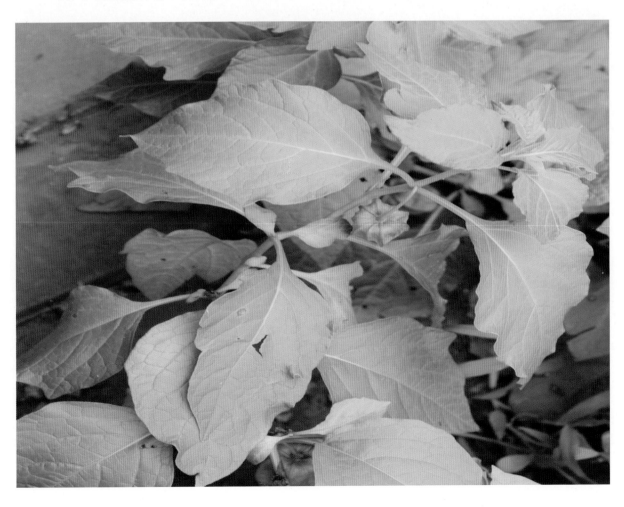

单方验方

血淋、热淋：灯笼草适量。水煎取汁，入蜜同服。

喉疮疼痛：灯笼草适量，炒焦为末，酒调，敷喉中。

黄疸小便不利：灯笼草、白茅根、薏苡根各15克，水煎服。

食疗药膳

灯笼草根煮鸭蛋

原料：灯笼草根7株，鸭蛋2个，酒250毫升。

制法：将灯笼草根去梗叶，洗净，连须切碎，加酒，煮鸭蛋。

用法：食蛋服酒。

功效：清热，补虚，利湿。

适用：疟疾。

灯笼草粥

原料：灯笼草1株，粳米50～100克。

制法：将灯笼草加适量水煎煮，去渣取汁，加入粳米煮成粥即可。

用法：早晚餐食用。

功效：清热解毒。

适用：流行性腮腺炎。

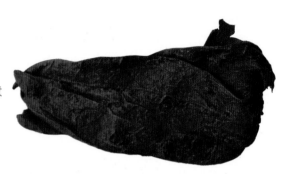

蜀羊泉

《本经·中品》

释名 羊泉（《别录》），羊饴（《别录》），漆姑草。

气味 苦，微寒，无毒。

主治 秃疮恶疮热气，疥瘙痂癣虫（《本经》）。疗龋齿，女子阴中内伤，皮间实积（《别录》）。主小儿惊，生毛发，捣涂漆疮（苏恭）。

附方 黄疸疾：漆草一把，捣汁和酒服。不过三五次，即愈（《摘玄方》）。

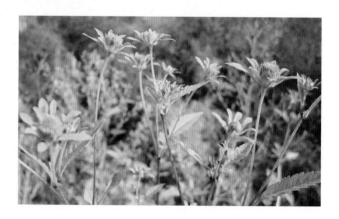

单方验方

辅助治疗宫颈癌：蜀羊泉30克。水煎服，每日1剂。

辅助治疗肺腺癌：蜀羊泉、龙葵、菝葜、山海螺、生薏苡仁、生牡蛎各30克，蛇莓、山慈菇、夏枯草各15克，浙贝母10克。水煎服，每日1剂。

咽喉肿：鲜蜀羊泉30克，土牛膝、大青叶各12克。切碎，水煎含咽，蜜糖调，每日数次。

热淋湿肿：蜀羊泉、龙葵各15克，车前草、木通各9克。水煎服。

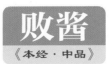

败酱
《本经·中品》

释名 苦菜（《纲目》），鹿首（《别录》），马草（《别录》）。

根（苗同）

气味 苦，平，无毒。

主治 暴热火疮赤气，疥瘙疽痔，马鞍热气（《本经》）。除痈肿浮肿结热，风痹不足，产后痛（《别录》）。治血气心腹痛，破癥结，催生落胞，血运鼻衄吐血，赤白带下，赤眼障膜胬肉，聤耳，疮疖疥癣丹毒，排脓补瘘（大明）。

附方 产后恶露，七八日不止：败酱、当归各六分，续断、芍药各八分，芎䓖、竹茹各四分，生地黄炒十二分，水二升，煮取八合，空心服（《外台秘要》）。

产后腰痛，乃血气流入腰腿，痛不可转者：败酱、当归各八分，芎䓖、芍药、桂心各六分，水二升，煮八合，分二服。忌葱（《广济方》）。

产后腹痛，如锥刺者：败酱草五两，水四升，煮二升。每服二合，日三服，良（《卫生易简方》）。

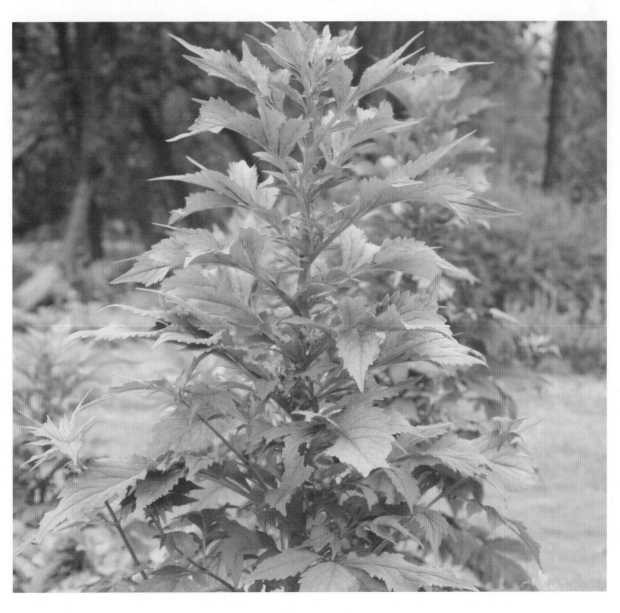

单方验方

老年性慢性支气管炎：败酱草、鱼腥草、薏苡仁各30克，黄芩、川贝母、苦杏仁各9克，桑白皮、丹参各15克，茯苓、炒白术各12克，桔梗、炙甘草各6克。水煎取药汁，每日1剂，每日2次。

肺脓肿：败酱草、鱼腥草、鲜苇茎各30克。水煎服，每日1剂。

慢性盆腔炎：败酱草60~100克。水煎服。

前列腺炎：败酱草、薏苡仁各20克，土茯苓25克，王不留行、萹蓄各10克，瞿麦、石韦、滑石各15克。水煎服。

阑尾炎、妇女盆腔炎、多发性脓肿：败酱全草6~24克，金银花、蒲公英、紫花地丁各12克。水煎去渣，每日2次。

肾盂肾炎：败酱草、车前草各30克。水煎去渣，代茶多量饮服。

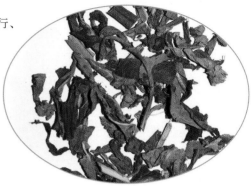

化脓性扁桃体炎：败酱草鲜品100克（干品50克）。水煎服，每日3次。

胃及食管反流病：败酱草30~50克。水煎服，每日2次。

慢性盆腔炎有脓肿者：败酱草60~100克。水煎服。

鼻窦炎：败酱草60~90克，炒苍耳子30克。水煎服，每日3次。

扁平疣：败酱草鲜品榨汁，外涂，或同木贼50克、香附15克。水煎外洗。

前列腺增生：败酱草30~60克。水煎服。

食疗药膳

金钱败酱茵陈茶

原料：败酱草、金钱草、茵陈各30克，白糖适量。

制法：将金钱草、败酱草、茵陈煎汁1000毫升，入白糖拌匀即可。

用法：代茶频饮。

功效：排石，利胆，消炎。

适用：慢性胆囊炎。

迎春花
《纲目》

叶

气味 苦，涩，平，无毒。

主治 肿毒恶疮，阴干研末，酒服二三钱，出汗便瘥《卫生易简方》。

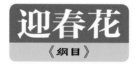

单方验方

感冒发热：迎春花30克。研为细末，每服6克，温开水送服，每日3次。

尿路感染：迎春花15克，白茅花10克。分3~5次放入瓷杯中，以落滚开水冲泡，温浸片刻，候冷，代茶饮用。

月经不调：迎春花根30克，红泽兰根15克。炖猪肉服食。

臁疮：迎春花适量。研为细末，调麻油敷于患处。

跌打损伤、刀伤出血：迎春花适量。捣烂外敷患处，或用迎春花叶15克，水煎服。

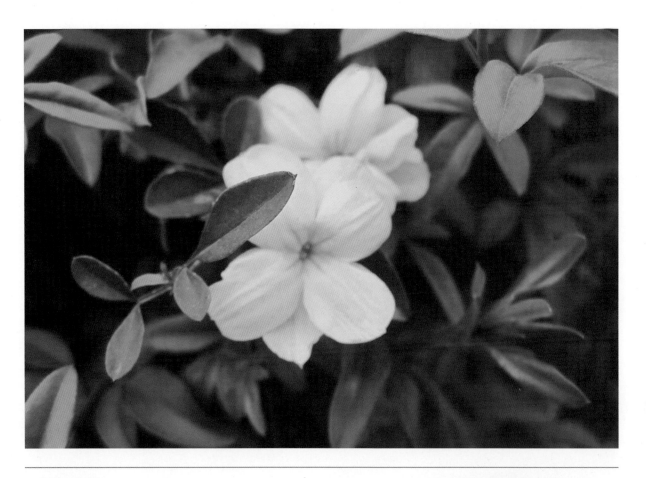

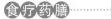

食疗药膳

迎春花茶

原料：迎春花15克。

制法：迎春花用开水冲泡。

用法：代茶饮，每日1剂。

功效：发汗利尿。

适用：风寒感冒。

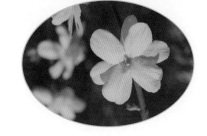

迎春花粥

原料：鲜迎春花15克（干品减半），粳米50克，冰糖10克。

制法：先将粳米洗净，放入开水锅内煮粥，待粥将成时，入迎春花与冰糖再煮1～2沸即可。

用法：每日早晚，温热食服。

功效：清热，解毒，利尿。

适用：发热头痛、小便赤涩、跌打损伤、无名肿痛等。

款冬花

《本经·中品》

释名 颗冻（《尔雅》），钻冻（《衍义》），橐吾（《本经》），虎须（《本经》）。

气味 辛，温，无毒。

主治 咳逆上气善喘，喉痹，诸惊痫寒热邪气（《本经》）。消渴，喘息呼吸（《别录》）。疗肺气心促急，热劳咳，连连不绝，涕唾稠黏，肺痿肺痈，吐脓血（甄权）。润心肺，益五脏，除烦消痰，洗肝明目，及中风等疾（大明）。

附方 痰嗽带血：款冬花、百合蒸焙，等分为末，蜜丸龙眼大。每卧时嚼一丸，姜汤下（《济生方》）。

口中疳疮：款冬花、黄连等分，为细末，用唾津调成饼子。先以蛇床子煎汤漱口，乃以饼子敷之，少顷确住，其疮立消也（杨诚《经验方》）。

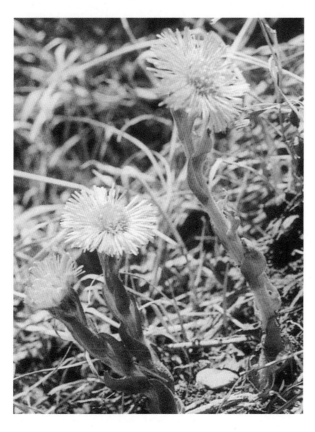
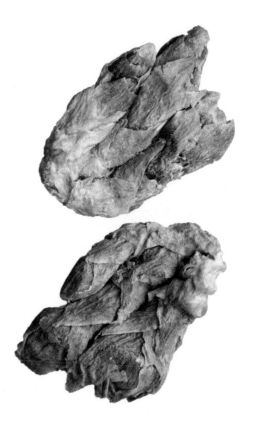

实用指南

单方验方

咳嗽气喘：款冬花、苦杏仁、桑白皮各9克，知母、贝母各6克。水煎服。

久咳不愈：款冬花、紫菀各60克，百部30克。共研细末，每次9克，用生姜3片，乌梅1枚，煎汤送服。

痰咳哮喘、遇冷即发：款冬花、麻黄、苦杏仁、紫苏子各3～10克。水煎服。

暴咳：款冬花、苦杏仁、贝母、五味子各9克。水煎服。或款冬花60克，桑白皮、贝母（去心）、五味子、炙甘草各15克，知母0.5克，苦杏仁1克。水煎服。

感冒咳嗽：款冬花15克，紫苏叶、苦杏仁各10克。水煎服。

食疗药膳

款冬花粥

原料：款冬花50克，粳米100克，蜂蜜20克。

制法：粳米淘洗干净，用冷水浸泡半小时，捞出，沥干水分；将款冬花摘洗干净；取锅加入冷水、粳米，先用旺火煮沸；加入款冬花，改用小火续煮至粥成；加入蜂蜜调味即可。

用法：早餐食用。

功效：祛咳化痰。

适用：湿痰、水饮的咳嗽气喘、吐痰清稀量多等。

款冬花茶

原料：款冬花10克。

制法：款冬花放入茶杯中，加冰糖适量，沸水冲泡。

用法：代茶频饮。

功效：清热润肺，止咳化痰。

适用：感冒咳嗽。

瞿麦

《本经·中品》

释名 蘧麦（《尔雅》），巨句麦（《本经》），石竹（《日华》），南天竺草（《纲目》）。

穗

气味 苦，寒，无毒。

主治 关格诸癃结，小便不通，出刺，决痈肿，明目去翳，破胎堕子，下闭血（《本经》）。养肾气，逐膀胱邪逆，止霍乱，长毛发（《别录》）。主五淋（甄权）。月经不通，破血块排脓（大明）。

叶

主治 痔瘘并泻血，作汤粥食。又治小儿蛔虫，及丹石药发。并眼目肿痛及肿毒，捣敷。治浸淫疮并妇人阴疮（大明）。

附方 小便石淋，宜破血：瞿麦子捣为末，酒服方寸匕，日三服，三日当下石（《外台秘要》）。
子死腹中，或产经数日不下：以瞿麦煮浓汁服之（《千金方》）。
目赤肿痛，浸淫等疮：瞿麦炒黄为末，以鹅涎调涂眦头即开。或捣汁涂之（《圣惠方》）。
咽喉骨鲠：瞿麦为末，水服一寸匕，日二（《外台秘要》）。
竹木入肉：瞿麦为末，水服方寸匕。或煮汁，日饮三次（《梅师方》）。

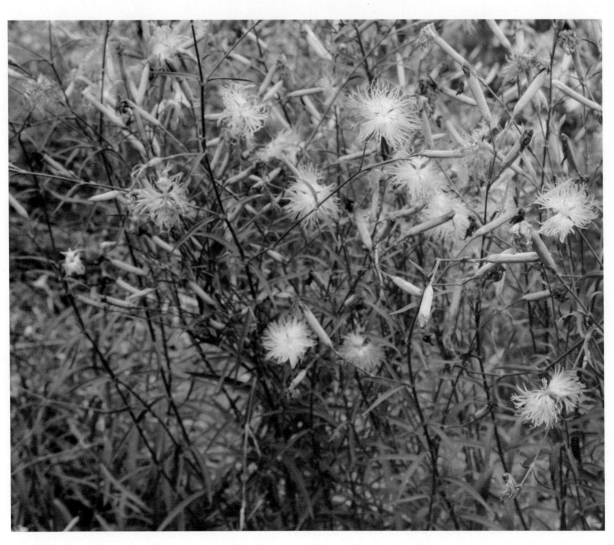

单方验方

尿血、小便赤涩、尿急尿痛：瞿麦、白茅根、小蓟各15克，赤芍、生地黄各12克。水煎服。

湿疹、阴痒：鲜瞿麦60克。捣汁外涂或煎汤外洗。

闭经、痛经：瞿麦、丹参各15克，赤芍、桃仁各8克。水煎服。

乳腺癌：瞿麦、茯苓、防己、薏苡仁、猫爪草、葶苈子各30克，白花蛇舌草30克，淫羊藿15克，白术、党参各12克，桂枝9克，花椒、甘草各6克，大枣10个。水煎服。

卵巢囊肿：瞿麦50克。加水1000毫升，开锅后文火煎20分钟，取汁当茶饮，连续用30～60日。

食疗药膳

瞿麦茶

原料：瞿麦60～120克。

制法：将瞿麦用水洗一下，放入砂锅中，加水煎汤。

用法：代茶饮，每日1剂。

功效：抗癌。

适用：前列腺癌。

王不留行

《本经·上品》

释名 禁宫花（《日华》），剪金花（《日华》），金盏银台。

苗、子

气味 苦，平，无毒。

主治 金疮止血，逐痛出刺，除风痹内塞，久服轻身耐老增寿（《本经》）。止心烦鼻衄，痈疽恶疮瘘乳，妇人难产（《别录》）。治风毒，通血脉（甄权）。游风风疹，妇人血经不匀，发背（《日华》）。下乳汁（元素）。利小便，出竹木刺（时珍）。

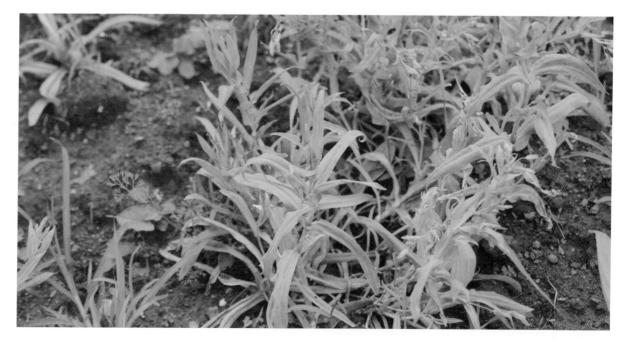

附方 鼻衄不止：剪金花连茎叶阴干，浓煎汁温服，立效（《指南方》）。

粪后下血：王不留行末，水服一钱（《圣济总录》）。

妇人乳少（因气郁者）：涌泉散，王不留行、穿山甲（炮）、龙骨、瞿麦穗、麦门冬等分，为末。每服一钱，热酒调下，后食猪蹄羹，仍以木梳梳乳，一日三次（《卫生宝鉴方》）。

头风白屑：王不留行、香白芷等分，为末。干掺，一夜篦去（《圣惠》）。

疗肿初起：王不留行子为末，蟾酥丸黍米大。每服一丸，酒下，汗出即愈（《集简方》）。

实用指南

单方验方

血栓性脉管炎：王不留行、茯苓、茜草、丹参各12克，黄柏、土鳖虫各6克，木瓜、清风藤、川牛膝各9克，薏苡仁20克。水煎服，每日1剂，每日2次。

乳腺癌：王不留行90克，柴胡、黄芩各15克，瓜蒌、紫苏子、白芍、党参、陈皮、夏枯草、石膏、牡蛎各30克，花椒5克，甘草6克，大枣10枚。水煎服，每日1剂，每日3次。

鹅掌风：王不留行、苦参、白芷、苍术各12克。猪油适量，共为细面，猪油细水熬去渣，与药面混合一起，涂于患处，用手摩擦，再以微火烤之。

食疗药膳

王不留行黑豆汁

原料：王不留行15克，黑豆60克，红糖适量。

制法：取王不留行焙干研粉备用。黑豆加水煮汁，调入王不留行粉及红糖，略煮即可。

用法：每日2次，连服10～15日。

功效：活血利水，祛风止痛。

适用：乳腺癌疼痛。

王不留行炖猪蹄

原料：王不留行12克，猪蹄3～4只，调味料若干。

制法：将王不留行用纱布包裹，和洗净的猪蹄一起放进锅内，加水及调味料煮烂即可食用。

用法：佐餐食用，每日1次。

功效：通经下乳。

适用：乳汁不足。

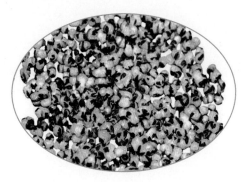

葶苈
《本经·下品》

释名 丁历（《别录》），大室（《本经》），大适（《本经》），狗荠（《别录》）。

子

气味 辛，寒，无毒。

主治 癥瘕积聚结气，饮食寒热，破坚逐邪，通利水道（《本经》）。下膀胱水，伏留热气，皮间邪水上出，面目浮肿，身暴中风热痱痒，利小腹。久服令人虚（《别录》）。疗肺壅上气咳嗽，止喘促，除胸中痰饮（甄权）。通月经（时珍）。

附方 通身肿满：苦葶苈（炒）四两，为末，枣肉和丸梧子大。每服十五丸，桑白皮汤下，日三服。此方，人不甚信，试之自验。

腹胀积聚：葶苈子一升熬，以酒五升浸七日，日服三合（《千金方》）。

肺湿痰喘：甜葶苈（炒）为末，枣肉丸服（《摘玄方》）。

痰饮咳嗽：含奇丸，用曹州葶苈子一两，纸衬炒令黑，知母一两，贝母一两，为末，枣肉半两，砂糖一两半，和丸弹丸大。每以新绵裹一丸，含之咽津，甚者不过三丸（《箧中方》）。

月水不通：葶苈一升，为末，蜜丸弹子大，绵裹纳阴中二寸，一宿易之，有汁出，止（《千金方》）。

头风疼痛：葶苈子为末，以汤淋汁沐头，三四度即愈（《肘后方》）。

白秃头疮：葶苈末涂之（《圣惠方》）。

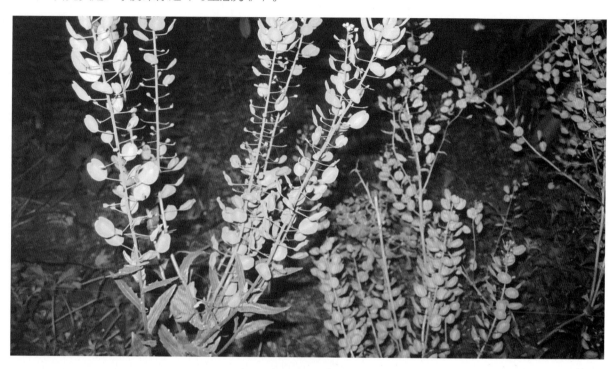

实用指南

单方验方

支气管炎：葶苈子、紫苏子各5克，白果、麻黄、款冬花、半夏各4克，桑白皮、黄芩、苦杏仁各3克，甘草2克。先煎麻黄，后纳诸药，每剂连煎2次，药汁混匀。每日1剂，少量多次服用。

百日咳：葶苈子、百部、车前子各120克，天茄根2000克。制成糖浆1000毫升，1岁儿童每次5毫升，4岁每次10毫升，8岁每次15毫升，其余酌情增减用量，每日3～4次，7日为1个疗程。

呼吸喘促、尿黄赤涩、面目肿胀、唇舌紫赤：葶苈子12克，苦杏仁9克，桑皮15克，贝母、防己、木通各6克。水煎服。

食疗药膳

葶苈酒

原料：葶苈子300克，清酒2500毫升。

制法：上药捣令极细，用生绢袋盛，入清酒中浸泡，浸3～5日后可用。

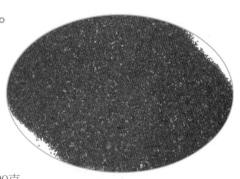

用法：每服5毫升用粥饮调下，每日3次。

功效：泻肺利水，消肿平喘。

适用：上气喘急、遍身浮肿等。

葶百糯米粥

原料：葶苈子、百合、大枣、鱼腥草各30克，薏苡仁、糯米各90克。

制法：先将葶苈子、鱼腥草水煎，去渣取液，入薏苡仁、百合、大枣、糯米同煮成粥。

用法：分4次，每日内服完，连服1周。

功效：清肺解毒，疗痈补虚。

适用：肺痈咳吐大量黄脓痰。

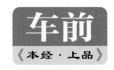

车前

《本经·上品》

释名 当道（《本经》），芣苢、车轮菜（《救荒》），地衣（《纲目》），蛤蟆衣（《别录》）。

子

气味 甘，寒，无毒。

主治 气癃止痛，利水道小便，除湿痹。久服轻身耐老（《本经》）。男子伤中，女子淋沥不欲食，养肺强阴益精，令人有子，明目疗赤痛（《别录》）。去风毒，肝中风热，毒风冲眼，赤痛障翳，脑痛泪出，压丹石毒，去心胸烦热（甄权）。养肝（萧炳）。治妇人难产（陆玑）。导小肠热，止暑湿泻痢（时珍）。

附方 小便血淋，作痛：车前子晒干为末，每服二钱，车前叶煎汤下（《普济方》）。

　　石淋作痛：车前子二升，以绢袋盛，水八升，煮取三升，服之，须臾石下（《肘后方》）。

　　滑胎易产：车前子为末，酒服方寸匕。不饮酒者，水调服。《诗》云，采采芣苢，能令妇人乐有子也。陆玑注云，治妇人产难故也（《妇人良方》）。

　　阴冷闷疼，渐入囊内，肿满杀人：车前子末，饮服方寸匕，日二服（《千金方》）。

　　阴下痒痛：车前子煮汁频洗（《外台秘要》）。

　　久患内障：车前子、干地黄、麦门冬等分，为末，蜜丸如梧子大，服之。累试有效（《圣惠方》）。

　　补虚明目：驻景丸，车前子、熟地黄酒蒸焙三两，菟丝子酒浸五两，为末，炼蜜丸梧子大。每温酒下三十丸，日二服（《和剂局方》）。

实用指南

单方验方

　　血淋、小便作痛：车前子适量。晒干为末，每服10克，车前叶煎汤下。

　　风热目暗、涩痛：车前子、黄连各50克。研为末，食后温酒服5克，每日2次。

　　房事过度伤肾或黄疸久不愈、肝病累肾、腹大如鼓：车前子、番薯、山药、茯苓各15克，泽泻、牡丹皮各10克，熟地黄25克，肉桂5克，附子5克。水煎服，每日1剂。

　　寒湿泻：车前子20克，藿香、炮姜各10克。水煎服。

　　结石：车前子30克，金钱草50克。水煎代茶饮。

　　白带多、腹泻：车前子、茯苓粉各30克，粳米60克。用纱布包裹煎煮半小时后取出，再加粳米、茯苓粉同煮成粥，食用即可。

食疗药膳

车前子粥

原料：车前子60克，青粱米100克。

制法：先将车前子绵裹煮汁，入青粱米煮粥食。

用法：不拘多少，适量。

功效：益气，清热，利小便，明目。

适用：老人淋病、身体热甚等。

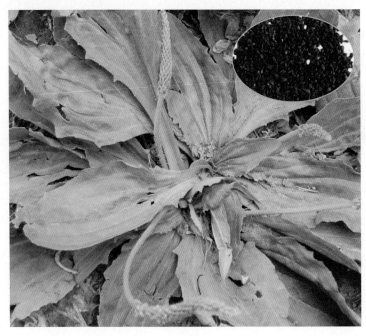

马鞭草

《别录·下品》

释名 龙牙草（《图经》），凤颈草。

苗叶

气味 苦，微寒，无毒（保升）。

主治 癥瘕血瘕，久疟，破血杀虫。捣烂煎取汁，熬如饴，每空心酒服一匕（藏器）。治妇人血气肚胀，月候不匀，通月经（大明）。治金疮，行血活血（震亨）。捣涂痈肿及蠷螋尿疮，男子阴肿（时珍）。

附方 疟痰寒热：马鞭草捣汁五合，酒二合，分二服（《千金方》）。

鼓胀烦渴，身干黑瘦：马鞭草细锉，曝干，勿见火。以酒或水同煮，至味出，去滓温服。以六月中旬，雷鸣时采者有效（《卫生易简方》）。

大腹水肿：马鞭草、鼠尾草各十斤，水一石，煮取五斗，去滓，再煎令稠，以粉和丸大豆大。每服二三丸，加至四五丸，神效（《肘后方》）。

男子阴肿（大如升，核痛，人所不能治者）：马鞭草捣涂之（《集验方》）。

妇人疝痛，名小肠气：马鞭草一两，酒煎滚服，以汤浴身，取汗甚妙（《纂要奇方》）。

妇人经闭，结成瘕块，胁胀大欲死者：马鞭草根苗五斤，锉细，水五斗，煎至一斗，去滓，熬成膏。每服半匙，食前温酒化下，日二服（《圣惠方》）。

乳痈肿痛：马鞭草一握，酒一碗，生姜一块，擂汁服，渣敷之（《卫生易简方》）。

赤白下痢：龙牙草五钱，陈茶一撮，水煎服，神效（《医方摘要》）。

发背痈毒，痛不可忍：龙牙草捣汁饮之，以滓敷患处（《集简方》）。

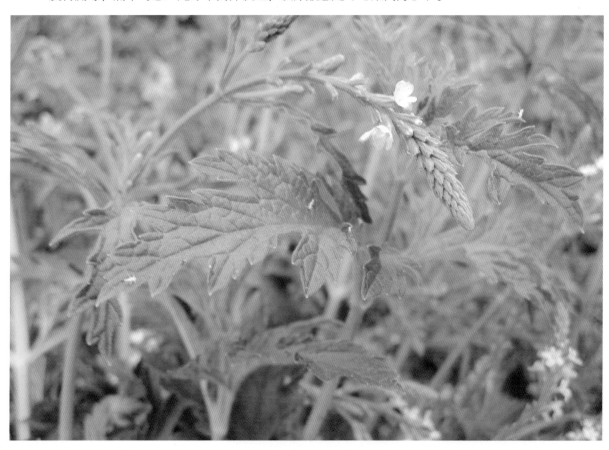

单方验方

白喉：取马鞭草（全草）50克，浓煎成300毫升左右。成人每次150毫升，日服2次，连服3～5日。儿童8～14岁每次100毫升，每日2次，连服3～5日；8岁以下每次50毫升，每日3～4次，连服3～5日。

咽喉肿痛：鲜马鞭草茎叶适量。捣汁，加入乳适量，调匀含咽。

肝痛：马鞭草、八月札、石燕各30克。水煎服，每日1剂。

口腔溃疡：鲜马鞭草30克（干品用15克）。水煎2次，混合后分早、晚服，每日1剂。

痢疾、急性胃肠炎：马鞭草适量。研末，每服3克，每日2～3次，连服1周。

疟疾：马鞭草60克。甜酒和水煎，取汁150毫升，于疟发前2小时服，连服3～5日。

感冒发热：马鞭草、板蓝根各18克。水煎服，每日2次，必要时，可口服2剂。

百日咳：马鞭草1000克，蜂蜜100克。熬膏，3岁患儿服2匙，每日3次，温开水送下。3岁以上者，酌加其量。

食疗药膳

马鞭草茶

原料：马鞭草60克。

制法：将马鞭草用水洗一下，放入砂锅中，加水煎汤。

用法：代茶频饮，每日1剂。

功效：清热解毒。

适用：前列腺癌。

马鞭草蒸猪肝

原料：马鞭草50克，新鲜猪肝100克。

制法：先将鲜马鞭草洗净，切碎，放盘中，再将猪肝切成薄片，另放盘中，将此盘置于马鞭草盘上，上屉蒸，用马鞭草的气味蒸猪肝，待肝熟即可。

用法：每日1次，每次1剂，佐餐食用，用5～7剂即可。

功效：益肝清热，除湿止带。

适用：肝经湿热下注所致的带下病。

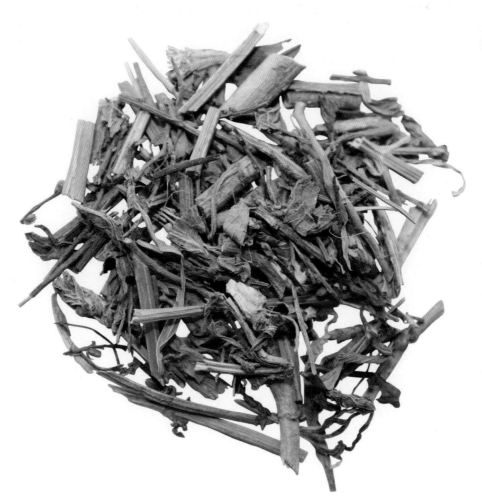

鳢肠

《唐本草》

释名 莲子草（《唐本》），旱莲草（《图经》），金陵草（《图经》），猢孙头（《必用》）。

草

气味 甘、酸，平，无毒。

主治 血痢。针灸疮废，洪血不可止者，敷之立已。汁涂眉发，生速而繁（《唐本》）。乌髭发，益肾阴（时珍）。膏点鼻中，添脑（萧炳）。

附方 偏正头痛：鳢肠草汁滴鼻中（《圣济总录》）。

小便溺血：金陵草一名墨头草、车前草各等分，杵取自然汁。每空心服三杯，愈乃止（《医学正传》）。

肠风脏毒，下血不止：旱莲子草，瓦上焙，研末。每服二钱，米饮下（《家藏经验方》）。

疔疮恶肿：五月五日收旱莲草阴干，仍露一夜收。遇疾时嚼一叶贴上，外以消毒膏护之，二三日丁脱（《圣济总录》）。

风牙疼痛：猢孙头草，入盐少许，于掌心揉擦即止（《集玄方》）。

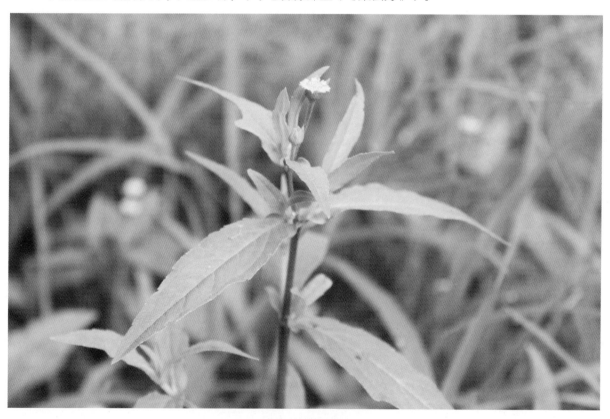

实用指南

单方验方

尿血：旱莲草、白茅根各30克，炒蒲黄15克。水煎服。

头发早白：旱莲草30克，生地黄18克。水煎，分早晚2次服。

老年人肝肾阴虚致咯血不止：旱莲草30克，阿胶15克（烊化），紫珠草18克。水前，分早晚2次服，每日1剂，连服1~2剂。

刀伤出血：鲜旱莲草捣烂，敷伤处；干者研末，撒伤处。

精编本草纲目中草药

食疗药膳

旱莲草粳米粥

原料：旱莲草10克，白茅根15克，粳米60克。

制法：将旱莲草、白茅根加水适量，煎取汁约400毫升，放碗中沉淀，备用。再将粳米淘洗干净，放锅中，倒入药汁中的上清液，置大火上煮沸，改用小火煮至米烂粥成即可。

用法：每日1剂，供早餐用，连用5～7剂。

功效：益气，凉血，止血。

适用：气虚血热引起的月经量多。

菊花旱莲草藕粉粥

原料：旱莲草、菊花各12克，藕粉25克，白糖适量。

制法：将菊花、旱莲草放入锅中，加水煎约12分钟，去渣取汤，趁热冲熟藕粉，放入白糖调匀即可。

用法：早晚餐食用。

功效：滋阴平肝，凉血止血。

适用：肝火上扰所致出血。

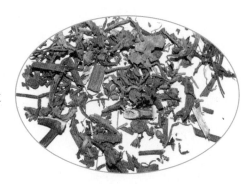

连翘

《本经·下品》

（**释名**） 异翘（《尔雅》），兰华（吴普），根名连轺（仲景），竹根（《别录》）。

（**气味**） 苦，平，无毒。

（**主治**） 寒热鼠瘘瘰疬，痈肿恶疮瘿瘤，结热蛊毒（《本经》）。去白虫（《别录》）。通利五淋，小便不通，除心家客热（甄权）。通小肠，排脓，治疮疖，止痛，通月经（大明）。散诸经血结气聚，消肿（李杲）。泻心火，除脾胃湿热，治中部血证，以为使（震亨）。

（**附方**） 瘰疬结核：连翘、脂麻等分，为末，时时食之（《简便方》）。

痔疮肿痛：连翘煎汤熏洗，后以刀上飞过绿矾入麝香贴之（《集验方》）。

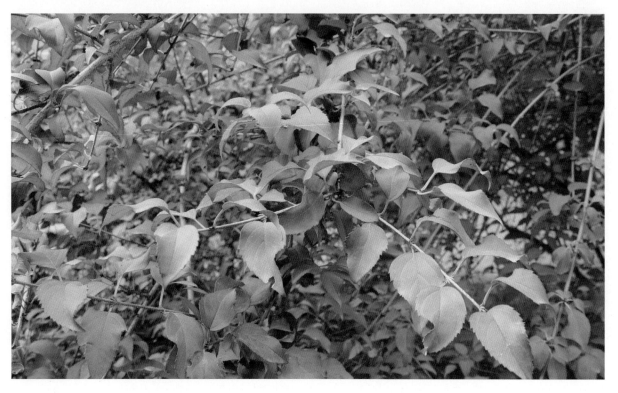

单方验方

腮腺炎：连翘60克，芒硝50克，大戟15克。加水共煎，取浓汁与仙人掌（去皮刺）共捣如泥，涂患处，每日2～3次。

肠痈：连翘15克，栀子、黄芩各12克，金银花18克。水煎服。

舌破生疮：连翘15克，黄柏9克，甘草6克。水煎含漱。

风疹：连翘、牛蒡子各10克，薄荷4克，甘草2克。水煎服，每日1剂，每日2次。

食疗药膳

连翘菊花猪腰汤

原料：金银花、连翘、茯苓皮、大腹皮、冬瓜皮、白茅根、茜草各9克，大蓟、小蓟各12克，猪腰1个。

制法：将金银花等药水煎取汁。猪腰对剖两半，片去腰臊，切片，用药汁煮熟即成。

用法：每日1～2次淡服。

功效：清热解毒，利尿消肿，凉血止血。

适用：急性肾炎尿血、浮肿等。

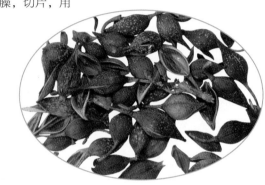

金翘大青叶茶

原料：金银花、大青叶、芦根、连翘、甘草各9克。

制法：用以上5味加水煎汤，去渣取汁。

用法：代茶饮用，每日1剂，连用3～5日。

功效：清热解毒，除烦生津。

适用：小儿流行性乙型脑炎。

青黛

宋·《开宝》

释名 靛花（《纲目》），青蛤粉。

气味 咸，寒，无毒。

主治 解诸药毒，小儿诸热，惊痫发热，天行头痛寒热，并水研服之。亦磨敷热疮恶肿，金疮下血，蛇

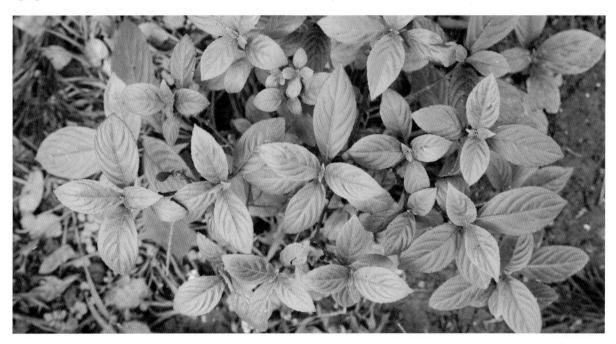

犬等毒（《开宝》）。解小儿疳热，杀虫（甄权）。小儿丹热，和水服之。同鸡子白、大黄末，敷疮痈蛇虺蜇毒（藏器）。泻肝，散五脏郁火，解热，消食积（震亨）。去热烦，吐血咯血，斑疮阴疮，杀恶虫（时珍）。

附方 心口热痛：姜汁调青黛一钱服之（《医学正传》）。

内热吐血：青黛二钱，新汲水下（《圣惠方》）。

小儿惊痫：青黛量大小，水研服之（《生生编》）。

耳疳出汗：青黛、黄柏末，干搽（《谈野翁方》）。

烂弦风眼：青黛、黄连泡汤，日洗（《明目方》）。

产后发狂：四物汤加青黛，水煎服（《摘玄方》）。

伤寒赤斑：青黛二钱，水研服（《南阳活人书》）。

诸毒虫伤：青黛、雄黄等分，研末，新汲水服二钱（《古今录验》）。

实用指南

单方验方

带状疱疹：青黛10克，冰片2克。共研细末，香油调匀涂于患处，溃破处直接撒入药粉。每日涂药1次。

脓疱疮：青黛10克，冰片1克。用凡士林调成膏，涂于患处，每日2次。

湿疹：青黛10克。与红霉素软膏调匀，涂于患处，每日3次。

尿布性皮炎：青黛适量。将患处洗净，外撒，每日3～5次。

新生儿脐炎：青黛适量。外敷于脐部，用纱布固定，每日2次。

口腔溃疡：青黛、五倍子、冰片按5：3：1的比例研极细末。应用时可外吹于口腔溃疡处，或香油调敷外涂之，每日3～5次，连续用药3～10日。

牙龈炎：青黛2克，芦荟6克。共研极细末，将药粉擦敷患处。用药5日即可肿消痛止。

病毒性腮腺炎：青黛3克，冰片1克。共研细末，用鸡蛋清适量调匀，外敷患处，每日换药1次，连用3日。

食疗药膳

银黛百合汤

原料：青黛3克，白果4～6克，乌梅、草豆蔻、木瓜、百合各6～9克。

制法：将上几味清洗干净，加适量水，煎取汤汁。

用法：每日1剂，每日2次，3～5日为1个疗程，一般需1～2个疗程。

功效：宣肺降逆，健脾和胃，清热养阴。

适用：支气管肺炎。

青黛柿饼

原料：青黛3克，大柿饼1枚。

制法：青州大柿饼，饭上蒸熟，撕开，每用1枚，掺真青黛。

用法：睡觉时食用，薄荷汤下。

功效：清热润肺止血。

适用：痰嗽带血。

火炭母草

宋·《图经》

叶

气味 酸，平，有毒。

主治 去皮肤风热，流注骨节，痈肿疼痛。不拘时采，于坩器中捣烂，以盐酒炒，敷肿痛处，经宿一易之（苏颂）。

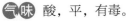

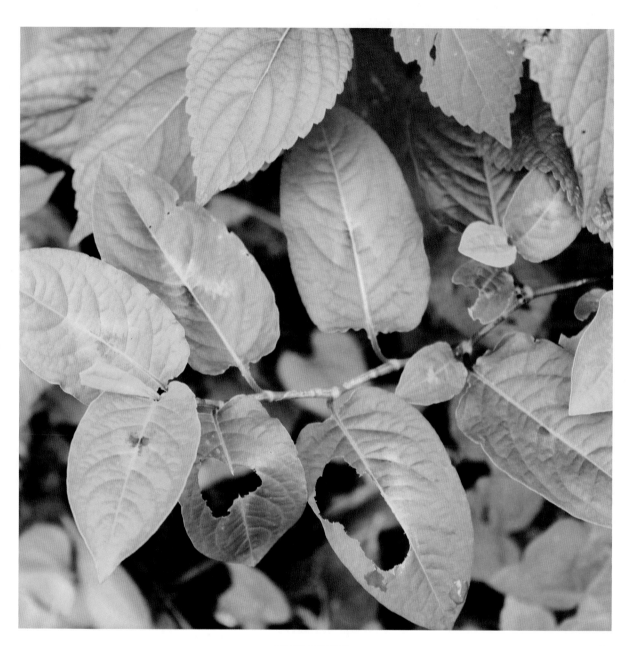

实用指南

单方验方

急性菌痢：火炭母、刺苋、马齿苋各30克。水煎服。

婴儿腹泻：火炭母、地菍、铁线草各10克，甘草3克。水煎服。

黄疸型肝炎：火炭母30克，茵陈蒿15克，甘草、黄柏各10克。水煎服。

小儿消化不良：火炭母适量。研细粉，每次10克，每日2~3次，开水送服或水煎服。

小儿脓疱疮：火炭母、毛冬青、飞扬草、杠板归各等量。煎水洗患处。

皮肤湿疹：鲜火炭母60克。水煎服；另取鲜火炭母适量，水煎浓汁洗患处。

乳痈：鲜火炭母根30克。水煎调酒服。

头晕目眩：火炭母根60克，乌骨鸡适量。同炖服。

湿热黄疸：火炭母、鸡骨草各50克。水煎服。

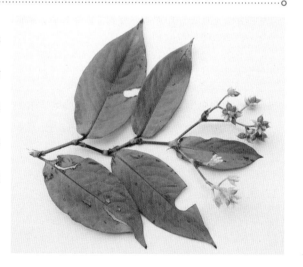

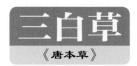

三白草

《唐本草》

释名 弘景曰：叶上有三白点，俗因以名。

气味 甘、辛，寒，有小毒。

主治 水肿脚气，利大小便，消痰破癖，除积聚，消丁肿（《唐本》）。捣绞汁服，令人吐逆，除疟及胸膈热痰，小儿痞满（藏器）。根：疗脚气风毒胫肿，捣酒服，亦甚有验。又煎汤，洗癣疮（时珍）。

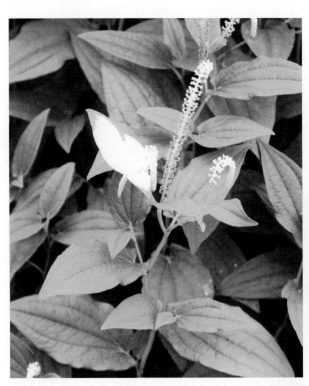

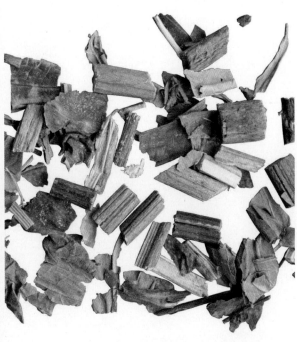

实用指南

单方验方

湿热带下：鲜三白草、猪瘦肉各60克。同煲服。

乳糜尿、白浊、热淋：鲜三白草根茎60克。水煎，空腹服。

脾虚带下：鲜三白草根茎、鲜刺芋根各15克，猪脚1只。同煲服。

尿路感染：三白草30克，车前草、芦竹根、白花蛇舌草各15克。水煎服。

乳汁不足：三白草根茎30克，猪脚1只。水煎，服汤吃肉。

慢性前列腺炎：三白草30克，淡竹叶、生地黄、赤芍、丹参、车前草、白茅根各15克，甘草6克。水煎服。

小儿全身瘙痒：鲜三白草叶250克，艾叶30克。水煎洗身，每日洗1次。

疗疮：鲜三白草根叶适量，红糖少许。捣烂敷患处。

食疗药膳

三白五草茶

原料：三白草、白花蛇舌草各50克，鱼腥草、车前草、金钱草各20克，金银花、蒲公英、白茅根各30克。

制法：将以上各种原料加适量水，煮沸，凉后即可。

用法：每日1剂，分2次服。

功效：清热解毒利湿。

适用：急性淋病。

虎杖

《别录·中品》

释名 苦杖（《拾遗》），大虫杖（《药性》），斑杖（《日华》），酸杖。

根

气味 微温。

主治 通利月水，破留血癥结（《别录》）。渍酒服，主暴瘕（弘景）。风在骨节间，及血瘀，煮汁作酒服之（藏器）。治大热烦躁，止渴利小便，压一切热毒（甄权）。治产后血运，恶血不下，心腹胀满，排脓，主疮疖痈毒，扑损瘀血，破风毒结气（大明）。烧灰，贴诸恶疮。焙研炼蜜为丸，陈米饮服，治肠痔下血（苏颂）。研末酒服，治产后瘀血血痛，及坠扑昏闷有效（时珍）。

附方 小便五淋：苦杖为末，每服二钱，用饭饮下（《集验方》）。

月水不利：虎杖三两，凌霄花、没药一两，为末，热酒每服一钱。又方：治月经不通，腹大如瓮，气短欲死。虎杖一斤，去头暴干，切。土瓜根汁、牛膝汁二斗。水一斛，浸虎杖一宿，煎取二斗，入二汁，同煎如饧。每酒服一合，日再夜一，宿血当下（《圣惠方》）。

时疫流毒，攻手足，肿痛欲断：用虎杖根锉，煮汁渍之（《肘后方》）。

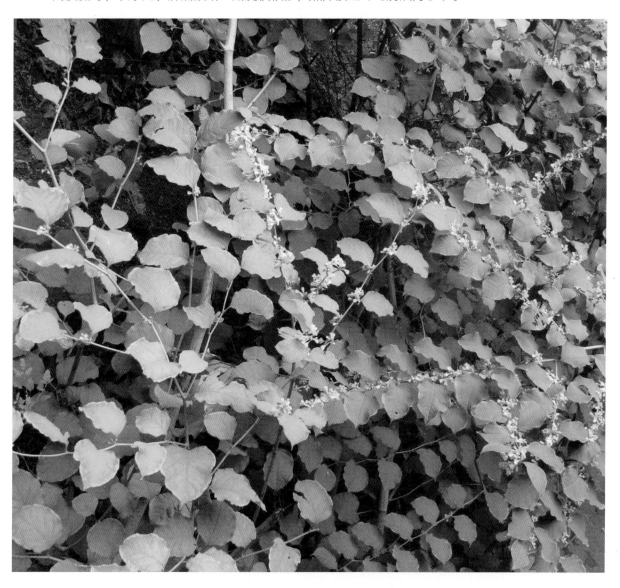

单方验方

术后便秘：虎杖、何首乌各12克，大黄、决明子各6克，夏枯草18克，姜黄9克。水煎服。

关节炎：虎杖根250克。洗净切碎，投入白酒750毫升内浸泡半个月后服用，每日2次，每次10毫升。

急性阑尾炎：虎杖、玉兰叶各适量。制成浓煎液，每100毫升含生药各50克。首剂100毫升，以后每次50毫升，每日3次。

食疗药膳

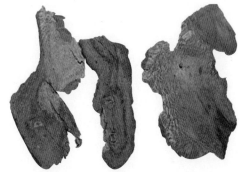

虎杖酒

原料：虎杖30克，川加皮、川牛膝、桂枝、防风各15克，木瓜9克，烧酒1500毫升。

制法：将前6味浸泡烧酒中5～7日。

用法：每日2次，每次10～25毫升。

功效：祛风湿，活络。

适用：筋骨痰火、手足麻木、战摇痿软等。

萹蓄
《本经·下品》

释名 扁竹（弘景），扁辨（吴普），扁蔓（吴普），粉节草（《纲目》）。

气味 苦，平，无毒。

主治 浸淫疥瘙疽痔，杀三虫（《本经》）。疗女子阴蚀（《别录》）。煮汁饮小儿，疗蛔虫有验（甄权）。

附方 热淋涩痛：扁竹煎汤频饮（《生生编》）。

热黄疸疾：扁竹捣汁，顿服一升。多年者，日再服之（《药性论》）。

霍乱吐利：扁竹入豉汁中，下五味，煮羹食（《食医心镜》）。

恶疮痂痒，作痛：扁竹捣封，痂落即瘥（《肘后方》）。

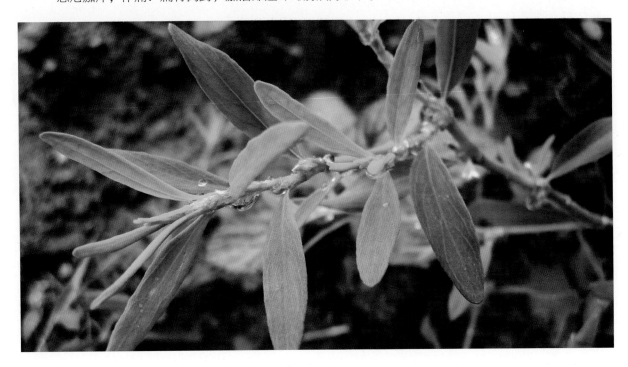

单方验方

牙痛：萹蓄50~100克。水煎2次，混合后分2次服，每日1剂。

热淋涩痛：萹蓄适量。煎汤频饮。

湿性脚癣：萹蓄、大黄各10克，蛇床子15克。水煎汤泡脚，每日1次。另外加用癣药水外涂患部，早晚各1次。

腮腺炎：鲜萹蓄30克。捣烂加入适量生石灰水，调入蛋清1个，敷患处。

肝硬化腹水：萹蓄、麦芽、瞿麦、马鞭草各20克，泽漆、神曲、青皮各10克，木香9克，甘草6克。水煎服。

食疗药膳

萹蓄车前子粥

原料：萹蓄、车前子各30克，粳米50克。

制法：将萹蓄、车前子（包）入砂锅内，加水500毫升，煎20分钟，去渣留汁。粳米煮粥，兑入药汁，煮1~2沸，待食。

用法：每日2次，温热食服。

功效：清热利湿，通利小便。

适用：前列腺肥大合并感染，症见小便淋漓不畅，甚则点滴不下、小腹胀急或发热口疮等。

萹蓄粥

原料：萹蓄嫩茎叶100克，粳米150克。

制法：萹蓄菜加水200毫升，煎至100毫升，去渣留汁，入粳米，再加水600毫升，煮成稠粥。

用法：每日早晚温服。

功效：清热利湿。

适用：湿热下注型外阴瘙痒。

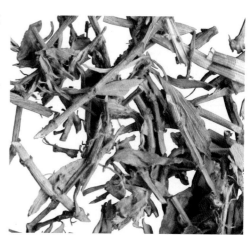

蒺藜
《本经·上品》

释名 茨（《尔雅》），旁通（《本经》），止行（《本经》），豺羽（《本经》）。

子

气味 苦，温，无毒。

主治 恶血，破癥结积聚，喉痹乳难。久服长肌肉，明目轻身（《本经》）。治诸风病疡，疗吐脓，去燥热（甄权）。治奔豚肾气，肺气胸膈满，催生堕胎，益精，疗水藏冷，小便多，止遗沥泄精溺血肿痛（大明）。痔漏阴汗，妇人发乳带下（苏颂）。治风秘，及蛔虫心腹痛（时珍）。

附方 腰脊引痛：蒺藜子捣末，蜜和丸胡豆大。酒服二丸，日三服（《外台秘要》）。

通身浮肿：杜蒺藜日日煎汤洗之（《圣惠方》）。

大便风秘：蒺藜子（炒）一两，猪牙皂荚去皮酥炙五钱，为末。每服一钱，盐茶汤下（《普济方》）。

月经不通：杜蒺藜、当归等分，为末，米饮每服三钱（《儒门事亲》）。

三十年失明：补肝散，用蒺藜于七月七日收，阴干捣散。食后水服方寸匕，日二（《外台秘要》）。

牙齿出血，不止，动摇：白蒺藜末。旦旦擦之（《道藏经》）。

白癜风疾：白蒺藜子六两，生捣为末。每汤服二钱，日二服。一月绝根。服至半月，白处见红点。神效（孙真人《食忌》）。

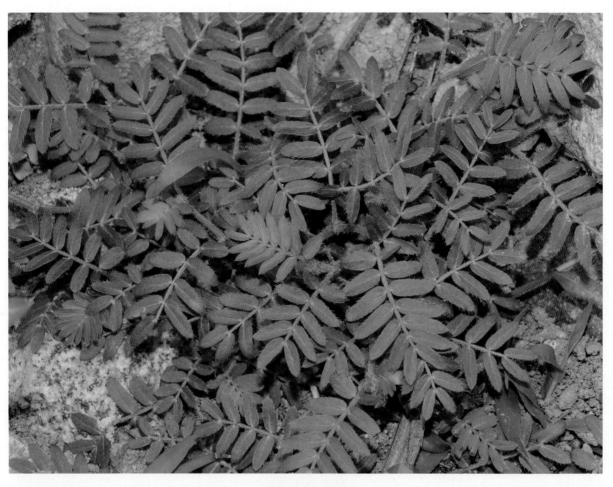

实用指南

单方验方

皮肤瘙痒：蒺藜、生甘草各100克。放入300毫升的75％乙醇中，浸泡7日，滤去药渣后用来涂擦患部，每日2～3次。

中毒性耳聋：蒺藜、牛蒡子、连翘、桔梗、生地黄、甘草、菊花各15克，金银花30克。水煎服，每日1剂。

热淋水肿尿闭：蒺藜、车前子、冬葵子各20克。水煎服。

高血压：蒺藜、夏枯草、生石决明、丹参各30克，车前子45克。每日1剂，连服45日为1个疗程。

神经性头痛：蒺藜、荷叶各12克，黄芩、柴胡、当归、葛根各10克，丹参、川芎、赤芍各15克。水煎服，每日1剂。

疔肿及乳腺炎（乳痈）：鲜蒺藜果或干蒺藜适量。去刺，研为细末，加入等量红糖，以醋调成糊状外敷，用纱布固定，待药糊干后重换。

食疗药膳

蒺藜烩豆腐

原料：蒺藜15克，青豌豆100克，猪肉200克，豆腐2块，胡萝卜4条，香菇5朵，虾米少许，鸡汤少许。

制法：将蒺藜子洗净，捣碎后煎出汁待用。用麻油起锅，把剁碎的猪肉炒一遍调味后盛起。将胡萝卜洗净切丝。冬菇泡软后切丝。虾米最好用酒泡一下。用麻油起锅，放入豆腐用大火不停地翻炒，用锅铲将豆腐压碎，放入胡萝卜、豌豆、冬菇、虾米、猪肉、鸡汤和蒺藜子汁，调味后勾芡即成。

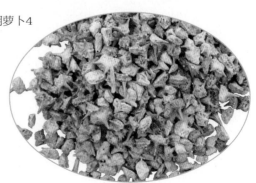

用法：佐餐食用。

功效：补肾虚，清肝明目。

适用：肾虚、视力衰退等。

谷精草

宋·《开宝》

释名 戴星草（《开宝》），文星草（《纲目》），流星草。

花

气味 辛，温，无毒。

主治 喉痹，齿风痛，诸疮疥（《开宝》）。头风痛，目盲翳膜，痘后生翳，止血（时珍）。

附方 脑痛眉痛：谷精草二钱，地龙三钱，乳香一钱。为末。每用半钱，烧烟筒中，随左右熏鼻（《圣济录》）。

鼻衄不止：谷精草为末，熟面汤服二钱（《圣惠方》）。

目中翳膜：谷精草、防风等分，为末，米饮服之，甚验（《明目方》）。

小儿中暑，吐泄烦渴：谷精草烧存性，用器覆之，放冷为末。每冷米饮服半钱（《保幼大全》）。

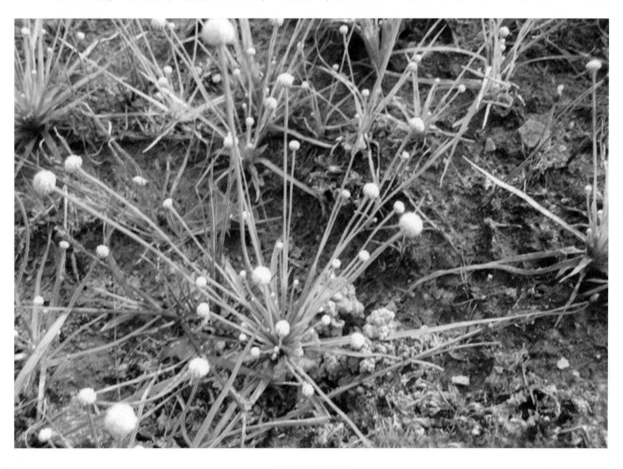

实用指南

单方验方

夜盲症：谷精草15克。水煎服。

肺结核：谷精草10克，紫金牛30克。水煎服。

牙痛：谷精草、两面针各10克。水煎服。

眼赤肿痛：谷精草15克，白芍10克。水煎服。

结膜炎：鲜谷精草、鲜千里光各30克。水煎服。

感冒头痛：谷精草、野菊花各15克，山芝麻10克。水煎服。

精编本草纲目中草药

204

食疗药膳

谷精夜明蒸鸡肝

原料：谷精草15克，夜明砂10克，鸡肝连肫1副。

制法：鸡肝肫去污膜洗净，同谷精草，夜明砂同蒸（注意碗内放少量开水），隔水蒸熟。

用法：食肝喝汁。

功效：补肝明目。

适用：夜盲症、眼干燥等。

谷精草猪肝汤

原料：谷精草、石决明各15克，蛇蜕、蝉蜕各10克，猪肝60克。

制法：先将前4味研为细末，每用6克，猪肝用竹刀劈开，掺药末，卷麻扎定，米泔水煮熟。

用法：分次，就盐细嚼，煮肝汤送下。

功效：清肝明目，补肝。

适用：小儿疳气斑疹、一切病眼等。

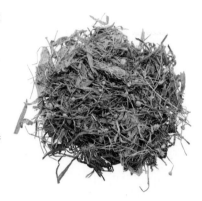

海金沙

宋·《嘉祐》

释名 竹园荽。

气味 甘，寒，无毒。

主治 通利小肠。得栀子、马牙硝、蓬沙，疗伤寒热狂。或丸或散（《嘉祐》）。治湿热肿满，小便热淋、膏淋、血淋、石淋茎痛，解热毒气（时珍）。

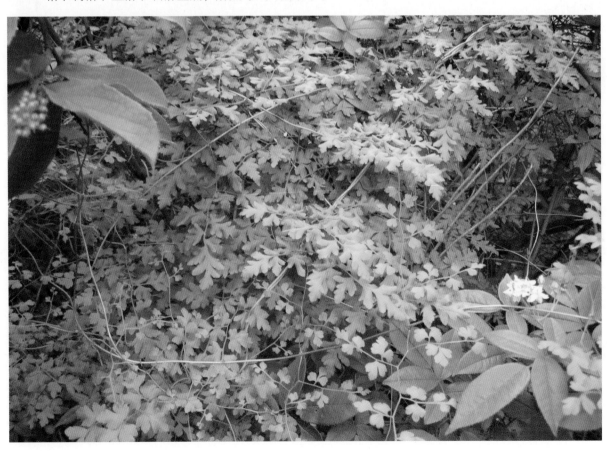

附方 热淋急痛：海金沙草阴干为末，煎生甘草汤，调服二钱，此陈总领方也。一加滑石（《夷坚志》）。

小便不通，脐下满闷：海金沙一两，腊南茶半两，捣碎。每服三钱，生姜甘草煎汤下，日二服。亦可末服（《图经本草》）。

血淋痛涩（但利水道，则清浊自分）：海金沙末，新汲水或砂糖水服一钱（《普济方》）。

脾湿肿满，腹胀如鼓，喘不得卧：海金沙散，用海金沙三钱，白术四两，甘草半两，黑牵牛头末一两半，为末。每服一钱，煎倒流水调下，得利为妙（东垣《兰室秘藏》）。

痘疮变黑（归肾）：用竹园荽草煎酒，敷其身，即发起（《直指方》）。

实用指南

单方验方

腹泻：海金沙全草适量。水煎服。

赤痢：海金沙全草100～150克。水煎服，每日1～3次。

火烫伤：海金沙鲜叶适量。捣烂，调入乳外敷火伤处。

五淋：海金沙、川牛膝、大黄、当归各10克，雄黄、木香各3克。共为细末，每次5克，临睡前黄酒送下。

带下病：海金沙茎50克，猪精肉200克。加水同炖，去渣，取肉及汤服。

小便不利：海金沙全草100～150克。和冰糖，酌加水煎服；或代茶常饮。

食疗药膳

金沙双草茶

原料：海金沙、葎草各15克，凤尾草30克，绿茶5克。

制法：先将前3味药加水1000毫升，或水浸过药面，煎沸20分钟，加入绿茶再沸2分钟即可，或四味药共研粗末，放置茶壶内，以沸水冲泡20分钟，亦可。

用法：每日1剂，不拘时频频饮服。

功效：消炎解毒，清热利尿。

适用：尿路感染、尿路结石等。

半边莲

《纲目》

气味 辛，平，无毒。

主治 蛇虺伤，捣汁饮，以滓围涂之。又治寒齁气喘，及疟疾寒热，同雄黄各二钱，捣泥，碗内覆之，待色青，以饭丸梧子大。每服九丸，空心盐汤下（时珍《寿域方》）。

附方 寒齁气喘及疟疾寒热：半边莲、雄黄各二钱。捣泥，碗内覆之，待青色，以饭丸如梧子大。每服九丸，空心盐汤下（《寿域神方》）。

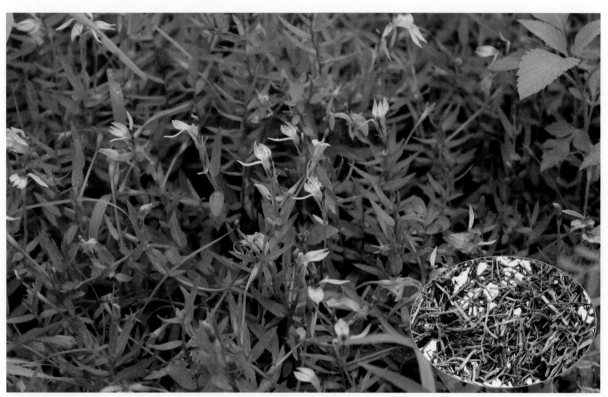

实用指南

单方验方

乳腺炎：鲜半边莲适量。捣烂敷患处。

实证水肿：半边莲100克。水煎服或冲糖服。

肝硬化腹水，肾炎水肿：半边莲60克。水煎服。

百日咳：半边莲30克。煎汤，煮猪肺1只，吃汤和肺。

跌打损伤、蜈蚣咬伤：鲜半边莲60克。捣烂，加童尿或甜酒擂汁服；另取鲜半边莲适量，捣烂敷患处。

食疗药膳

半边莲杏仁茶

原料：半边莲100克，苦杏仁15克。

制法：将半边莲、苦杏仁分别拣杂，洗净，半边莲晾干或晒干，切碎或切成碎小段，备用；苦杏仁洗净，放入清水中浸泡，泡胀后去皮尖，与半边莲同放入砂锅，加水适量，煎煮30分钟，用洁净纱布过滤，收取滤汁贮入容器即成。

用法：早晚2次分服。

功效：清热解毒，防癌抗癌。

适用：各类型肺癌及胃癌、宫颈癌等。

紫花地丁

《纲目》

释名 箭头草（《纲目》），独行虎（《纲目》），羊角子（《秘韫》）。

气味 苦、辛，寒，无毒。

主治 一切痈疽发背，疔肿瘰疬，无名肿毒恶疮（时珍）。

附方 痈疽恶疮：紫花地丁（连根），同苍耳叶等分，捣烂，酒一盅，搅汁服（杨诚《经验方》）。

一切恶疮：紫花地丁根，日干，以罐盛，烧烟对疮熏之，出黄水，取尽愈（《卫生易简方》）。

瘰疬疔疮，发背诸肿：紫花地丁根去粗皮，同白蒺藜为末，油和涂，神效（《乾坤秘韫》）。

疔疮肿毒：用紫花地丁草捣汁服，虽极者亦效（《千金方》）。用紫花地丁草、葱头、生蜜共捣贴之。若瘤疮，加新黑牛屎（杨氏方）。

喉痹肿痛：箭头草叶，入酱少许，研膏，点入即吐（《普济方》）。

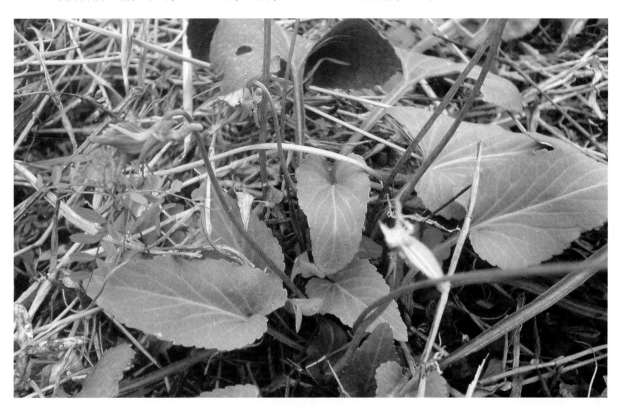

实用指南

单方验方 ··o

中耳炎：紫花地丁12克，蒲公英10克（鲜者加倍）。将上药捣料，置热水瓶中，以沸水冲泡大半瓶，盖闷10多分钟后，每日饮数次。

前列腺炎：紫花地丁16克，车前草12克，海金沙10克。水煎服，每日1剂，分早、晚2次，6日为1个疗程。

毒蛇咬伤：鲜紫花地丁100克。捣碎，用米泔水500毫升调取汁内服，用量每次服50～100毫升，其渣加雄黄3克捣匀外敷，每日换药1次，连用5～10日。

急性乳腺炎：鲜紫花地丁、鲜蒲公英各25克。水熬汁去渣，再将药液熬成膏摊贴患处，每日1次，连用3～10日。

呼吸道感染：紫花地丁、大青叶、鱼腥草、鸭跖草、贯众各100克。共制成冲剂20袋，每袋18克。每次1袋，每日2次，连服7日，停用其他清热药物与抗生素。

压疮：紫花地丁、金银花、蒲公英各50克，罂粟壳20克，赤石脂40克。共研极细面备用。取药粉适量，用50度的白酒调成糊状，平敷患处，外用纱布覆盖固定。24小时换药1次。

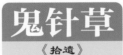

地丁败酱糖汁

原料：紫花地丁、败酱草、蒲公英各30克，红糖适量。

制法：取前3味加水500毫升，煎取400毫升，加红糖适量。

用法：代茶频饮，每次200毫升，每日2次。

功效：清热解毒。

适用：产后感染发热。

疗黄肉膳

原料：紫花地丁、冬葵全草各60克，瘦肉、天胡荽各90克，车前草30克。

制法：将上几味置砂锅内，加清水小火共炖，待肉熟烂为度，去药渣。

用法：食肉、喝汤，每日服尽，连服1周。

功效：清热，解毒，利水，退黄，补虚。

适用：黄疸。

鬼针草

《拾遗》

气味 苦，平，无毒。

主治 蜘蛛、蛇咬，杵汁服，并敷（藏器）。涂蝎虿伤（时珍）。

附方 割甲伤肉，不愈：鬼针草苗、鼠粘子根捣汁，和腊猪脂涂（《千金方》）。

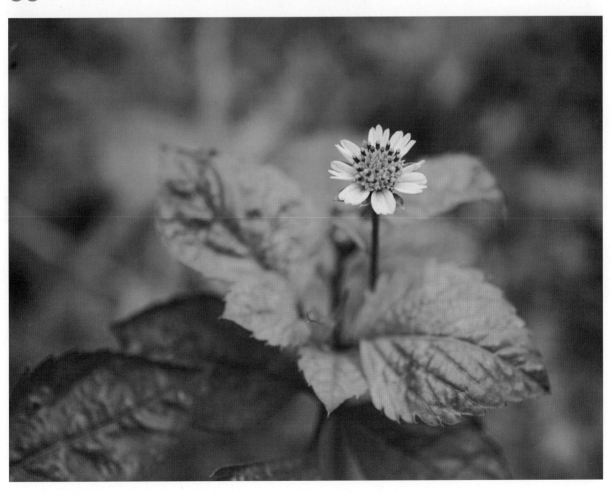

单方验方 ·······································○

四肢无力：鬼针草1把。煎汤服。

偏头痛：鬼针草30克，大枣3枚。水煎温服。

气性坏疽：鲜鬼针草适量。洗净水煎，以汤熏洗。

黄疸：鬼针草、柞木叶各15克，青松针30克。水煎服。

胃气痛：鲜鬼针草45克，猪肉125克。同炖，调酒少许，饭前服。

腰痛：鲜鬼针草250～300克。水煎取汁加大枣、红糖、黄酒适量，炖煎，2日服完。

跌打损伤：鲜鬼针草30～60克（干品减半）。水煎服，另加黄酒30毫升，温服，每日1次，连服3次。

食疗药膳 ·······································○

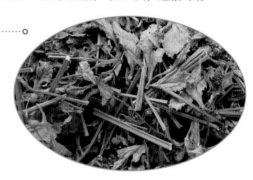

鬼针草鸡蛋

原料：鬼针草叶15克，鸡蛋1个。

制法：将鬼针草切细，煎汤，和鸡蛋加适量麻油或茶油煮熟食之。

用法：每日1次。

功效：清热解毒，散瘀消肿，利尿。

适用：急性肾炎。

大黄
《本经·下品》

释名 黄良（《本经》），将军（当之），火参（吴普），肤如（吴普）。

根

气味 苦，寒，无毒。

主治 下瘀血血闭，寒热，破癥瘕积聚，留饮宿食，荡涤肠胃，推陈致新，通利水谷，调中化食，安和五脏（《本经》）。平胃下气，除痰实，肠间结热，心腹胀满，女子寒血闭胀，小腹痛，诸老血留结（《别录》）。通女子经候，利水肿，利大小肠，贴热肿毒，小儿寒热时疾，烦热蚀脓（甄权）。通宣一切气，调血脉，利关节，泄壅滞水气，温瘴热疟（大明）。泻诸实热不通，除下焦湿热，消宿食，泻心下痞满（元素）。下痢赤白，里急腹痛，小便淋沥，实热燥结，潮热谵语，黄疸诸火疮（时珍）。

附方 吐血衄血，治心气不足，吐血衄血者：泻心汤主之，大黄二两，黄连、黄芩各一两，水三升，煮一升，热服取利（张仲景《金匮玉函》）。

伤寒痞满，病发于阴，而反下之，心下满而不痛，按之濡，此为痞也，大黄黄连泻心汤主之：大黄二两，黄连一两，以麻沸汤二升渍之，须臾绞汁，分作二次温服（仲景《伤寒论》）。

腹中痞块：大黄十两为散，醋三升，蜜两匙和煎，丸梧子大。每服三十丸，生姜汤下，吐利为度（《外台秘要》）。

腹胁积块：风化石灰末半斤，瓦器炒极热，稍冷，入大黄末一两炒热，入桂心末半两略炒，下米醋搅成膏，摊布贴之。又方：大黄二两，朴硝一两，为末，以大蒜同捣膏和贴之。或加阿魏一两，尤妙（《丹溪心法》）。

小儿诸热：大黄煨熟、黄芩各一两，为末，炼蜜丸麻子大。每服五丸至十丸，蜜汤下。加黄连，名三黄丸（钱氏《小儿方》）。

赤白浊淋：好大黄为末。每服六分，以鸡子一个，破顶入药，搅匀蒸熟，空心食之。不过三服愈（《简便方》）。

产后血块：大黄末一两，头醋半升，熬膏，丸梧子大。每服五丸，温醋化下，良久当下（《千金方》）。

风虫牙痛：龈常出血，渐至崩落，口臭，极效。大黄米泔浸软、生地黄各旋切一片，合定贴上，一夜即愈，未愈再贴。忌说话，恐引入风（《本事方》）。

口疮糜烂：大黄、枯矾等分，为末，擦之吐涎（《圣惠方》）。

冻疮破烂：大黄末，水调涂之（《卫生宝鉴》）。

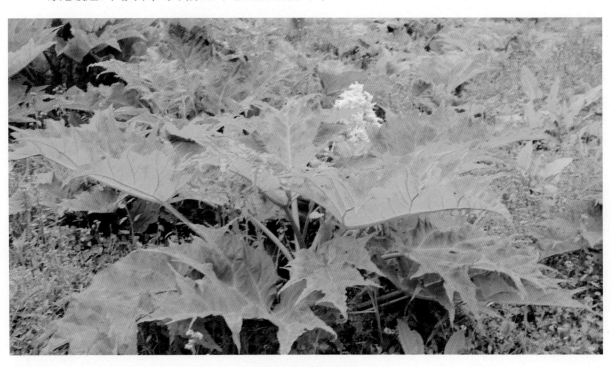

实用指南

单方验方

湿热内蕴型胆结石：制大黄、枳实各9克，郁金、虎杖各15克，金钱草30克。水煎服，每日1剂，每日2次。

热性胃肠出血：大黄粉或片2～6克。水冲服，每日3次。

胆囊炎、胆石症：大黄、黄连各9克，枳壳、黄芩、木香各12克。水煎服，每日3次。

食积腹痛：大黄、砂仁各9克，莱菔子30克。水煎服，每日3次。

食疗药膳

大黄蜂蜜汁

原料：生大黄80克，蜂蜜100克。

制法：将生大黄晒干或烘干，研成细粉，瓶装备用。

用法：每日3次，每次用适量蜂蜜温开水送服3克。

功效：泻热通便，活血化瘀，凉血止血，抗癌。

适用：热毒壅滞、胃癌出血等。

大黄酒

原料：大黄3～12克，白酒适量。

制法：将上药研末备用。

用法：每日1剂，白酒调服。

功效：活血散瘀。

适用：月经不调、经期腹痛、结血块等。

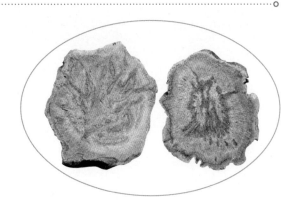

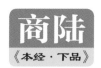

商陆
《本经·下品》

释名 当陆（《开宝》），章柳（《图经》），马尾（《广雅》），夜呼（《本经》）。

根

气味 辛，平，有毒。

主治 水肿疝瘕痹，熨除痈肿，杀鬼精物（《本经》）。疗胸中邪气，水肿痿痹，腹满洪直，疏五脏，散水气（《别录》）。泻十种水病。喉痹不通，薄切醋炒，涂喉外，良（甄权）。

附方 湿气脚软：章柳根切小豆大，煮熟，更以绿豆同煮为饭。每日食之，以瘥为度，最效（《斗门方》）。

产后腹大，坚满，喘不能卧：白圣散：用章柳根三两，大戟一两半，甘遂（炒）一两，为末。每服二三钱，热汤调下，大便宣利为度。此乃主水圣药也（洁古《保命集》）。

耳卒热肿：生商陆，削尖纳入，日再易（《圣济录》）。

瘰疬喉痹，攻痛：生商陆根捣作饼，置病上，以艾炷于上灸三四壮良（《外台秘要》）。

一切毒肿：商陆根和盐少许，捣敷，日再易之（《千金方》）。

疮伤水毒：章陆根捣炙，布裹熨之，冷即易之（《千金方》）。

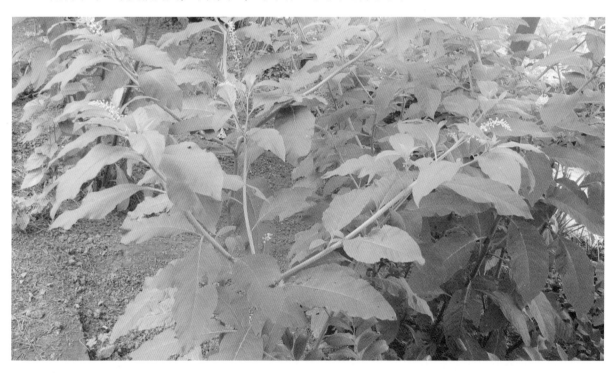

实用指南

单方验方

足癣：商陆、苦参各100克，花椒20克，赤芍50克。煎汤，每日1~2次浸泡患足，每次15~30分钟，保留药液加热重复使用。

慢性支气管炎：商陆适量。放入蒸笼1小时，烘干研末粉，炼蜜为丸，每丸重10克（含纯粉4克）每日1丸。

腹中如有石、痛如刀刺：商陆根不拘多少。捣烂蒸熟，以新布裹，熨痛处，冷即换。

宫颈癌：商陆10克，粳米100克，大枣5枚。先将商陆用水煎40分钟，去渣取汁。然后加入粳米、大枣煮成粥食用即可。

精编本草纲目中草药

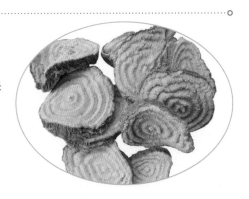

商陆赤豆鲫鱼汤

原料：商陆、赤小豆各适量，鲫鱼3尾。

制法：商陆、赤小豆用清水冲洗，待用。把鲫鱼留鳞去内脏，装入前二药（等分），装满鱼腹扎口，用清水3000毫升煮烂，去鱼及商陆即可。

用法：饮汤食豆。每2日1次。

功效：清热解毒，利水填精。

适用：湿热水肿、小便黄少、尿蛋白多者，以及肝硬化腹水。

大戟

《本经·下品》

释名 邛钜（《尔雅》），下马仙（《纲目》）。

根

气味 苦，寒，有小毒。

主治 蛊毒，十二水，腹满急痛积聚，中风皮肤疼痛，吐逆（《本经》）。颈腋痈肿，头痛，发汗，利大小便（《别录》）。泻毒药，泄天行黄病温疟，破癥结（大明）。下恶血癖块，腹内雷鸣，通月水，堕胎孕（甄权）。治隐疹风，及风毒脚肿，并煮水，日日热淋，取愈（苏颂）。

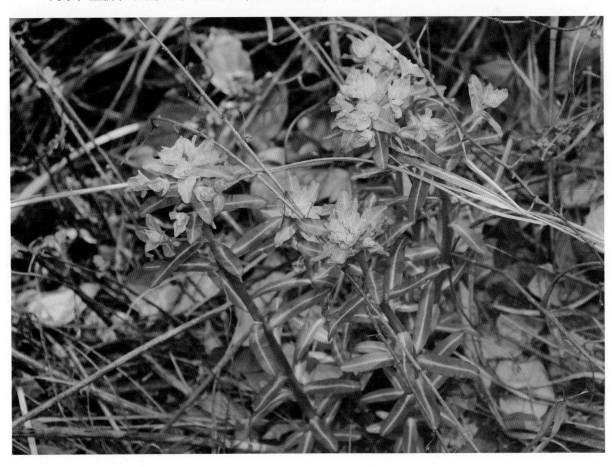

附方 水肿喘急，小便涩及水蛊：大戟炒二两，干姜炮半两，为散。每服三钱，姜汤下。大小便利为度（《圣济总录》）。

水病肿满，不问年月浅深：大戟、当归、橘皮各一两切，以水二升，煮取七合，顿服。利下水二三升，勿怪。至重者，不过再服便瘥。禁毒食一年，永不复作。此方出张尚客（李绛《兵部手集》）。

实用指南

单方验方

晚期血吸虫病腹水或其他肝硬化腹水：大戟鲜根适量。洗净晒干磨粉，用小火焙成咖啡色，装入胶囊，成人每次0.6～0.9克，隔天或隔2日服药1次，7～8次后停药1星期，以后视病情再服。若腹水已退，可选用人参养荣丸等调理。

慢性咽炎：大戟3克。口中含服，每日2次。

神经性皮炎：大戟30克。洗净，剥去老皮，切碎加水煎煮，直至用手一捻即成粉末为止。后用纱布过滤，药液继续煎煮浓缩至一定黏度，冷后涂纱布上贴患处，每日或隔日1次。

食疗药膳

芹菜大戟汁

原料：大戟2克，干芹菜30克。

制法：将干芹菜、大戟加水2碗，煎1碗温服。

用法：于月经前4～5日服，4～5次即可。

功效：调经止痛。

适用：经前腹痛。

退水饼

原料：大戟、甘遂各3克，大麦面30克。

制法：甘遂、大戟为末，入大麦面内，水调做饼，如棋子大，共作5～8个，火煨熟。

用法：空腹服饼1～2个。

功效：逐水消肿。

适用：水肿甚、尿黄少（服一般利水药不效者）。

泽漆
《本经·下品》

释名 漆茎（《本经》），猫儿眼睛草（《纲目》），绿叶绿花草（《纲目》）。

茎叶

气味 苦，微寒，无毒。

主治 皮肤热，大腹水气，四肢面目浮肿，丈夫阴气不足（《本经》）。利大小肠，明目轻身（《别录》）。主蛊毒（苏恭）。止疟疾，消痰退热（大明）。

附方 肺咳上气，脉沉者，泽漆汤主之：泽漆三斤，以东流水五斗，煮取一斗五升，去滓。入半夏半升，紫参、白前、生姜各五两，甘草、黄芩、人参、桂心各三两，煎取五升。每服五合，日三服（张仲景《金匮要略方》）。

十种水气：泽漆十斤，夏月取嫩茎叶，入水一斗，研汁约二斗，于银锅内，慢火熬如稀饧，入瓶内收。每日空心温酒调下一匙，以愈为度（《圣惠方》）。

牙齿疼痛：猫儿眼睛草一搦，研烂，汤泡取汁，含漱吐涎（《卫生易简方》）。

癣疮有虫：猫儿眼睛草，晒干为末，香油调搽之（《卫生易简方》）。

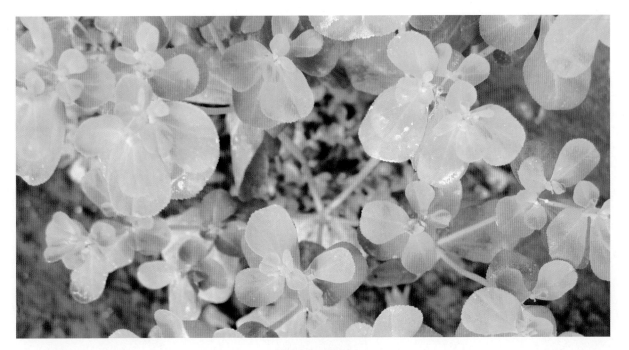

实用指南

单方验方

骨髓炎：泽漆、秋牡丹根、铁线莲、蒲公英、紫堇、甘草各适量。水煎服。

癣疮：泽漆适量。晒干，研为末，调油涂搽。

颈淋巴结结核：鲜泽漆500克（干品也可）。水煎浓缩到80克，加蜂蜜80克，混合，每次服1.5克，每日3次。

肝硬化腹水：泽漆适量。熬膏，温酒送服。或用鲜泽漆600克，水煎浓缩至90克，加蜂蜜90克，趁热混合，每次服1.5克，每日3次。

乳糜尿：泽漆30克。水煎约30分钟，每日3次。或研为细末，水泛为丸，每次4克，每日3次。

食疗药膳

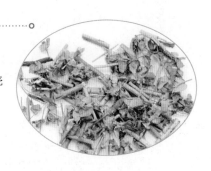

泽漆蛋

原料：鲜泽漆茎叶60克，鸡蛋2枚。

制法：将鲜泽漆茎叶洗净、切碎，加水适量，放入鸡蛋，煮熟，去壳刺孔，再煮数分钟。

用法：先吃蛋后服汤，每日1剂。

功效：行水，消痰，补虚。

适用：肺源性心脏病、心悸、怔忡等。

甘遂
《本经·下品》

释名 甘藁（《别录》），陵泽（《别录》），重泽（《别录》），鬼丑（吴普）。

根

气味 苦，寒，有毒。

主治 大腹疝瘕，腹满，面目浮肿，留饮宿食，破癥坚积聚，利水谷道（《本经》）。下五水，散膀胱留热，皮中痞，热气肿满（《别录》）。能泻十二种水疾，去痰水（甄权）。泻肾经及隧道水湿，脚气，阴囊肿坠，痰迷癫痫，噎膈痞塞（时珍）。

附方 水肿腹满：甘遂（炒）二钱二分，黑牵牛一两半，为末，水煎，时时呷之（《普济方》）。

身面洪肿：甘遂二钱，生研为末。以猹猪肾一枚，分为七脔，入末在内，湿纸包煨，令熟食之，日一服。至四五服，当觉腹鸣，小便利，是其效也（《肘后方》）。

水蛊喘胀：甘遂、大戟各一两，慢火炙研。每服一字，水半盏，煎三五沸服。不过十服（《圣济录》）。

脚气肿痛（肾脏风气，攻注下部疮痒）：甘遂半两，木鳖子仁四个，为末。猪腰子一个，去皮膜，切片，用药四钱掺在内，湿纸包煨熟，空心食之，米饮下。服后便伸两足。大便行后，吃白粥二三日为妙（《本事方》）。

二便不通：甘遂末，以生面糊调敷脐中及丹田内，仍艾三壮，饮甘草汤，以通为度。又太山赤皮甘遂末一两，炼蜜和匀，分作四服，日一服取利（《圣惠方》）。

疝气偏肿：甘遂、茴香等分，为末，酒服二钱（《儒门事亲》）。

耳卒聋闭：甘遂半寸，绵裹插入两耳内，口中嚼少甘草，耳卒自然通也（《永类方》）。

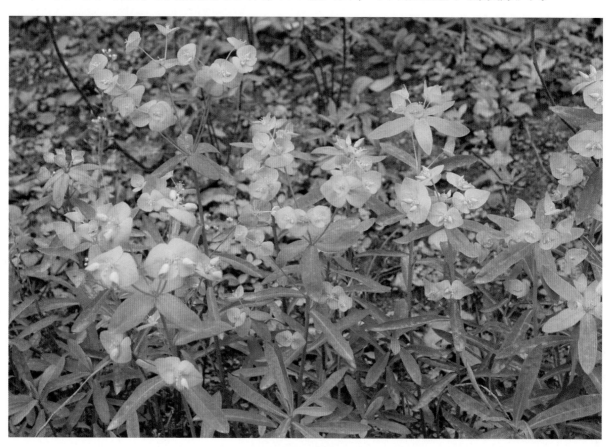

实用指南

单方验方

尿闭：甘遂6克，麝香0.1克。面糊为丸，分3次服。

渗出性胸膜炎伴胸腔积液：甘遂3克，大黄、芒硝各9克。水煎服。

渗出性胸膜炎、肝硬化腹水、血吸虫病腹水、慢性肾炎水肿、二便不通：甘遂、大戟、芫花各等份，大枣10枚。前3味混合研末，每次1～3克，大枣煎汤于清晨空腹送服。

癫痫：甘遂、朱砂各3克。将甘遂入鲜猪心中，煨熟，取出药，与朱砂研粉和匀，分作4丸，每服1丸，用猪心煎汤送下。

小儿睾丸鞘膜积液：甘遂、赤芍、枳壳、昆布各10克，甘草5克。水煎服，连用3～7日。

大便不通：甘遂、木香，按10：1之比混合。捣为散，每服1克，温蜜酒调下。

甘遂猪心

原料：甘遂6克，猪心1个，朱砂3克。

制法：甘遂研末，以猪心血作丸，放入猪心内，纸裹煨熟；取出甘遂再研末，同水飞朱砂和匀，分作4丸。将猪心炖汤。

用法：食猪心，并以肉汤送服1丸，以腹泻为度，不泻再进1丸。

功效：逐痰饮。

适用：痰迷心窍之癫狂病。

甘遂烤猪腰子

原料：甘遂3克，猪腰子1枚。

制法：先将猪腰分为7脔，甘遂研为细粉，蘸脔上，烤熟即可。

用法：每日1次，至4、5次，当觉腹胁鸣，小便利即停。食用时不加盐。

功效：和理肾气，通利膀胱。

适用：卒肿满、身面皆肿等。

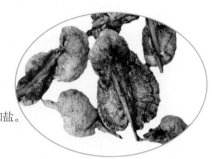

续随子

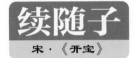

宋·《开宝》

释名 千金子（《开宝》），千两金（《日华》），菩萨豆（《日华》）。

气味 辛，温，有毒。

主治 妇人血结月闭，瘀血癥瘕疝癖，除蛊毒鬼疰，心腹痛，冷气胀满，利大小肠，下恶滞物（《开宝》）。积聚痰饮，不下食，呕逆，及腹内诸疾。研碎酒服，不过三颗，当下恶物（《蜀本》）。宣一切宿滞，治肺气水气，日服十粒。泻多，以酸浆水或薄醋粥吃，即止。又涂疥癣疮（大明）。

附方 小便不通（脐腹胀痛不可忍，诸药不效者，不过再服）：用续随子去皮一两，铅丹半两，同少蜜捣作团，瓶盛埋阴处，腊月至春末取出，研，蜜丸梧子大。每服二三十丸，木通汤下，化破尤妙。病急亦可旋合（《圣济录》）。

黑子疣赘：续随子熟时涂之，自落（《普济方》）。

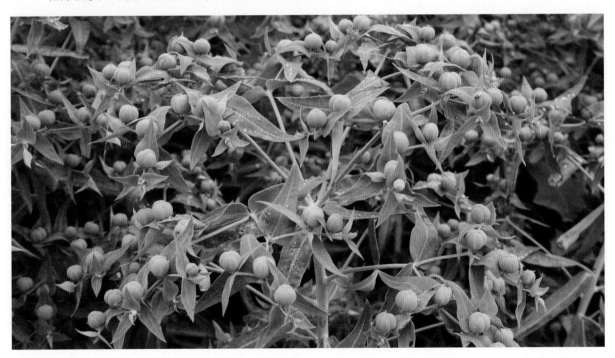

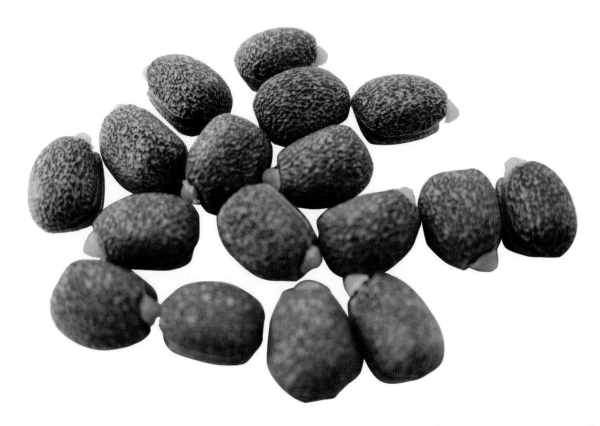

实用指南

单方验方

　　血瘀经闭：续随子3克，丹参、制香附各9克。水煎服。

　　晚期血吸虫病腹水：新鲜续随子适量。去壳捣泥装入胶囊，根据腹围大小决定用量。腹围较大者，每次6～9克，早晨空腹服；5日服药1次。服药后30分钟有头晕或呕吐，继而有肠鸣腹泻，随之腹水渐退，腹围缩小。

　　前列腺肿大、尿路感染，产后尿闭，术后癃闭：续随子、大黄各20克，蝼蛄、牵牛子各30克。共焙干研细末，每次服2～5克，6小时1次，以温开水调服。

　　风湿痹痛、跌打损伤：千金子2～3粒。去壳杵碎，放在胶布上，贴于阿是穴，每日换药1次，2～3次为1个疗程。

莨菪

《本经·下品》

释名　天仙子（《图经》），横唐（《本经》），行唐。

子

气味　苦，寒，无毒。

主治　齿痛出虫，肉痹拘急。久服轻身，使人健行，走及奔马，强志益力，通神见鬼。多食令人狂走（《本经》）。疗癫狂风痫，颠倒拘挛（《别录》）。安心定志，聪明耳目，除邪逐风，变白，主痃癖。取子洗晒，隔日空腹，水下一指捻。亦可小便浸令泣尽，暴干，如上服。勿令子破，破则令人发狂（藏器）。炒焦研末，治下部脱肛，止冷痢。主蛀牙痛，咬之虫出（甄权）。烧熏虫牙，及洗阴汗（大明）。

附方 风痹厥痛：天仙子三钱（炒），大草乌头、甘草半两，五灵脂一两，为末，糊丸梧子大，以螺青为衣。每服十丸，男子菖蒲酒下，女子芫花汤下（《圣济录》）。

久痢不止（变种种痢，兼脱肛）：莨菪丸，用莨菪子一升，淘去浮者，煮令芽出，晒干，炒黄黑色，青州枣一升，去皮核，酽醋二升，同煮，捣膏丸梧子大。每服二十丸，食前米饮下（《圣惠方》）。

脱肛不收：莨菪子（炒）研敷之（《圣惠方》）。

风毒咽肿（咽水不下及瘰疬咽肿）：水服莨菪子末两钱匕，神良（《外台秘要》）。

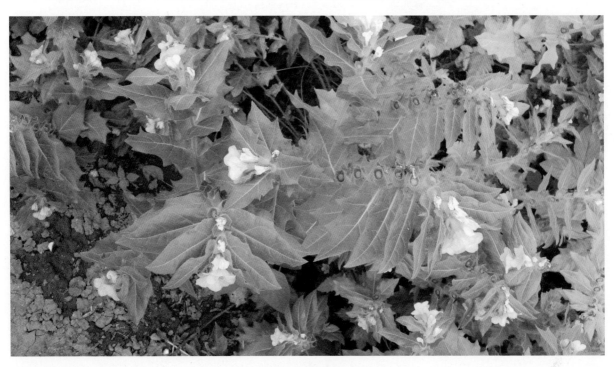

精编本草纲目中草药

实用指南

单方验方

风牙虫牙：莨菪子一撮，放在小口瓶内烧灰。以小管引烟入病齿处。又方：把莨菪子装入瓶内，热汤淋药得气，吸入口中，药冷即换。有涎出，可吐去。

食疗药膳

酥莨菪枣

原料：莨菪子0.7克，大枣7枚。

制法：莨菪子0.7克，以水淘去浮者，水浸令芽出，焙干，炒至黄黑色，酥如鸡子大许，大枣7枚。以上2味，铛中煎令酥尽，取枣去皮食之。

用法：食枣，每日2次。

功效：补五脏，益气血，解痉止咳。

适用：咳嗽积年不瘥、胸膈干痛不利等。

天仙饼

原料：莨菪子（去土，炒）30克，飞罗面（微炒）60克。

制法：将上两味研为细末，汤和作饼，每个6克左右，临睡湿纸裹，慢火煨熟，去纸。

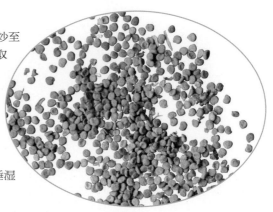

用法：米饮嚼下。

功效：益气敛汗。

适用：盗汗。

219

蓖麻
《唐本草》

释名 颂曰：叶似大麻，子形宛如牛蜱，故名。时珍曰：蓖亦作蜱蝇，牛虱也。其子有麻点，故名蓖麻。

子

气味 甘、辛，平，有小毒。

主治 研敷疮痍疥癫。涂手足心，催生（大明）。治瘰疬。取子炒熟去皮，每卧时嚼服二三枚，渐加至十数枚，有效（宗奭）。主偏风不遂，口眼㖞斜，失音口噤，头风耳聋，舌胀喉痹，䐴喘脚气，毒肿丹瘤，汤火伤，针刺入肉，女人胎衣不下，子肠挺出，开通关窍经络，能止诸痛，消肿追脓拔毒（时珍）。

附方 半身不遂（失音不语）：取蓖麻子油一升，酒一斗，铜钵盛油，着酒中一日，煮之令熟，细细服之（《外台秘要》）。

鼻窒不通：蓖麻子仁三百粒，大枣去皮核一枚，捣匀绵裹塞之。一日一易，三十日闻香臭也（《圣济录》）。

水气胀满：蓖麻子仁研，水解得三合。清旦一顿服尽，日中当下青黄水也。或云壮人止可服五粒（《外台秘要》）。

脚气作痛：蓖麻子七粒，去壳研烂，同苏合香丸贴足心，痛即止也（《外台秘要》）。

小便不通：蓖麻仁三粒，研细，入纸捻内，插入茎中即通（《摘玄方》）。

发黄不黑：蓖麻子仁，香油煎焦，去滓，三日后频刷之（《摘玄方》）。

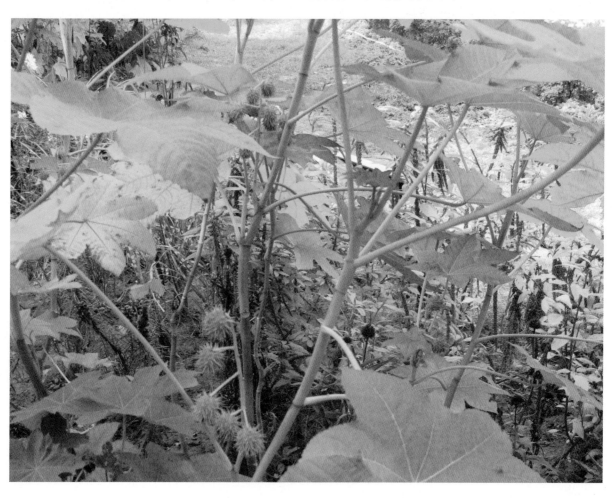

气味 有毒。

主治 脚气风肿不仁，蒸捣裹之，日二三易即消。又油涂炙热，熨囟上，止鼻衄，大验（苏恭）。治痰喘咳嗽（时珍）。

附方 齁喘痰嗽：用九尖蓖麻叶三钱，入飞过白矾二钱，以猪肉四两薄批，掺药在内，荷叶裹之，文武火煨熟。细嚼，以白汤送下。名九仙散（《儒门事亲方》）。治咳嗽涎喘，不问年深日近。用经霜麻叶、经霜桑叶、御米壳（蜜炒）各一两：为末，蜜丸弹子大。每服一丸，白汤化下，日一服，名无忧丸（《普济方》）。

实用指南

单方验方

风寒头痛：蓖麻仁、乳香各3克，盐0.3克。3药混合，共捣成膏，敷太阳穴上，盖上纱布，胶布固定。

阴道前、后壁膨出：蓖麻仁30克。将以上1味捣烂成膏状，做成2厘米×2厘米大小的药饼，备用。每晚睡前将产妇头发分开，将药饼贴于头顶正中线与两耳尖连线之交点处的百会穴，并用热水袋敷15~20分钟，每日1次，7日为1个疗程。

冻疮：蓖麻仁3~5粒，鲜山药适量。将2味洗净，共捣烂，敷于患处，每日2~3次。

食疗药膳

蓖麻根炖豆腐

原料：白茎蓖麻根、冰糖各30克，豆腐100克。

制法：将蓖麻根装入纱袋内，用开水适量，炖冰糖、豆腐。半小时后取出药渣。

用法：食豆腐服汤，渣捣烂敷患处。

功效：祛风，散瘀，生津，补虚。

适用：瘰疬。

蓖麻炖猪肚

原料：蓖麻仁500克，猪肚1个。

制法：蓖麻子去壳，将仁放入猪肚内，酒煮肚烂为度，取出麻子仁晒干为末，用烂肚捣千余下，为丸。

用法：每服丸适量，酒送下，每日3次。

功效：健脾益胃，消痰。

适用：瘰疬（淋巴结结核）。

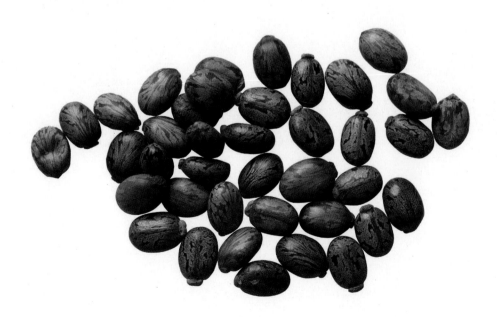

常山/蜀漆

《本经·下品》

释名 恒山（吴普），互草（《本经》），鸡屎草（《日华》），鸭屎草（《日华》）。

常山

气味 苦，寒，有毒。

主治 伤寒寒热，热发温疟鬼毒，胸中痰结吐逆（《本经》）。疗鬼蛊往来，水胀，洒洒恶寒，鼠瘘（《别录》）。治诸疟，吐痰涎，治项下瘤瘿（甄权）。

附方 太阴肺疟（痰聚胸中，病至令人心寒，寒甚乃热，热间善惊，如有所见）：恒山三钱，甘草半钱，秫米三十五粒，水二盏，煎一盏，发日早分三次服（《千金方》）。

胸中痰饮：恒山、甘草各一两，水五升，煮取一升，去滓，入蜜二合。温服七合，取吐。不吐更服（《千金方》）。

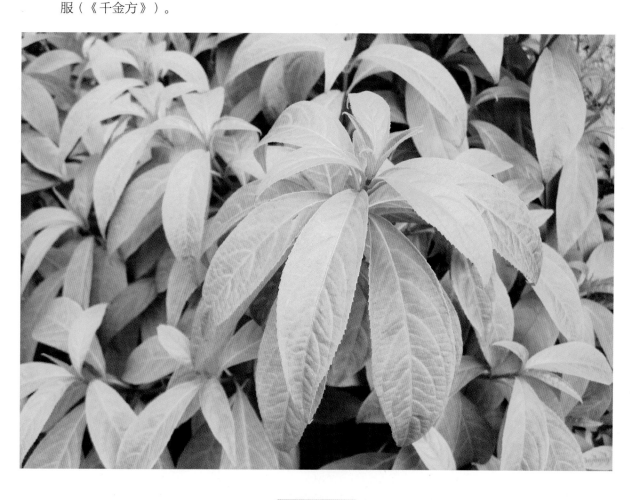

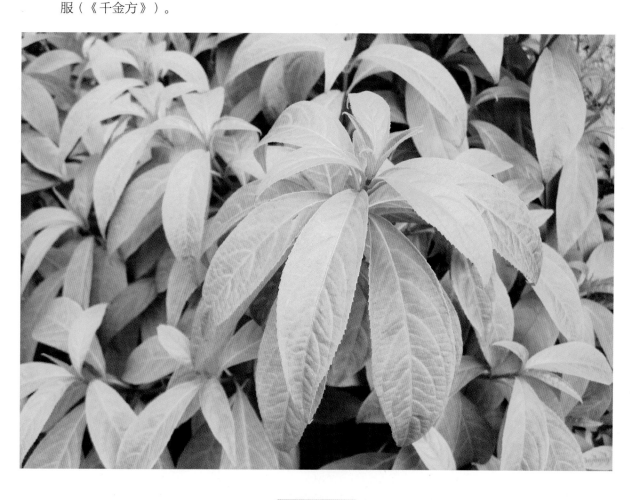 实用指南

单方验方

贾第虫病：常山3～9克。水煎服，每日1剂，分2～3次服，连服7日。

心动过速型心律失常：炒常山、柏子仁各10克，党参、丹参、苦参各30克，炙甘草15克。水煎服，每日1剂，分2次服，30日为1个疗程。

梅核气：常山、甘草各15克，礞石（先煎）、党参、乌梅各30克，橘核60克，黄芩20克，沉香5克，大黄3克（后下）。水煎服，2日1剂，分6次温服。

精编本草纲目中草药

食疗药膳

常山粥

原料：酒制常山12克，粳米60克，白糖15克。

制法：将常山洗净，水煎半小时，去渣，入粳米，并适量加水煮成稀粥，入白糖搅匀。

用法：于疟疾发作前1～2小时温服。

功效：祛痰截疟。

适用：疟疾。

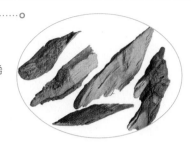

藜芦
《本经·下品》

释名 山葱（《别录》），葱苒（《别录》），憨葱（《纲目》）。

根

气味 辛，寒，有毒。

主治 蛊毒咳逆，泄痢肠澼。头疡疥瘙恶疮，杀诸虫毒，去死肌（《本经》）。疗哕逆，喉痹不通，鼻中息肉，马刀烂疮。不入汤用（《别录》）。主上气，去积年脓血泄痢（权）。

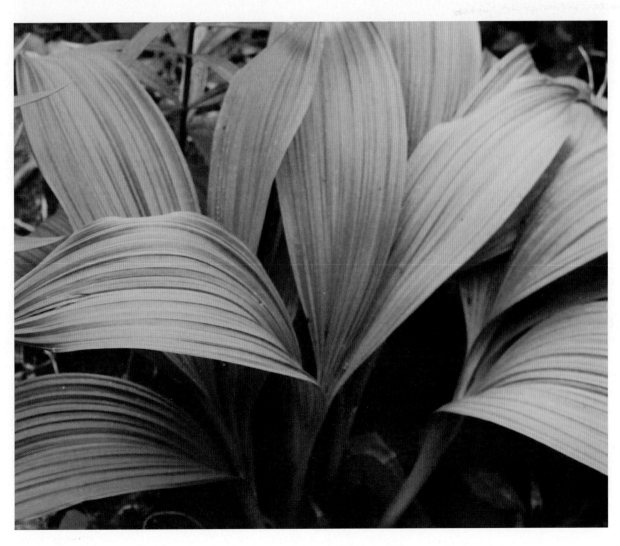

附方 黄疸肿疾：藜芦灰中炮，为末。水服半钱匕，小吐，不过数服效（《百一方》）。

胸中结聚：如骇骇不去者。巴豆半两，去皮心炒，捣如泥，藜芦炙研一两，蜜和捣丸麻子大，每吞一二丸（《肘后方》）。

身面黑痣：藜芦灰五两，水一大碗淋汁，铜器重汤煮成黑膏，以针微刺破点之，不过三次，效（《圣惠方》）。

鼻中息肉：藜芦三分，雄黄一分，为末，蜜和点之。每日三上自消，勿点两畔（《圣济方》）。

牙齿虫痛：藜芦末，内入孔中，勿吞汁，神效（《千金翼》）。

白秃虫疮：藜芦末，猪脂调涂之（《肘后方》）。

头风白屑：痒甚。藜芦末，沐头掺之，紧包二日夜，避风，效（《本事方》）。

实用指南

单方验方

痛证：藜芦适量。研为细末，胆石丸溶水，送服，每次3～5克，鹅毛、筷子或手探吐，吐出风痰为度。

疟疾：藜芦3根（1寸长）。插入鸡蛋（1个）内烧熟。去药吃蛋。于发作前1～2小时服。

食物中毒：藜芦粉1.5～3克。口服，可催吐，排出胃中毒物，作用较强，不可多服。

食疗药膳

复方藜芦酒

原料：藜芦、蛇床子、黄柏、百部、五倍子各4.5克，斑蝥3克，95％乙醇100毫升。

制法：将前6味捣碎，置容器中，加入乙醇中密封，浸泡1周后，即可取用。

用法：外用。用棉签蘸此酊涂擦皮损处，可先拭擦1片，如反应不严重，可擦较大范围，如皮损较广泛，则宜先剃发，每日涂擦1～2次。一般在涂后出现红斑、水疱。如见水疱，先停用；如见新皮后，再行应用。疱干后结痂，痂脱后，毳毛逐渐长出。

功效：杀菌生发。

适用：斑秃。

附子

《本经·下品》

释名 其母名乌头。

气味 辛，温，有大毒。

主治 风寒咳逆邪气，寒湿踒躄，拘挛膝痛，不能行步，破癥坚积聚血瘕，金疮（《本经》）。腰脊风寒，脚气冷弱，心腹冷痛，霍乱转筋，下痢赤白，温中，强阴，坚肌骨，又堕胎，为百药长（《别录》）。治三阴伤寒，阴毒寒疝，中寒中风，痰厥气厥，柔痓癫痫，小儿慢惊，风湿麻痹，肿满脚气，头风，肾厥头痛，暴泻脱阳，久痢脾泄，寒疟瘴气，久病呕哕，反胃噎膈，痈疽不敛，久漏冷疮。合葱涕，塞耳治聋（时珍）。

附方 热病吐下及下利（身冷脉微，发躁不止者）：附子炮一枚，去皮脐，分作八片，入盐一钱，水一升，煎半升，温服，立效（《经验良方》）。

聤耳脓血：生附子为末，葱涕和，灌耳中（《肘后方》）。

久患口疮：生附子为末，醋、面调贴足心，男左女右，日再换之（《经验方》）。

经水不调（血脏冷痛，此方平易捷径）：熟附子去皮、当归等分。每服三钱，水煎服（《普济方》）。

疔疮肿痛：醋和附子末涂之。干再上（《千金翼》）。

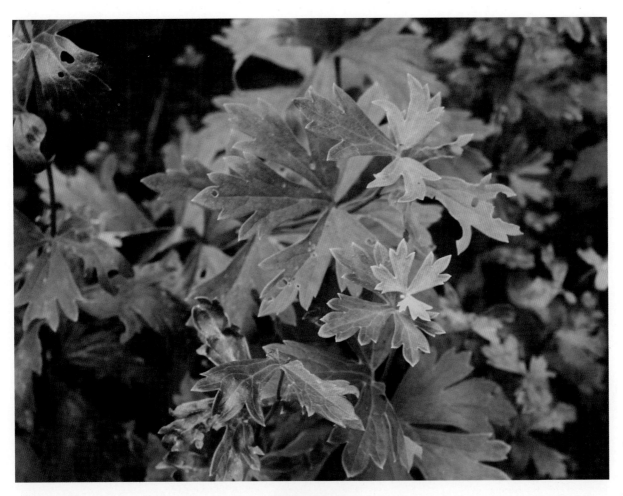

实用指南

单方验方

肾阳虚腰痛、肾萎缩：附子（先煎）、干姜各12克，甘草9克。水煎服。

寒秘：附子6克，大黄9克，生姜3克。水煎服。

寒证，水肿，尿闭：附子（先煎）、桂枝各15克，干姜10克，甘草5克。水煎服，每日1剂。

鹅口疮：附子、吴茱萸各10克。共研细末，用米醋调成稀糊状，分摊于2块塑料薄膜上，每日晚上敷两脚心（涌泉穴），外盖纱布，胶布固定，次晨去掉，连用2晚。

食疗药膳

附子生姜炖狗肉

原料：熟附子10克，生姜100克，狗肉500克。

制法：先将狗肉洗净，切块；生姜切片，备用。先用砂锅加水煨炖狗肉，煮沸后加入生姜片，熟附子，加盐、生油、料酒、五香八角、葱段等，共炖2小时左右，至狗肉熟烂即成。

用法：佐餐当菜食用。

功效：温阳散寒，温化寒痰。

适用：阳虚型老年慢性支气管炎，对兼见寒痰伏肺的老年慢性支气管炎病人尤为适宜。

附子粥

原料：炮附子、炮姜各10克，粳米100克。

制法：先将附子、炮姜捣细，过箩为末与粳米同煮为粥。

用法：可供冬季早餐食用。阴虚火旺者忌食。

功效：温中，散寒，止痛。

适用：脾肾阳虚、畏寒肢冷、腹中冷痛尿频、阳痿及大便溏泄等。

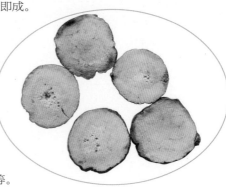

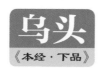

乌头
《本经·下品》

释名 草乌头（《纲目》），乌喙（《本经》）（即两头尖），汁煎名射罔。

乌头

气味 辛，温，有大毒。

主治 中风恶风，洗洗出汗，除寒湿痹，咳逆上气，破积聚寒热。其汁煎之名射罔，杀禽兽（《本经》）。消胸上痰冷，食不下，心腹冷痰，脐间痛，肩胛痛，不可俯仰，目中痛，不可久视。又堕胎（《别录》）。治头风喉痹，痈肿疔毒（时珍）。

乌喙（一名两头尖）

气味 辛，微温，有大毒。

主治 风湿，丈夫肾湿阴囊痒，寒热历节，掣引腰痛，不能行步，痈肿脓结。又堕胎（《别录》）。男子肾气衰弱，阴汗，瘰疬岁月不消（甄权）。主大风顽痹（时珍）。

射罔

气味 苦，有大毒。

主治 瘰疬疮根，结核瘰疬毒肿及蛇咬。先取涂肉四畔，渐渐近疮，习习逐病至骨。疮有热脓及黄水，涂之；若无脓水，有生血，及新伤破，即不可涂，立杀人（藏器）。

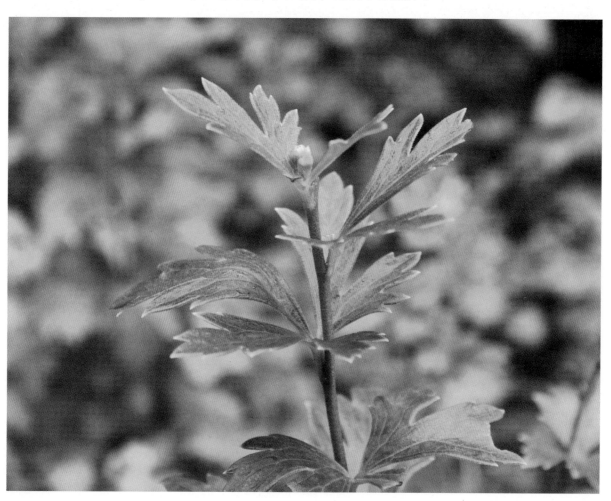

精编本草纲目中草药

附方 风湿痹木：黑神丸，草乌头连皮生研、五灵脂等分，为末，六月六日滴水丸弹子大。四十岁以下分六服，病甚一丸作二服，薄荷汤化下，觉微麻为度（《本事方》）。

远行脚肿：草乌、细辛、防风等分，为末，掺鞋底内。如草鞋，以水微湿掺之。用之可行千里，甚妙（《经验方》）。

女人头痛（血风证）：草乌头、栀子等分，为末。自然葱汁，随左右调涂太阳及额上，勿过眼。避风（《济生方》）。

耳鸣耳痒（如流水及风声，不治成聋）：用生乌头掘得，乘湿削如枣核大，塞之。日易二次，不三日愈（《千金方》）。

腹中癥结（害妨饮食，羸瘦）：射罔二两，椒三百粒，捣末，鸡子白和丸麻子大。每服一丸，渐至三丸，以愈为度（《肘后方》）。

老人遗尿（不知出者）：草乌头一两，童便浸七日，去皮，同盐炒为末，酒糊丸绿豆大。每服二十丸，盐汤下（《普济方》）。

瘰疬初作（未破，作寒热）：草乌头半两，木鳖子二个，以米醋磨细，入捣烂葱头、蚯蚓粪少许，调匀敷上，以纸条贴，令通气孔，妙（《医林正宗》）。

实用指南

单方验方

十二指肠溃疡证属胃寒疼痛：草乌、川乌各9克，白及、白芷各12克。研末和面少许，调合成饼，外敷于剑突下胃脘部，一昼夜后除去。

淋巴结炎、淋巴结结核：草乌1个。用烧酒适量磨汁，外搽局部，每日1次。

伤累吐血：草乌、松香、红花、乳香、葶苈子各10克，麦冬20克。水煎服。

风寒关节炎：草乌、油松节、川乌各30克，生半夏、生天南星各30克。研粗末酒浸，擦敷患处。

坐骨神经痛：制川乌、制草乌各6～12克，当归、桂枝各12克，川牛膝、威灵仙、续断各15克，白芍20克，黄芪30～60克，甘草6克，生姜3片，大枣5枚。水煎2次，取药汁混合（制川乌、制草乌先煎30分钟）。每日1剂，分3次服。

食疗药膳

乌头粥

原料：生川乌末12克，白米半碗。

制法：上2味加水适量，慢火煮作稀粥，入生姜汁1匙，白蜜3匙搅匀。

用法：空心温服。

功效：祛风寒，止疼痛。

适用：风寒痹痛，阴冷天加重。

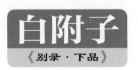

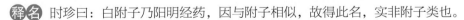

白附子

《别录·下品》

释名 时珍曰：白附子乃阳明经药，因与附子相似，故得此名，实非附子类也。

气味 辛、甘，大温，有小毒。

主治 心痛血痹，面上百病，行药势（《别录》）。诸风冷气，足弱无力，疥癣风疮，阴下湿痒，头面痕，入面脂用（李珣）。补肝风虚（好古）。风痰（震亨）。

附方 偏正头风：白附子、白芷、猪牙皂角去皮，等分为末。食后茶清服。右痛右侧卧、左痛左侧卧，两边皆痛，仰卧少顷（《普济本事方》）。

痰厥头痛：白附子、天南星、半夏等分，生研为末，生姜自然汁浸，蒸饼丸绿豆大。每服四十丸，食后姜汤下（《济生方》）。

赤白汗斑：白附子、硫黄等分，为末，姜汁调稀，茄蒂蘸擦，日数次（《简便方》）。

喉痹肿痛：白附子末、枯矾等分，研末，涂舌上，有涎吐出（《圣惠方》）。

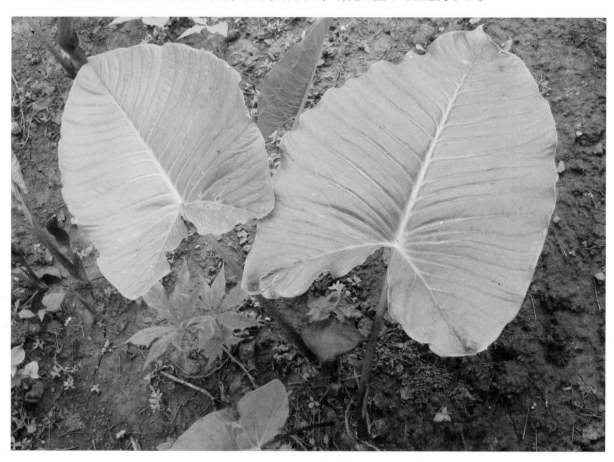

实用指南

单方验方

三叉神经痛：白附子10克，白芷、川芎、僵蚕各200克，全蝎150克，分别研细末，拌匀成愈痛散。每日2次，每服2克，以热酒调服。10日为1个疗程，一般治疗2~3个疗程。

颈淋巴结结核：外敷法用鲜白附子20~60克。洗净置瓷器内，捣成泥状。据疮口大小均匀敷于患处，包扎。早晚各换药1次，5日为1个疗程，用于淋巴结结核瘘患者。内服法用鲜白附子10~30克。洗净，水煎服，每日1剂，5日为1个疗程，此法用于淋巴结结核患者。

斜视：白附子、僵蚕、全蝎、蜈蚣、天麻、钩藤各等份。共研细末，每日2次，成人每次7克，儿童酌减，用黄酒或白开水送服。

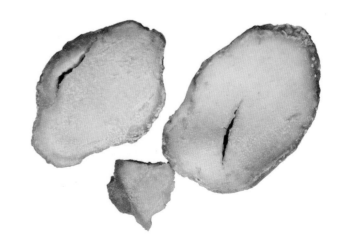

破伤风：制白附子、荆芥、防风、黄芩各10克，僵蚕、钩藤（后下）各20克，蝉蜕12克，炙全蝎3克，甘草6克，蜈蚣3条。水煎服，每日1剂。

虎掌/天南星

《本经·下品》/宋·《开宝》

释名 虎膏（《纲目》）。

气味 苦，温，有大毒。

主治 心痛，寒热结气，积聚伏梁，伤筋痿拘缓，利水道（《本经》）。除阴下湿，风眩（《别录》）。主疝瘕肠痛，伤寒时疾，强阴（甄权）。天南星：主中风麻痹，除痰下气，利胸膈，攻坚积，消痈肿，散血堕胎（《开宝》）。金疮折伤瘀血，捣敷之（藏器）。蛇虫咬，疥癣恶疮（大明）。去上焦痰及眩运（元素）。主破伤风，口噤身强（李杲）。补肝风虚，治痰功同半夏（好古）。治惊痫，喉痹，口舌疮糜，结核，解颅（时珍）。

附方 小儿惊风：坠涎散，用天南星一两重一个，换酒浸七伏时，取出安新瓦上，周回炭火炙裂，合湿地出火毒，为末，入朱砂一分。每服半钱，荆芥汤调下。每日空心一服，午时一服（《经验方》）。

破伤风疮：生南星末，水调涂疮四围，水出有效（《普济方》）。

妇人头风（攻目作痛）：天南星一个，掘地坑烧赤，安药于中，以醋一盏沃之，盖定勿令透气，候冷研末。每服一字，以酒调下。重者半钱（《千金方》）。

痰湿臂痛（右边者）：南星制、苍术等分，生姜三片，水煎服之（《摘玄方》）。

肠风泻血（诸药不效）：天南星石灰炒焦黄色，为末，酒糊丸梧子大。每酒下二十丸（《普济方》）。

身面疣子：醋调南星末涂之（《简易方》）。

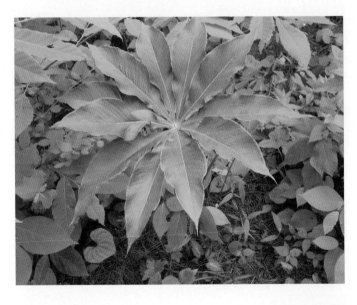
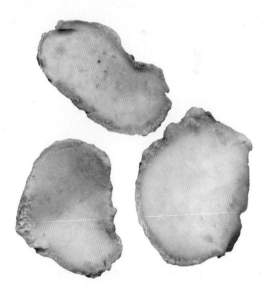

实用指南

单方验方

风湿臂痛：天南星、苍术各等份，生姜3片。水煎服。

风痫：天南星（九蒸九晒）为末。姜汁糊丸，梧子大，煎人参、菖蒲汤或麦门冬汤下20丸。破伤风：天南星、防风各50克。捣罗为末，先用童子小便洗疮口，后以此药末酒调贴敷。

风痰头痛不可忍：天南星（大者，去皮）、小茴香（炒）各等份。研为细末，入盐少许在面内，用淡醋打糊为丸，如梧桐子大，每服三五十丸，食后姜汤下。

中风口眼歪斜：天南星适量。研为细末，生姜自然汁调摊纸上贴之，左歪贴右，右歪贴左，才正便洗去。

蒟蒻
宋·《开宝》

释名 蒻头（《开宝》），鬼芋（《图经》），鬼头。

根

气味 辛，寒，有毒。

主治 痈肿风毒，摩敷肿上。捣碎，以灰汁煮成饼，五味调食，主消渴（《开宝》）。

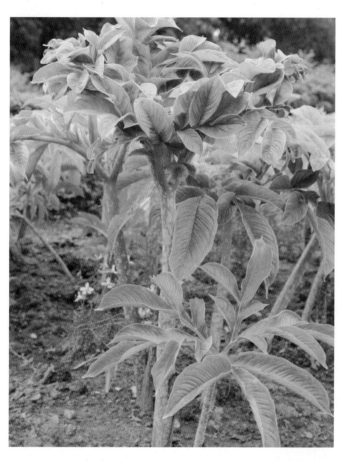

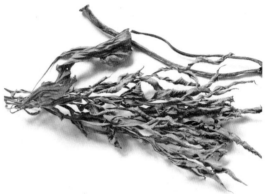

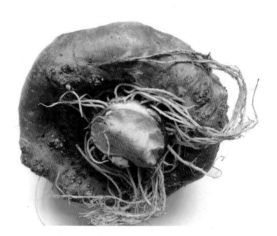

实用指南

单方验方
脚癣：蒟蒻块茎适量。切片磨擦患处。

脑癌：蒟蒻（蛇六谷、魔芋）30克。煎30分钟，分3次服，此方有胃肠恶心呕吐反应。

跌打扭伤肿痛：鲜蒟蒻适量。酌加韭菜、葱白、黄酒同捣烂，敷患处。

毒蛇咬伤：鲜蒟蒻、青木香、半边莲各等量。共捣烂，外敷伤口周围及肿处。

食疗药膳
鸽肉蒟蒻砂甲板炖鸡

原料：蒟蒻、鸽肉、鳖甲、夜明砂、龟板各60克，鸡1只。

制法：将上几味加水共炖，至鸡熟为度。

用法：适量食肉饮汤。

功效：滋肾益气。

适用：妇女干血劳和月经闭止。

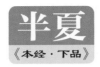

半夏

《本经·下品》

释名 守田（《本经》），水玉（《本经》），地文（《别录》），和姑（《本经》）。

根

气味 辛、平，有毒。

主治 伤寒寒热，心下坚，胸胀咳逆，头眩，咽喉肿痛，肠鸣，下气止汗（《本经》）。治寒痰，及形寒饮冷伤肺而咳，消胸中痞，膈上痰，除胸寒，和胃气，燥脾湿，治痰厥头痛，消肿散结（元素）。治眉棱骨痛（震亨）。补肝风虚（好古）。除腹胀。目不得瞑，白浊梦遗带下（时珍）。

附方 化痰镇心（祛风利膈）：辰砂半夏丸，用半夏一斤，汤泡七次，为末筛过，以水浸三日，生绢滤去滓，澄清去水，晒干，一两，入辰砂一钱，姜汁打糊丸梧子大。每姜汤下七十丸，此周府方也（《袖珍》）。

肺热痰嗽：制半夏、栝楼仁各一两，为末，姜汁打糊丸梧子大。每服二三十丸，白汤下。或以栝楼瓤煮熟丸（《济生方》）。

呕吐反胃：大半夏汤，半夏三升，人参三两，白蜜一升，水一斗二升和，扬之一百二十遍。煮取三升半，温服一升，日再服。亦治膈间支饮（《金匮要略》）。

霍乱腹胀：半夏、桂等分，为末。水服方寸匕（《肘后方》）。

黄疸喘满（小便自利，不可除热）：半夏、生姜各半斤，水七升，煮一升五合，分再服。有人气结而死，心下暖，以此少许入口，遂活（张仲景方）。

骨鲠在咽：半夏、白芷等分，为末。水服方寸匕，当呕出。忌羊肉（《外台秘要》）。

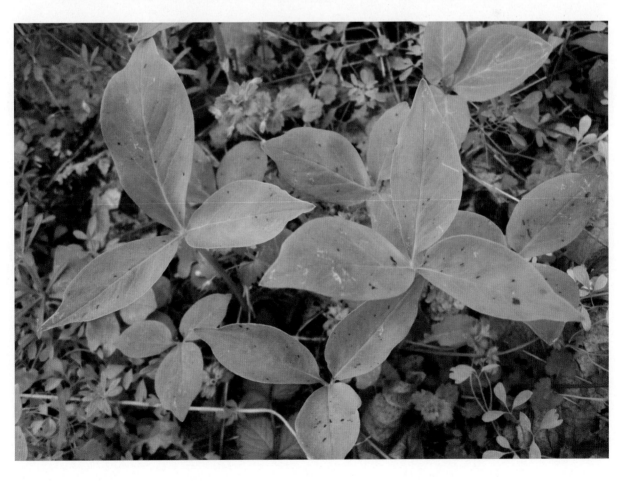

单方验方

失眠：半夏、桂枝、炙甘草各20克。水煎，睡前服。

心下悸，伴气喘：半夏、麻黄各9克。研末蜜丸，每服6克，每日3次。

肝风化火生痰引起眩晕：半夏、陈皮、茯苓各15克，干姜、天南星各10克。水煎服。

牙痛：生半夏30克。捣碎，放入90％乙醇100毫升中，浸泡24小时后即可使用。牙痛时用棉球蘸药液塞于龋齿洞中，或涂搽痛牙周围。

食疗药膳

半夏山药粥

原料：清半夏、山药各30克。

制法：山药研末，先煮半夏取汁一大碗，去渣，调入山药末，再煮数沸，酌加白糖和匀。

用法：每日1次，空腹食用。

功效：燥湿化痰，降逆止呕。

适用：湿痰咳嗽、恶心呕吐等。

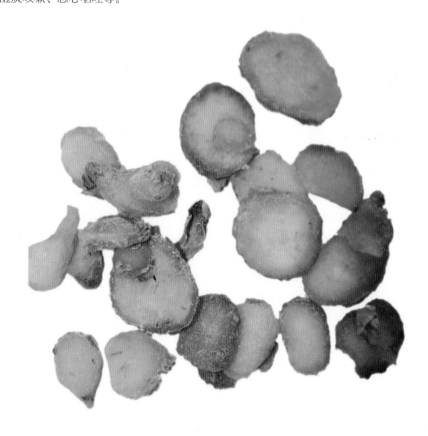

蚤休

《本经·下品》

释名 蚤休（《别录》），重台（《唐本》），七叶一枝花（《蒙筌》）。

根

气味 苦，微寒，有毒。

主治 惊痫，摇头弄舌，热气在腹中（《本经》）。癫疾，痈疮阴蚀，下三虫，去蛇毒（《别录》）。生食一升，利水（《唐本》）。治胎风手足搐，能吐泄瘰疬（大明）。去疟疾寒热（时珍）。

附方 小儿胎风（手足搐弱）：用蚤休即紫河车为末。每服半钱，冷水下（《卫生易简方》）。

慢惊发搐（带有阳证者）：白甘遂末即蚤休一钱，栝楼根末二钱，同于慢火上炒焦黄，研匀。每服一字，煎麝香薄荷汤调下（钱乙《小儿方》）。

咽喉谷贼肿痛：用重台赤色者，川大黄（炒）、木鳖子仁、马牙硝半两，半夏泡一分，为末，蜜丸芡子大，含之（《圣惠方》）。

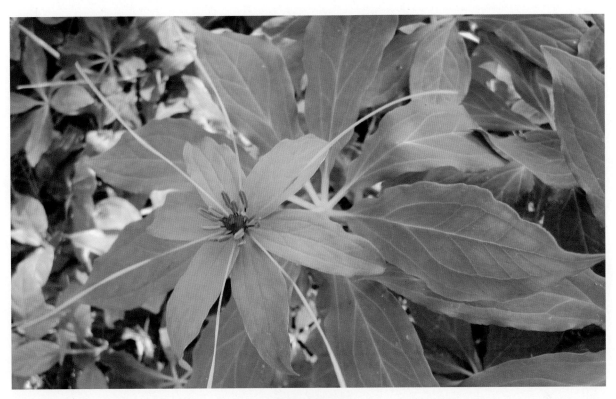

实用指南

单方验方

脱肛：蚤休，用醋磨汁。外涂患部后，用纱布压送复位，每日2～3次。

慢性支气管炎：将蚤休根茎适量。去皮、捣碎、磨粉压片，每次3克，每日2次，饭后服。10日为1个疗程，共服3个疗程，每疗程间停药3日。

胃溃疡：蚤休20克，鲜猪肚1只。在猪肚内塞入已用水浸透的蚤休，扎紧猪肚两端。再加水及盐，用小火慢煲，最后倒出药渣，喝汤食肉。每隔4日用1剂，连用1个月左右。

食疗药膳

蚤休炖肉

原料：蚤休15克，鸡肉或猪肉适量。

制法：蚤休加水适量，同鸡肉或猪肉煲服。

用法：每日1次，适量食用。

功效：清热解毒，止咳平喘。

适用：肺痨久咳及哮喘。

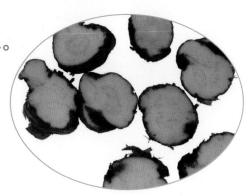

蚤休煲猪肚

原料：蚤休20克，猪肚1个。

制法：先将蚤休切碎，用冷水浸透，塞入洗净的猪肚内。肚内端扎紧，放入煲内加2500毫升清水及适量盐，小火慢煲，至1500毫升时，将猪肚捞起。倒出药液，切片，再放入煲内煮沸。

用法：分次服食汤肉，4日1剂。

功效：止吐。

适用：十二指肠溃疡、吐酸。

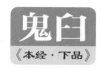

鬼臼

《本经·下品》

释名 九臼（《本经》），鬼药（《纲目》），羞天花（《纲目》）。

根

气味 辛，温，有毒。

主治 杀蛊毒鬼疰精物，譬恶气不祥，逐邪，解百毒（《本经》）。杀大毒，疗咳嗽喉结，风邪烦惑，失魄妄见，去目中肤翳。不入汤（《别录》）。下死胎，治邪疟痈疽，蛇毒射工毒（时珍）。

附方 子死腹中（胞破不生，此方果效，救人岁万数也）：鬼臼不拘多少，黄色者，去毛为细末，不用筛罗，只捻之如粉为度。每服一钱，无灰酒一盏，同煎八分，通口服。立生如神。名一字神散（《妇人良方》）。

黑黄急病（黑黄，面黑黄，身如土色，不妨食，脉沉，若青脉入口者死。宜烙口中黑脉、百会、玉泉、绝骨、章门、心俞）：用生鬼臼捣汁一小盏服。干者为末，水服（《三十六黄方》）。

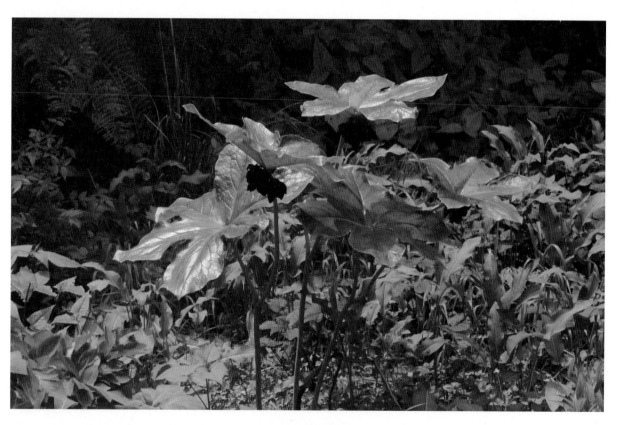

实用指南

单方验方 ···○

疗肿痈疽：鬼臼根适量。醋酒磨涂；叶贴，能消痈肿。

蛇咬伤：鬼臼根适量。口嚼搽疮上。

瘰疬：鬼臼1.5克。研粉，用米酒吞服。

淋巴结结核：鲜鬼臼15克，黄酒30毫升。加水2碗，煎服。

无名肿毒，疔疮：鬼臼适量。磨泉水（或井水）涂患处。

跌打损伤：鬼臼10克。研细粉，甜酒1杯送服。

胃痛：鬼臼6克。研细粉，白糖水（或开水）冲服。

食疗药膳

墨地炖肉

原料：墨地（鬼臼果实）、白果根、奶参（四叶参）、糖果根（梨树根）各30克，猪瘦肉250克。

制法：将肉洗净，切小块，与墨地、白果根等4味加水共炖，肉熟烂为度。

用法：分2次食肉服汤。

功效：清热，燥湿，收敛。

适用：带下病。

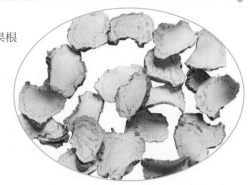

玉簪

《纲目》

释名 白鹤仙。

根

气味 甘、辛、寒，有毒。

主治 捣汁服，解一切毒，下骨鲠，涂痈肿（时珍）。

附方 乳痈初起：内消花，即玉簪花，取根擂酒服，以渣敷之（《海上方》）。

妇人断产：白鹤仙根、白凤仙子各一钱半，紫葳二钱半，辰砂二钱，捣末，蜜和丸梧子大。产内三十日，以酒半盏服之。不可着牙齿，能损牙齿也（《摘玄方》）。

解斑蝥毒：玉簪根擂水服之，即解（赵真人《济急方》）。

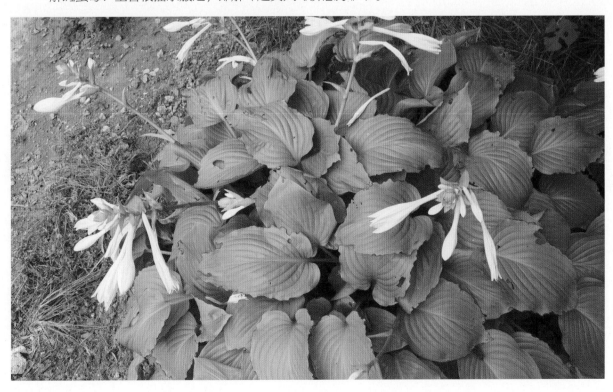

叶

气味 同根。

主治 蛇虺蜇伤，捣汁和酒服，以渣敷之，中心留孔泄气（时珍）。

单方验方

肺热咳嗽、痰中带血：鲜玉簪根30克。水炖，取汁用冰糖调服。

痛经：玉簪花20克，红糖25克，生姜3克。水煎服。

崩漏、白带过多：玉簪花30克，蜂蜜250克。玉簪花研为细末，入蜂蜜调匀，温开水冲服，每次1勺。

顽固性溃疡：玉簪叶适量。用米汤或开水泡软贴患处，每日3次。

瘰疬：玉簪花根适量。捣烂敷患处。

烧伤：玉簪花10克。用香油40克浸泡，将伤处洗干净后用消毒棉蘸油搽患处。

雀斑：清晨采摘带露的玉簪花适量。绞成汁，脸洗净后涂上花汁，每日2次。

食疗药膳

玉簪花煮鸡蛋

原料：玉簪花12克，红糖45克，鸡蛋3枚。

制法：玉簪花与鸡蛋同煮至蛋熟，剥去皮壳，滤去药渣。加入红糖，搅匀，再煮片刻，汤、蛋同服。

用法：每日1剂，在行经前1周，连服3～5剂。

功效：养血育阴，活血行瘀。

适用：气血瘀阻之痛经、月经不调等。

玉簪根炖肉

原料：玉簪根60克，猪瘦肉250克。

制法：用玉簪根炖肉，熟烂为度。

用法：每日2次分食。

功效：消肿，解毒，止血。

适用：崩漏、带下病等。

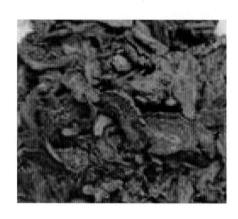

凤仙

《纲目》

释名 急性子（《救荒》），旱珍珠（《纲目》），金凤花（《纲目》）。

花

气味 甘，滑，温，无毒。

主治 蛇伤，擂酒服即解。又治腰胁引痛不可忍者，研饼晒干为末，空心每酒服三钱，活血消积（时珍）。

附方 风湿卧床不起：金凤花、柏子仁、朴硝、木瓜，煎汤洗浴，每日二、三次。内服独活寄生汤（吴旻《扶寿精方》）。

单方验方

妇女经闭腹痛：凤仙花3～5朵。泡茶饮。

百日咳：凤仙花10朵。冰糖少许，炖食。

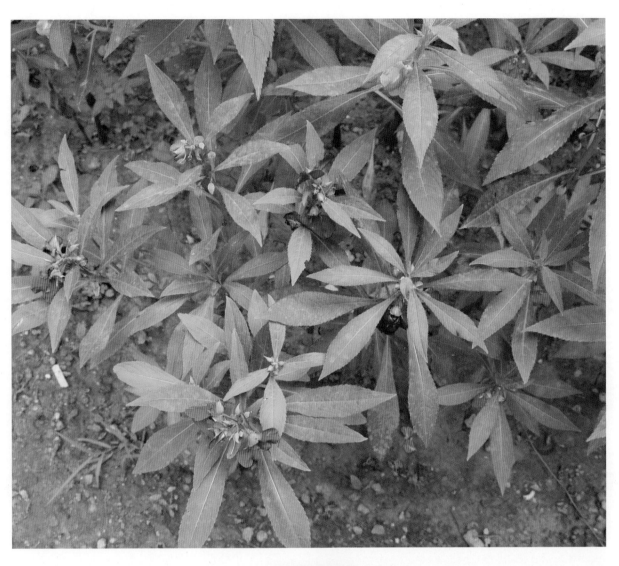

实用指南

带下病：凤仙花15克（或根30克），墨鱼30克。煮汤食，每日1剂。

骨折疼痛：干凤仙花3克，鲜品9克。泡酒，内服。

鹅掌风，灰指甲：鲜凤仙花数朵。外擦。

毒蛇咬伤：凤仙花加酒捣汁服。

灰指甲：白凤仙花适量。捣烂外敷。

食疗药膳

凤仙酒

原料：红凤仙花、黑豆各适量。

制法：用凤仙花虚装1坛，入黑豆250克，用烧酒浸7日后使用。

用法：空腹服用。

功效：祛风，活血，调经。

适用：不孕症。

凤仙荸荠酒

原料：凤仙花（阴干）、荸荠（风干）各30克，烧酒500毫升。

制法：将上2味浸泡烧酒中，3～5日后使用。

用法：每日3次，每次30～50毫升

功效：祛风，活血，消肿，止痛。

适用：疝气。

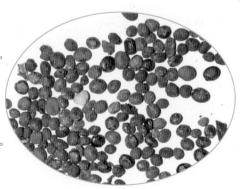

羊踯躅

《本经·下品》

释名 黄踯躅（《纲目》），黄杜鹃（《蒙筌》），闹羊花（《纲目》）。

花

气味 辛，温，有大毒。

主治 贼风在皮肤中淫淫痛，温疟恶毒诸痹（《本经》）。邪气鬼疰蛊毒（《别录》）。

附方 痛风走注：黄踯躅根一把，糯米一盏，黑豆半盏，酒、水各一碗，徐徐服。大吐大泻，一服便能动也（《医学集成》）。

风虫牙痛：踯躅一钱，草乌头二钱半。为末，化蜡丸绿豆大。绵包一丸，咬之，追涎（《海上仙方》）。

风湿痹痛（手足身体收摄不遂，肢节疼痛，言语謇涩）：踯躅花酒拌蒸一炊久，晒干为末，每以牛乳一合，酒二合，调服五分（《圣惠方》）。

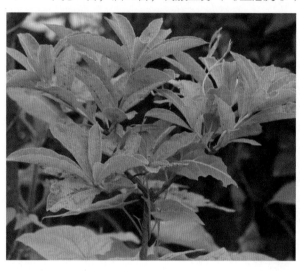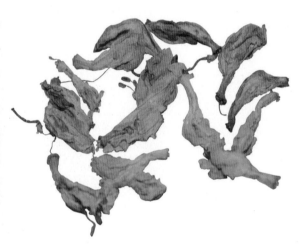

实用指南

单方验方

坐骨神经痛：羊踯躅根（去外皮）3克，土牛膝50克，威灵仙、六月霜根各30克。水煎，冲黄酒服。

跌打损伤，关节风痛：羊踯躅根3克，土牛膝、大血藤、白茅根各9～12克。水煎服。

鱼口便毒：羊踯躅根3克。水煎服。

神经性头痛、偏头痛：鲜羊踯躅适量。捣烂，外敷后脑或痛处2～3小时。

疟疾：羊踯躅花0.3克，嫩松树梢15克。水煎服。

皮肤顽癣及瘙痒：鲜羊踯躅15克。捣烂擦患处。

瘌痢头：鲜羊踯躅适量。擦患处；或晒干研粉调麻油涂患处。

食疗药膳

羊踯躅粥

原料：羊踯躅根3克，糯米30克，黑豆25克。

制法：先煎羊踯躅根，去渣取汁，入豆煎半小时后入米煮粥。

用法：空腹食用。

功效：养血祛风止痛。

适用：风寒、癣疮。

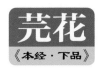

芫花

《本经·下品》

释名 杜芫（《别录》），赤芫（吴普），头痛花（《纲目》），根名黄大戟（吴普）。

气味 （根同。）辛，温，有小毒。

主治 咳逆上气，喉鸣喘，咽肿短气，蛊毒鬼疟，疝瘕痈肿。杀虫鱼（《本经》）。消胸中痰水，喜唾，水肿，五水在五脏皮肤及腰痛，下寒毒肉毒。根：疗疥疮。可用毒鱼（《别录》）。治心腹胀满，去水气寒痰，涕唾如胶，通利血脉，治恶疮风痹湿，一切毒风，四肢挛急，不能行步（甄权）。疗咳嗽瘴疟（大明）。治水饮痰澼，胁下痛（时珍）。

附方 卒得咳嗽：芫花一升，水三升，煮汁一升，以枣十四枚，煮汁干。日食五枚，必愈（《肘后方》）。

酒疸尿黄（发黄，心懊痛，足胫满）：芫花、椒目等分，烧末。水服半钱，日二服（《肘后方》）。

白秃头疮：芫花末，猪脂和敷之（《集效方》）。

痈肿初起：芫花末，和胶涂之（《千金方》）。

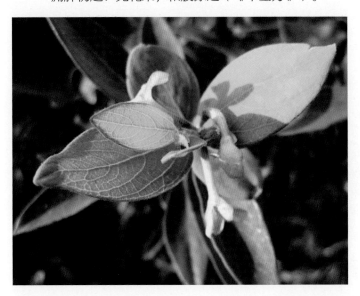

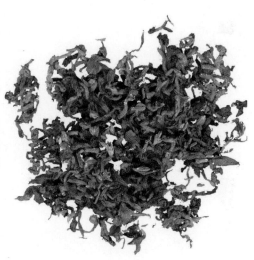

实用指南

单方验方

毛囊炎：芫花、花椒、黄柏各等份。共研粗末，装入布袋中，水煎取汁，熏洗或外湿敷。

冻伤：芫花、甘草各9克。加水2000毫升，煎后浴洗冻伤部位，每日3次，

精神病：黄芫花花蕾及叶各适量。晒干研粉，过筛备用，成人每日2～4克，连服3～7日。

冻疮：芫花6克，红花3克。浸入75％乙醇100毫升内1～2周后，过滤去渣备用。用时，取此药液外搽患处。

乳痈：芫花根皮适量。捣烂，塞患侧鼻孔中。

神经性皮炎：芫花根皮适量。晒干，研末，用蜡或酒调敷。

食疗药膳

芫花煮鸡蛋

原料：芫花6克，鸡蛋3只。

制法：将鸡蛋和芫花加水同煮，鸡蛋熟后，剥去外壳，刺数个小洞，放入再煮，至鸡蛋发黑为度。

用法：吃蛋，饮汤。每次1只，每日2只。

功效：清热消肿。

适用：乳痈。

精编本草纲目中草药

醉鱼草

《纲目》

释名 闹鱼花（《纲目》），鱼尾草（《纲目》）。

花、叶

气味 辛、苦、温，有小毒。

主治 痰饮成齁，遇寒便发，取花研末，和米粉作果，炙熟食之，即效。又治误食石斑鱼子中毒，吐不止，及诸鱼骨鲠者，捣汁和冷水少许咽之，吐即止，骨即化也。久疟成癖者，以花填鲫鱼腹中，湿纸裹煨熟，空心食之，仍以花和海粉捣贴，便消（时珍）。

附方 久疟成癖：醉鱼草花填鲫鱼腹中，湿纸裹煨熟，空心食之。仍以花和海粉捣贴（《纲目》）。

误食石斑鱼子中毒，吐不止；鱼尾草研汁服少许（《普济方》）。

痈疽疔毒：醉鱼草花、蛇葡萄根、马鞭草各等分碾成细末，蜂蜜调敷。

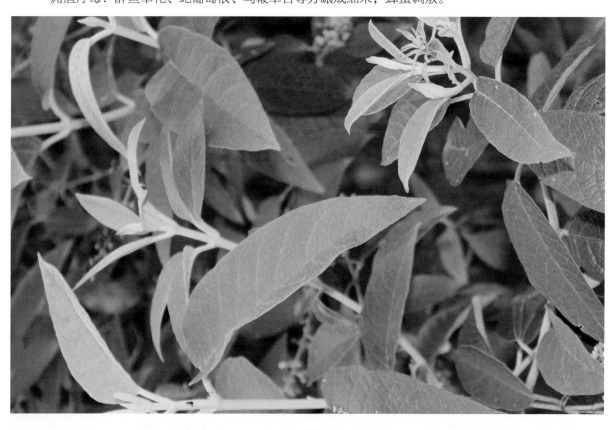

精编本草纲目中草药

实用指南

单方验方

风寒牙痛：鲜醉鱼草叶适量。和盐少许，捣烂取汁漱口。

外伤出血：醉鱼草叶适量。晒干研末，撒在伤口，并轻轻压一下，有止血作用。

慢性支气管炎：复方醉鱼草片剂。每次8片，每日3次，10日为1个疗程。

烫伤：醉鱼草花适量。研细末，麻油调搽患处。

流行性感冒：醉鱼草25～50克。水煎服。

疟疾：醉鱼草、白英各50克。水煎，于疟疾发作前3～4小时内服，连服2日。

跌打新伤：鲜醉鱼草全草15～24克（干药9～15克）。酌加红酒、开水炖1小时，内服。

食疗药膳

醉鱼爵床炖瘦肉

原料：醉鱼草根、爵床各10克，麻黄叶3克，猪瘦肉150克。

制法：将猪瘦肉洗净，切作小块。把前3药用新纱布袋装好。上料共入砂锅内，加清水适量，大火烧沸，打去浮沫，改用小火炖至肉熟烂即成。

用法：吃肉，加少许盐、味精调味，连服数日。

功效：活血化瘀，消积，补虚。

适用：小儿疳积。

醉鱼草煮鸡蛋

原料：醉鱼草15克，枫球（路路通）7枚，荠菜9克，鸡蛋2枚。

制法：用水适量，使用小火，将上4味一同煮熟。

用法：吃蛋喝汤。

功效：祛风，活血，解毒，补虚。

适用：痄腮（流行性腮腺炎）。

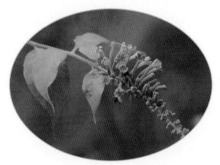

菟丝子
《本经·上品》

释名 菟缕（《别录》），菟累（《别录》），野狐丝（《纲目》），金线草。

子

气味 辛、甘、平，无毒。

主治 续绝伤，补不足、益气力，肥健人（《本经》）。养肌强阴，坚筋骨，主茎中寒，精自出，溺有余沥，口苦燥渴，寒血为积。久服明目轻身延年（《别录》）。补五劳七伤，治鬼交泄精，尿血，润心肺（大明）。补肝脏风虚（好古）。

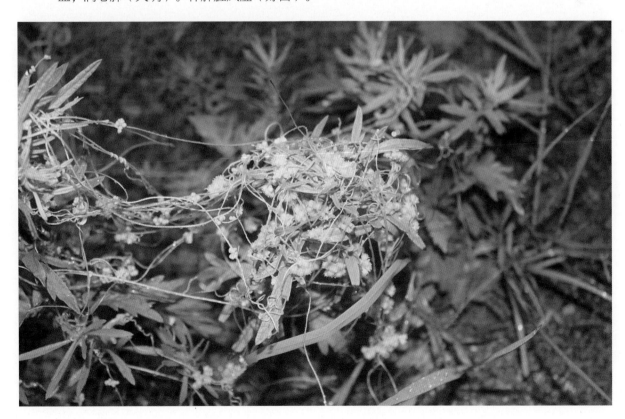

附方 消渴不止：菟丝子煎汁，任意饮之，以止为度（《事林广记》）。

小便淋沥：菟丝子煮汁饮（《范汪方》）。

肝伤目暗：菟丝子三两，酒浸三日，暴干为末，鸡子白和丸梧子大。空心温酒下二十丸（《圣惠方》）。

身面卒肿洪大：用菟丝子一升，酒五升，渍二三宿。每饮一升，日三服。不逍再造（《肘后方》）。

眉炼癣疮：菟丝子（炒）研，油调敷之（《山居四要》）。

实用指南

单方验方

夏天热疹、痱子：鲜菟丝子草1把。搓身。

腰膝酸软、遗精早泄、小便频数、带下过多：菟丝子适量，黑豆60粒，大枣4枚。水煎服。

肝肾不足、视物昏花：菟丝子、枸杞子各适量。水煎，或盛碗内加适量水蒸，服食。

脾虚泄泻：菟丝子15克，生白术10克。水煎服。

老年性便秘：菟丝子30～40克。水煎频服或开水泡代茶饮。

肾阳虚衰、精液不化：菟丝子适量。炒黄为末，对适量白面，蒸饼食服，每日3次，每次70克。

类风湿关节炎：菟丝子30～50克。水煎服，30日为1个疗程。

乳少：菟丝子15克。水煎服。

食疗药膳

菟丝山萸肉炖麻雀

原料：菟丝子、山茱萸各15克，柴胡3克，麻雀3只（去毛和内脏）。

制法：菟丝子、柴胡、山茱萸、麻雀共放炖盅炖至麻雀肉熟，去菟丝子、柴胡、山茱萸，加少许盐调味服食。

用法：每日1料。

功效：补肾壮阳。

适用：滑精，初则梦遗频作，继则滑精屡发、头昏、目眩、耳鸣等。

菟丝鸡肝粥

原料：菟丝子末15克，雄鸡肝1具，粟米50克。

制法：先将鸡肝洗净，切丁备用；将菟丝子用纱布包裹，放入沙罐，加水煎煮，去纱包取汁备用；先将粟米放入砂锅内，加清水适量，煮至粥成后，倒入菟丝子汁，同煮至沸，再下鸡肝，待粥再沸片刻，加佐料调至味鲜即可。

用法：每日1剂，于早、晚空腹时各温食1次。

功效：滋补肝肾，壮阳养血。

适用：肝肾不足、阳虚血亏之腰膝酸软、筋骨无力、阳痿早泄、遗精遗尿等。

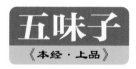

五味子
《本经·上品》

释名 玄及（《别录》），会及。

气味 酸，温，无毒。

主治 益气，咳逆上气，劳伤羸瘦，补不足，强阴，益男子精（《本经》）。养五脏，除热，生阴中肌（《别录》）。治中下气，止呕逆，补虚劳，令人体悦泽（甄权）。明目、暖水脏，壮筋骨，治风消食、反胃霍乱转筋，痃癖奔豚冷气，消水肿心腹气胀、止渴，除烦热，解酒毒（大明）。生津止渴，治泻痢，补元气不足，收耗散之气，瞳子散大（李杲）。治喘咳燥嗽，壮水镇阳（好古）。

精编本草纲目中草药

附方 久咳肺胀：五味二两，粟壳白饧炒过半两，为末，白饧为弹子大。每服一丸，水煎服（《卫生家宝方》）。

痰嗽并喘：五味子、白矾等分，为末，每服三钱，以生猪肺炙熟，蘸末细嚼，白汤下。汉阳库兵黄六病此，百药不效。于岳阳遇一道人传此，两服，病遂不发（《普济方》）。

阳事不起：新五味子一斤、为末。酒服方寸匕，日三服。忌猪鱼蒜醋。尽一剂，即得力。百日以上，可御十女。四时勿绝，药功能知（《千金方》）。

肾虚白浊及两胁并背脊穿痛：五味子一两，炒赤为末，醋糊丸梧子大。每醋汤下三十丸（《经验良方》）。

女人阴冷：五味子四两为末，以口中玉泉和丸兔矢大，频纳阴中，取效（《近效方》）。

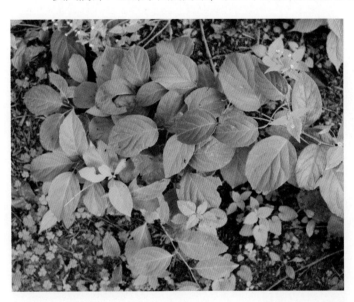
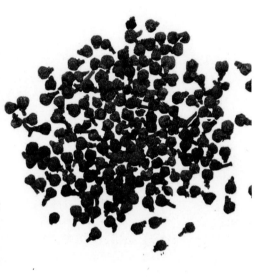

实用指南

单方验方

心肾不交失眠：五味子5克，酸枣仁30克，生地黄15克。水煎服。

身体虚弱：五味子、枸杞子、菟丝子、杜仲各10克。水煎代茶饮。

阴虚型更年期综合征：北五味子15克，西洋参6克。水煎服，每日1剂。

乳泣（哺乳妇女或孕期妇女乳汁自溢）：北五味子50克。研成细末，分成15包。每次1包，温开水冲服，每日3次。多数患者1料可愈。

早泄：五味子、山茱萸、益智仁、金樱子各9克。加水适量煎汤服用。

食疗药膳

五味子参枣茶

原料：五味子30克，人参9克，大枣10枚，红糖适量。

制法：将以上几味加水共煮。取药汁加红糖适量。

用法：代茶频饮，每日1剂。

功效：益气固脱。

适用：血虚气脱型产后血晕。

五味核桃酒

原料：五味子250克，核桃仁100克，白酒2500毫升。

制法：将五味子同核桃仁一同放入酒坛，倒入白酒，密封坛口，每日摇晃3次，浸泡15日后即成。

用法：每日3次，每次10毫升。

功效：敛肺滋肾，涩精安神。

适用：健忘、失眠、头晕、心悸、倦怠乏力、烦躁等。

覆盆子

《别录·上品》

释名 缺盆（《尔雅》），西国草（《图经》），毕楞伽（《图经》）。

气味 甘，平，无毒。

主治 益气轻身，令发不白（《别录》）。补虚续绝，强阴健阳，悦泽肌肤，安和五脏。温中益力，疗痨损风虚，补肝明目。并宜捣筛，每旦水服三钱（马志）。男子肾精虚竭，阴痿能令坚长。女子食之有子（权）。食之令人好颜色。榨汁涂发不白（藏器）。益肾脏，缩小便。取汁同少蜜煎为稀膏，点服，治肺气虚寒（宗奭）。

附方 阳事不起：覆盆子，酒浸焙研为末。每旦酒服三钱（《集简方》）。

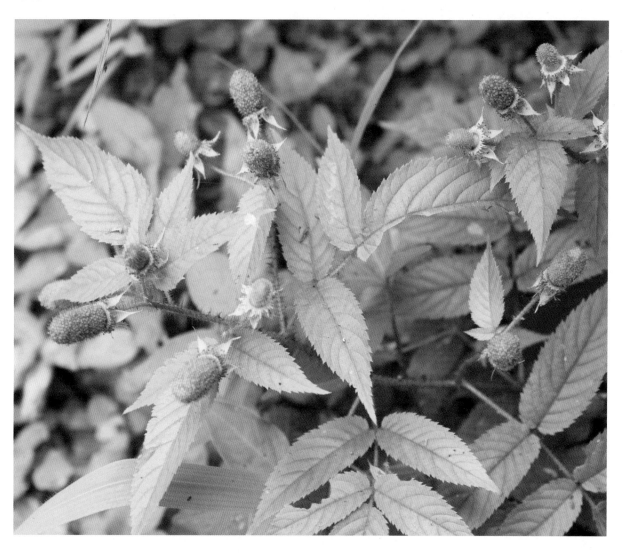

精编本草纲目中草药

―――――― 实用指南 ――――――

单方验方

须发早白：新鲜覆盆子适量。榨取汁涂发即可。

阳痿：覆盆子适量。煎汤取汁服用。

肺虚寒：覆盆子适量。取汁作煎为果，仍少加蜜，或熬为稀饧，点服。

遗精：覆盆子15克。绿茶适量，泡茶饮用。

食疗药膳

益肾聪耳酒

原料：覆盆子150克，巴戟天、肉苁蓉、远志、川牛膝、五味子、断各105克，山茱萸90克，白酒2500毫升。

制法：将上药共捣为粗末，装入纱布袋内，扎口，放入坛中，白酒，密封坛口，浸泡10日后即成。

用法：每日2次，每次空腹温饮10～15毫升。

功效：补肾壮阳。

适用：肝肾虚损、耳聋目昏、神疲力衰等。

覆盆益智炖猪肚

原料：覆盆子、益智仁各15克，猪小肚100克，盐适量。

制法：用盐将猪小肚内外壁加水洗净、切块，与覆盆子、益智仁同入大砂锅内，加适量清水。旺火煮沸，打去浮沫，改用小火煮至小肚烂熟即可。

用法：饮汤吃肚，每日2次，1日内服完，连服1周。

功效：补肾缩尿。

适用：老、幼肾虚失固、多尿或尿不禁。

蛇莓
《别录·下品》

释名 地莓（《会编》），蚕莓。

汁

气味 甘，酸，大寒，有毒。

主治 胸腹大热不止（《别录》）。伤寒大热，及溪毒、射工毒，甚良（弘景）。主孩子口噤，以汁灌之（孟诜）。敷汤火伤，痛即止（时珍）。

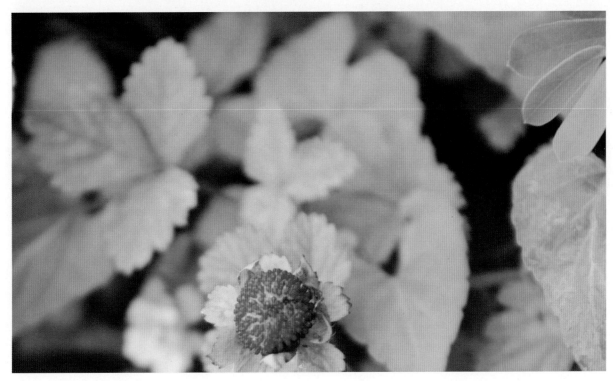

附方 口中生疮，天行热甚者：蛇莓自然汁半升。稍稍咽之（《伤寒类要》）。

水中毒病：蛇莓根捣末服之，并导下部。亦可饮汁一二升。夏月欲入水，先以少末投中流，更无所畏。又辟射工。家中以器贮水、浴身亦宜投少许（《肘后方》）。

实用指南

单方验方

黑色素瘤：蛇莓、白花蛇舌草、夏枯草、半枝莲各60克，重楼、黑木耳、木贼、牡蛎、土荆皮各30克，玄参、橘红各12克。水煎取药汁，每日1剂，分2次服用。

咽喉肿痛：鲜蛇莓适量。炖汤内服及漱口。

小儿口疮：蛇莓（研末）、煅白矾末各适量。混合，先用盐水加煅白矾洗患处，再撒上药粉。

疟疾、黄疸：鲜蛇莓叶适量。捣烂，用蚕豆大一团敷桡动脉处，布条包扎。

脓疱疮：蛇莓适量。炖肉吃，并捣烂外敷。

跌打损伤：鲜蛇莓适量。捣烂，甜酒少许，共炒热外敷。

蛇咬伤、毒虫咬伤：鲜蛇莓适量。捣烂敷患处。

小面积烧伤：鲜蛇莓适量。捣烂外敷。如创面有脓，加鲜犁头草；无脓，加冰片少许。

食疗药膳

龙葵蛇莓煮蛋

原料：蛇莓、龙葵各25克，生鸡蛋3个。

制法：将龙葵、蛇莓洗净放入砂锅中加水适量煎药20分钟，将生鸡蛋放入煮熟后去皮，可用牙签在鸡蛋上扎10余个小孔，再把鸡蛋放回药锅中继续煮20分钟止。

用法：吃鸡蛋时可蘸酱油等可口的调味品。每餐可食鸡蛋1个，每日可食鸡蛋2个。

功效：清热解毒，利尿消肿，散瘀止血，抗菌消炎，止痛。

适用：一般身体状况尚好的肿瘤病人，或经放、化疗及手术治疗后处于缓解期或恢复期的病人。

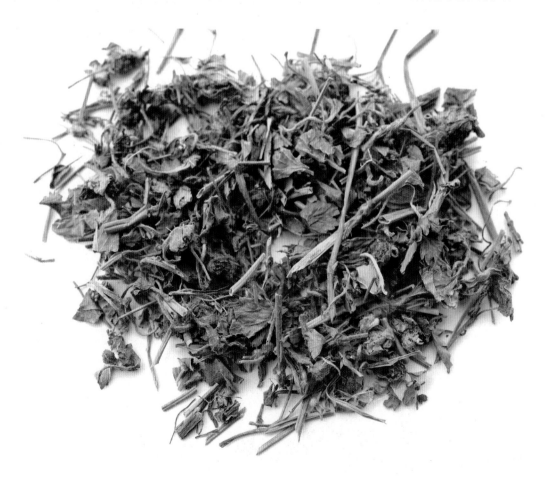

使君子

宋·《开宝》

释名 留求子。

气味 甘，温，无毒。

主治 小儿五疳，小便白浊，杀虫，疗泻痢（《开宝》）。健脾胃，除虚热，治小儿百病疮癣（时珍）。

附方 小儿脾疳：使君子、芦荟等分，为末。米饮每服一钱（《儒门事亲》）。

小儿痞块腹大、肌瘦面黄，渐成疳疾：使君子仁三钱。木鳖子仁五钱，为末，水丸龙眼大。每以一丸，用鸡子一个破顶，入药在内，饭上蒸熟，空心食之（杨起《简便单方》）。

小儿蛔痛，口流涎沫：使君子仁为末，米饮五更调服一钱（《全幼心鉴》）。

小儿虚肿，头面阴囊俱浮：用使君子一两，去壳，蜜五钱炙尽，为末。每食后米汤服一钱（《简便方》）。

虫牙疼痛：使君子煎汤频漱（《集简方》）。

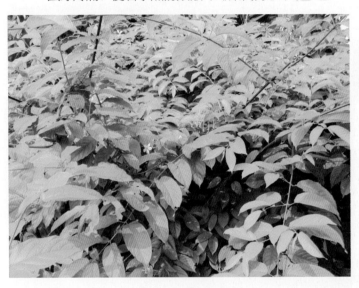
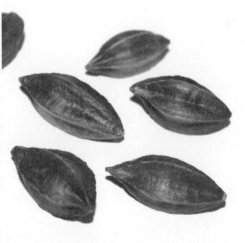

实用指南

单方验方

蛔虫病：使君子仁适量。炒干，于早餐后1~2小时1次嚼吞。12岁以下10克，13岁以上20克。

蛲虫病：使君子仁适量。炒熟，于饭前半小时嚼食。小儿每日3~15粒，成人15~30粒，分3次服。

肠道滴虫病：使君子适量。炒黄，成人嚼服，儿童研末服。1岁以下每日3克，1~2次分服；1~3岁每日4.5克，成人日服1次，每次15克，连服3~5日为1个疗程，必要时隔3~5日再服。

小儿虫积、腹痛：使君子适量。炒熟去壳，小儿按年龄每岁1粒，10岁以上用10粒，早晨空腹一次嚼食，连用7日。

胆道蛔虫、腹痛：使君子7~10粒，乌梅、花椒各3克。使君子研粉，水煎送服，每日2~3次。

食疗药膳

驱蛔糊

原料：使君子、榧子、黑芝麻各适量。

制法：将使君子磨粉，榧子炒熟磨粉，黑芝麻炒熟轧粉，混匀，取上药6~10克。沸水冲搅成糊状。

用法：清晨空腹服，连服2日。

功效：驱蛔杀虫，润下补虚。

适用：蛔虫病。

木鳖子

宋·《开宝》

释名 木蟹。

仁

气味 甘、温、无毒。

主治 折伤，消结肿恶疮，生肌，止腰痛，除粉刺黚黯，妇人乳痈，肛门肿痛（《开宝》）。醋摩，消肿毒（大明）。治疳积痞块，利大肠泻痢，痔瘤瘰疬（时珍）。

附方 小儿疳疾：木鳖子仁、使君子仁等分，捣泥，米饮丸芥子大。每服五分，米饮下。一日二服（孙天仁《集效方》）。

肺虚久嗽：木鳖子、款冬花各一两，为末。每用三钱，焚之吸烟。良久吐涎，以茶润喉。如此五六次，后服补肺药。一方：用木鳖子一个，雄黄一钱（《圣济录》）。

痢疾禁口：木鳖仁六个研泥，分作二分。用面烧饼一个，切作两半。只用半饼作一窍，纳药在内，趁热覆在病人脐上，一时再换半个热饼。其痢即止，遂思饮食（邵真人《经验方》）。

肠风泻血：木鳖子以桑柴烧存性，候冷为末。每服一钱，煨葱白酒空心服之。名乌金散（《普济方》）。

肛门痔痛：用木鳖仁三枚，砂盆擂如泥，入百沸汤一碗，乘热先熏后洗，日用三次，仍涂少许（孙用和《秘宝方》）。用木鳖仁带润者，雌雄各五个，乳细作七丸，碗覆湿处，勿令干，每以一丸，唾化代开，贴痔上，其痛即止，一夜一丸自消也（《濒湖集简方》）。

小儿丹瘤：木鳖子仁研如泥，醋调敷之，一日三五上效（《外科精义》）。

耳卒热肿：木鳖子仁一两，赤小豆，大黄各半两，为末。每以少许生油调涂之（《圣惠方》）。

风牙肿痛：木鳖子仁磨醋搽之（《普济方》）。

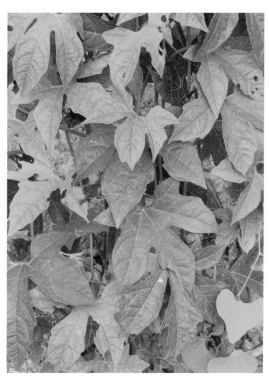

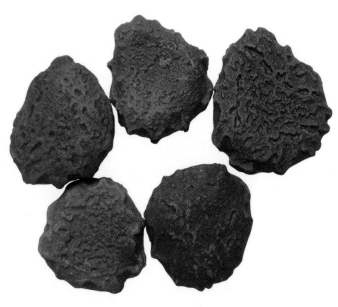

单方验方

阴疝偏坠痛甚：木鳖子1个。磨醋，调黄柏、芙蓉末敷。

小儿丹瘤：木鳖子新者去壳。研如泥，淡醋调敷之，每日3~5次。

痔疮：木鳖子、荆芥、芒硝各等份。上药煎汤，入于瓶内，熏后，汤温洗之。

痞癣：木鳖子（去壳）多用、独蒜、雄黄各0.5克。杵为膏，入醋少许，蜡纸贴患处。

倒睫拳毛、风痒：木鳖子仁适量。捶烂，以丝帛包作条，左患塞右鼻，右患塞左鼻；次服蝉蜕药为妙。

两耳卒肿热痛：木鳖子仁50克（研如膏），赤小豆末、大黄末各25克。上药同研令匀，水、生油旋调涂。

食疗药膳

煨甘遂猪肾

原料：木鳖子2枚，甘遂5克，猪肾1个。

制法：将甘遂、木鳖子（去壳）为细末；猪腰去膜，切片。以药末1克拌和猪腰片，湿纸包裹，煨熟。

用法：空腹食之，米饮送下。每日1次，得畅泻后，喝粥2~3日调养。

功效：逐水，利尿，退肿。

适用：水肿。

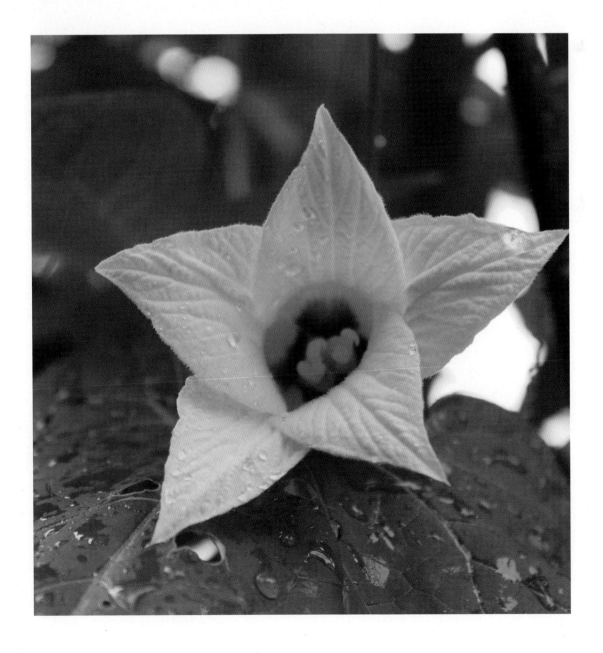

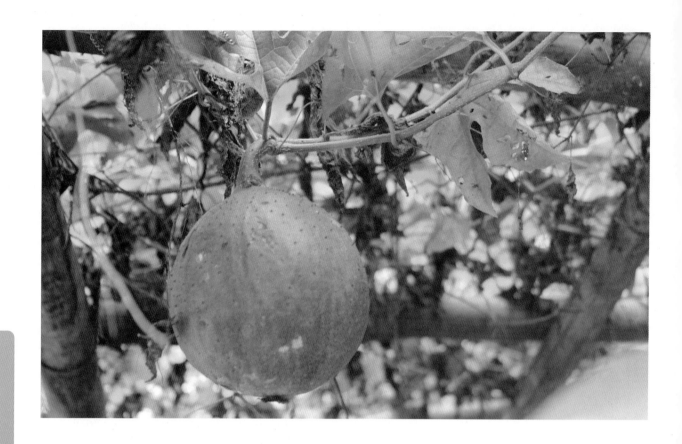

预知子

宋·《开宝》

释名 圣知子（《日华》），圣先子（《日华》），仙沼子（《日华》）。

子仁

气味 苦，寒，无毒。

主治 杀虫疗蛊，治诸毒。去皮研服，有效（《开宝》）。治一切风，补五劳七伤，其功不可备述。治痃癖气块，消宿食，止烦闷，利小便，催生，中恶失音，发落，天行温疾，涂一切蛇虫蚕咬，治一切病，每日吞二七粒，下过三十粒，永瘥（大明）。

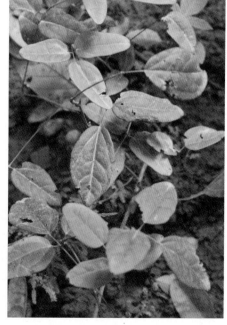

附方 预知子丸：心气不足，精神恍惚，语言错妄，忪悸烦郁、忧愁惨戚，喜怒多恐，健忘少睡，夜多异梦，寤即惊魇。或发狂眩暴不知人，并宜服此：预知子去皮、白茯苓、枸杞子、石菖蒲、茯神、柏子仁、人参、地骨皮、远志、山药、黄精蒸熟、朱砂水飞，等分，为末。炼蜜丸芡子大。每嚼一丸，人参汤下（《和剂局方》）。

病风有虫，眉落声变：预知子膏，用预知子、雄黄各二两，为末。以乳香三两、同水一斗，银锅煮至五升，入二末熬成膏，瓶盛之。每服一匙，温酒调下，有虫如尾，随大便而出（《圣惠方》）。

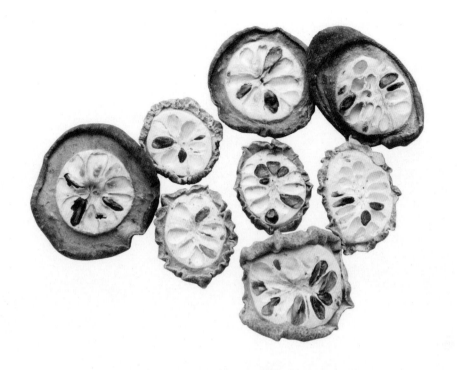

实用指南

单方验方 ·························○

淋巴结结核：预知子、金樱子、海金沙根各120克，天葵子240克。水煎服。

睾丸肿痛：预知子1个，金樱子30克，猪小肠120克。炖服。

输尿管结石：预知子、薏苡仁各60克。水煎服。

子宫脱垂：预知子30克，升麻9克，益母草、棕树根各30克。水煎服。

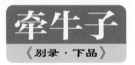

牵牛子
《别录·下品》

释名 黑丑（《纲目》），草金铃（《炮炙论》），狗耳草（《救荒》）。

子

气味 苦、寒，有毒。

主治 下气，疗脚满水肿，除风毒，利小便（《别录》）。治痃癖气块，利大小便，除虚肿，落胎（甄权）。取腰痛，下冷脓，泻蛊毒药，并一切气壅滞（大明）。和山茱萸服，去水病（孟洗）。除气分湿热，三焦壅结（李杲）。逐痰消饮，通大肠气秘风秘，杀虫，达命门（时珍）。

附方 气筑奔冲不可忍：牛郎丸，用黑牵牛半两炒，槟榔二钱半，为末。每服一钱，紫苏汤下（《普济方》）。

水肿尿涩：牵牛末，每服方寸匕，以小便利为度（《千金方》）。

小儿肿病，大小便不利：黑牵牛、白牵牛各二两，炒取头末，井华水和丸绿豆大。每服二十丸，萝卜子煎汤下（《圣济总录》）。

小儿夜啼：黑牵牛末一钱，水调，敷脐上，即止（《生生编》）。

小便血淋：牵牛子二两，半生半炒，为末。每服二钱，姜汤下。良久，热茶服之（《经验良方》）。

肠风泻血：牵牛五两，牙皂三两，水浸三日，去皂，以酒一升煮干，焙研末，蜜丸梧子大。每服七丸，空心酒下，日三服。下出黄物，不妨。病减后，日服五丸，米饮下（《本事方》）。

一切痈疽发背（无名肿毒，年少气壮者）：用黑、白牵牛各一合，布包捶碎，以好醋一碗，熬至八分，露一夜，次日五更温服。以大便出脓血为妙。名济世散（张三丰《仙方》）。

湿热头痛：黑牵牛七粒，砂仁一粒，研末，井华水调汁，仰灌鼻中，待涎出即愈（《圣济录》）。

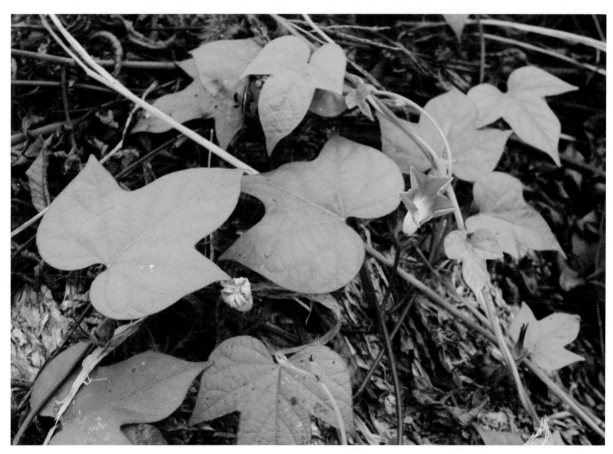

实用指南

单方验方

气滞腹痛、食积腹痛：炒牵牛子60克。研细末，红糖水冲服，每服2克，每日3次。

燥热实秘：牵牛子15克，大黄30克。共为细末，蜂蜜水送服10克。

便秘：牵牛子半生熟适量。研为细末，每服6克，姜汤调下。如未能，再服，以热茶调下。

胃炎水肿：牵牛子1克。水煎服（身体壮实，舌苔腻时为宜）。

肝硬化腹水：牵牛子15克，小茴香10克。共研末，水冲服。

蛔虫蝈痛：牵牛子、乌梅各15克，川楝子、石榴皮各10克。水煎服。

胸膜炎（胸腔积液）：牵牛子15克，瓜蒌、茯苓皮各10克。水煎服。

食疗药膳

牵牛猪腰子

原料：黑白牵牛子末10克，小茴香100粒，花椒50粒，猪腰子1具。

制法：将猪腰子切开，入小茴香、花椒、牵牛末，扎定，纸包煨熟。

用法：空心食之，酒下，取出恶物效。

功效：温中下气，泻水止痛。

适用：肾气作痛。

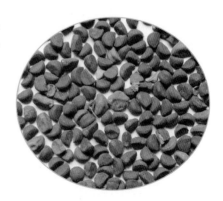

紫葳
《本经·中品》

释名 凌霄（苏恭），武威（吴普），瞿陵（吴普），鬼目（吴氏）。

花（根同）

气味 酸，微寒，无毒。

主治 妇人产乳余疾，崩中、癥瘕血闭，寒热羸瘦，养胎（《本经》）。产后奔血不定，淋沥，主热风风痫，大小便不利，肠中结实（甄权）。酒齄热毒风刺风，妇人血膈游风，崩中带下（大明）。

茎叶

气味 苦，平，无毒。

主治 痿躄，益气（《别录》）。热风身痒，游风风疹，瘀血带下。花及根功同（大明）。治喉痹热痛，凉血生肌（时珍）。

附方 消渴饮水：凌霄花一两，捣碎，水一盏半，煎一盏，分二服（《圣济录》）。
婴儿不乳，百日内，小儿无故口青不饮乳：凌霄花、大蓝叶、芒硝、大黄等分，为末，以羊髓和丸梧子大。每研一丸，以乳送下，便可吃乳。热者可服，寒者勿服。昔有人休官后，云游湖湘，修合此方，救危甚多（《普济方》）。
大风疠疾：凌霄花五钱，地龙焙。僵蚕（炒）、全蝎（炒），各七个，为末。每服二钱，温酒下。先以药汤浴过，服此出臭汗为效（《洁古家珍》）。

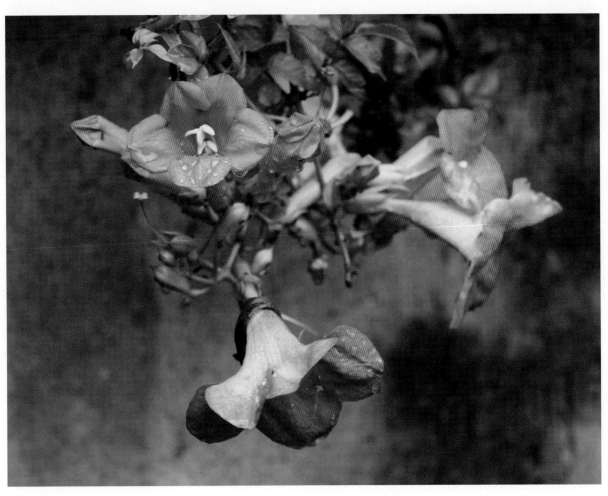

单方验方

痛经：凌霄花、吴茱萸各5克。水煎服。

高血压：凌霄花、马齿苋各20克。水煎当茶饮。

荨麻疹：凌霄花5克，白蒺藜20克，牡丹皮、知母各10克。水煎服。

闭经不行：凌霄花适量。研末，每次饭前用酒送服6克。或用凌霄花5克，月季花10克，红花15克。水煎服。

皮肤湿疹：凌霄花、雄黄、白矾各9克，黄连、羊蹄根、天南星各10克。研细末，用水调匀外擦患处，每日3次。

食疗药膳

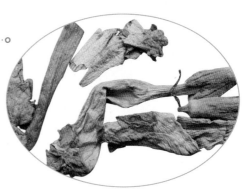

南蛇藤酒

原料：凌霄花、南蛇藤（穿山龙）各120克，八角枫根60克，白酒250毫升。

制法：将上3味放入白酒中浸泡7日。

用法：每日临睡前服25毫升。

功效：祛风湿，活血脉。

适用：风湿性筋骨痛、腰痛、关节痛等。

凌霄花粥

原料：凌霄花25克，粳米100克，冰糖10克。

制法：先将凌霄花洗净，把花粉冲洗干净备用。再把粳米洗净，放入开水锅里煮成稀粥，待粥快好时，放入凌霄花与冰糖，改慢火至粥稠便可食用。

用法：每日早晚温热食服，3～5日为1个疗程，孕妇忌服本粥。

功效：凉血祛瘀。

适用：大便下血、妇女崩漏、皮肤湿癣、风疹、荨麻疹等。

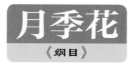

月季花

《纲目》

释名 月月红，胜春，瘦客，斗雪红。

气味 甘，温，无毒。

主治 治血，消肿，敷毒（时珍）。

附方 瘰疬未破：用月季花头二钱，沉香五钱，芫花（炒）三钱，碎锉，入大鲫鱼腹中，就以鱼肠封固，酒、水各一盏，煮熟食之，即愈。鱼须安粪水内游死者方效。此是家传方，活人多矣（谈野翁《试验方》）。

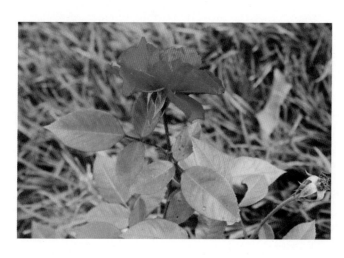

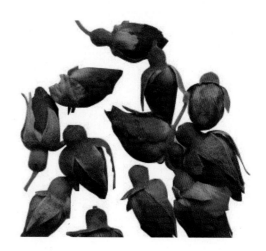

单方验方

肺虚咳嗽咯血：月季花适量。合冰糖炖服。

筋骨痛：月季花适量。焙干研末，每服3克，黄酒调服。

高血压：月季花、槐花各10克。泡茶喝。

产后子宫脱垂：鲜月季花30克。与适量红酒炖服。

带下病：月季花根9～15克。水煎服。

腰膝肿痛：鲜嫩月季花叶适量。捣烂敷患处。

食疗药膳

月季花酒

原料：月季花12朵，黄酒适量。

制法：将月季花烧灰存性研末。

用法：每日1次，黄酒送服。

功效：调经止痛。

适用：经来量少、紫黑有块、少腹胀痛、拒按、血块排出后疼痛减轻等。

月季花红花丹参酒

原料：月季花20朵，红花15克，丹参20克，黄酒300毫升。

制法：将月季花烧灰存性；红花、丹参煎煮取汁100毫升，凉后兑入黄酒中成合剂。

用法：每次服月季花灰5克，黄酒合剂40～60毫升，每日早、晚各温服1次。

功效：温经通络，活血散瘀。

适用：寒凝气滞引起的月经量少、色紫黑、有血块等。

栝楼

《本经·中品》 （即今之瓜蒌）

释名 瓜蒌（《纲目》），天瓜（《别录》），泽姑（《别录》），天花粉（《图经》）。

实

气味 苦，寒，无毒。

主治 胸痹，悦泽人面（《别录》）。润肺燥，降火，治咳嗽，涤痰结，利咽喉，止消渴，利大肠，消痈肿疮毒（时珍）。子：炒用，补虚劳口干，润心肺，治吐血，肠风泻血，赤白痢，手面皱（大明）。

附方 干咳无痰：熟瓜蒌捣烂绞汁，入蜜等分，加白矾一钱，熬膏。频含咽汁（杨起《简便方》）。

肺痿咯血不止：用栝楼五十个，连瓢瓦焙，乌梅肉五十个，焙，杏仁去皮尖、炒，二十一个，为末。每用一捻，以猪肺一片，切薄，掺末入内炙熟，冷嚼咽之，日二服（《圣济录》）。

小儿黄疸（眼黄脾热）、酒黄胆疾：用青瓜蒌焙研。每服一钱，水半盏，煎七分，卧时服。五更泻下黄物，立可。名逐黄散（《普济方》）。

小便不通，腹胀：用瓜蒌焙研。每服二钱，热酒下，频服，以通为度。绍兴刘驻云：魏明州病此，御医用此方治之，得效（《圣惠方》）。

吐血不止：栝楼泥固煅存性研三钱，糯米饮服，日再服（《圣济录》）。

肠风下血：栝楼一个烧灰，赤小豆半两，为末。每空心酒服一钱（《普济方》）。

面黑令白：栝楼瓢三两，杏仁一两，猪胰一具，同研如膏。每夜涂之，令人光润，冬月不皴（《圣济录》）。

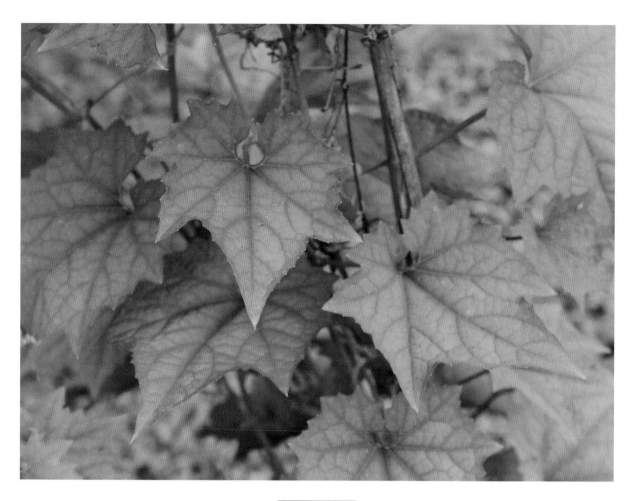

实用指南

单方验方

便秘：全瓜蒌30克，郁李仁、火麻仁各9克，苦杏仁6克，陈皮5克。每日1剂，水煎2次分早晚服。

咳嗽痰喘：瓜蒌15克，苦杏仁、法半夏、陈皮各10克。水煎服。

胸胁胀痛不舒：瓜蒌15克，姜半夏10克，黄连1.5克。水煎服。

胸膈满闷作痛：瓜蒌15克，法半夏、薤白各10克，白酒适量。水煎服。

慢性支气管炎：瓜蒌、浙贝母、黄芩、金银花、苦杏仁、桔梗、栀子、牡丹皮、赤芍各12克，连翘、丹参各15克，甘草6克。用上药加水煎2次，取药汁混合。每日1剂，分2次服用，连服7日为1个疗程，连用4个疗程。

食疗药膳

瓜蒌饼

原料：瓜蒌200克，面粉600克，白糖75克，清水适量。

制法：瓜蒌去籽，放在锅内，加水少许，加白糖，以小火煨熬，拌成馅。另取面粉，加水适量经发酵加面碱，揉成面片，把瓜蒌夹在面片中制成面饼，烙熟或蒸熟。

用法：佐餐或随意服用。

功效：润肺化痰，散结宽胸。

适用：肺癌胸痛。

瓜蒌茶

原料：瓜蒌30克。

制法：全瓜蒌洗净用蒸笼蒸熟，压扁晒干，切成丝，煎水。

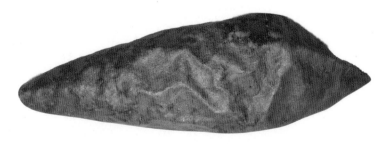

用法：代茶频饮。

功效：清肺化痰。

适用：气管炎。

葛

《本经·中品》

释名 鸡齐（《本经》），鹿藿（《别录》），黄斤（《别录》）。

葛根

气味 甘，辛，平，无毒。

主治 消渴，身大热，呕吐，诸痹，起阴气，解诸毒（《本经》）。疗伤寒中风头痛，解肌发表出汗，开腠理，疗金疮，止胁风痛（《别录》）。治天行上气呕逆，开胃下食，解酒毒（甄权）。生者：堕胎。蒸食：消酒毒，可断谷不饥。作粉犹妙（藏器）。作粉：止渴，利大小便，解酒，去烦热，压丹石、敷小儿热疮。捣汁饮，治小儿热痞（《开宝》）。猘狗伤，捣汁饮，并末敷之（苏恭）。散郁火（时珍）。

附方 伤寒头痛（二三日发热者）：葛根五两，香豉一升，以童子小便八升，煎取三升，分三服。食葱粥取汁（《梅师方》）。

小儿热渴久不止：葛根半两，水煎服（《圣惠方》）。

衄血不止：生葛捣汁，服一小盏。三服即止（《圣惠方》）。

热毒下血（因食热物发者）：生葛根二斤，捣汁一升，入藕一升，和服（《梅师方》）。

伤筋出血：葛根捣汁饮。干者煎服。仍熬屑敷之（《外台秘要》）。

臀腰疼痛：生葛根嚼之咽汁，取效乃止（《肘后方》）。

酒醉不醒：生葛汁饮二升，便愈（《千金方》）。

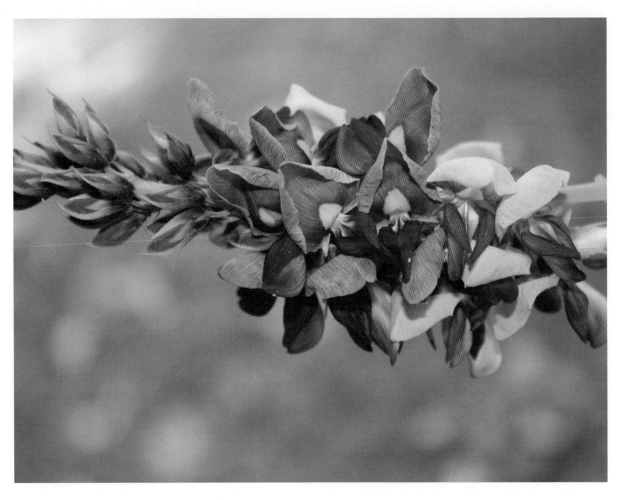

单方验方

冠心病心绞痛：葛根50克，瓜蒌壳20克，郁金、延胡索各15克，川芎6克。水煎2次分服，每日1剂。

慢性酒精中毒：葛花10克。水煎服。

中央性视网膜炎：葛根、毛冬青各30克，枸杞子20克，菊花15克。水煎2次分服，每日1剂。

跌打损伤：葛根100克。加水浓煎，先热敷患处30分钟，后浸洗患处。

高血压病：葛根10～15克。水煎分2次口服，每日1剂，连用2～8周为1个疗程。

高血压病颈项强痛：葛根30克。水煎2次分服，每日1剂，连服15日。

足癣：葛根、千里光、白矾等量。烘干，研为细末，以每袋40克密封包装。每晚取1袋，加温水约3000毫升置盆中，混匀，患脚浸泡20～25分钟，7日为1个疗程。

食疗药膳

葛根生藕汁

原料：生葛根汁、生藕汁各500克。

制法：将上两汁和匀即可。

用法：每次30～60克，空腹频频饮用。

功效：清热凉血，止血。

适用：内热引起的衄血、便血等。

葛根粉粥

原料：葛根粉30克，粳米100克。

制法：先将新葛根洗净切片，经水磨石澄取淀粉，晒干备用，用时将二者共煮粥。

用法：早餐食用。

功能：清热生津，止渴，降血压。

适用：高血压、冠心病、心绞痛、老年性糖尿病、慢性脾虚泻痢及发热口干烦渴等。

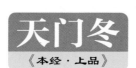

天门冬
《本经·上品》

释名 颠勒（《本经》），颠棘（《尔雅》），天棘（《纲目》），万岁藤。

根

气味 苦，平，无毒。

主治 诸暴风湿偏痹，强骨髓，杀三虫，去伏尸。久服轻身益气，延年不饥（《本经》）。保定肺气，去寒热，养肌肤，利小便，冷而能补（《别录》）。主心病，嗌干心痛，渴而欲饮，痿蹷嗜卧，足下热而痛（好古）。润燥滋阴，清金降火（时珍）。阳事不起，宜常服之（思邈）。

附方 肺痿咳嗽（吐涎沫，心中温温，咽燥而不渴）：生天门冬捣汁一斗，酒一斗，饴一升，紫菀四合，铜器煎至可丸。每服杏仁大一丸，日三服（《肘后方》）。

阴虚火动（有痰，不堪用燥剂者）：天门冬一斤，水浸洗去心，取肉十二两，石臼捣烂，五味子水洗去核，取肉四两，晒干，不见火，共捣丸梧子大。每服二十丸，茶下，日三服（《简便方》）。

虚劳体痛：天门冬末，酒服方寸匕，日三。忌鲤鱼（《千金方》）。

面黑令白：天门冬曝干，同蜜捣作丸，日用洗面（《圣济总录》）。

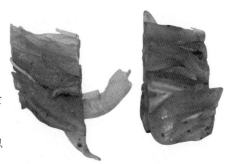

精编本草纲目中草药

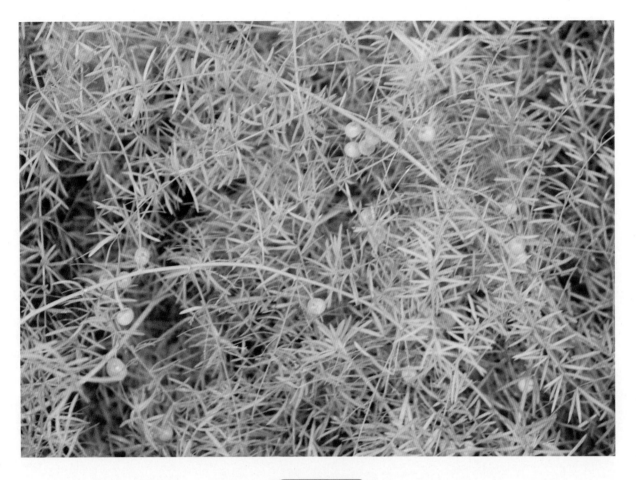

实用指南

单方验方

百日咳：天门冬（现规范名为"天冬"）、麦冬各15克，百部根9克，瓜蒌仁、橘红各6克。煎2次，1～3岁每次分3顿服；4～6岁每次分2顿服；7～10岁1次服。

心烦：天冬、麦冬各15克，水杨柳9克。水煎服。

扁桃体炎，咽喉肿痛：天冬、麦冬、板蓝根、桔梗、山豆根各9克，甘草6克。水煎服。

夜盲：天冬60克，水皂角30克。炖肉吃。

乳少：天冬60克。炖肉服。

肺痨：天冬、百部、地骨皮各15克，麦冬9克，鱼腥草30克。煨水或炖肉吃。

食疗药膳

天冬茶

原料：天冬8克，绿茶2克。

制法：将天冬拣杂，洗净，晾干或晒干，切成饮片，与绿茶同放入杯中，用沸水冲泡，加盖闷15分钟，即可开始饮用。

用法：代茶频频饮服，一般可冲泡3～5次，饮至最后，天冬饮片可同时嚼食咽下。

功效：养阴清火，生津润燥，防癌抗癌。

适用：早期乳腺癌。

天冬粥

原料：天冬20克，粳米100克。

制法：将天冬熬水，约20分钟，去渣留汁，备用。将粳米洗净，锅内加药汁及水适量，煮粥，待粥汁稠黏时停火起锅。

用法：每食适量。

功效：润肾燥，益肌肤，悦颜色，清肺降火。

适用：老年痰嗽、少年干咳、冷痹、心腹积聚、耳聋等。

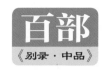

百部
《别录·中品》

释名 婆妇草（《日华》），野天门冬（《纲目》）。

根

气味 甘，微温，无毒。

主治 咳嗽上气。火炙酒渍饮之（《别录》）。治肺热，润肺（甄权）。治传尸骨蒸劳，治疳，杀蛔虫、寸白、蛲虫，及一切树木蛀虫，焫之即死。杀虫及蝇蠓（大明）。弘景曰：作汤洗牛犬，去虱。火炙酒浸空服饮，治疥癣，去虫蚕咬毒（藏器）。

附方 小儿寒嗽：百部丸，用百部（炒），麻黄去节，各七钱半，为末。杏仁去皮尖，炒，仍以水略煮三五沸，研泥。入熟蜜和丸皂子大。每服二三丸，温水下（钱乙《小儿方》）。

三十年嗽：百部根二十斤，捣取汁，煎如饴。服方寸匕，日三服（深师）。加蜜二斤（《外台秘要》）。加饴一斤（《千金方》）。

百虫入耳：百部炒、研，生油调一字于耳门上（《圣济录》）。

熏衣去虱：百部、秦艽为末，入竹笼烧烟熏之，自落。亦可煮汤洗之（《经验方》）。

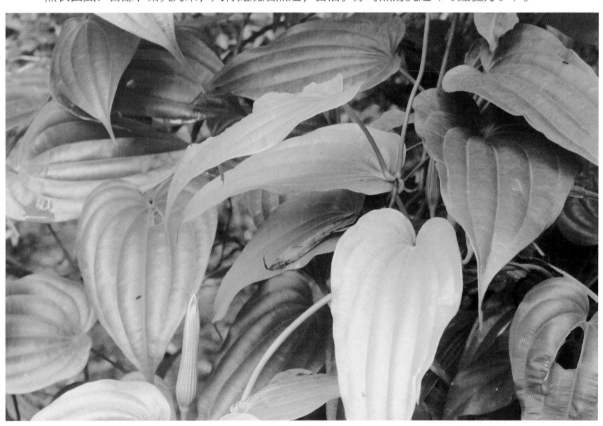

实用指南

单方验方 ···○

支原体肺炎：百部30克，地龙20克，紫苏子、葶苈子（包煎）、黄芩、枳实、甘草各10克，车前子15克，桔梗3克。水煎取药汁，每日1剂，分2次服用。

痰湿症：百部根不拘量。捣汁，浓煎如饴，每次3克，开水送下，每日3次。

蛲虫病：百部、苦参各30克。煎水外洗肛周。

食疗药膳 ··○

百部生姜汁

原料：百部汁、生姜汁各等量。

制法：和匀同煎数沸。无鲜百部时，可用干品煎取浓汁。也可酌加蜜糖调味。

用法：每日3次，每服3～5毫升。

功效：散寒宣肺，降逆止咳。

适用：风寒咳嗽、头痛、鼻塞、流涕、恶寒发热等。

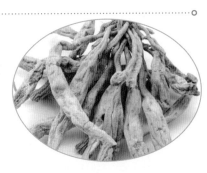

百部汁卤猪肾

原料：百部100克，猪肾1具，酱油、黄酒、白糖适量。

制法：先将水浸半小时后的百部用小火煮煎，待滤出两煎药液后，弃渣，烧至汁水剩约半碗时，加酱油2匙，黄酒1匙，白糖2匙。放入猪肾，不断翻动，直至卤汁烧至快尽，药液全部渗入猪肾时，离火。

用法：每次半只切片佐膳食，每日2次。

功效：补肾。

适用：肾结核。

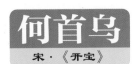

何首乌

宋·《开宝》

释名 交藤（《本传》），夜合（《本传》），地精（《本传》）。

根

气味 苦、涩，微温，无毒。

主治 瘰疬，消痈肿，疗头面风疮，治五痔、止心痛、益血气，黑髭发，悦颜色。久服长筋骨，益精髓，延年不老。亦治妇人产后及带下诸疾（《开宝》）。久服令人有子，治腹脏一切宿疾，冷气肠风（大明）。泻肝风（好古）。

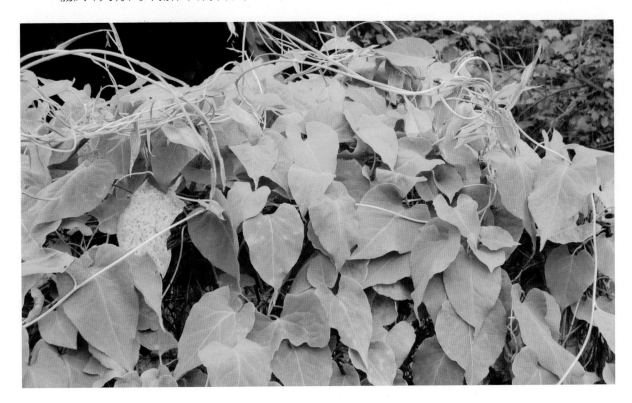

附方 骨软风疾（腰膝疼，行步不得，遍身瘙痒）：用何首乌大而有花纹者，同牛膝各一斤，以好酒一升，浸七宿，曝干，木臼杵末，枣肉和丸梧子大。每一服三五十丸，空心酒下（《经验方》）。

皮里作痛（不问何处）：用何首乌末，姜汁调成膏涂之，以帛裹住，火炙鞋底熨之（《经验方》）。

自汗不止：何首乌为末，津调，封脐中（《集简方》）。

肠风脏毒，下血不止：何首乌二两，为末。食前米饮服二钱（《圣惠方》）。

大风疠疾：何首乌大而有花纹者一斤，米泔浸一七，九蒸九晒，胡麻四两，九蒸九晒，为末。每酒服二钱，日二（《圣惠方》）。

实用指南

单方验方

心烦失眠及精神分裂症：制何首乌、夜交藤（即何首乌的藤茎）各90克，大枣6枚。水煎服，每日1剂。

头晕耳鸣、须发早白、贫血及神经衰弱等：制何首乌60克。入砂锅（忌用铁锅）煎取浓汁，去掉药渣，加入大米100克，大枣3～5枚，合煮成粥。待粥熟后加入适量白糖调味，当作早餐或晚餐服食。

十二指肠溃疡：何首乌（生首乌或制首乌均可）60克，小茴香（炒）30克，猪肚1个。先将猪肚洗净，再将首乌、小茴香用纱布包好置入猪肚肉，共同加水炖煮。待猪肚烂熟后去掉药包，分作9份，每次1份，每日3次，3日服完。

疟疾：生何首乌25克，甘草3克。加水浓煎2小时后取汤，分作3次于饭前饮服。

食疗药膳

生首乌蜂蜜水

原料：生首乌30克，蜂蜜20克。

制法：将生首乌洗净，晒干或烘干，研末，调入蜂蜜，拌和均匀即成。

用法：上、下午分别服用。

功效：养血，润肠通便。

适用：血亏肠燥型肛裂。

何首乌猪肚

原料：（鲜）何首乌、白果根、左转藤（海金沙藤）各60克，糯米250克，猪小肚1个。

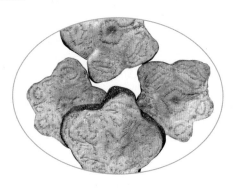

制法：将前3药与糯米共盛猪小肚内，加冰糖炖1小时，去药渣。

用法：食猪小肚及糯米，分2次食完，连服3～5剂。

功效：益气，补虚，固涩。

适用：遗精。

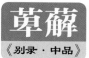

萆薢
《别录·中品》

释名 赤节（《别录》），百枝（吴普），竹木（《炮炙论》），白菝葜。

根

气味 苦，平，无毒。

主治 腰脊痛强，骨节风寒湿周痹，恶疮不瘳，热气（《本经》）。伤中恚怒，阴痿失溺，老人五缓，关节老血（《别录》）。头旋痫疾，补水脏，坚筋骨，益精明目，中风失音（大明）。补肝虚（好古）。治白浊茎中痛，痔瘘坏疮（时珍）。

附方 小便频数：川萆薢一斤，为末，酒糊丸梧子大。每盐酒下七十丸（《集玄方》）。

头痛发汗：萆薢，旋覆花、虎头骨酥炙等分，为散。欲发时，以温酒服二钱，暖卧取汗，立瘥（《圣济录》）。

腰脚痹软（行履不稳者）：萆薢二十四分，杜仲八分，捣筛。每旦温酒服三钱匕，禁牛肉（唐德宗《贞元广利方》）。

肠风痔漏：如圣散，用萆薢、贯众去土等分，为末。每服三钱，温酒空心服之（孙尚药《传家秘宝方》）。

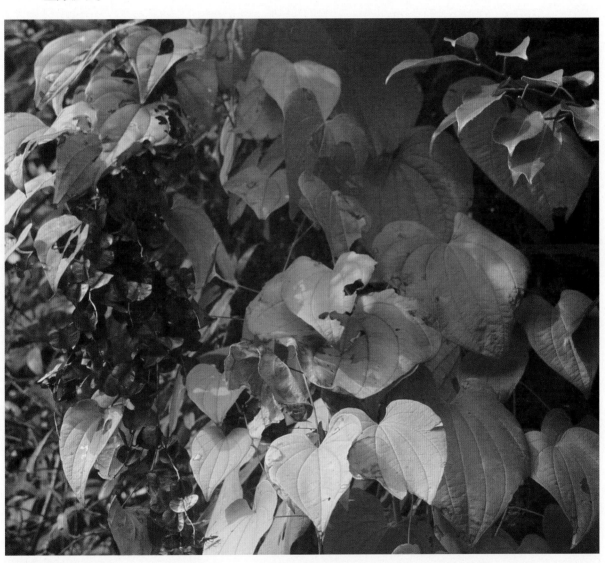

实用指南

单方验方

寒湿腰痛：萆薢、当归、川芎、防风、牛膝各10克，枸杞子、杜仲、松节、干茄根各15克，干金钱白花蛇1条，甘草5克。水煎服。

下肢丹毒：萆薢、金银花、黄柏、栀子、大黄、牡丹皮、茯苓、泽泻、车前子（包）各9克，生地黄、川牛膝、虎杖各12克，生薏苡仁、忍冬藤各30克。每日1剂，水煎服。

慢性铅中毒：萆薢、贯众各24克，党参15克，鸡血藤12克。水煎2次，使成200毫升药液，每日2次，10日为1个疗程，间歇5日，共用4个疗程。

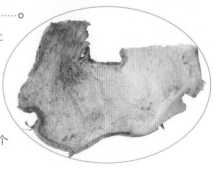

菝葜
《别录·中品》

释名 金刚根（《日华》），铁菱角（《纲目》），王瓜草（《日华》）。

根

气味 甘、酸，平、温，无毒。

主治 腰背寒痛，风痹，益血气，止小便利（《别录》）。治时疾瘟瘴（大明）。补肝经风虚（好古）。治消渴，血崩，下痢（时珍）。

附方 小便频数：金刚骨为术。每服三钱，温酒下，睡时（《儒门事亲》）。

沙石淋疾（重者）：取去根本，用菝葜二两，为末。每米饮服二钱。后以地椒煎汤浴腰腹，须臾即通也（《圣济录》）。

下痢赤白：金刚根、蜡茶等分，为末，白梅肉捣丸芡子大。每服五七丸，小儿三丸，白痢甘草汤下，赤痢乌梅汤下（《卫生简易方》）。

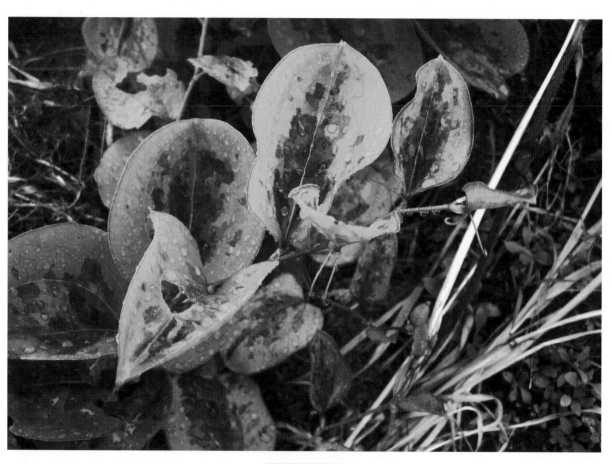

实用指南

单方验方

赤白带下：菝葜250克。捣碎加糖100克，煎汤，每日1次。

食管癌：鲜菝葜500克。用冷水1500毫升，浓缩成500毫升时，去渣，加肥猪肉100克，待肉熟后即可。此为1日量，分3次服完。

直肠脱垂：菝葜90～120克，鲜品量酌增，金樱子根60～90克。水煎服，分3次服。

牛皮癣：菝葜根20～40克。用温开水1500毫升浸泡10小时，煮沸40～50分钟，每日2～3次，饭后服。

精编本草纲目中草药

食疗药膳

菝葜薏苓汁

原料：菝葜、生薏苡仁各30~60克，猪苓30克。

制法：将上3味水煎取药汁。

用法：每日1剂，分2次服。

功效：清热利湿，抗癌。

适用：喉癌。

菝葜猪脊椎骨汤

原料：菝葜、薏苡仁、生黄芪各50克，党参30克，当归、大枣各10克，蜈蚣1条，甘杞（枸杞子）、杜仲各15克，猪脊椎骨250克。

制法：将以上各味药与猪脊椎骨一起加适量清水炖服。

用法：每日1剂，分2次服。7日为1个疗程。

功效：活血祛风，通络止痛。

适用：腰膝酸痛。

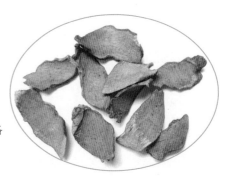

土茯苓
《纲目》

释名 土萆薢（《纲目》），刺猪苓（《图经》），山猪粪（《纲目》），冷饭团（《纲目》）。

根

气味 甘、淡，平，无毒。

主治 食之当谷不饥，调中止泄，健行不睡（藏器）。健脾胃，强筋骨，去风湿，利关节，止泄泻，治拘挛骨痛，恶疮痈肿。解汞粉、银朱毒（时珍）。

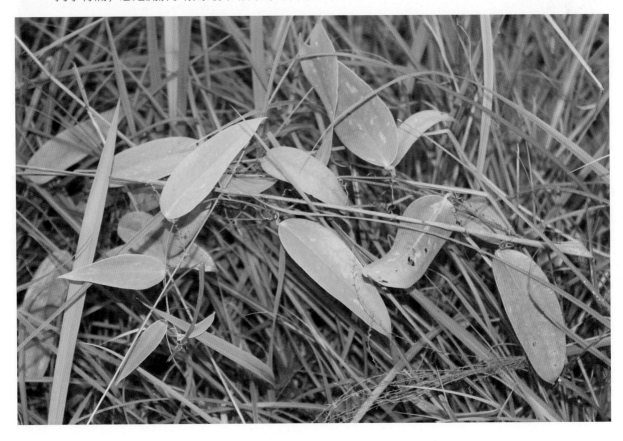

附方 杨梅毒疮：用冷饭团四两，皂角子七个，水煎代茶饮。浅者二七，深者四七，见效。一方：冷饭团一两，五加皮、皂角子、苦参各三钱，金银花一钱，用好酒煎。日一服（邓笔峰《杂兴方》）。小儿杨梅疮起于口内，延及遍身。以土萆薢末，乳汁调服。月余自愈（《外科发挥》）。

骨挛痈漏：服轻粉致伤脾胃气血，筋骨疼痛，久而溃烂成痈，连年累月，至于终身成废疾者：土萆薢一两，有热加芩、连，气虚加四君子汤，血虚加四物汤，水煎代茶。月余即安（薛己《外科发挥》）。用过山龙四两即硬饭，加四物汤一两，皂角子七个，川椒四十九粒，灯心七根，水煎日饮（朱氏《集验方》）。瘰疬溃烂：冷饭团切片或为末，水煎服或入粥内食之。须多食为妙。江西所出色白者良。忌铁器、发物（陆氏《积德堂方》）。

实用指南

单方验方

女性尖锐湿疣：土茯苓、黄芪各30克，冬虫夏草9克，紫草根、蒲公英、蜂房、赤芍、板蓝根各20克，败酱草15克，蜈蚣2条，甘草6克。水煎取药汁，每日1剂，分2次服用。

风湿骨痛、疮疡肿毒：土茯苓500克。去皮，和猪肉炖烂，分数次连滓服。

血淋：土茯苓、茶根各25克。水煎服，白糖为引。

皮炎：土茯苓100～150克。水煎当茶饮。

瘿瘤：土茯苓、白毛藤各25克，蒲公英、乌蔹莓根各20克，金锁银开（金荞麦）、黄药子各15克，甘草、金银花各10克。水煎服。

食疗药膳

土茯苓茶

原料：土茯苓60克，绿茶2克。

制法：将上两味水煎取药汁。

用法：代茶频饮，每日1次，连服15日为1个疗程。

功效：解毒化瘀。

适用：梅毒。

土茯苓眉豆蟾蜍粥

原料：土茯苓120克，眉豆（白扁豆）60克，粳米30克，蟾蜍2只，姜蒜、大枣各适量。

制法：蟾蜍去头、皮、内脏，用清水冲洗干净，入清水锅中，再加进粳米、土茯苓、眉豆、大枣、姜蒜一同熬煮，待粥熟后适当地调入一些调味料即可。

用法：温热服食，每日2次。

功效：清湿毒。

适用：疳疮，症见阴茎龟头出现小疮、四周焮肿、亮如水晶、逐渐增大、破后糜烂等。

白敛
《本经·下品》

释名 白草（《本经》），白根（《别录》），兔核（《别录》）。

根

气味 苦，平，无毒。

主治 痈肿疽疮，散结气，止痛除热，目中赤，小儿惊痫温疟，女子阴中肿痛，带下赤白（《本经》）。杀火毒（《别录》）。治发背瘰疬，面上疱疮，肠风痔漏，血痢，刀箭疮，扑损，生肌止痛（大明）。解狼毒毒（时珍）。

附方 发背初起：水调白敛末，涂之（《肘后方》）。

面生粉刺：白敛二分，杏仁半分，鸡屎白一分，为末，蜜和杂水拭面（《肘后方》）。

冻耳成疮：白敛、黄柏等分，为末，生油调搽（《谈野翁方》）。

胎孕不下：白敛、生半夏等分，为末，滴水丸梧子大。每榆皮汤下五十丸（《保命集》）。

风痹筋急：肿痛，展转易常处。白敛二分，熟附子一分，为末。每酒服半刀圭，日二服。以身中热行为候，十日便觉。忌猪肉、冷水（《千金方》）。

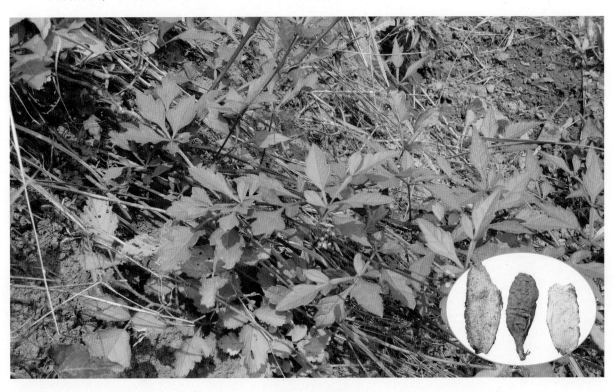

实用指南

单方验方

扭挫伤：白敛（现规范名为"白蔹"）2个，盐适量。捣烂如泥外敷。

赤白带下：白蔹（葡萄科）、苍术各10克，黄柏6克。水煎服。

痈肿疮疡：白蔹、大黄、黄芩各等份。研粉，以鸡蛋白调敷患处，每日数次。

扭挫伤痛：白蔹适量。捣烂外敷。

手足皲裂：白蔹、白及各30克，大黄（焙黄研末）50克，冰片3克。研极细粉，和匀过筛，加蜂蜜调成糊状，将患处洗净拭干后涂药，每日3～5次，以愈为度。

细菌性痢疾：白蔹块根适量。晒干或烘干，研末，装入胶囊，每粒0.3克，每次6粒，每日3次。急性菌痢3日为1个疗程，慢性菌痢5日为1个疗程。

山豆根

宋·《开宝》

释名 解毒（《纲目》），黄结（《纲目》），中药。

气味 甘、寒，无毒。

主治 解诸药毒，止痛，消疮肿毒，发热咳嗽，治人及马急黄，杀小虫（《开宝》）。含之咽汁，解咽喉肿毒，极妙（苏颂）。研末汤服五分，治腹胀喘满。酒服三钱，治女人血气腹胀，又下寸白诸虫。丸服，止下痢。磨汁服，止卒患热厥心腹痛，五种痔痛。研汁涂诸热肿秃疮，蛇狗蜘蛛伤（时珍）。

附方 霍乱吐利：山豆根末，橘皮汤下三钱。赤白下痢，山豆根末，蜜丸梧子大。每服二十丸，空服白汤下，三服自止（《备急方》）。

水蛊腹大（有声，而皮色黑者）：山豆根末，酒服二钱（《圣惠方》）。

喉中发痈：山豆根磨醋噙之，追涎即愈。势重不能言者，频以鸡翎扫入喉中，引涎出，就能言语（《永类方》）。

疥癣虫疮：山豆根末，腊猪脂调涂（《备急方》）。

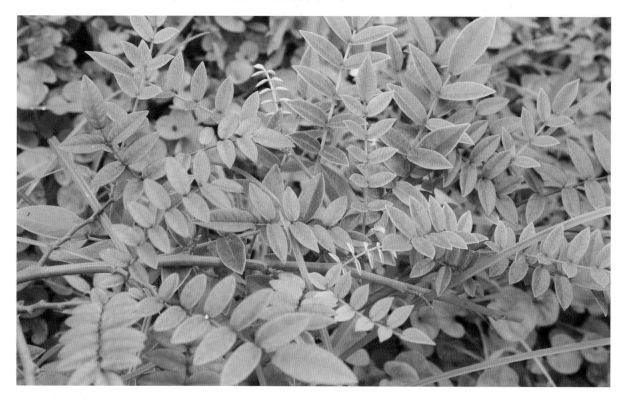

实用指南

单方验方

化脓性扁桃体炎：山豆根、赤芍、牡丹皮、炙僵蚕、牛蒡子、挂金灯（锦灯笼）、菊花、金银花、黄芩、知母各9克，桔梗、生甘草、射干各3克。水煎服，每日1剂，每日2次。

宫颈糜烂：山豆根适量。研成细粉，高压消毒。先以1：1000苯扎溴铵消毒宫颈，后用棉球蘸山豆根粉涂宫颈糜烂处，1～3日1次，10次为1个疗程。

痔疮：鲜山豆根20克，猪大肠250克。同炖食。

急性黄疸性肝炎：山豆根9克，鸡骨草30克。水煎服。

流行性腮腺炎：山豆根9克，板蓝根（或南板蓝根）30克。水煎服。

热毒咽喉肿痛：山豆根9克。水煎服。

肺热咳嗽、咽喉燥痛：山豆根9克，前胡、枇杷叶各10克，桔梗5克，甘草3克。水煎服。

牙龈肿痛：山豆根6克。水煎服。

痢疾：山豆根6克。水煎服。

食疗药膳

山豆根野菊花茶

原料：山豆根60克，野菊花120克。

制法：将上2味水煎取药汁。

用法：10岁以上者顿服，3岁以下分3次服。

功效：清热解毒。

适用：猩红热。

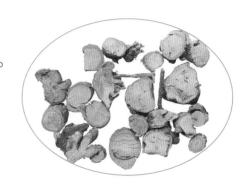

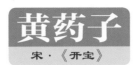

黄药子

宋·《开宝》

释名 木药子（《纲目》），大苦（《纲目》），赤药（《图经》），红药子。

根

气味 苦，平，无毒。

主治 诸恶肿疮瘰喉痹，蛇犬咬毒。研水服之，亦含亦涂（《开宝》）。凉血降火，消瘿解毒（时珍）。

附方 吐血不止：药子一两，水煎服（《圣惠方》）。

咯血吐血：用蒲黄、黄药子等分，为末，掌中舐之（《百一选方》）。用黄药子、汉防己各一两，为末。每服一钱，小麦汤食后调服，一日二服（王衮《博济方》）。

鼻衄不止：黄药子为末。每服二钱，煎淡胶汤下。良久，以新水调面一匙头服之（《兵部手集方》）。只以新汲水磨汁一碗，顿服（《简要济众方》）。

产后血运，恶物冲心，四肢冰冷，唇青腹胀，昏迷：红药子一两，头红花一钱，水二盏，妇人油钗二只，同煎一盏服。大小便俱利，血自下也（《禹讲师经验方》）。

天泡水疮：黄药子末，搽之（《集简方》）。

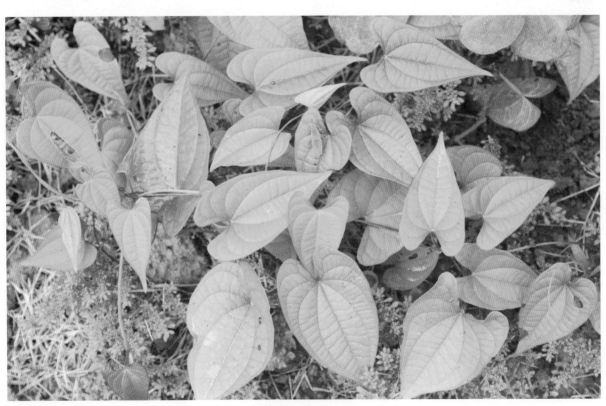

实用指南

单方验方

梅毒溃烂：黄药子20克，土茯苓15克。水煎当茶饮。

黑色素瘤：黄药子、牡蛎、玄参、陈皮、当归、黑木耳、金银花各30克，夏枯草、半枝莲各60克，紫荆皮20克，贝母12克，儿茶15克。水煎取药汁，每日1剂，分2次服。

附睾炎：黄药子、千里光各12克。水煎服，每日1剂。

辅助治疗甲状腺功能亢进：黄药子6克。水煎服，每日1次。

黄药子半枝莲木耳汤

原料：黄药子、玄参、当归、牡蛎、黑木耳、陈皮、金银花各30克，半枝莲、夏枯草各60克，紫荆皮20克，贝母12克，儿茶15克。

制法：将以上各味水煎取药汁。

用法：每日1剂，分2次服。

功效：化痰祛瘀，软坚抗癌。

适用：恶性黑色素瘤。

黄药子烧鸡

原料：黄药子30克，母鸡1只。

制法：取黄药子置黄母鸡腹中同煮。

用法：吃肉喝汤。

功效：化痰祛瘀。

适用：瘿瘤或瘰疬。

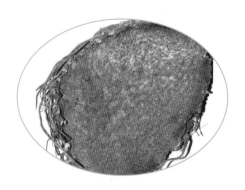

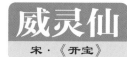

威灵仙

宋·《开宝》

释名 时珍曰：威，言其性猛也。灵仙，言其功神也。

根

气味 苦，温，无毒。

主治 诸风，宣通五脏，去腹内冷滞，心膈痰水，久积癥瘕，痃癖气块，膀胱宿脓恶水，腰膝冷疼，疗折伤。久服无有温疾疟（《开宝》）。推新旧积滞，消胸中痰唾，散皮肤大肠风邪（李杲）。

附方 腰脚诸痛：用威灵仙末，空心温酒服一钱。逐日以微利为度（《千金方》）。用威灵仙一斤，洗干、好酒浸七日，为末，面糊丸梧子大。以浸药酒，每服二十丸（《经验方》）。

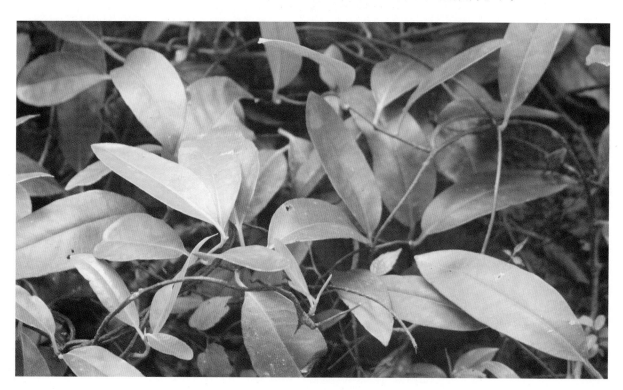

手足麻痹（时发疼痛，或打扑伤损，痛不可忍，或瘫痪等证）：威灵仙（炒）五两、生川乌头、五灵脂各四两，为末，醋糊丸梧子大。每服七丸，用盐汤下。忌茶（《普济方》）。

大肠冷积：威灵仙末，蜜丸梧子大。一更时，生姜汤下十丸至二十丸（《经验良方》）。

诸骨鲠咽：威灵仙一两二钱，砂仁一两，砂糖一盏，水二盅，煎一盅。温服。用威灵仙米醋浸二日，晒研末，醋糊丸梧子大。每服二三丸，半茶半汤下。如欲吐，以铜青末半匙，入油一二点，茶服、探吐（《乾坤生意》）。治鸡鹅骨鲠。赤茎威灵仙五钱，井华水煎服，即软如绵吞下也，甚效（《圣济录》）。

实用指南

单方验方 ○

食管癌：威灵仙、白蜂蜜各30克。水煎服，每日1剂，分早晚服，连服1周。

呃逆：威灵仙、蜂蜜各30克。煎服，若胃酸少者，再加适量食醋。

胆石症：威灵仙60克。水煎服，每日2次。

尿路结石：威灵仙、金钱草、白茅根各60克，或威灵仙60～90克。水煎服，每日1剂。

面神经麻痹：威灵仙、防风各30克。水煎服，每日1剂。

鱼骨鲠喉或卡在食管上段：威灵仙枝茎干品250克，野菊花30克。加水1500毫升小火煎后取汁500毫升，加入食醋30毫升，每次60毫升，每日1次，徐徐咽下，20分钟内服完。

老年慢性支气管炎：威灵仙、炒莱菔子各12克，桃仁、地龙、沙参、桔梗、白前、荆芥、紫菀、陈皮各10克，甘草6克。水煎服。

食疗药膳 ○

灵仙酒

原料：威灵仙500克，好酒适量。

制法：将药洗净晾干，以酒浸（酒盖过药面）7日，焙干为末，面糊丸如梧子大，再浸药酒。

用法：每日2次，每服20丸。

功效：通络止痛。

适用：腰腿疼痛。

威灵仙炖肉

原料：威灵仙60～90克（黑根），鸡蛋或肉适量。

制法：将威灵仙炖肉、煎蛋或蒸蛋吃。

用法：适量食用。

功效：祛风湿，通经络，补气血。

适用：头晕盗汗或冷汗不止。

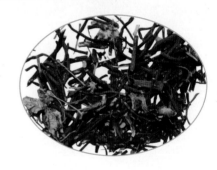

茜草
《本经·上品》

释名 地血（《别录》），血见愁（《土宿》），风车草（《土宿》），过山龙（《补遗》）。

根

气味 苦，寒，无毒。

主治 寒湿风痹，黄疸，补中（《本经》）。止血，内崩下血，膀胱不足，踒跌蛊毒。久服益精气，轻身。可以染绛。又苗根：主痹及热中伤跌折（《别录》）。治六极伤心肺，吐血泻血（甄权）。止鼻洪尿血，产后血运，月经不止，带下，扑损淤血，泄精，痔瘘疮疖排脓。酒煎服（大明）。通经脉，治骨节风痛，活血行血（时珍）。

附方 鼻血不止：茜根、艾叶各一两，乌梅肉二钱半，为末，炼蜜丸梧子大。每乌梅汤下五十丸（《本事方》）。

心痹心烦（内热）：茜根煮汁服（《伤寒类要》）。

黑髭乌发：茜草一斤，生地黄三斤，取汁。以水五大碗，煎茜绞汁，将滓再煎三度。以汁同地黄汁，微火煎如膏，以瓶盛之。每日空心温酒服半匙，一月髭发如漆也。忌萝卜、五辛（《圣济录》）。

脱肛不收：茜根、石榴皮各一握，酒一盏，煎七分，温服（《圣惠方》）。

预解疮疹（时行疮疹正发，服此则可无患）：茜根煎汁，入少酒饮之（《奇效良方》）。

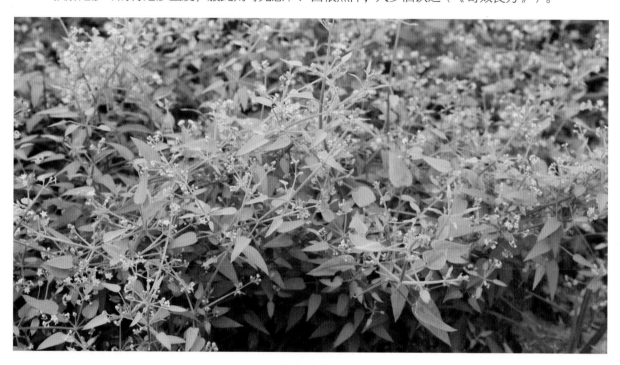

实用指南

单方验方

念珠菌引发的口腔溃疡：茜草10～20克。水煎，每日1剂，分早晚服，连服12～42日。用药期间不加用其他对霉菌有治疗作用的药物。

软组织损伤：茜草根200克，虎杖120克。用白布包煮20分钟，先浸洗，温后敷局部，冷后再加热使用，连续用药5～7日。

龋齿牙痛：茜草根1克。用纱布包好放在消毒碗内，加乳汁10毫升，浸泡数分钟，待液体成淡红色即可应用。用时将浸液用棉球或滴管滴入牙痛病人双眼的泪囊口处，每1～2分钟滴1次。

外伤出血：茜草根适量。研细末，外敷伤处。

跌打损伤：茜草根120克，白酒750毫升。将茜草置白酒中浸泡7日，每次30毫升，每日2次。

慢性腹泻：茜草适量。炒黑存性，研为细末，加少许红糖，每日3次，每次9克，饭前服，1周为1个疗程。

月经先期、量多、血色深红：茜草15克，牡丹皮10克，乌贼骨、荆芥炭各9克。水煎服，经前1周每日1剂，连服5～7日。

关节痛：茜草根60克，猪脚1只。水和黄酒各半，炖2小时，吃猪脚喝汤。

食疗药膳

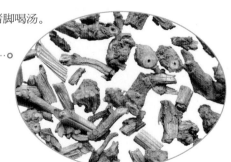

茜草酒

原料：鲜茜草根30～60克，好白酒1000毫升。

制法：将茜草根洗净入白酒中，7日后即可服酒。

用法：每次饮适量。

功效：通经活络，止痛。

适用：关节疼痛。

精编本草纲目中草药

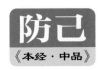

防己

《本经·中品》

释名 解离（《本经》），石解。

气味 辛，平，无毒。

主治 风寒温疟，热气诸痫，除邪，利大小便（《本经》）。疗水肿风肿，去膀胱热，伤寒热邪气，中风手足挛急，通腠理，利九窍，止泄，散痈肿恶结，诸病疥癣虫疮（《别录》）。治中下湿热肿，泄脚气，行十二经（元素）。木防己：主治男子肢节中风，毒风不语，散结气臃肿，温疟风水肿，去膀胱热（甄权）。

附方 风水恶风汗出身重（脉浮，防己黄芪汤主之）：防己一两，黄芪二两二钱半，白术七钱半，炙甘草半两，锉散。每服五钱，生姜四片，枣一枚，水一盏半，煎八分，温服。良久再服。腹痛加芍药（仲景方）。

肺痿喘嗽：汉防己末二钱，浆水一盏，煎七分，细呷（《儒门事亲》）。

霍乱吐利：防己、白芷等分，为末。新汲水服二钱（《圣惠方》）。

目睛暴痛：防己酒浸三次，为末。每一服二钱，温酒下（《摘玄方》）。

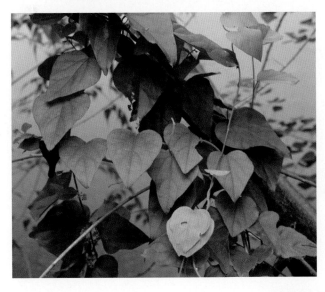 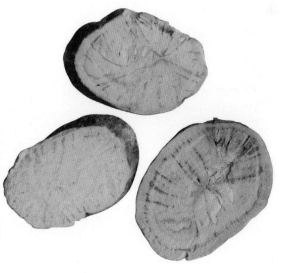

精编本草纲目中草药

实用指南

单方验方

腹满胀成水臌：防己、花椒、葶苈子、大黄各10克。研细末，蜜为丸，每次9克，每日3次。

风湿性关节炎：防己30克，麻黄3克，黄芪片6克。用清水5碗煎成2碗，盛在暖水壶中作为饮料，随时进饮。药渣可用清水两碗半煎成半碗温服。

风湿性关节炎、类风湿关节炎、瘾病、癫痫等证属阴虚热伏者：防己、甘草各7.5克，桂枝、防风各22.5克。以酒200毫升，渍12小时，绞取汁；入生地黄1000克蒸1小时，绞取汁；以铜器将上2种药汁和匀，分2次服。

食疗药膳

防己大枣汁

原料：防己、白术各10克，黄芪12克，甘草3克，生姜3片，大枣5枚。

制法：将上几味加水煎取汁。

用法：每日2次。

功效：益气健脾，利水消肿。

适用：气虚所致突发水肿，症见汗出恶风、身重浮肿、小便不利、肢重麻木等。

通草

《本经·中品》

释名 木通（士良），附支（《本经》），万年藤（甄权）。

气味 辛，平，无毒。

主治 除脾胃寒热，通利九窍血脉关节，令人不忘，去恶虫（《本经》）。疗脾疸，常欲眠，心烦哕、出音声，治耳聋，散痈肿诸结不消，及金疮恶疮，鼠瘘踒折，鼻鼻息肉，堕胎，去三虫（《别录》）。治五淋，利小便，开关格，治人多睡，主水肿浮大（《甄权》）。利大小便，令人心宽，下气（藏器）。主诸瘘疮，喉痹咽痛，浓煎含咽（恂）。通经利窍，导小肠火（杲）。

附方 心热尿赤（面赤唇干，咬牙口渴）：导赤散，用木通、生地黄、炙甘草等分，入竹叶七片，水煎服（钱氏方）。

妇人血气：木通浓煎三五盏，饮之即通（孟洗《本草》）。

金疮踒折：通草煮汁酿酒，日饮。

精编本草纲目中草药

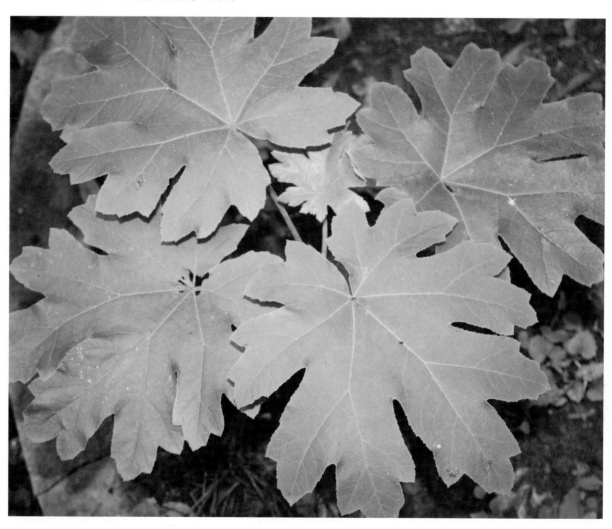

实用指南

单方验方

乳汁不下或乳少：通草6～9克，猪骨300～500克。共煮成汤，饮服。

尿路感染：通草15克，石韦、冬葵子各10克，滑石20克。水煎服，每日1剂。

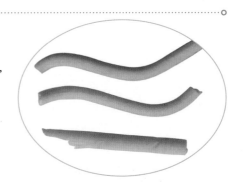

食疗药膳

通草鲫鱼汤

原料：鲜鲫鱼1尾，黑豆芽30克，通草3克，盐适量。

制法：将鲫鱼去鳞、鳃、内脏，洗净；黑豆芽洗净。锅置火上，加入适量清水、放入鱼，用小火炖煮15分钟后，加入豆芽、通草、盐，等鱼熟汤成后，去豆芽、通草即可。

用法：喝汤吃鱼，每日1次。

功效：温中下气，利水通乳。

适用：妇女产后乳汁不下以及水肿等。

钩藤

《别录·下品》（即今之钩藤）

释名 弘景曰：出建平。亦作吊藤。疗小儿，不入余方。

气味 甘，微寒，无毒。

主治 小儿寒热，十二惊痫（《别录》）。小儿惊啼，瘛疭热拥、客忤胎风（权）。大人头旋目眩、平肝风，除心热，小儿内钩腹痛，发斑疹（时珍）。

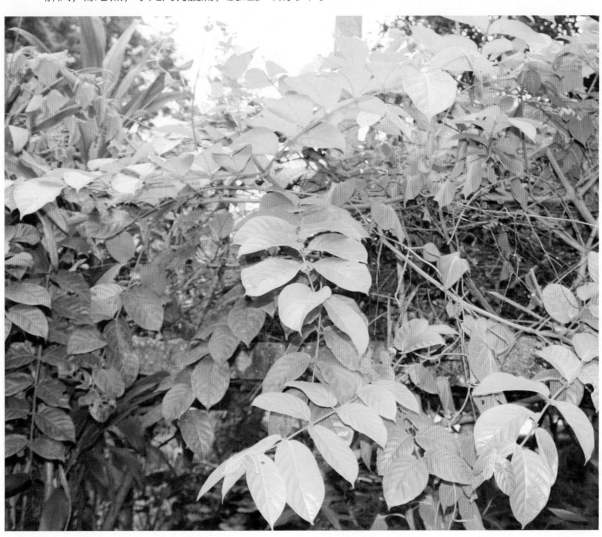

精编本草纲目中草药

附方 小儿惊热：钓藤一两，硝石半两，甘草（炙）一分，为散。每服半钱，温水温，日三服。名延龄散（《圣济录》）。

卒得痫疾：钓藤、甘草（炙）各二钱，水五合，煎二合。每服枣许，日五、夜三度（《圣惠方》）。

斑疹不快：钓藤钩子、紫草茸等分，为末。每服，一字或半钱，温酒服（钱氏方）。

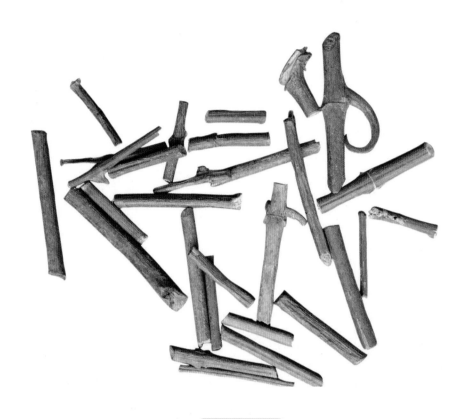

单方验方

癫狂：钓藤、竹茹各10克，牛膝12克，通草6克，辰砂（朱砂）（研末冲）、琥珀（研末冲）各3克，兑竹沥水30～90克。水煎服。

脑震荡后头晕头痛：钓藤12克，茯苓15克，石决明18克，天麻、黄芩、制半夏、栀子、蟅虫（地鳖虫）、地龙各9克，每日2剂。水煎服，分早、晚各服1次。连服10剂为1个疗程，1疗程后停药1～2日，再行第2个疗程。

高血压：钓藤12克，夏枯草、菊花、桑叶各10克。水煎服。

白英

《本经·上品》

释名 白草（《别录》），白幕（《拾遗》），排风（《拾遗》）。

根苗

气味 甘，寒，无毒。

主治 寒热八疸，消渴，补中益气。久服轻身延年（《本经》）。叶：作羹饮，甚疗劳（弘景）。烦热，风疹丹毒，瘅疟寒热，小儿结热，煮汁饮之（藏器）。

鬼目（子也）

气味 酸，平，无毒。

主治 明目（《别录》）。

附方 目赤头旋，眼花面肿，风热上攻：用排风子焙、甘草炙、菊花焙各一两，为末。每服二钱，卧时温水下（《圣济录》）。

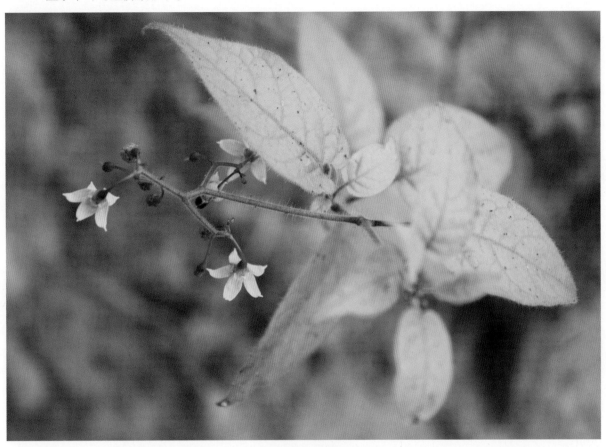

实用指南

单方验方

辅助治疗毒热型鼻咽癌：白英、野菊花、臭牡丹各30克，三颗针、苦参、白头翁、七叶一枝花各15克，白花蛇舌草20克。水煎服，每日1剂，每日2次。

风疹：白英、油豆腐各30克。水煎服。

颈淋巴结结核：白英30克，夏枯草15克。水煎浓汁，代茶饮。

结膜炎：白英果30克，白英根10克，野菊花15克。水煎服。

食疗药膳

白英瘦肉汤

原料：干白英、猪苓各20克，赤小豆50克，大枣30克，猪瘦肉150克。

制法：将瘦肉，洗净，切块；赤小豆用清水浸泡半天，至发胀为度，洗净备用；其他用料洗净。将全部用料放入锅内，加清水适量，小火煮1.5～2小时即成。调味供用。

用法：佐餐食用。

功效：清利湿毒。

适用：膀胱癌属于湿热浊毒下注、迫血妄行者，症见血尿反复出现、色鲜红、小便短赤等。

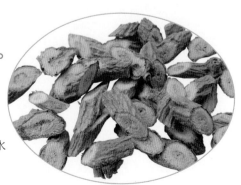

萝摩
《唐本草》

释名 芄兰（《诗疏》），实名雀瓢（陆玑），斫合子（《拾遗》），羊婆奶（《纲目》），婆婆针线包。

子（叶同）

气味 甘，辛，温，无毒。

主治 虚劳，补益精气，强阴道。叶煮食，功同子（《唐本》）。捣子，敷金疮，生肤止血。捣叶，敷肿毒（藏器）。取汁，敷丹毒赤肿，及蛇虫毒，即消。蜘蛛伤，频治不愈者，捣封二三度，能烂丝毒，即化作脓也（时珍）。

附方 补益虚损，极益房劳：用萝摩四两，枸杞根皮、五味子、柏子仁、酸枣仁、干地黄各三两，为末。每服方寸匕，酒下，日三服（《千金方》）。

损伤出血，痛不可忍：用篱上婆婆针袋儿，擂水服，渣罨疮口，立效（《袖珍》）。

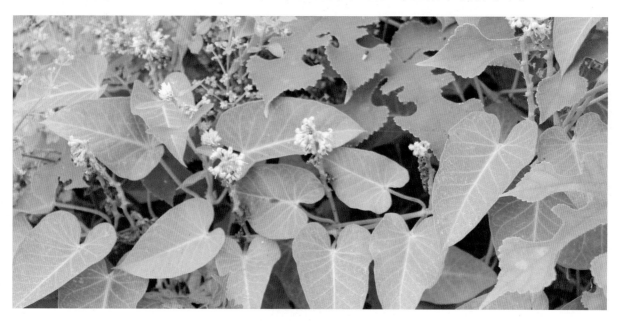

实用指南

单方验方

阳痿：萝藦根、淫羊藿根、仙茅根各9克。水煎服，每日1剂。

肾炎水肿：萝藦根50克。水煎服，每日1剂。

瘆伤：萝藦根适量。炖鸡服。

瘰疬：萝藦根35～50克。水煎服，甜酒为引，每日1剂。

乳少：萝藦9～15克。水煎服；炖肉服可用50～100克。

五步蛇咬伤：萝藦根9克，兔耳风根、龙胆草根各6克。水煎服，白糖为引。

食疗药膳

萝藦菜粥

原料：萝藦250克，羊肾1对，粳米60克。

制法：细切煮粥，调和如常法。

用法：空腹食用。

功效：补肾利湿。

适用：五劳七伤、阴囊湿痒。

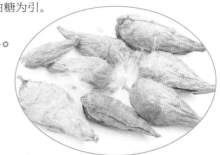

乌蔹莓

《唐本草》

释名 五叶莓（弘景），拔（《尔雅》），赤葛（《纲目》），赤泼藤。

气味 酸、苦，寒，无毒。

主治 痈疖疔疮肿虫咬，捣根敷之（弘景）。风毒热肿游丹，捣敷并饮汁（恭）。凉血解毒，利小便。根擂酒服，消疖肿、神效（时珍）。

附方 小便尿血：五叶藤阴干为末。每服二钱，白汤下（《卫生易简方》）。

喉痹肿痛：五爪龙草、车前草、马兰菊各一握，捣汁、徐咽。祖传方也（《医学正传》）。

一切肿毒、发背乳痈，便毒恶疮，初起者：并用五叶藤或根一握，生姜一块，捣烂，入好酒一碗绞汁。热服取汁，以渣敷之，即散。一用大蒜代姜，亦可（《寿域神方》）。

跌扑损伤：五爪龙捣汁，和童尿、热酒服之，取汗（《简便方》）。

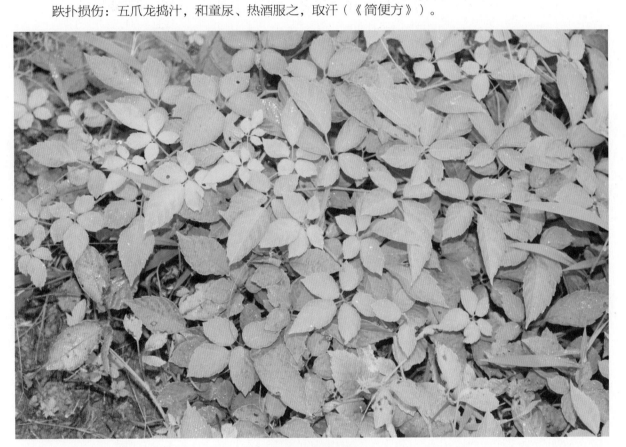

实用指南

单方验方

发背、臀痛、便毒：乌蔹莓全草适量。水煎2次过滤，将2次煎汁合并一处，再隔水煎浓缩成膏，涂纱布上，贴敷患处，每日换1次。

无名肿毒：乌蔹莓叶适量。捣烂，炒热，用醋泼过，敷患处。

臁疮：鲜乌蔹莓叶适量。捣烂敷患处，宽布条扎护，每日1次。

化脓性感染：鲜乌蔹莓全草或茎叶适量。洗净，捣烂如泥，敷于患处。

灰指甲：乌蔹莓、新鲜紫花地丁、白菊花叶各等量。洗净后，稍晾干，加些盐捣烂成泥。患处先外科常规排脓换药2~3日后，将上药敷于患处，每日1次。

蜂窝织炎：乌蔹莓藤或根30克，生姜1小块，酒、醋各适量。将乌蔹莓藤或根洗净，与生姜一同捣绒，炒热，用酒、醋泼过，敷于患处。

乌蔹莓炖肉

原料：乌蔹莓嫩叶200克，猪肉500克，料酒、盐、味精、葱段、姜片。

制法：将乌蔹莓嫩叶去杂洗净，入沸水锅内焯一下，捞出洗净，挤干水切段。猪肉洗净切小块。锅内放猪肉和适量水，烧至肉熟，加入料酒、盐、味精、葱段、姜片，用小火炖至入味，投入乌蔹莓烧至入味，出锅即成。

用法：吃肉喝汤，每日1次。

功效：解毒消肿，滋阴润燥。

适用：阴虚咳嗽、肺痨咯血、口渴、乏力、体倦、尿血、便秘等。

乌蔹莓猪肉膳

原料：乌蔹莓、何首乌、九子连环草各15克，猪肉250克。

制法：将前3药用新纱布包扎，把猪肉洗净、切小块。上加水共炖，肉熟烂为度。

用法：吃肉喝汤，连服数剂。

功效：清热解毒，消肿补虚。

适用：九子烂疡（相当于现代医学之淋巴癌）。

葎草
《唐本草》

释名 勒草（《别录》），葛勒蔓（《蜀图经》），来莓草（《别本》）。

气味 甘、苦，寒，无毒。

主治 勒草：主瘀血，止精益盛气（《别录》）。葎草：主五淋，利小便，止水痢，除疟虚热渴。煮汁或生捣汁服（恭）。生汁一合服，治伤寒汗后虚热（宗奭）。疗膏淋，久痢，疥癞（颂）。润三焦，消五谷，益五脏，除九虫，辟温疫，敷蛇蝎伤（时珍）。

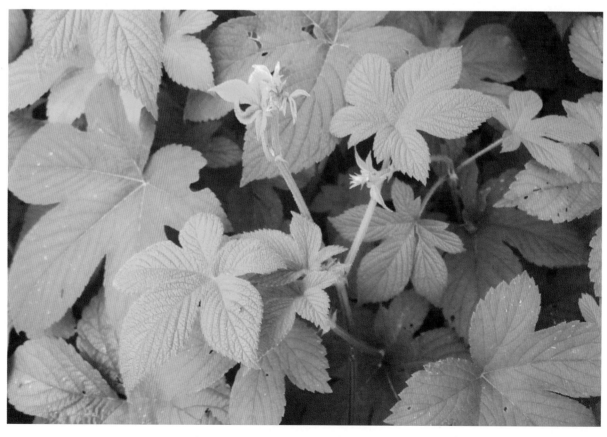

附方 小便石淋：葛葎掘出根，挽断，以杯于坎中承取汁。服一升，石当出。不出更服（《范汪方》）。

小便膏淋：葎草，捣生汁三升，酢二合，合和顿服，当尿下白汁。

乌癞风疮：葛葎草三秤切洗，益母草一秤切，以水二石五斗，煮取一石五斗，去滓入瓮中，浸浴一时方出，坐密室中，又暖汤浴一时，乃出，暖卧取汗，勿冷见风。明日又浴。如浴时瘙痒不可忍，切勿搔动，少顷渐定。后隔三日一作，以愈为度（《圣济录》）。

实用指南

单方验方

泌尿系结石：鲜葎草60克，鲜满天星45克，车前草30克。水煎服，连服5～7日。

肺痨潮热、盗汗：鲜葎草全草60克。水煎，冲冰糖服。也可加地骨皮24克，水煎服。

血淋：鲜葎草60～120克。水煎调冰糖服。

小儿疳积：葎草6～15克，鸡蛋1个。水煎服食。

石淋：鲜葎草60～120克。水煎，鱼脑石6块，放在新瓦片上煅至赤色取出研末，冲药液服。

湿热带下：鲜葎草根60～90克。水煎服。

小儿天疱疮：葎草200克。水煎洗患处，每日2～3次。

腋下痈初期：鲜葎草、红糖各适量。捣烂敷患处。

皮炎、湿疹、脚癣：鲜葎草全草适量，苍耳草鲜茎叶适量。同捣烂，水煎，洗患处。

食疗药膳

葎草根猪瘦肉汤

原料：葎草根20克，猪瘦肉60克。

制法：猪肉切块，加葎草根同炖汤。

用法：喝汤食肉。

功效：清虚热，疗肺痨。

适用：阳虚肺痨、潮热盗汗、骨蒸、咳嗽或咯血。

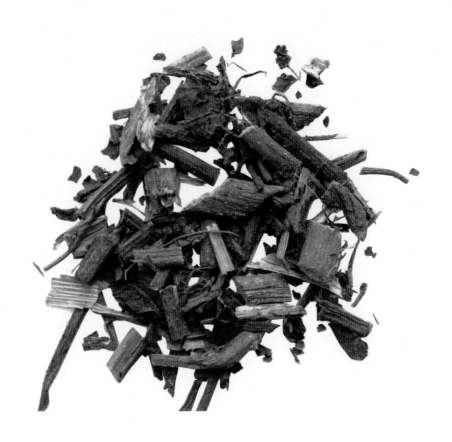

络石
《本经·上品》

释名 石鲮（《本经》，吴普作鲮石），石龙藤（《别录》），悬石（《别录》）。

茎叶

气味 苦，温，无毒。

主治 风热死肌痈伤，口干舌焦，痈肿不消，喉舌肿闭，水浆不下（《本经》）。大惊入腹，除邪气，养肾，主腰髋痛，坚筋骨，利关节。久服轻身明目，润泽好颜色，不老延年，通神（《别录》）。主一切风，变白宜老（藏器）。蝮蛇疮毒，心闷，服汁并洗之。刀斧伤疮，敷之立瘥（恭）。

附方 痈疽焮痛，止痛：灵宝散，用鬼系腰，生竹篱阴湿石岸间，络石而生者好，络木者无用。其藤柔细，两叶相对，形生三角。用茎叶一两，洗酒，勿见火，皂荚刺一两，新瓦炒黄，甘草节半两，大瓜蒌一个，取仁炒香，乳香、没药各三钱。每服二钱，水一盏，酒半盏，慢火煎至一盏，温服（《外科精要》）。

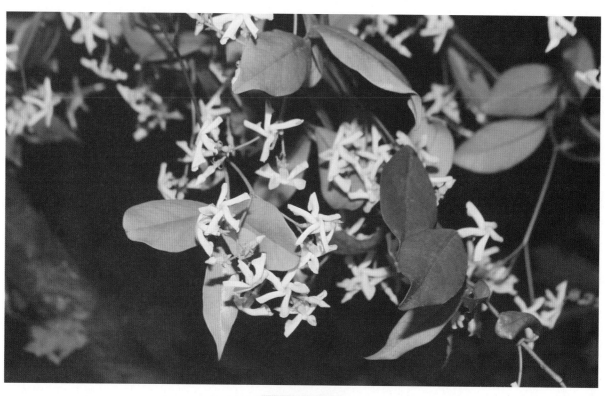

实用指南

单方验方

外伤出血：络石藤适量。晒干研末，撒敷，外加包扎。

筋骨痛：络石藤50～100克。浸酒服。

关节炎：络石藤、五加根皮各50克，牛膝根25克。水煎服，白酒引。

肺结核：络石藤、地菍各50克，猪肺200克。同炖，服汤食肺，每日1剂。

吐血：络石藤叶50克，乌韭（大叶金花草）、雪见草（荔枝草）各25克。水煎服。

外伤出血：络石藤适量。晒干研末，撒敷，外加包扎。

风湿性关节痛：络石藤、忍冬藤30克，鸡血藤25克，牛膝、威灵仙各20克，防风15克。水煎服；药渣再煎，烫洗患处。

痈肿：络石藤30克，大青叶、金银花50克，赤芍25克。水煎服。

络石藤炖猪肺

原料：络石藤、地苍各30克，猪肺200克。

制法：将上几味加适量水同炖。

用法：服汤食肺，每日1剂。

功效：祛风活络，凉血止血，补气益肺。

适用：肺结核。

络石藤酒

原料：络石藤、骨碎补各60克，萆薢、仙茅各15克，生地黄、狗脊、薏苡仁、当归身各30克，黄芪、白术、枸杞子、玉竹、白芍、山茱萸、红花、木瓜、续断、牛膝、杜仲各15克，黄酒5000毫升。

制法：将上药切片，绢袋装，浸酒内，封固，隔水加热半小时，静置数日即可饮用。

用法：视酒量，每日饮1～2小杯，不可过服，所余药渣还可依法再浸1次。

适用：肝肾不足、脾虚血弱，夹有风湿的肢体麻木、疼痛、腰膝酸软、体倦身重等。

忍冬
《别录·上品》

释名 金银藤（《纲目》），鸳鸯藤（《纲目》），老翁须（《纲目》），金钗股（《纲目》）。

气味 甘，温，无毒。

主治 寒热身肿。久服轻身长年益寿（《别录》）。治腹胀满，能止气下澼（甄权）。热毒血痢水痢，浓煎服（藏器）。治飞尸遁尸，风尸沉尸，尸注鬼击，一切风湿气，及诸肿毒，痈疽疥癣，杨梅诸恶疮，散热解毒（时珍）。

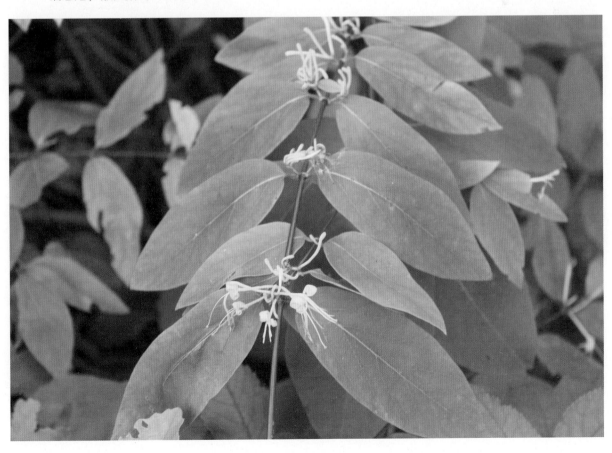

附方 痢疾：金银花（入铜锅内，焙枯存性）五钱。红痢以白蜜水调服，白痢以砂糖水调服（《惠直堂经验方》忍冬散）。

疮疡痛甚，色变紫黑者：金银花连枝叶（锉）二两，黄芪四两，甘草一两。上细切，用酒一升，同入壶瓶内，闭口，重汤内煮三、二时辰，取出，去滓，顿服之（《活法机要》回疮金银花散）。

一切肿毒，不问已溃未溃，或初起发热，并疔疮便毒，喉痹乳蛾：金银花（连茎叶）自然汁半碗，煎八分服之，以渣敷上，败毒托里，散气和血，其功独胜（万表《积善堂经验方》）。

痈疽发背初起：金银花半斤，水十碗煎至二碗，入当归二两，同煎至一碗，一气服之（《洞天奥旨》归花汤）。

一切内外痈肿：金银花四两，甘草三两。水煎顿服，能饮者用酒煎服（《医学心悟》忍冬汤）。

大肠生痈，手不可按，右足屈而不伸：金银花三两，当归二两，地榆一两，麦冬一两，玄参一两，生甘草三钱，薏仁五钱，黄芩二钱。水煎服（《洞天奥旨》清肠饮）。

实用指南

单方验方

痢疾：金银花15克。焙干研末，水调服。

咽喉炎：金银花15克，生甘草3克。煎水含漱。

胆囊炎肋痛：金银花50克，花茶叶20克。沏水当茶喝。

感冒发热，头痛咽痛：金银花60克，山楂20克。煎水代茶饮。

热闭：金银花60克，菊花30克，甘草20克。水煎服，代茶频饮。

急性温病昏迷：金银花、生地黄各30克，连翘、麦冬、玄参、丹参、黄芩、石菖蒲、郁金各20克。水煎服。

预防流行性乙型脑炎、流行性脑脊髓膜炎：金银花、连翘、板蓝根、芦根、甘草各9克。水煎代茶饮，每日1剂，连服3～5日。

胆道感染，创口感染：金银花50克，连翘、板蓝根、黄芩、野菊花各25克。水煎服，每日1剂。

食疗药膳

金银花酒

原料：金银花150克，甘草30克，酒250毫升。

制法：将金银花、甘草用水500毫升煎取约250毫升，入酒略煎。

用法：分早、午、晚3次服尽。

功效：解毒消痈。

适用：痈疽恶疮、肺痈、肠痈初起等。

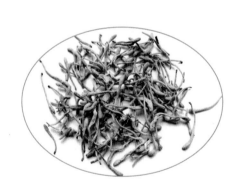

银花茶

原料：金银花、蒲公英、茶叶各3克。

制法：将上3味装入茶缸内，用沸水冲泡10分钟。

用法：不拘时，代茶频饮，每日1剂。

功效：清热解毒，利湿。

适用：小儿头疖、痱毒等

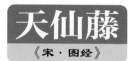

天仙藤
《宋·图经》

气味 苦，温，无毒。

主治 解风劳。同麻黄，治伤寒，发汗。同大黄，堕胎气（苏颂）。流气活血，治心腹痛（时珍）。

附方 疝气作痛：天仙藤一两，好酒一碗，煮至半碗，服之神效（孙天仁《集效方》）。

产后腹痛，儿枕痛：天仙藤五两，炒焦为末。每服，炒生姜汁、童子小便和细酒调服（《经验妇人方》）。

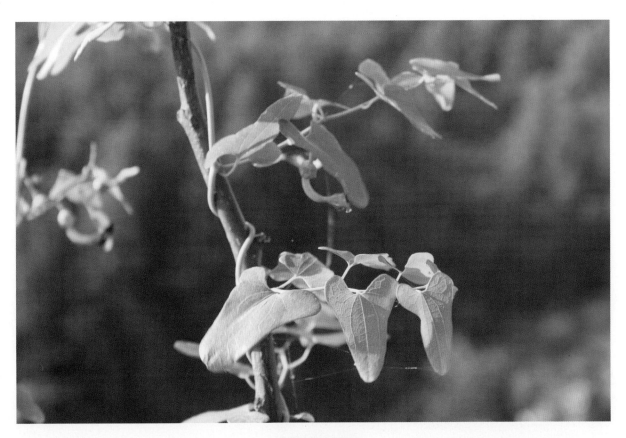

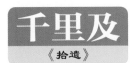
实用指南

单方验方 ···○

　　乳腺炎：鲜天仙藤适量。揉软外敷，每日换药1次。

　　肚子胀痛：天仙藤根9克，小茴香、羊胡子草（唢呐花）、香附各6克。水煎服。

　　急性肚痛：天仙藤根、青蒿各9克，飞落伞15克。水煎服。

　　咳喘：天仙藤、桑皮、贝母各9克。水煎服。

食疗药膳 ···○

　　天仙藤鲫鱼汤

　　原料：天仙藤、冬瓜子各20克，鲫鱼1条（约300克），大蒜30克。

　　制法：将鲫鱼去鳞及内脏洗净，和天仙藤等一起入砂锅，熟后加入适量调味品，食鱼喝汤。

　　用法：每日1剂，分2次服用，连用5～7剂。

　　功效：活血止痛。

　　适用：心腹痛。

千里及

《拾遗》

气味　苦，平，有小毒。

主治　天下疫气结黄，瘴疟蛊毒，煮汁服，取吐下。亦捣敷蛇犬咬（藏器）。同甘草煮汁饮。退热明目，不入众药（苏颂）。同小青煎服，治赤痢腹痛（时珍）。

附方　烂弦风眼：千里光草，以笋壳叶包煨熟，捻汁滴入目中（《经验良方》）。

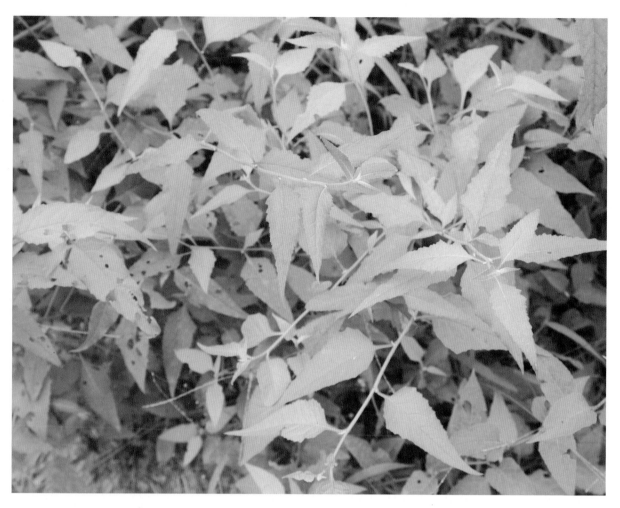

实用指南

单方验方

皮肤湿疹瘙痒：千里光鲜草适量。洗净，捣烂取汁外涂。

细菌性痢疾：千里光、金银花或爵床各适量。水煎服。

滴虫性阴道炎、宫颈炎：千里光15克（或配花椒5克），煎液涂阴道周壁，并用棉球蘸药液塞入阴道，12～24小时后取出，每日1次，5次为1个疗程。

钩端螺旋体病：千里光、土茯苓各适量。水煎服。

麦粒肿：千里光、一点红、马兰草15克。水煎服。

腮腺炎：千里光、一点红各30克。水煎服。

烫伤：鲜千里光叶适量。捣烂，加冰片少许，用第2次洗米水调成糊状，敷患处。

目赤红肿：千里光、马兰草各15克，木贼10克。水煎服。

鸡盲（夜盲症）：千里光、鸡肝各30克。共炖服。

阴囊湿疹，瘙痒或糜烂：鲜千里光适量。捣烂水煎去渣，慢火煎成稠膏，涂患处。

中耳炎：鲜千里光叶、鲜白花草叶（菊科的胜红蓟叶）各适量。捣烂取汁滴入患耳内，每日数次。

食疗药膳

千里光茶

原料：千里光500克。

制法：将千里光干燥全草，切成细末，贮净瓶备用。

用法：每次15克，用白开水冲泡，当茶频饮。

功效：清热解毒。

适用：丹毒、急性肠炎、急性扁桃体炎等。

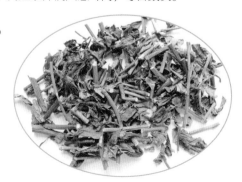

泽泻

《本经·上品》

释名 水泻（《本经》），鹄泻（《本经》），及泻（《别录》）。

根

气味 甘，寒，无毒。

主治 风寒湿痹、乳难，养五脏，益气力，肥健，消水。久服，耳目聪明，不饥延年，轻身，面生光，能行水上（《本经》）。入肾经，去旧水，养新水，利小便，消肿胀，渗泄止渴（元素）。去脬中留垢，心下水痞（李杲）。渗湿热，行痰饮，止呕吐泻痢，疝痛脚气（时珍）。

附方 水湿肿胀：泽泻、白术各一两，为末，或为丸。每服三钱，茯苓汤下（《保命集》）。

冒暑霍乱（小便不利，头运引饮）：三白散，用泽泻、白术，白茯苓各三钱，水一盏，姜五片，灯心十茎，煎八分，温服（《和剂局方》）。

支饮苦冒：（仲景泽泻汤）用泽泻五两，白术二两，水二升，煮一升，分二服（《深师方》）。先以水二升煮二物，取一升，又以水一升，煮泽泻取五合，二汁分再服。病甚欲眩者，服之必瘥。

肾脏风疮：泽泻，皂荚水煮烂，焙研，炼蜜丸如梧子大。空心温酒下十五丸至二十丸（《经验方》）。

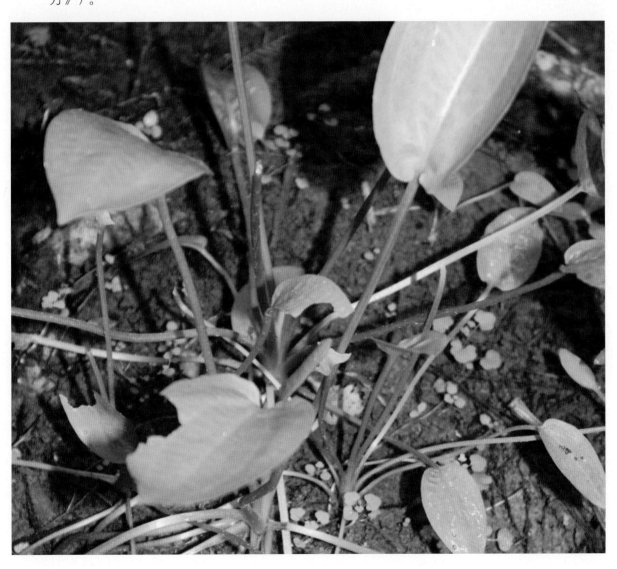

单方验方

水肿、小便不利：泽泻、白术各12克，车前子9克，茯苓皮15克，西瓜皮24克。水煎服。

急性肠炎：泽泻、白头翁各15克，猪苓9克，车前子6克。水煎服。

耳源性眩晕：泽泻、茯苓、白术各20克，橘红、干姜、桂枝各15克。水煎服。

痰饮上扰、心悸、头晕目眩、泛吐清水：泽泻30克，白术18克。水煎服。

盆腔炎：泽泻10克，粳米60克。将泽泻研为细末，调入煮熟的粳米粥内，再煮3~5分钟即可，每日1剂，分2次服食。

单纯性肥胖：泽泻、茯苓、草决明（决明子）、薏苡仁、防己各15克，白术、荷叶各12克，陈皮10克。水煎2次，混合后分3次服，每日1剂，一般连续用药15~45日。

食疗药膳

泽泻粥

原料：泽泻粉10克，粳米50克。

制法：先将粳米加水500毫升，煮粥。待米开花后，调入泽泻粉，改用小火稍煮数沸即可。

用法：每日2次，温热服食，3日为1个疗程。不宜久食，可间断食用。

功效：健脾渗湿，利水消肿。

适用：水湿停滞、小便不利、水肿、下焦湿热之带下、小便淋涩等。

泽泻茶

原料：泽泻、花茶各适量。

制法：将上2味用300毫升开水冲泡后饮用。

用法：不拘时饮用，冲饮至味淡。

功效：利水渗湿，泄热，利尿。

适用：高血压、水肿、小便不利、呕吐、痰饮、脚气、高脂血症等。

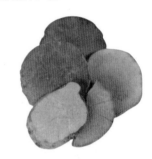

羊蹄

《本经·下品》

释名 蓄（《别录》），秃菜（弘景），败毒菜（《纲目》）。

根

气味 苦，寒，无毒。

主治 头秃疥瘙，除热，女子阴蚀（《本经》）。浸淫疽痔，杀虫（《别录》）。疗蛊毒（恭）。治癣，杀一切虫。醋磨，贴肿毒（大明）。捣汁二、三匙，入水半盏煎之，空腹温服，治产后风秘，殊验（宗奭）。

附方 大便卒结：羊蹄根一两，水一大盏，煎六分，温服（《圣惠方》）。

疬疡风驳：羊蹄草根，于生铁上磨好醋，旋旋刮涂。入硫黄少许，更妙。日日用之（《圣惠方》）。

头风白屑：羊蹄草根曝干杵末，同羊胆汁涂之，永除（《圣惠方》）。

疥疮有虫：羊蹄根捣，和猪脂，入盐少许，日涂之（《外台秘要》）。

叶

气味 甘，滑、寒，无毒。

主治 小儿疳虫，杀胡夷鱼、鲑鱼、檀胡鱼毒，作菜。多食，滑大腑（大明）。时珍曰：胡夷、鲑鱼皆河豚名，檀胡未详。作菜，止痒，不宜多食，令人下气（诜）。连根烂蒸一碗食，治肠痔泻血甚效（时珍）。

附方 悬痈舌肿，咽生息肉：羊蹄草煮汁，热含，冷即吐之（《圣惠方》）。

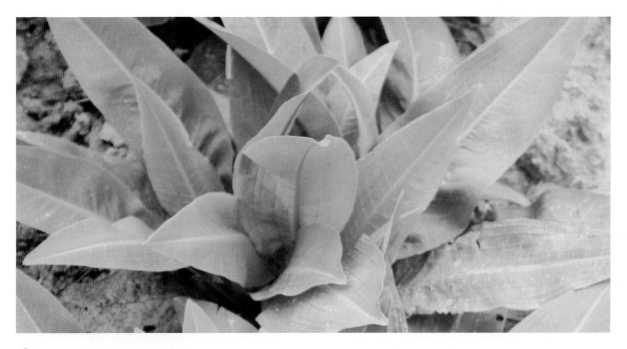

实

气味 苦，涩，平，无毒。

主治 赤白杂痢（恭）。妇人血气（时珍）。

实用指南

单方验方

习惯性便秘：羊蹄根30克，芝麻仁60克，香油适量。将前2味研细末，用香油适量调丸。分3日服完。

胃癌积毒：羊蹄30克，黄芩、黄连各9克。水煎2次，早、晚各兑制硇砂1克服。能使症状缓解，亦宜于食管癌。

尿淋赤浊：羊蹄、车前草各15克。水煎服。

食疗药膳

羊蹄根煮肉

原料：羊蹄根24～30克，猪肉（较肥者）120克。

制法：将猪肉切块，与羊蹄根共入砂锅内，加入清水，煮至极烂时，去药渣。

用法：吃肉喝汤。

功效：清热，通便，止血，补虚。

适用：内痔便血。

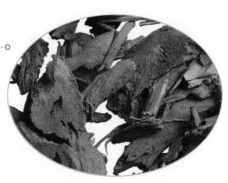

酸模
《日华》

释名 山羊蹄（《纲目》），山大黄（《拾遗》），酸母（《纲目》），当药。

气味 酸，寒，无毒。

主治 暴热腹胀，生捣汁服，当下利。杀皮肤小虫（藏器）。治疥（弘景）。疗痢乃佳（保升）。去汗斑，同紫萍捣擦，数日即没（时珍）。

附方 瘭疽毒疮（肉中忽生黯子如粟豆，大者如梅李，或赤或黑，或青或白，其中有核，核有深根，应心。肿泡紫黑色，能烂筋骨，毒入脏腑杀人。宜灸黯上百壮）：以酸模叶薄其四面，防其长也。内服葵根汁，其毒自愈（《千金方》）。

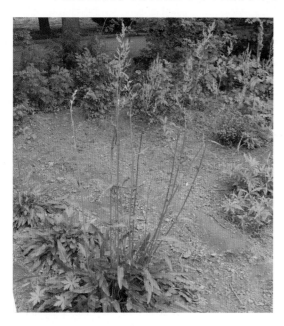 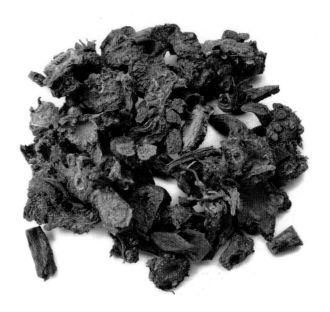

单方验方

小便不通：酸模根9～12克。水煎服。

吐血、便血：酸模4.5克，小蓟、地榆炭各12克，炒黄芩9克。水煎服。

目赤：酸模根3克。研末，调入乳蒸过敷眼沿，同时取根9克煎服。

疮疥：酸模根适量。捣烂涂擦患处。

皮肤湿疹及烫火伤：酸模全草、椿根白皮（椿白皮）各100克，桉树叶、冻青叶各50克。共为细末，油调涂。

慢性便秘：酸模全草、枳壳各9克，芒硝12克。水煎服。

菖蒲
《本经·上品》

释名 昌阳（《别录》），尧韭（吴普），水剑草。

根

气味 辛，温，无毒。

主治 风寒湿痹，咳逆上气，开心孔，补五脏，通九窍，明耳目，出音声。主耳聋痈疮，温肠胃，止小便利。久服轻身，不忘不迷惑，延年。益心智，高志不老（《本经》）。四肢湿痹，不得屈伸，小儿温疟，身积热不解，可作浴汤（《别录》）。治耳鸣头风泪下，鬼气，杀诸虫，恶疮疥瘙（甄权）。治中恶卒死，客忤癫痫，下血崩中，安胎漏，散痈肿。捣汁服，解巴豆、大戟毒（时珍）。

附方 癫痫风疾：九节菖蒲不闻鸡犬声者，去毛，木臼捣末。以黑猵猪心一个切开，砂罐煮汤。调服三钱，日一服（《医学正传》）。

霍乱胀痛：生菖蒲锉四两，水和捣汁，分温四服（《圣惠方》）。

肺损吐血：九节菖蒲末、白面等分。每服三钱，新汲水下，一日一服（《圣济录》）。

赤白带下：石菖蒲、破故纸等分，炒为末。每服二钱，更以菖蒲浸酒调服，日一（《妇人良方》）。

产后崩中，下血不止：菖蒲一两半，酒二盏，煎取一盏，去滓分三服，食前温服（《千金方》）。

耳卒聋闭：菖蒲根一寸，巴豆一粒去心，同捣作七丸。绵裹一丸，塞耳，日一换。一方不用巴豆，用蓖麻仁（《肘后方》）。

风癣有虫：菖蒲末五斤，以酒三升渍，釜中蒸之，使味出。先绝酒一日，每服一升或半升（《千金方》）。

阴汗湿痒：石菖蒲、蛇床子等分，为末。日搽二、三次（《济急仙方》）。

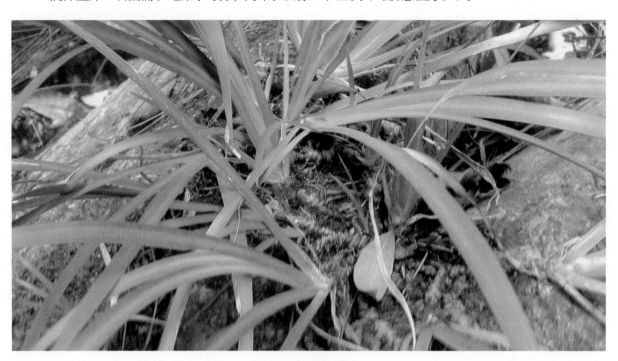

实用指南

单方验方

呃逆喘：石菖蒲30克，木香18克，干姜、紫砜砂各12克。研细末，红糖水或蜂蜜水冲服，每日3次，每次3克。

湿滞胀闷：石菖蒲9克，茯苓、佩兰、郁金、半夏、厚朴各6克。水煎服。

暑温吐泻：石菖蒲、高良姜、陈皮各30克，白术、甘草各15克。研细末，每服9克，水煎十数沸，去渣顿服，每日3次。

湿癣阴痒：石菖蒲、蛇床子各适量。研末外撒，每日2~3次。

湿痹肿痛：石菖蒲、苍术、黄柏各9克，白术、木瓜、石斛、草豆蔻各6克，薏苡仁30克。研匀，每服9克，水煎，隔日再服。

神烦健忘：石菖蒲、远志、五味子、地骨皮各15克，川芎9克，地黄、菟丝子各30克。研细末，米糊为丸，绿豆大，每服6克，每日3次，开水送下。

食疗药膳

石菖蒲拌猪心

原料：石菖蒲30克，猪心1个。

制法：石菖蒲研细末，猪心切片，放砂锅中加水适量煮熟。

用法：每次以石菖蒲粉3~6克拌猪心，空腹食用。每日1~2次。

功效：化湿豁痰，宁心安神。

适用：心悸、失眠、健忘，以及癫狂、痫证、痴呆等。

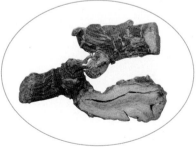

白昌

《别录》

释名 水昌蒲（《别录》），水宿（《别录》），溪荪（《拾遗》），兰荪（弘景）。

气味 甘，无毒。

主治 食诸虫（《别录》）。主风湿咳逆，去虫，断蚤虱（弘景）。研末，油调，涂疥瘙（苏颂）。

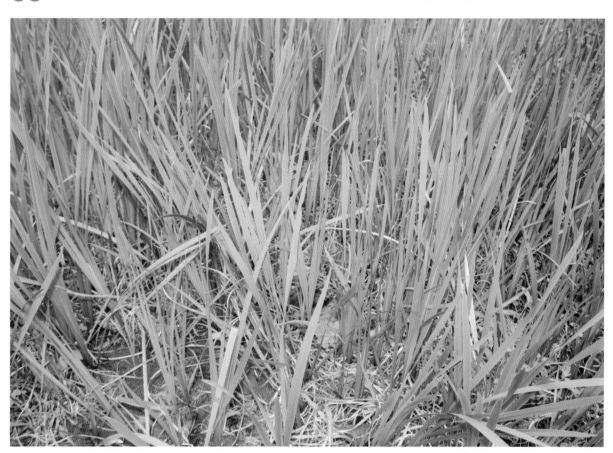

实用指南

单方验方

痰热惊厥，神识不清：水菖蒲、黄连、天竺黄、石决明、钩藤各适量。水煎服。

痰火上扰、心神不宁、惊悸健忘：水菖蒲、远志、茯神、龙骨各适量。水煎服。

湿浊中阻之胃脘痛、胸腹痞闷、食少、苔腻：水菖蒲、藿香、豆蔻、陈皮各适量。水煎服。

急性细菌性痢疾及肠炎：水菖蒲适量。研细末装入胶囊服。

慢性支气管炎咳嗽痰多：水菖蒲适量。煎服或研末服。

食疗药膳

水菖蒲酒

原料：水菖蒲1500克，大米、酒曲各适量。

制法：将水菖蒲置锅内，加水3500毫升，大火煎开，小火煎煮浓缩，取汁500毫升，去渣存汁，加入淘洗净后之大米、酒曲，如常法酿为米酒。待酒熟香后，压去酒渣，以瓷罐收贮即成。

用法：不拘时，随时加温饮。

功效：利湿祛风解毒。

适用：面部粉刺、皮肤疥疮等。

香蒲/蒲黄

《本经·上品》

释名 甘蒲（苏恭），醮石（吴普），花上黄粉名蒲黄。

蒲蒻一名蒲笋《食物》，蒲儿根《野菜谱》

气味 甘，平，无毒。

主治 五脏心下邪气，口中烂臭，坚齿明目聪耳。久服轻身耐老（《本经》）。去热燥、利小便（宁原）。生啖，止消渴（汪颖）。补中益气，和血脉（《正要》）。捣汁服，治妊妇劳热烦躁，胎动下血（时珍《产乳》）。

附方 妒乳乳痈：蒲黄草根捣封之，并煎汁饮及食之（昝殷《产宝》）。

热毒下利：蒲根二两，粟米二合，水煎服，日二次（《圣济总录》）。

蒲黄《本经上品》

气味 甘，平，无毒。

主治 心腹膀胱寒热，利小便，止血，消瘀血。久服轻身益气力，延年神仙（《本经》）。治痢血，鼻衄吐血，尿血泻血，利水道，通经脉，止女子崩中（甄权）。凉血活血，止心腹诸痛（时珍）。

附方 重舌生疮：蒲黄末敷之。不过三上瘥（《千金方》）。

小便转胞：以布包蒲黄裹腰肾，令头致地，数次取通（《肘后方》）。

瘀血内漏：蒲黄末二两，每服方寸匕，水调下，服尽止（《肘后方》）。

肠痔出血：蒲黄末方寸匕，水服之，日三服（《肘后方》）。

脱肛不收：蒲黄和猪脂敷，日三五度（《子母秘录》）。

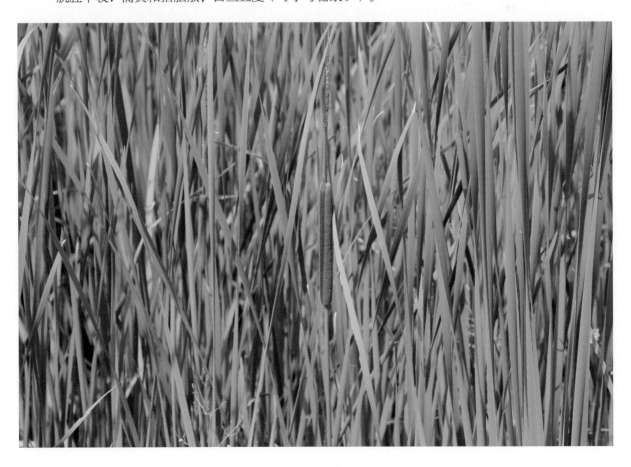

胞衣不下：蒲黄二钱，井水服之（《集验方》）。

产后血瘀：蒲黄三两，水三升，煎一升顿服（《梅师方》）。

关节疼痛：蒲黄八两，熟附子一两，为末。每服一钱，凉水下，日一（《肘后方》）。

阴下湿痒：蒲黄末，敷三、四度瘥（《千金方》）。

耳中出血：蒲黄炒黑研末，掺入（《简便方》）。

实用指南

单方验方

外伤出血：炒蒲黄、海螵蛸各等量。研末外敷。

痔疮：蒲黄、血竭各10克。研为细末，每用少许敷患处。

子宫脱垂：蒲黄、凌霄花各10克，升麻、浮萍各15克。水煎，熏洗坐浴。

牙龈出血（胃肠实火所致牙龈出血）：蒲黄、黄连、牡丹皮、升麻各9克，石膏30克（捣细），生地黄18克，当归、栀子各15克。水煎服，每日3次。

慢性结肠炎引起的大便脓血、腹痛：蒲黄、五灵脂（包煎）、煨肉豆蔻各3克，煨葛根10克。水煎服。

尿道炎、膀胱炎引起尿血、小便不利、尿道作痛：蒲黄30克，冬葵子15克，生地黄20克。水煎温服，早晚各1次。

食疗药膳

蒲黄茶

原料：蒲黄100克，红茶6克。

制法：将上2味用适量水煎，去渣用汁。

用法：每日1剂，随意饮完。

功效：活血散瘀。

适用：产后心闷昏厥、恶露不下等。

蒲黄粥

原料：蒲黄10克，大米100克，白糖适量。

制法：将蒲黄择净，布包，放入锅中，加清水适量，浸泡5～10分钟后，水煎取汁，加大米煮粥，待粥熟时调入白糖，再煮一二沸即成，或将蒲黄3克研为细末，待粥熟时调入粥中服食。

用法：每日1剂，连续3～5日。

功效：收敛止血，行血去瘀。

适用：咯血、吐血、衄血、崩漏、便血、尿血、创伤出血等。

菰

《别录·下品》

释名 茭草《说文》，蒋草。

菰笋 一名茭笋《日用》

气味 甘，冷，滑，无毒。

主治 利五脏邪气，酒皶面赤，白癞疬疡，目赤。热毒风气，卒心痛，可盐、醋煮食之（孟诜）。去烦热，止渴，除目黄，利大小便，止热痢。杀鲫鱼为羹食，开胃口，解酒毒，压丹石毒发（藏器）。

茭白《通志》

气味 甘，冷，滑，无毒。

主治 心胸中浮热风气，滋人齿（孟诜）。煮食，止渴及小儿水痢（藏器）。

菰根

气味 甘，大寒，无毒。

主治 肠胃痛热，消渴，止小便利。捣汁饮之（《别录》）。烧灰，和鸡子白，涂火烧疮（藏器）。

附方 小儿风疮（久不愈者）：用菰蒋节烧研，敷之（《子母秘录》）。

毒蛇伤啮：菰蒋草根烧灰，敷之（《外台秘要》）。

叶

主治 利五脏（大明）。

附方 汤火所的未成疮者：菰蒋根洗去土，烧灰。鸡子黄和涂之（《肘后方》）。

毒蛇啮：菰草根灰，取以封之（《广济方》）。

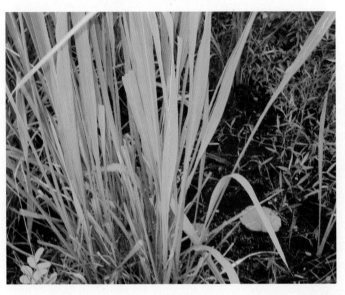
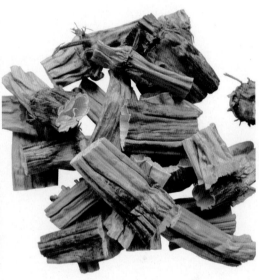

精编本草纲目中草药

实用指南

单方验方

秋季口干、目赤、烦热：茭草200克。煮熟食用。

血虚、黄疸：茭草、猪肝各250克。炒熟常食。

黄疸、小便不利：茭草50克，车前草适量。同煮熟后去车前草，食用茭白。

高血压：茭草、芹菜各100克。煎汤服，每日1次，分2次服完。

上火所致的目赤肿痛：茭草数茎。蒸熟，拌酱油、麻油，连食数日。

食疗药膳

茭白白菜汤

原料：茭草、白菜各250克。

制法：将茭草、白菜切碎入锅，加水适量煮汤，煮至菜刚熟时，加芝麻油、盐、酱油等调味.

用法：饮汤吃菜。

功能：清热除烦，止渴，利尿。

适用：热病烦渴、小便不利等。

茭白瘦肉丝

原料：茭草250克，猪瘦肉150克，豆油、料酒、盐各适量。

制法：茭草、猪瘦肉分别洗净切丝，豆油烧熟，分别煸炒茭草、肉丝，二物混合后加料酒、盐同炒片刻即可。

用法：佐餐食用，每日1次。

功效：清热利湿。

适用：慢性胆囊炎、胆石症。

水萍

《本经·中品》

释名 水花（《本经》），水白（《别录》），水苏（《别录》），水廉（吴普）。

气味 辛，寒，无毒。

主治 暴热身痒，下水气，胜酒，长须发，止消渴。久服轻身（《本经》）。下气。以沐浴，生毛发（《别录》）。主风湿麻痹，脚气，打扑伤损，目赤翳膜，口舌生疮，吐血衄血，癜风丹毒（时珍）。

附方 消渴饮水（日至一石者）：浮萍捣汁服之。又方：用干浮萍、栝楼根等分，为末，人乳汁和丸梧子大。空腹饮服二十丸。三年者，数日愈（《千金方》）。

小便不利（膀胱水气流滞）：浮萍日干为末。饮服方寸匕，日二服（《千金翼》）。

水气洪肿（小便不利）：浮萍日干为末。每服方寸匕，白汤下，日二服（《圣惠方》）。

鼻衄不止：浮萍末，吹之（《圣惠方》）。

大肠脱肛：水圣散，用紫浮萍为末，干贴之（危氏《得效方》）。

毒肿初起：水中萍子草，捣敷之（《肘后方》）。

发背初起（肿焮赤热）：浮萍捣和鸡子清贴之（《圣惠方》）。

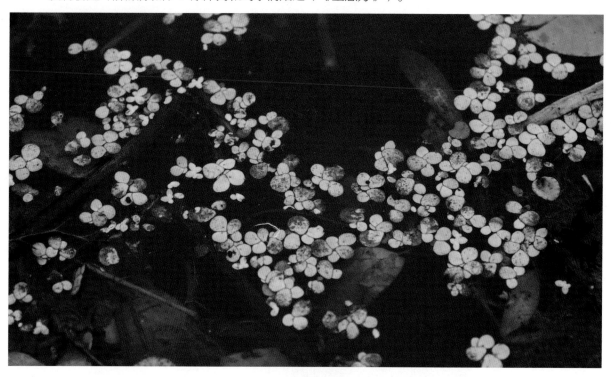

──── 实用指南 ────

单方验方 ···○

风热感冒：水萍、防风各10克，牛蒡子、薄荷、紫苏叶各6克。水煎服。

急性肾炎、全身浮肿：水萍9克，车前子10克，白茅根30克。水煎服。

水肿：干水萍120克，米糠500克。合研细末，炒熟加红糖180克，泡开水服。

浮肿小便不利：水萍10克，泽泻、车前子各12克。水煎服。

麻疹初期发不透：水萍、牛蒡子各6克，升麻、石菖蒲根各3克。水煎服，每日3次，并用浮萍水煎熏洗。

鼻衄：水萍适量。烘干研末，撒鼻孔。

荨麻疹奇痒难忍：水萍、荆芥穗各30克，地肤子25克，千里光40克。用纱布袋装好药，放入锅中加水浓煎，乘温洗患处。可反复加温洗几次。

食疗药膳

浮萍酒

原料：鲜水萍（洗净）60克，醇酒250毫升。

制法：将鲜水萍捣烂，装入盛有醇酒的瓶中，密封瓶口，浸泡5日，去渣取汁备用。

用法：每日1次，睡前取适量擦患处。

功效：透表止痒。

适用：风热性瘾疹、皮肤瘙痒等。

浮萍黑豆汤

原料：鲜水萍100克，黑豆50克。

制法：捞取新鲜水萍100克，淘洗干净；把黑豆洗后用冷水浸泡 1~2小时，再与浮萍同放入小锅内，加水适量，煎沸后去渣取汤。

用法：以上为每日量，分2次温热饮用，连用5~7日。

功效：祛风行水，清热解毒。

适用：小儿急性肾炎。

海藻
《本经·中品》

释名 落首（《本经》），海萝（《尔雅》）。

气味 苦、咸，寒，无毒。

主治 瘿瘤结气，散颈下硬核痛，痈肿癥瘕坚气，腹中上下雷鸣，下十二水肿（《本经》）。辟百邪鬼魅，治气急心下满，疝气下坠，疼痛卵肿，去腹中幽幽作声（甄权）。治奔豚气、脚气，水气浮肿，宿食不消，五隔痰壅（李珣）。

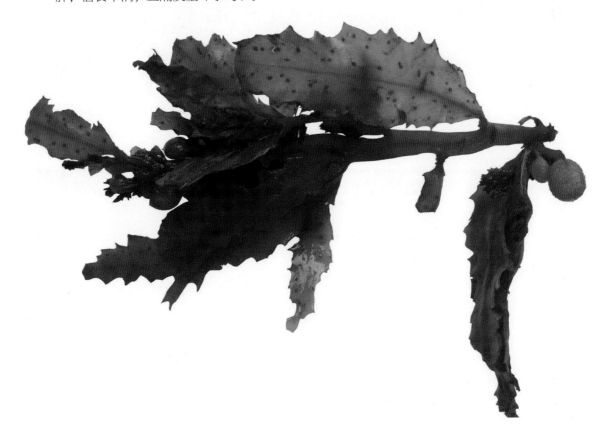

附方 瘿气：海藻酒，用海藻一斤，绢袋盛之，以清酒二升浸之，春夏二日，秋冬三日。每服两合，日三。酒尽再作。其滓曝干为末，每服方寸匕，日三服。不过两剂即瘥（《肘后方》）。

瘿气初起：海藻一两，黄连二两，为末。时时舐咽。先断一切厚味（丹溪方）。

蛇盘瘰疬（头项交接者）：海藻菜以荞面炒过，白僵蚕炒，等分为末，以白梅泡汤和丸梧子大。每服六十丸，米饮下，必泄出毒气（危氏《得效方》）。

实用指南

单方验方

高血压、动脉硬化：海藻适量。煎水服。

疝气、睾丸肿大：海藻30克，炒橘核12克，小茴香10克。水煎或制丸服。

疝气：海藻、海带各15克，小茴香30克。水煎服。

结核性淋巴结肿大：海藻、生牡蛎各30克，玄参15克，夏枯草10克（或海藻、夏枯草、香附、浙贝母各10克）。水煎服。

食管癌、直肠癌：海藻、黄药子各30克，水蛭6克。共研细末，每次6克，每日2次，黄酒冲服。

高脂血症：淡海藻、菟丝子各12克，柿叶10克（鲜品30克），葛根、海蛤壳（现代生物技术制成精纯粉，分冲）各9克。水煎服，每日1剂，每日3次，3个月为1个疗程。

食疗药膳

海藻薏苡仁粥

原料：海藻、昆布、甜杏仁各9克，薏苡仁30克。

制法：将前3味药加水750毫升，煎取汁500毫升，用药汁与薏苡仁同煮成粥即可。

用法：每日1剂，代早餐用，连用20～30剂。

功效：健脾除湿，化痰散结。

适用：痰瘀结聚所致的寻常痤疮。

海藻酒

原料：海藻500克，清酒120毫升。

制法：以绢袋盛海藻，用酒渍之，春夏渍2日，秋冬渍5日。

用法：每服12毫升，稍稍含咽之，每日3次。酒尽，更以酒120毫升渍，饮之如前。渣暴干为末，每服9克，每日3次。

功效：消痰，软坚，活络。

适用：项下卒结囊渐大欲成瘿等。

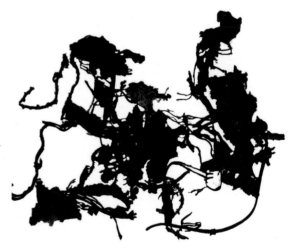

海带
宋·《嘉祐》

气味 咸，寒，无毒。

主治 催生，治妇人病，及疗风下水（《嘉祐》）。治水病瘿瘤，功同海藻（时珍）。

附方 赘：海带、海藻、海蛤、昆布（四味皆焙）、泽泻（炒）、连翘，以上并各等分，猪靥、羊靥各十枚。上为细末，蜜丸，如鸡头大，临卧嚼化一二丸（《儒门事亲》比瘿丹）。

三种瘿：海藻、海带、昆布、雷丸各一两，青盐、广茂各半两。上等分，为细末，陈米饮为丸棒子大，嚼化。以炼蜜丸亦好（《杂类名方》玉壶散）。

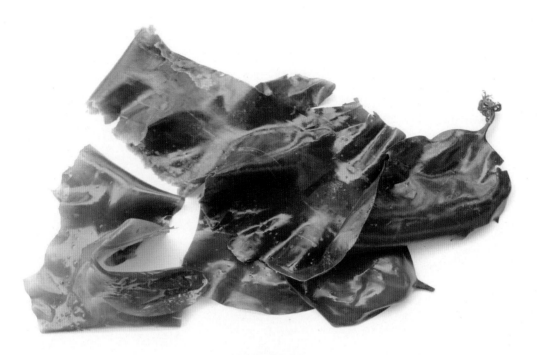

实用指南

单方验方

咽炎：海带300克，白糖适量。海带洗净切丝，放开水中烫一下捞出，用白糖腌3日食用。每日1次，每次30克。

高血压：海带、草决明（决明子）各30克。水煎，吃海带，饮汤。

高脂血症：海带、绿豆、红糖各150克。海带与绿豆共煮至豆烂，用红糖调服，每日2次，连续服用。

鼻出血：海带30～50克。冷水浸泡洗净，切细，水煎服，可酌加冰糖或白糖调味。每日3～4次，连服5～7日。

慢性咽炎：海带300克，白糖适量。海带洗净切丝，用沸水烫一下捞出，加白糖腌3日，每日早、晚分食30克，可佐餐食。

皮肤瘙痒：海带60～90克，猪骨150～250克。加水炖至烂熟，以盐调味，分2次食服。

骨质疏松：海带150克，猪骨1000克。放入高压锅内，加水2000毫升，大火烧开，小火炖烂，加葱、姜、胡椒、味精、盐等调味，常吃能有效防止骨质疏松。

淋巴结肿大：海带30克，夏枯草15克。水煎服。

甲状腺肿大：海带适量。当菜吃，每日食用，连续不断。

睾丸肿痛：海带30克，小茴香6克。水煎，食海带，饮汤。

慢性支气管炎哮喘：海带根500克，生姜50克，红糖适量。加水1000毫升，熬成500毫升。每日2～3次，每次15～20毫升，10日为1个疗程。

食疗药膳

海带炖排骨

原料：海带100克，猪排骨300克，葱白2段，盐少许。

制法：将海带洗净，排骨切块，与盐、葱白同放锅中，加水适量，煮至熟烂即可。

用法：每日1剂，佐餐食用。连用10～15剂。

功效：补肾填精，健脾养血。

适用：精血不足、络脉失养、虚风内动所致的皮肤瘙痒等。

海带汤

原料：海带25克，绿豆20克，玫瑰花、甜杏仁各10克，红糖适量。

制法：将海带洗净，切碎，玫瑰花用纱布包。与甜杏仁、绿豆同放锅中，加水适量，煮沸15分钟后，兑入红糖，搅至糖完全溶化，取出纱布即可。

用法：每日2次，吃海带、绿豆、甜杏仁，饮汤。

功效：化痰散结。

适用：痰瘀凝结引起的寻常痤疮。

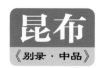

昆布
《别录·中品》

释名 纶布。

气味 咸、寒，滑，无毒。

主治 十二种水肿，瘿瘤聚结气，瘘疮（《别录》）。破积聚（思邈）。利水道，去面肿，治恶疮鼠瘘（甄权）。

附方 膀胱结气，急宜下气：用高丽昆布一斤，白米泔浸一宿，洗去咸味。以水一斛，煮熟劈细。入葱白一握，寸断之。更煮极烂，乃下盐酢豉糁姜橘椒末调和食之。仍宜食粱米、粳米饭。极能下气。无所忌。海藻亦可依此法作之（《广济方》）。

项下卒肿（其囊渐大，欲成瘿者）：昆布、海藻等分，为末，蜜丸杏核大。时时含之，咽汁（《外台》）。

实用指南

单方验方

甲状腺肿大：昆布、马勃、葵花（向日葵）各30克。共研细粉，炼蜜为丸，每丸9克，每次1丸，每日2次，开水送服。

肝脾肿硬：昆布15克，丹参、桃仁、制鳖甲各12克，三棱、莪术、当归各9克，生牡蛎30克。水煎服，每日2次。

水肿脚气：昆布、赤小豆各15克。与鲤鱼同炖服。

顽痰结聚：昆布、海藻、山慈菇各30克，浙贝母、当归、川芎、白芷、藿香各60克。研细末，炼蜜和为化坚丸，每服9克，每日3次，温开水送服。

食疗药膳

凉拌昆布

原料：昆布500克，生姜末、橘皮末、花椒末各适量。

制法：将昆布以米泔水浸1宿，洗去咸味，放入砂锅，加水煮熟，捞出沥水，切细装盘；将葱白1握（切段）放入磁钵，捣极烂，与盐、醋、姜丝、橘、椒末等佐料同倒入盘中，拌匀备用。

用法：佐餐食用。

功效：清热消痰，软坚散结，下气利水。

适用：痰气交阻之瘿瘤瘰疬，或喘咳咳痰黄稠，或少腹胀满、小便不通、肢体浮肿等。

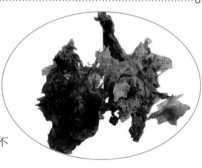

石斛
《别录·上品》

释名 金钗（《纲目》），禁生（《本经》），林兰（《本经》），杜兰（《别录》）。

气味 甘，平，无毒。

主治 伤中，除痹下气，补五脏虚劳羸瘦，强阴益精。久服，厚肠胃（《本经》）。益气除热，治男子腰脚较弱，健阳，逐皮肌风痹，骨中久冷，补肾益力（权）。壮筋骨，暖水脏，益智清气（《日华》）。治发热自汗，痈疽排脓内塞（时珍）。

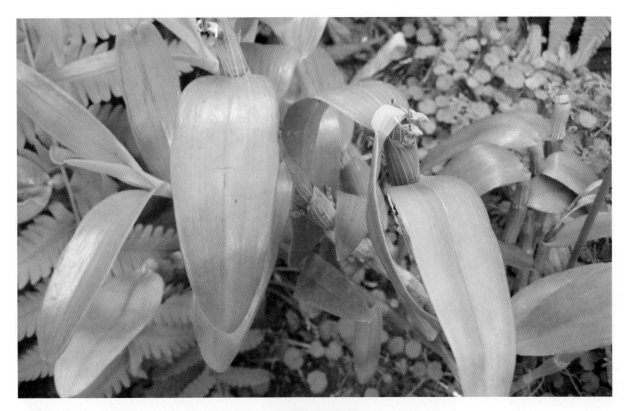

实用指南

单方验方

肺阴虚：石斛10克，花旗参（西洋参）5克，麦冬20克。煲水服。

寒胃、气虚：石斛10克，高丽参2克。煮水服。

阳虚：石斛10克，冬虫夏草2克。煲汤服。

目昏眼花、视力减退：石斛、枸杞子、女贞子各15克，菊花10克。煎汤饮。

秋季肺燥阴伤所致阴虚燥咳、咽干口燥、干咳痰稠：石斛（先煎）、沙参各15克，百合20克，炙款冬花10克。水煎服，每日1剂，每日2次。

中老年人因秋燥损伤肺胃所致的津液不足、肺燥烦渴、肠燥便秘：石斛（先煎）、麦冬各10克，生地黄、玄参各15克。水煎服，每日1剂，每日2次。

食疗药膳

石斛粥

原料：鲜石斛20克，粳米30克，冰糖适量。

制法：先将鲜石斛加水煎煮取汁去渣，再用药汁熬粳米、冰糖为粥。

用法：每日2次。

功效：益胃生津，养阴清热。

适用：热病后期津伤、口干烦渴，或阴虚低热不退、舌红少津、咽干而痛等。

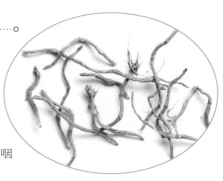

清蒸石斛螺

原料：石斛6克，猪脊肉9克，青螺（石螺）1500克。

制法：青螺吐泥、洗净，用沸水烫熟，捞起。汤汁滤清后留用。挑出螺肉，用淡盐水洗净，沥干，装入炖盅。猪脊肉切成连块，用沸水飞去血秽。螺汁同石斛先用一小锅约煲20分钟后，除去药渣，滤清药汁，待用。将药汁倒入炖盅内，再将猪脊肉放于盅内的螺肉面上，约炖1小时后，调入盐，即可食用。

用法：佐餐食用，每日1次。

功效：滋阴润燥，通利小便，解渴利水。

适用：消渴瘦弱、便秘、燥咳、酒醉不醒等。

骨碎补

宋·《开宝》

释名 猴姜（《拾遗》），胡孙姜（志），石毛姜（《日华》）。

根

气味 苦，温，无毒。

主治 破血止血，补伤折（《开宝》）。主骨中毒气，风血疼痛，五劳六极，足手不收，上热下冷（权）。恶疾，蚀烂肉，杀虫（大明）。研末，猪肾夹煨，空心食，治耳鸣，及肾虚久泄，牙疼（时珍）。

附方 虚气攻牙（齿痛血出，或痒痛）：骨碎补二两，铜刀细锉，瓦锅慢火炒黑，为末。如常揩齿，良久吐之，咽下亦可。刘松石云：此法出《灵苑方》，不独治牙痛，极能坚骨固牙，益精髓，去骨中毒气疼痛。牙动将落者，数擦立住，再不复动，经用有神。

耳鸣耳闭：骨碎补削作细条，火炮，趁热塞之（苏氏《图经》）。

病后发落：胡孙姜、野蔷薇嫩枝煎汁，刷之。

肠风失血：胡孙姜烧存性五钱，酒或米饮服（《仁存方》）。

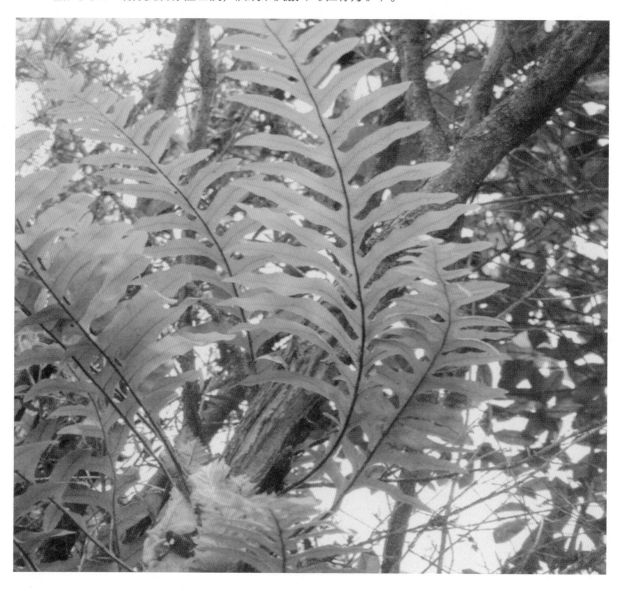

单方验方

肾亏致关节痛：骨碎补60克，狗肉适量。同炖服。

中老年人牙齿松动易脱：骨碎补、两面针各15克，补骨脂10克，核桃仁18克，千年健、熟地黄、蜂房各12克，甘草6克。水煎服，每日1剂。

皮癣：骨碎补适量。研成细末，调醋敷患处。

耳鸣：骨碎补适量。去毛切碎后，用生蜜拌，蒸2小时，晒干，捣末，与猪肾共炖，喝汤吃肉。

牙痛：鲜骨碎补30~60克。去毛打碎，加水蒸服，喝汤。勿用铁器煮。

接骨续筋：骨碎补120克。浸酒500毫升，分10次内服，每日2次；另晒干研末外敷。

跌打损伤、腰背关节酸痛：骨碎补（去毛）15~30克。水煎服。

斑秃：鲜骨碎补30克，闹羊花9克。浸泡在高粱酒内，10日后用棉球擦患处。

牙周炎、牙本质过敏和牙痛：骨碎补、猪腰各适量。同煨熟，喝汤吃猪腰。

食疗药膳

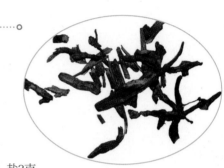

骨碎补茶

原料：蜜炙骨碎补30~50克。

制法：将骨碎补制成粗末，水煎。

用法：代茶频饮。

功效：补肾，润肺止咳。

适用：慢性支气管炎咳嗽痰多。

骨碎补五加皮粥

原料：骨碎补、五加皮、土鳖虫各10克，赤芍15克，粳米100克，盐3克。

制法：上药煎汤，去渣后放入粳米煮成粥，加少许盐调味。

用法：早餐食用。

功效：补肝肾，强筋骨，续伤止痛，破瘀血。

适用：骨折中期的辅助治疗。

石韦

《本经·中品》

释名 石皮（《别录》），石兰。

气味 苦，平，无毒。

主治 劳热邪气，五癃闭不通，利小便水道（《本经》）。止烦下气，通膀胱满，补五劳，安五脏，去恶风，益精气（《别录》）。治淋沥遗溺（《日华》）。炒末，冷酒调服，治发背（颂）。主崩漏金疮，清肺气（时珍）。

附方 小便淋痛：石韦、滑石等分，为末。每饮服刀圭，最快（《圣惠方》）。

崩中漏下：石韦为末。每服三钱，温酒服，甚效。

便前有血：石皮为末。茄子枝煎汤下二钱（《普济方》）。

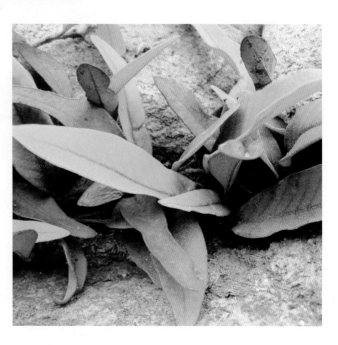

气热咳嗽：石韦、槟榔等分，为末。姜汤服二钱（《圣济录》）。

血淋：石韦、当归、蒲黄、芍药各等分。上四味治下筛，酒服方寸匕，日三服。

单方验方 ....

急性膀胱炎、尿路感染：石韦30克，车前草20克，滑石18克，甘草3克。水煎服。

急性结石发作，绞痛为主：石韦、乌药各60克，白芍90克，甘草10克。水煎服。

功能失调性子宫出血：石韦6克。水煎服。

慢性支气管炎：石韦、冰糖各60克。水煎服。

食疗药膳 ....

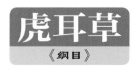

石韦茶

原料：石韦20克，绿茶2克。

制法：石韦加水适量煮沸，取液冲泡绿茶。

用法：代茶频饮。

功效：利尿通淋，清热止血。

适用：湿热型尿路结石。

石韦大枣汤

原料：石韦30克，大枣10克。

制法：石韦用清水洗干净，大枣掰开。将石韦、大枣加水浸没后，先大火后小火，煮沸20分钟左右过滤即可。

用法：饮汤吃枣。每日早、晚各食1碗。

功效：利尿除热，降压降脂。

适用：原发性高血压病伴肥胖、血脂偏高者。

虎耳草

《纲目》

释名 石荷叶。

气味 微苦、辛，寒，有小毒。

主治 瘟疫，擂酒服。生用吐利人，熟用则止吐利。又治聤耳，捣汁滴之。痔疮肿痛者，阴干，烧烟桶中熏之（时珍）。

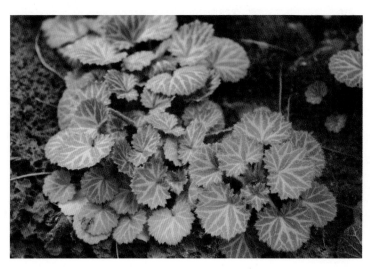

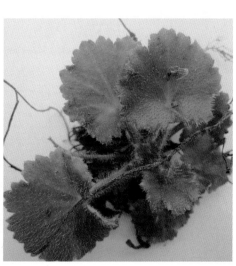

单方验方

中耳炎：鲜虎耳草叶适量。捣汁滴入耳内。

荨麻疹：虎耳草、青黛各适量。水煎服。

风丹热毒、风火牙痛：鲜虎耳草50克。水煎服。

风疹瘙痒、湿疹：鲜虎耳草25～50克。水煎服。

湿疹、皮肤瘙痒：鲜虎耳草500克。切碎，加95％乙醇拌湿，再加30％乙醇1000毫升浸泡一周，去渣，外敷患处。

食疗药膳

虎耳草肉饼

原料：虎耳草9克，猪瘦肉120克。

制法：将虎耳草和肉洗净，混同剁烂，做成肉饼，加水蒸熟食。

用法：每日1～2次。

功效：凉血止血，补虚。

适用：吐血。

虎耳草茶

原料：虎耳草、冰糖各10克。

制法：虎耳草捣碎，置热水瓶中，冲入适量沸水浸泡，盖闷20分钟。然后加冰糖烊化。

用法：频频代茶温服，每日1剂。

功效：清热解毒，凉血消炎。

适用：小儿风热或肺热咳嗽、百日咳等。

石胡荽

《四声本草》

释名 天胡荽（《纲目》），野园荽（《纲目》），鹅不食草（《食性》），鸡肠草。

气味 辛，寒，无毒。

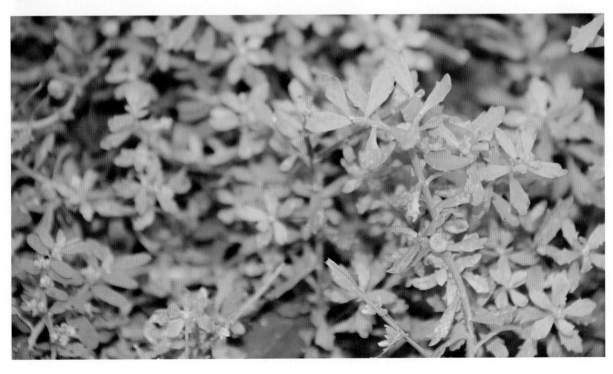

主治 通鼻气，利九窍，吐风痰（炳）。去目翳，捩塞鼻中，翳膜自落（藏器）。疗痔病（诜）。解毒，明目，散目赤肿云翳，耳聋头痛脑酸，治痰疟齁䶎，鼻室不通，塞鼻息自落，又散疮肿（时珍）。

附方 寒痰齁喘：野园荽研汁，和酒服，即住（《集简方》）。

一切肿毒：野园荽一把，穿山甲烧存性七分，当归尾三钱，擂烂，入酒一碗，绞汁服。以渣敷之（《集简方》）。

湿毒胫疮：砖缝中生出野园荽，夏月采取，晒收为末。每以五钱，汞粉五分，桐油调作隔纸膏，周围缝定。以茶洗净，缚上膏药，黄水出，五六日愈。此吴竹卿方也（《简便方》）。

脾寒疟疾：石胡荽一把，杵汁半碗，入酒半碗和服，甚效（《集简方》）。

痔疮肿痛：石胡荽捣，贴之（《集简方》）。

实用指南

单方验方

牛皮癣：鹅不食草适量。捣涂。

伤风头痛、鼻塞、目翳：鹅不食草（鲜品或干品均可）适量。搓揉，嗅其气，即打喷嚏，每日2次。

百日咳：鹅不食草鲜品150克。制成煎液500毫升，再加入等量糖浆。按患儿年龄大小，每日用20～40毫升，4次分服。

过敏性鼻炎：鲜鹅不食草10克。清水一碗半，煎成大半碗，取少许滴鼻，两边各2～3滴，剩下的内服。每日1次，连用3～5日。

胆结石：鹅不食草、金钱草、茵陈蒿各15克，柴胡、延胡、郁金各6克，金铃子（川楝子）10克，黄芩9克，通草3克，蒲公英12克。水煎服，每日1剂，每日2次。

食疗药膳

鹅不食草猪瘦肉汤

原料：鹅不食草15克（纱布包好），鸡内金5克研碎，猪瘦肉50克。

制法：将上几味一同放碗中，加水适量，置锅中蒸至肉熟。去鹅不食草药包，加少许盐调味服食。

用法：每日1次。

功效：散疮肿。

适用：疳积。

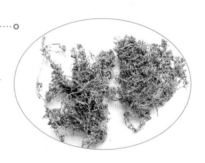

酢浆草
《唐本草》

释名 酸浆（《图经》），三叶酸（《纲目》），雀林草（《纲目》），赤孙施（《图经》）。

气味 酸，寒，无毒。

主治 杀诸小虫。恶疮瘑瘘，捣敷之。食之，解热渴（《唐本》）。主小便诸淋，赤白带下。同地钱、地龙，治沙石淋。煎汤洗痔痛脱肛甚效。捣涂汤火蛇蝎伤（时珍）。赤孙施：治妇人血结，用一搦洗，细研，暖酒服之（苏颂）。

附方 二便不通：酸草一大把，车前草一握，捣汁，入砂糖一钱，调服一盏。不通再服（《摘玄方》）。

赤白带下：三叶酸草，阴干为末。空心温酒服三钱匕（《千金方》）。

痔疮出血：雀林草一大握，水二升，煮一升服。日三次，见效（《外台秘要》）。

癣疮作痒：雀儿草即酸母草，擦之，数次愈（《永类方》）。

蛇虺蜇伤：酸草捣敷（崔氏方）。

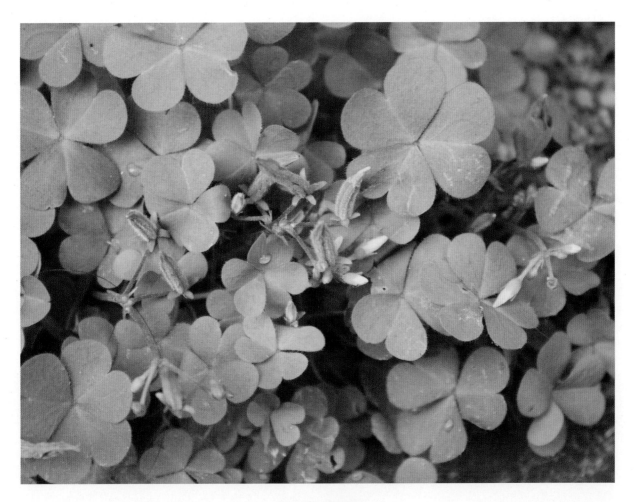

实用指南

单方验方

鼻出血：鲜酢浆草适量。杵烂，揉作小丸，塞鼻腔内。

齿龈腐烂：鲜酢浆草和盐少许。捣烂绞汁，用消毒棉花蘸汁，擦洗患处，每日三五次。

疔疮：鲜酢浆草和红糖少许。捣烂为泥，敷患处。

汤火伤：鲜酢浆草适量。洗净捣烂，调麻油敷患处。

血淋：酢浆草适量。捣汁，煎五苓散服下。

牙齿肿痛：酢浆草一把。洗净，加花椒（去核）49粒同捣烂，捏成豆大小粒。每以一粒塞痛处，有效。

食疗药膳

酢浆草炖猪肉

原料：酢浆草50克，猪瘦肉50克。

制法：将上2味加水炖煮至肉熟为度。

用法：每日1剂，连服1周。

功效：清热利湿，凉血散瘀，消肿解毒。

适用：病毒性肝炎。

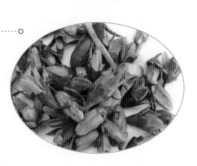

酢浆草茶

原料：酢浆草10克，猪苓、茯苓各15克，炒黄柏9克，泽泻12克，桂枝3克。

制法：将上几味研成粗末，以纱布包，每包重30克。每次取1包，放入保温瓶中，以沸水适量冲泡，盖闷15分钟，每日内分数次饮完。

用法：每日1剂。

功效：清热利湿，凉血止血。

适用：血淋，症见小便热涩疼痛、尿色深红，或挟有血块、小腹满急加剧者。

地锦

宋·《嘉祐》

释名 地朕（吴普），夜光（吴普），羊血竭（《纲目》），血见愁（《纲目》）。

气味 辛，平，无毒。

主治 地朕：主心气，女子阴疝血结（《别录》）。地锦：通流血脉，亦可治气（《嘉祐》）。主痈肿恶疮，金刃扑损出血，血痢下血崩中，能散血止血，利小便（时珍）。

附方 脏毒赤白：地锦草洗，暴干为末。米饮服一钱，立止（《经验方》）。

趾间鸡眼（割破出血）：以血见愁草捣敷之妙（《乾坤秘韫》）。

脾劳黄疸（如圣丸）：用草血竭、羊膻草、桔梗、苍术各一两，甘草五钱，为末。先以陈醋二碗入锅，下皂矾四两煎熬，良久下药末，再入白面不拘多少，和成一块，丸如小豆大。每服三五十丸，空腹醋汤下，一日二服。数日面色复旧也（《乾坤秘韫》）。

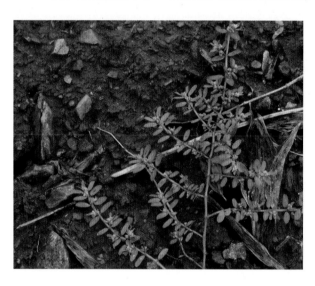
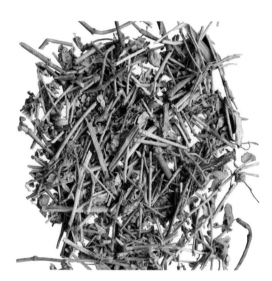

实用指南

单方验方

对口疮：鲜地锦草适量。加醋少许，捣烂外敷。

痈疮疔毒肿痛：鲜地锦草适量。洗净，和酸饭粒、盐少许敷患处。

风疮疥癣：地锦草、满江红草（红浮萍）各适量。捣末敷。

缠腰蛇（带状疱疹）：鲜地锦草适量。捣烂，加醋搅匀，取汁涂患处。

跌打肿痛：鲜地锦草适量。同酒糟捣匀，略加面粉外敷。

毒蛇咬伤：鲜地锦草适量。捣敷。

赤白痢：地锦草适量。洗净晒干，研为末，米汤送服3克。

血淋：地锦草适量。加水捣服。

食疗药膳

地锦鸡肝

原料：地锦全草6～10克，鸡肝2具。

制法：用地锦草同鸡肝蒸熟。

用法：食肝喝汤。

功效：健胃补肝。

适用：小儿疳积。

仙人掌草

宋·《图经》

气味 苦、涩，寒，无毒。

主治 肠痔泻血，与甘草浸酒服（苏颂）。焙末油调，掺小儿白秃疮（时珍）。

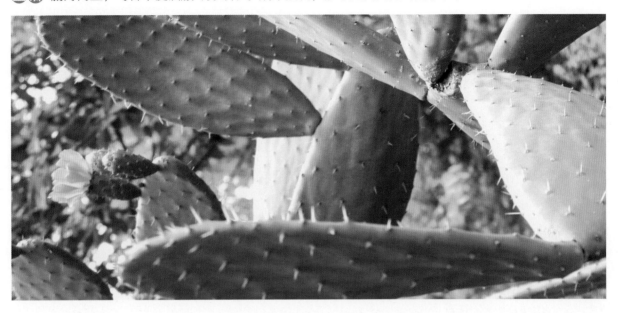

实用指南

单方验方

久患胃痛：仙人掌根50～100克。同猪肚炖服。

肠痔泻血：仙人掌、甘草各适量。浸酒服。

心悸失眠：仙人掌100克。捣绒取汁，冲白糖开水服。

腮腺炎、乳腺炎、疮疖痈肿：鲜仙人掌适量。去刺，捣烂外敷。

湿疹、黄水疮：仙人掌茎适量。烘干研粉，外敷患处。

小儿白秃疮：仙人掌适量。焙干为末，香油调涂。

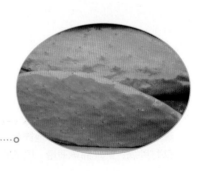

食疗药膳

仙人掌炖肚

原料：仙人掌根30～60克，猪肚1个。

制法：将猪肚洗净，与仙人掌根共炖，待猪肚熟烂为度，去药渣，加少许调味品。

用法：服猪肚，每次适量。

功效：健胃补虚，行气活血，止痛。

适用：久患胃痛。

仙人掌炒牛肉

原料：仙人掌30克，牛肉60克。

制法：将仙人掌去外面针刺，洗净、切细。再将牛肉洗净，切成薄片，加油及少许调料炒熟。

用法：佐餐食用。

功效：行气活血，止痛清热，补虚。

适用：胃痛。

昨叶何草

《唐本草》

释名 瓦松（《唐本》），瓦花（《纲目》），天王铁塔草。

气味 酸，平，无毒。

主治 口中干痛，水谷血痢，止血（《唐本》）。生眉发膏为要药（马志）。行女子经络（苏颂）。大肠下血，烧灰，水服一钱。又涂诸疮不敛（时珍）。

附方 小便沙淋：瓦松即屋上无根草，煎浓汤趁热熏洗小腹，约两时即通（《经验良方》）。

头风白屑：瓦松暴干，烧灰淋汁热洗，不过六七次（《圣惠方》）。

牙龈肿痛：瓦花、白矾等分，水煎。漱之立效（《摘玄方》）。

唇裂生疮：瓦花、生姜，入盐少许，捣涂（《摘玄方》）。

灸疮不敛、恶疮不敛：瓦松阴干为末。先以槐枝、葱白汤洗，后掺之，立效（《济生秘览》）。

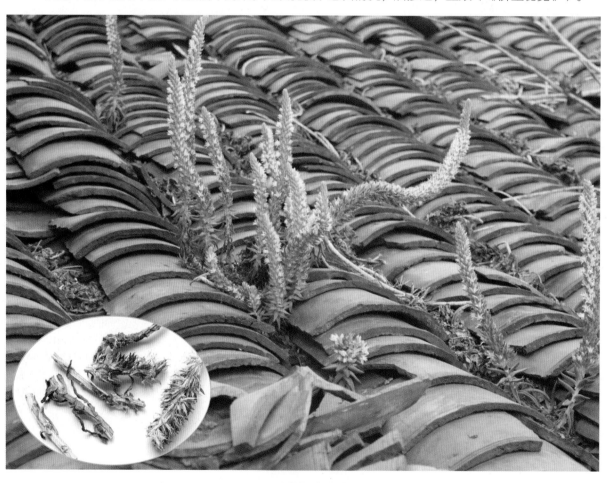

精编本草纲目中草药

实用指南

单方验方

吐血：瓦松适量。炖猪杀口肉（杀猪时刀口周围的肉）服。

火淋、白浊：瓦松适量。熬水兑白糖服。

疮疡疔疖：瓦松适量。加食盐少许，共捣烂，遍敷患部，每日2次。

急性无黄疸性病毒性肝炎：瓦松100克，麦芽50克，垂柳嫩枝9克。水煎服。

疟疾：鲜瓦花15克，烧酒50毫升。隔水炖汁，于早晨空腹时服，连服1～3剂。

肺炎：鲜瓦松200～400克。用冷开水洗净，擂烂绞汁，稍加热内服，每日2次。

卷柏
《本经·上品》

释名 万岁（《本经》），长生不死草（《纲目》），交时（《别录》）。

气味 辛、温，无毒。

主治 五脏邪气，女子阴中寒热痛，癥瘕血闭绝子。久服轻身和颜色（《本经》）。止咳逆，治脱肛，散淋结，头中风眩，痿蹶，强阴益精，令人好容颜（《别录》）。通月经，治尸疰鬼疰腹痛，百邪鬼魅啼泣（甄权）。生用破血，炙用止血（大明）。

附方 大肠下血：卷柏、侧柏、棕榈等分，烧存性为末。每服三钱，酒下。亦可饭丸服（《仁存方》）。
远年下血：卷柏、地榆焙等分。每用一两，水一碗，煎数十沸，通口服（《百一选方》）。

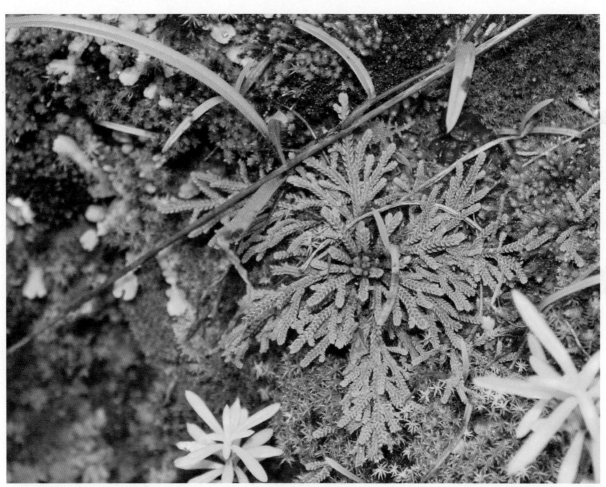

实用指南

单方验方

狂犬咬伤：卷柏适量。水煎服。

烫伤：卷柏适量。研末，茶油调涂。

创伤出血：卷柏适量。捣烂敷伤口。

宫缩无力、产后流血：卷柏15克。开水浸泡后，去渣1次服。

消化性溃疡：卷柏60克，猪肚1个。先将卷柏切碎，共炖猪肚，煮熟备用。1个猪肚分3次吃，每日1个，连用2～3日。

婴儿断脐止血：卷柏叶适量。洗净，烘干研末，高压消毒后，贮瓶固封。在血管钳的帮助下断脐，断端撒上药粉0.5～1克，1～3分钟后松开血管钳，即能达到止血的目的。

卷柏猪蹄汤

原料：生卷柏5克，猪蹄250克，调味品适量。

制法：将卷柏洗净，用纱布包裹。猪蹄洗净，掰成块，与卷柏一同放入锅中，加水炖煮至熟烂。去掉卷柏包，根据个人口味加入调味品适量即可。

用法：每日1次，连食8～10日。

功效：补筋骨，祛风湿，活血化瘀。

适用：产后骨节酸痛。

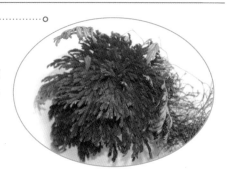

马勃

《别录·下品》

释名 灰菰（《纲目》），牛屎菰。

气味 辛，平，无毒。

主治 恶疮马疥（《别录》）。敷诸疮甚良（弘景）。去膜，以蜜拌揉，少以水调呷，治喉痹咽疼（宗奭）。清肺散血，解热毒（时珍）。

附方 咽喉肿痛（咽物不得）：马勃一分，蛇退皮一条烧，细研为末。绵裹一钱，含咽立瘥（《圣惠方》）。

走马喉痹：马屁勃（即灰菰）、焰硝一两，为末。每吹一字，吐涎血即愈（《经验良方》）。

久嗽不止：马勃为末，蜜丸梧子大，每服二十丸，白汤下，即愈（《普济方》）。

鱼骨鲠咽：马勃末，蜜丸弹子大。噙咽（《圣济录》）。

积热吐血：马屁勃为末，砂糖丸如弹子大。每服半丸，冷水化下（《袖珍方》）。

妊娠吐衄（不止）：马勃末，浓米饮服半钱（《圣惠方》）。

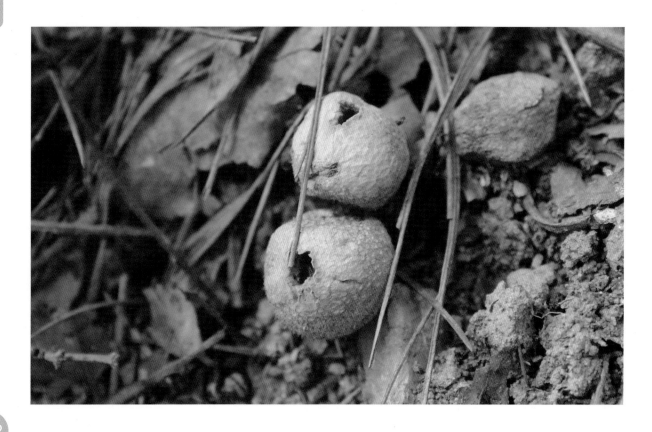

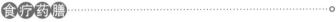

单方验方

外伤出血、鼻衄、拔牙后出血：马勃适量。撕去皮膜，取内部海绵绒样物压迫出血部位或塞入鼻孔，填充牙龈处。

痈疽疮疖：马勃孢子粉适量。以蜂蜜调和涂敷患处。

失音：马勃、马牙硝（芒硝）各等份。研为细末，加砂糖和成丸子，如芡子（芡实）大。噙口内。

蜂窝织炎：马勃30克，米醋100克。先取马勃擦粉，再用米醋调匀，敷于患处。

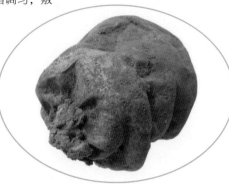

食疗药膳

马勃糖

原料：马勃粉10克，白糖250克。

制法：将白糖用水煎熬，较稠时加入马勃粉，搅拌匀即可，倒入瓷盘内，稍凉擀平，切做糖块。

用法：用糖含化，频用。

功效：清肺，利咽，散结，止血。

适用：咽喉肿痛、衄血等。

本草纲目第四卷　谷豆部

胡麻
《别录·上品》

释名 巨胜（《本经》），油麻（《食疗》），脂麻（《衍义》），俗作芝麻。

胡麻

气味 甘，平，无毒。

主治 伤中虚羸，补五内，益气力，长肌肉，填髓脑。久服，轻身不老（《本经》）。坚筋骨，明耳目，耐饥渴，延年。疗金疮止痛，及伤寒温疟大吐后，虚热羸困（《别录》）。补中益气，润养五脏，补肺气，止心惊，利大小肠，耐寒暑，逐风湿气、游风、头风，治劳气，产后羸困，催生落胞。细研涂发令长。白蜜蒸饵，治百病（《日华》）。

附方 白发返黑：乌麻九蒸九晒，研末，枣膏丸，服之（《千金方》）。

手脚酸痛，微肿：用脂麻熬研五升，酒一升，浸一宿（《外台秘要》）。随意饮。

偶感风寒：脂麻炒焦，趁热擂酒饮之，暖卧取微汗出良。

牙齿痛肿：胡麻五升，水一斗，煮汁五升。含漱吐之，不过二剂神良（《肘后方》）。

小儿下痢，赤白：用油麻一合捣，和蜜汤服之（《外台秘要》）。

头面诸疮：脂麻生嚼敷之（《普济方》）。

小儿瘰疬：脂麻、连翘等分，为末。频频食之（《简便方》）。

阴痒生疮：胡麻嚼烂敷之，良（《肘后方》）。

痈疮不合：乌麻炒黑，捣敷之（《千金方》）。

小便尿血：胡麻三升杵末，以东流水二升浸一宿，平旦绞汁，顿热服（《千金方》）。

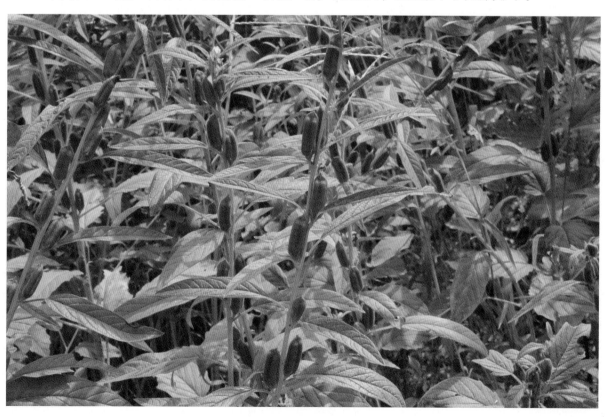

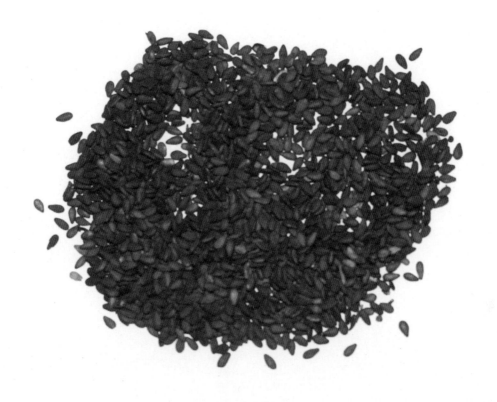

实用指南

单方验方

夜咳不止、咳嗽无痰：生芝麻15克，冰糖10克。芝麻与冰糖共放碗中，用开水冲饮。

头发枯脱、早年白发：芝麻、何首乌各200克。共研细末，每日早晚各服15克。

干咳少痰：黑芝麻250克，冰糖100克。共捣烂，每次以开水冲服20克，早晚各1次。

高血压：黑芝麻、醋、蜂蜜各35克。充分混匀，每日3次。

风湿性关节炎：鲜芝麻叶60克。水煎服，每日2次。

神经衰弱：黑芝麻、桑叶各等份。研末，蜂蜜为丸，如绿豆大，每次9克，每日早晚各服1次，开水吞下。

大便秘结：炒熟黑芝麻、核桃仁各等量，共捣烂，每日早晨空腹时服1茶匙，用温开水冲服。

大便出血：黑芝麻12克，红糖30克。黑芝麻炒焦入红糖拌匀。此为每日剂量，分早、晚2次服用。

食疗药膳

黑芝麻茶

原料：黑芝麻15克，冰糖适量。

制法：黑芝麻炒、研，与冰糖一起沸水冲泡。

用法：代茶频饮。

功效：补肝肾，润五脏。

适用：燥咳。

芝麻粳米粥

原料：芝麻、桑椹各25克，粳米100克。

制法：将芝麻、桑椹洗净、烘干，研为细末，备用。粳米入锅，加水适量，熬煮成粥，调入芝麻、桑椹粉，搅拌均匀即成。

用法：早餐食用。

功效：补益肝肾，滋阴养血。

适用：习惯性便秘、动脉硬化等。

大麻
《本经·上品》

释名 火麻（《日用》），黄麻（俗名），汉麻（《尔雅》）。

麻仁

气味 甘，平，无毒。

主治 补中益气。久服，肥健不老，神仙（《本经》）。治中风汗出，逐水气，利小便，破积血，复血脉，乳妇产后余疾。沐发，长润（《别录》）。

附方 服食法：麻子仁一升，白羊脂七两，蜜蜡五两，白蜜一合，和杵蒸食之，不饥耐老（《食疗》）。

月经不通（或两三月，或半年、一年者）：用麻子仁二升，桃仁二两，研匀，熟酒一升，浸一夜。日服一升（《普济方》）。

呕逆不止：麻仁杵熬，水研取汁，着少盐，吃立效。李谏议常用，极妙（《外台秘要》）。

消渴饮水（日至数斗，小便赤涩）：用秋麻子仁一升，水三升，煮三四沸。饮汁，不过五升瘥（《肘后方》）。

乳石发渴：大麻仁三合，水三升，煎二升。时时呷之（《外台秘要》）。

脚气肿渴：大麻仁熬香，水研取一升。再入水三升，煮一升入赤小豆，一升，煮熟。食豆饮汁（《外台秘要》）。

脚气腹痹：大麻仁一升研碎，酒三升，渍三宿。温服大良（《外台秘要》）。

腹中虫病：大麻子仁三升，东行茱萸根八升，渍水。平旦服二升，至夜虫下（《食疗》）。

小儿疳疮：嚼麻子敷之，日六七度（《子母秘录》）。

小儿头疮：麻子五升研细，水绞汁，和蜜敷之（《千金方》）。

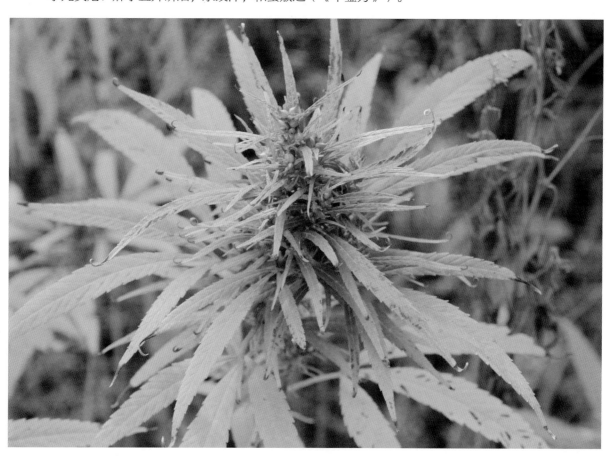

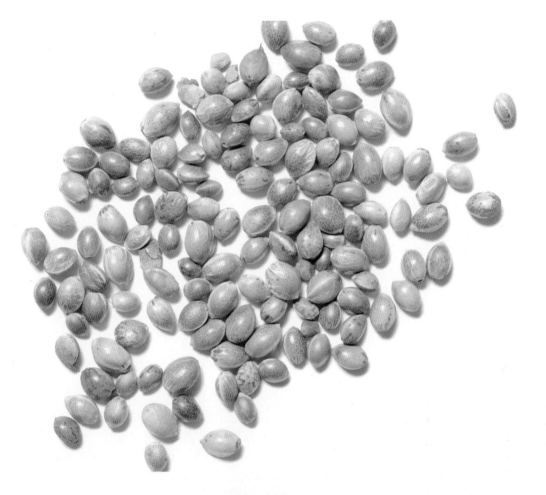

实用指南

单方验方

热结所致的便秘：火麻仁、甜杏仁、瓜蒌各等份，白蜜适量。3味共为细末，白蜜炼为丸如枣大，每日2～3丸，温开水送下。

便秘：火麻仁、玄明粉（后下）各12克，熟地黄、当归各15克，白蜂蜜（冲）30克，燥实甚者加番泻叶2克。水煎服，每日1剂，7日为1个疗程，大便通后，每日用炒决明子20克，开水冲泡代茶。

慢性咽炎：火麻仁50克。加水300毫升，浸泡60分钟，小火煎取150毫升；再煎加水150毫升，煮沸20分钟取汁；2次煎液相兑，早晚分服，每日1剂。以每日软便2～3次为度。

食疗药膳

麻子粥

原料：冬麻子（火麻仁）60克（炒、去皮、取仁），白粟米75克，薄荷叶、荆芥穗各30克。

制法：先将薄荷、荆芥入砂锅内，加适量水，煎沸5～7分钟，去药留汁，再将白粟米淘洗干净，同冬麻子入药汁内，煮成粥。

用法：空腹1次食用。

功效：祛风清热，解郁除烦，润肠通便。

适用：感冒、咽痛、郁闷心烦、血虚肠燥便秘等。

大麻仁粥

原料：火麻仁10克，粳米50克。

制法：首先把捣烂的麻仁，放入碗中。然后加入适量的清水浸泡后，滤取汁液，倒入砂罐，放入粳米煮成粥即可。

用法：每日1剂，于空腹时1次顿食。

功效：益气养血，和中润肠，通便导滞。

适用：产后血虚便秘及习惯性便秘等。

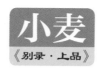

小麦
《别录·上品》

释名 来。

小麦

气味 甘，微寒，无毒。入少阴、太阳之经。

主治 除客热，止烦渴咽燥，利小便，养肝气，止漏血唾血。令女人易孕（《别录》）。养心气，心病宜食之（思邈）。煎汤饮，治暴淋（宗奭）。熬末服，杀肠中蛔虫（《药性》）。陈者煎汤饮，止虚汗。烧存性，油调，涂诸疮汤火伤灼（时珍）。

附方 消渴心烦：用小麦作饭及粥食（《食医心镜》）。

老人五淋、身热腹满：小麦一升，通草二两，水三升，煮一升，饮之即愈（《奉亲书》）。

项下瘿气：用小麦一升，醋一升渍之，晒干为末。以海藻洗，研末三两，和匀。每以酒服方寸匕，日三（《小品》）。

白癜风癣：用小麦摊石上，烧铁物压出油。搽之甚效（《医学正传》）。

汤火伤灼（未成疮者）：用小麦炒黑，研入腻粉，油调涂之。勿犯冷水，必致烂（《袖珍方》）。

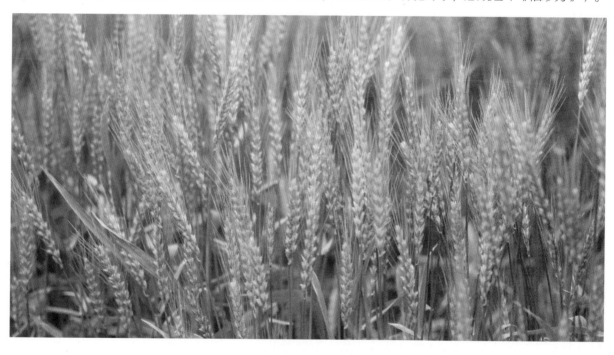

实用指南

单方验方

癔病：小麦30克，大枣6枚，甘草9克。先煎甘草去渣取汁，后入小麦及大枣为粥。此为每日量，分早、晚2次食用。

神经衰弱：小麦30克，酸枣仁12克，大枣6枚，粳米100克。将酸枣仁、小麦、大枣洗净，加水煮至10沸，取汁去渣，加入粳米同煮为粥。每日1剂，分早、晚2次服食。

腹泻：小麦面炒黑，小米糠炒黄，大枣（去核、干燥）各等份。共研细末，每次15克，每日3次，开水冲服。

小儿口腔炎：小麦面烧灰2份，冰片1份。将上药混合研细。用时，将药粉吹在患儿口疮面，每日2～3次。

失眠：小麦30克，粳米60克，大枣5枚，龙眼肉9克，白糖20克。将小麦淘洗净，加热水浸胀；粳米、大枣洗净；龙眼肉切成细粒。然后将小麦、粳米、大枣、龙眼肉粒放入砂锅中，共煮成粥，起锅时加入白糖。此为每日剂量，分早、晚2次服食。

小麦狗肉粥

原料：小麦仁100克，狗肉250克。

制法：先将狗肉洗净切成块，放入锅中，加水适量，大火煮沸15分钟后，放入小麦仁，继续煮10分钟后即可。

用法：早、晚餐分食。

功效：温肾助阳，补益脾胃。

适用：胃炎、营养不良水肿等。

小麦粳米粥

原料：小麦30克，粳米100克，大枣5枚。

制法：将小麦洗净后，用水煮熟，捞去小麦取汁。将淘洗干净的粳米、大枣加入小麦汁同煮为粥。

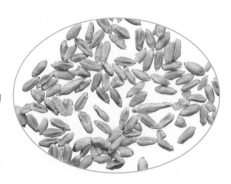

用法：早餐食用。

功效：健脾补胃，养心神，止虚汗。

适用：小儿消化不良的辅助治疗。

大麦

《别录·中品》

释名 牟麦。

气味 咸，温、微寒，无毒。为五谷长，令人多热。

主治 消渴除热，益气调中（《别录》）。补虚劣，壮血脉，益颜色，实五脏，化谷食，止泄，不动风气。久食，令人肥白，滑肌肤。为面，胜于小麦，无躁热（士良）。面：平胃止渴，消食疗胀满（苏恭）。久食，头发不白。和针砂、没石子等，染发黑色（孟诜）。宽胸下气，凉血，消积进食（时珍）。

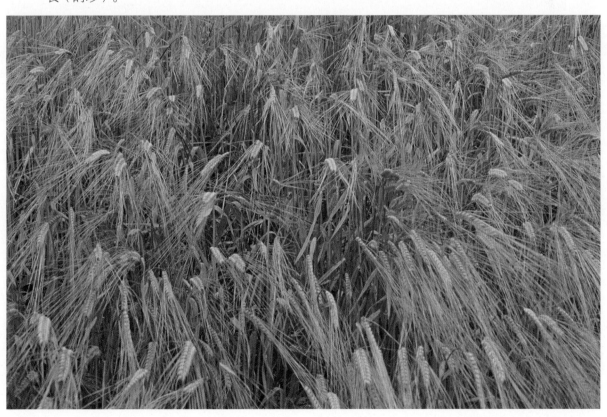

附方 食饱烦胀（但欲卧者）：大麦面熬微香，每白汤服方寸匕，佳（《肘后方》）。

膜外水气：大麦面、甘遂末各半两，水和作饼，炙熟食，取利（《圣济总录》）。

小儿伤乳（腹胀烦闷欲睡）：大麦面生用，水调一钱服。白面微炒亦可（《保幼大全》）。

汤火伤灼：大麦炒黑，研末，油调搽之。

被伤肠出：以大麦粥汁洗肠推入，但饮米糜，百日乃可（《千金方》）。

卒患淋痛：大麦三两煎汤，入姜汁、蜂蜜，代茶饮（《圣惠方》）。

实用指南

单方验方

胆石症：大麦仁、玉米须、金钱草、陈皮各适量。4味药洗净晒干，每日各捏1小撮，开水泡，代茶频饮。

米食积滞，妇女断乳、乳汁郁积的乳房胀痛：大麦芽60～120克。水煎服。

断奶回乳，乳房胀痛：生麦芽、炒麦芽各30克。上药共研为细末，取适量，用红糖水冲服。

因断乳致乳汁壅聚，胀痛明显：炒麦芽30克，牛膝、赤芍各15克，当归、炒桃仁、香附、车前子各10克。水煎服，代茶频饮。

食疗药膳

大麦仁粥

原料：大麦仁200克，羊肉1000克。

制法：将羊肉洗净切片入锅内，加适量水，入草果5个，煮熟去肉，下大麦仁，熬熟，入盐少许，调和令匀。

用法：空腹饮粥食肉，每日3次。

功效：温中下气，壮脾胃，破冷气，去腹胀。

适用：虚寒羸瘦、胃痛等。

大麦牛肉粥

原料：大麦仁100克，熟牛肉500克，调料适量。

制法：将牛肉洗净，切成小块。大麦仁去杂，洗净。面粉加冷水调成稀糊。将牛肉和大麦仁放入锅中，煮熟，匀入小麦粉。另一锅内放熟牛肉、盐、醋，盛入大麦面粉粥，放入生姜丝、麻油，烧沸，放入味精、胡椒粉、葱花、搅匀即成。

用法：每日早、晚2次食用。

功效：益气强筋，和胃消积。

适用：胃黏膜脱垂、慢性胃炎、更年期综合征等。

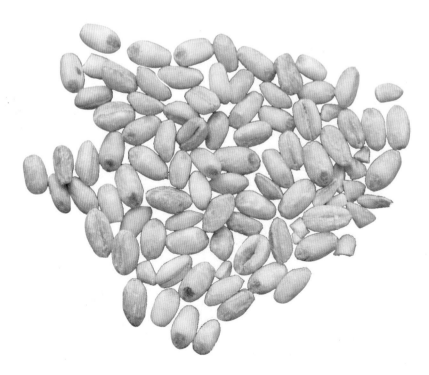

雀麦
《唐本草》

释名 燕麦（《唐本》），杜姥草（《外台》），牛星草。

米

气味 甘，平，无毒。

主治 充饥滑肠（时珍）。

附方 胎死腹中、胞衣不下（上抢心）：用雀麦一把，水五升，煮二升，温服（《子母秘录》）。

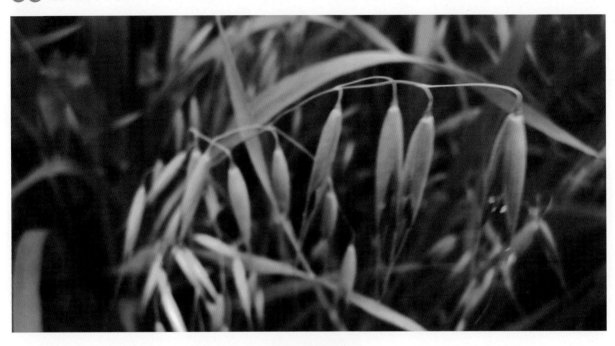

实用指南

单方验方

皮炎：将1/4杯燕麦用一些温水混合好，调成糊状。用手直接涂抹在发红、发痒的皮炎患处，或者干燥的手肘、足跟、腿部，然后用温水冲净或者温热毛巾擦干净即可，每日涂抹1～2次。

食疗药膳

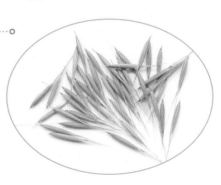

燕麦绿豆粥

原料：燕麦片100克，绿豆、玉米粉各60克，蜂蜜适量。

制法：将洗净的绿豆入锅，加水煮沸，改小火煮至绿豆软烂。加入用凉开水调和的燕麦片、玉米粉和匀煮沸。再煮至豆粥糊成，稍凉，加入蜂蜜调味即成。

用法：每日1剂，分2次食，可常食。

功效：调中健脾，清热利水，去脂降压。

适用：脾虚湿盛型高脂血症。

燕麦百合粥

原料：燕麦150克，百合50克。

制法：先将百合洗净，放入锅中，加水煮沸，待到熟后，放入燕麦，搅均匀，再煮沸即成。

用法：每日早、晚分食。

功效：润肺止咳，固表敛汗。

适用：肺结核、支气管炎、咽喉炎等。

荞麦

宋·《嘉祐》

释名 乌麦（吴瑞），花荞。

气味 甘，平，寒，无毒。

主治 实肠胃，益气力，续精神，能炼五脏滓秽（孟诜）。作饭食，压丹石毒，甚良（萧炳）。以醋调粉，涂小儿丹毒赤肿热疮（吴瑞）。降气宽肠，磨积滞，消热肿风痛，除白浊白带，脾积泄泻。以沙糖水调炒面二钱服，治痢疾。炒焦，热水冲服，治绞肠痧痛（时珍）。

附方 痘疮溃烂：用荞麦粉频频敷之（《痘疹方》）。

汤火伤灼：用荞麦面炒黄研末，水和敷之，如神（《奇效方》）。

头风畏冷（李楼云，一人头风，首裹重绵，三十年不愈）：予以荞麦粉二升，水调作二饼，更互合头上，微汗即愈（《怪证奇方》）。

染发令黑：荞麦、针砂二钱，醋和，先以浆水洗净涂之，荷叶包至一更，洗去。再以无食子、诃子皮，大麦面二钱，醋和涂之，荷叶包至天明，洗去即黑（《普济方》）。

绞肠沙痛：荞麦面一撮，炒黄，水烹服（《简便方》）。

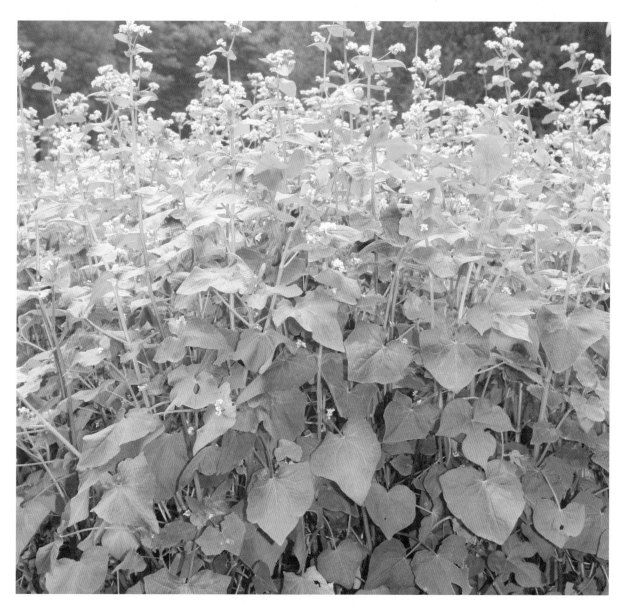

单方验方

偏头痛：荞麦子、蔓荆子各等份。研细末，以烧酒调敷患部。

慢性泻痢、妇女带下病：炒荞麦适量。研细末，水泛为丸，每服6克，每日2次，开水送服。

黄汗、发热、泄痢：荞麦子适量。磨粉后筛去壳，加红糖烙饼或煮熟食之。

高血压、眼底出血、紫癜：鲜荞麦叶60克，藕节4个。水煎服。

疮毒、疖肿、丹毒、乳痈、无名肿毒：鲜荞麦叶60克。水煎服，每日1剂；或荞麦面炒黄，用米醋调成糊状，涂于患处，早晚更换。

痔疮：荞麦面适量，公鸡胆汁3个。同和匀做成绿豆大的丸药，每日2次，每次6克。

小儿牙疼：荞麦根一把。水煎加适量红糖食。

食疗药膳

炒荞面

原料：荞面30克，砂糖适量。

制法：将面小火炒熟黄。

用法：加砂糖拌匀，开水调服。

功效：益气补虚，开胃润肠，消积。

适用：白浊、带下病、脾积久泻、休息痢等。

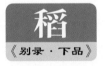

荞麦炖瘦肉

原料：荞麦120克，瘦肉200克，冬瓜子、甜桔梗（荠苨）各150克，生姜2片，调料适量。

制法：先分别将上5味食物清洗干净，放在一起搅拌均匀，放入炖盅内，加沸水适量，盖好，隔沸水慢火炖2小时即可。

用法：佐餐食用。

功效：清热解毒，排脓化痰。

适用：肺炎咳嗽、痰多黄稠、胸胁胀满、身热口渴、舌红等。

稻

《别录·下品》

释名 糯。

稻米

气味 苦，温，无毒。

主治 作饭温中，令人多热，大便坚（《别录》）。能行营卫中血积，解芫青、斑蝥毒（士良）。益气止泄（思邈）。补中益气。止霍乱后吐逆不止，以一合研水服之（大明）。以骆驼脂作煎饼食，主痔疾（萧炳）。作糜一斗食，主消渴（藏器）。暖脾胃，止虚寒泄痢，缩小便，收自汗，发痘疮（时珍）。

附方 霍乱烦渴（不止）、消渴饮水：糯米三合，水五升，蜜一合，研汁分服，或煮汁服（杨氏《产乳》）。

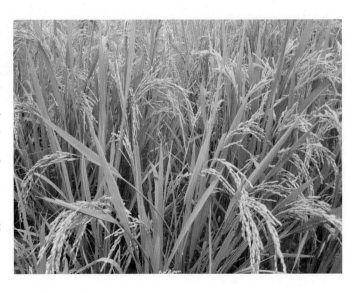

下痢禁口：糯谷一升炒出白花去壳，用姜汁拌湿再炒，为末。每服一匙，汤下，三服即止（《经验良方》）。

鼻衄不止（服药不应）：独圣散，用糯米微炒黄，为末。每服二钱，新汲水调下。仍吹少许入鼻中（《简要济众方》）。

胎动不安（下黄水）：用糯米一合，黄芪、川芎各五钱，水一升，煎八合、分服（《产宝》）。

小儿头疮：糯米饭烧灰，入轻粉，清油调敷（《普济方》）。

打扑伤损（诸疮）：寒食日浸糯米，逐日易水，至小满取出，日干为末，用水调涂之（《便民图纂》）。

实用指南

单方验方

头晕、目眩、腰膝酸软：糯米30克，枸杞子15克。水煮食用，喝汤食糯米及枸杞子，每日食两次。

气短、须发早白、脱发、病后虚弱：糯米50克，黑芝麻30克。二者分开用小火炒成微黄色，共研成末，每日吃几勺。

食欲不振、脘腹胀满、失眠健忘：糯米粉50克，茯苓30克。将糯米粉炒黄与茯苓共研成细末，每日1次。

腰腿软弱，反胃、腹泻：糯米、板栗各30克。水煮熟烂成粥，早餐食用。

食疗药膳

大枣糯米粥

原料：糯米、白糖各75克，山药粉12克，薏苡仁、大枣各15克，荸荠粉3克。

制作：洗净薏苡仁，煮至开裂时，放入糯米、大枣共煮至烂，洒入山药粉，边洒边搅，煮20分钟后，洒入荸荠粉，搅匀后停火，加入白糖即可。

用法：分3次服用。

功能：健脾益气，利湿止泻，生津止渴。

适用：脾胃虚弱、病后体虚、营养不良、贫血、水肿等。

糯米阿胶粥

原料：糯米60克，阿胶30克。

制法：阿胶制成碎米，糯米淘净下锅煮粥，待米开花烂熟时，放入阿胶搅匀即成。

用法：早晚食用。

功效：养血止血，滋阴润燥，安胎。

适用：妇女月经不调、妊娠血虚所致的胎动不安。

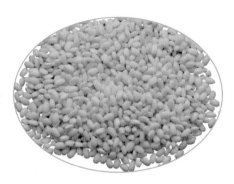

玉蜀黍

《纲目》

释名 玉高粱。

米

气味 甘，平，无毒。

主治 调中开胃（时珍）

根叶

主治 小便淋沥沙石，痛不可忍，煎汤频饮（时珍）。

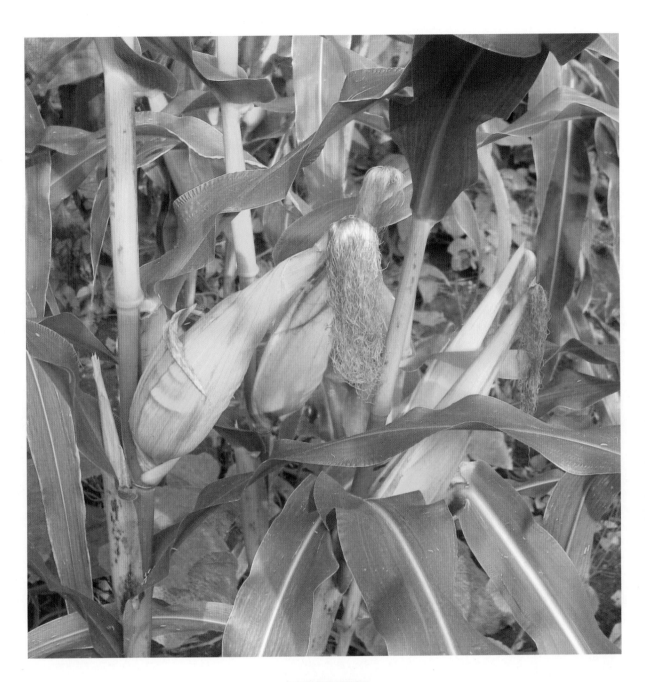

实用指南

单方验方 ··○

尿道结石：玉米根适量。加水熬汤，喝汁液。

慢性肾炎：玉米须50克（鲜品150克）。加温水600毫升，以小火煎煮20分钟左右，取300~400毫升药液，口服，每日1剂，分2次服完，10日为1个疗程，可连服用3个疗程。

血吸虫病腹水：玉米须60克。水煎服，每日2次，连服数日。

尿少、尿频、尿急、尿道灼热疼痛：玉米须、玉米心各60克。水煎去渣代茶饮。

高血压、黄疸、尿路结石、膀胱结石：玉米须150克。水煎服。

肺结核：玉米须60克。加冰糖适量水煎服。

咳嗽：玉米须30克，陈皮10克。水煎服。

肝炎、黄疸、胆囊炎、胆石症：玉米须30克，蒲公英、茵陈蒿各15克。水煎服。

高血压、鼻出血、吐血：玉米须、香蕉皮各30克，栀子10克。水煎后冷饮。

肠炎、痢疾：玉米心100克，烧存性，黄柏6克。共研细末，每次3克，每日3次，温开水送服。

慢性肾炎：玉米须6克，玉米30粒，蝉蜕3个，蛇蜕1条。水煎服，每日1剂，疗程1个月。

玉米须茶

原料：玉米须20克。

制法：取玉米须洗净晒干，切碎备用。

用法：每日20克，沸水冲泡，代茶频饮。

功效：利尿泄热，降压。

适用：慢性肾炎和早期高血压病引起的头痛。

玉米须枸杞煲蚌肉

原料：玉米须60克，枸杞子30克，蚌肉150克，葱、姜、盐各适量。

制法：玉米须、枸杞子洗净，放入锅内，加水2000毫升，煮20分钟，滤过，再放入蚌肉、葱、姜及盐，煮30分钟即成。

用法：每日2次，每次70克，喝汤吃蚌，既可佐餐，也可单食。

功效：补肾健脾利尿。

适用：阴虚、腰痛、水肿等。

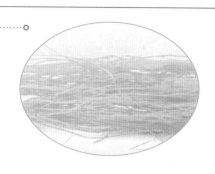

薏苡

《本经·上品》

释名 解蠡（《本经》），回回米（《救荒本草》），薏珠子（《图经》）。

薏苡仁

气味 甘，微寒，无毒。

主治 筋急拘挛，不可屈伸，久风湿痹，下气。久服，轻身益气（《本经》）。除筋骨中邪气不仁，利肠胃，消水肿，令人能食（《别录》）。炊饭作面食，主不饥，温气。煮饮，止消渴，杀蛔虫（藏器）。治肺痿肺气，积脓血，咳嗽涕唾，上气。煎服，破毒肿（甄权）。去干湿脚气，大验（孟诜）。健脾益胃，补肺清热，去风胜湿。炊饭食，治冷气。煎饮，利小便热淋（时珍）。

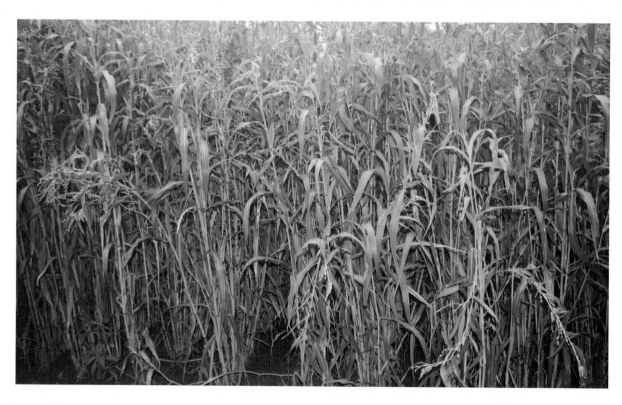

附方 薏苡仁饭（治冷气）：用薏苡仁舂熟，炒为饭食。气味欲如麦饭乃佳。或煮粥亦好（《广济方》）。

薏苡仁粥（久风湿痹，补正气，利肠胃，消水肿，除胸中邪气，治筋脉拘挛）：薏苡仁为末，同粳米煮粥，日日食之，良（《食医心境》）。

水肿喘急：用郁李仁二两研，以水滤汁，煮薏苡仁饭，日二食之（《独行方》）。

消渴饮水：薏苡仁煮粥饮，并煮粥食之。

周痹缓急偏者：薏苡仁十五两，大附子十枚炮，为末。每服方寸匕，日三（张仲景方）。

肺痈咯血：薏苡仁三合捣烂，水二大盏，煎一盏，入酒少许，分二服（《济生方》）。

喉卒痈肿：吞薏苡仁二枚，良（《外台秘要》）。

孕中有痈：薏苡仁煮汁，频频饮之（《妇人良方补遗》）。

根

气味 甘，微寒，无毒。

主治 下三虫（《本经》）。煮汁糜食甚香，去蛔虫，大效（弘景）。煮服，堕胎（藏器）。治卒心腹烦满及胸胁痛者，锉煮浓汁，服三升乃定（苏颂，出《肘后方》）。捣汁和酒服，治黄疸有效（时珍）。

附方 黄疸如金：薏苡根煎汤频服。

蛔虫心痛：薏苡根一斤切，水七升，煮三升，服之，虫死尽出也（《梅师方》）。

经水不通：薏苡根一两，水煎服之。不过数服，效（《海上方》）。

牙齿风痛：薏苡根四两，水煮含漱，冷即易之（《延年秘录》）。

叶

主治 作饮气香，益中空膈（苏颂）。暑月煎饮，暖胃益气血。初生小儿浴之，无病（时珍，出《琐碎录》）。

实用指南

单方验方

尿道结石：薏苡仁茎、叶、根适量（鲜草约250克，干草减半）。水煎去渣，每日2~3次分服。

慢性结肠炎：薏苡仁500克，山药100克。炒黄研粉，每日2次，每次2匙，温水或红糖水，蜂蜜水冲服。

胃癌、宫颈癌：薏苡仁25克，野菱角（带壳劈开）100克。共煎浓汁，每日2次，连服1个月为1个疗程。

膀胱癌：薏苡仁、赤小豆各20克。煮粥适量食用。

子宫肿瘤、肌瘤：薏苡仁500克，三七150克。共研细末，口服每日3次，每次5克，开水冲服。

胃癌、食管癌、直肠癌及膀胱癌：薏苡仁、菱角、诃子各20克。水煎服，每日1剂，疗程1~2个月。

食疗药膳

薏苡仁粥

原料：薏苡仁粉30~60克，粳米100克。

制法：先将生薏苡仁洗净晒干，碾成细粉，取薏苡仁粉同粳米煮粥。

用法：早餐食用。

功效：健脾胃，利水湿，抗癌肿。

适用：浮肿、脾虚腹泻、风湿痹痛、筋脉拘挛等。

薏苡仁白糖粥

原料：薏苡仁50克，水、白糖适量。

制法：薏苡仁加适量水以小火煮成粥，加白糖适量搅匀。

用法：早餐食用。

功效：健脾补肺，清热利湿。

适用：湿热毒邪遏阻肌肤型扁平疣、粉刺等。

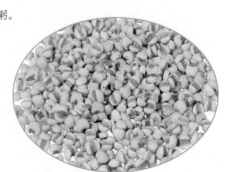

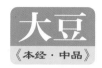

大豆

《本经·中品》

释名 俗作菽。

黑大豆

气味 甘，平，无毒。久服，令人身重。

主治 生研，涂痈肿。煮汁饮，杀鬼毒，止痛（《本经》）。逐水胀，除胃中热痹，伤中淋露，下瘀血，散五脏结积内寒。杀乌头毒。炒为屑，主胃中热，除痹去肿，止腹胀消谷（《别录》）。煮食，治温毒水肿（《唐本》）。调中下气，通关脉，制金石药毒，牛马温毒（《日华》）。主中风脚弱，产后诸疾。同甘草煮汤饮，去一切热毒气，治风毒脚气。煮食，治心痛筋挛膝痛胀满。同桑柴灰汁煮食，下水鼓腹胀。和饭捣，涂一切毒肿。疗男女人阴肿，以绵裹纳之（孟诜）。治肾病，利水下气，制诸风热，活血，解诸毒（时珍）。

附方 破伤中风，口噤：用大豆一升，熬去腥气，勿使太熟，杵末，蒸令气遍，取下甑，以酒一升淋之。温服一升，取汗。敷膏疮上，即愈（《千金方》）。用黑豆四十枚，朱砂二十文，同研末。以酒半盏，调服之（《经验方》）。

腰胁卒痛：大豆（炒）二升，酒三升，煮二升，顿服（《肘后方》）。

霍乱胀痛：大豆生研，水服方寸匕（《普济方》）。

水痢不止：大豆一升，炒白术半两，为末。每服三钱，米饮下（《指南方》）。

小儿头疮：黑豆炒存性、研，水调敷之（《普济方》）。

牙齿疼痛：黑豆煮酒，频频漱之，良（周密《冶然斋抄》）。

妊娠腰痛：大豆一升，酒三升，煮七合，空心饮之（《食医心镜》）。

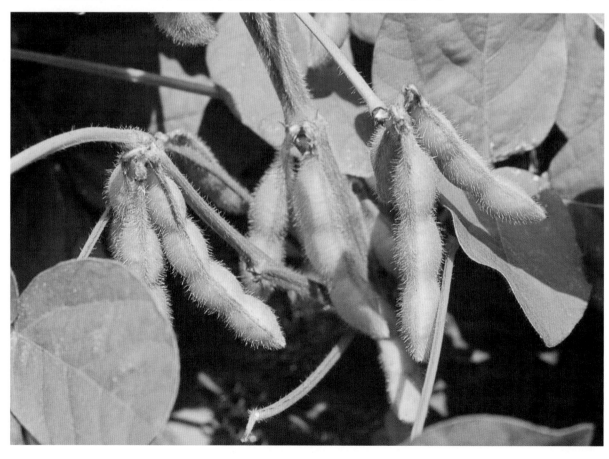

单方验方

气虚自汗：黑豆9克，浮小麦15克，乌梅5枚。水煎服。

气虚自汗盗汗：黑豆120克，瘦肉150克。炖熟，饮汤食肉。

食疗药膳

黑豆茶

原料：黑豆、红糖各60克，熟地黄15克，肉桂3克，当归、炮生姜、炙甘草、赤芍、蒲黄各12克。

制法：将蒲黄用白布袋装好扎紧，与余药同放入砂锅内，加水适量煎煮，取汁去渣。

用法：每日1剂，代茶饮。

功效：活血化瘀。

适用：瘀阻气闭之产后血晕。

黑豆煮小麦

原料：黑豆、小麦、马兰菜各30克。

制法：将黑豆、小麦淘净，马兰菜洗净，同入锅内，加酿酒水适量，煮熟为臛（粥羹之类的食物）。

用法：空腹1次食用。

功效：清热利水，健脾。

适用：湿热水肿、小便短赤等。

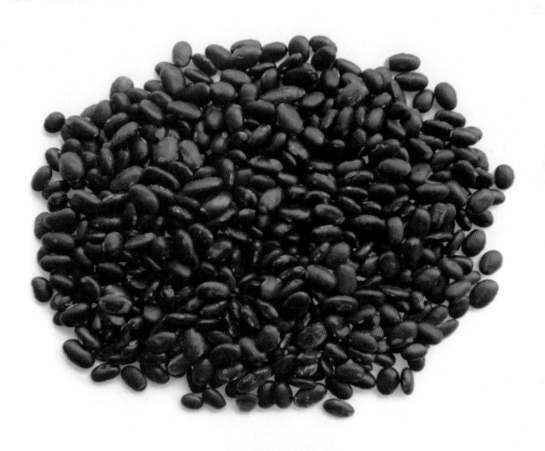

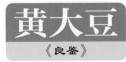

黄大豆
《良鉴》

气味 甘，温，无毒。

主治 宽中下气，利大肠，消水胀肿毒（宁原）。研末，熟水和，涂痘后痈（时珍）。

附方 痘后生疮：黄豆烧黑研末，香油调涂。

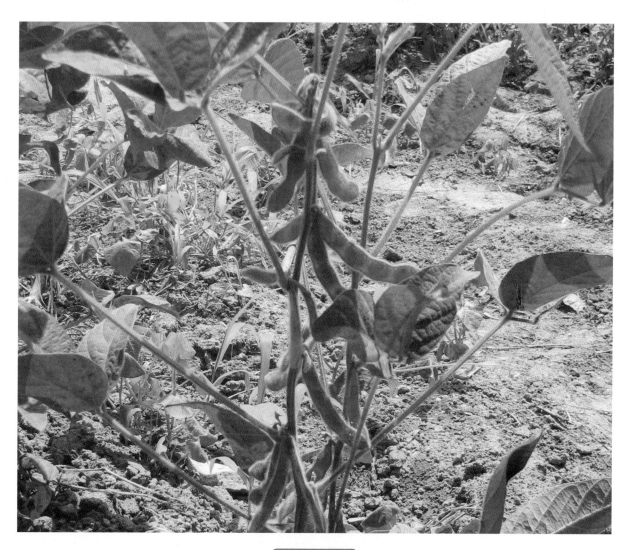

实用指南

单方验方

头痛：黄豆20克，桑叶30克，灯心草3克。水煎服，每日2～3次。

手足抽筋疼痛：黄豆100克，细米糠60克。加水煎至黄豆熟烂，每日2次。

食疗药膳

黄豆排骨汤

原料：黄豆250克，猪排骨500克，盐、黄酒、葱花、豆油各适量。

制法：先将黄豆去杂洗净，用水浸泡1小时，沥干备用；猪排骨洗净切成小块。炒锅上火，放油烧热，先放入葱白，再倒入排骨，翻炒5分钟后加黄酒和盐各适量，焖烧8分钟，至出香味时盛入大砂锅内，再加入黄豆和清水适量，水以浸没为度，先用旺火烧开，加入黄酒10克，然后改用小火慢煨3小时，至黄豆排骨均已酥烂，离火即成。

用法：佐餐食用。

功效：补骨益肾，利水消肿。

适用：身体虚弱、缺铁性贫血、神经衰弱等。

黄豆小麦粥

原料：黄豆50克，浮小麦12克，大枣6颗，大米60克。

制法：黄豆、浮小麦、大枣、大米同入锅中熬煮成粥。

用法：每日早晚服食，20日为1个疗程。

功效：健脾和胃，宁神敛汗。

适用：盗汗、自汗等。

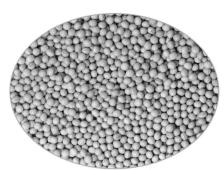

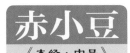

赤小豆

《本经·中品》

释名 赤豆（恭），红豆（俗荅）（《广雅》），叶名藿。

气味 甘、酸，平，无毒。

主治 下水肿，排痈肿脓血（《本经》）。治热毒，散恶血，除烦满，通气，健脾胃，令人美食。捣末同鸡子白，涂一切热毒痈肿。煮汁，洗小儿黄烂疮，不过三度（权）。缩气行风，坚筋骨，抽肌肉。久食瘦人（士良）。散气，去关节烦热，令人心孔开。暴痢后，气满不能食者，煮食一顿即愈。和鲤鱼煮食，甚治脚气（诜）。解小麦热毒。煮汁，解酒病。解衣粘缀（《日华》）。辟瘟疫，治产难，下胞衣，通乳汁。和鲤鱼、蠡鱼、鲫鱼、黄雌鸡煮食，并能利水消肿（时珍）。

附方 热毒下血（或因食热物发动）：赤小豆末，水服方寸匕（《梅师方》）。

肠痔有血：小豆二升，苦酒五升，煮熟日干，再浸至酒尽乃止，为末。酒服一钱，日三服（《肘后方》）。

舌上出血（如簪孔）：小豆一升，杵碎，水三升和，绞汁服（《肘后方》）。

小儿不语（四五岁不语者）：赤小豆末，酒和，敷舌下（《千金方》）。

乳汁不通：赤小豆煮汁饮之（《产书》）。

妇人吹奶：赤小豆酒研，温服，以滓敷之（熊氏）。

妇人乳肿：小豆、莽草等分，为末，苦酒和敷佳（《梅师》）。

金疮烦满：赤小豆一升，苦酒浸一日，熬燥再浸，满三日，令黑色，为末。每服方寸匕，日三服（《千金方》）。

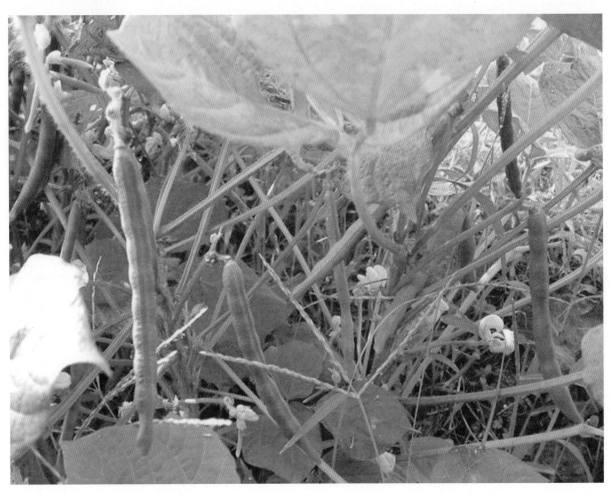

单方验方

消脂减肥：赤小豆、绿豆、黑豆各100克，白糖适量。三豆洗净，同入砂锅内水煎，煮烂，调入白糖，作饮料频饮。

急性肾小球肾炎：赤小豆30克，白茅根、玉米须各20克，益母草10克。每日1剂，水煎分早、晚2次服用，7日为1个疗程。

单纯性肥胖：赤小豆30克，生薏苡仁25克，山楂肉12克，大枣5枚。加水适量煮粥。此为每日剂量，分早、晚2次服用，10日为1个疗程。

慢性肾小球肾炎：赤小豆30克，花生仁25克，红糖50克。共煮熟，每日1剂，分早、晚2次服食，长期连用。

血肿：赤小豆250克。研为细末，用冷开水调成糊状外敷患处，纱布包扎，一般2日后血肿尽消而愈。

食疗药膳

赤小豆粥

原料：赤小豆适量，粳米100克。

制法：将赤小豆浸泡半日后，同粳米煮粥。

用法：早餐食用。

功能：健脾益胃，利水消肿。

适用：大便稀薄、水肿、脚气、肥胖等。

赤豆炖鸡

原料：赤小豆100克，白鸡1只。

制法：白鸡宰杀，去毛剖腹。除去内脏，冲洗干净，与赤小豆共煮，待豆烂鸡熟为度。

用法：食鸡肉、豆，喝汁，每次适量。

功效：补益精血，解毒，利水。

适用：肾病。

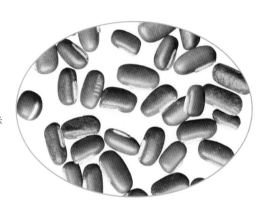

绿豆
宋·《开宝》

释名 时珍曰：绿以色名也。

气味 甘，寒，无毒。

主治 煮食，消肿下气，压热解毒。生研绞汁服，治丹毒烦热风疹，药石发动，热气奔豚（《开宝》）。厚肠胃。作枕，明目，治头风头痛。除吐逆（《日华》）。补益元气，和调五脏，安精神，行十二经脉，去浮风，润皮肤，宜常食之。煮汁，止消渴（孟诜）。解一切药草、牛马、金石诸毒（宁原）。治痘毒，利肿胀（时珍）。

附方 防痘入眼：用绿豆七粒，令儿自投井中，频视七遍，乃还。小儿丹肿：绿豆五钱，大黄二钱，为末，用生薄荷汁入蜜调涂（《全幼心鉴》）。

赤痢不止：以大麻子，水研滤汁，煮绿豆食之，极效。粥食亦可（《必效方》）。

老人淋痛：青豆二升，橘皮二两，煮豆粥，下麻子汁一升。空心渐食之，并饮其汁，甚验（《养老书》）。

消渴饮水：绿豆煮汁，并作粥食（《普济方》）。

心气疼痛：绿豆廿一粒，胡椒十四粒，同研，白汤调服即止。

多食易饥：绿豆、黄麦、糯米各一升，炒熟磨粉。每以白汤服一杯，三五日见效。

绿豆粉

气味 甘，凉、平，无毒。

主治 解诸热，益气，解酒食诸毒，治发背痈疽疮肿，及汤火伤灼（吴瑞）。新水调服，治霍乱转筋，解诸药毒死，心头尚温者（时珍）。解菰菌、砒毒（汪颖）。

附方 霍乱吐利：绿豆粉、白糖各二两，新汲水调服，即愈（《生生编》）。

解烧酒毒：绿豆粉荡皮，多食之即解。

解诸药毒（已死，但心头温者）：用绿豆粉调水服（《卫生易简方》）。

打扑损伤：用绿豆粉新铫炒紫，新汲井水调敷，以杉木皮缚定，其效如神。此汀人陈氏梦传之方（《澹寮方》）。

外肾生疮：绿豆粉、蚯蚓粪等分，研涂之。

暑月痱疮：绿豆粉二两，滑石一两，和匀扑之。一加蛤粉二两（《简易方》）。

一切肿毒（初起）：用绿豆粉炒黄黑色，猪牙皂荚一两，为末，用米醋调敷之。皮破者油调之（邵真人《经验方》）。

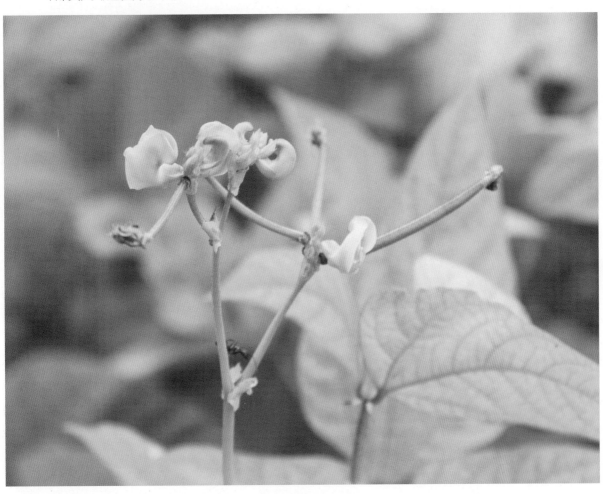

实用指南

单方验方

皮肤瘙痒：绿豆粉适量。炒黄，用香油调匀，外敷患处，每日2～3次。

皮炎：绿豆60克，生薏苡仁30克。入砂锅，加水适量煮烂，调入白糖调味，吃豆饮汤，每日2次，连服3～5日。

上吐下泻：绿豆、黄花菜、大枣各适量。水煎服，每日3次，每日1剂。

绿豆荷叶粥

原料：绿豆50克，荷叶1张，粳米100克，白糖适量。

制法：首先分别把绿豆、荷叶和粳米洗净；然后先把绿豆放入锅内，倒入适量的水，置于大火上煮，水沸后，改小火继续煮至5成熟时，放入粳米，添加适量的水，改大火煮至水沸，再改小火继续煮，用荷叶当锅盖，盖于粥汤上，煮至米熟豆烂汤稠，加入白糖调味即成。

用法：每日1剂，分早、晚各服食1次。

功效：清热解毒，祛暑生津。

适用：预防和治疗小儿痱子；亦可用作暑季消夏解暑之品。

绿豆甘草茶

原料：绿豆100克，大枣5枚，甘草5克。

制法：先将大枣与甘草放入水中浸泡片刻，大枣去核，甘草切碎备用。绿豆放入砂锅，加水用大火煮熟至烂，然后放入大枣、甘草，继续煮30分钟即成。

用法：代茶频饮。

功效：滋阴补虚，利水降压。

适用：慢性肾炎、动脉粥样硬化等。

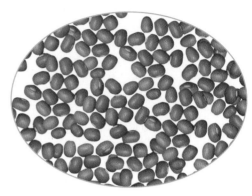

豌豆

《拾遗》

释名　胡豆（《拾遗》），回鹘豆（《辽志》），青小豆（《千金》），青斑豆（《别录》）。

气味　甘，平，无毒。

主治　消渴，淡煮食之，良（藏器）。治寒热热中，除吐逆，止泄痢澼下，利小便、腹胀满（思邈）。调营卫，益中平气。煮食，下乳汁。可作酱用（瑞）。煮饮，杀鬼毒心病，解乳石毒发。研末，涂痈肿痘疮。作澡豆，去𪒠𪒠，令人面光泽（时珍）。

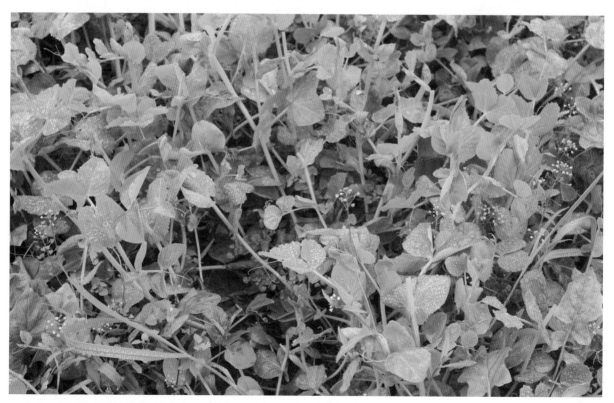

附方 四圣丹，小儿痘中有疗（紫黑而大，或黑坏而臭，或中有黑线，此症十死八九，唯牛都御史得秘传此方点之最妙）：豌豆四十九粒烧存性，头发灰三分，真珠十四粒炒研为末，以油燕脂同杵成膏。先以簪挑疗破，咂去恶血，以少许点之，即时变红活色。

服石毒发：胡豆半升捣研，以水八合绞汁饮之，即愈（《外台秘要》）。

实用指南

单方验方

产后乳汁不下，乳房作胀：嫩豌豆250克。加水适量，煮熟淡食并饮汤。

脾胃不和：豌豆120克，陈皮10克，芫荽60克。加水煎汤。分2～3次温服。

食疗药膳

豌豆粥

原料：豌豆250克，白糖、红糖各75克，糖桂花、糖玫瑰各5克。

制法：豌豆淘洗干净，放入锅内，加水1000毫升，置旺火上煮沸，撇去浮沫后用小火煮熬至豌豆酥烂；糖桂花、糖玫瑰分别用凉开水调成汁；食用时，先在碗内放上白糖、红糖，盛入豌豆粥，再加上少许桂花汁、玫瑰汁，搅拌均匀即可。

用法：早餐食用。

功效：健脾和胃。

适用：脾胃气虚、食纳欠佳者。

豌豆虾仁

原料：豌豆250克，虾仁100克，鸡蛋1个，调料适量。

制法：将豌豆、虾仁洗净，油锅上火，五成热时放入虾仁，虾仁变白后，放入豌豆，翻炒片刻。加入葱、鲜汤、盐、味精、黄酒，勾入淀粉芡即成。

用法：佐餐食用。

功效：健脾和胃，益精助阳。

适用：阳痿、早泄、慢性前列腺炎等。

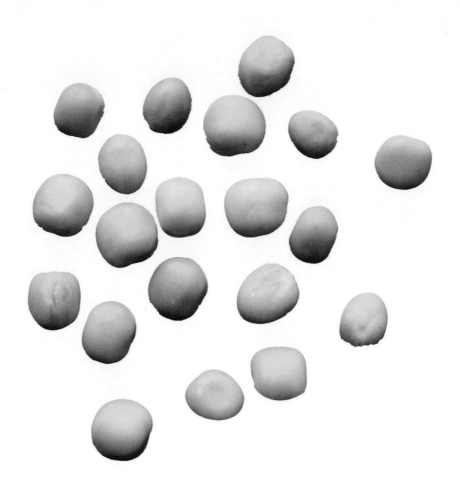

藊豆
《别录·中品》

释名 沿篱豆（俗），蛾眉豆。

白扁豆

气味 甘，微温，无毒。

主治 和中，下气（《别录》）。补五脏，主呕逆。久服头不白（孟诜）。疗霍乱吐利不止，研末和醋服之（苏恭）。行风气，治女子带下，解酒毒、河豚毒（苏颂）。解一切草木毒，生嚼及煮汁饮，取效（甄权）。止泄痢，消暑，暖脾胃，除湿热，止消渴（时珍）。

附方 霍乱吐利：扁豆、香薷各一升，水六升，煮二升，分服（《千金方》）。

霍乱转筋：白扁豆为末，醋和服（《普济方》）。

赤白带下：白扁豆炒为末，用米饮每服二钱。

恶疮痂痒（作痛）：以扁豆捣封，痂落即愈（《肘后方》）。

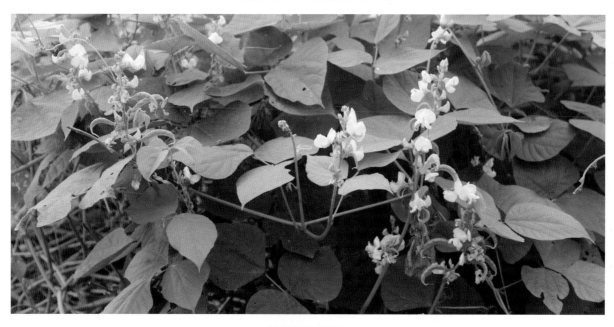

实用指南

单方验方

关节炎：白扁豆根 30 克。水煎服。

脾虚水肿：炒白扁豆30克，茯苓15克。研为细末，每次3克，加红糖适量，用沸水冲调服。

痢疾初起：白扁豆花60克。炒焦，水煎2碗，连服2次，第2日再服1次。

带下病：白扁豆干根30～60克。水煎服。

慢性肾炎、贫血：白扁豆30克，大枣20枚。水煎服。

食疗药膳

扁豆花粥

原料：白扁豆花10～15克，粳米60克。

制法：先将粳米洗净，兑水煮成稀粥，待粥将熟时，放入扁豆花，改用慢火，稍煮片刻即可。

用法：温热服食，每日1～2次。

功效：清热化湿，健脾和胃。

适用：夏季感受暑热、发热、心烦、胸闷、吐泻及赤白带下等。

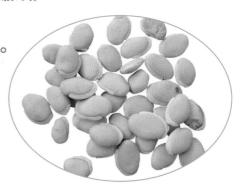

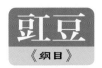

豇豆
《纲目》

释名 蜂䗬。

气味 甘、咸，平，无毒。

主治 理中益气，补肾健胃，和五脏，调营卫，生精髓，止消渴，吐逆泄痢，小便数，解鼠莽毒（时珍）。

附方 食积腹胀，嗳气：生豇豆适量，细嚼咽下，或捣绒泡冷开水服。

　　白带，白浊：豇豆、藤藤菜。炖鸡肉服。

　　蛇咬伤：豇豆、山慈菇、樱桃叶、黄豆叶。捣绒外敷。

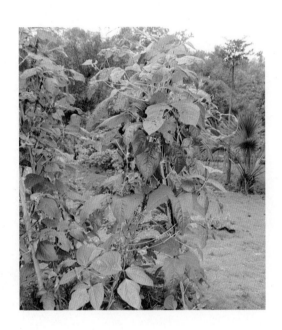
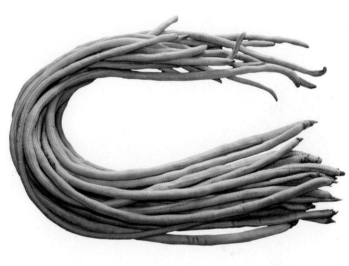

实用指南

单方验方

　　急慢性荨麻疹：豇豆30克，苍术20克。加水煎2次，将2次煎液混合，分早、中、晚3次温服，连服7日为1个疗程。症状控制后，每隔每日服药1剂，继续服2个疗程。

食疗药膳

豇豆鸡肉粥

原料：豇豆仁50克，鸡肉100克，大米120克。

制法：豇豆仁泡胀，鸡肉切丝。米淘净，与豇豆同煮粥，临熟时下鸡肉煮熟即可。

用法：每日早晚餐用，以15～20日为1个疗程。

功效：补肾健脾，温中益气。

适用：妇女月经不调、白带增多等。

豇豆冬瓜汤

原料：豇豆100克，冬瓜400克，味精、盐各2克。

制法：先将豇豆清洗干净，放入清水中浸泡1小时；冬瓜去皮切成小块备用；再将2味一同放入锅中，加适量的清水煮至冬瓜、豇豆熟透，调入盐、味精即可。

用法：佐上食用。

功效：清热利尿。

适用：肾炎所致的腰痛、浮肿。

蚕豆

《食物》

释名 胡豆。

气味 甘、微辛，平，无毒。

主治 快胃，和脏腑（汪颖）。

附方 膈食：蚕豆磨粉，红糖调食（《指南方》）。

水胀，利水消肿：虫胡豆一至八两。炖黄牛肉服。不可与菠菜同用。

水肿：蚕豆二两，冬瓜皮二两，水煎服。

秃疮：鲜蚕豆捣如泥，涂疮上，干即换之。如无鲜者，用干豆以水泡胖，捣敷亦效（《秘方集验》）。

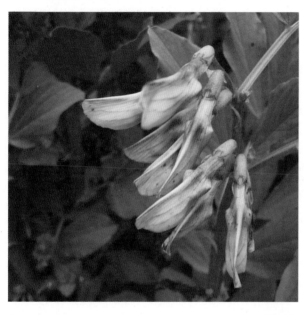

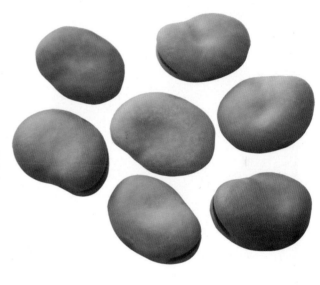

精编本草纲目中草药

实用指南

单方验方 ···○

脾胃不健、消化不良：蚕豆500克。以水浸泡后，去壳晒干，磨粉（或磨浆过滤后，晒干），每次30～60克，加红糖适量，冲入沸水调匀食。

脾虚水肿：陈蚕豆120克，红糖适量。加水5茶杯，以水火煮至1茶杯，温服。

食疗药膳 ···○

蚕豆粥

原料：蚕豆60克，大米100克。

制法：将蚕豆、大米加适量水煮成粥。

用法：每日早、晚分食。

功效：补益脾胃，清热利湿。

适用：慢性胃炎、高血压病、肥胖、消化性溃疡、肾炎水肿、高脂血症等。

蚕豆糕

原料：蚕豆250克，红糖150克。

制法：把蚕豆拿清水泡发，去皮，入锅，煮烂后放红糖，拌匀，绞成泥，用啤酒瓶盖为模，把糕料填压成饼状。

用法：当点心食用，用量自愿。

功效：利湿消肿，祛瘀降脂。

适用：吸收不良、营养不良性水肿、动脉粥样硬化、高血压等。

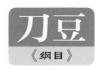

刀豆

《纲目》

释名 挟剑豆。

气味 甘，平，无毒。

主治 温中下气，利肠胃，止呃逆，益肾补元（时珍）。

附方 小儿疝气：刀豆子研粉，每次一钱半，开水冲服（《湖南药物志》）。

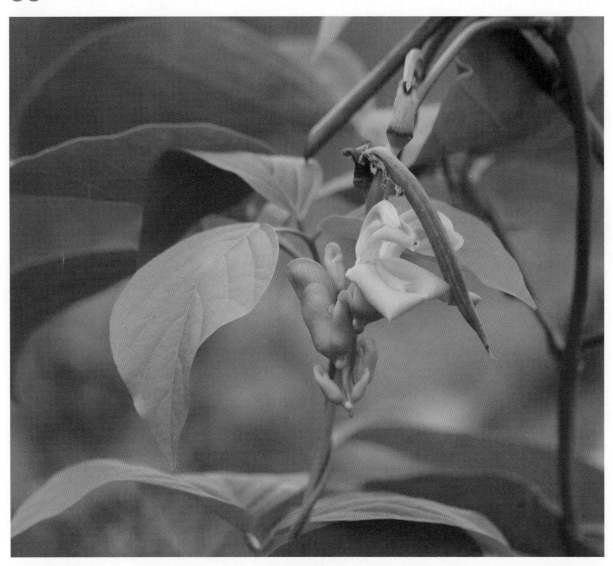

实用指南

单方验方

食滞胃脘致呃逆：刀豆子适量。煮食。

颈部淋巴结结核（鼠疮）初起：用鲜刀豆荚20克，鸡蛋1只，黄酒适量。加水煎服。

久痢、久泻：嫩刀豆120克。蒸熟，蘸白糖细细嚼食。

小儿小肠疝气：刀豆子适量。炒干研粉，每次6克，开水送服；若用红糖生姜汤送服，每日3次，可治喘咳。

老年腰痛：刀豆壳7个。烧炭存性研末，拌糯米饭，每日1剂，分2次服。

胃寒呃逆：带壳老刀豆30克。生姜3片，水煎去渣，或用鲜刀豆壳60克，水煎后加适量红糖温服，每日2次。

刀豆粥

原料：刀豆、水发香菇各50克，猪腰子100克，胡椒粉、味精、料酒、姜末、葱、盐各适量，籼米200克，小麻油20毫升。

制法：先将籼米淘洗干净，在锅内加入适量开水，小火煮熬，再将猪腰子、水发香菇切成小丁，然后将小麻油下锅，烧热后加入刀豆子、猪腰子、香菇一起翻炒，再依次加入料酒、盐、葱、姜末、胡椒粉、味精拌炒入味，待籼米煮成粥时，将其加入粥内，稍煮片刻即可。

用法：早餐食用。

功效：温中补脾，滋肾壮腰。

适用：肾虚腰痛、中寒呃逆。

清炒刀豆子

原料：鲜刀豆子250克，姜1片，葱1根。

制法：将刀豆子洗净；葱（去须）洗净，切段；姜洗净，切丝。起油锅放姜丝、刀豆子略炒几下，放盐、葱略炒，豆熟即可。

用法：随量食用，或佐膳。

功效：温中健脾，补肾纳气。

适用：可作放疗、化疗的辅助治疗。

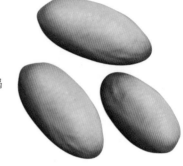

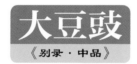

大豆豉

《别录·中品》

释名 时珍曰：按刘熙《释名》云，豉，嗜也。调和五味，可甘嗜也。

淡豉

气味 苦、寒，无毒。

主治 伤寒头痛寒热，瘴气恶毒，烦躁满闷，虚劳喘吸，两脚疼冷。杀六畜胎子诸毒（《别录》）。治时疾热病发汗。熬末，能止盗汗，除烦。生捣为丸服，治寒热风，胸中生疮。煮服，治血痢腹痛。研涂阴茎生疮（《药性》）。治疟疾骨蒸，中毒药蛊气，犬咬（大明）。下气调中，治伤寒温毒发癍呕逆（时珍）。治温毒黑膏用之（《千金》）。

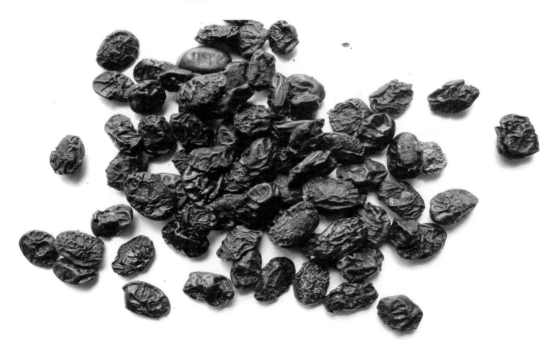

蒲州豉

气味 咸，寒，无毒。

主治 解烦热热毒，寒热虚劳，调中发汗，通关节，杀腥气，伤寒鼻塞。陕州豉汁：亦除烦热（藏器）。

附方 伤寒目翳：烧豉二七枚，研末吹之（《肘后方》）。

疟疾寒热：煮豉汤饮数升，得大吐即愈（《肘后方》）。

口舌生疮（胸膈疼痛者）：用焦豉末，含一宿即瘥（《圣惠方》）。

小儿丹毒，作疮出水：豉炒烟尽为末，油调敷之（姚和众方）。

蹉跌破伤筋骨：用豉三升，水三升，渍浓汁饮之，止心闷（《千金方》）。

───── 实用指南 ─────

单方验方

风寒感冒：大豆豉（现规范名为"淡豆豉"）10克，葱白5克，生姜3片。水煎服，每日1剂。

风寒阳虚感冒：淡豆豉10克，葱白3茎。水煎服。

断奶乳胀：淡豆豉250克。水煎取汁，服1小碗，余下洗乳房。

食疗药膳

发汗豉粥

原料：淡豆豉、粳米各30克，荆芥、葛根、葱白各15克，麻黄、栀子仁各1.5克，石膏60克，生姜10克。

制法：将以上各味以水1500毫升，都煎至1000毫升，去滓。纳米煮作稀粥。

用法：顿服，汗出为效。如未有大汗，宜再合服之。

功效：祛风活络。

适用：中风，伤寒壮热头痛初得二三日。

豆豉羊肉汤

原料：淡豆豉50克，生姜15克，羊肉100克，盐适量。

制法：将上述3味同放砂锅中，煮至羊肉烂熟，加盐适量。调味即可。

用法：月经前10天，每日1次，连服3~5日。

功效：温经散寒。

适用：血寒性月经后期。

神曲
《药性论》

气味 甘、辛，温，无毒。

主治 化水谷宿食，癥结积滞，健脾暖胃（药性）。养胃气，治赤白痢（元素）。消食下气，除痰逆霍乱，泄痢胀满诸疾，其功与曲同。闪挫腰痛者，煅过淬酒温服有效。妇人产后欲回乳者，炒研，酒服二钱，日二即止，甚验（时珍）。

附方 胃虚不克：神曲半斤，麦芽五斤，杏仁一升，各炒为末，炼蜜丸弹子大。每食后嚼化一丸（《普济方》）。

暴泄不止：神曲（炒）二两，茱萸汤（泡、炒）半两，为末，醋糊丸梧子大。每服五十丸，米饮下（《百一选方》）。

产后运绝：神曲（炒）为末，水服方寸匕（《千金方》）。

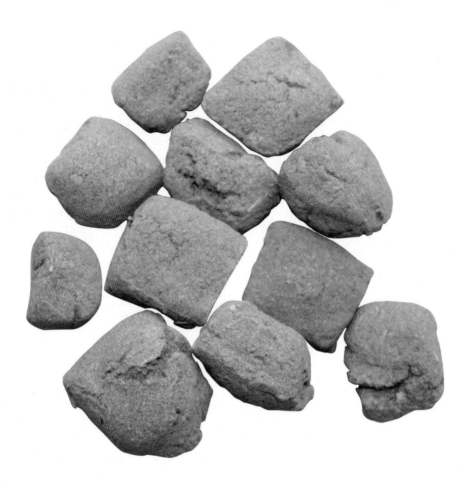

实用指南

单方验方

小儿流涎：神曲半块，生姜两片，食糖适量。同放罐内，加水煮沸即成。代茶随量饮或每日2～3次。

脾虚久泄：神曲、苍术、陈皮各10克，薏苡仁15克，甘草6克。水煎服。

食欲不振、食积腹胀：神曲、鸡内金、山楂、麦芽各10克。水煎服。

腹胀泄泻：神曲、茯苓各10克，白术、党参各12克，甘草6克。水煎服。

消化不良：炒神曲、炒山楂、炒麦芽、炒莱菔子各10克，鸡内金6克。水煎服。

食疗药膳

神曲粥

原料：神曲10克，粳米50克。

制法：先把神曲捣碎沥取药汁后去渣，入粳米同煮为稀粥。

用法：每日2次，空腹温热食之，3日为1个疗程。

功效：健脾胃，助消化。

适用：消化不良、食积难消、脘闷腹胀、大便溏泻等。

神曲茶

原料：神曲茶（成药）1块，生姜适量。

制法：将神曲茶加清水2碗煎至1碗，或加生姜3片同煎。

用法：每日1～2剂，每次1块，顿服。

功效：清热解毒，除湿宽胸，消食健胃。

适用：感冒发热、食滞吐泻等。

饴糖
《别录·上品》

释名 饧。

气味 甘，大温，无毒。入太阴经。

主治 补虚乏，止渴去血（《别录》）。补虚冷，益气力，止肠鸣咽痛，治唾血，消痰润肺止嗽（思邈）。健脾胃，补中，治吐血。打损瘀血者，熬焦酒服，能下恶血。又伤寒大毒嗽，于蔓菁、薤汁中煮一沸，顿服之，良（孟诜）。脾弱不思食人少用，能和胃气。亦用和药（宗奭）。解附子、草乌头毒（时珍）。

附方 老人烦渴：寒食大麦一升，水七升，煎五升，入赤饧二合，渴即饮之（《奉亲书》）。

鱼脐疔疮：寒食饧涂之，良。干者烧灰（《千金方》）。

误吞稻芒：白饧频食（《简便方》）。

鱼骨鲠咽不能出：用饴糖丸鸡子黄大吞之。不下再吞（《肘后方》）。

服药过剂（闷乱者）：饴糖食之（《千金方》）。

草乌头毒及天雄、附子毒：并食饴糖即解（《圣济总录》）。

火烧成疮：白糖烧灰，粉之即燥，易瘥（《小品方》）。

实用指南

单方验方

寒痰咳嗽：饴糖5克，生姜10克。水煎服。

痰热咳嗽或小儿顿咳：萝卜500克，饴糖20克。先将萝卜捣烂，绞汁，与饴糖同蒸化，趁热徐徐服用。

食疗药膳

饴糖红茶

原料：饴糖15～25克，红茶1～1.5克。

制法：将上述2味以适量沸水冲泡。

用法：每日1剂，分2～3次，代茶饮服。

功效：滋补强壮，健胃润肺。

适用：养颜保健。

饴糖大米粥

原料：饴糖30克，大米50克。

制法：以大米煮粥，粥熟入饴糖，调匀。

用法：空腹食用。

功效：健脾和中，止痛。

适用：脾虚食少、胃虚作痛等。

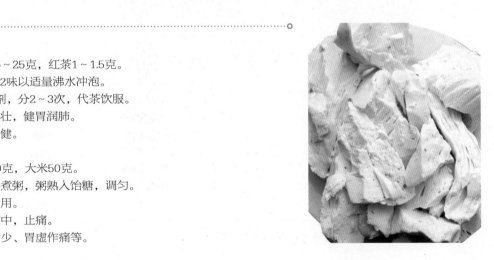

本草纲目第五卷　菜部

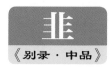

韭

《别录·中品》

释名　草钟乳（《拾遗》），起阳草（侯氏《药谱》）。

气味　辛、微酸，温，涩，无毒。

主治　归心，安五脏，除胃中热，利病人，可久食（《别录》）。作可久食，不利病人（《千金方》）。叶：煮鲫鱼鲊食，断卒下痢。根：入生发膏用。饮生汁，主上气喘息欲绝，解肉脯毒。煮汁饮，止消渴盗汗。熏产妇血运，洗肠痔脱肛。（时珍）

附方　喉肿难食：韭一把，捣熬敷之。冷即易（《千金方》）。

水谷痢疾：韭叶作羹、粥、炸、炒，任食之，良（《食医心镜》）。

脱肛不收：生韭一斤切，以酥拌炒熟，绵裹作二包，更互熨之，以入为度（《圣惠方》）。

痔疮作痛：用盆盛沸汤，以器盖之，留一孔。用洗净韭菜一把，泡汤中。趁热坐孔上，先熏后洗，数次自然脱体也（《袖珍方》）。

金疮出血：韭汁和风化石灰日干。每用为末敷之效（《濒湖集简方》）。

食物中毒：生韭汁服数升良（《千金方》）。

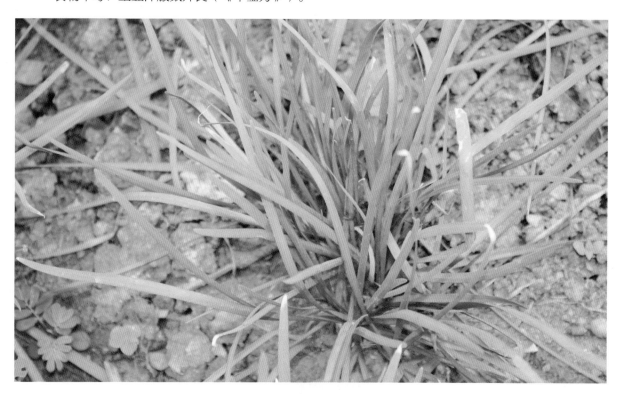

实用指南

单方验方 ....○

寒性痛经：韭菜250克，红糖60克。捣烂取汁，兑红糖，小火加温，微热服下。

荨麻疹：鲜韭菜适量。捣汁外涂，连用2日。

鼻出血：鲜韭菜适量。洗净，捣取汁口服，每次200毫升，小儿用量酌减，并配少量红糖调味。

牛皮癣：鲜韭菜、大蒜各30克。捣烂成泥状，烘热搽患处，每日1次。

跌打内伤：鲜韭菜、鲜刘寄奴各60克。水煎服。

食疗药膳 ....○

韭菜炒核桃仁

原料：韭菜500克，核桃仁100克，芝麻油、盐、味精各适量。

制法：韭菜洗净切成段。核桃仁用开水浸泡30分后再洗净，核桃去壳取肉洗干净用。先将锅用旺火加热，下植物油，烧至八成热后入核桃仁，改用中火炒至熟后，再入韭菜翻炒片刻，加盐、味精调味后食用。

用法：佐餐食用，每日1次。

功效：补肾壮阳，和中下气。

适用：阳痿遗精、腰膝酸痛、脘腹冷痛、胃虚寒、噎膈反胃等。

韭菜西葫芦粥

原料：韭菜、大米各100克，西葫芦150克，生姜、盐、味精各适量。

制法：韭菜切小段，西葫芦切小块，生姜切丝。锅烧清水沸后，下淘净大米煮粥至八成熟，加进韭菜、西葫芦、生姜稍煮片刻，调入盐、味精即成。

用法：每日早晨服食，5日为1个疗程。

功效：温中散气，祛风发汗。

适用：风寒感冒、上呼吸道感染等。

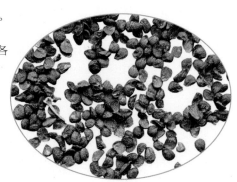

葱
《别录·中品》

释名　茾（《纲目》），菜伯（《纲目》），和事草（《纲目》），鹿胎。

葱茎白

气味　辛，平。叶：温。根须：平。并无毒。

主治　作汤，治伤寒寒热，中风面目浮肿，能出汗（《本经》）。伤寒骨肉碎痛，喉痹不通，安胎，归目益目睛，除肝中邪气，安中利五脏，杀百药毒。根：治伤寒头痛（《别录》）。主天行时疾，头痛热狂，霍乱转筋，及奔豚气、脚气，心腹痛，目眩，止心迷闷（大明）。通关节，止衄血，利大小便（孟诜）。治阳明下痢、下血（李杲）。达表和里，止血（宁原）。

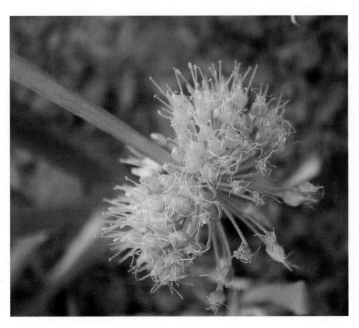

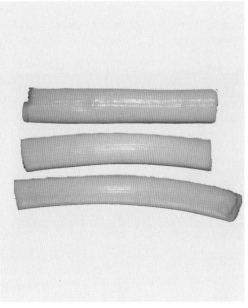

附方 感冒风寒（初起）：即用葱白一握，淡豆豉半合，泡汤服之，取汗（《濒湖集简方》）。

伤寒头痛（如破者）：连须葱白半斤，生姜二两，水煮温服（《南阳活人书》）。

伤寒劳复（因交接者，腹痛卵肿）：用葱白捣烂，苦酒一盏，和服之（《千金方》）。

风湿身痛：生葱擂烂，入香油数点，水煎，调莒劳、郁金末一钱服，取吐（《丹溪心法》）。

霍乱烦躁：坐卧不安，葱白二十茎，大枣二十枚，水三升，煎二升，分服（《梅师方》）。

腹皮麻痹不仁者：多煮葱白食之，即自愈（危氏方）。

小便闭胀（不治杀人）：葱白三斤，锉炒帕盛，二个更互熨小腹，气透即通也（许学士《本事方》）。

大小便闭：捣葱白和酢，封小腹上。仍灸七壮（《外台秘要》）。

小便溺血：葱白一握，郁金一两，水一升，煎二合，温服。一日三次（《普济方》）。

肠痔有血：葱白三斤，煮汤熏洗立效（《外台秘要》）。

赤白下痢：葱白一握细切，和米煮粥，日日食之（《食医心镜》）。

小儿秃疮：冷泔洗净，以羊角葱捣泥，入蜜和涂之，神效（杨氏）。

实用指南

单方验方

小儿消化不良：生葱1根，生姜25克，茴香粉15克。同捣碎，混匀后炒热（以皮肤能忍受为度），用纱布包好敷于脐部，每日1~2次，直到治愈为止。

蛔虫病急腹痛：鲜葱白50克，麻油50克。捣烂取汁，同调和，空腹1次服下（小儿酌减），每日2次。

感冒：葱白、生姜各25克，盐5克。捣成糊状，用纱布包裹，涂擦五心（前胸、后背、脚心、手心窝、肘窝）一遍后安卧，次日可完全恢复。

前列腺炎：大葱白5根，白矾10克。研细，共捣，敷患处，用塑料膜胶布固定。

牛皮癣：葱白7根，紫皮独头蒜20克，白糖20克，冰片1克，蓖麻子仁15克。共捣如泥状，搽患处，每日1次。

食疗药膳

葱姜茶

原料：葱白10克，生姜3克，红糖适量。

制法：将葱白、生姜放入砂锅内，加水600毫升，煎沸5分钟，取汁加入红糖，搅匀，趁热代茶饮下，卧床盖被出微汗。

用法：每日1剂，2剂。

功效：发汗解表，祛散风寒，外感风寒。

适用：头痛、畏寒、鼻塞流清涕等。

葱白粥

原料：葱白15~20根，粳米100克。

制法：将新鲜连根葱白洗净切断，先以粳米煮粥，待米半生半熟时，加入葱白，同煮为粥。

用法：早餐食用。

功能：发汗散寒，温中止痛。

适用：伤风感冒、发热、恶寒、头痛、鼻塞流涕、腹痛泻痢等。

薤

《别录·中品》

释名 莜子、火葱（《纲目》），菜芝（《别录》），鸿荟。

薤白

气味 辛，苦，温，滑，无毒。

主治 金疮疮败。轻身，不饥耐老（《本经》）。归骨，除寒热，去水气，温中散结气。作羹食，利病人。诸疮中风寒水气肿痛，捣涂之（《别录》）。煮食，耐寒，调中补不足，止久痢冷泻，肥健人（《日华》）。治泄痢下重，能泄下焦阳明气滞（李杲）。好古曰：下重者，气滞也。四逆散加此以泄气滞。治少阴病厥逆泄痢，及胸痹刺痛，下气散血，安胎（时珍）。心病宜食之。利产妇（思邈）。治女人带下赤白，作羹食之。骨鲠在咽不去者，食之即下（孟诜）。补虚解毒（苏颂）。白者补益，赤者疗金疮及风，生肌肉（苏恭）。与蜜同捣，涂汤火伤，效甚速（宗奭）。温补，助阳道（时珍）。

附方 霍乱干呕（不止者）：以薤一虎口，以水三升，煮取一半，顿服。不过三作即已（韦宙《独行方》）。

赤痢不止：薤同黄柏煮汁服之（陈藏器）。

赤白痢下：薤白一握，同米煮粥，日食之（《食医心镜》）。

妊娠胎动（腹内冷痛）：薤白一升，当归四两，水五升，煮二开，分三服（《古今录验》）。

手指赤色（随月生死）：以生薤一把，苦酒煮熟，捣烂涂之，愈乃止（《肘后方》）。

诸鱼骨鲠：薤白嚼柔，以绳系中，吞到鲠处，引之即出（葛洪方）。

咽喉肿痛：薤根醋捣敷肿处，令即易之（《圣惠方》）。

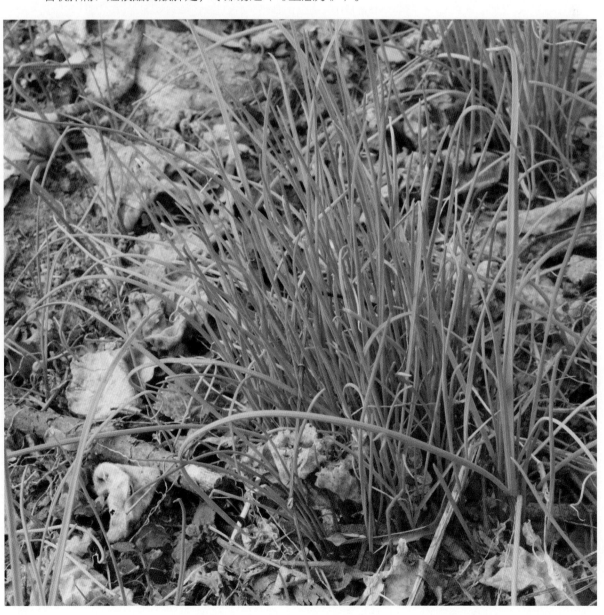

单方验方

瘀阻血脉、脉管炎：薤白90克，丹参20克，降香、川芎各15克。水煎服。

胸脾心病（包括心绞痛）：薤白、瓜蒌仁各9克，半夏4.5克。水煎去渣，每日2次以少许黄酒冲入温服。

胸痹胸闷：薤白20～30克。水煎服，每日2次。

痰瘀胸痹：薤白、丹参、川芎、瓜蒌皮各适量。水煎服。

胃寒气滞之脘腹痞满胀痛：薤白、高良姜、砂仁、木香各适量。水煎服。

食疗药膳

薤白炖猪肚

原料：薤白150克，猪肚1具，薏苡仁适量。

制法：薏苡仁、薤白洗净，混合，装入猪肚中，用绳扎住。加水和适量的盐、胡椒，炖至猪肚烂熟。

用法：分3～4次服食。

功效：强身健体，消食。

适用：脾胃虚弱、少食羸瘦、饮食不消。

薤白葱粥

原料：薤白10～15克（鲜者30～60克），粳米50～100克，葱白3根。

制法：先把薤白、葱白洗净切碎，与粳米同时入锅内，加水适量煮成稀粥。

用法：每日分2～3次温服。

功效：行气宽胸。

适用：冠心病胸闷、心前区疼痛等。

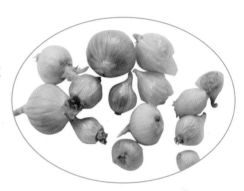

葫
《别录·下品》

释名 大蒜（弘景），荤菜。

气味 辛，温，有毒。久食损人目。

主治 下气，消谷，化肉（苏恭）。去水恶瘴气，除风湿，破冷气，烂痃癖，伏邪恶，宣通温补，疗疮癣，杀鬼去痛（藏器）。捣汁饮，治吐血心痛。煮汁饮，治角弓反张。同鲫鱼丸，治膈气。同蛤粉丸，治水肿。同黄丹丸，治痢疟、孕痢。同乳香丸，治腹痛。捣膏敷脐，能达下焦消水，利大小便。贴足心，能引热下行，治泄泻暴痢及干湿霍乱，止衄血。纳肛中，能通幽门，治关格不通（时珍）。

附方 关格胀满（大小便不通）：独头蒜烧熟去皮，绵裹纳下部，气立通也（《外台秘要》）。

泄泻暴痢：大蒜捣贴两足心。亦可贴脐中（《千金方》）。

肠毒下血：蒜连丸，用独蒜煨捣，和黄连末为丸，日日米汤服之（《济生方》）。

鼻血不止（服药不应）：用蒜一枚，去皮研如泥，作钱大饼子，厚一豆许。左鼻血出，贴左足心；右鼻血出，贴右足心；两鼻俱出，俱贴之，立瘥（《简要济众方》）。

心腹冷痛：法醋浸至二三年蒜，食至数颗，其效如神（李时珍《濒湖集简方》）。

鱼骨鲠咽：独头蒜塞鼻中，自出（《十便良方》）。

小便淋沥（或有或无）：用大蒜一个，纸包煨熟，露熟，露一夜，空心新水送下（朱氏《集验方》）。

小儿白秃：团团然，切蒜日日揩之（《子母秘录》）。

脚肚转筋：大蒜擦足心令热，即安。仍以冷水食一瓣（《摄生方》）。

精编本草纲目中草药

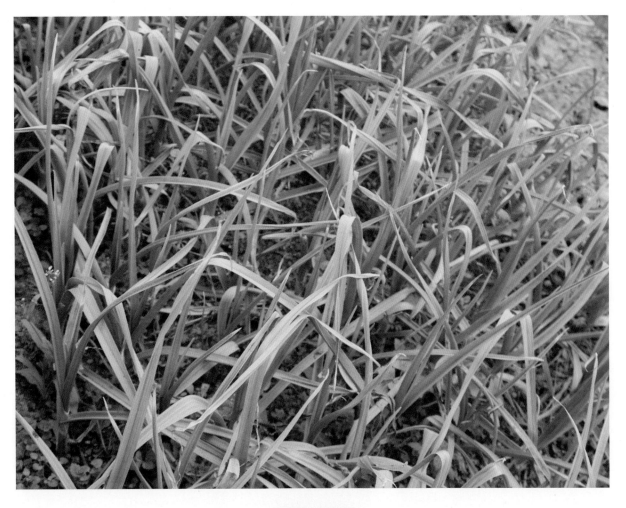

实用指南

单方验方

念珠菌性尿道感染：大蒜半头。捣泥，加白糖水冲开，待冷服下。

腹泻：大蒜1头，茶叶1把。水煎服。

咽喉肿痛（急性咽炎、扁桃体炎）：独头蒜1个，杏核壳若干。将独头蒜捣烂，将蒜泥装在半个杏核壳中，然后扣于单侧列缺穴上，用胶布固定，每日1次，左右交替应用，1～2小时后去掉。如出现水疱，可用消毒针挑破，再敷上消毒纱布，连用3～5日。

食疗药膳

大蒜粥

原料：紫皮大蒜30克，粳米100克。

制法：将大蒜去皮后放沸水中煮1分钟后捞出，然后取粳米放入煮蒜水中煮成稀粥，再将蒜重新放入粥内同煮为粥。

用法：早餐食用。

功效：暖脾胃，行气滞，降血压，止痢。

适用：饮食积滞、脘腹冷痛、泄泻痢疾等。

大蒜小米粥

原料：紫皮大蒜头30克，小米60克，白及粉6克，蜂蜜10克。

制法：先将小米淘洗，放锅内加水适量，小火煮成稀粥，再将蒜（去皮）、白及粉、蜂蜜放粥内搅匀，沸后停火。

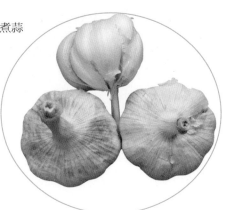

用法：分2次服，每日内服完，连服数日。

功效：解毒，润肺，补虚，止血。

适用：肺结核咳嗽、咯血、消瘦、盗汗等。

芸薹
《唐本草》

释名 薹菜（《埤雅》），薹芥（《沛志》），油菜（《纲目》）。

茎叶

气味 辛，温，无毒。

主治 风游丹肿，乳痈（《唐本草》）。破癥瘕结血（《开宝》）。治产后血风及瘀血（《日华》）。煮食，治腰脚痹。捣叶，敷女人吹奶（藏器）。治瘰疬、豌豆疮，散血消肿。伏蓬砂（时珍）。

附方 天火热疮（初起似痱，渐如水泡，似火烧疮，赤色，急速能杀人）：芸薹叶捣汁，调大黄、芒硝、生铁衣等分，涂之（《近效方》）。

风热肿毒：芸薹苗叶根、蔓菁根各三两，为末，以鸡子清和贴之，即消。无蔓菁，即以商陆根代之，其效也（《近效方》）。

豌豆斑疮：芸薹叶煎汤洗之（《外台秘要》）。

血痢腹痛（日夜不止）：以芸薹叶捣汁二合，入蜜一合，温服（《圣惠方》）。

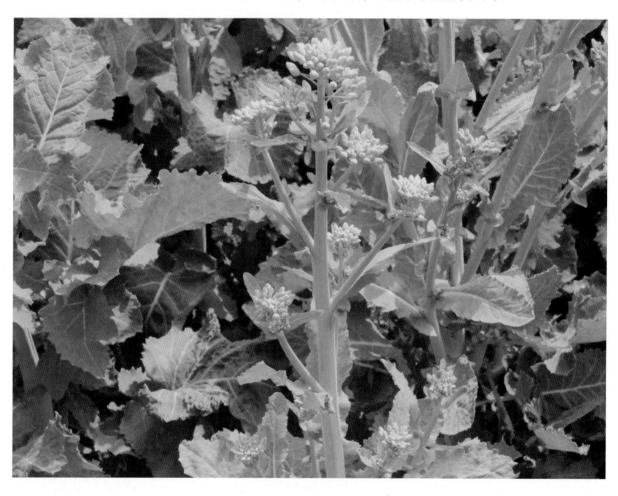

实用指南

单方验方

荨麻疹、带状疱疹：油菜叶适量。搓烂擦患处。

小儿蛔虫性肠梗阻：生油菜30克。饮服，若加生香葱同服更佳。

....○

清炒油菜

原料：油菜500克。

制法：洗净切成3厘米长段。锅烧热，下菜油，旺火烧至七成热时，下油菜旺火煸炒，酌加盐，菜熟后起锅装盘。

用法：佐餐食用。

功效：活血化瘀，降低血脂。

适用：高血压、高脂血症等。

豆腐烧油菜

原料：油菜200克，豆腐300克，盐、味精、姜末、水淀粉、素油、豆芽汤各适量。

制法：将豆腐切成块，放入油锅中煎成金黄色，出锅沥油；将油菜洗净，切成段。锅中留少量底油，烧热后放入姜末煸炒，再放入豆芽汤烧沸，推入豆腐块、盐、油菜段煨烧，放入味精，用水淀粉勾芡后，淋入麻油，出锅装盆即成。

用法：佐餐食用。

功效：益气和中。

适用：美容。

菘

《别录·上品》

释名 白菜。

茎叶

气味 甘，温，无毒。

主治 通利肠胃，除胸中烦，解酒渴（《别录》）。消食下气，治瘴气，止热气嗽。冬汁尤佳（萧炳）。和中，利大小便（宁原）。

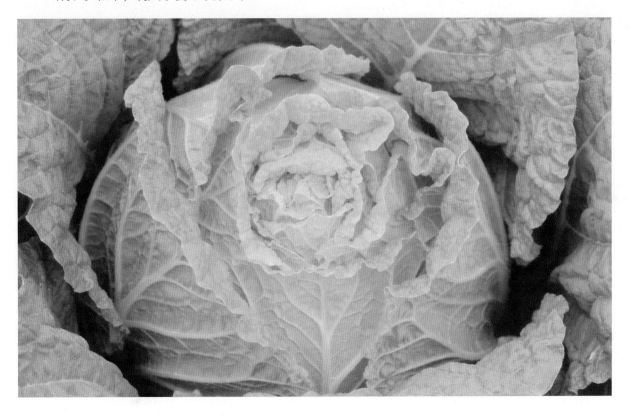

附方 小儿赤游（行于上下，至心即死）：菘菜捣敷之，即止（张杰《子母秘录》）。

飞丝入目：白菜揉烂帕包，滴汁三二点入目，即出（《普济方》）。

子

气味 甘，平，无毒。

主治 作油，涂头长发，涂刀剑不锈（弘景）。

附方 酒醉不醒：菘菜子二合细研，井华水一盏调，为二服（《圣惠方》）。

实用指南

单方验方

伤风感冒：白菜籽10克，葱白2根，生姜15克。水煎服。

百日咳：大白菜根3条，冰糖30克。水煎服，每日3次。

胃及十二指肠溃疡、出血：小白菜250克。洗净，切细，用少量盐拌腌10分钟，用洁净纱布绞取液汁，加入适量的糖食用。每日3次，空腹服。

便秘、烦渴：白菜适量。用开水煮汤食。

食疗药膳

素白菜汤

原料：白菜250克，调料适量。

制法：白菜洗净，切碎，投入沸水中，煮沸去生味，再调以香油、盐、味精即可。

用法：佐餐食用。

功能：清热除烦利尿。

适用：烦热口渴、小便不利等。

白菜薏米粥

原料：小白菜500克，薏苡仁60克。

制法：先将薏苡仁煮成稀粥，再加入切好洗净的小白菜，煮二三沸，待白菜熟即成，不可久煮，食用时不加盐。

用法：每日1剂，分2次食。

功效：祛湿解毒利水。

适用：湿毒浸淫型急性肾小球肾炎。

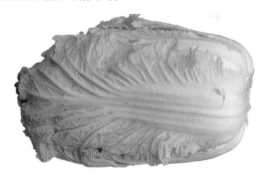

芜菁
《别录·上品》

释名 蔓菁（《唐本》），九英菘（《食疗》），诸葛菜。

根叶

气味 苦，温，无毒。

主治 利五脏，轻身益气，可长食之（《别录》）。常食通中，令人肥健（苏颂）。消食，下气治嗽，止消渴，去心腹冷痛，及热毒风肿，乳痈妒乳寒热（孟诜）。

附方 鼻中衄血：诸葛菜生捣汁饮（《十便良方》）。

饮酒辟气：干蔓菁根二七枚，蒸三遍，碾末。酒后水服二钱，即无酒气也（《千金方》）。

一切肿毒：生蔓菁根一握，入盐花少许，同捣封之，日三易之（孙真人《食忌》）。用蔓菁叶不中水者，烧灰和腊猪脂封之（《肘后方》）。

豌豆斑疮：蔓菁根捣汁，挑疮研涂之。三食顷，根出矣（《肘后方》）。

犬咬伤疮（重发者）：用蔓菁根捣汁服之，佳（《肘后方》）。

小儿头秃：芜菁叶烧灰，和脂敷之（《千金方》）。

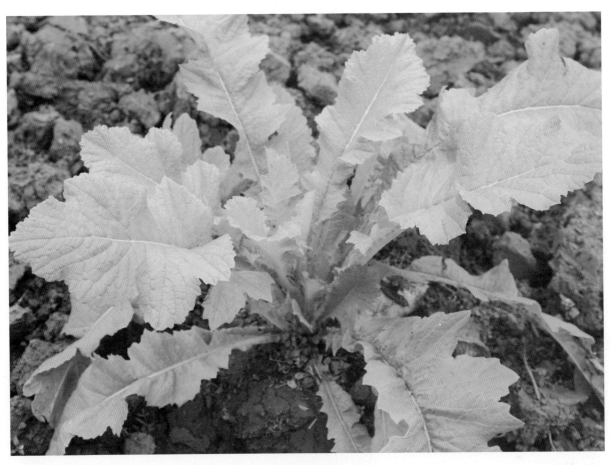

实用指南

单方验方

便秘：芜菁子60～90克。捣研成细末，以开水1杯冲入，布包绞汁，每次6～10克，空腹服下，过片刻即可通便，连续几次，就能生效。

鼻中蛆血：芜菁（今又称大头菜）200克。捣汁饮。每日2～3次。

急性乳腺炎发热、恶寒：大头菜根叶200克。捣烂和盐外敷，热即换，每日2～3次。

食疗药膳

大头菜粥

原料：大头菜（即芜菁）50克，糯米、熟羊肉各100克。

制法：大头菜切碎与羊肉丁同炒，和糯米共熬粥。再加入葱姜末、盐、味精调味即可。

用法：食粥，每日1次，连食数日。

功效：开胃下气，利湿解毒。

适用：黄疸性肝炎。

大头菜炒肉丝

原料：咸大头菜250克，猪瘦肉200克，鸡蛋1个，植物油、湿淀粉、白糖、甜酱、高汤、盐各适量。

制法：将大头菜反复清洗，以去掉腌制的咸味，沥干水后切细丝；猪瘦肉切成5厘米长的细丝，用鸡蛋清、湿淀粉、盐抓匀上浆后，入四成热的油锅内划散，倒入漏勺沥油。炒锅留底油烧热，下大头菜丝煸出香味，再下肉丝拌炒，加甜酱、白糖、高汤、勾芡即可。

用法：佐餐食用，每日1次。

功效：增强机体免疫能力，补虚开胃。

适用：肿瘤病人化疗后食欲不振。

莱菔

《唐本草》

释名 萝卜，雹突（《尔雅》），紫花菘（《尔雅》），温菘（《尔雅》），土酥。

气味 根：辛、甘。叶：辛、苦，温，无毒。

主治 散服及炮煮服食，大下气，消谷和中，去痰癖，肥健人；生捣汁服，止消渴，试大有验（《唐本》）。利关节，理颜色，练五脏恶气，制面毒，行风气，去邪热气（萧炳）。利五脏，轻身，令人白净肌细（孟诜）。主吞酸，化积滞，解酒毒，散瘀血，甚效。末服，治五淋。丸服，治白浊。煎汤，洗脚气。饮汁，治下痢及失音，并烟熏欲死。生捣，涂打扑汤火伤（时珍）。

附方 反胃噎疾：萝卜蜜煎浸，细细嚼咽良（《普济方》）。

大肠便血：大萝卜皮烧存性，荷叶烧存性，蒲黄生用，等分为末。每服一钱，米饮下（《普济方》）。

肠风下血：蜜炙萝卜，任意食之。昔一妇人服此有效（《百一选方》）。

大肠脱肛：生莱菔捣，实脐中束之。觉有疮，即除（《摘玄方》）。

脚气走痛：萝卜煎汤洗之。仍以萝卜晒干为末，铺袜内（《圣济总录》）。

失音不语：萝卜生捣汁，入姜汁同服（《普济方》）。

喉痹肿痛：萝卜汁和皂荚浆服，取吐（《普济方》）。

满口烂疮：萝卜自然汁，频漱去涎，妙（《濒湖集简方》）。

汤火伤灼：生萝卜捣涂之。子亦可（《圣济总录》）。

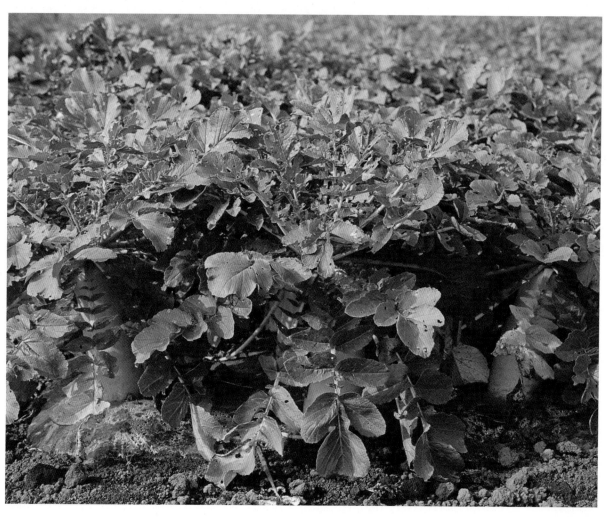

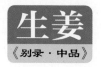

单方验方 ....

习惯性便秘：白萝卜250克。洗净去皮，切块，加水煮烂后食用。

咽炎：白萝卜100克，青果30克。煎水共茶饮，每日1剂，连服5～7剂。

扁桃体炎：白萝卜汁100毫升（用鲜萝卜制成）。调匀，以温开水送服，每日2～3次。

哮喘：白萝卜汁300毫升。调匀以温开水冲服，每次100毫升，每日3次。

胃痛：白萝卜适量。捣汁，每日早、中、晚饭后各饮1次，每次100毫升左右。

烫伤：生白萝卜100克。捣汁，用汁水涂患处，每日3次。

偏头痛：鲜萝卜适量。捣烂取汁，加少许冰片调匀滴鼻，左侧头痛滴右鼻孔，右侧头痛滴左鼻孔。

食疗药膳 ....

萝卜粥

原料：鲜白萝卜250克，粳米100克。

制法：将萝卜洗净切碎，同粳米煮粥；或用鲜萝卜捣汁和粳米同煮为粥。

用法：每日早、晚餐温热食用。

功效：化痰止咳，消食利膈，止消渴。

适用：咳喘多痰、胸膈满闷、食积饱胀以及老年性糖尿病等。

生姜
《别录·中品》

气味 辛，微温，无毒。

主治 久服去臭气，通神明（《本经》）。归五脏，除风邪寒热，伤寒头痛鼻塞，咳逆上气，止呕吐，去痰下气（《别录》）。生用发散，熟用和中。解食野禽中毒成喉痹。浸汁，点赤眼。捣汁和黄明胶熬，贴风湿痛甚妙（时珍）。

干生姜

主治 治嗽温中，治胀满，霍乱不止，腹痛，冷痢，血闭。病人虚而冷，宜加之（甄权）。姜屑，和酒服，治偏风（孟诜）。肺经气分之药，能益肺（好古）。

附方 胃虚风热（不能食）：用姜汁半杯，生地黄汁少许，蜜一匙，水二合，和服之（《食疗本草》）。

寒热痰嗽（初起者）：烧姜一块，含咽之（《本草衍义》）。

小儿咳嗽：生姜四两，煎汤浴之（《千金方》）。

干呕厥逆：频嚼生姜，呕家圣药也（《千金方》）。

呕吐不止：生姜一两，醋浆二合，银器中煎取四合，连滓呷之。又杀腹内长虫（《食医心镜》）。

霍乱腹胀（不得吐下）：用生姜一斤，水七升，煮二升，分三服（《肘后方》）。

腹中胀满（不能服药）：绵裹煨姜，内下部。冷即易之（《梅师方》）。

消渴饮水：干生姜末一两，以鲫鱼胆汁和丸，梧子大。每服七丸，米饮下（《圣惠方》）。

牙齿疼痛：老生姜瓦焙，入枯矾末同擦之。有人日夜呻吟，用之即愈（《普济方》）。

跌扑伤损：姜汁和酒调生面贴之。

发背初起：生姜一块，炭火炙一层，刮一层，为末，以猪胆汁调涂（《海上方》）。

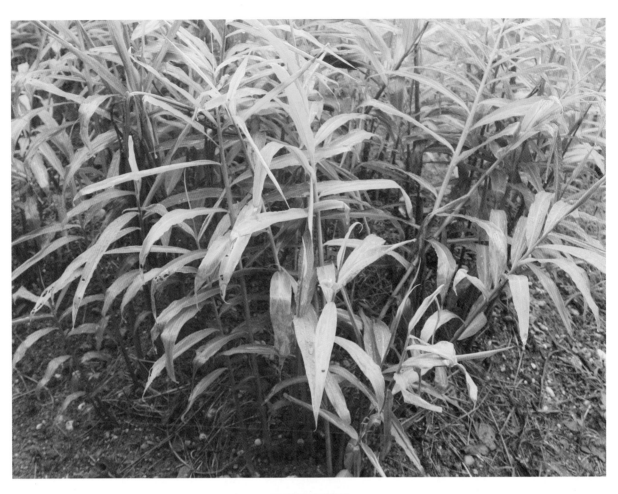

实用指南

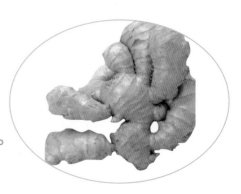

单方验方

呕吐：生姜片少许。放口中嚼。

呃逆：鲜姜、蜂蜜各30克。姜取汁与蜂蜜调服。

牙痛：牙痛时，切一片生姜咬在痛牙处即可止痛。

咽喉肿痛：热姜水加少许食盐，以此漱口，每日早、晚各1次。

口腔溃疡：生姜20克。捣汁，频频漱口吐出，每日2～3次。

斑秃：生姜适量。切片，近火烤热擦患处，每日2次。

未破冻疮：生姜适量。切片，烤热后用其平面摩擦冻伤处。

食疗药膳

生姜粥

原料：鲜生姜6～9克，粳米或糯米100～150克，大枣3枚。

制法：将生姜切为薄片或细粒，同米、大枣同煮为粥。

用法：早餐食用。

功效：暖脾胃，散风寒。

适用：脾胃虚寒、反胃羸弱、呕吐清水、腹痛泻泄、感受风寒、头痛鼻塞，以及慢性支气管炎、肺寒喘咳等。

生姜白芥酒

原料：生姜30克，白芥子10克，烧酒适量。

制法：切细，捣烂绞汁，加烧酒调和为糊。

用法：以棉球蘸药糊，擦调肺俞、大椎、膻中三个穴位，每穴擦抹10分钟，以局部灼热有痛感为度。或以纱布蘸药液敷于以上3穴位1～3小时，痛则去掉，以不起泡为度。

功效：止咳平喘。

适用：支气管哮喘。

干姜

《本经·中品》

释名 白姜。

气味 辛，温，无毒。

主治 寒冷腹痛，中恶霍乱胀满，风邪诸毒，皮肤间结气，止唾血（《别录》）。治腰肾中疼冷、冷气，破血去风，通四肢关节，开五脏六腑，宣诸络脉，去风毒冷痹，夜多小便（甄权）。消痰下气，治转筋吐泻，腹脏冷，反胃干呕，瘀血扑损，止鼻红，解冷热毒，开胃，消宿食（大明）。主心下寒痞，目睛久赤（好古）。

附方 心脾冷痛，暖胃消痰：二姜丸，用干姜、高良姜等分，炮研末，糊丸梧子大。每食后，猪皮汤下三十丸（《和剂局方》）。

虚劳不眠：干姜为末，汤服三钱，取微汗出（《千金方》）。

赤眼涩痛：白姜末，水调贴足心，甚妙（《普济方》）。

牙痛不止：川姜（炮）、川椒等分为末，掺之（《御药院方》）。

蛇蝎蜇人：干姜、雄黄等分为末，袋盛佩之，蛇闻药气，逆避人。遇蜇即以敷之，便定（《广利方》）。

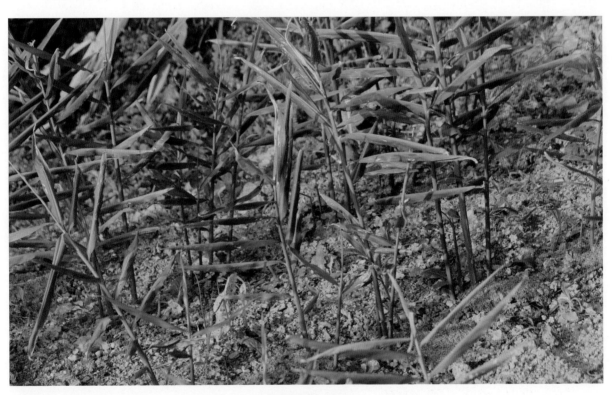

实用指南

单方验方

阴黄：干姜6克，陈皮24克，白术9克。不煎服。

中寒水泻：干姜（炮）适量。研细末，每次饮服10克。

赤痢：干姜适量。烧黑存性，候冷为末，每次3克，用米汤送饮。

雀斑：干姜25克（鲜姜加倍）。洗净，晾干后装入瓶中加入白酒或50%乙醇500毫升，密封浸泡15日后使用。将局部用温水洗净擦干，用消毒棉蘸上生姜酊擦患处，每日早、晚各1次，治疗期间应忌食辛辣。

痛经：干姜、红糖、大枣各30克。将大枣去核洗净，干姜洗净切片，加红糖同煎汤服。每日2次，温热服。

干姜粥

原料：干姜3～6克，大米100克。

制法：先将干姜研成末（或煮汁去渣），再将洗净的粳米与姜末（或姜汁）同入开水锅内熬粥，粥熟即可食用。

用法：每日早、晚服用。

功效：温中回阳，温肺化饮。

适用：脘腹冷痛、呕吐泄泻，或咳嗽气喘、形寒背冷、痰多清稀等。

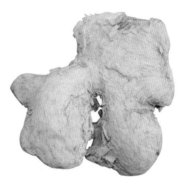

干姜花椒粥

原料：干姜5克，高良姜4克，花椒3克，粳米100克，红糖15克。

制法：将干姜、高良姜、花椒洗净，姜切片，用白净纱布包好，粳米淘洗净，入锅掺水，烧开30分钟以后取出药包，煎成粥食用。

用法：每食适量。

功效：暖胃散寒，温中止痛。

适用：脾胃虚寒、心腹冷痛、呕吐、呃逆、口吐清水、肠鸣腹泻等。

同蒿
宋·《嘉祐》

释名 蓬蒿。

气味 甘、辛，平，无毒。

主治 安心气，养脾胃，消痰饮。利肠胃（思邈）。

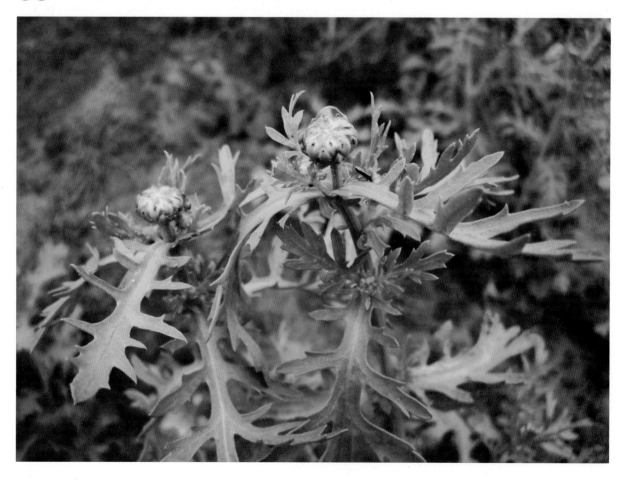

单方验方

咳嗽痰浓：鲜同蒿（今规范名为茼蒿）100克。水煎去渣，加入冰糖适量溶化后饮服。

高血压，头昏脑涨：鲜茼蒿1把。洗净切碎，捣烂取汁，每次1酒杯，温开水冲服，每日2次。

烦热头晕、睡眠不安：鲜茼蒿、菊花嫩苗各100克。水煎服，每日2次。

食疗药膳

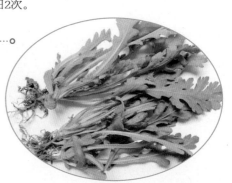

茼蒿豆腐汤

原料：鲜嫩茼蒿、豆腐各50克。

制法：取茼蒿嫩叶，洗净，在烧热的素油锅内灼瘪，加清汤，将豆腐切成小块，入汤内煮沸片刻，加盐、味精调味即可。

用法：佐餐常食。

功效：健脾补虚，清肺化痰。

适用：痰湿阻肺型肺源性心脏病。

茼蒿炒猪心

原料：茼蒿350克，猪心250克，葱花适量。

制法：将茼蒿去梗洗净切段，猪心洗净切片，锅中放油烧热，放葱花煸香，投入心片煸炒至水干，加入盐、料酒、白糖，煸炒至熟，加入茼蒿继续煸炒至心片熟，茼蒿入味，点入味精即可。

用法：佐餐食用。

功效：开胃健脾，降压补脑。

适用：心悸、烦躁不安、头昏失眠、神经衰弱等。

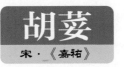

胡荽

宋·《嘉祐》

释名 香荽（《拾遗》），胡菜（《外台》），芫荽。

根叶

气味 辛，温，微毒。

主治 消谷，治五脏，补不足，利大小肠，通小腹气，拔四肢热，止头痛，疗沙疹、豌豆疮不出，作酒喷之，立出。通心窍（《嘉祐》）。补筋脉，令人能食。治肠风，用热饼裹食，甚良（孟诜）。合诸菜食，气香，令人口爽，辟飞尸、鬼疰、蛊毒（吴瑞）。辟鱼、肉毒（宁原）。

附方 热气结滞（经年数发者）：胡荽半斤，五月五日采，阴干，水七升，煮取一升半，去滓分服。未瘥更服。春夏叶、秋冬根茎并可用（《必效方》）。

产后无乳：干胡荽煎汤饮之效（《经验方》）。

小便不通：胡荽二两，葵根一握，水二升，煎一升，入滑石末一两，分三四服（《圣济总录》）。

肛门脱出：胡荽切一升，烧烟熏之，即入（《子母秘录》）。

解中蛊毒：胡荽根捣汁半升，和酒服，立下神验（《必效方》）。

子

气味 辛、酸，平，无毒。

主治 消谷能食（思邈）。蛊毒五痔，及食肉中毒，吐下血，煮汁冷服。又以油煎，涂小儿秃疮（藏器）。发痘疹，杀鱼腥（时珍）。

附方 肠风下血：胡荽子和生菜，以热饼裹食之（《普济方》）。

痢及泻血：胡荽子一合，炒捣末。每服二钱，赤痢砂糖水下，白痢姜汤下，泻血白汤下，日二（《普济方》）。

五痔作痛：胡荽子（炒），为末。每服二钱，空心温酒下。数服见效（《海上仙方》）。

痔漏脱肛：胡荽子一升，粟糠一升，乳香少许，以小口瓶烧烟熏之（《儒门事亲》）。

肠头挺出：秋冬捣胡荽子，醋煮熨之，甚效（《食疗本草》）。

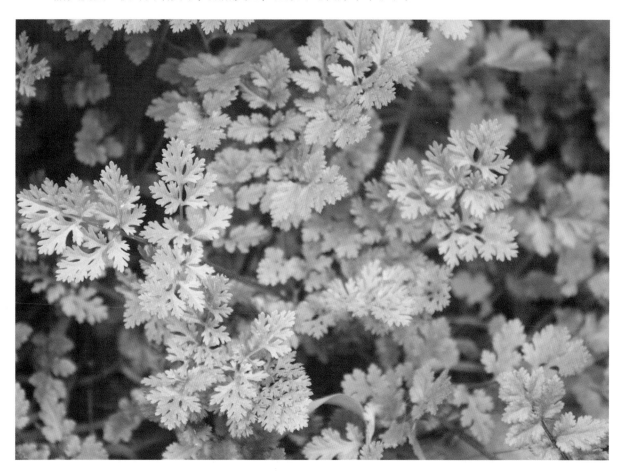

实用指南

单方验方

呕吐不能食：芫荽50克，紫苏叶5克，藿香3克，陈皮6克。在锅煎煮令沸，让患者吸从壶口冒出之气。

荨麻疹：芫荽20克。洗净切段，煮5分钟，调上蜂蜜食用。

胃弱消化不良：芫荽籽、陈皮各6克，苍术9克。水煎服。

伤风感冒：芫荽30克，饴糖15克。加米汤半碗，糖蒸溶化后服。

高血压：鲜芫荽10克，葛根10克。水煎服，早晚各1次，每次50毫升，10日为1个疗程。

食疗药膳

芫荽蜇皮黄瓜粥

原料：芫荽30克，海蜇皮、黄瓜各50克，大米120克，盐、味精各适量。

制法：海蜇皮切丝，入沸水中焯一水捞出；黄瓜切丝；芫荽切段。锅下淘净大米煮粥至八成熟，加进海蜇皮、黄瓜稍煮一会儿，放入芫荽、盐、味精即可。

用法：早晚温热服食，以7日为1个疗程。

功效：润肺清热，化痰消积。

适用：风热感冒、流行性感冒。

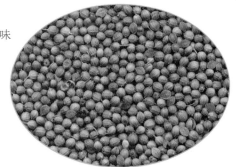

胡萝卜

《纲目》

释名 时珍曰：元时始自胡地来，气味微似萝卜，故名。

根

气味 甘、辛，微温，无毒。

主治 下气补中，利胸膈肠胃，安五脏，令人健食，有益无损（时珍）。

子

主治 久痢（时珍）。

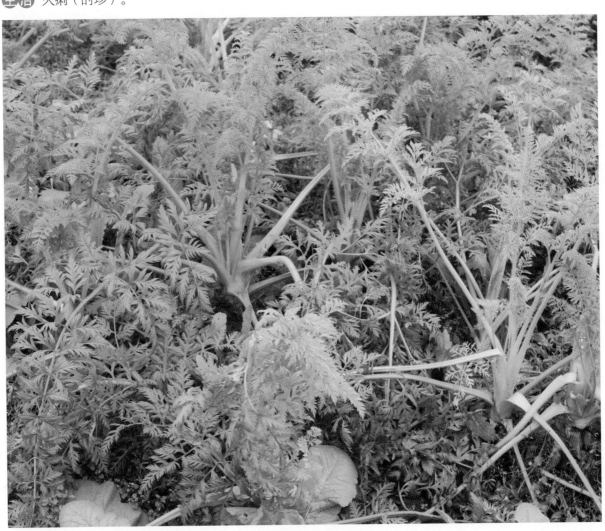

实用指南

单方验方

偏头痛：胡萝卜200克，鸡蛋壳30克，冰糖15克。水煎服，每日2次。

麻疹：胡萝卜、荸荠各250克，芫荽100克。加水适量煎汤代茶饮，每日3次。

夜盲症：胡萝卜500克，鳝鱼肉200克。均切成丝，加油、盐、酱、醋炒熟食，每日1次，6日为1个疗程。

脾胃虚弱、食欲不振、高血压、夜盲症：胡萝卜250克，粳米100克。胡萝卜洗净切片，同放锅内共煮粥，调味食用。

胡萝卜粥

原料：新鲜胡萝卜适量，粳米250克。

制法：将胡萝卜切碎，同粳米煮粥。

用法：早餐食用。

功能：健胃补脾，助消化。

适用：食欲不振或消化不良、皮肤干燥症、夜盲，以及高血压、糖尿病等。

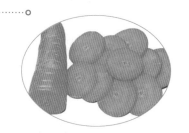

莳香
《唐本草》　（即今之茴香）

释名　茴香，八月珠。

子

气味　辛，平，无毒。

主治　诸瘘、霍乱及蛇伤（《唐本》）。膀胱胃间冷气及育肠气，调中，止痛、呕吐（马志）。补命门不足（李杲）。暖丹田（吴绶）。

附方　开胃进食：茴香二两，生姜四两，同捣匀，入净器内，湿纸盖一宿。次以银、石器中，文武火炒黄焦为末，酒糊丸梧子大。每服十丸至二十五丸，温酒下（《经验方》）。

伤寒脱阳（小便不通）：用茴香末，以生姜自然汁调敷腹上。外用茴香末，入益元散服之（《摘玄方》）。

肾虚腰痛：茴香炒、研，以猪腰子批开，掺末入内，湿纸裹煨热。空心食之，盐酒送下（戴原礼《要诀》）。

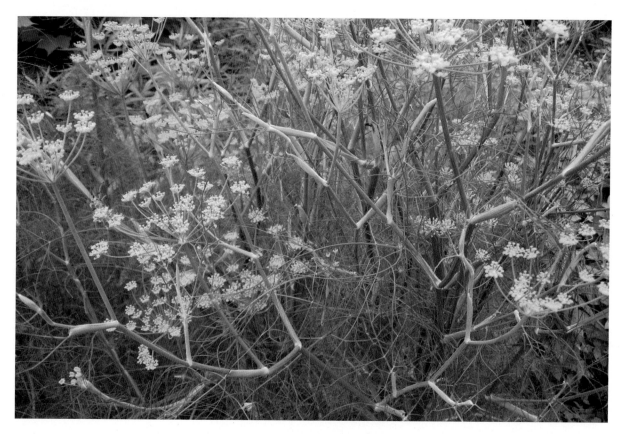

腰重刺胀：八角茴香炒为末，食前酒服二钱（《直指方》）。

小肠气坠：用八角茴香、小茴香各三钱，乳香少许，水服取汗（《直指方》）。

膀胱疝痛：用舶茴香、杏仁各一两，葱白焙干五钱，为末。每酒服二钱，嚼胡桃送下（《本事方》）。治疝气膀胱小肠痛，用茴香盐炒，晚蚕砂盐炒，等分为末，炼蜜丸弹子大。每服一丸，温酒嚼下（《集要》）。

胁下刺痛：小茴香（炒）一两，枳壳（麸炒）五钱，为末。每服二钱，盐酒调服，神效（《袖珍方》）。

辟除口臭：茴香煮羹及生食，并得（昝殷《食医心镜》）。

实用指南

单方验方

尿频：炒小茴香5克，糯米100克。煮粥吃。

气虚下焦虚寒尿频：小茴香粉适量。酒调贴脐，胶布固定。

气逆晕厥：小茴香、木香、丁香、草果、肉豆蔻各10克。水煎服。

痛经：小茴香、川芎、当归、香附各10克，吴茱萸3克，姜半夏、炒白芍各12克，延胡索、党参各15克，炙甘草8克。加水煎成400毫升，每日2次。

疝气、小腹冷痛、胀满：小茴香、胡椒各15克。酒糊为丸，每次3克，温酒送下。

肝胃气滞、脘腹胁下胀痛：小茴香30克，枳壳15克。微炒研末，每次6克，温开水送下。

食疗药膳

茴香粥

原料：嫩茴香菜适量，白米30克。

制法：如常法煮米做粥，粥将熟时加入茴香菜即可。

用法：早晚餐食用。

功效：温肾散寒，和中治疝。

适用：疝气作痛、腰腹冷痛等。

茴香猪肝

原料：小茴香5克，猪肝250克。

制法：将小茴香用新纱布包袋，与猪肝同煮，使用小火煮沸20分钟，去茴香袋，再加酒、糖、浆油各适量，继用小火煮10分钟后，待温取肝切片。

用法：分2次佐餐食用，连服7～15日。

功效：养血，补肝，温中。

适用：慢性肝炎虚寒证，症见肝区隐痛、脘痞纳差、喜温畏寒、大便不实、舌淡苔白、脉沉等。

罗勒

宋·《嘉祐》附

释名 兰香（《嘉祐》），香菜（《纲目》），翳子草。

气味 辛，温，微毒。

主治 调中消食，去恶气，消水气，宜生食。疗齿根烂疮，为灰用之甚良。患噎呕者，取汁服半合，冬月用干者煮汁。其根烧灰，敷小儿黄烂疮（禹锡）。主辟飞尸、鬼疰、蛊毒（吴瑞）。

附方 鼻疳赤烂：兰香叶烧灰二钱，铜青五分，轻粉二字，为末，日敷三次（钱乙《小儿方》）。

子

主治 目翳及尘物入目，以三五颗安目中，少顷当湿胀，与物俱出。又主风赤眵泪（《嘉祐》）。

附方 目昏浮翳：兰香子每用七个，睡时水煎服之，久久有效也（《海上名方》）。

走马牙疳（小儿食肥甘，肾受虚热，口作臭息，次第齿黑，名曰崩砂；渐至龈烂，名曰溃槽；又或血出，名宣露；重则齿落，名曰腐根）：用兰香子末、轻粉各一钱，蜜陀僧醋淬研末半两，和匀。每以少许敷齿及龈上，立效。内服甘露饮（《活幼口议》）。

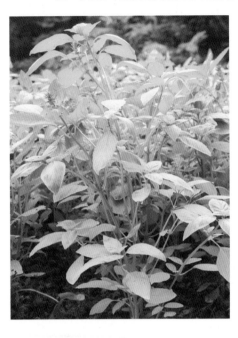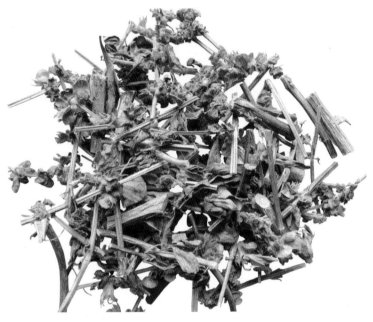

实用指南

单方验方 ···○

毒蛇咬伤：罗勒、一支蒿、白花蛇舌草各适量，均用鲜品，捣烂外敷。

食疗药膳 ···○

兰香饼

原料：罗勒叶60克，鲜姜、白面各120克，椒末3克，盐适量。

制法：将面和好。将生姜捣烂，兰香叶剁碎，与椒末和拌馅，用面裹作烧饼，煨熟。

用法：空腹任意食用。

功效：行气降逆，消食止呃。

适用：咳噫。

罗勒甘蔗汁

原料：鲜罗勒草30克，甘蔗汁2匙。

制法：将新鲜罗勒草洗净，放入温开水中浸泡10分钟，捣烂取汁，与甘蔗汁混合均匀即成。

用法：上、下午分服。

功效：解毒抗癌，养阴生津。

适用：热毒型食管癌。

蔊菜

《纲目》

释名 辣米菜。

气味 辛、温，无毒。

主治 去冷气，腹内久寒，饮食不消，令人能食（藏器）。利胸膈，豁冷痰，心腹痛（时珍）。

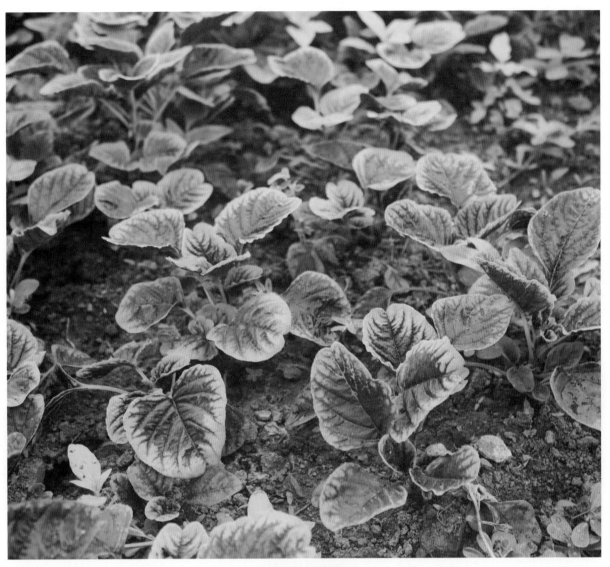

实用指南

单方验方

　　胃脘痛：干蕺菜50克。水煎服。

　　热咳：蕺菜75克。水煎服。

　　关节风湿痛：鲜蕺菜100克。水煎服。

　　风寒感冒：蕺菜50～100克，葱白9～15克。水煎服。

　　头目眩晕：嫩蕺菜适量。切碎调鸡蛋，用油炒食。

　　干血痨：蕺菜50克，酌加红糖。水煎服。

　　感冒初期：蕺菜、葱白各15克。水煎温服。

　　麻疹透发不畅，引起胸闷气喘：鲜蕺菜、紫苏叶各15克，薄荷6克。水煎，服下。

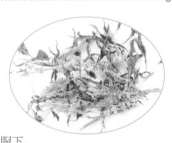

食疗药膳

蕺菜粥

　　原料：蕺菜、熟羊肉各50克，粘米100克，葱姜末、盐、味精、猪油各少许。

　　制法：先将蕺菜摘洗干净，切成碎末。熟羊肉切成小丁。再把洗净的粘米放入开水锅熬粥，待粥快熟时，加入熟羊肉丁，蕺菜末、葱姜末、猪油、盐、味精，稍煮入味即成。

　　用法：每日早晚温热服食，3～5日为1个疗程。

　　功效：止咳利水，活血通经。

　　适用：感冒咳嗽、咽痒、风湿性关节炎、黄疸、水肿、腹痛、跌打损伤等。

菠薐
宋·《嘉祐》 （即今之菠菜）

释名 菠菜（《纲目》），波斯草（《纲目》），赤根菜。

菜及根

气味 甘，冷，滑，无毒。

主治 利五脏，通肠胃热，解酒毒。服丹石人食之佳（孟诜）。通血脉，开胸膈，下气调中，止渴润燥。根尤良（时珍）。

附方 消渴引饮（日至一石者）：菠薐根、鸡内金等分，为末。米饮服一钱，日三（《经验方》）。

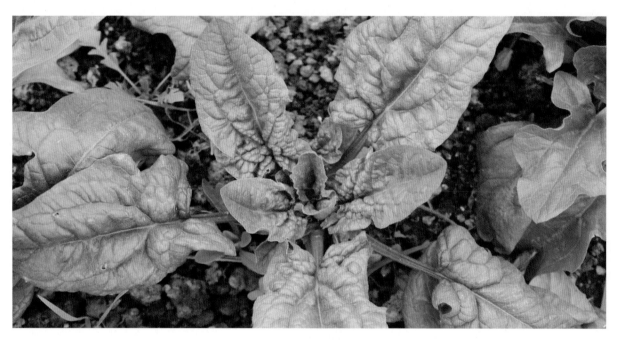

实用指南

单方验方

大便不畅：菠菜100克，麻油适量。将菠菜用开水烫熟，捞出，加入麻油拌匀后食用。

跌打损伤：菠菜洗净挤汁，每次100毫升，米酒送服，每日2~3次。

高血压、肠胃积热、胸膈烦闷、目眩：鲜菠菜250克。煮汤淡食，每日2次。

食疗药膳

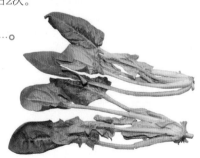

菠菜粥

原料：菠菜200克，粳米30克。

制法：先煮粳米粥，快熟时加入菠菜，凡沸即熟。

用法：任意食用。

功效：和中通便。

适用：体弱、久病大便涩滞不通等。

菠菜大枣粥

原料：菠菜250克，大枣15枚，粳米100克。

制法：将大枣、粳米洗净，共置锅内，加水煮粥，八成熟时加入菠菜末，再煮至粥熟即成。

用法：每日1剂。

功效：敛阴润燥，益气养血。

适用：肝郁化火、风阳上扰型高血压。

精编本草纲目中草药

苦菜

《本经·上品》

释名 苦苣（《嘉祐》），苦荬（《纲目》），老鹳菜（《救荒》），天香菜。

菜

气味 苦，寒，无毒。

主治 五脏邪气，厌（延叶反，伏也）。谷胃痹。久服安心益气，聪察少卧，轻身耐老（《本经》）。捣汁饮，除面目及舌下黄。其白汁，涂疔肿，拔根。滴痈上，立溃（藏器）。点瘊子，自落（《衍义》）。敷蛇咬（大明）。明目，主诸痢（汪机）。血淋痔瘘（时珍）。

附方 血淋尿血：苦荬菜一把，酒、水各半，煎服（《资生经》）。

血脉不调：苦荬菜晒干，为末。每服二钱，温酒下（《卫生易简方》）。

喉痹肿痛：野苦荬捣汁半盏，灯心以汤浸，捻叶半盏，和匀服（《普济方》）。

对口恶疮：野苦荬擂汁一盅，入姜汁一匙，和酒服。以渣敷。一二次即愈（唐瑶《经验方》）。

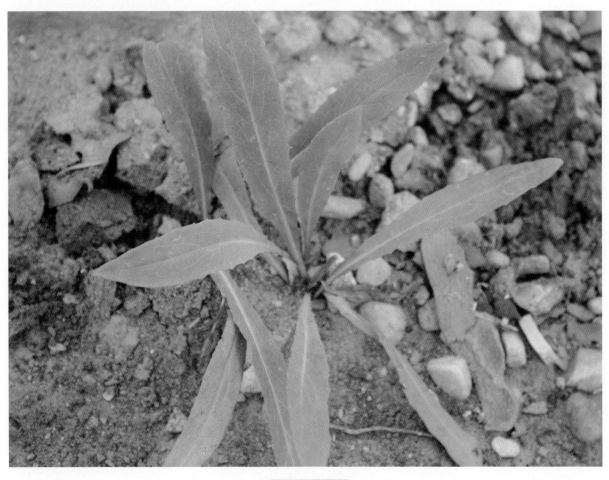

实用指南

单方验方

慢性支气管炎：苦菜500克，大枣20颗。先将苦菜煎烂，取煎液煮大枣，枣皮展开后取出，余液熬膏。早晚各服药膏1匙，大枣1颗。

慢性胆囊炎：苦菜、蒲公英各30克。水煎服。

病毒性肝炎：苦菜18克，佛手6克。水煎服。

苦菜粥

原料：苦菜、粳米各100克，猪肉末50克，猪油25克，盐5克，味精2克。

制法：将苦菜去掉老根，洗净后切碎；粳米洗净后入锅，加清水适量，置火上烧开，加入盐、猪肉末熬煮成粥，再加入猪油、味精、苦菜稍煮即可。

用法：每日2～3次食用。

功效：清热解毒，凉血。

适用：肠炎、痢疾、阑尾炎、流行性感冒、慢性支气管炎、咽喉炎、扁桃体炎、宫颈炎等。

苦菜炖猪肉

原料：苦菜、酢浆草各30克，猪肉250克。

制法：将苦菜、酢浆草洗净，与猪肉（切小块）加水共炖，肉熟烂即可。

用法：佐餐食用。

功效：清热，解毒，补虚。

适用：肝硬化。

莴苣

《食疗》

释名 莴菜，千金菜。

菜

气味 苦，冷，微毒。

主治 利五脏，通经脉，开胸膈，功同白苣（藏器）。利气，坚筋骨，去口气，白齿牙，明眼目（宁原）。通乳汁，利小便，杀虫、蛇毒（时珍）。

附方 乳汁不通：莴苣菜煎酒服（《海上方》）。

小便不通：莴苣菜捣敷脐上即通（《卫生易简方》）。

百虫入耳：莴苣捣汁滴入，自出也（《圣济总录》）。

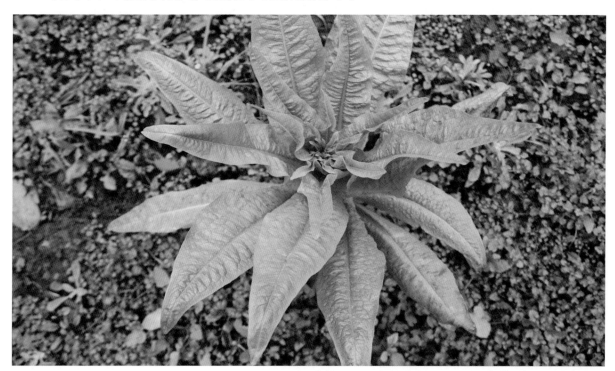

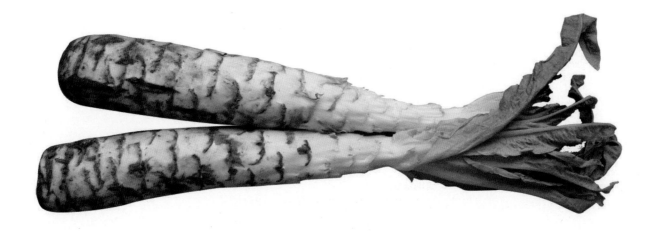

实用指南

食疗药膳

粉皮拌莴苣

原料：莴苣500克，粉皮100克，蒜泥、味精、酱油、香油、醋、盐各适量。

制法：将粉皮用凉水泡软，放锅内上火煮熟，捞出沥干水分。洗净莴苣，切碎，置沸水中焯2分钟，捞起，挤去多余水分。把粉皮、莴苣同放一盘内，加盐、醋、味精、酱油、香油、蒜泥各适量，拌匀即可。

用法：佐餐食用。

功效：清热解毒。

适用：辅助治疗高血压、慢性肾炎和糖尿病。

莴苣粥

原料：鲜莴苣100克，粳米200克，净猪肉末50克，香油、味精、盐各少许。

制法：将粳米浸泡洗净，放入盛有适量开水的锅内，小火煮熟，再将新鲜莴苣洗净切成细丝，与盐、净猪肉一同加入粥内煮熟，待米熟粥成时，加入几滴香油及少许味精调味即成。

用法：早晚餐食用。

功效：滋阴润燥，通乳利水。

适用：消渴瘦弱、燥咳、便秘、小便不利、尿血、乳汁不通等。

鲜拌莴苣

原料：莴苣250克，料酒、味精等各适量，盐少许。

制法：将莴苣剥皮洗净，切成细丝，再加盐少许，搅拌均匀去汁，把调料放入，拌匀即可食用。

用法：佐餐食用。

功效：健脾利尿，健美减肥。

适用：肥胖。

翻白草
《救荒》

释名 鸡腿根（《救荒》），天藕（《野菜谱》）。

根

气味 甘、微苦，平，无毒。

主治 吐血下血崩中，疟疾痈疮（时珍）。

附方 崩中下血：用鸡腿根一两捣碎，酒二盏，煎一盏服（《濒湖集简方》）。

疟疾寒热、无名肿毒：翻白草根五七个，煎酒服之。

疗毒初起（不拘已成未成）：用翻白草十科，酒煎服，出汗即愈。

浑身疥癞：端午日午时采翻白草，每用一握，煎水洗之。

臁疮溃烂：端午日午时采翻白草，洗收。每用一握，煎汤盆盛，围住熏洗，效（刘松石《保寿堂方》）。

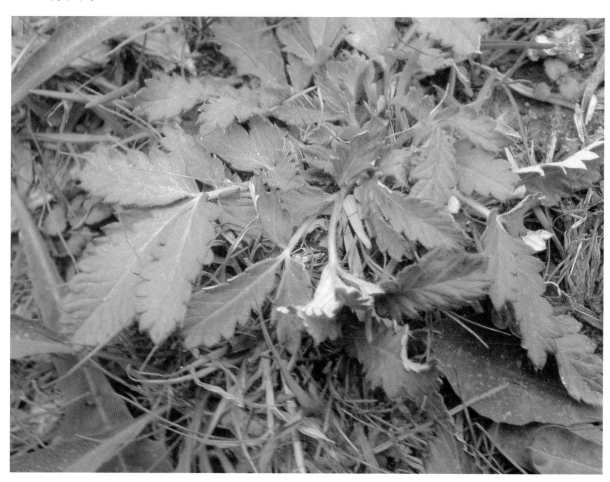

实用指南

单方验方

湿热泄泻和痢疾：翻白草（根或全身）、车前草各60克。洗净，水煎服。

咳嗽：翻白草根适量。煮猪肺食用，每日1次。

痰喘：翻白草全草适量。煮冰糖服，每日1次。

腮腺炎：翻白草干根适量。用烧酒磨汁涂患处。

吐血、咯血、便血等血热出血：翻白草15克，阿胶9克。水煎服。

皮肤或下肢溃疡：翻白草60克，苦参30克。煎汤熏洗患处，每日1次。

慢性鼻炎、咽炎、口疮：翻白草15克，紫花地丁12克。水煎服。

食疗药膳

翻白草根酒

原料：翻白草根15～30克，白酒500毫升。

制法：将上药洗净，切碎，置容器中，加入白酒密封，浸泡10日后，过滤去渣，即成。

用法：口服，每次10毫升，每日2次。

功效：清热解毒，止血消肿。

适用：流产、下血、崩漏产后脚软等。

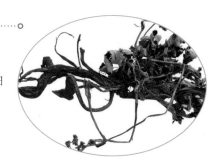

蕹菜

宋·《嘉祐》

释名 时珍曰：蕹与壅同。此菜唯以壅成，故谓之壅。

气味 甘，平，无毒。

主治 解胡蔓草毒（即野葛毒），煮食之。亦生捣服（藏器）。捣汁和酒服，治产难（时珍。出《唐瑶方》）。

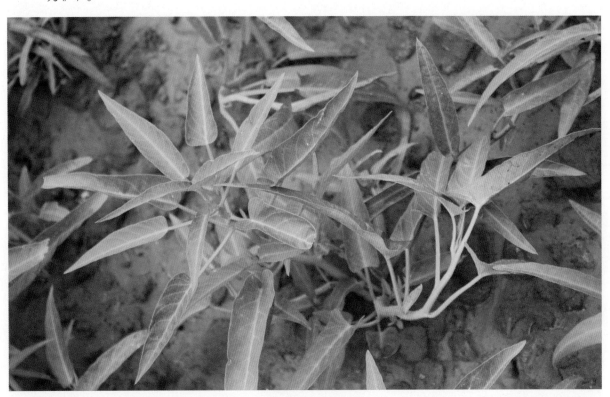

实用指南

单方验方

鼻血不止：蕹菜数根。和糖捣烂，冲入沸水服。

淋浊、小便血、大便血：鲜蕹菜适量。洗净，捣烂取汁，和蜂蜜酌量服。

出斑：蕹菜、野芋、雄黄、朱砂各适量。同捣烂，敷胸前。

囊痈：蕹菜适量。捣烂，与蜜糖和匀敷患处。

皮肤湿痒：鲜蕹菜适量。水煎数沸，候微温洗患部，每日洗1次。

蛇咬伤：蕹菜适量。洗净捣烂，取汁约半碗和酒服，渣涂患处。

蜈蚣咬伤：鲜蕹菜适量，盐少许。共搓烂，擦患处。

食疗药膳

蕹菜鸡蛋汤

原料：蕹菜150克，鸡蛋2枚，葱花适量。

制法：将蕹菜去杂洗净切段；鸡蛋磕入碗内搅匀；油锅烧热，下葱花煸香，投入蕹菜煸炒，加入盐炒至入味，出锅待用；锅内放适量清水烧沸，徐徐倒入鸡蛋，煮成鸡蛋花时，倒入炒好的蕹菜，点入味精，调好口味，出锅即成。

用法：每日1剂，任意食用。

功效：滋阴养心，润肠通便。

适用：咳嗽、心烦失眠、便秘、便血、痔疮、痈肿等。

蕹菜三菇

原料：蕹菜150克，柏子仁30克，姜片3克，蘑菇、金针菇各100克，草菇10粒。

制法：柏子仁捣碎用纱布包好，煎取汁100毫升；蘑菇、金针菇、草菇控干，蕹菜洗净，切段；炒锅倒入花生油烧热，下三菇过油捞起；蕹菜炒熟，沥干，加酱油、醋、香油、味精拌过，腌后排盘底；炒锅加油烧热，下生姜煸过，加酱油、柏子仁汤、醋、糖，倒入三菇，烧5分钟后加味精拨炒，盛于盘中菜菜上；锅中酌加水，调水淀粉、香油成稀芡，淋于菜上即成。

用法：佐餐食用，每日1剂。

功效：养心补虚。

适用：体弱厌食者。

荠
《别录·上品》

释名 护生草。

气味 甘，温，无毒。

主治 利肝和中（《别录》）。利五脏。根：治目痛（大明）。明目益胃（时珍）。根、叶：烧灰，治赤白痢极效（甄权）。

附方 暴赤眼，痛胀碜涩：荠菜根杵汁滴之（《圣惠方》）。

眼生翳膜：荠菜和根、茎、叶洗净，焙干为细末。每夜卧时先洗眼，挑末米许，安两大眦头。涩痛忍之，久久膜自落也（《圣济总录》）。

肿满腹大（四肢枯瘦，尿涩）：用甜葶苈（炒）、荠菜根等分，为末，炼蜜丸弹子大。每服一丸，陈皮汤下。只二三丸，小便清；十余丸，腹如故（《三因》）。

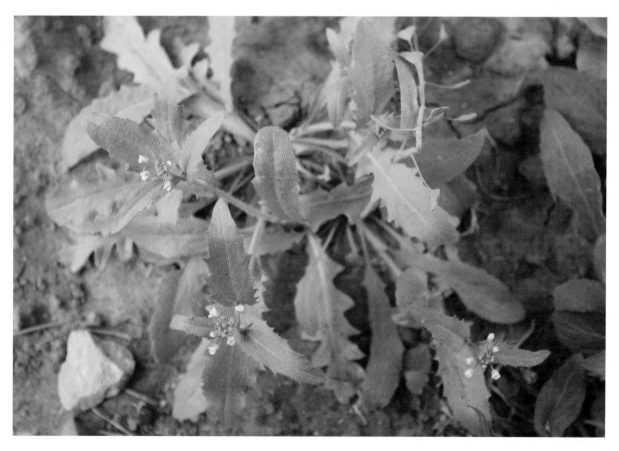

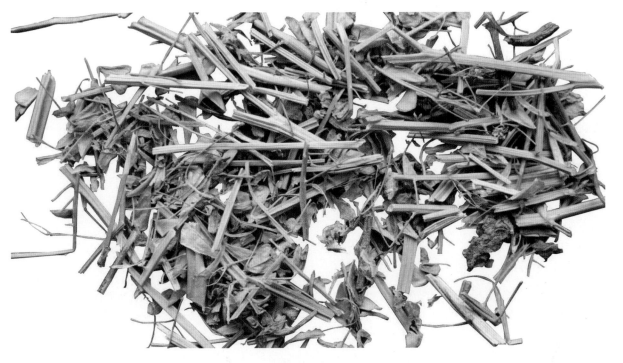

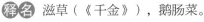
实用指南

单方验方 ···○

头晕：荠菜15克，千日红10克。水煎服。

乳糜尿：荠菜（连根）200～500克。洗净煮汤（不加油盐），顿服或分3次服，连服1～3个月。

产后出血：鲜荠菜30克。水煎分2次服，每日1剂。

眼睛视物模糊：荠菜、墨旱莲、千日红、节节草（木贼草）各15克，楮实（构树的成熟果实）10克。水煎服。

食疗药膳 ···○

荠菜粥

原料：荠菜100克，白米50克。

制法：用新鲜荠菜（干荠菜亦可）洗净，切碎，同米煮粥即可。

用法：早餐食用。

功效：清热明目，利肝和中。

适用：目痛目赤、目生翳膜、呕血、便血、尿血、月经过多等。

荠菜鸡蛋汤

原料：鲜荠菜（又名鸡心菜、地地菜、枕头草）180克（干品60克），鸡蛋1个。

制法：荠菜洗净放砂锅中，加水3碗，煎至1碗时，打入鸡蛋，加盐及味精适量。

用法：吃菜、蛋，喝汤。每日1次，连用1月。

功效：清热利湿，分清泌浊。

适用：膏淋。

繁缕
《别录·下品》

释名 滋草（《千金》），鹅肠菜。

气味 酸，平，无毒。

主治 积年恶疮，痔不愈（《别录》）。破血，下乳汁，产妇宜食之。产后有块痛，以酒炒绞汁温服。又暴干为末，醋糊和丸，空腹服五十丸，取下恶血（藏器）。

附方 小便卒淋：繁缕草满两手，水煮，常常饮之（范汪《东阳方》）。

丈夫阴疮（茎及头溃烂，痛不可忍，久不瘥者）：以五月五日繁缕烧焦五分，入新出蚯蚓屎二分，入少水，和研作饼，贴之。干即易。禁酒、面、五辛及热食等物。甚效（《扁鹊方》）。

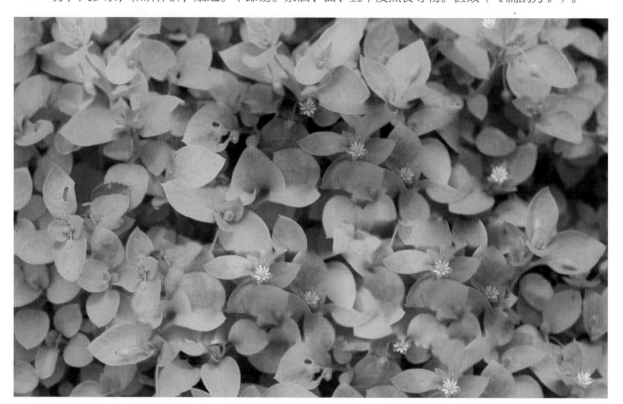

实用指南

单方验方

　　痈肿、跌打伤：鲜繁缕150克。捣烂，甜酒适量，水煎服；跌打伤加瓜子金根15克。外用鲜繁缕适量，酌加甜酒酿同捣烂敷患处。

食疗药膳

凉拌繁缕

原料：繁缕嫩草体500克，盐、味精、醋、蒜泥、麻油。

制法：将繁缕嫩草体去杂洗净，入沸水锅内焯一下，捞出洗净切丝装入盘内，加入盐、味精、酱油、蒜泥、麻油，吃时拌匀。

用法：佐餐食用，每日1剂。

功效：清热祛痰，软结散结。

适用：颈淋巴结肿大、干咳型肺结核、支气管炎、水肿、小便不利等。

苜蓿
《别录·上品》

释名 木粟（《纲目》），光风草。

气味 苦，平，涩，无毒。

主治 安中利人，可久食（《别录》）。利五脏，轻身健人，洗去脾胃间邪热气，通小肠诸恶热毒，煮和酱食，亦可作羹（孟诜）。利大小肠（宗奭）。干食益人（苏颂）。

根

气味 寒，无毒。

主治 热病烦满，目黄赤，小便黄，酒疸，捣服一升，令人吐利即愈（苏恭）。捣汁煎饮，治沙石淋痛（时珍）。

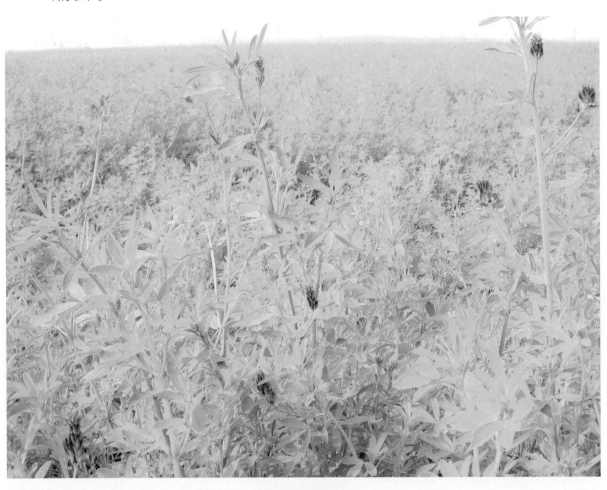

实用指南

单方验方

膀胱结石：鲜苜蓿150～250克。捣汁服。

浮肿：苜蓿叶（研末）15克，豆腐1块，猪油150克。炖熟1次服下，需连续服用。

食疗药膳

苜蓿炖豆腐

原料：苜蓿叶15克，豆腐250克，猪油90克。

制法：将苜蓿叶研末，与豆腐、猪油共炖熟。

用法：1次服下，可连服数日。

功效：清脾胃，利大小便，补虚。

适用：浮肿。

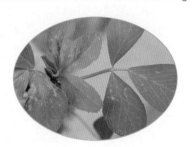

苜蓿菊花茶

原料：苜蓿子10克，白菊花5克，蜂蜜适量。

制法：将苜蓿子、白菊花入杯，冲入沸水，加盖闷15分钟，加入蜂蜜调味即可。

用法：每日1剂，代茶饮用。

功效：清热利水，去脂降压。

适用：湿热内蕴型高脂血症。

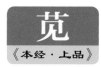

苋

《本经·上品》

释名 时珍曰：按陆佃《埤雅》云，苋之茎叶，皆高大而易见，故其字从见，指事也。

菜

气味 甘，冷利，无毒。

主治 白苋，补气除热，通九窍（孟诜）。赤苋，主赤痢，射工、沙虱（苏恭）。紫苋，杀虫毒，治气痢（藏器）。六苋，并利大小肠，治初痢，滑胎（时珍）。

附方 产后下痢（赤白者）：用紫苋菜一握切煮汁，入粳米三合，煮粥，食之立瘥也（《寿亲养老书》）。

小儿紧唇：赤苋捣汁洗之，良（《圣惠方》）。

漆疮瘙痒：苋菜煎汤洗之。

蜈蚣蜇伤：取灰苋叶擦之即止（《谈野翁方》）。

苋实

气味 甘，寒，无毒。

主治 青盲，明目除邪，利大小便，去寒热。久服益气力，不饥轻身（《本经》）。治白翳，杀蛔虫（《别录》）。益精（大明）。肝风客热，翳目黑花（时珍）。

附方 利大小便：苋实为末半两，分二服，新汲水下（《圣惠方》）。

根

主治 阴下冷痛，入腹则肿满杀人，捣烂敷之（时珍）。

附方 牙痛：苋根晒干，烧存性为末，揩之。再以红灯笼草根煎汤漱之（孙氏《集效方》）。

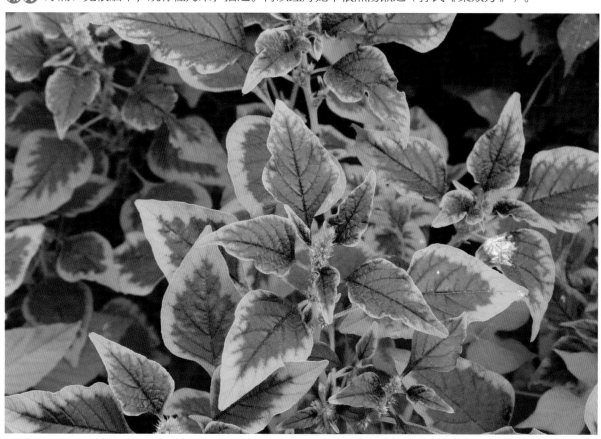

精编本草纲目中草药

单方验方

热淋：苋菜60克，蕹菜100克。切碎，水煎服，或代茶饮。

眼雾不明及白翳：苋菜子、青葙子、蝉花适量。炖猪肝服。

血崩：苋菜子、红鸡冠花、红绫子各适量。炖肉服。

咽喉痛、扁桃体炎：鲜苋菜30～60克。捣汁或水煎，然后加白糖或蜂蜜调服。

预防荨麻疹：苋菜50克。水煎服。

食疗药膳

紫苋粥

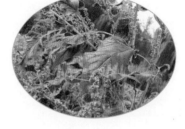

原料：紫苋菜150克，粳米60克。

制法：将苋菜洗净，切碎，放入锅内，加入洗净的粳米，再加适量水和盐，大火烧沸，改为小火煮粥。

用法：早餐食用。

功效：清热止痢。

适用：老年体虚、大便不畅、急性菌痢、急性肠炎等。

苋菜豆腐汤

原料：苋菜400克，豆腐250克，水发海米20克，蒜10克。

制法：苋菜洗净，放入沸水中焯一下，捞出沥干；水发海米切末；豆腐切成小块，蒜捣成泥；砂锅放火上，加入食油，油热后下蒜泥，煸出香味后下海米和豆腐块，用少许盐焖1分钟，再加水和适量盐；将汤烧开，下苋菜一滚即离火装碗，调味精即可。

用法：佐餐食用，可常食。

功效：清热解毒，生津润燥。

适用：肝胆火旺、目赤咽肿者。

马齿苋
《蜀本草》

释名 马苋（《别录》），五行草（《图经》），长命菜（《纲目》），九头狮子草。

菜

气味 酸，寒，无毒。

主治 诸肿瘘疣目，捣揩之。破痃癖，止消渴（藏器）。能肥肠，令人不思食。治女人赤白下（苏颂）。饮汁，治反胃诸淋，金疮流血，破血癥瘕痕，小儿尤良。用汁治紧唇面疱，解马汗、射工毒，涂之瘥（苏恭）。散血消肿，利肠滑胎，解毒通淋，治产后虚汗（时珍）。

附方 产后虚汗：马齿苋研汁三合服，如无，以干者煮汁（《妇人良方》）。

产后血痢（小便不通，脐腹痛）：生马齿苋菜杵汁三合，煎沸入蜜一合，和服（《产宝》）。

肛门肿痛：马齿苋叶、三叶酸草等分，煎汤熏洗，一日二次，有效（《濒湖集简方》）。

痔疮初起：马齿苋不拘鲜干，煮熟急食之。以汤熏洗。一月内外，其孔闭，即愈矣（杨氏《经验方》）。

小便热淋：马齿苋汁服之（《圣惠方》）。

阴肿痛极：马齿苋捣敷之，良（《永类钤方》）。

腹中白虫：马齿苋水煮一碗，和盐、醋空腹食之。少顷白虫尽出也（孟诜《食疗》）。

紧唇面疱：马齿苋煎汤日洗之（《圣惠方》）。

小儿火丹：热如火，绕脐即损人。马苋捣涂，日二（《广利方》）。

小儿脐疮（久不瘥者）：马齿菜烧研敷之（《千金方》）。

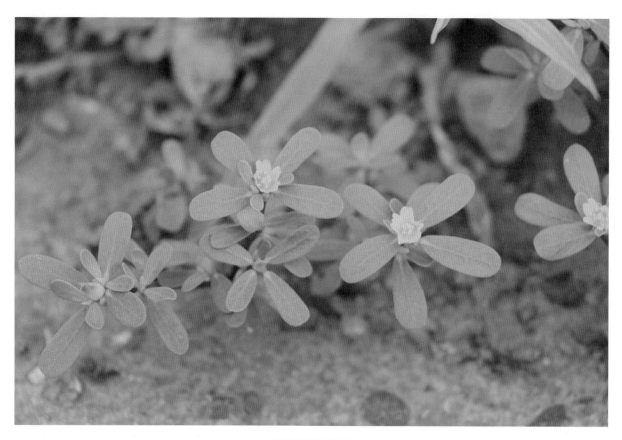

实用指南

单方验方

疮疖痈肿：马齿苋、连钱草各60克。水煎熏洗患处。

痢疾、肠炎：马齿苋、刺苋菜、火炭母各30克。水煎服。

黄疸：鲜马齿苋120克。洗净切碎绞取自然汁，开水冲服，每日2次，每次1剂。

麻疹后痢疾：马齿苋30克。水煎服。

痈肿热痛：马齿苋、蒲公英各100克。水煎熏洗患处。同时取鲜马齿苋适量，捣敷患处。

血小板减少症（即血虚血瘀症）：马齿苋（蚂蚱菜）50克，黑木耳40克，柿饼10个，大枣15个，羊肉适量。炖熟喝汤，食肉和菜枣。

黄疸：鲜马齿苋适量。绞汁，每次30毫升，开水冲服，每日2次。

尿血、便血：鲜马齿苋适量。绞汁，藕汁等量，每次半杯（约60毫升），以米汤和服，每日2次。

尿道感染、尿余沥、尿不尽、尿线细：马齿苋150克，红糖90克。加水浸泡2小时，小火煎30分钟，每日1剂，每日3次。

食疗药膳

马齿苋粥

原料：马齿苋250克，粳米60克。

制法：粳米加水适量，煮成稀粥，马齿苋切碎后下，煮熟。

用法：空腹食用。

功效：清热解毒，益胃和中。

适用：痢疾便血、湿热腹泻等。

马齿苋瘦肉汤

原料：新鲜马齿苋100克，猪瘦肉200克，色拉油、盐各适量。

制法：马齿苋、猪瘦肉分别洗净，加水一起煮汤，放入油、盐即可。

用法：食瘦肉、马齿苋，饮汤。

功效：清热解毒，消肿止痛。

适用：急性咽喉炎。

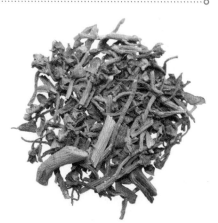

蒲公英
《唐本草》

释名 耩耨草，金簪草（《纲目》），黄花地丁。

苗

气味 甘，平，无毒。

主治 妇人乳痈肿，水煮汁饮及封之，立消（恭）。解食毒，散滞气，化热毒，消恶肿、结核、疔肿（震亨）。掺牙，乌须发，壮筋骨（时珍）。白汁：涂恶刺、狐尿刺疮，即愈（颂）。

附方 乳痈红肿：蒲公英一两，忍冬藤二两，捣烂，水二盅，煎一盅，食前服。睡觉病即去矣（《积德堂方》）。

疳疮疔毒：蒲公英捣烂覆之，即黄花地丁也。别更捣汁，和酒煎服，取汗（唐氏方）。

多年恶疮、蛇螫肿痛：蒲公英捣烂贴（《救急方》）。

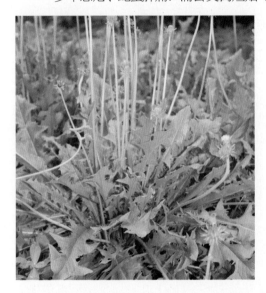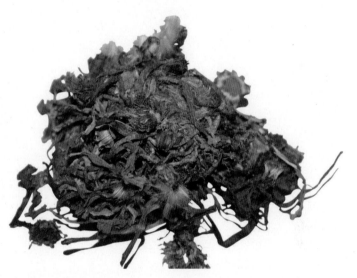

实用指南

单方验方

感冒伤风：蒲公英30克，大青叶15克，荆芥、防风各10克。水煎服。

各种炎症：蒲公英60克，金银花30克。水煎取汁，加粳米100克煮粥，每日2次，连服3～5日。

腮腺炎：蒲公英30～60克。水煎服，也可捣烂外敷。

淋病：蒲公英、白头翁各30克，滑石、车前子、知母、小蓟各15克。水煎服。

肝胆实热引发肾阴虚耳鸣、耳聋：蒲公英30克，黄芩、龙胆草、栀子、赤芍各15克。水煎服。

浅表性胃炎：蒲公英15克，茯苓12克，大黄10克（后下），砂仁6克。水煎取药汁，每日1剂，分2次服，15日为1个疗程。

食疗药膳

蒲公英粥

原料：蒲公英30～45克（鲜品60～90克），粳米30～60克。

制法：先煎蒲公英取汁，去渣，入粳米煮粥。

用法：空腹食用，每日1次。

功效：清热解毒。

适用：急性乳腺炎、急性扁桃体炎、热毒疮痈、尿路感染、病毒性肝炎、胆囊炎、上呼吸道感染、急性结膜炎等。

落葵
《别录·下品》

释名 藤葵（《食鉴》），藤菜（《纲目》），天葵（《别录》），繁露（《别录》）。

叶

气味 酸，寒，滑，无毒。

主治 滑中，散热（《别录》）。利大小肠（时珍）。

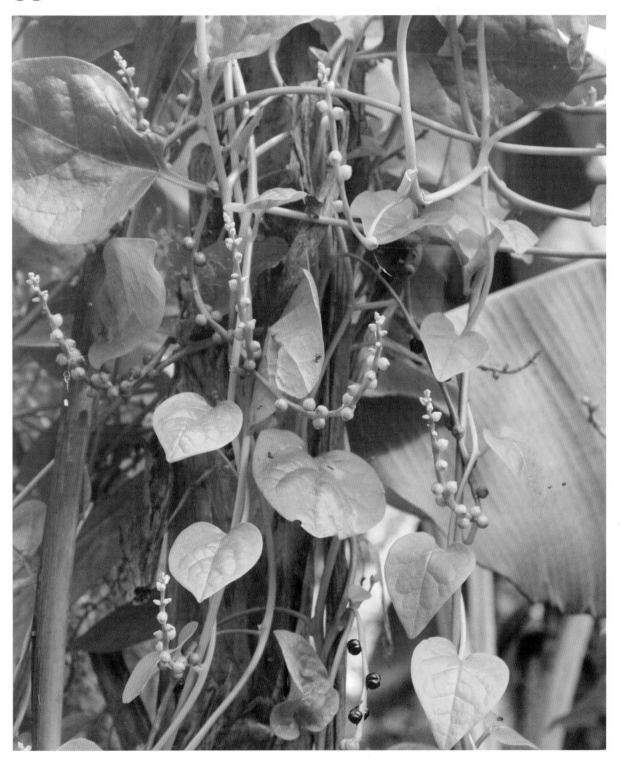

子

主治 悦泽人面（《别录》）。可作面脂（苏颂）。

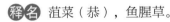

实用指南

单方验方

大便秘结：鲜落葵叶适量。煮作副食。

阑尾炎：鲜落葵60～120克。水煎服。

外伤出血：鲜落葵叶、冰糖各适量。共捣烂敷患处。

疔疮：鲜落葵十余片。捣烂涂贴，每日1～2次。

食疗药膳

落葵烩豆腐

原料：落葵幼苗、嫩梢或嫩叶、鲜豆腐各200克。

制法：将落葵清洗干净，在沸水中焯一下；鲜豆腐切成长条，在沸水锅中余一下。在净锅中放入适量素油烧热，投入葱、姜末煸香，再投入豆腐条和适量盐、味精、胡椒粉、鸡汤（或肉汤）烩至入味，然后撒入落葵，勾芡，淋入适量芝麻油出锅即成。

用法：佐餐食用，每日1次。

功效：益气中和，生津润燥，清热解毒。

适用：血热、鼻出血、便血、痢疾、斑疹、疔疮等。

落葵炖鸡

原料：落葵、白肉豆根各30克，老母鸡1只。

制法：将老母鸡治净，去头、脚、内脏，加水适量，与前2药共炖，以鸡熟肉烂为宜，去药渣。

用法：吃鸡肉。喝汤，每次适量，连服1周。

功效：凉血，补虚，固肠，止血。

适用：久年下血。

蕺
《别录·下品》

释名 菹菜（恭），鱼腥草。

叶

气味 辛，微温，有小毒。

主治 蠷螋尿疮（《别录》）。淡竹筒内煨熟，捣敷恶疮、白秃（大明）。散热毒痈肿，疮痔脱肛，断疟疾，解硇毒（时珍）。

附方 背疮热肿：蕺菜捣汁涂之，留孔以泄热毒，冷即易之（《经验方》）。

痔疮肿痛：鱼腥草一握，煎汤熏洗，仍以草挹痔即愈。一方，洗后以枯矾入片脑少许，敷之（《救急方》）。

小儿脱肛：鱼腥草擂如泥，先以朴硝水洗过，用芭蕉叶托住药坐之，自入也（《永类方》）。

虫牙作痛：鱼腥草、花椒、菜子油等分，捣匀，入泥少许，和作小丸如豆大。随牙左右塞耳内，两边轮换，不可一齐用，恐闭耳气。塞一日夜，取看有细虫为效（《简便方》）。

断截疟疾：紫蕺一握，捣烂绢包，周身摩擦，得睡有汗即愈。临发前一时作之（《救急易方》）。

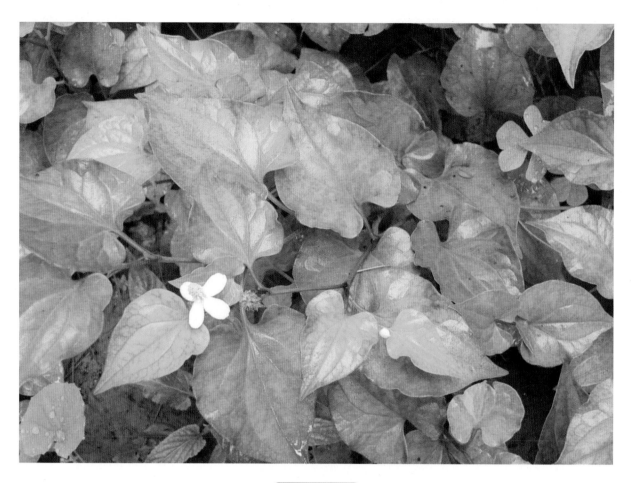

实用指南

单方验方

咳嗽，胸痛：鱼腥草、瓜子金各15克。水煎服。

肺结核潮热：鱼腥草、枸杞根、功劳木各15克。水煎服。

百日咳：鱼腥草、水蜈蚣各30克，桑白皮、百部各10克。水煎服。

慢性膀胱炎：鱼腥草60克，猪瘦肉200克。加水同炖，每日1剂，连服1～2周。

痔疮：鱼腥草、泽兰各15克，大黄20克，赤芍10克。水煎局部熏洗，每日1～2次。

慢性支气管炎急性发作：鱼腥草30克，葶苈子、桑白皮、法半夏、陈皮、紫苏子、淫羊藿各10克，仙鹤草15～30克。水煎取药汁，每日1剂，分2次服用。

子宫内膜炎、宫颈炎：鱼腥草30～60克（鲜草加倍），蒲公英、忍冬藤各30克。水煎服。

食疗药膳

鱼腥草猪肚汤

原料：鱼腥草叶60克，猪肚1个。

制法：将鱼腥草叶洗净，置干净的肚子内，加水适量，小火炖2小时。

用法：服汤，每日1剂，连用3剂。

功效：清肺解毒，排脓。

适用：肺病咳嗽、盗汗、肺痈等。

鱼腥草炖猪排骨

原料：鲜鱼腥草200克，猪排骨500克。

制法：将鱼腥草先煎液，过滤，猪排骨放入煮锅中，倒入鱼腥草液，开始炖煮，肉熟后加适量盐和味精。

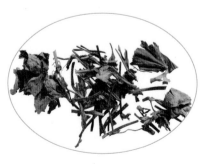

用法：饮汤食肉，分2～3次吃完，每周炖2次吃。

功效：清热解毒，排脓。

适用：肺热咳嗽、肺痈咳吐脓血、痰黄稠等。

藜

《纲目》

释名 莱（《诗疏》），鹤顶草（《土宿本草》），胭脂菜。

叶

气味 甘，平，微毒。

主治 杀虫（藏器）。煎汤，洗虫疮。捣烂，涂诸虫伤，去癜风（时珍）。

附方 白癜风：红灰藜五斤，茄子根、茎三斤，苍耳根、茎五斤，并晒干烧灰，以水一斗煎汤淋汁熬成膏，别以好乳香半两，铅霜一分，腻粉一分，炼成牛脂二两，和匀，每日涂三次（《圣惠方》）。

茎

主治 烧灰，和获灰、蒿灰等分，水和蒸，取汁熬膏。点疣赘、黑子，蚀恶肉（时珍）。

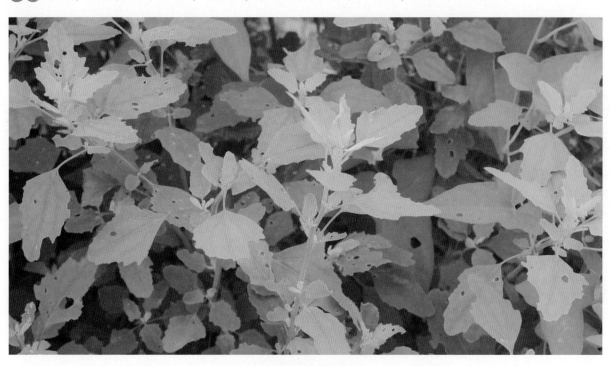

实用指南

单方验方

小儿头疮：藜花果穗适量。烧存性，研细末，麻油调涂。

高血压、中风：藜全草适量。阴干，每日15～18克，水煎代茶频饮。

龋齿牙痛：藜茎叶适量。煎浓汁，含漱，每日数次。

食疗药膳

藜菜粥

原料：藜菜、粳米各100克，盐1.5克，冷水适量。

制法：粳米淘洗干净，用冷水浸泡半小时，捞出，沥干水分。将藜菜择洗干净，细切。取锅放入冷水、粳米、藜菜，先用旺火煮沸，再改用小火熬煮至粥成，调入盐后即可。

用法：早餐食用，每日1次。

功效：清热解毒，滑肠，凉血。

适用：肥胖、胃弛缓等。

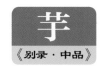

芋

《别录·中品》

释名 土芝（《别录》），蹲鸱。

芋子

气味 辛，平，滑，有小毒。

主治 宽肠胃，充肌肤，滑中（《别录》）。冷啖，疗烦热，止渴（苏恭）。令人肥白，开胃通肠闭。产妇食之，破血；饮汁，止血渴（藏器）。破宿血，去死肌。和鱼煮食，甚下气，调中补虚（大明）。

附方 腹中癖气：生芋子一斤压破，酒五斤渍二七日。空腹每饮一升，神良（韦宙《独行方》）。

身上浮风：芋煮汁浴之。慎风半日（孟诜《食疗》）。

疮冒风邪（肿痛）：用白芋烧灰敷之。干即易（《千金方》）。

头上软疖：用大芋捣敷之，即干（《简便方》）。

叶、茎

气味 辛，冷，滑，无毒。

主治 除烦止泻，疗妊妇心烦迷闷，胎动不安。又盐研，敷蛇虫咬，并痈肿毒痛（大明）。梗：擦蜂虿尤良（宗奭）。汁：涂蜘蛛伤（时珍）。

附方 黄水疮：芋苗晒干，烧存性研搽（邵真人《经验方》）。

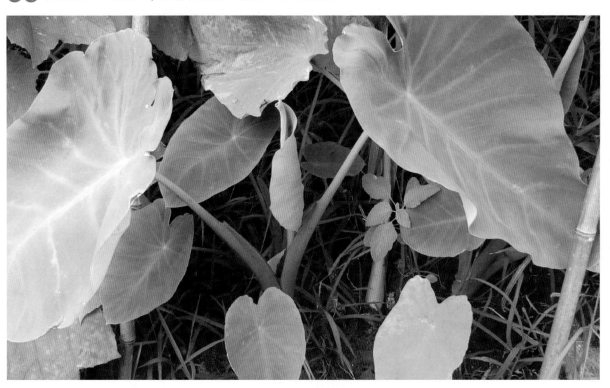

实用指南

单方验方

疔痛：芋头一个，大蒜四瓣，去皮，合在一起捣为糊状，用纱布包裹在患处，每日2次，早晚各1次，每次敷贴时间不可过长，感发热即可去掉，避免时间过长引起敷贴部位红肿。一般连用7日。

食疗药膳

芋头粥

原料：芋头250克左右，粳米100克。

制法：将芋头去皮，切片，洗净后与粳米同煮粥。

用法：煮熟后入油盐调味食用。

功效：散结宽肠，下气。

适用：大便干燥便结、产后恶露排出不畅等。

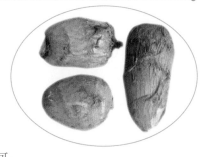

鲜鱼芋艿羹

原料：鲜芋头250克，鲫鱼或鳢鱼500克，胡椒、猪油、盐各适量。

制法：将鱼入锅加水与芋子同煮至烂熟，放入胡椒、猪油、盐调味即可。

用法：早餐食用。

功效：补益脾胃，调中补虚。

适用：脾胃虚弱、虚劳乏力者。

土芋

《拾遗》

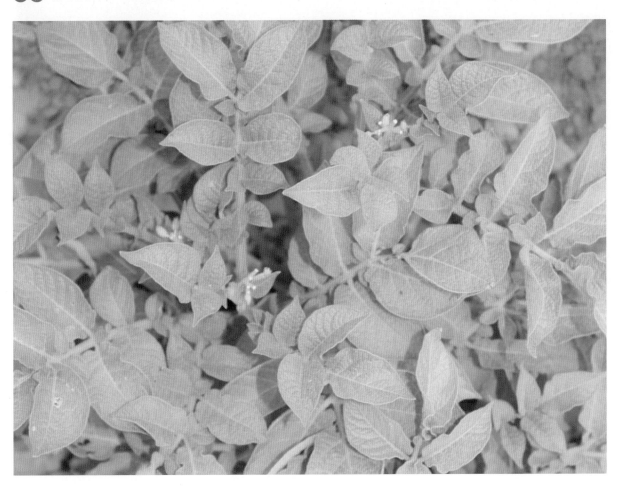

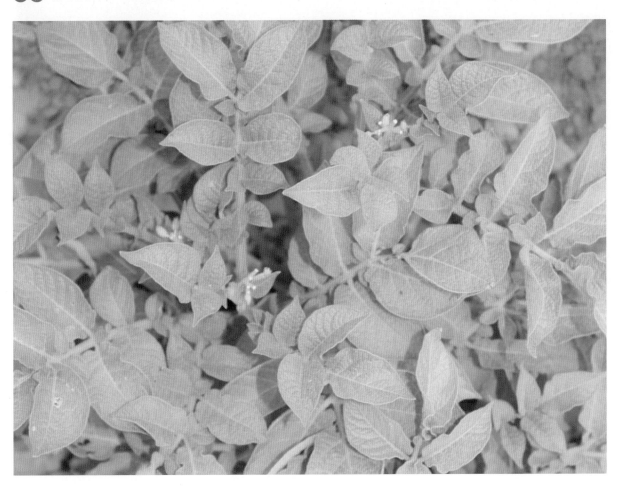

释名 土卵（《拾遗》），黄独（《纲目》），土豆。

根

气味 甘、辛，寒，有小毒。

主治 解诸药毒，生研水服，当吐出恶物便止。煮熟食之，甘美不饥，厚人肠胃，去热嗽（藏器）。

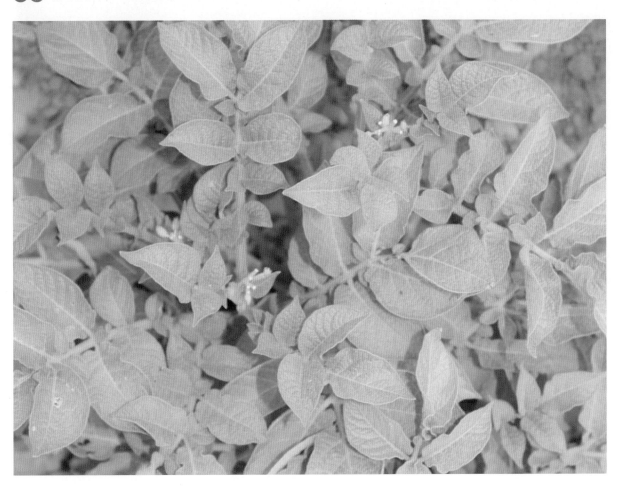

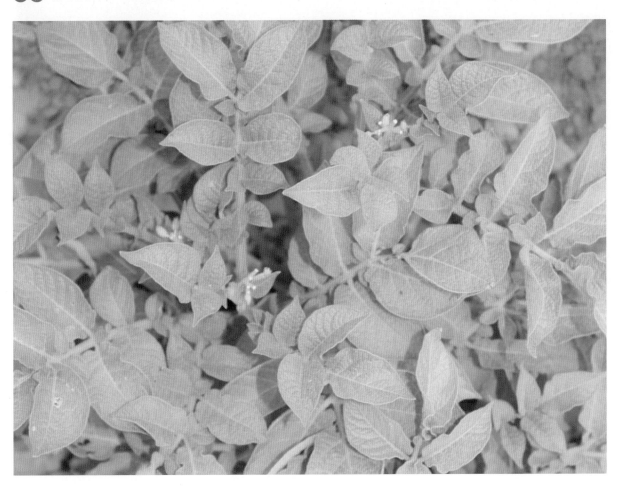

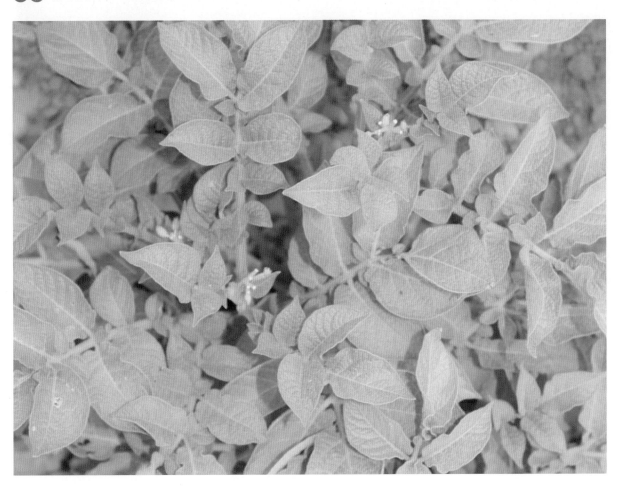

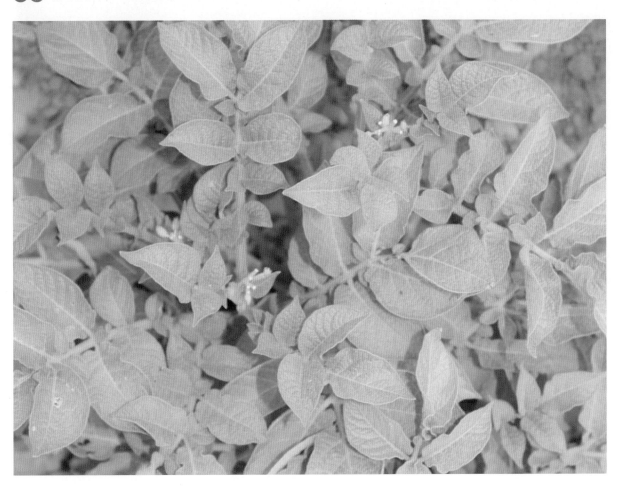

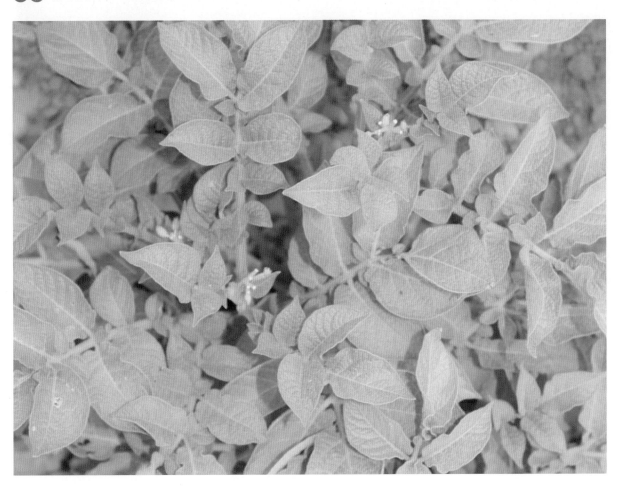

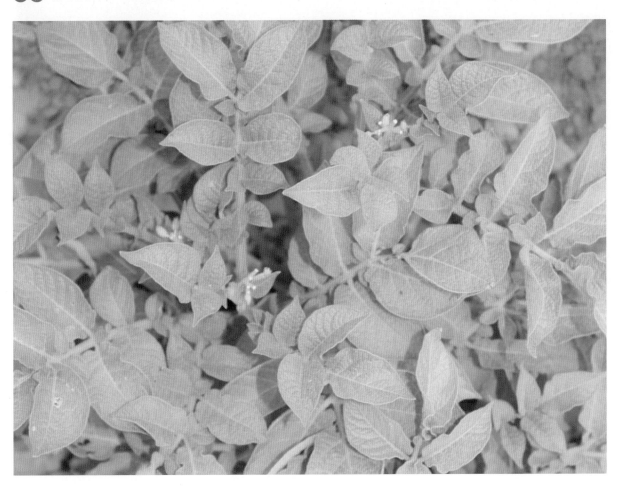

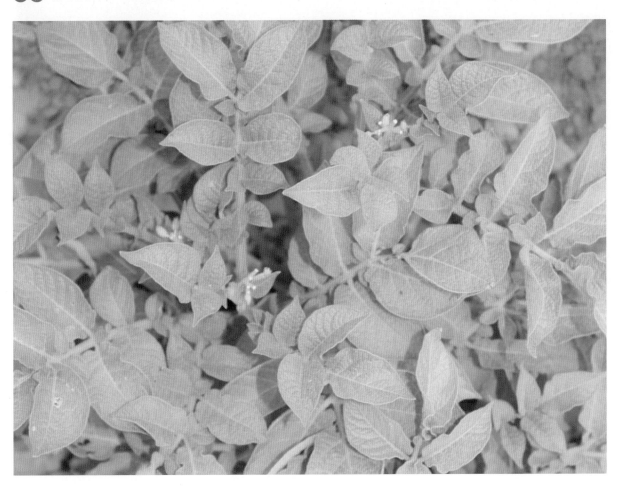

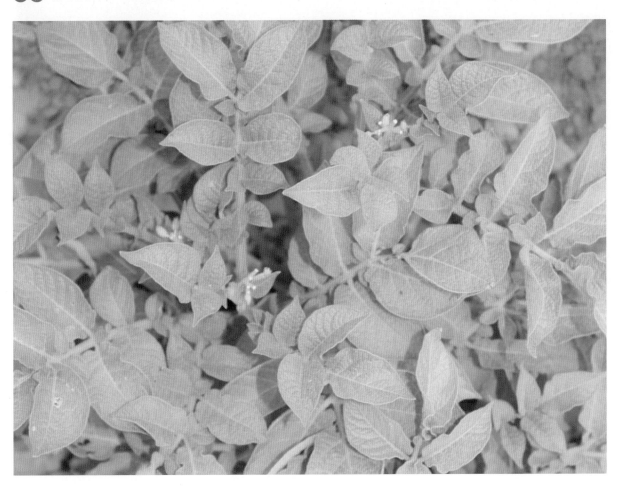

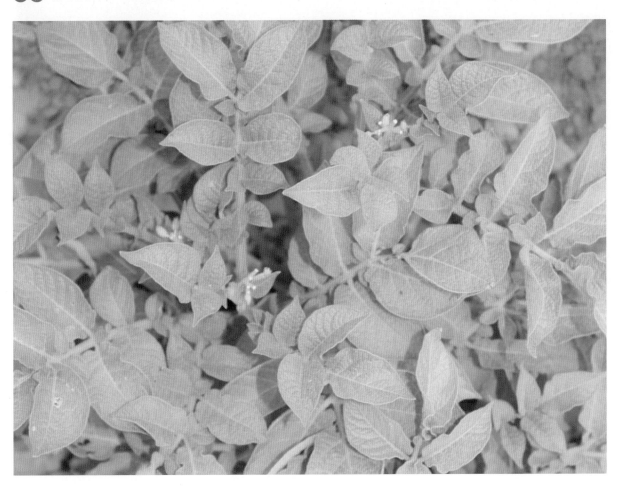

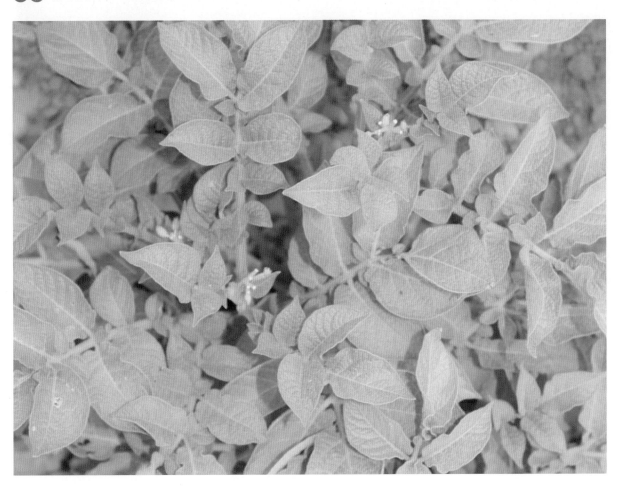

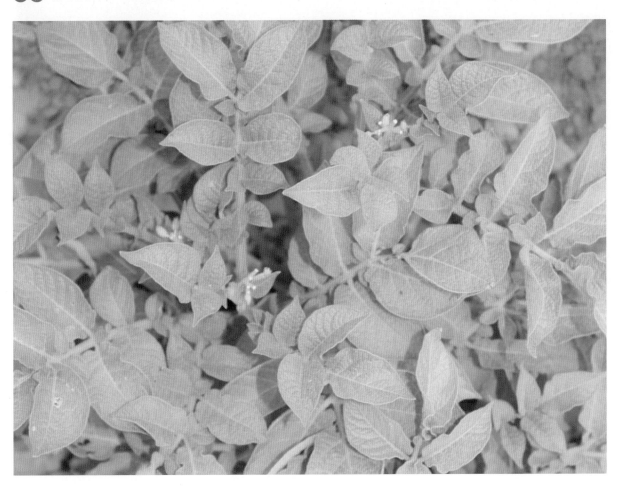

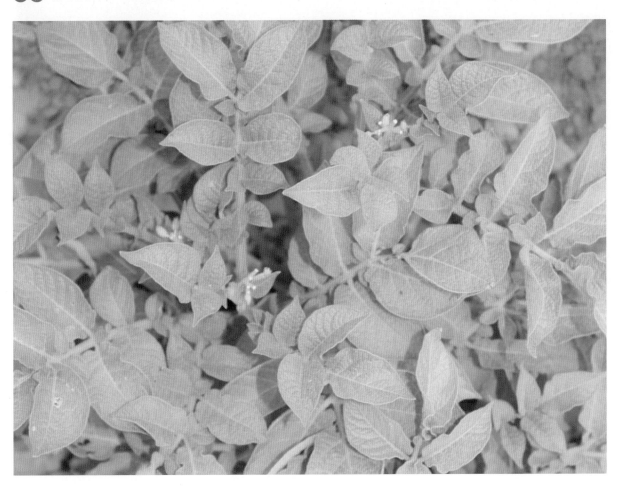

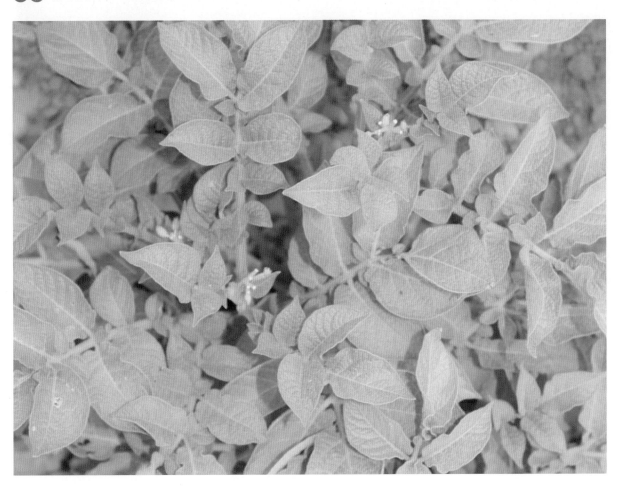

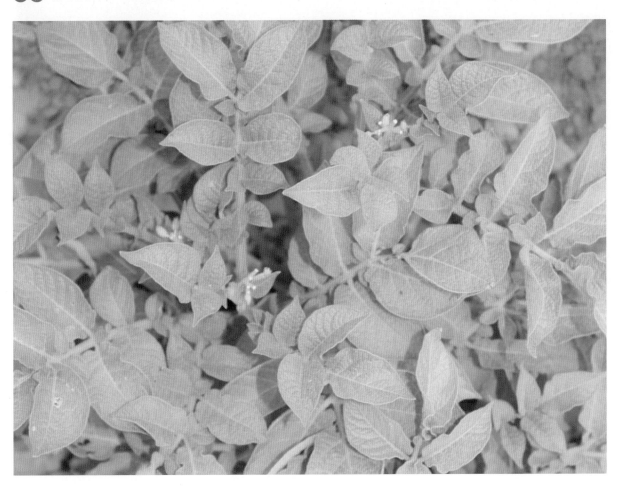

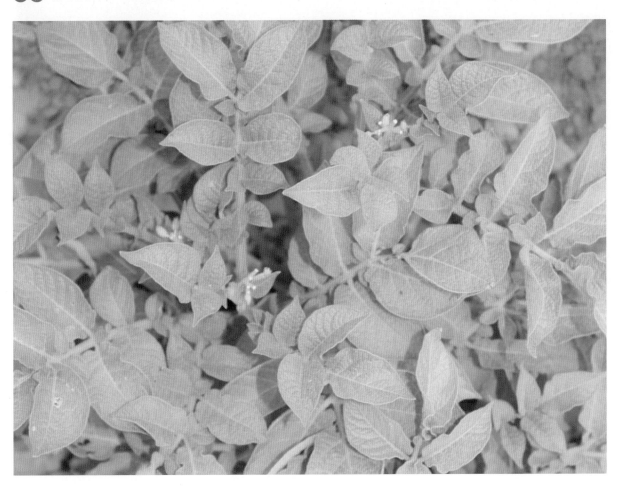

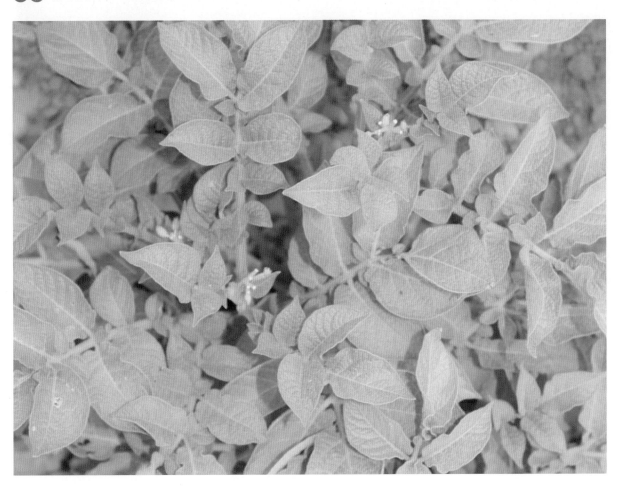

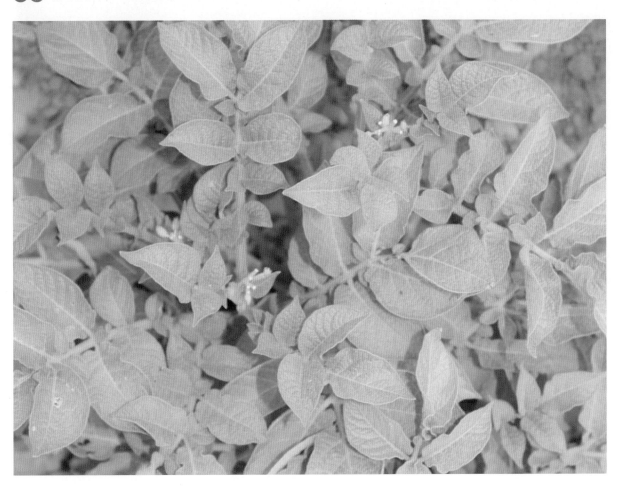

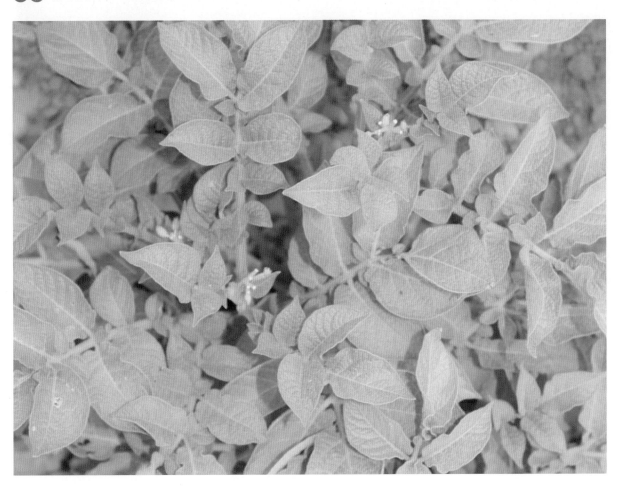

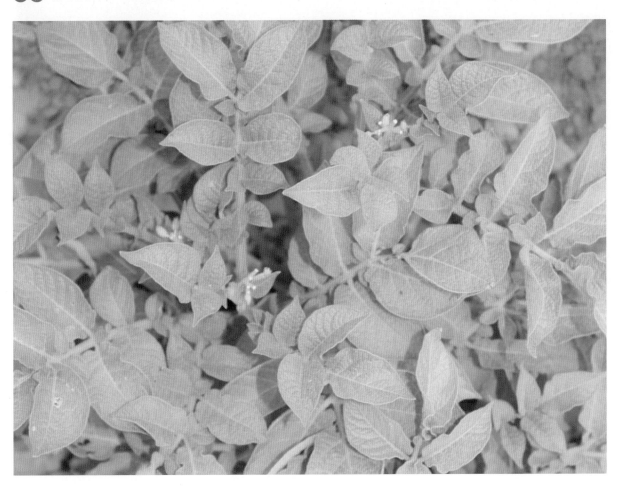

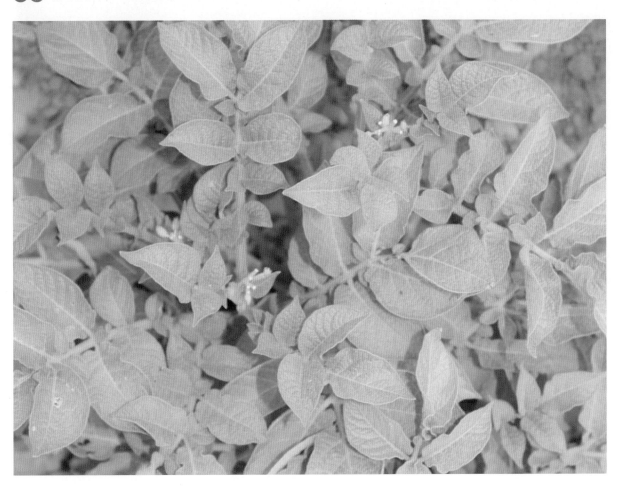

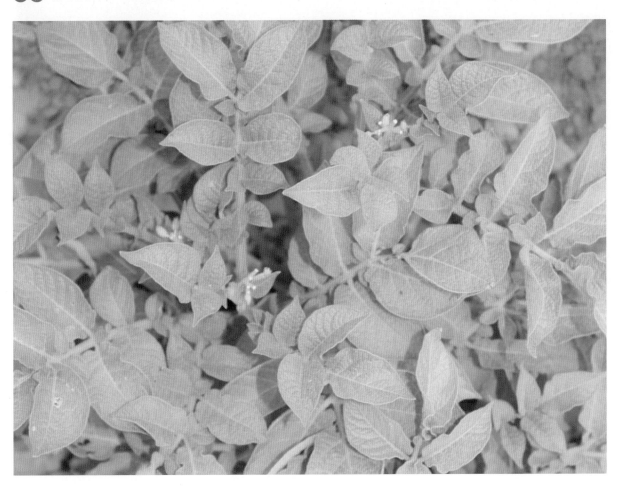

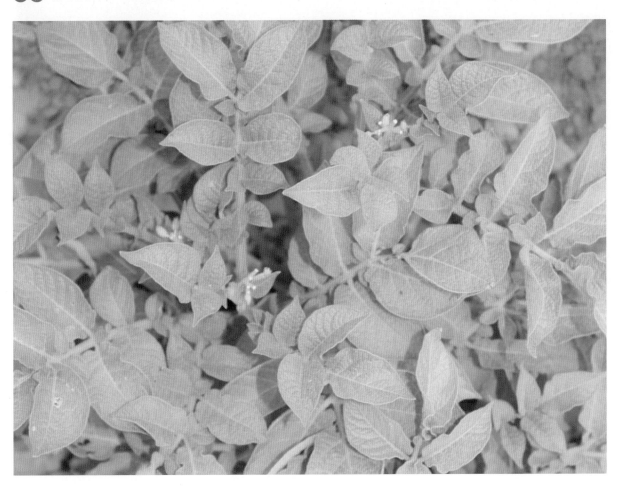

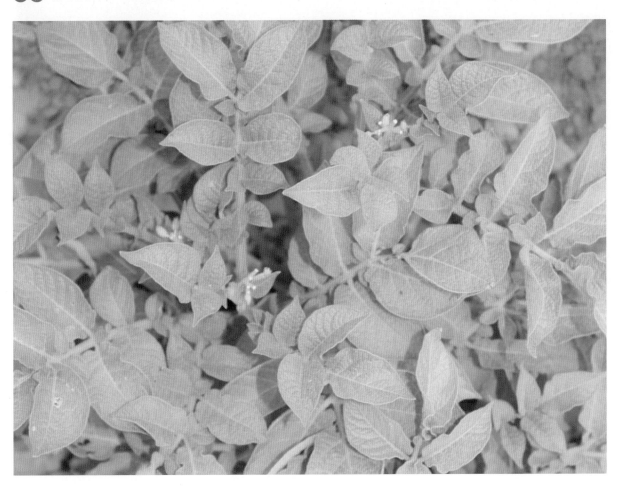

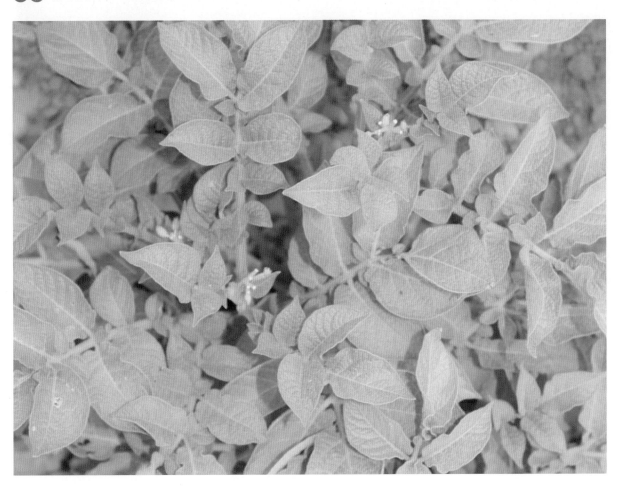

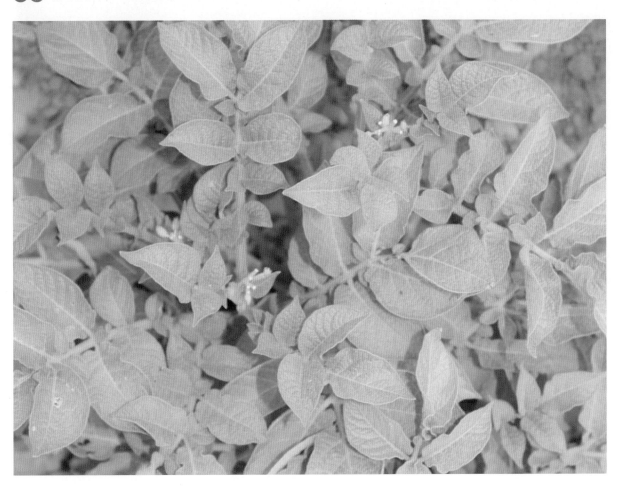

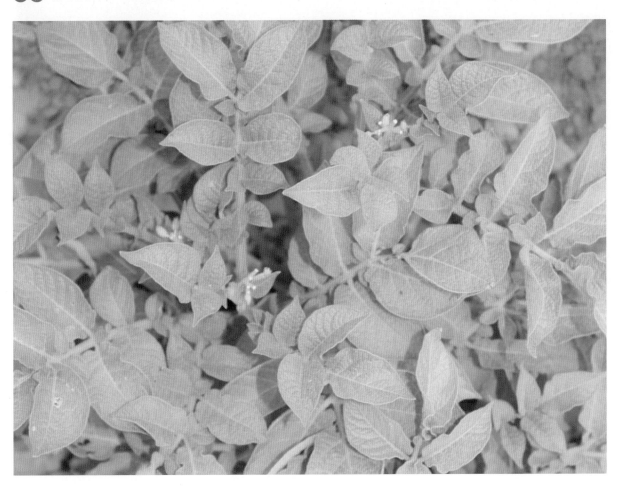

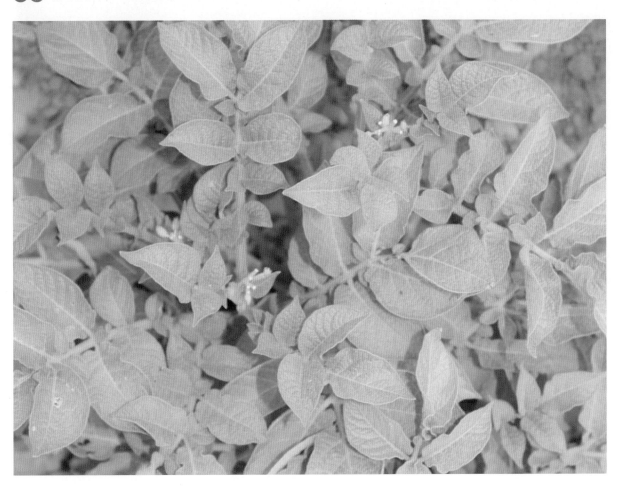

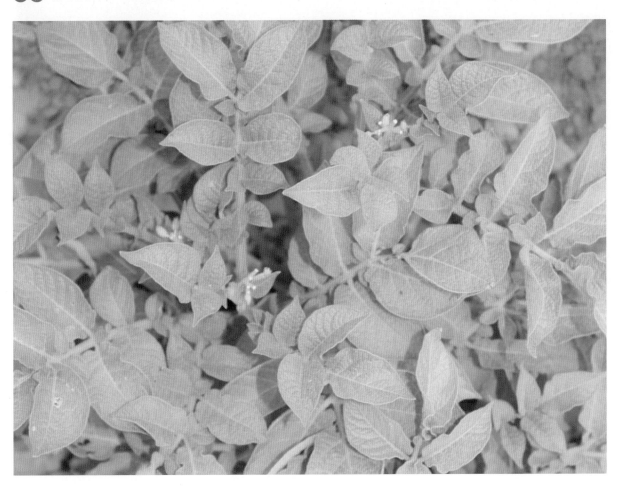

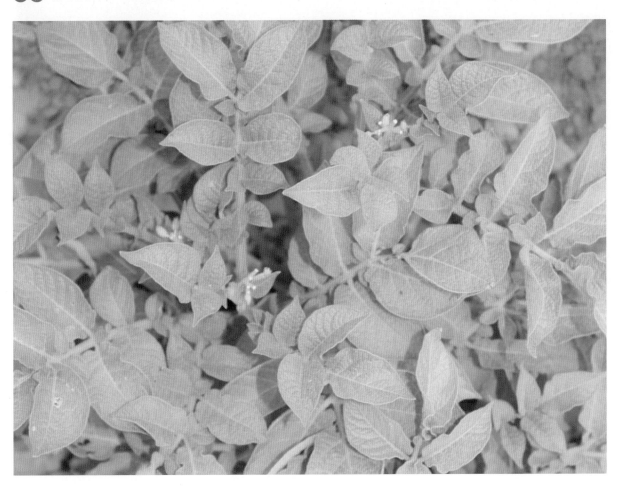

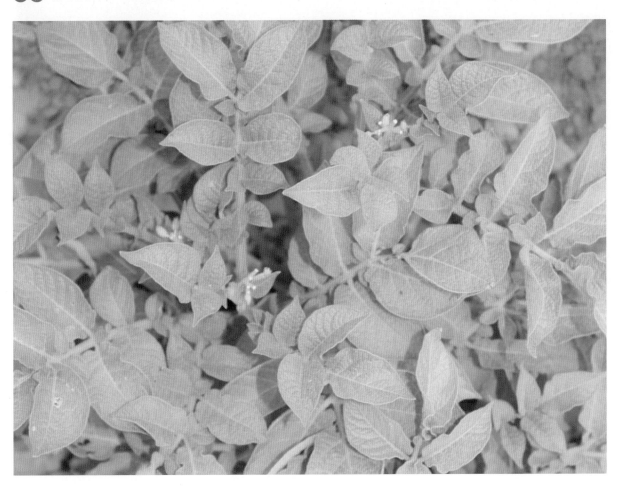

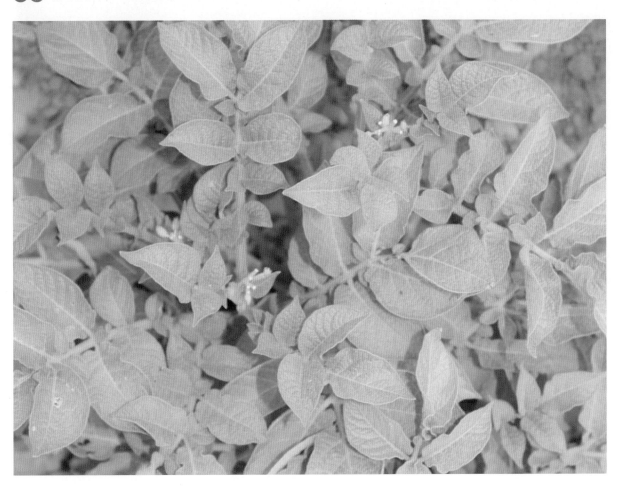

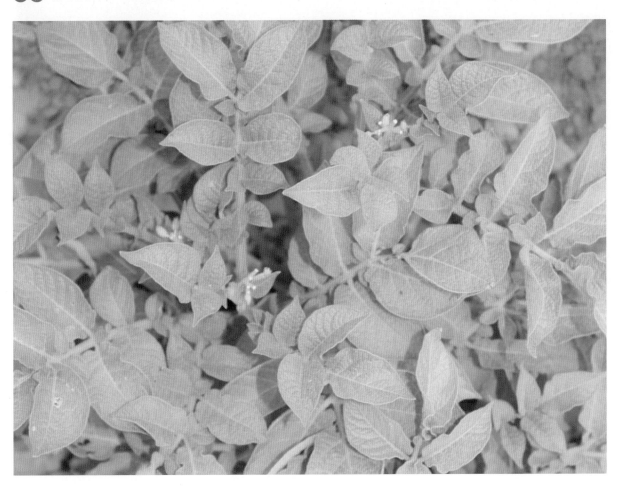

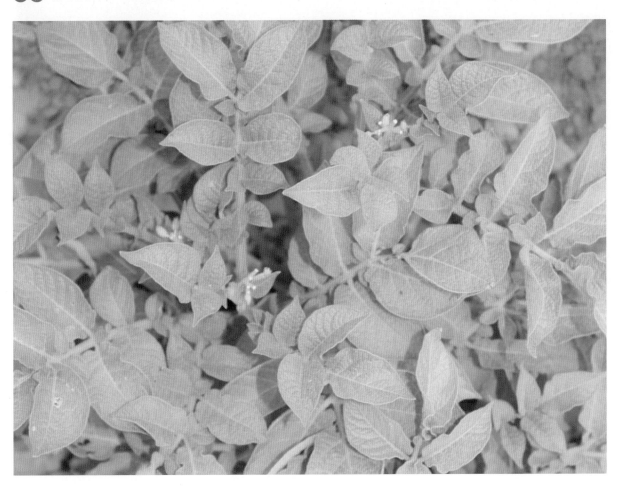

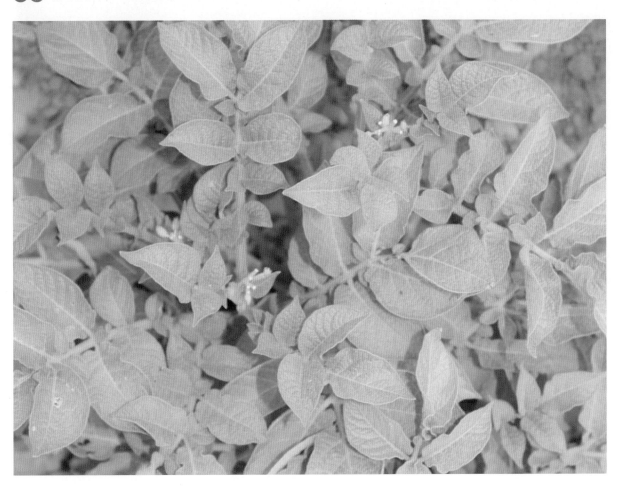

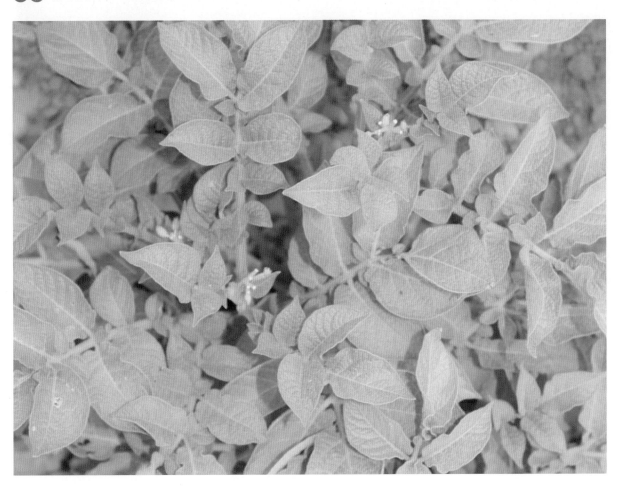

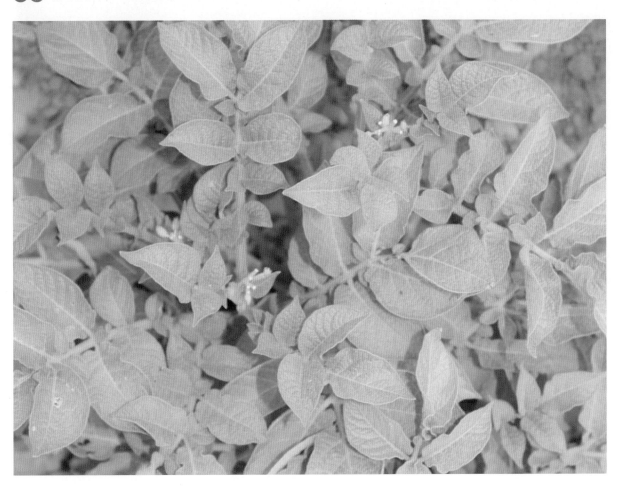

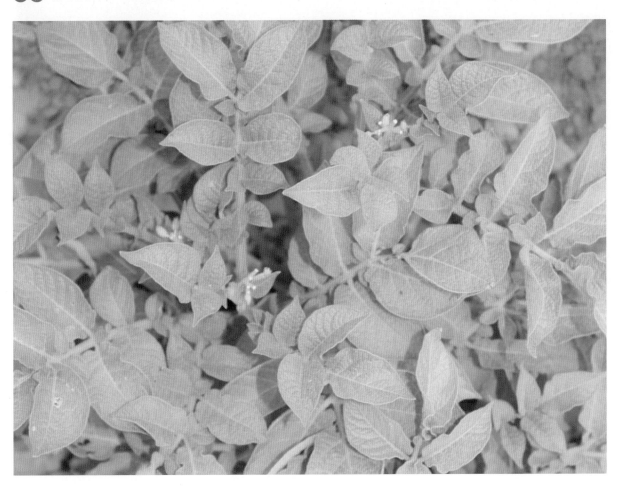

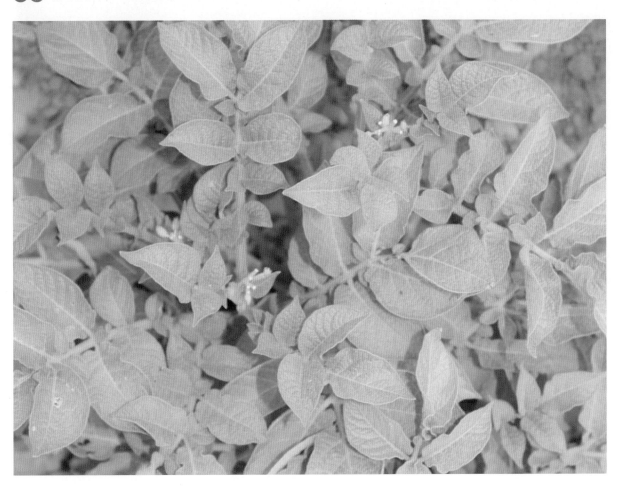

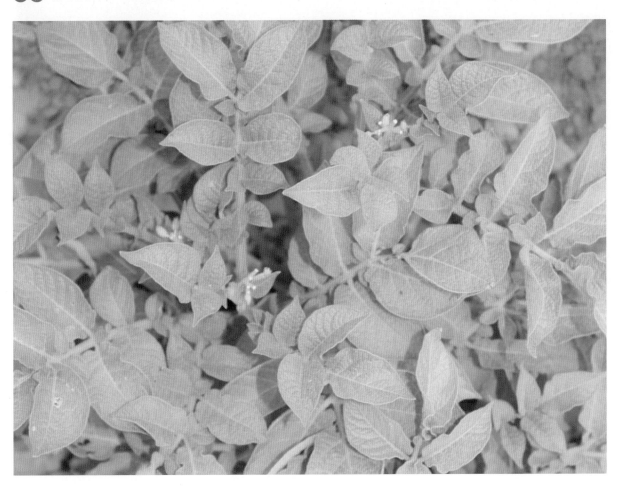

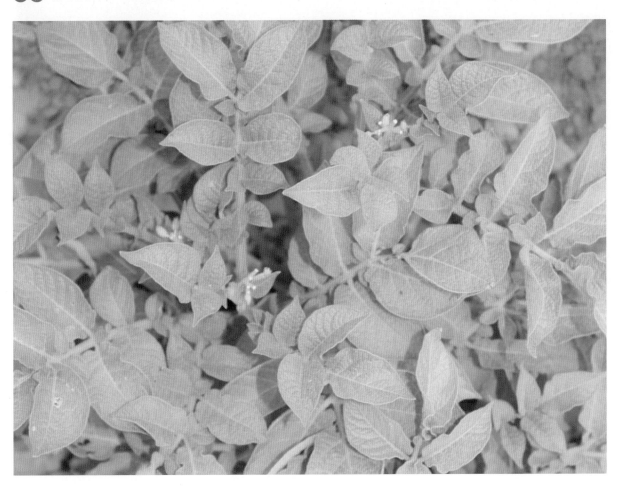

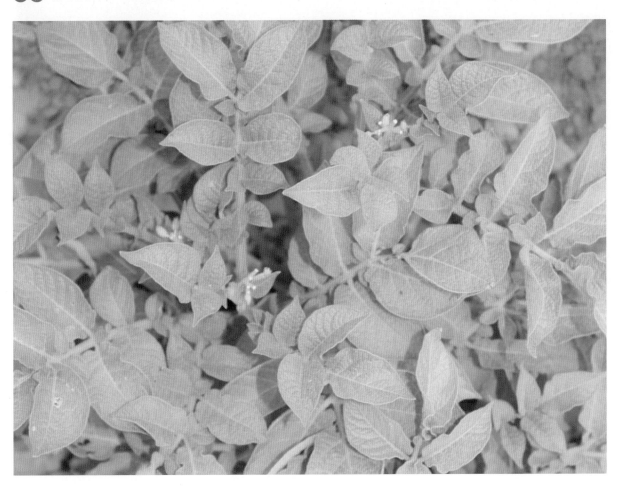

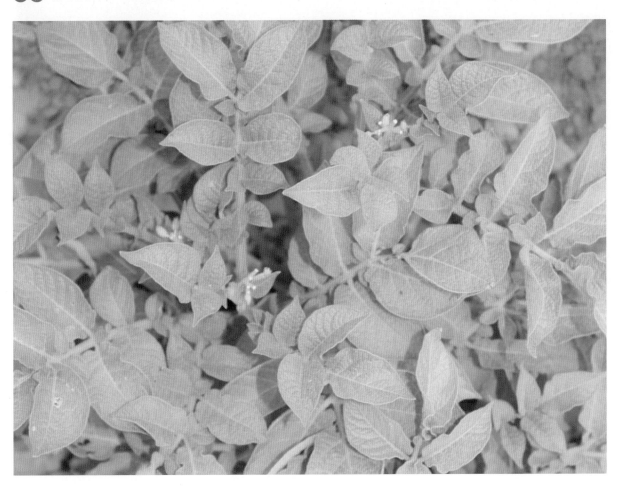

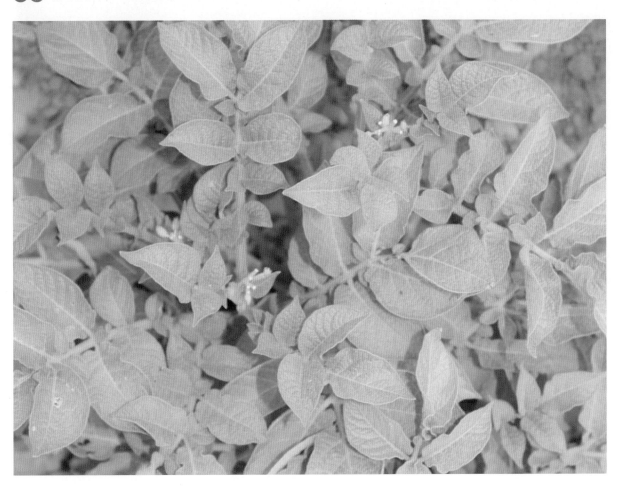

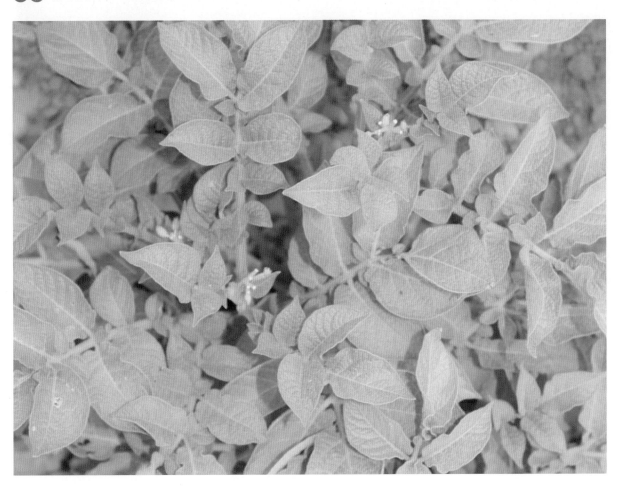

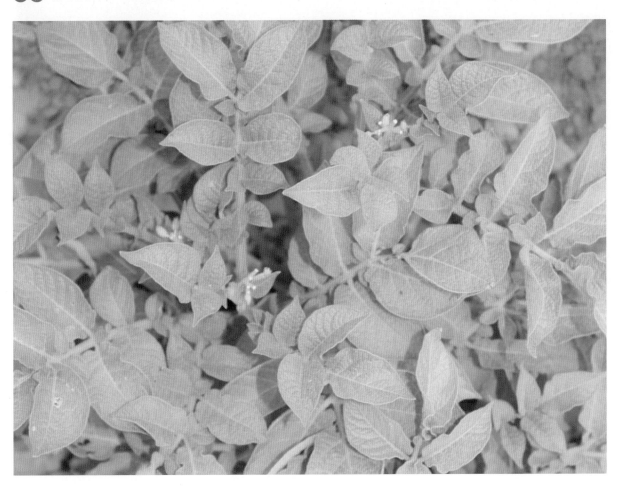

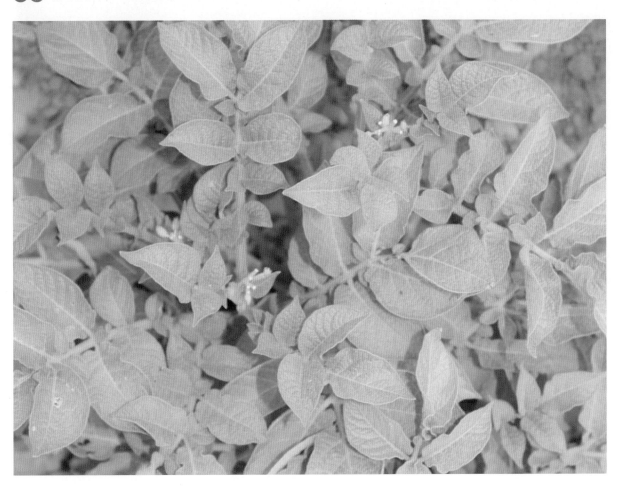

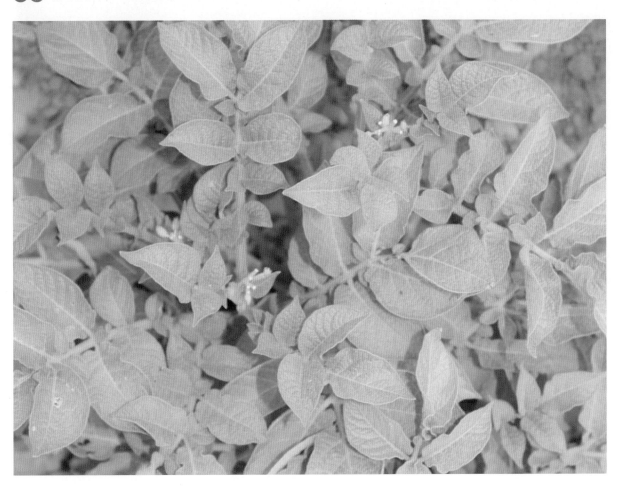

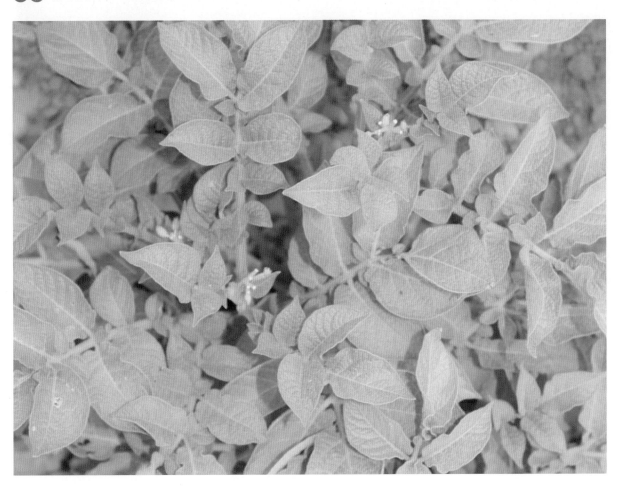

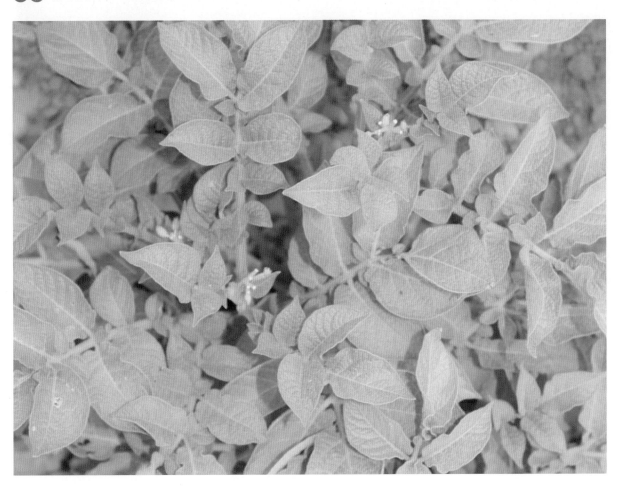

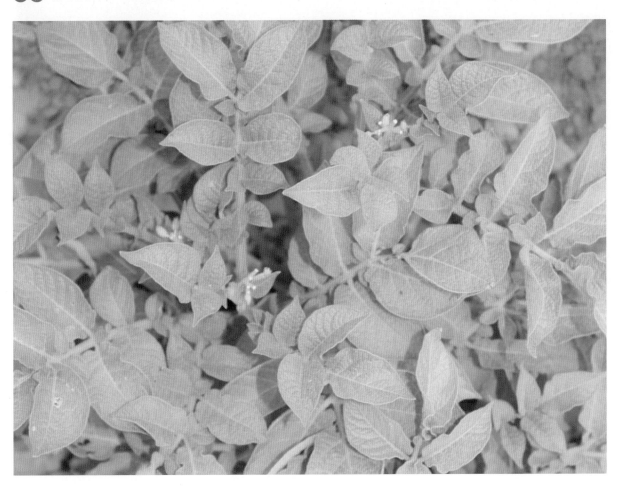

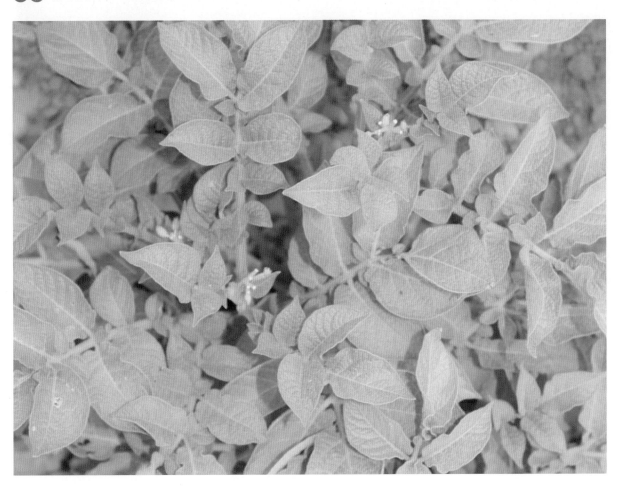

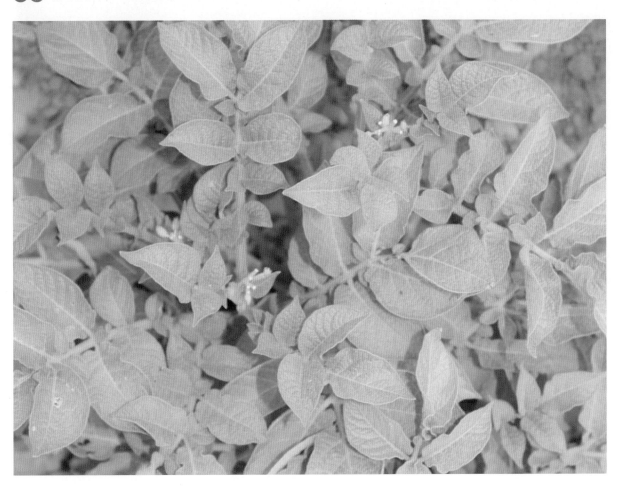

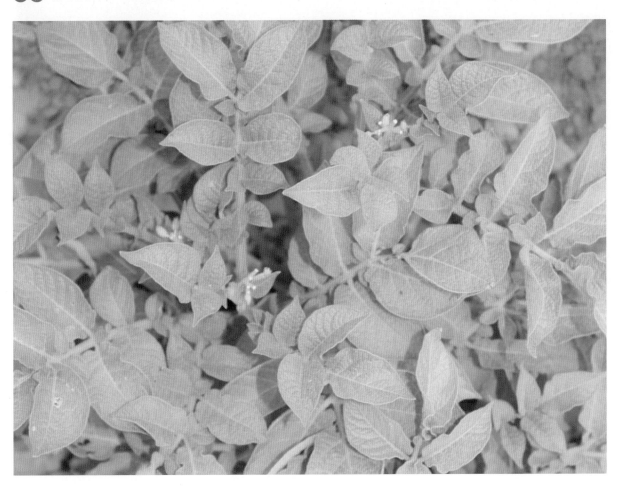

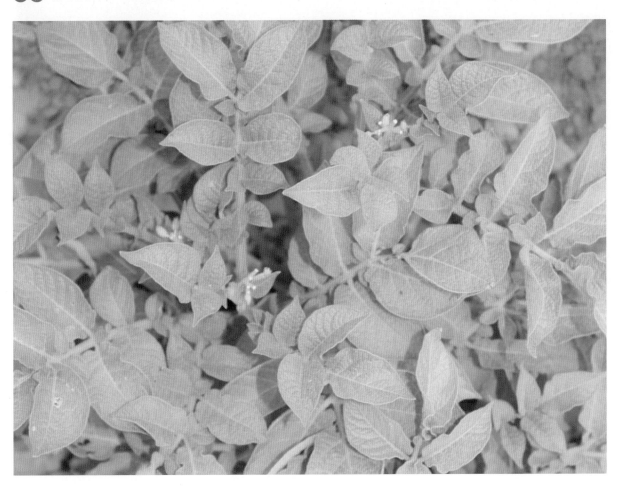

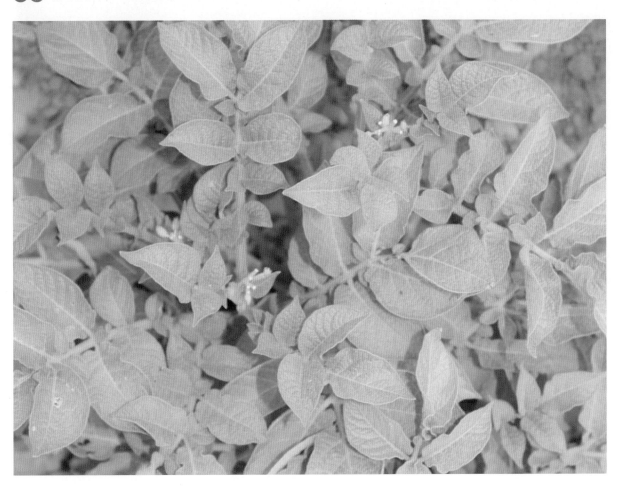

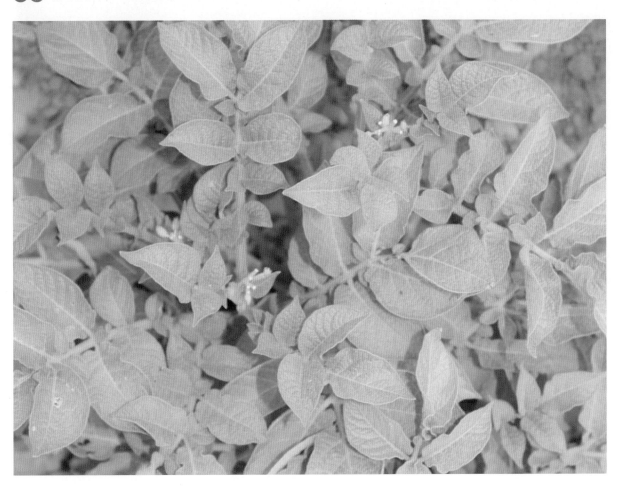

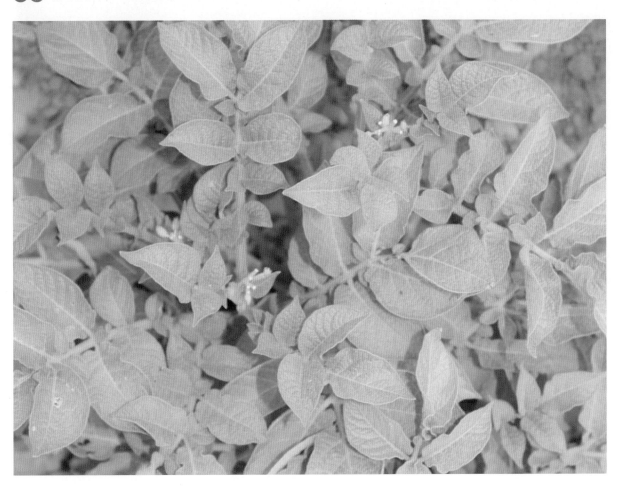

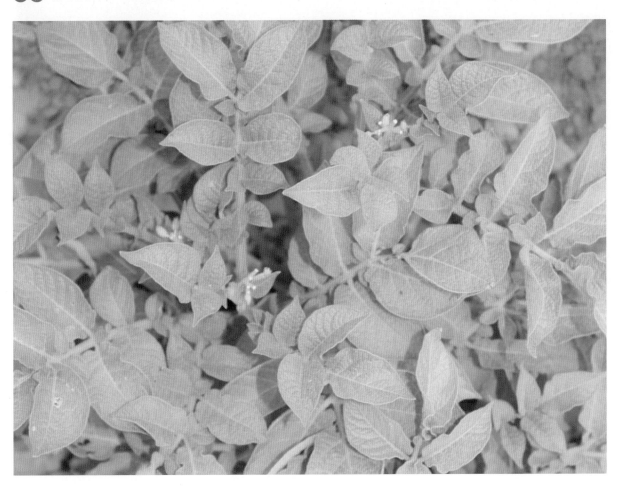

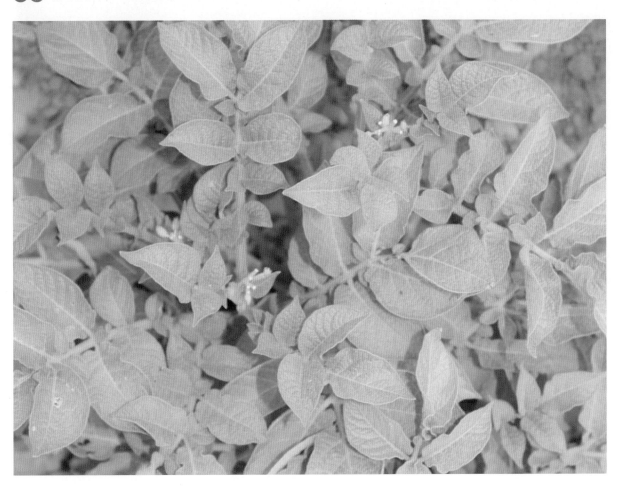

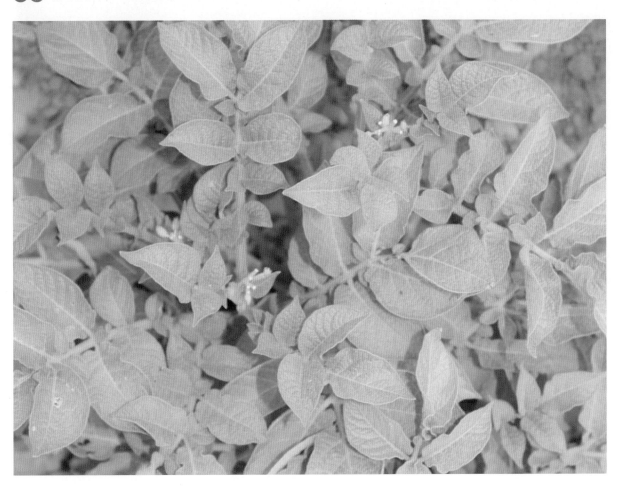

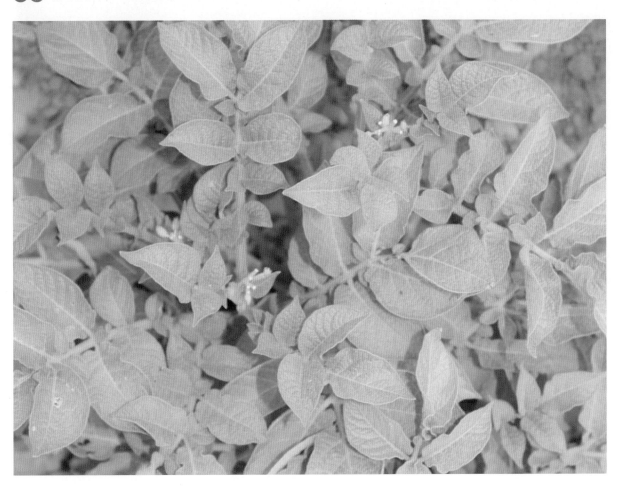

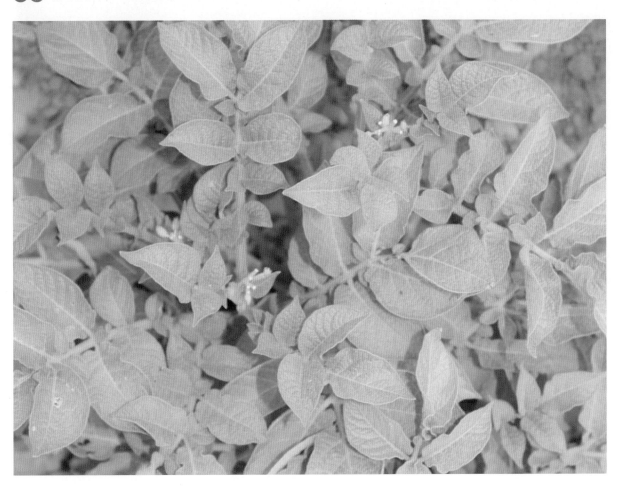

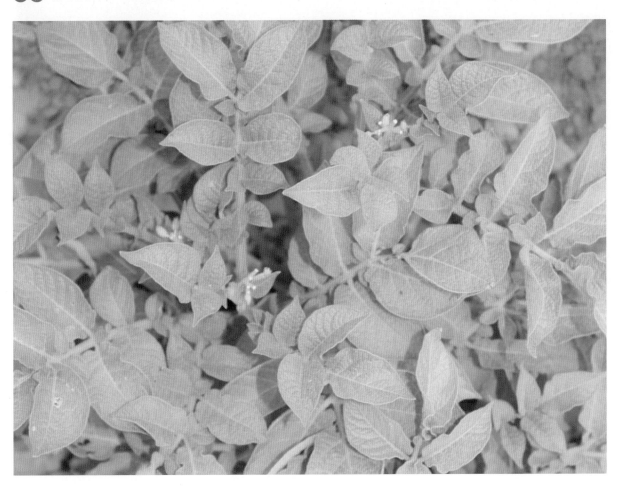

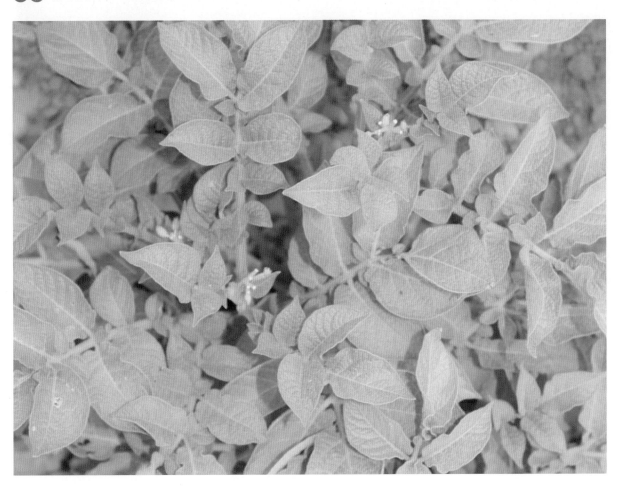

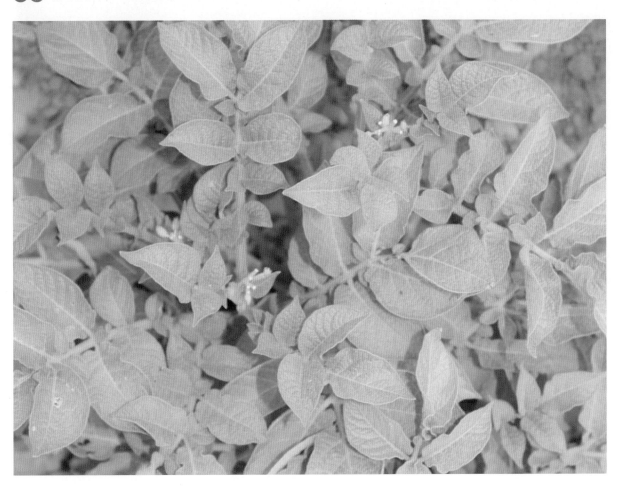

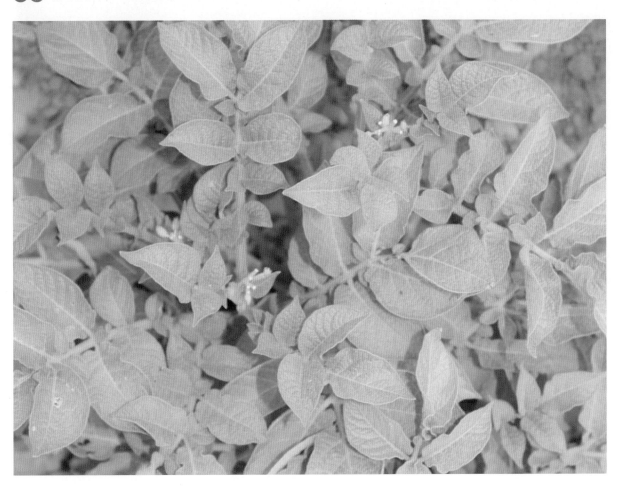

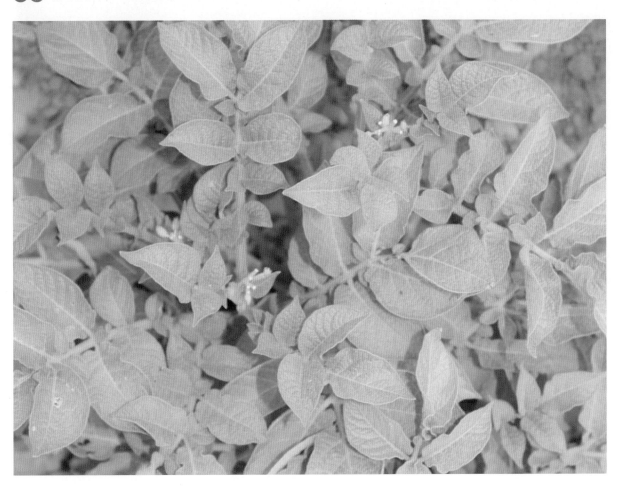

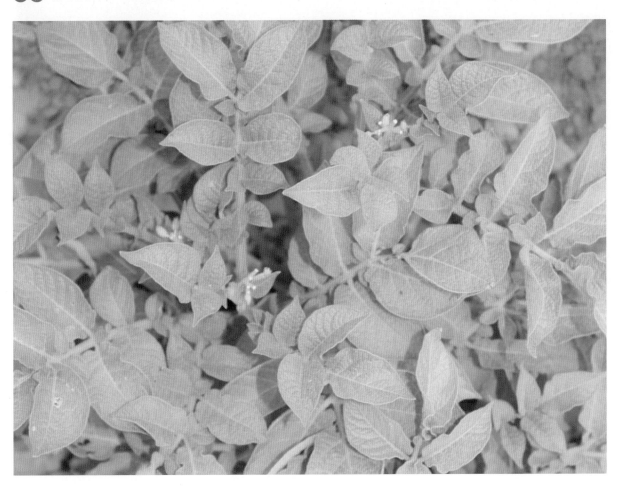

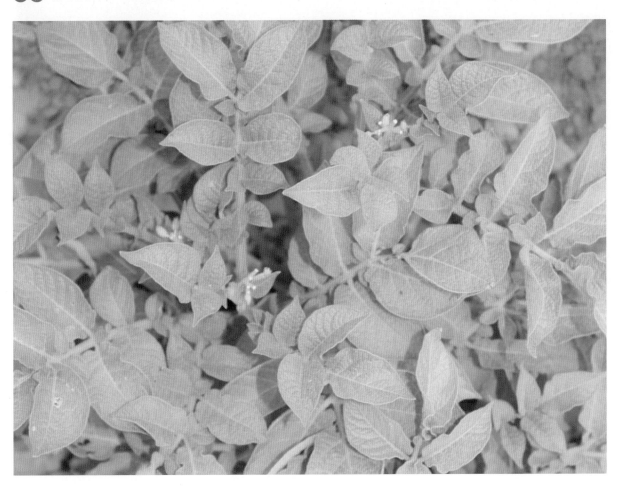

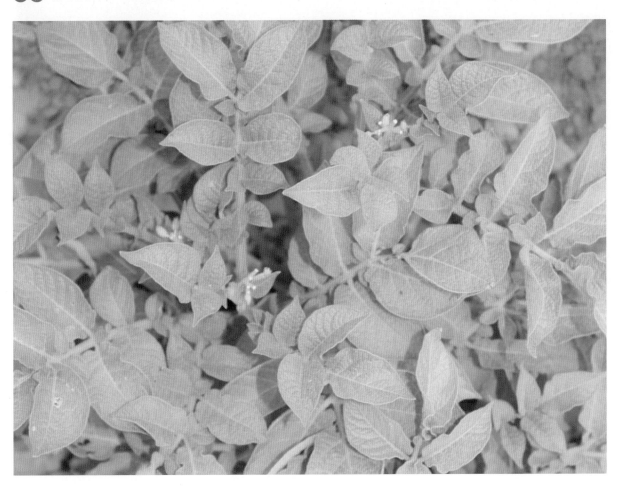

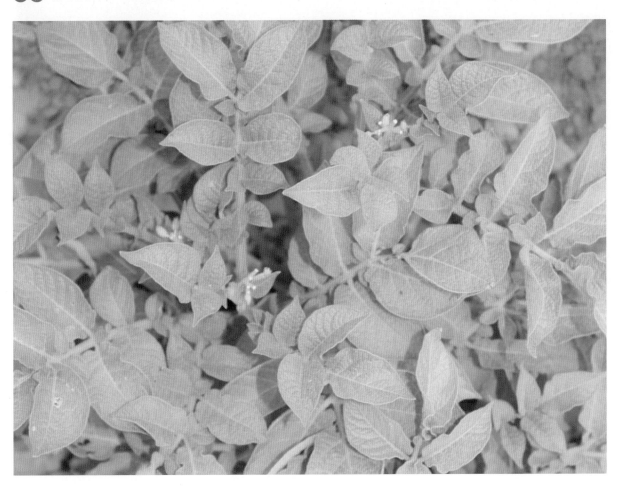

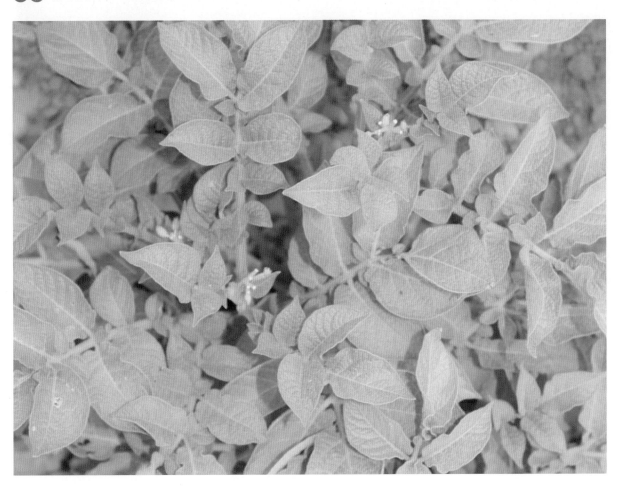

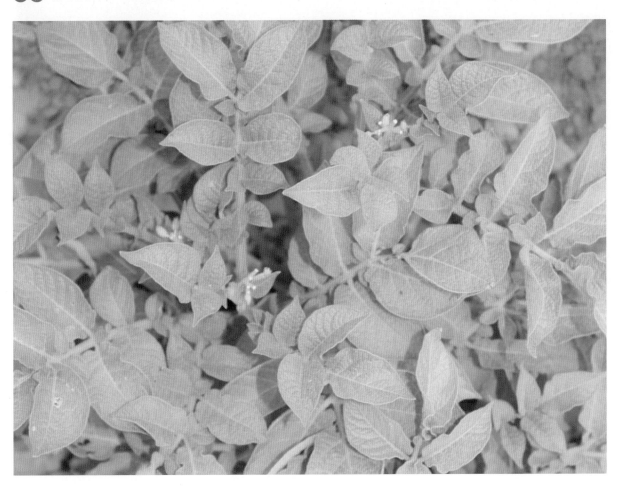

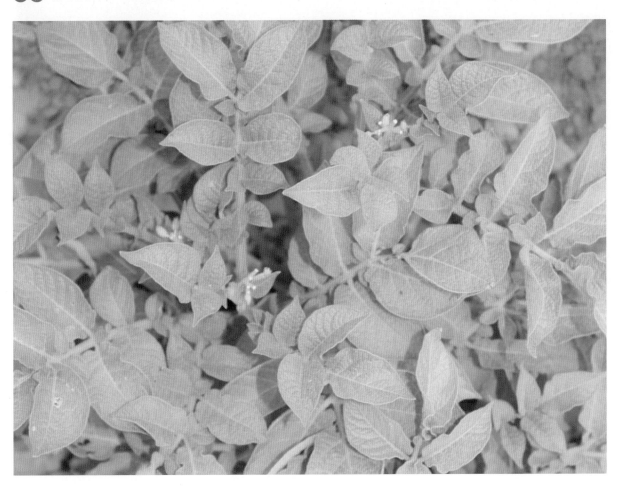

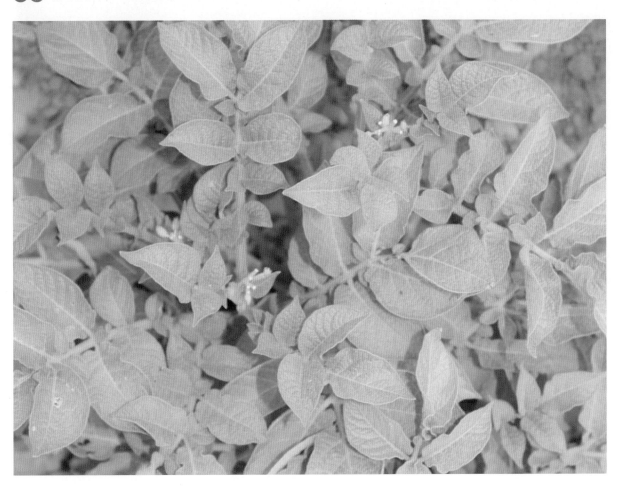

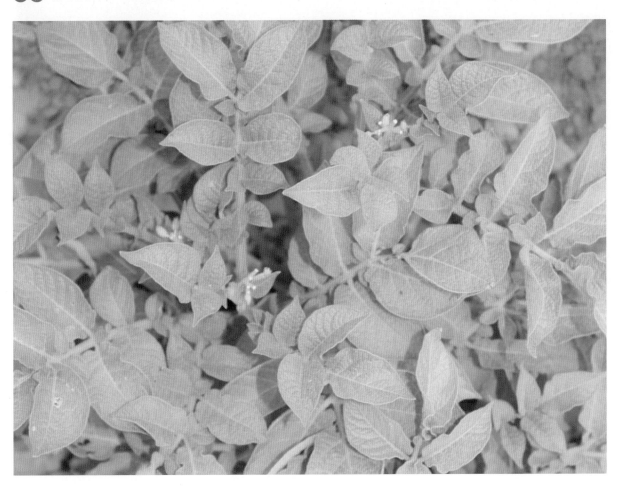

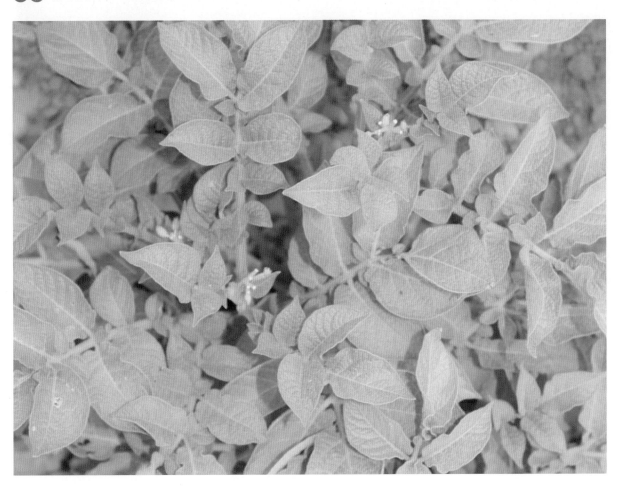

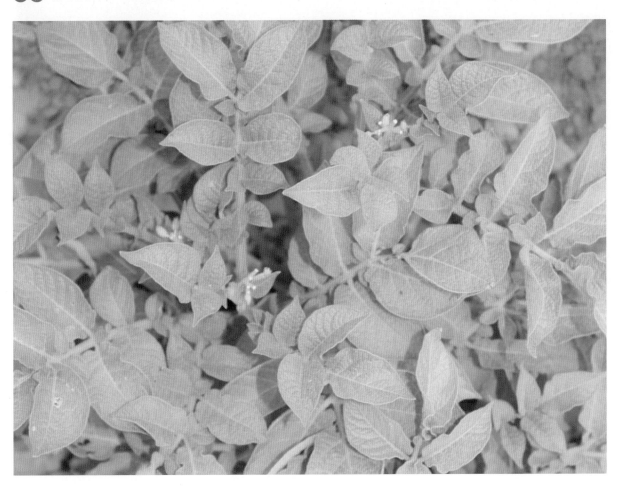

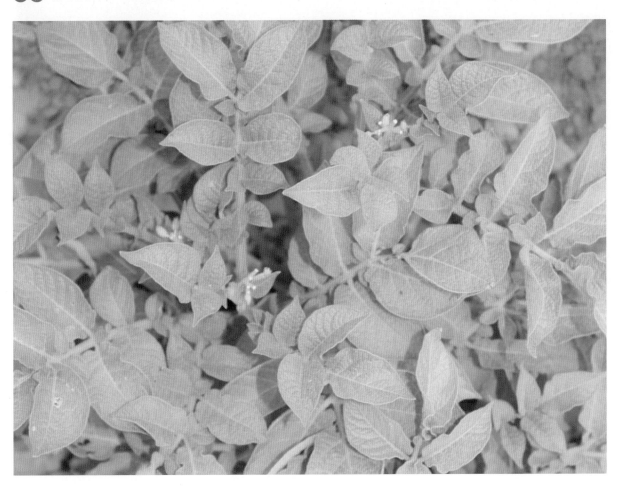

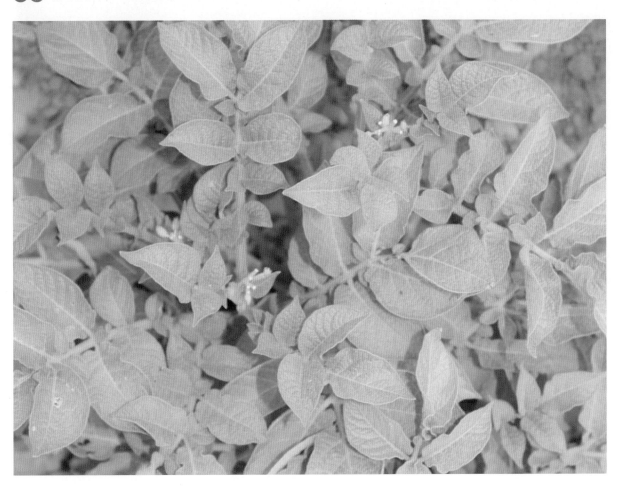

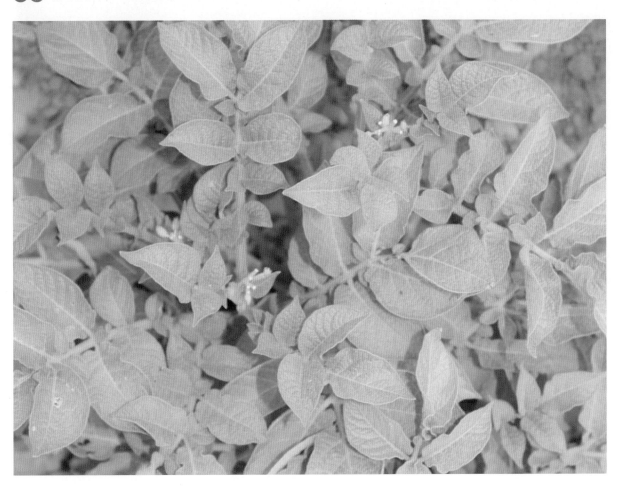

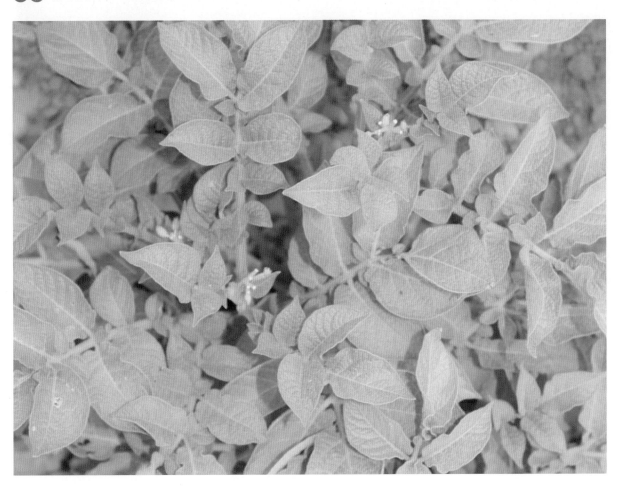

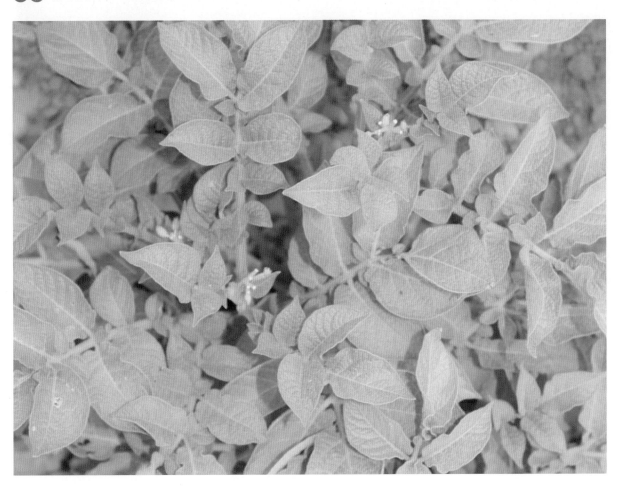

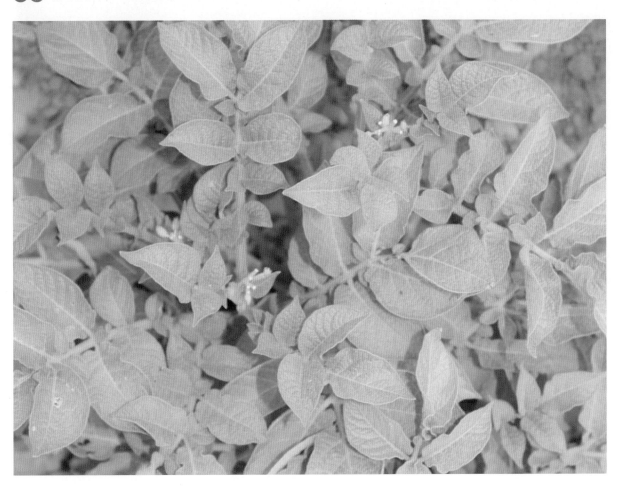

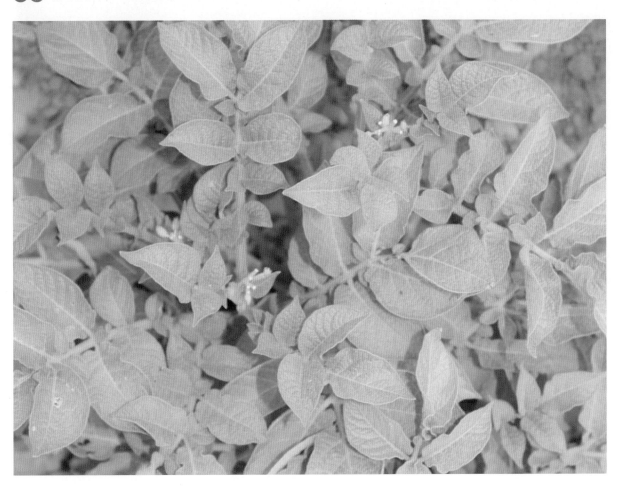

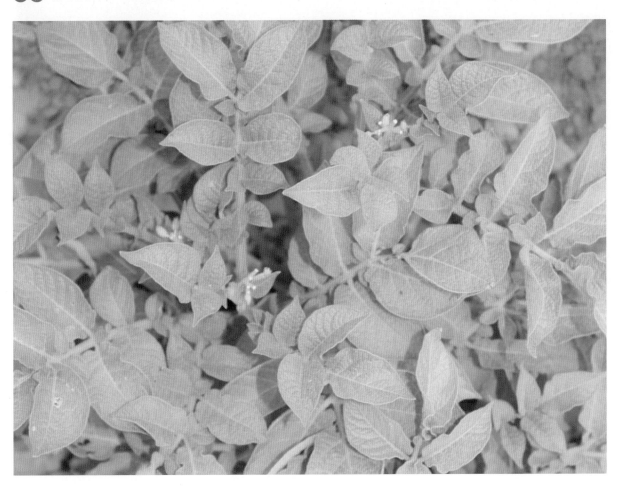

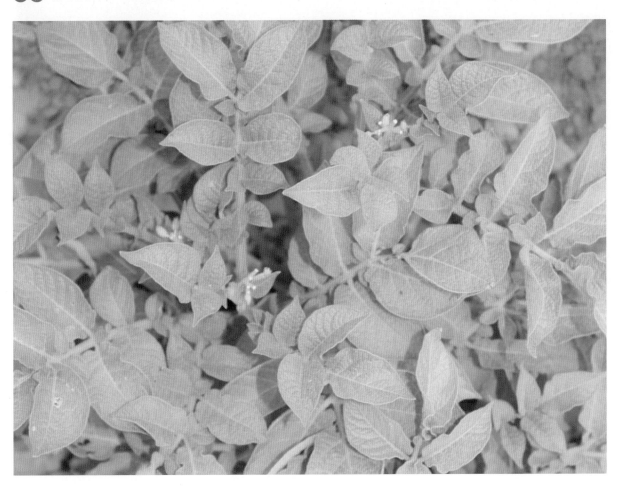

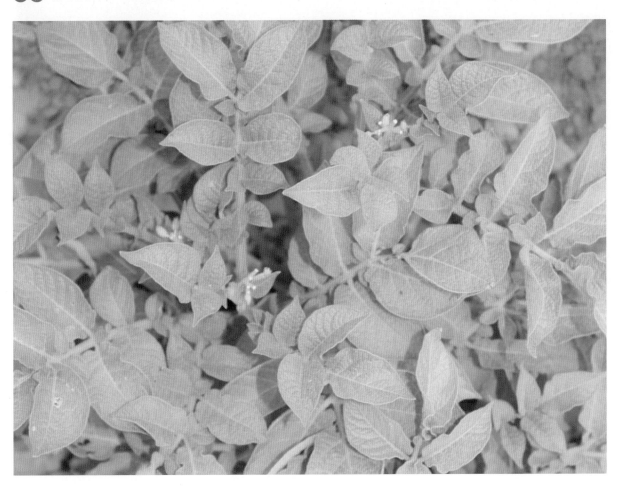

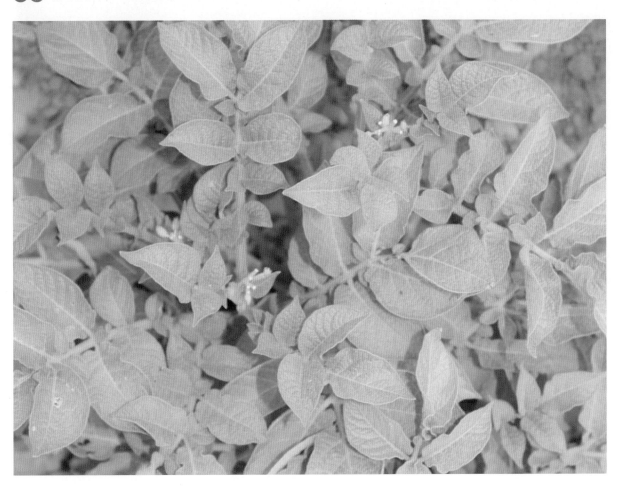

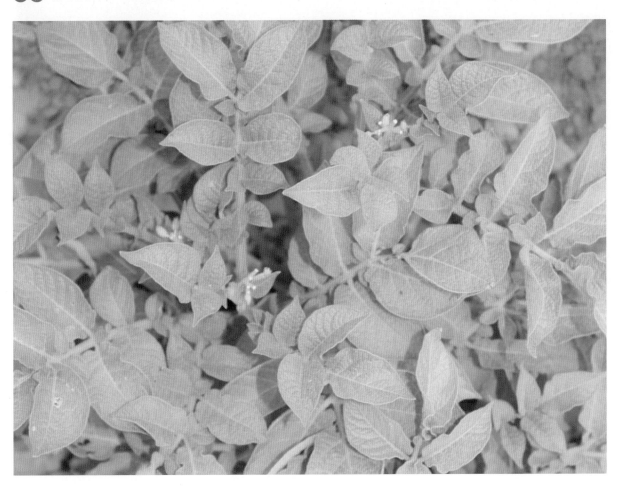

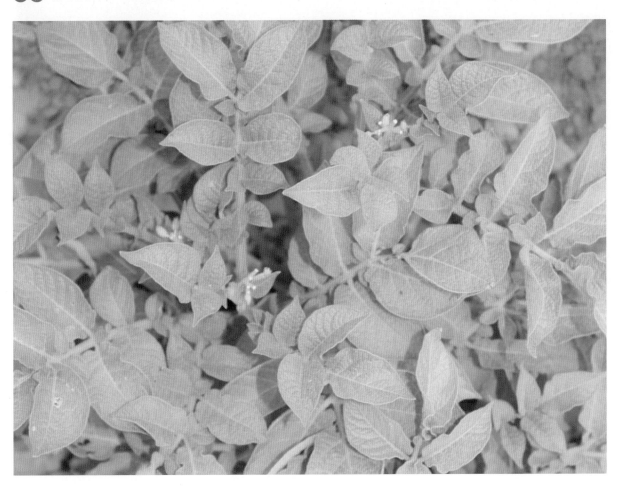

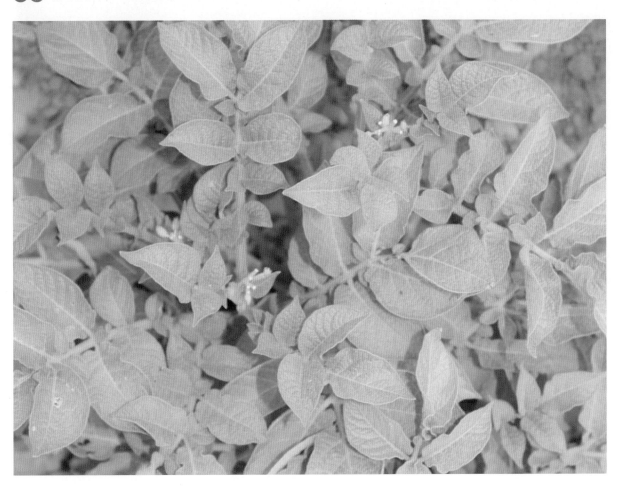

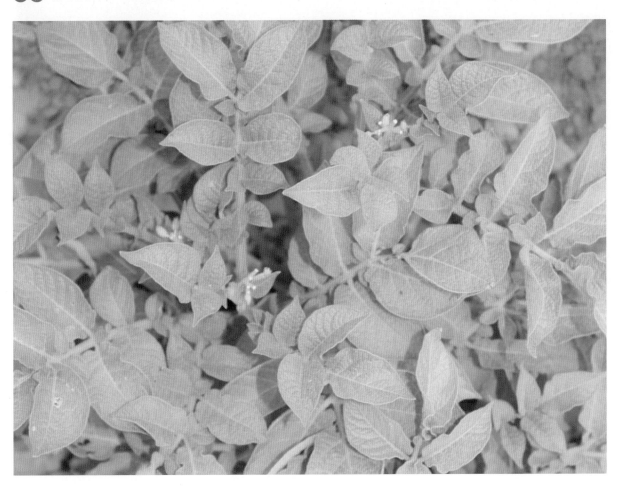

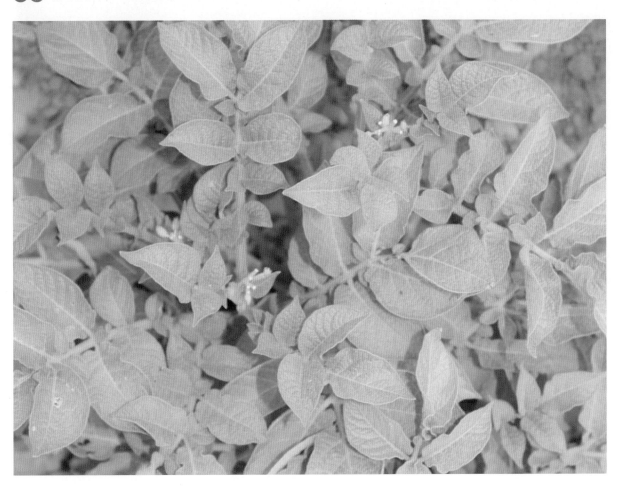

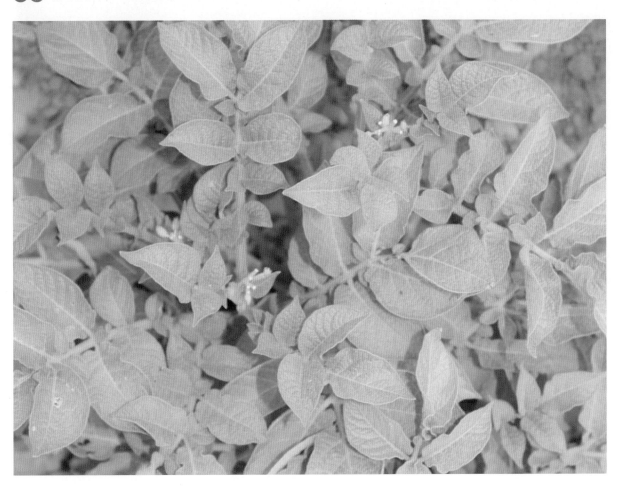

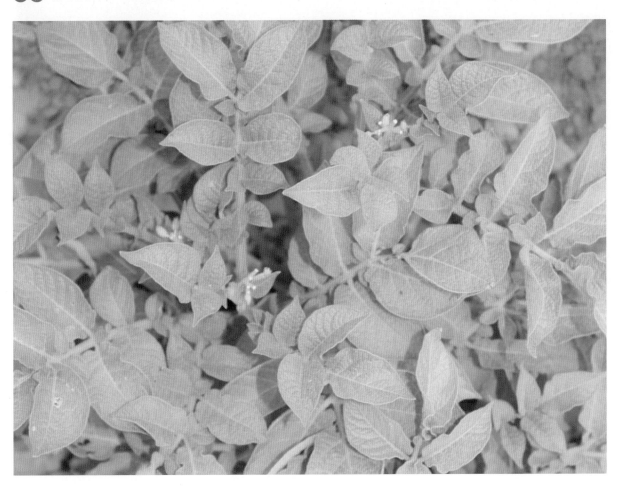

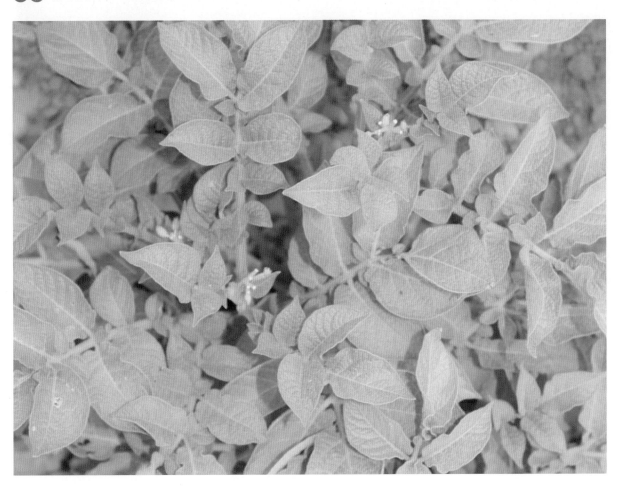

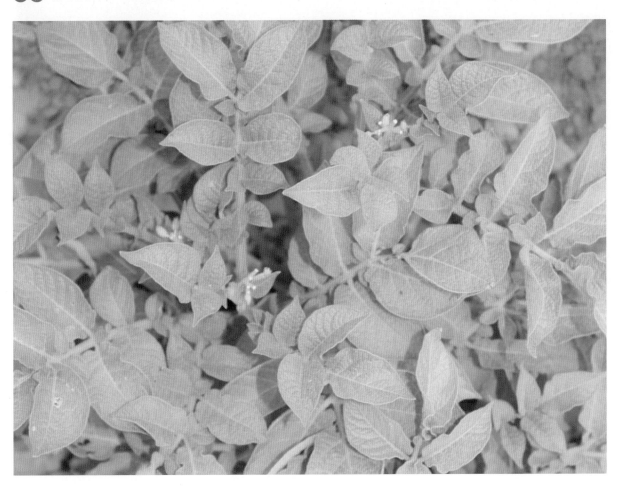

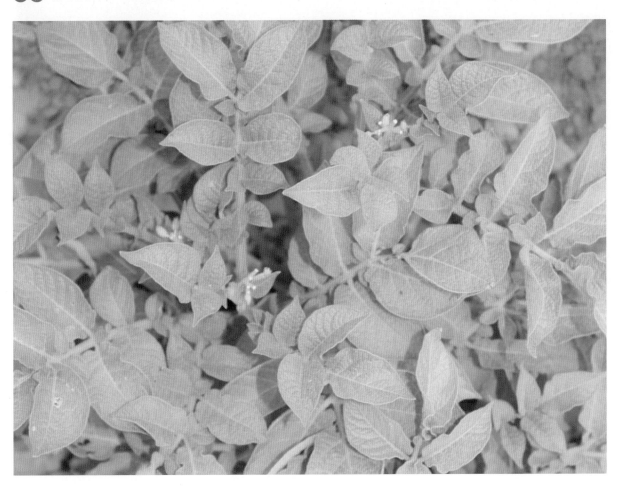

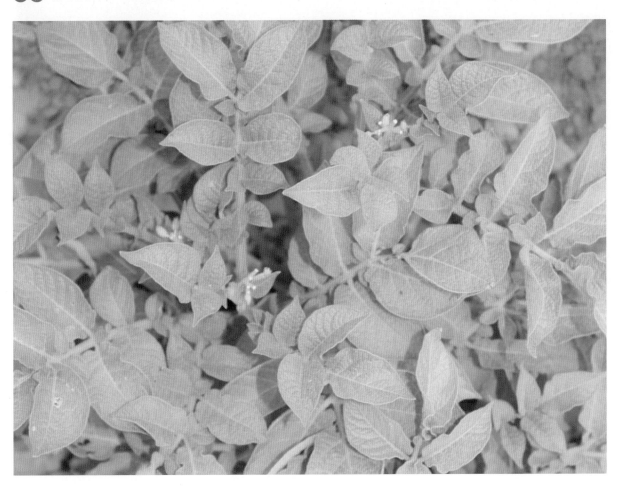

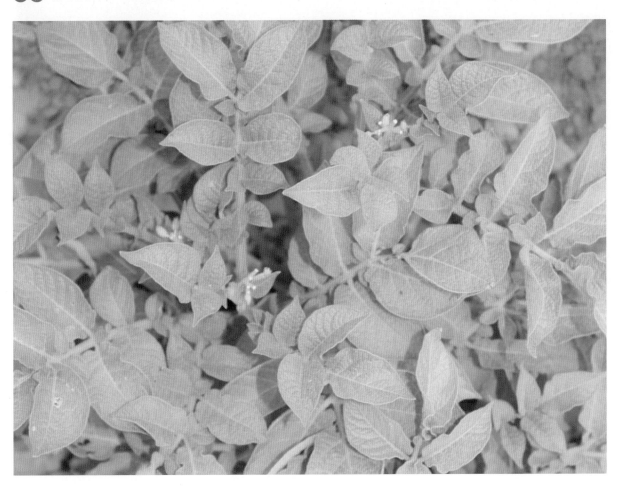

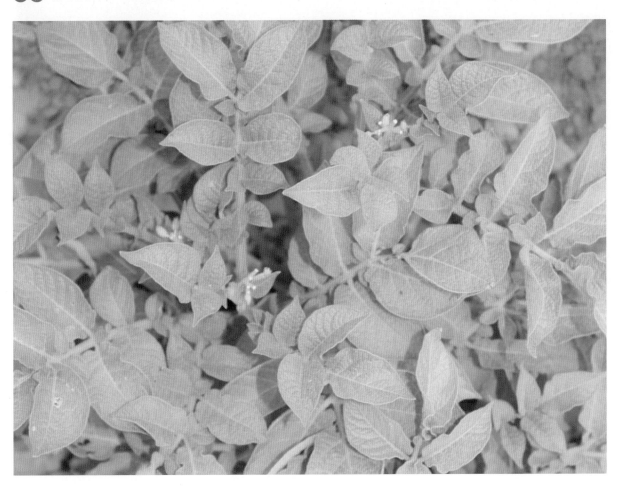

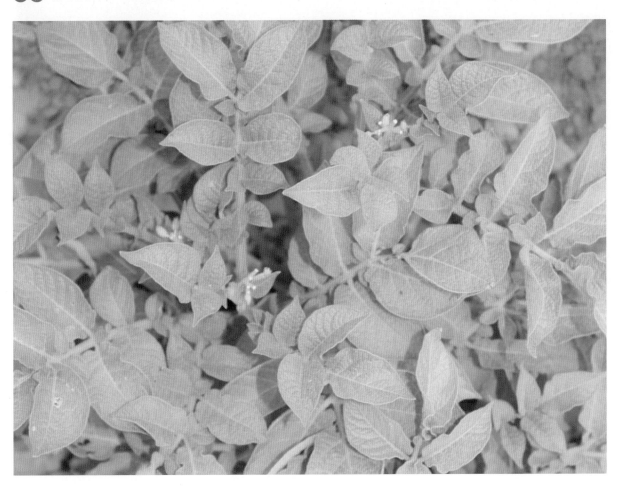

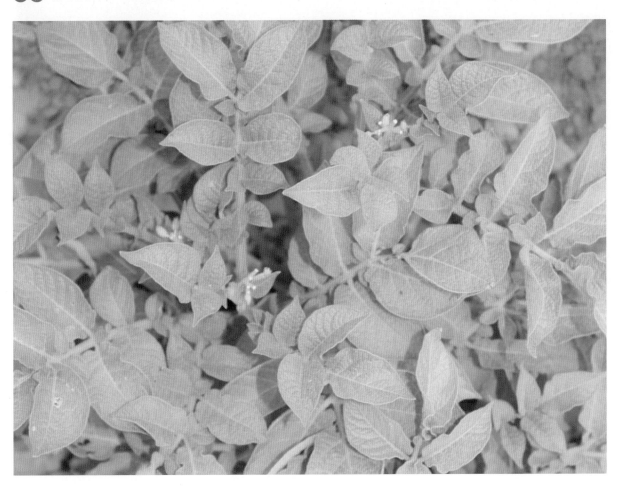

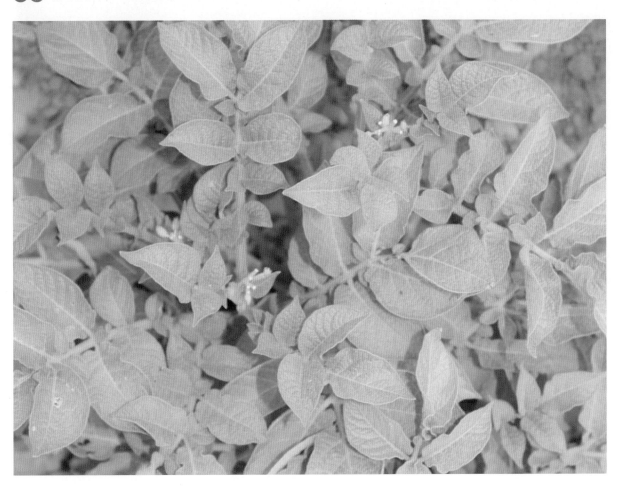

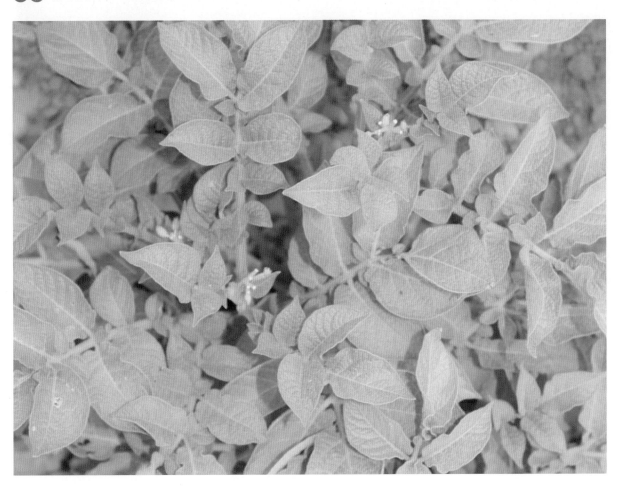

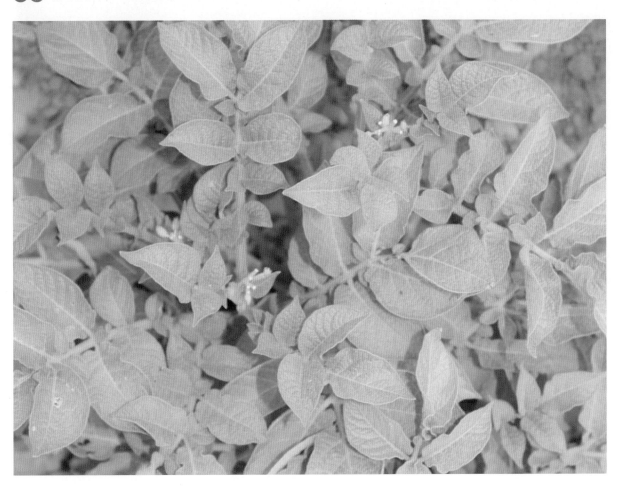

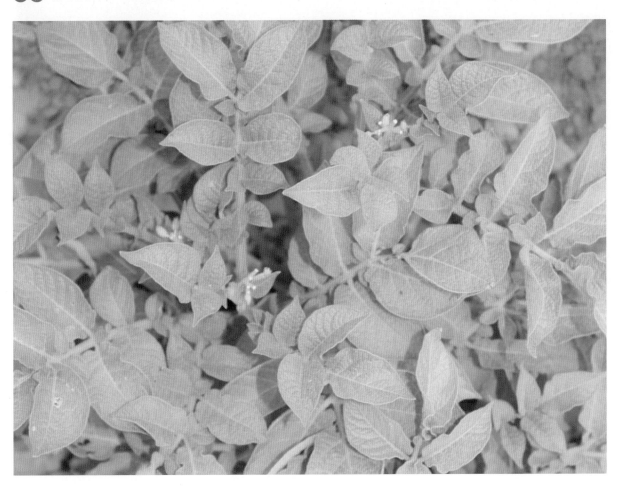

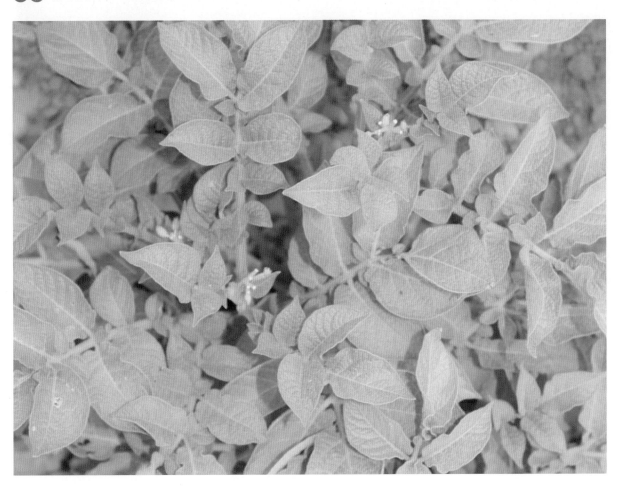

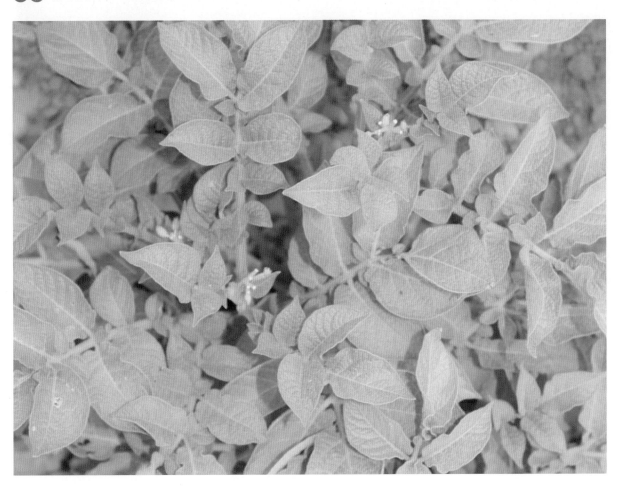

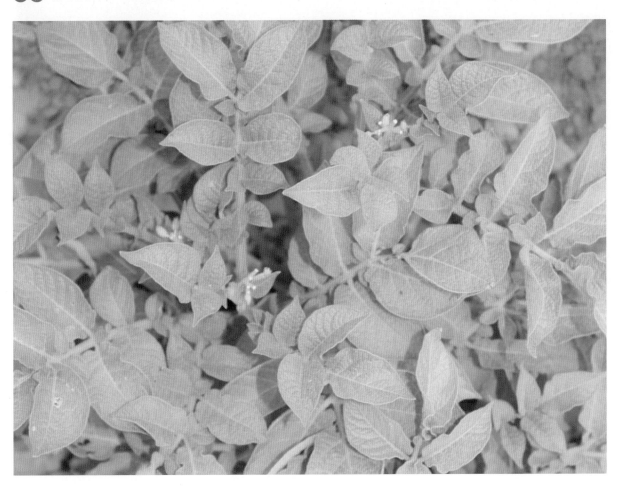

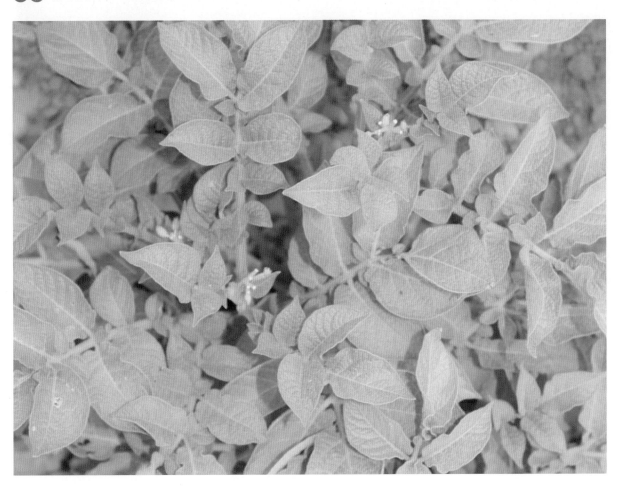

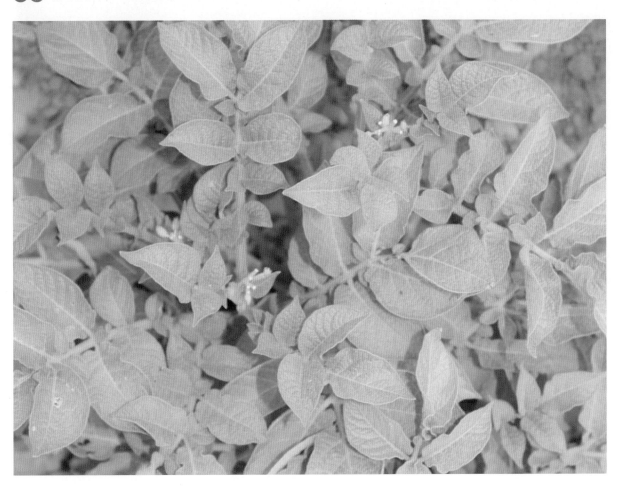

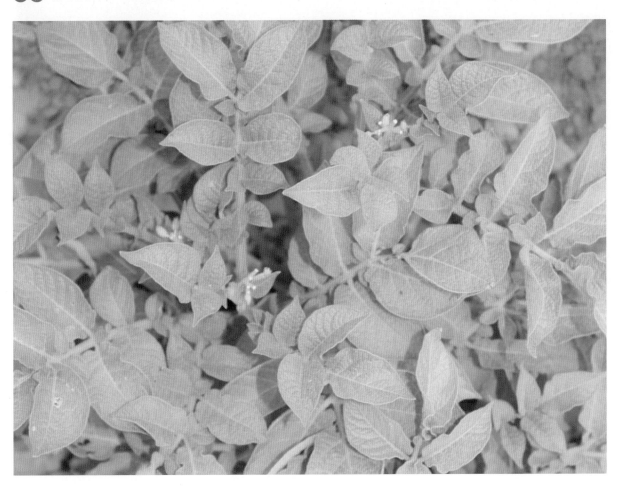

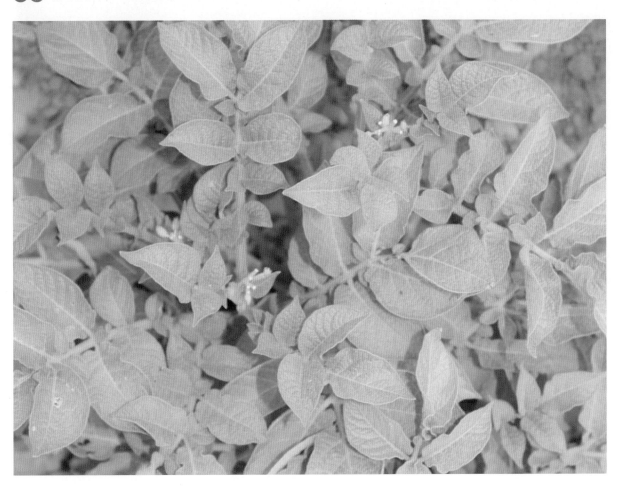

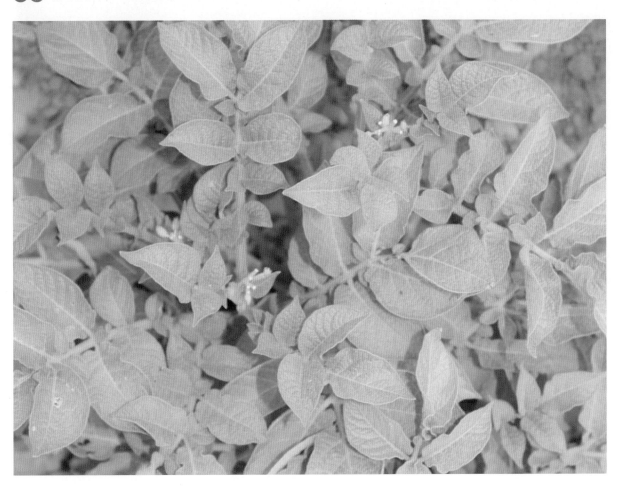

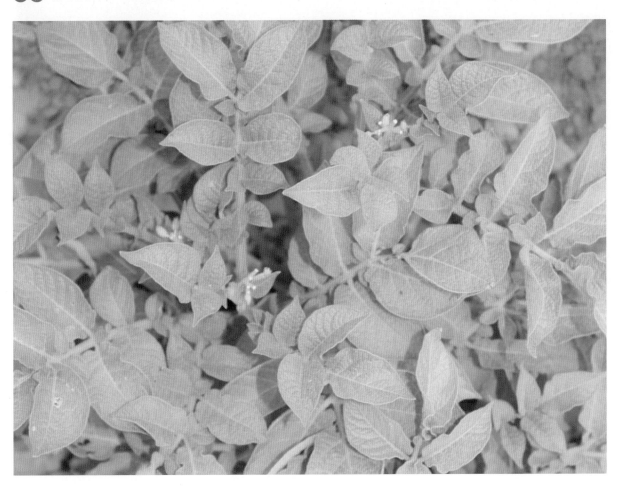

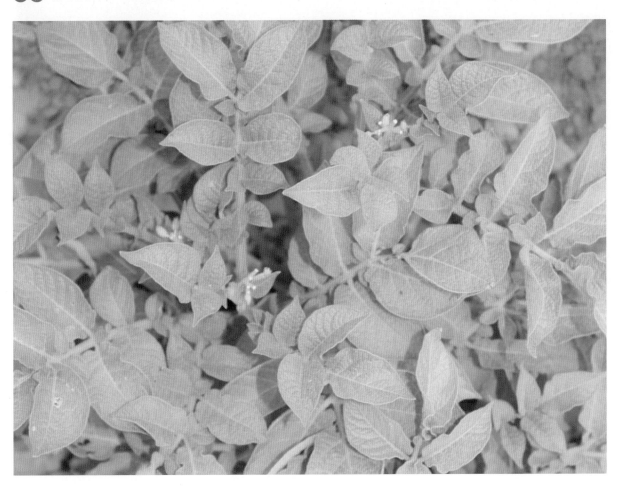

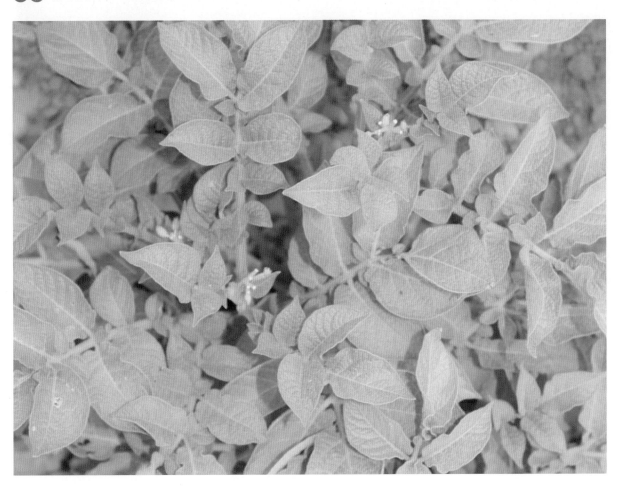

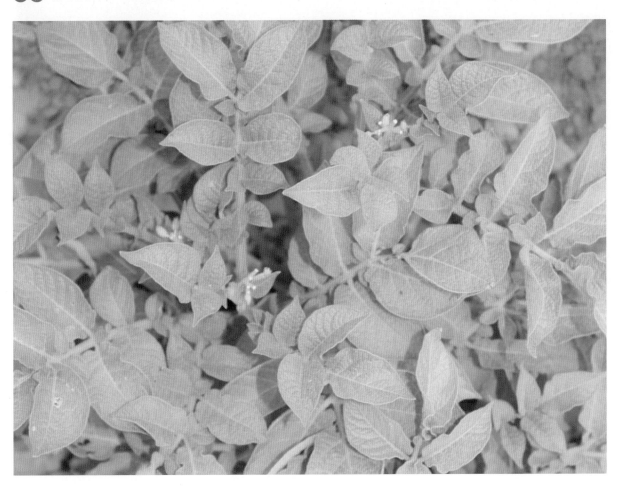

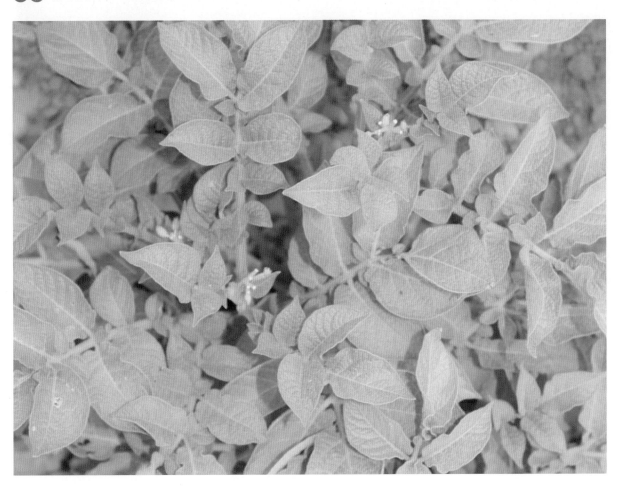

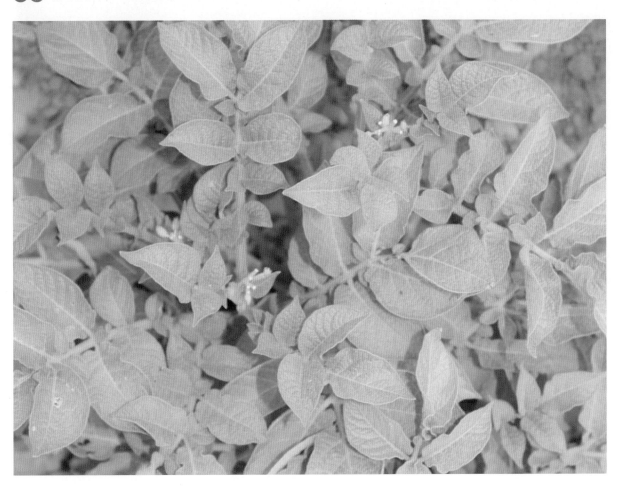

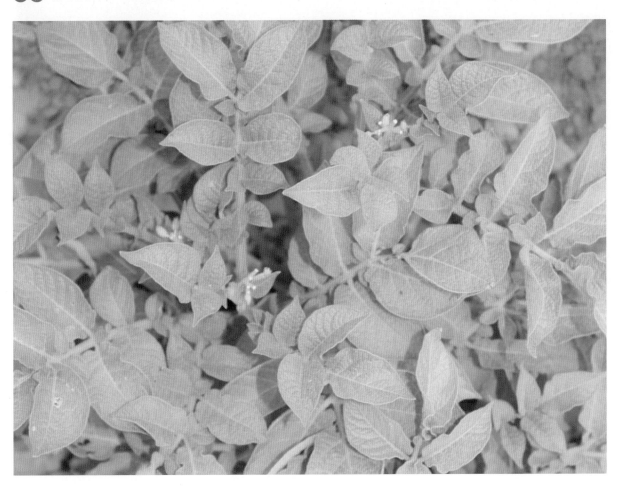

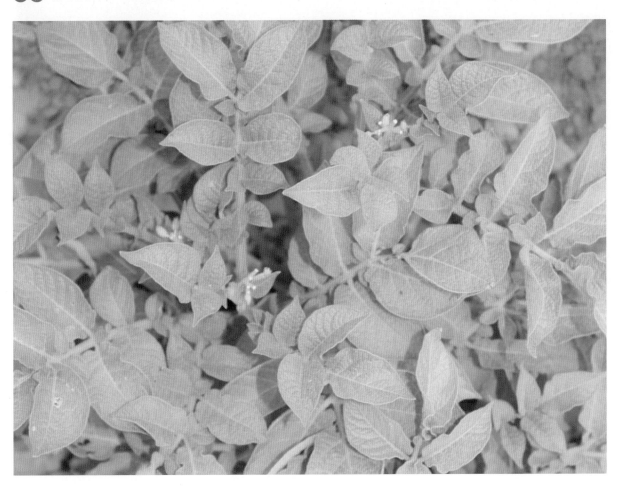

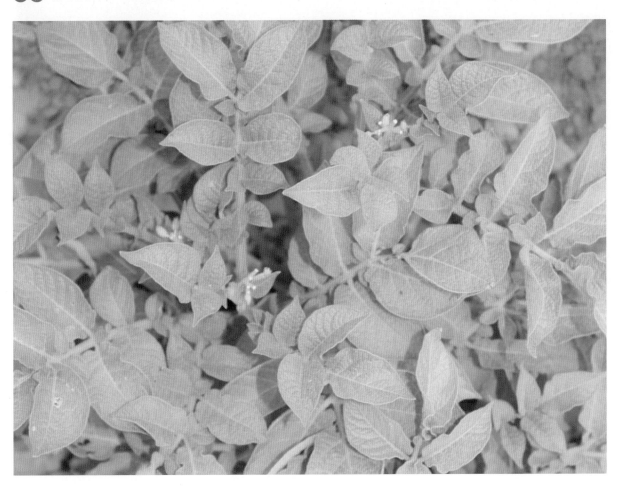

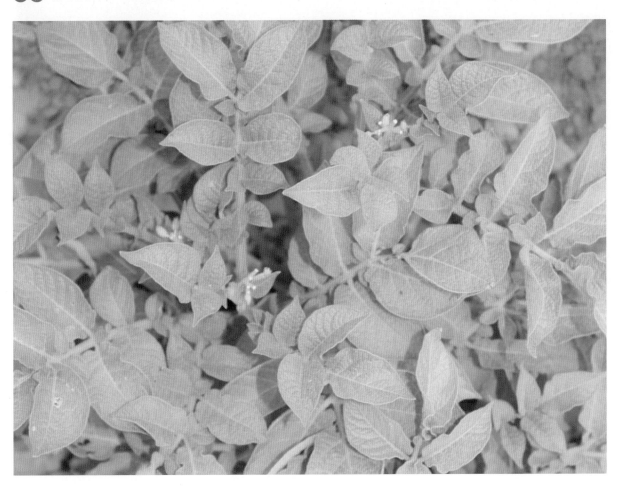

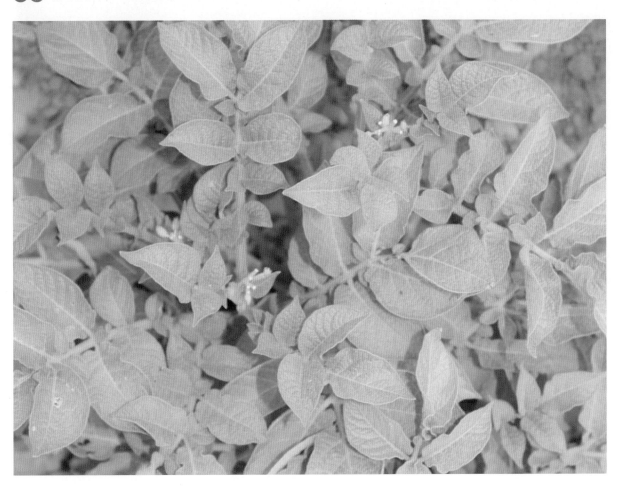

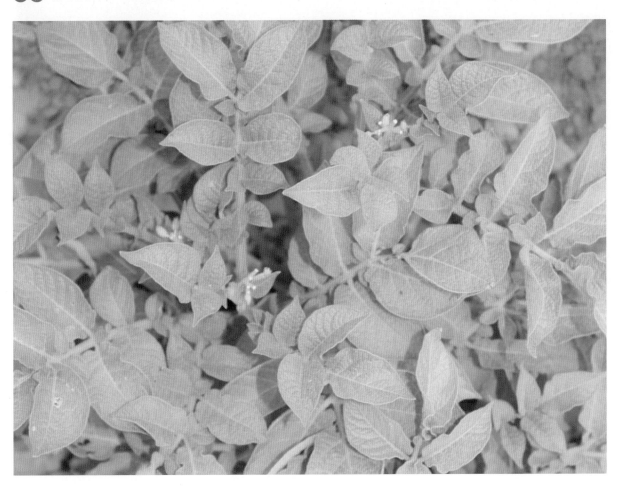

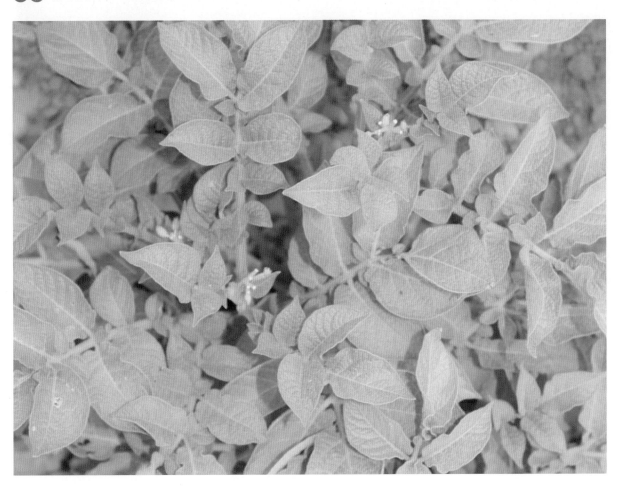

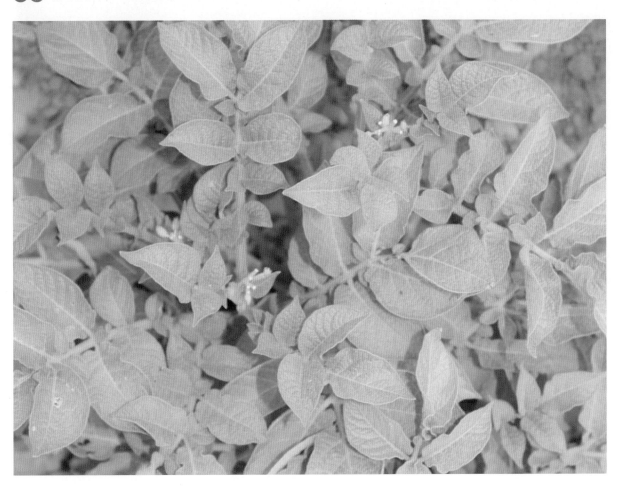

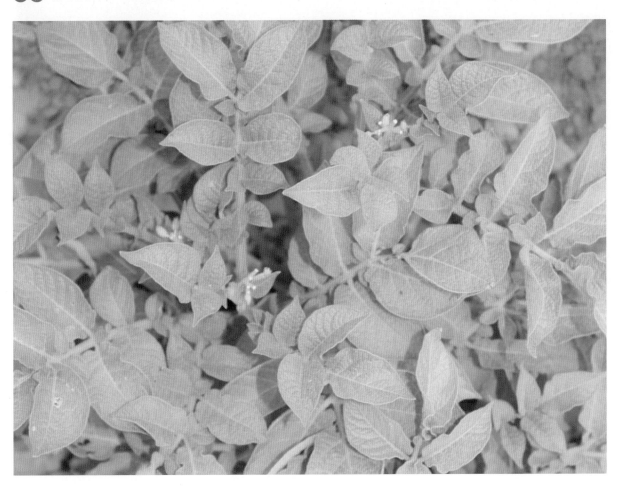

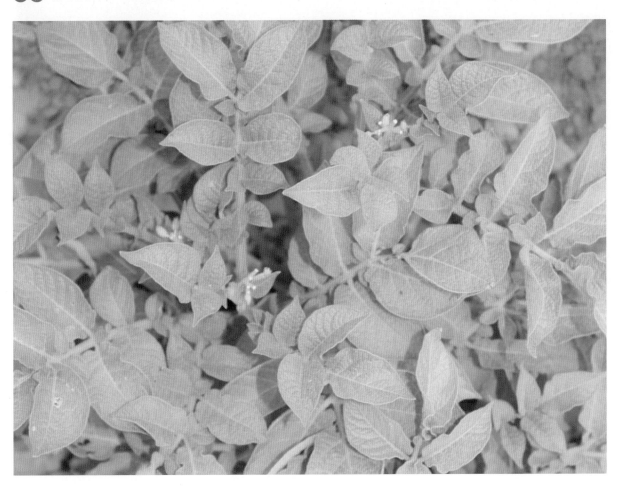

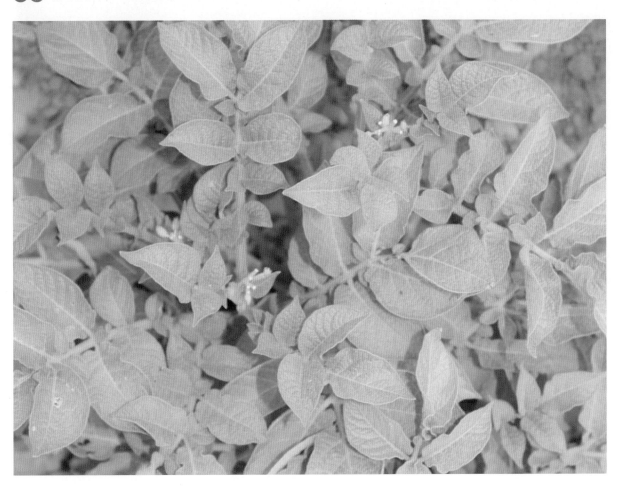

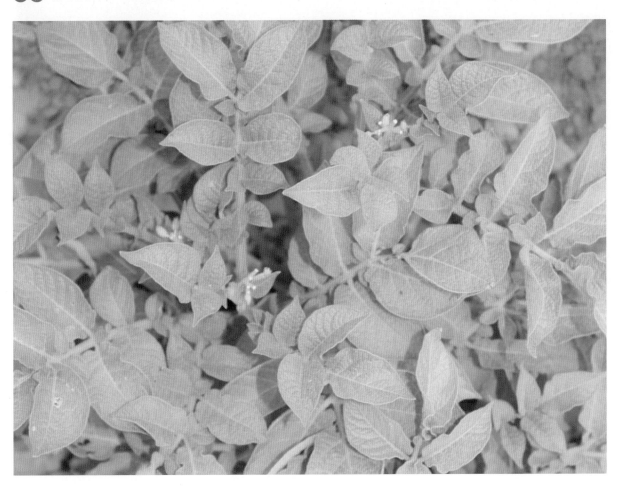

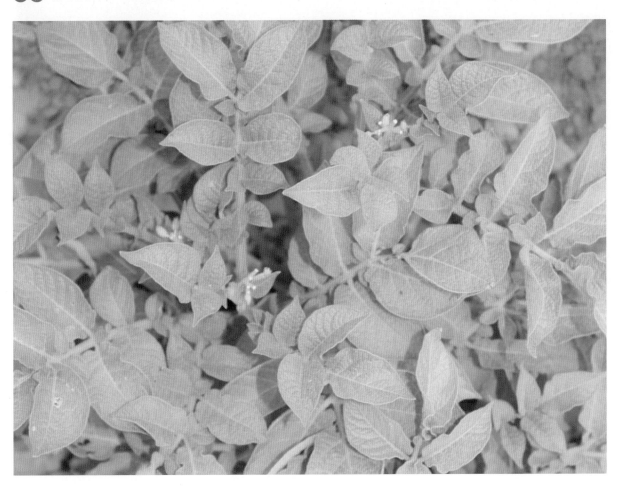

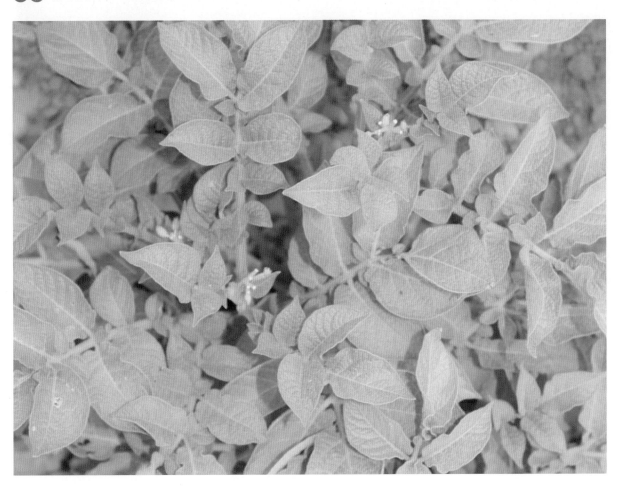

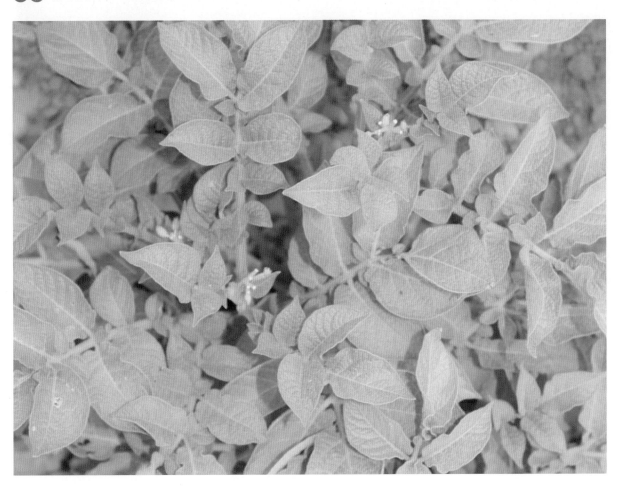

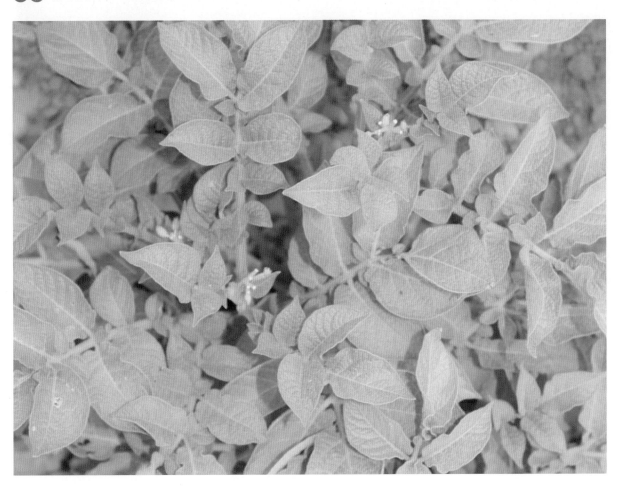

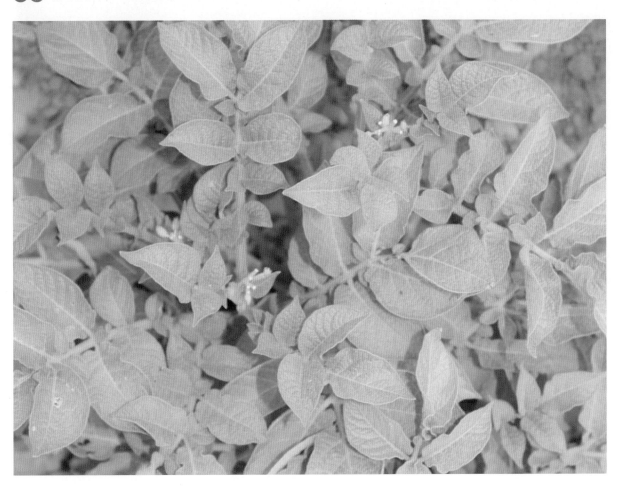

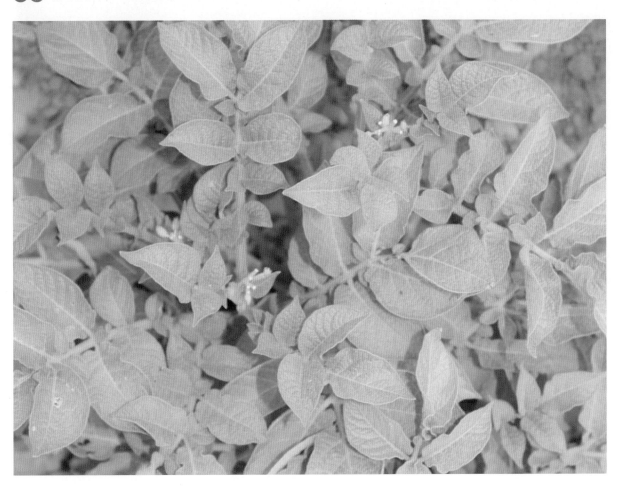

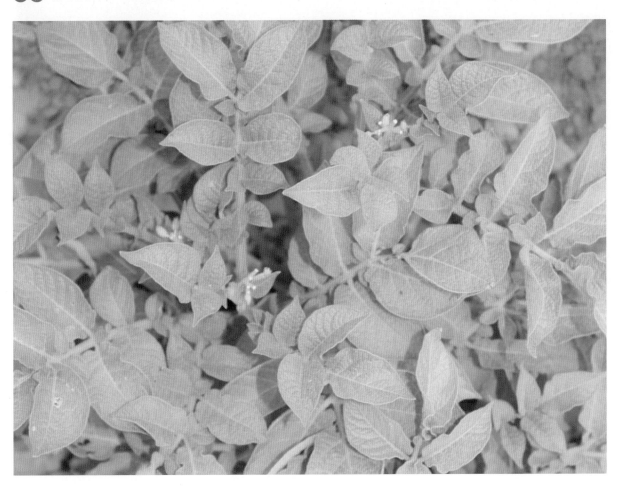

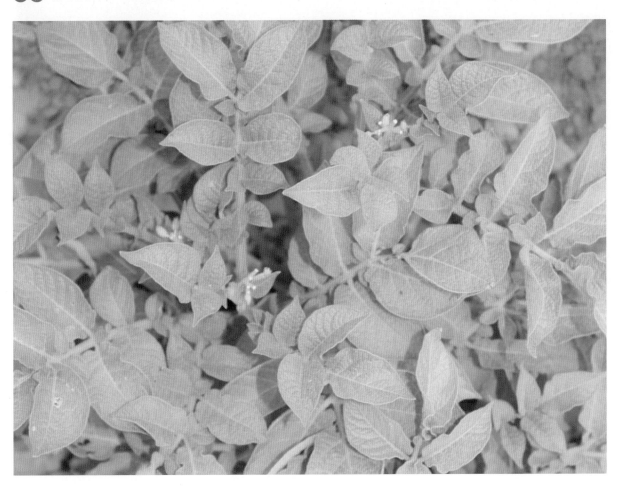

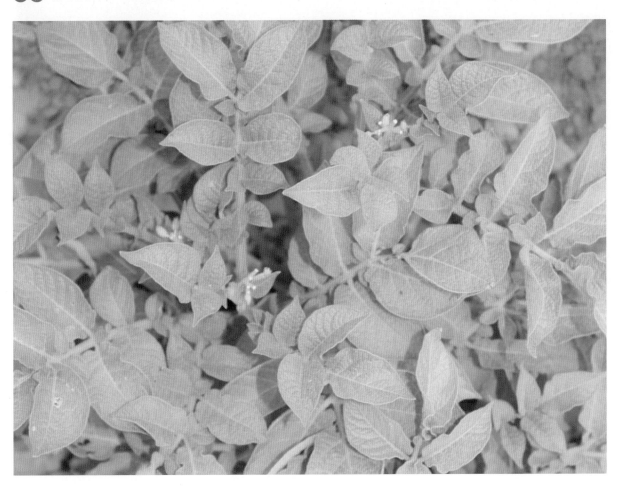

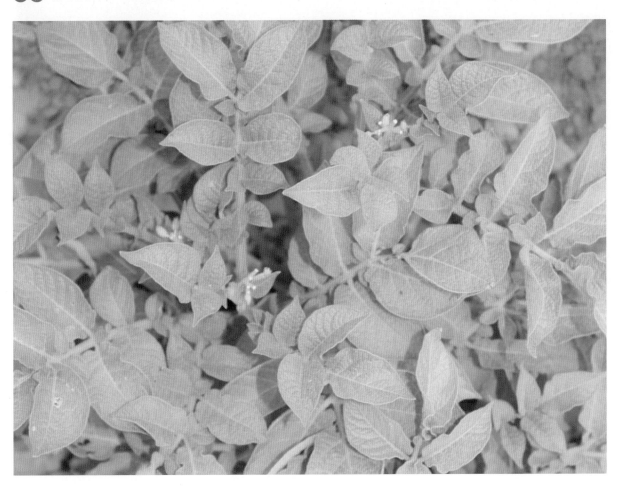

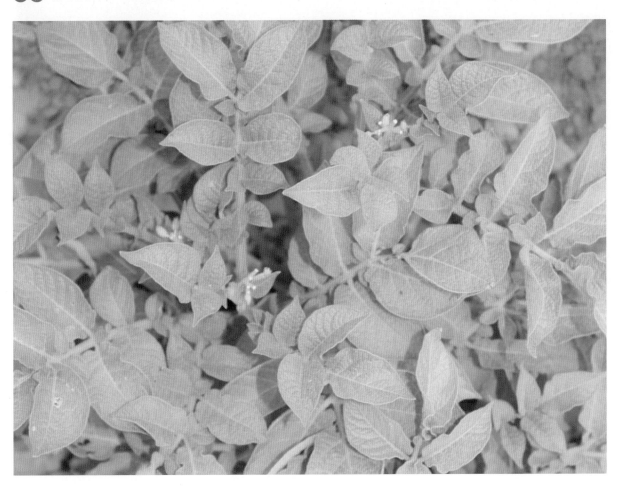

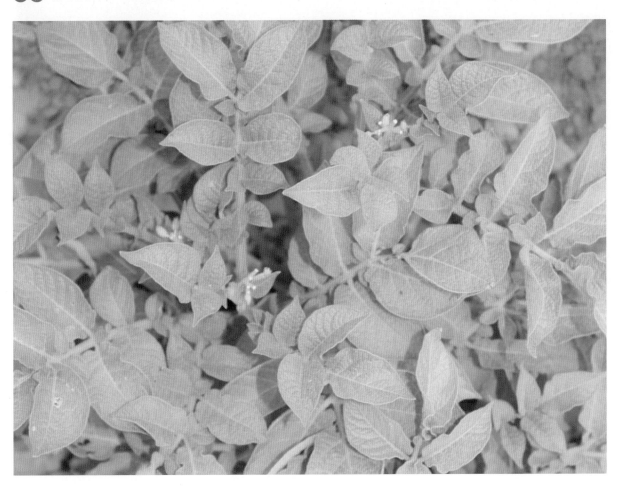

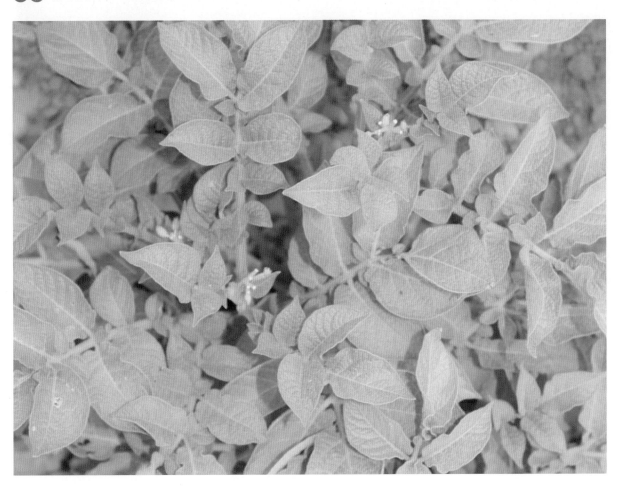

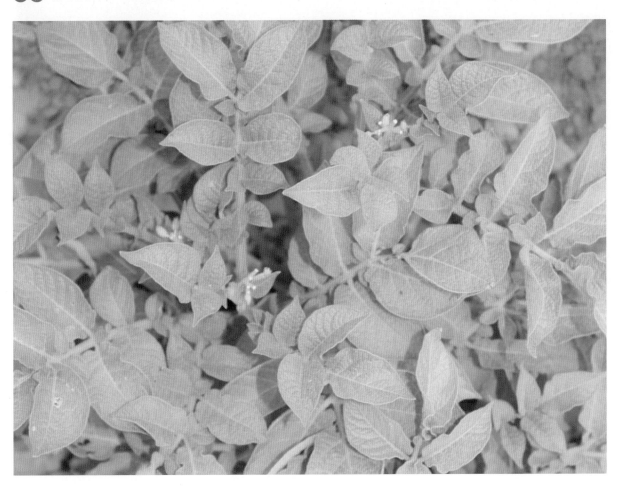

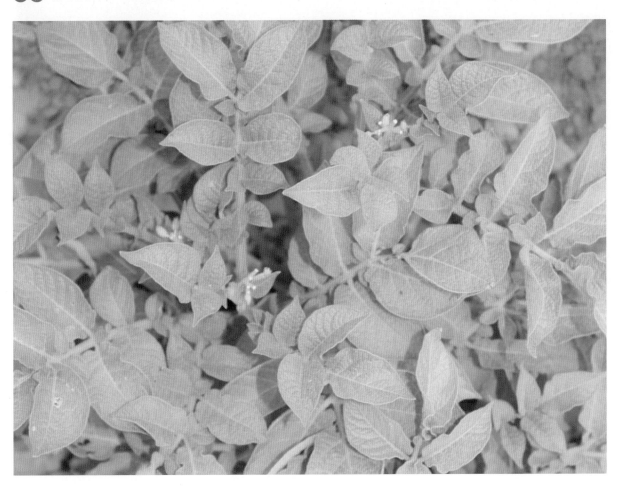

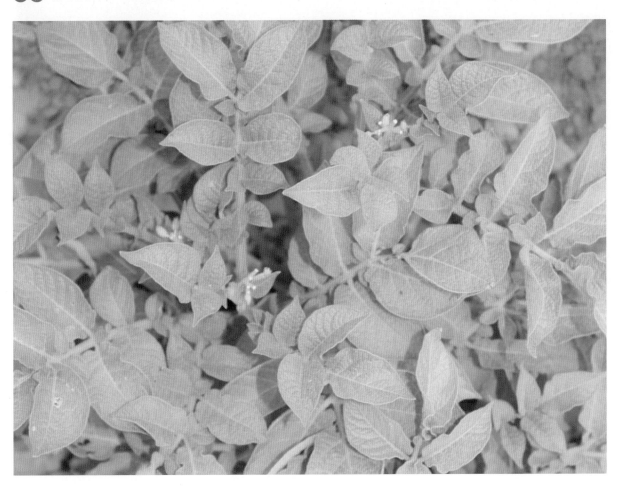

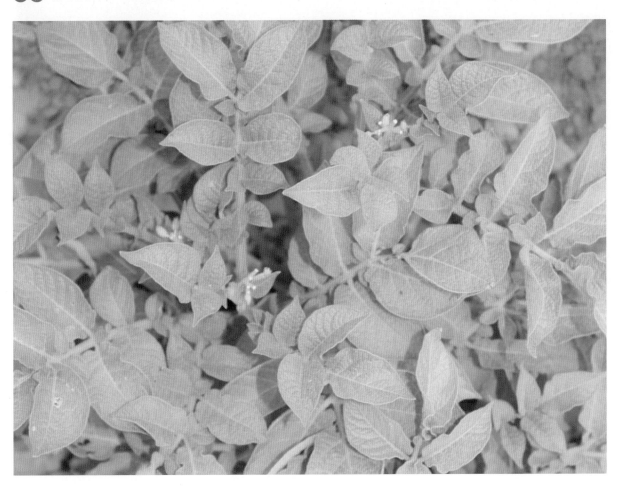

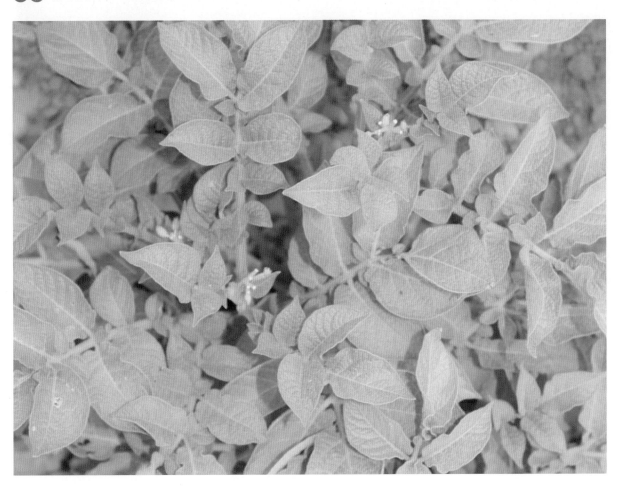

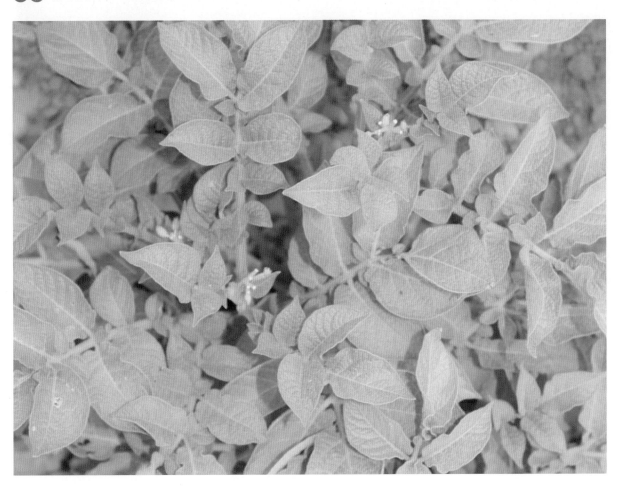

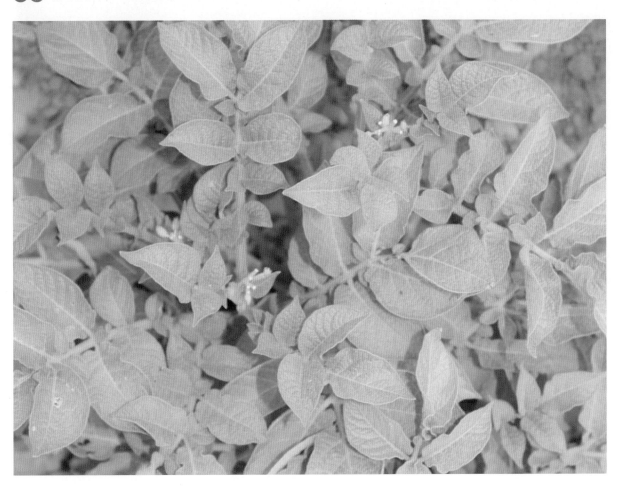

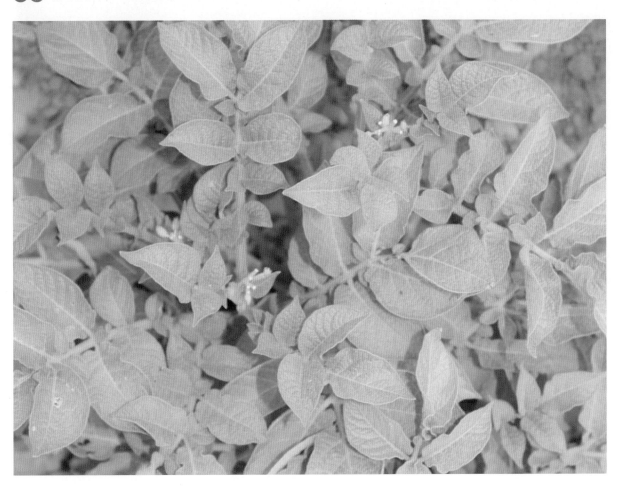

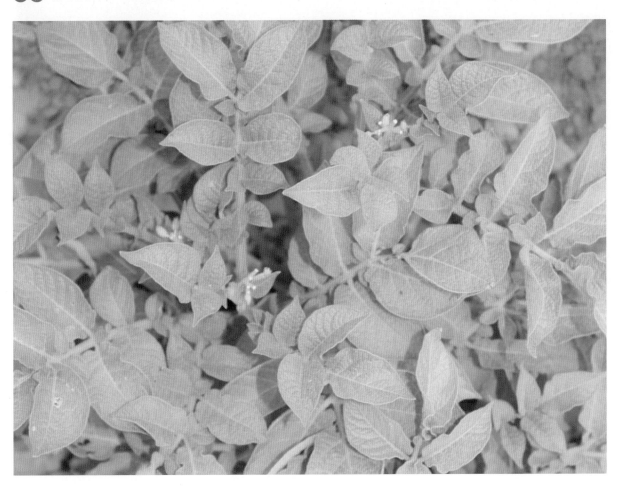

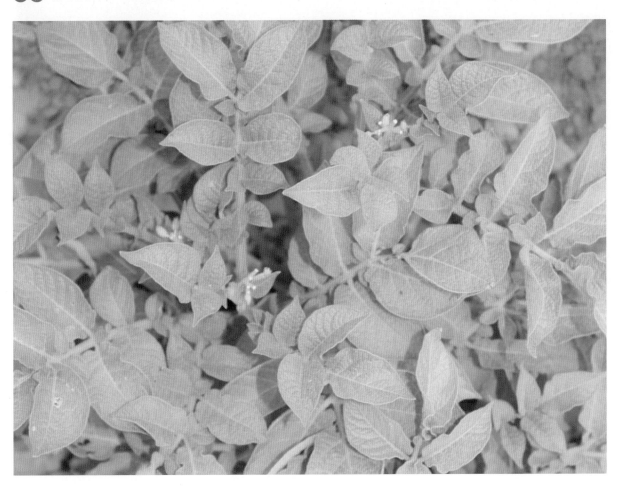

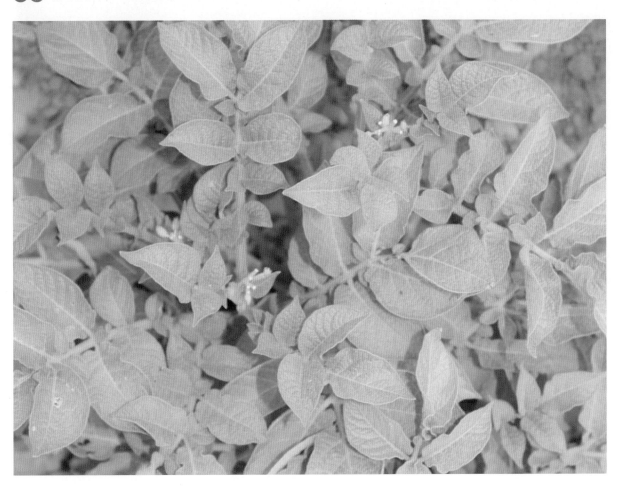

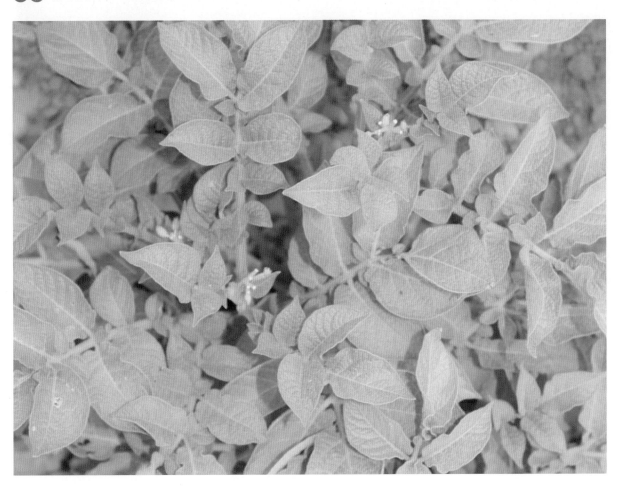

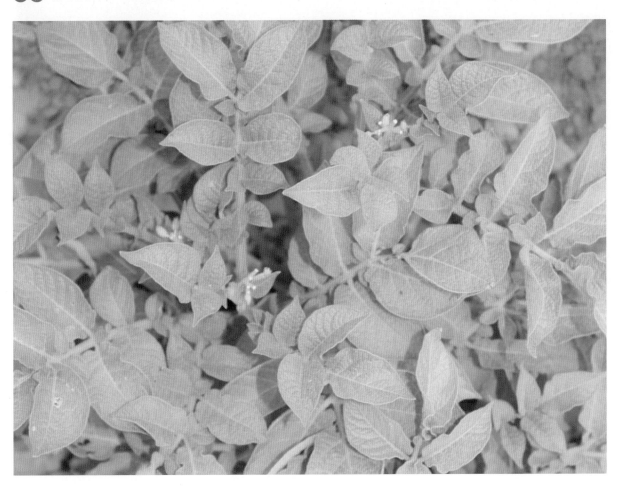

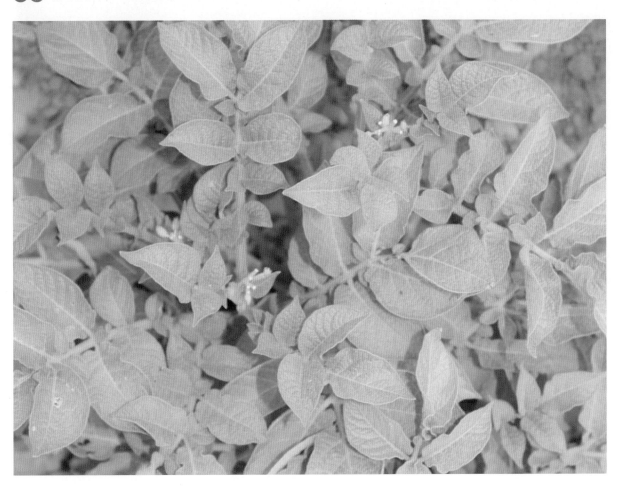

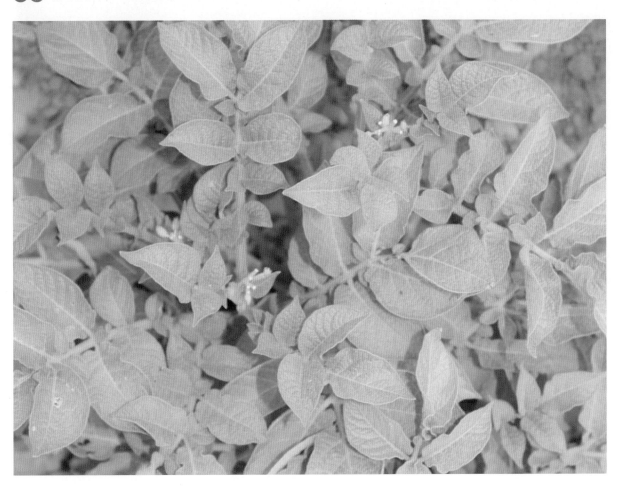

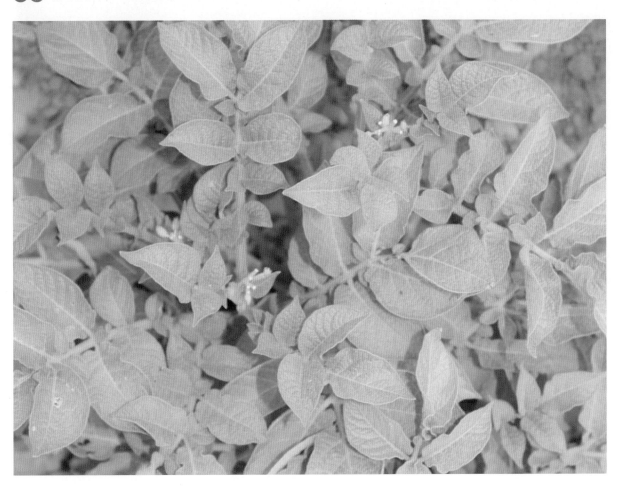

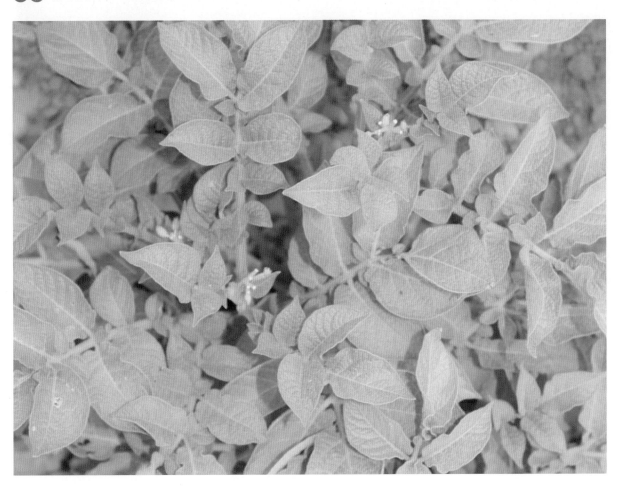

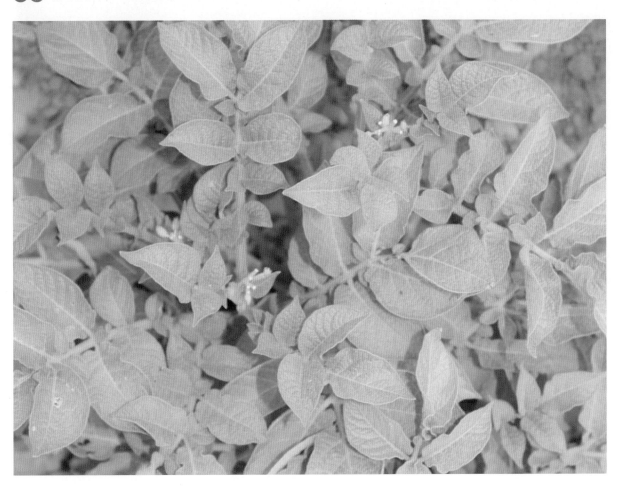

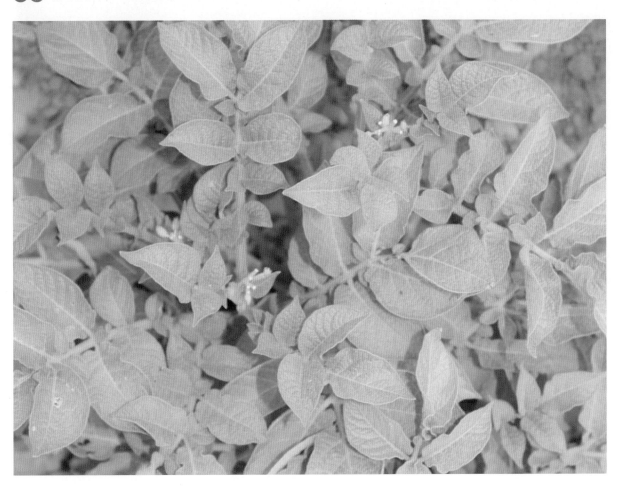

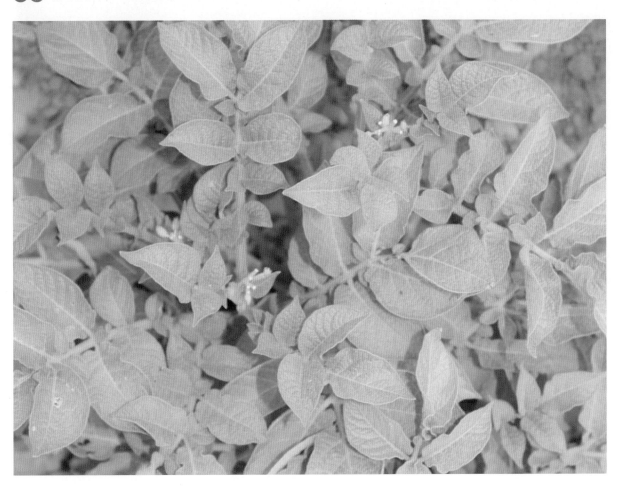

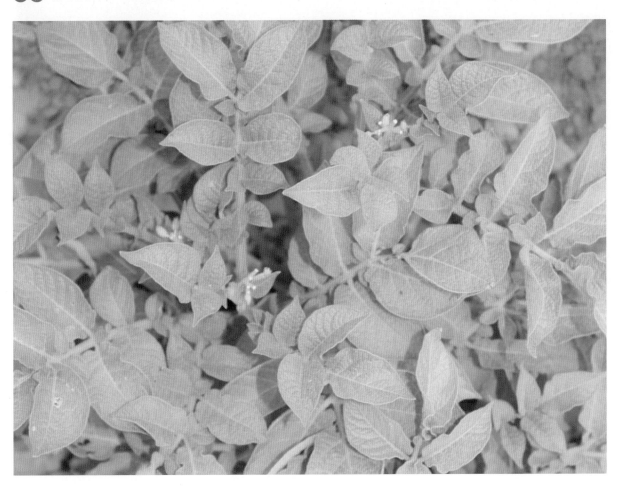

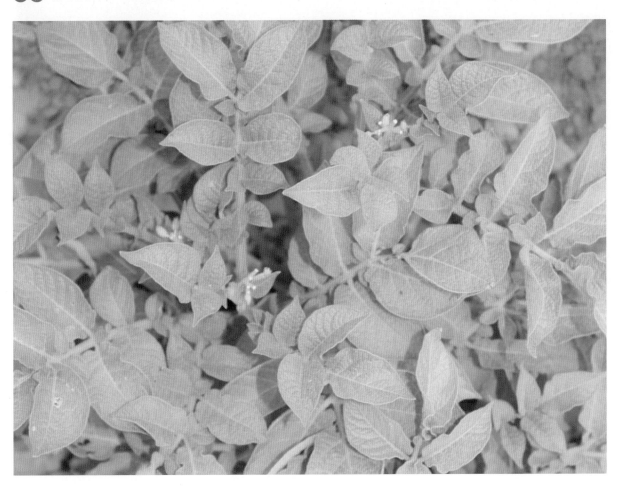

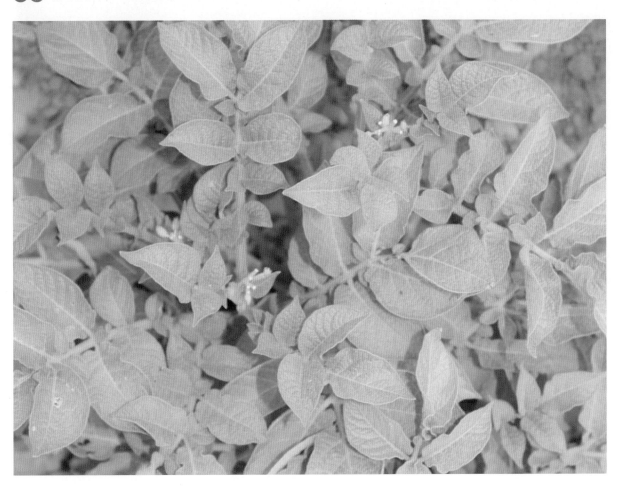

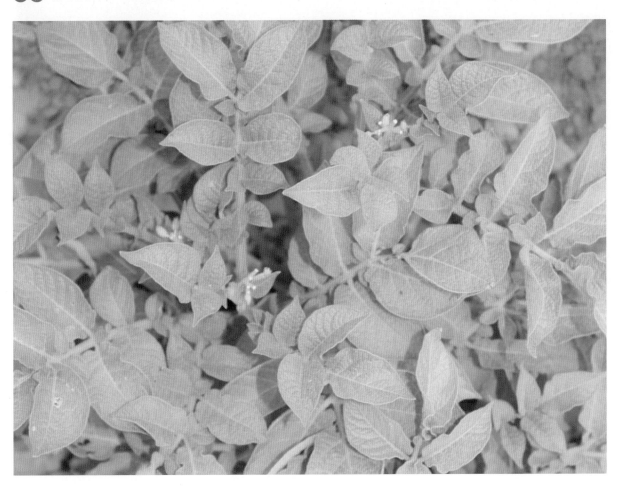

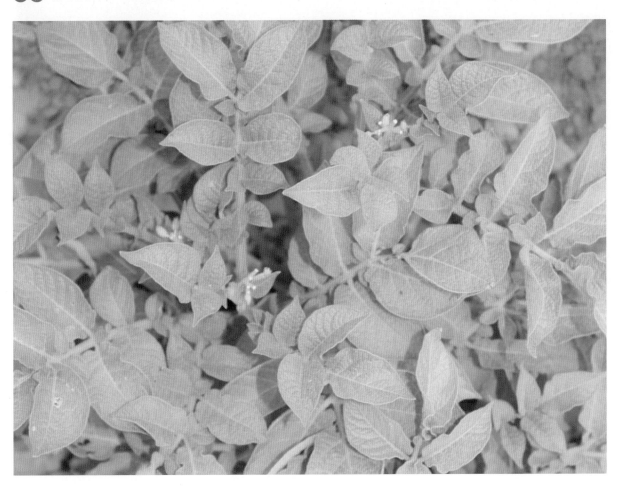

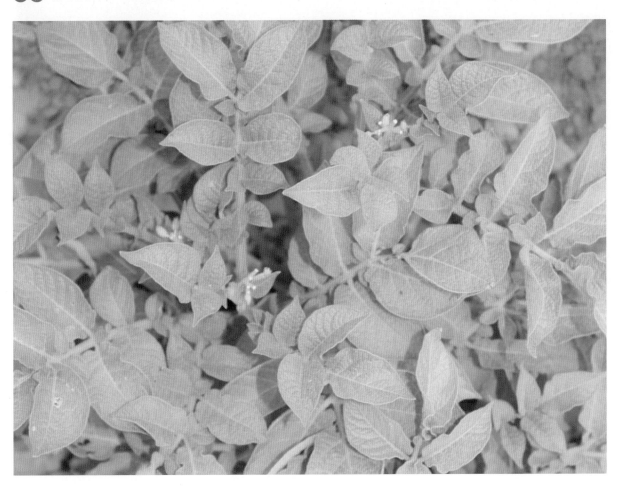

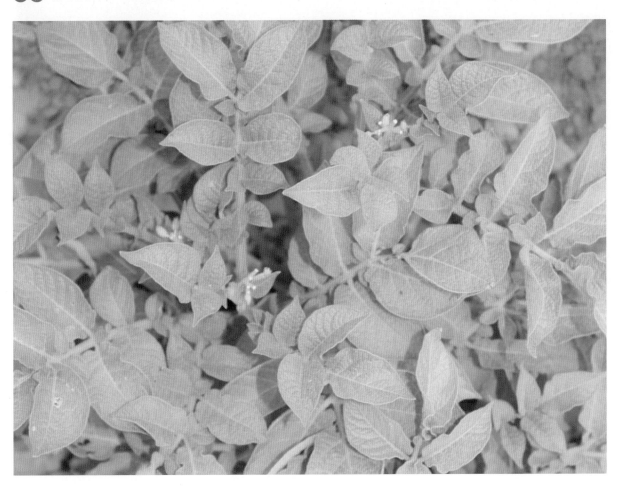

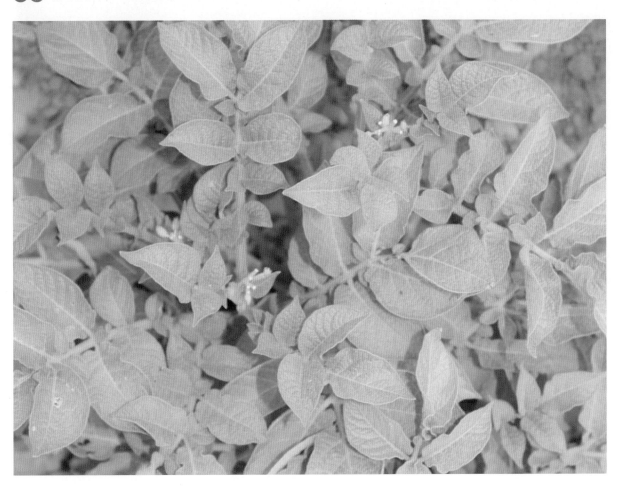

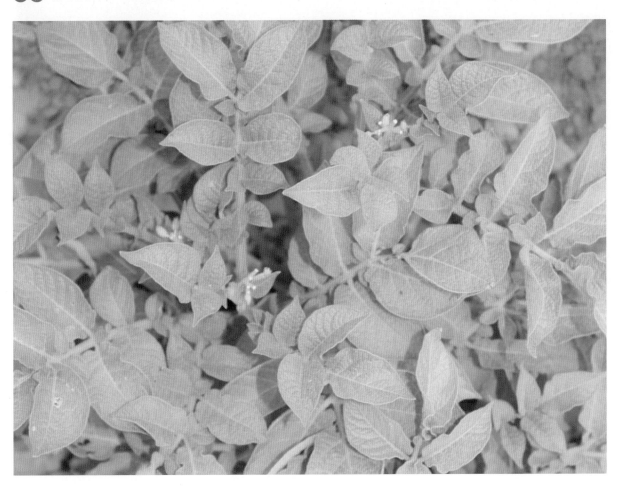

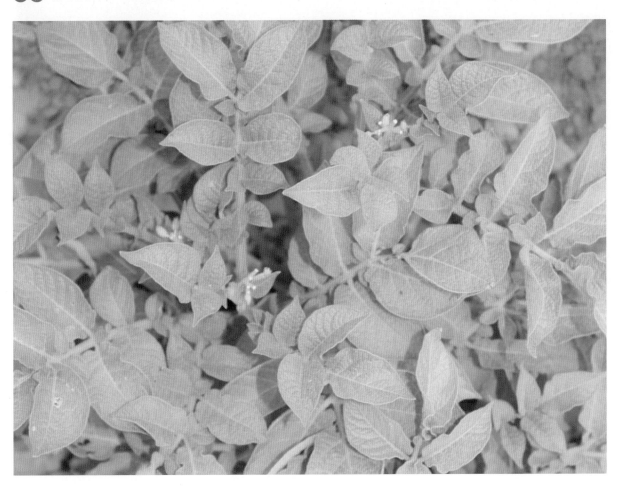

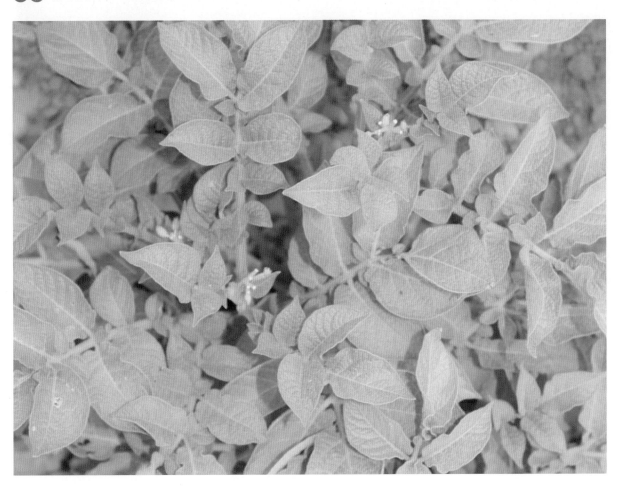

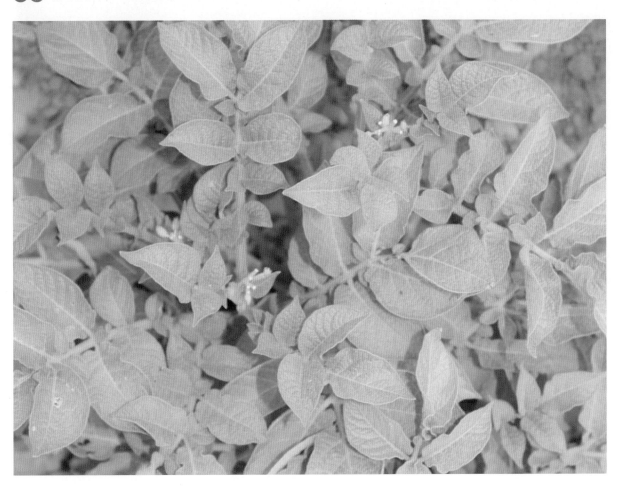

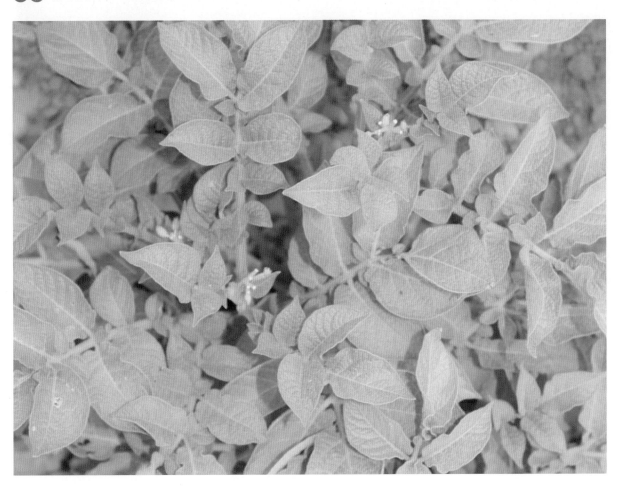

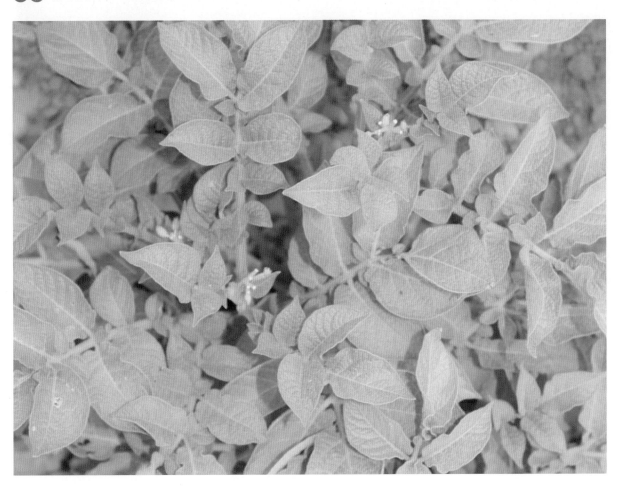

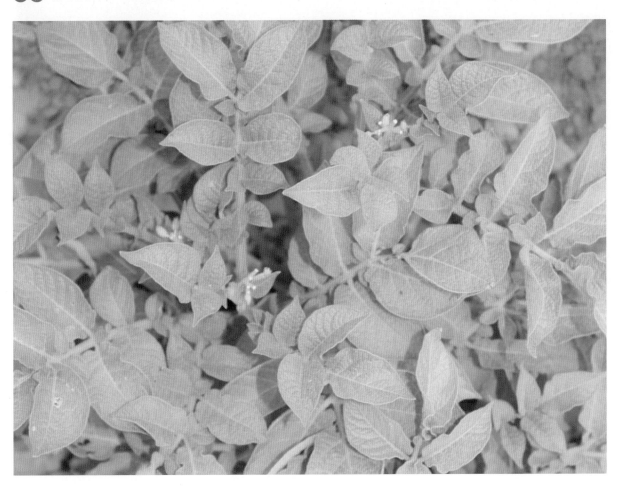

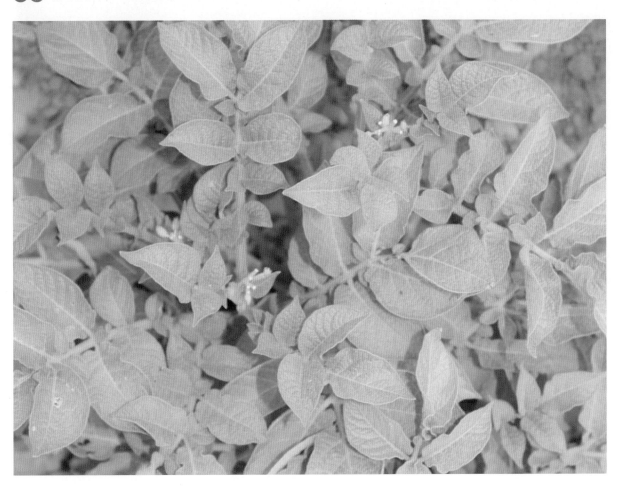

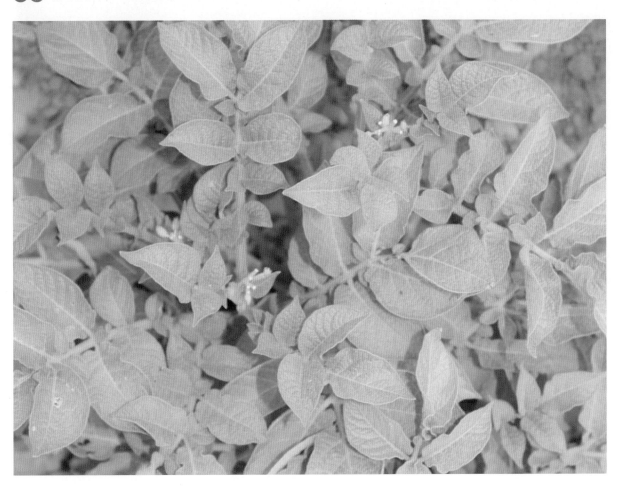

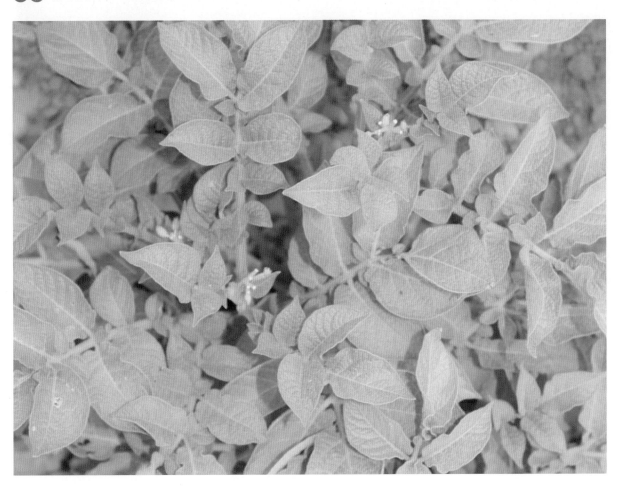

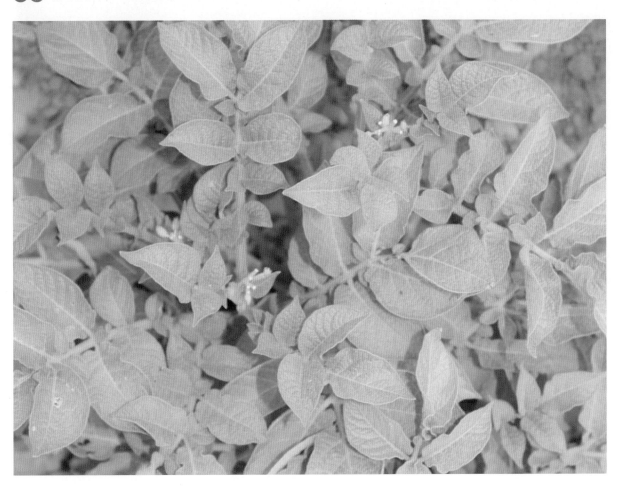

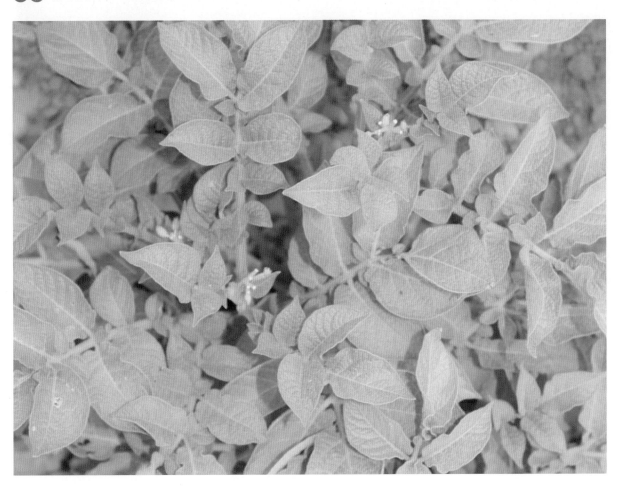

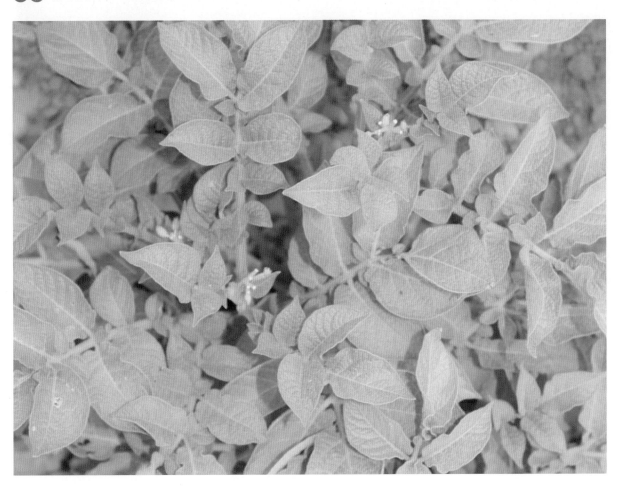

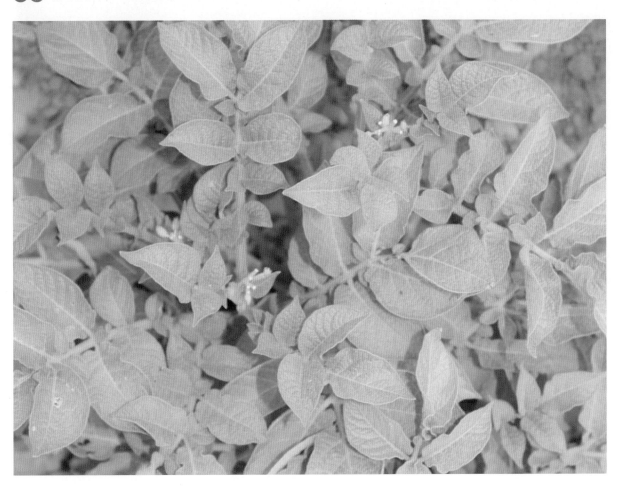

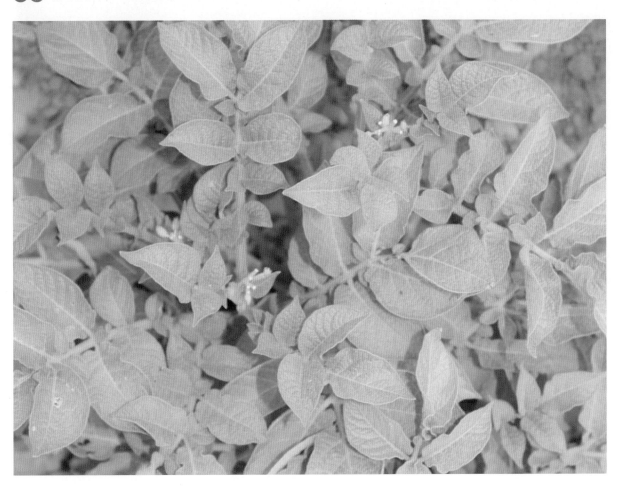

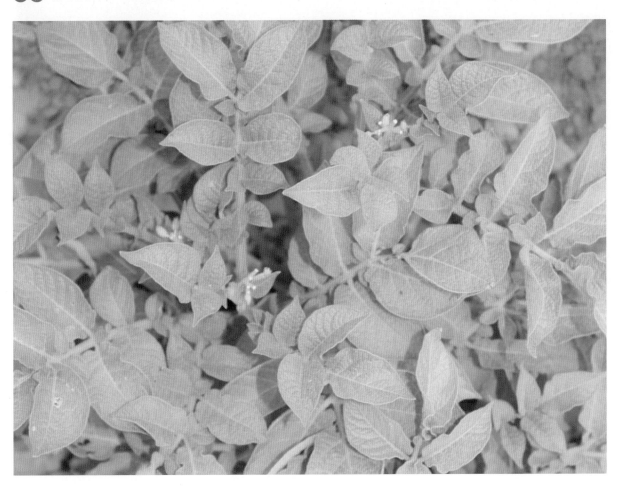

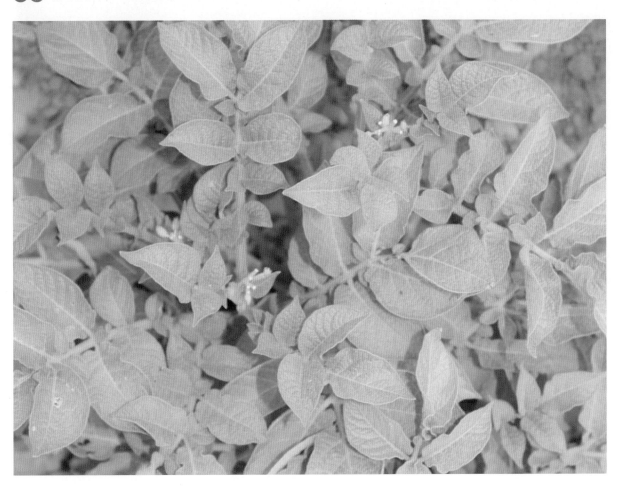

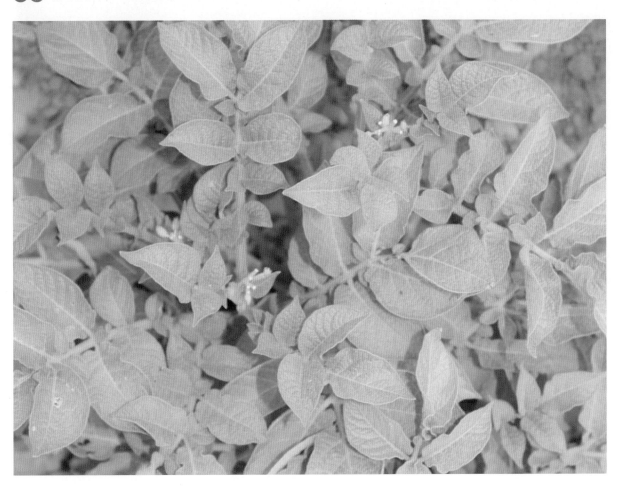

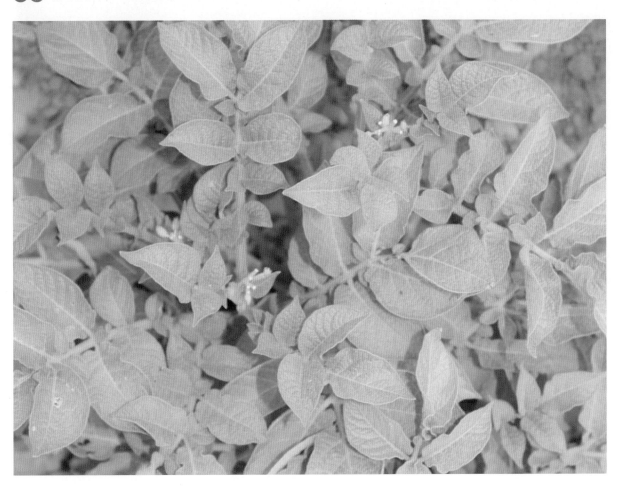

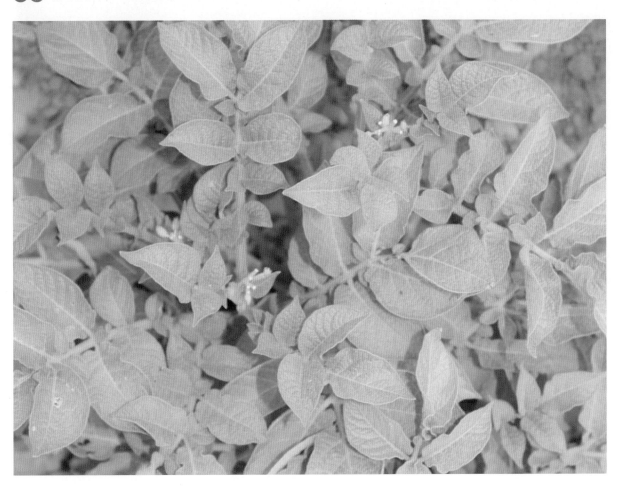

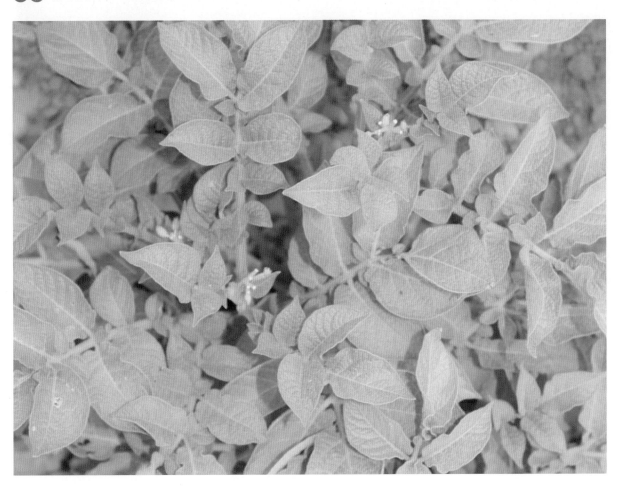

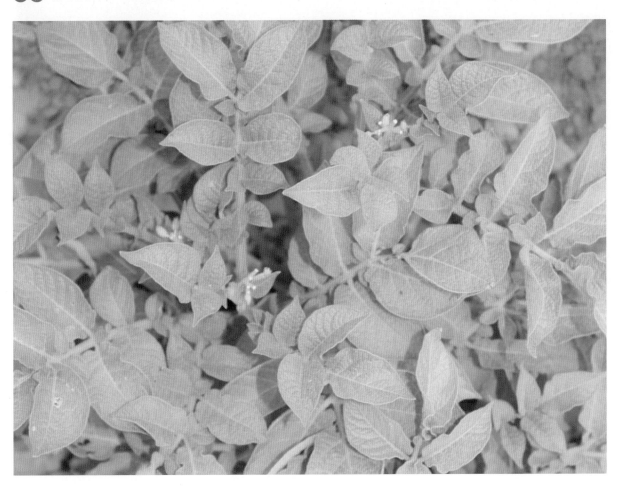

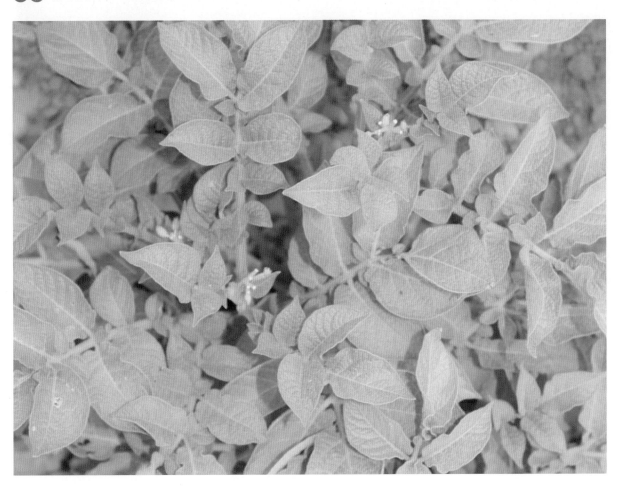

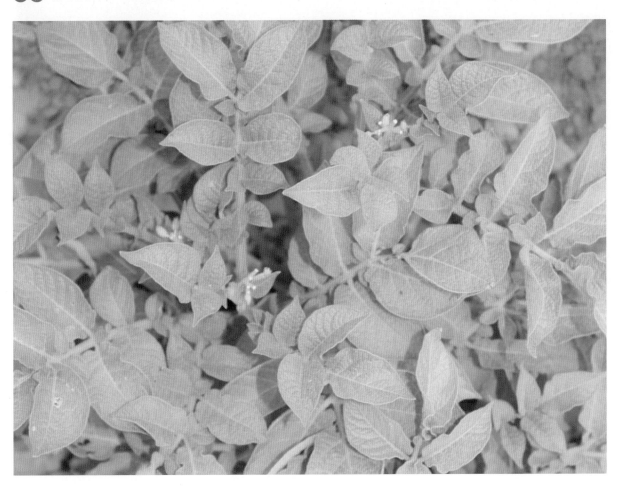

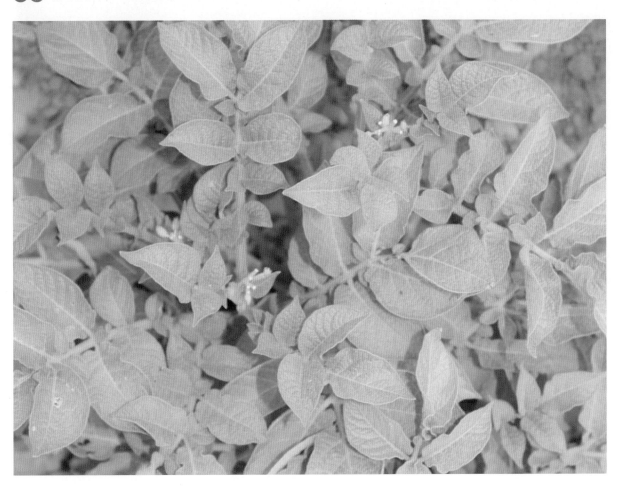

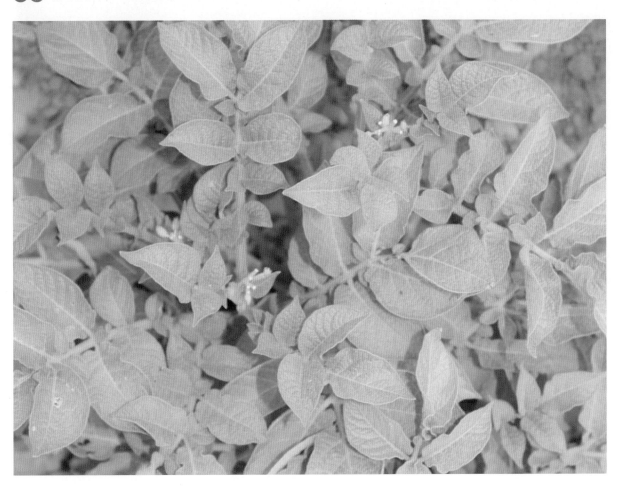

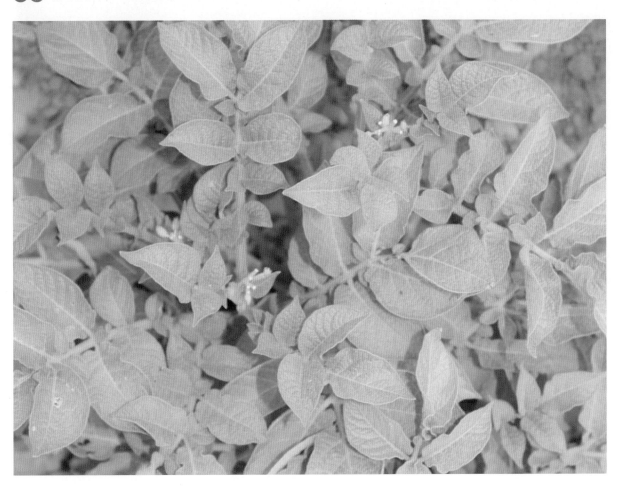

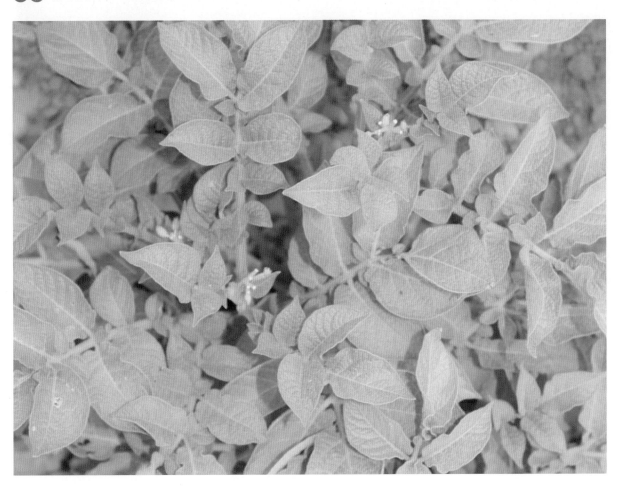

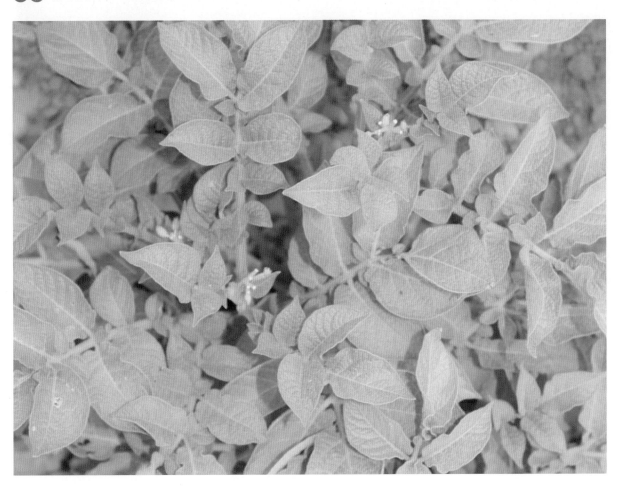

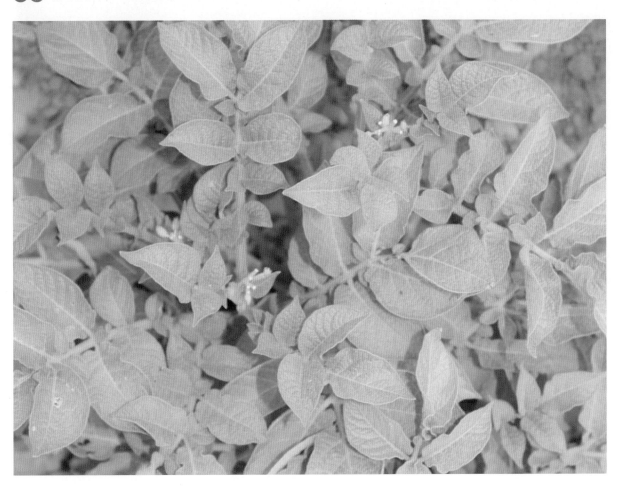

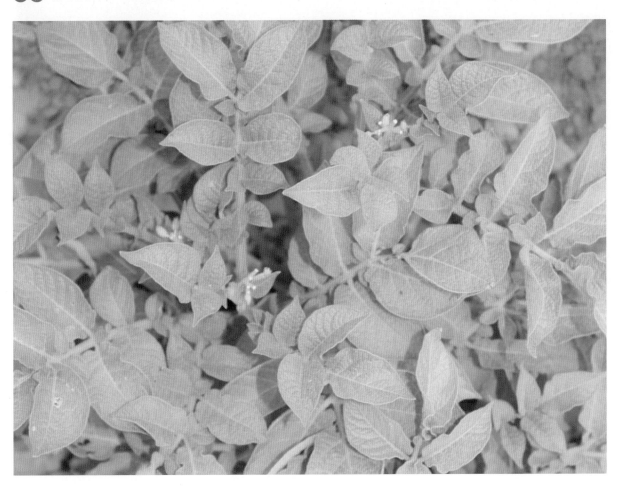

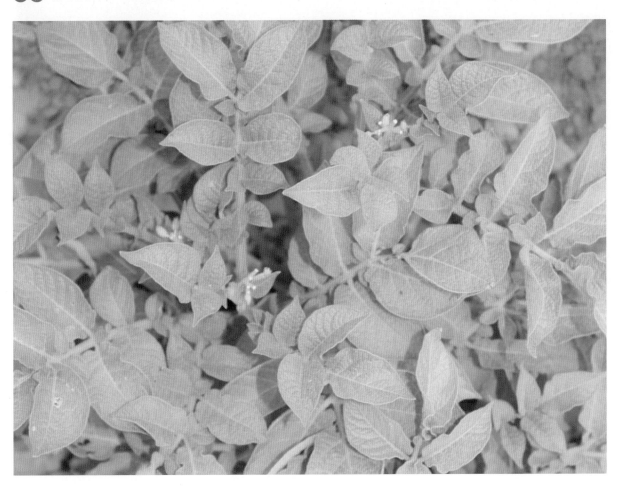

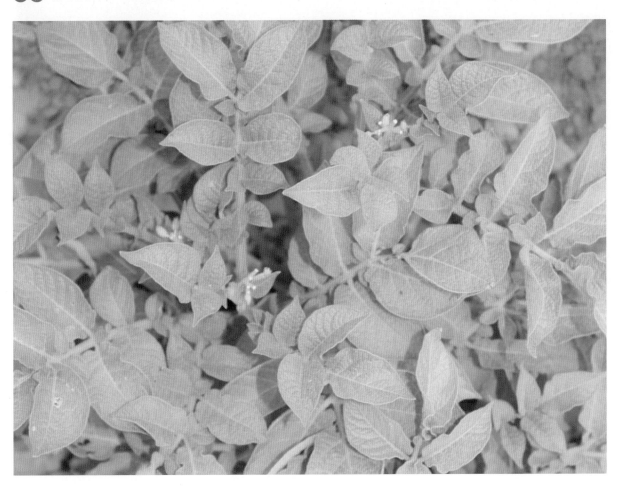

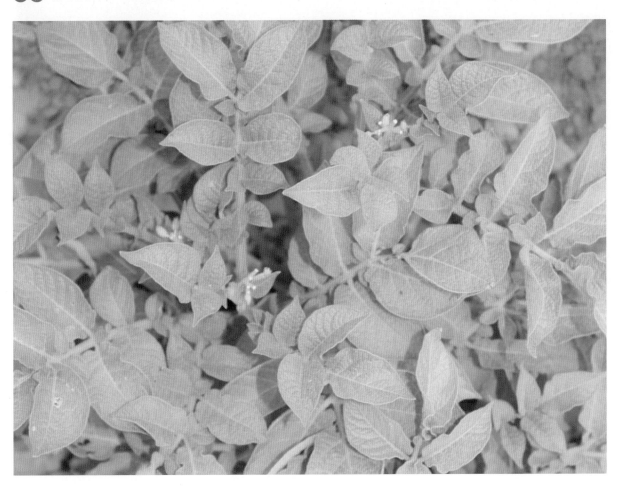

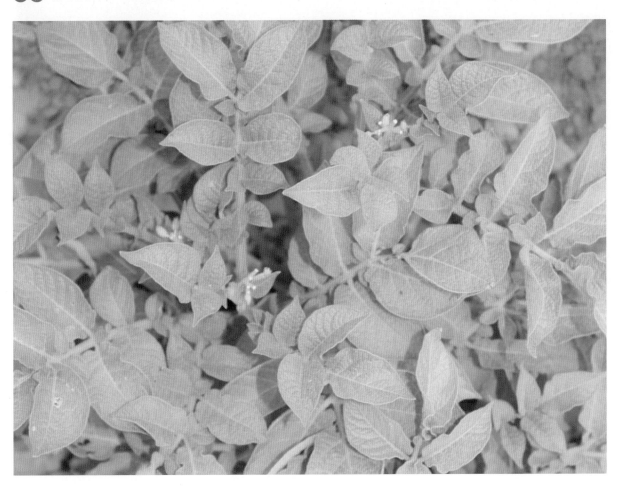

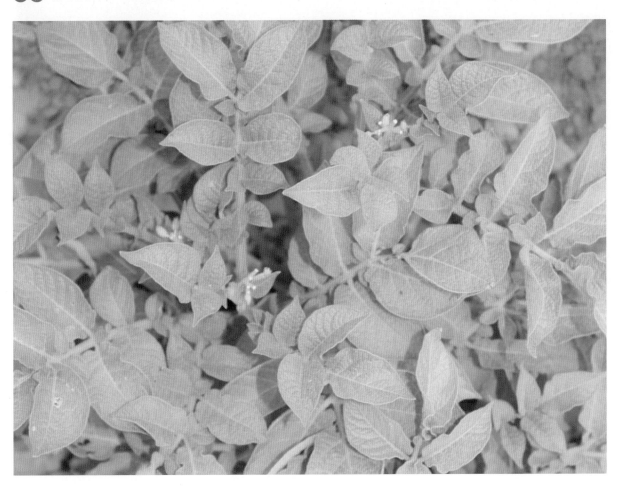

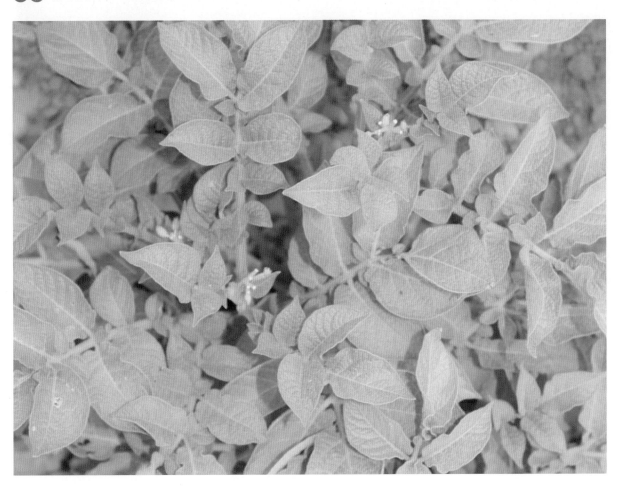

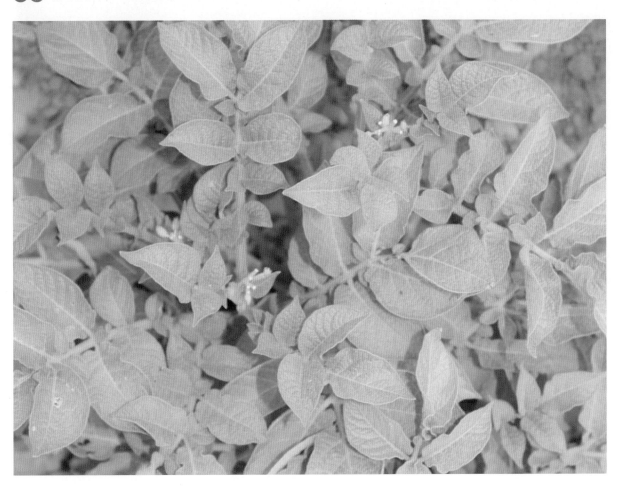

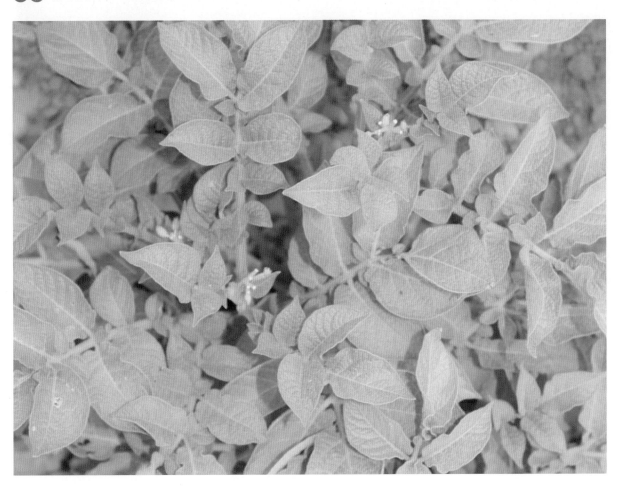

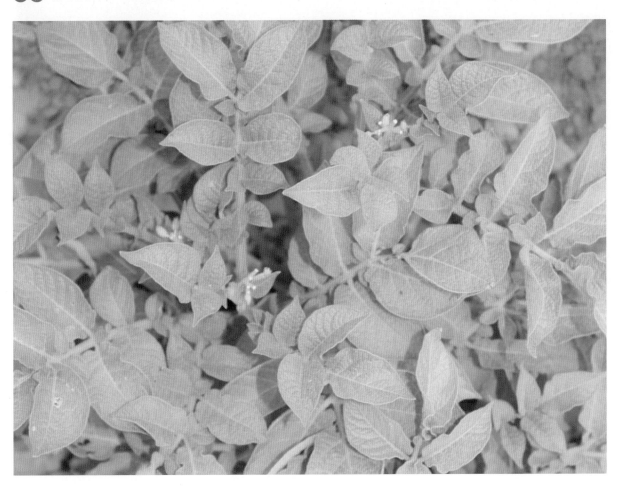

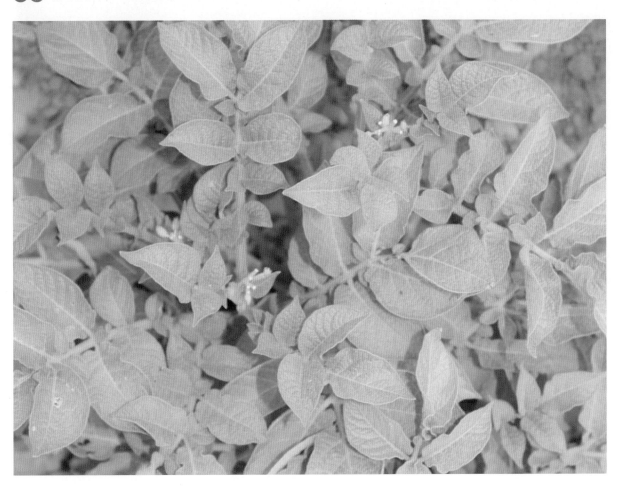

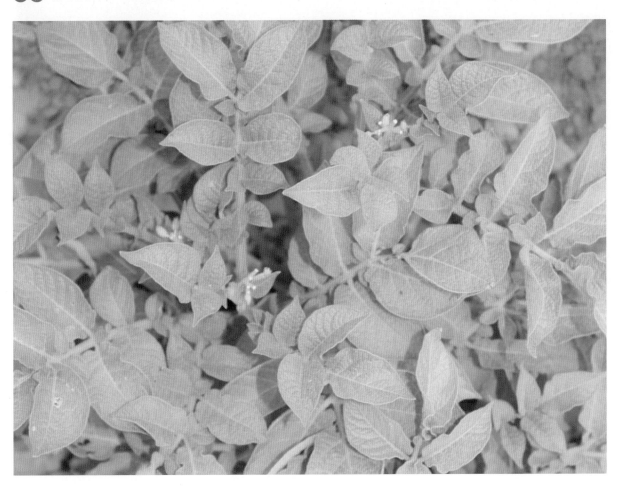

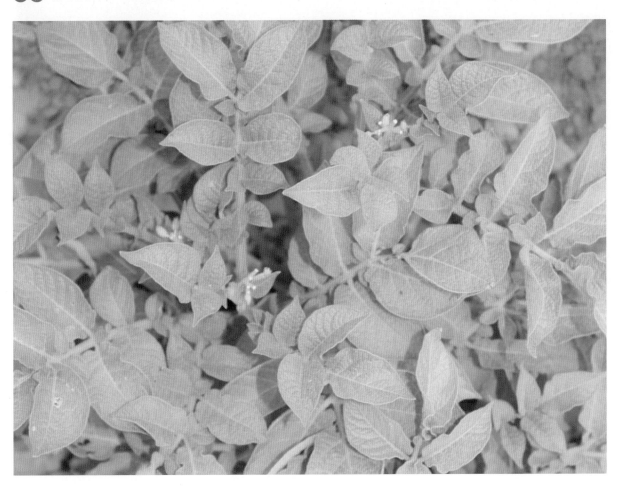

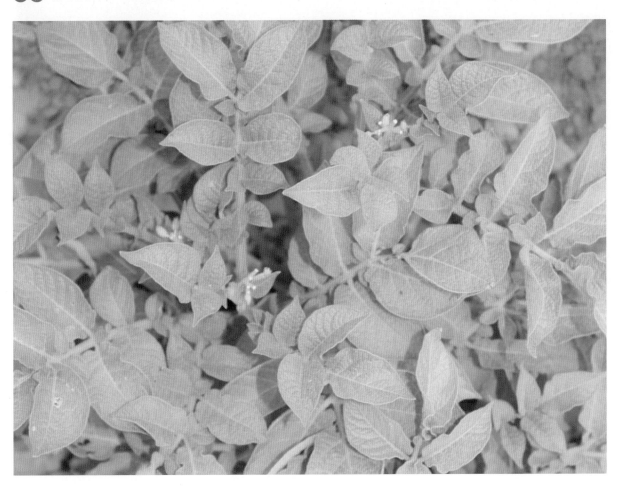

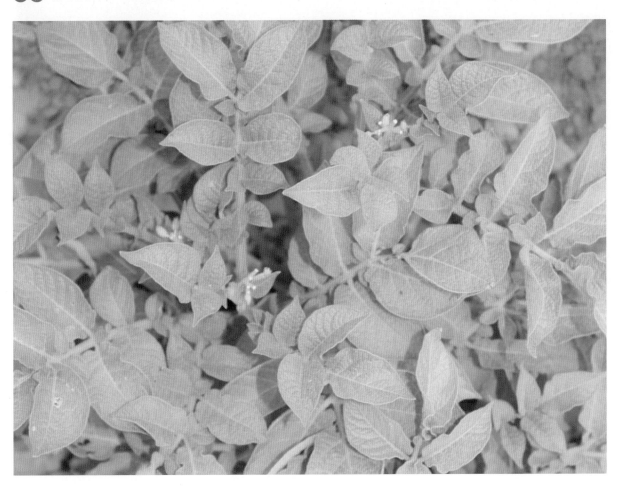

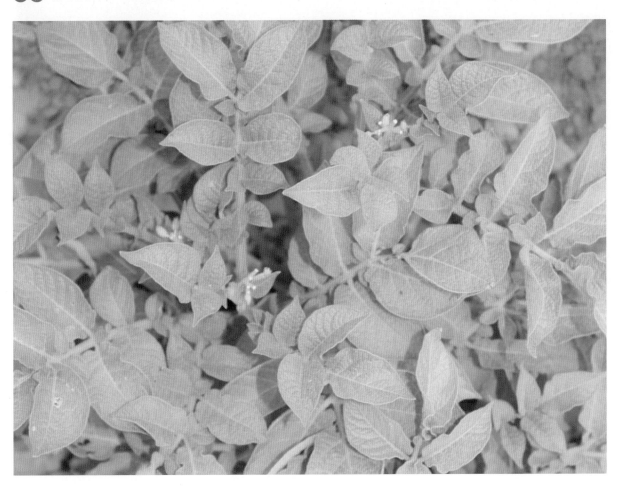

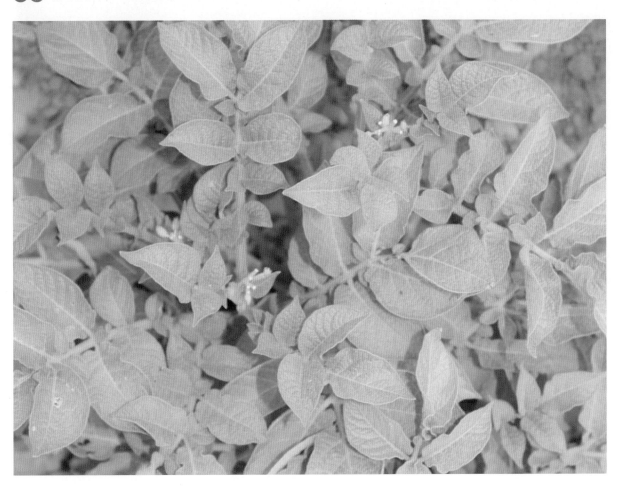

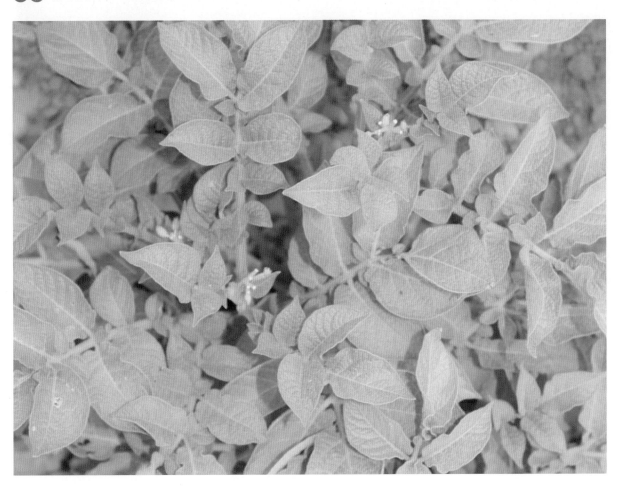

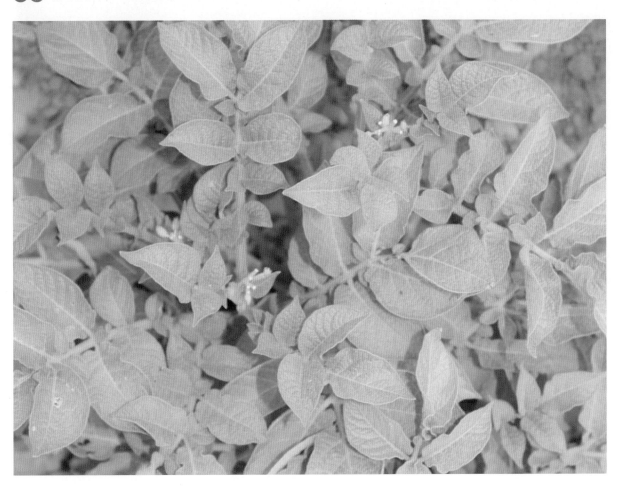

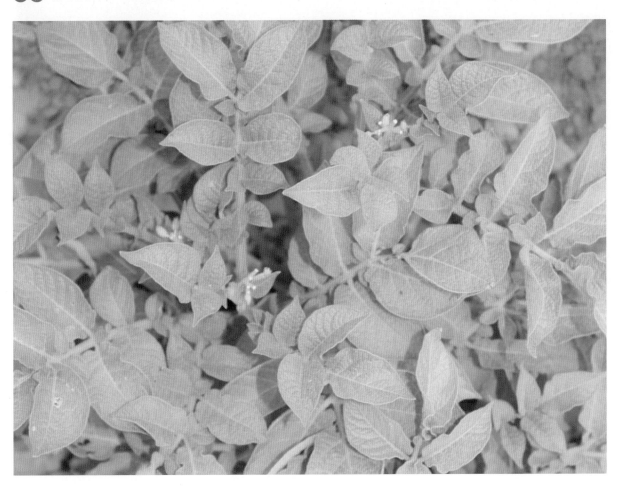

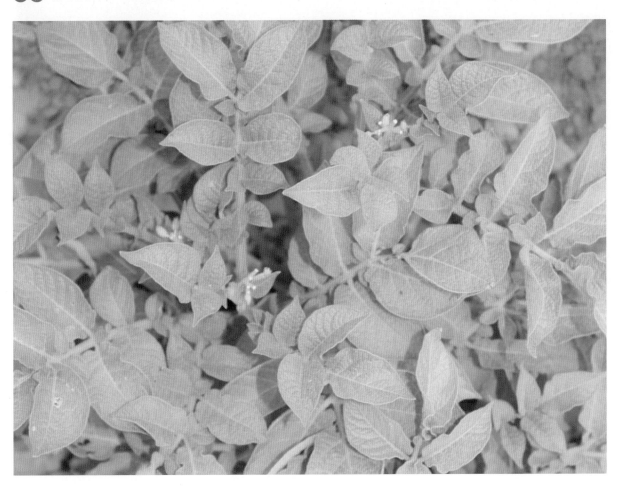

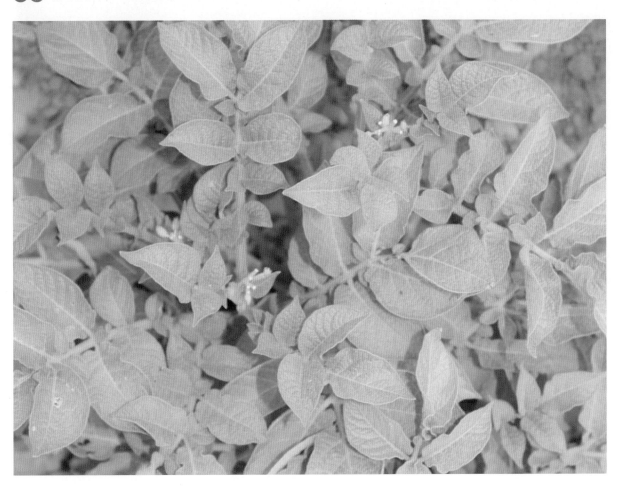

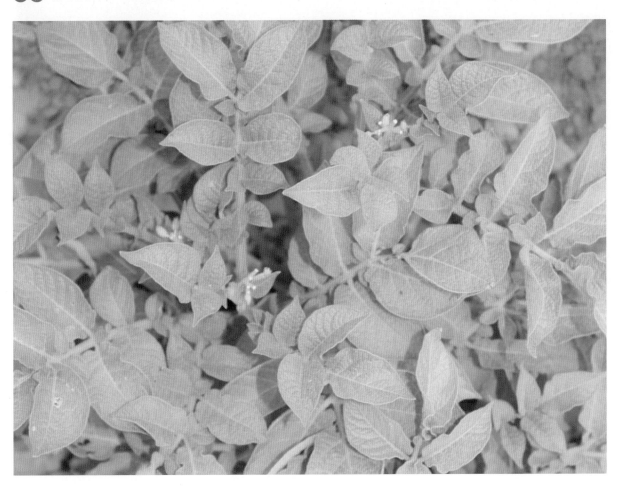

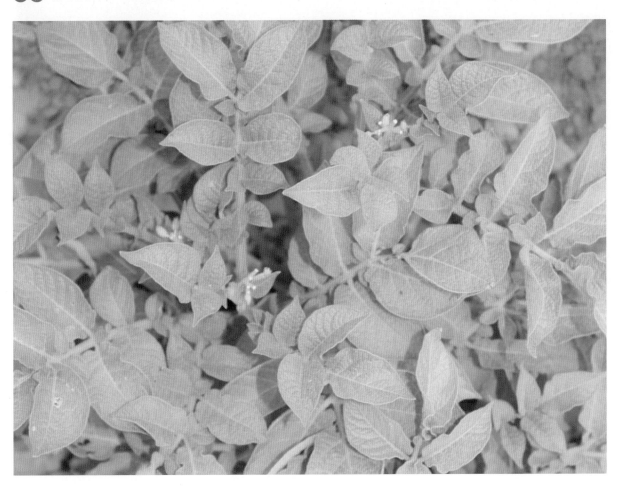

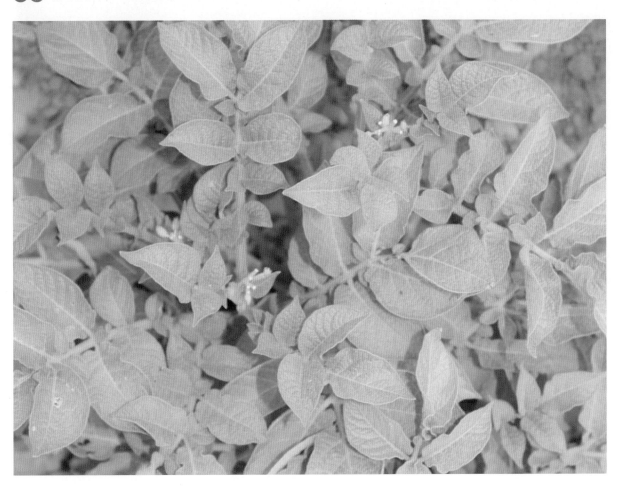

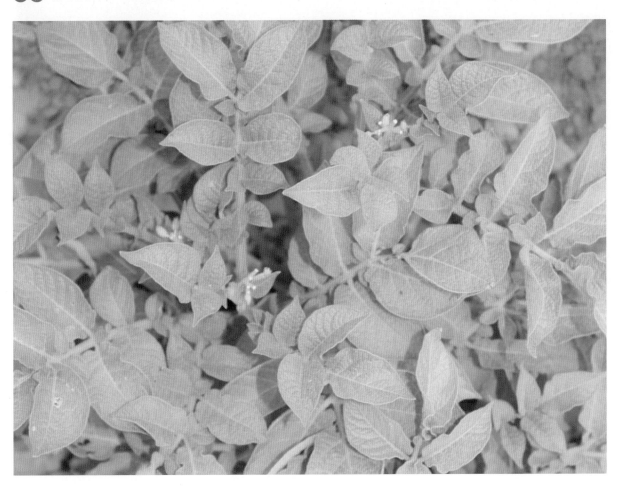

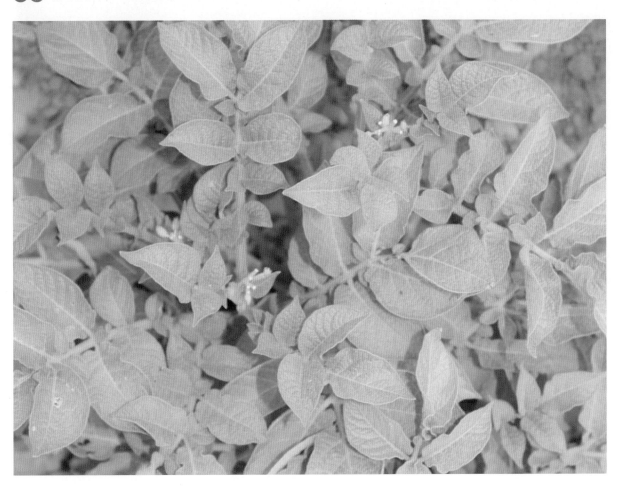

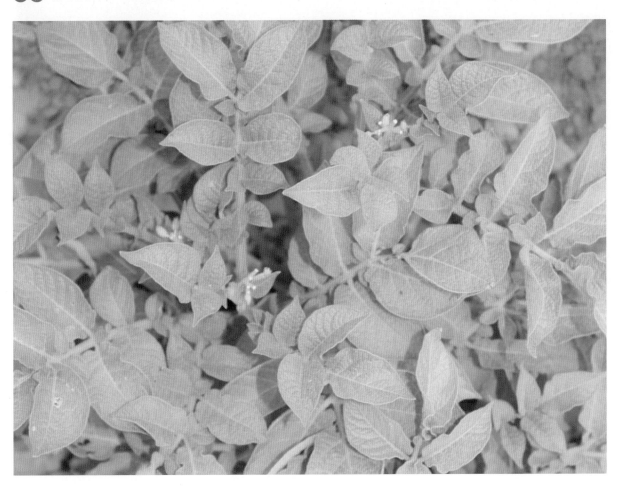

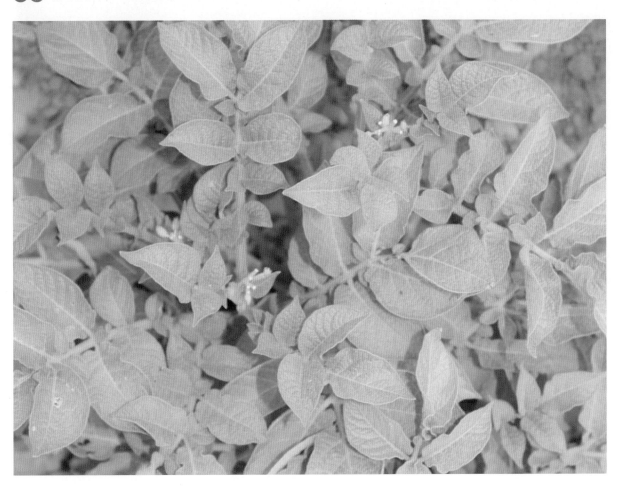

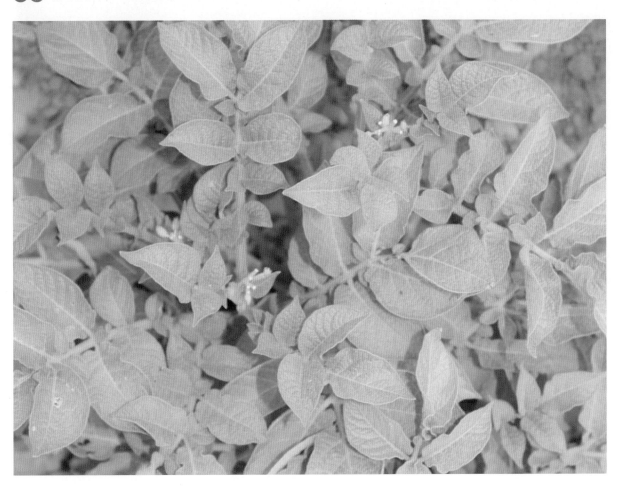

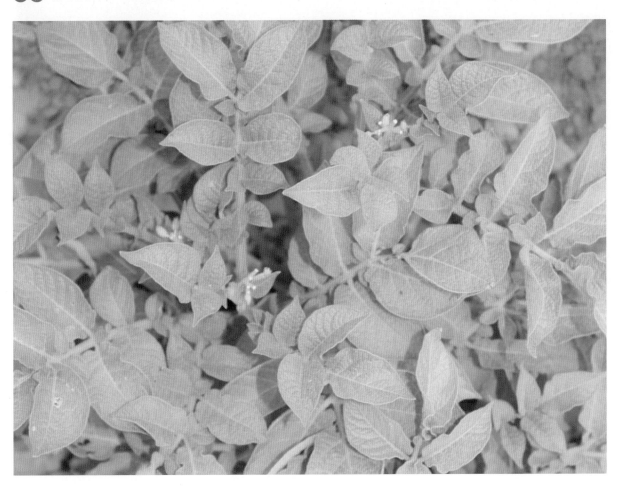

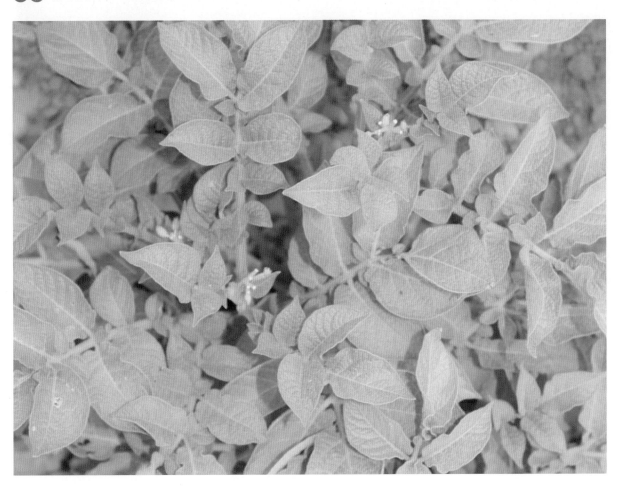

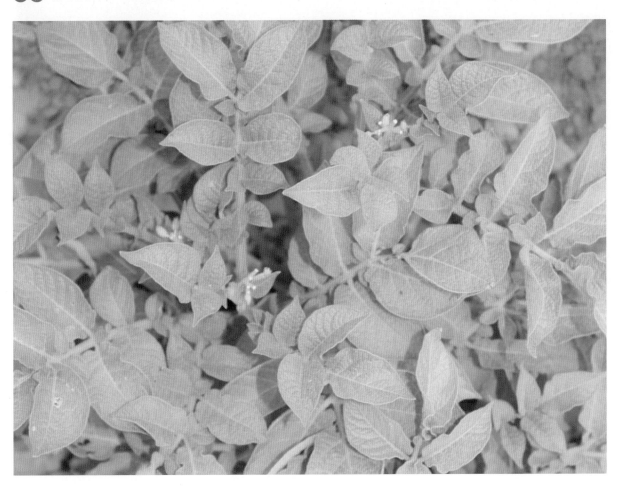

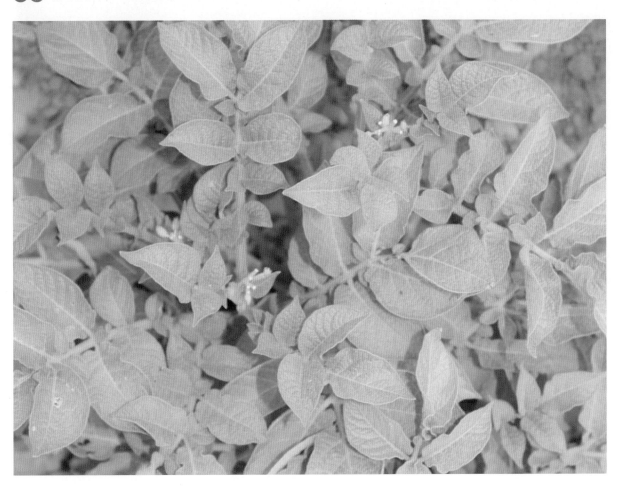

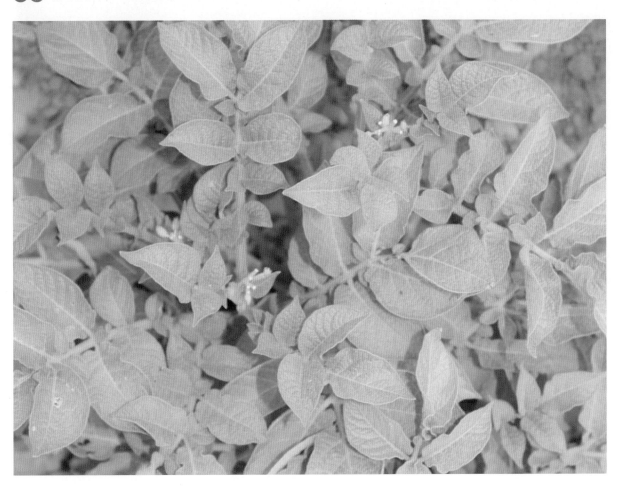

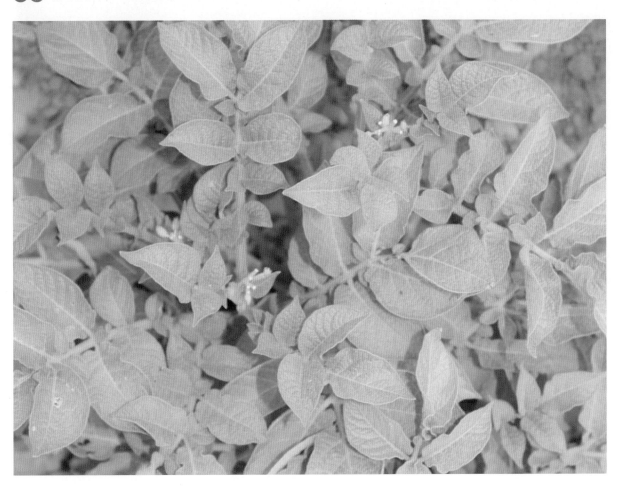

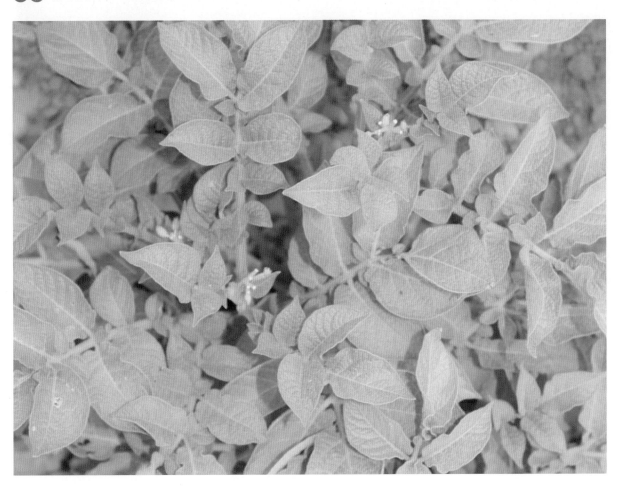

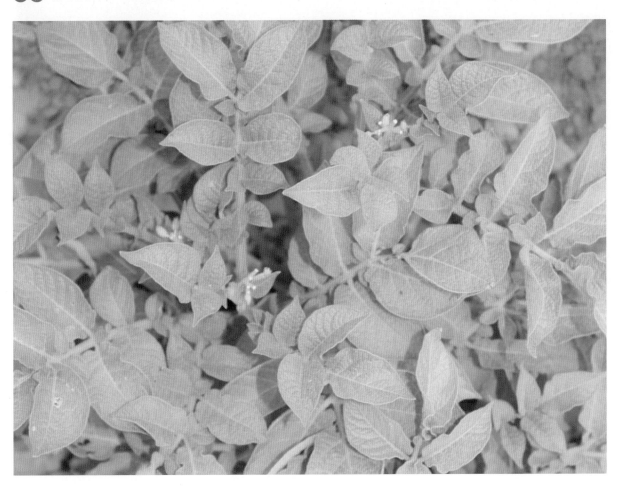

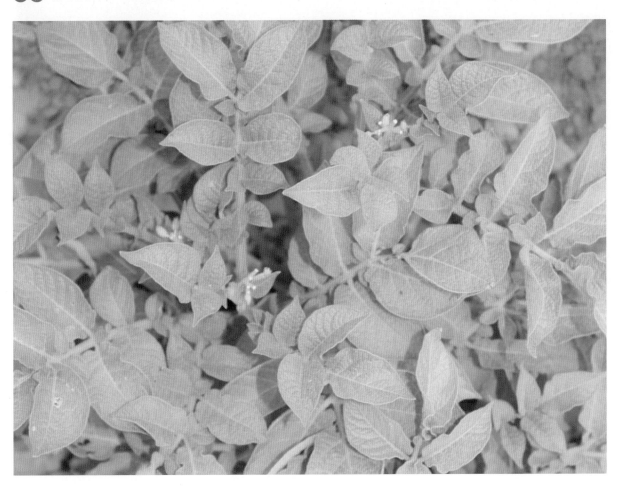

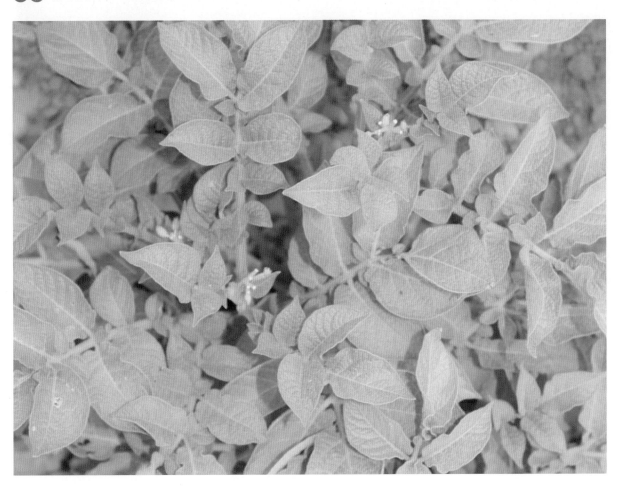

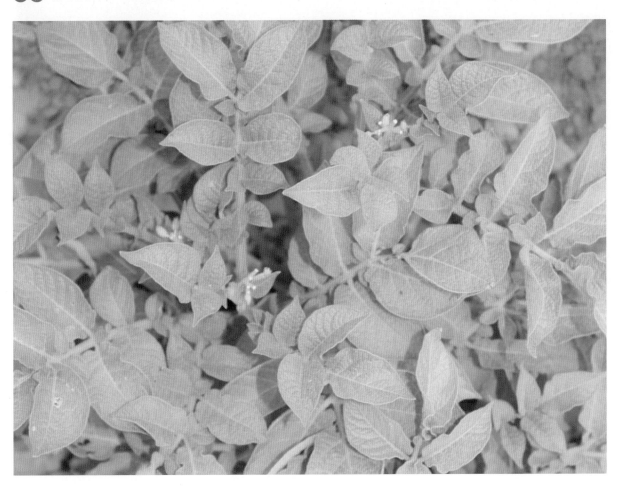

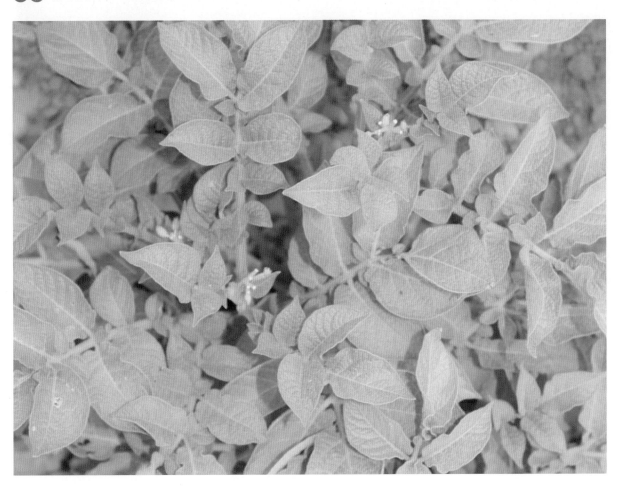

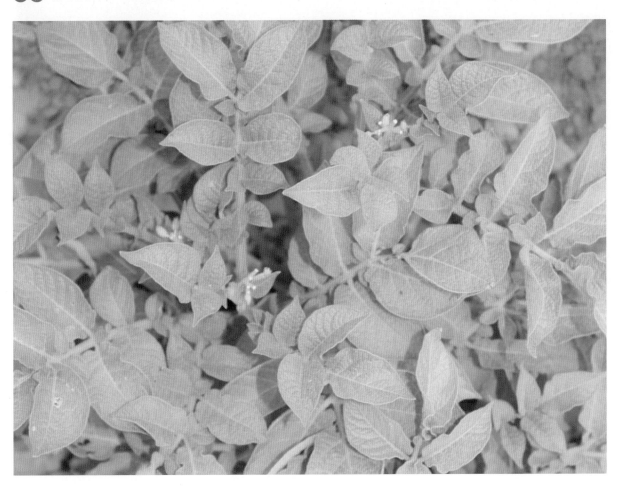

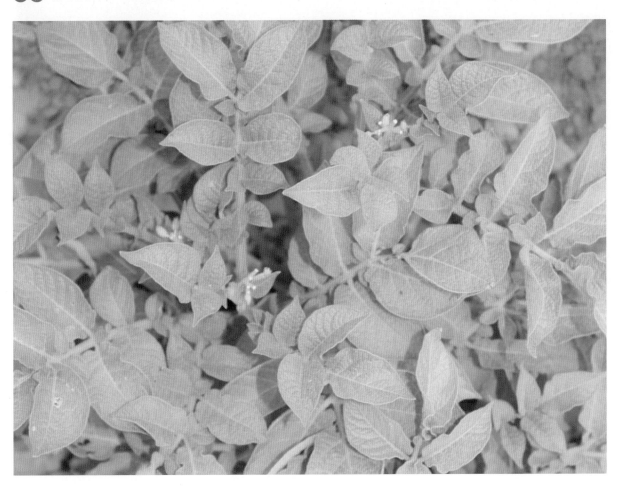

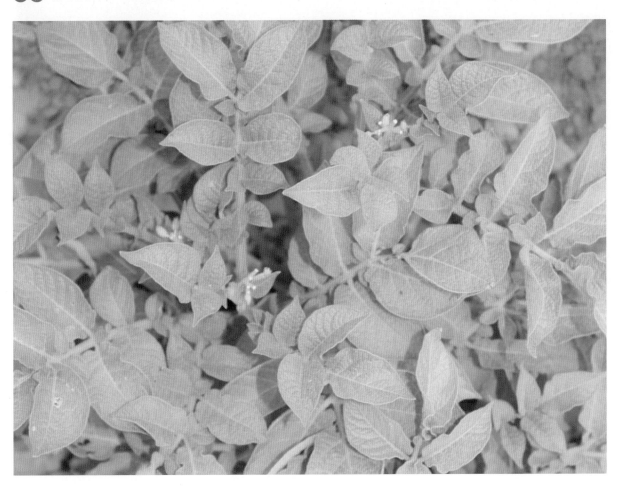

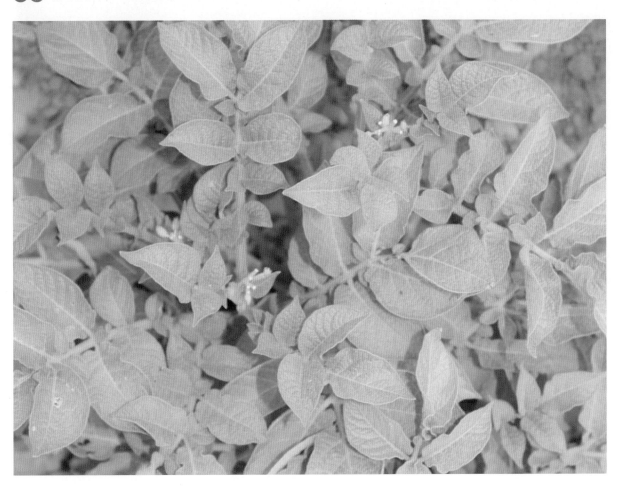

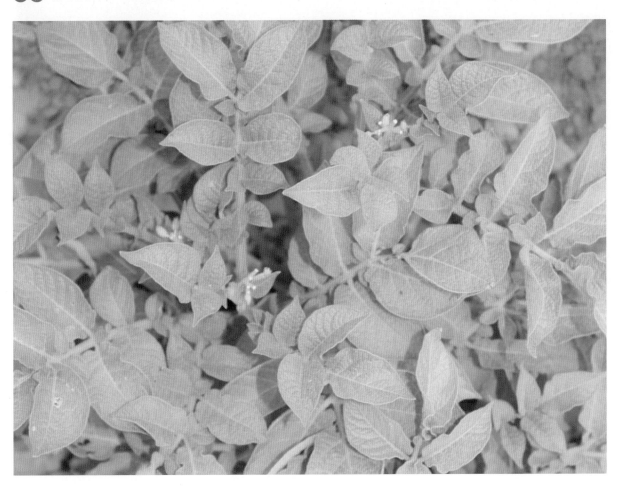

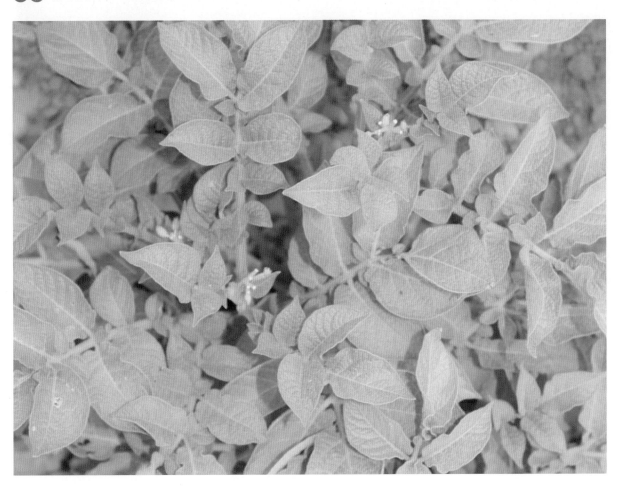

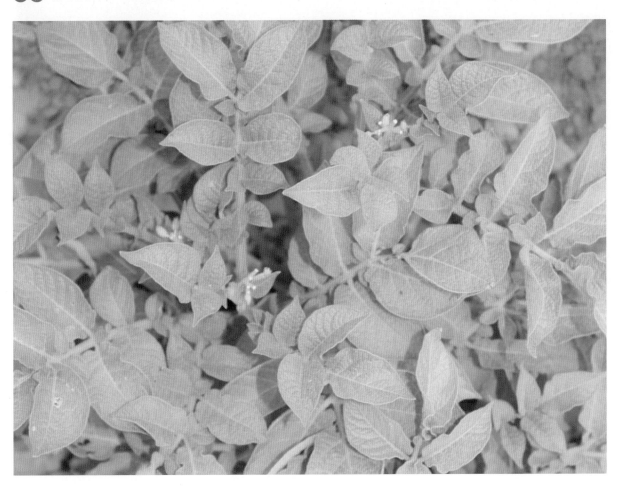

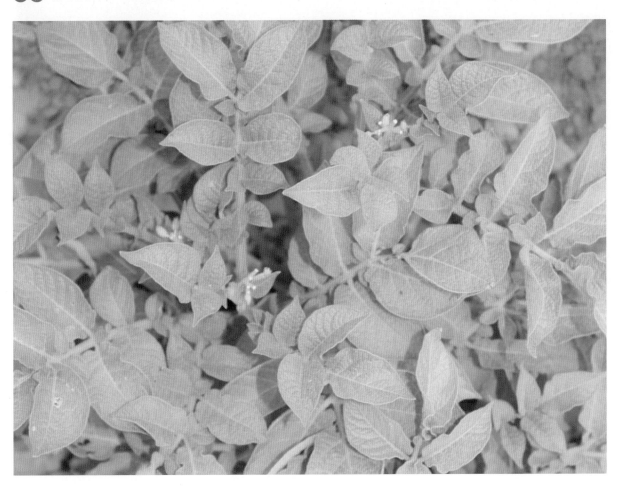

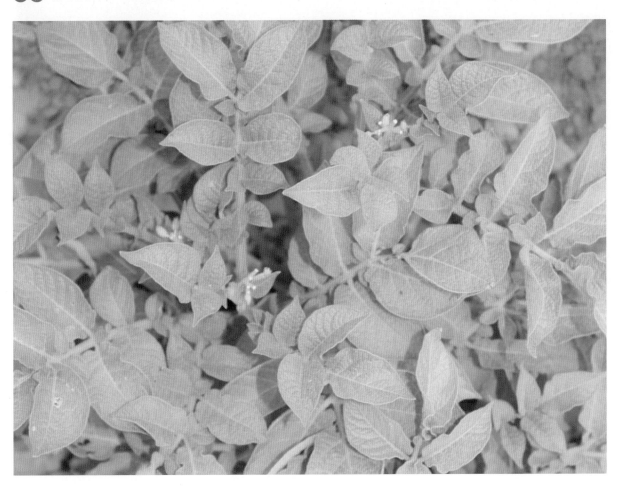

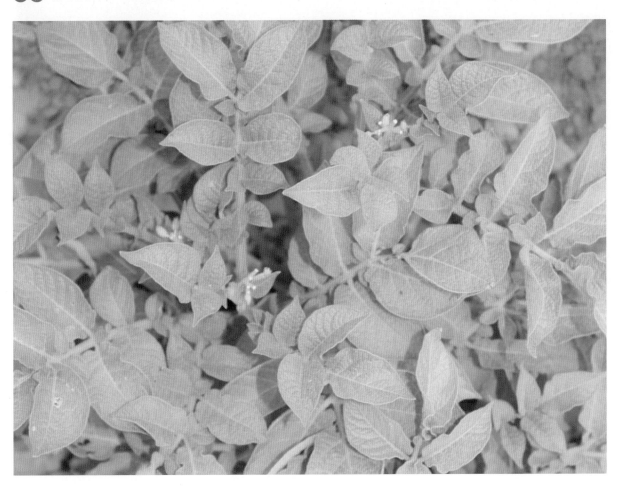

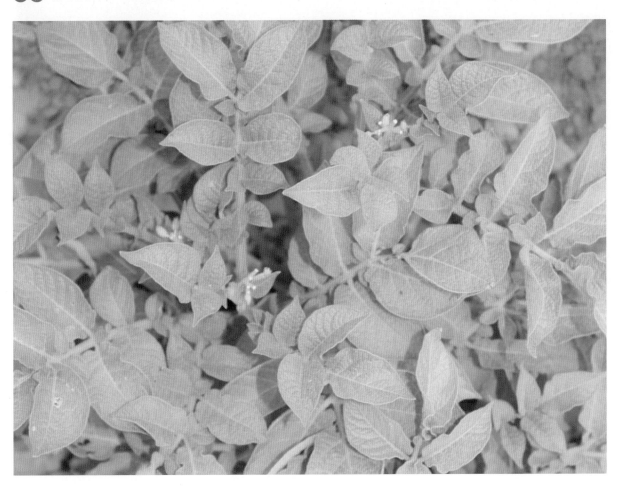

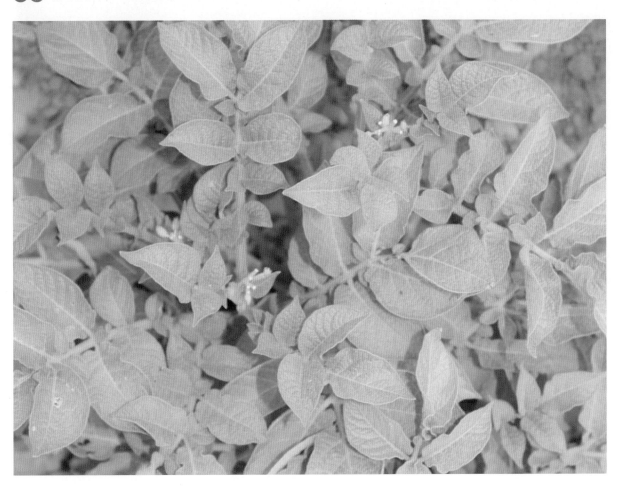

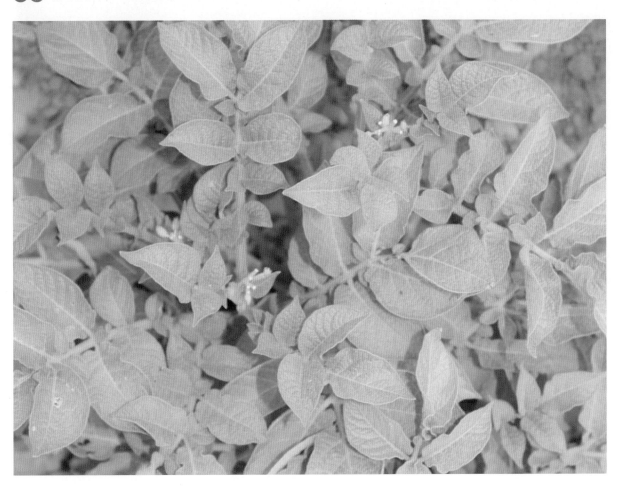

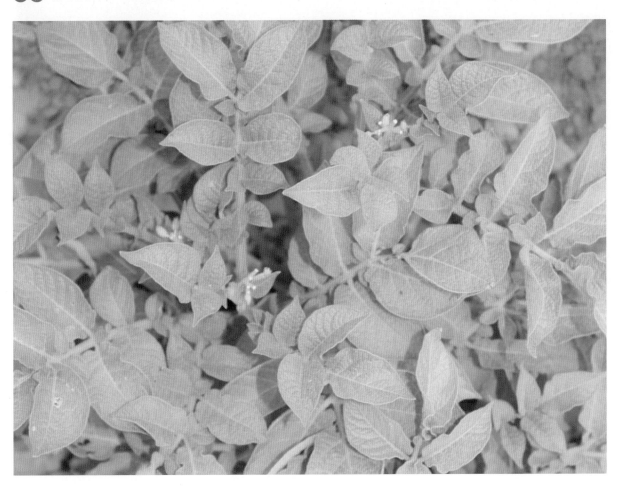

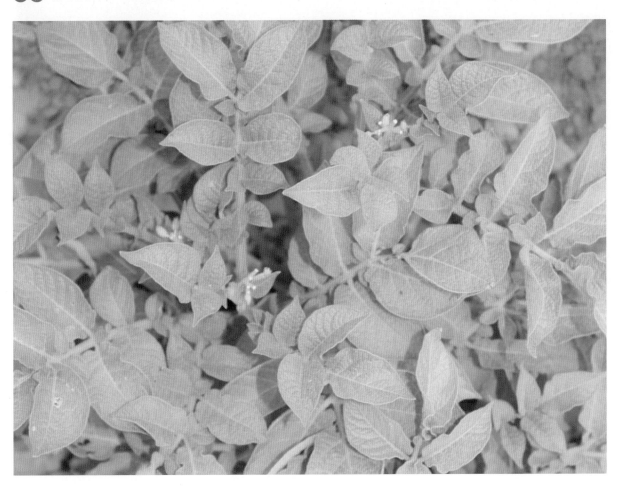

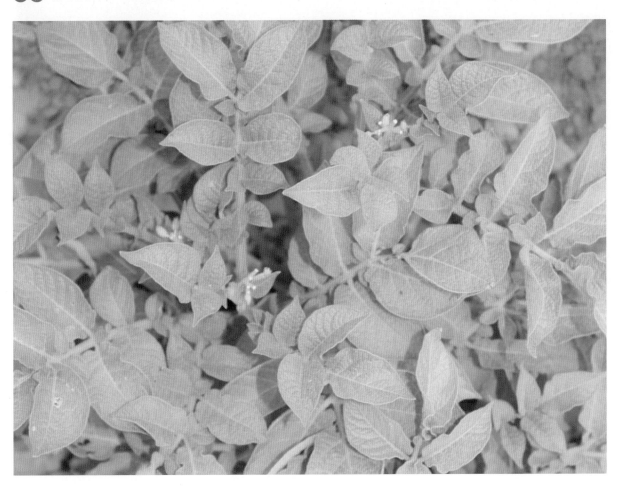

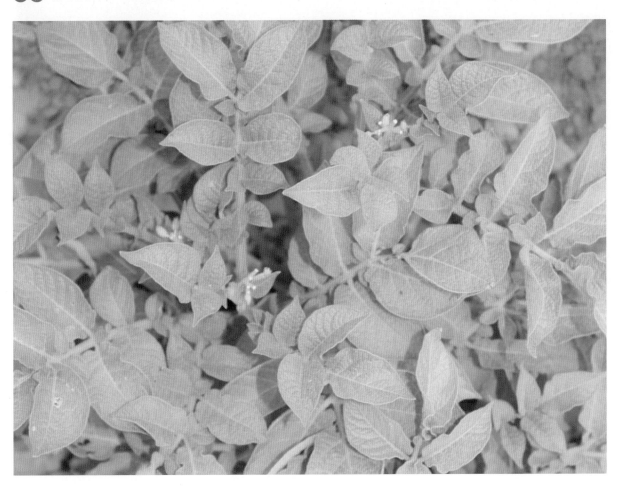

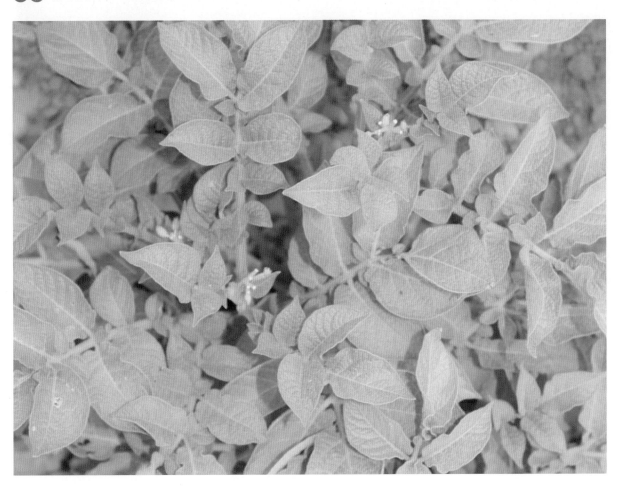

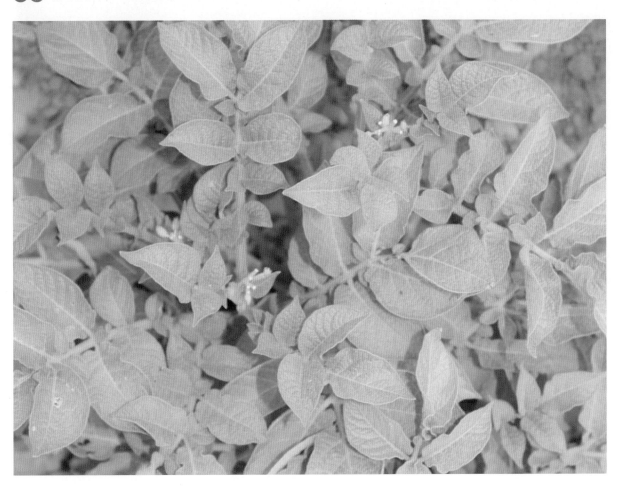

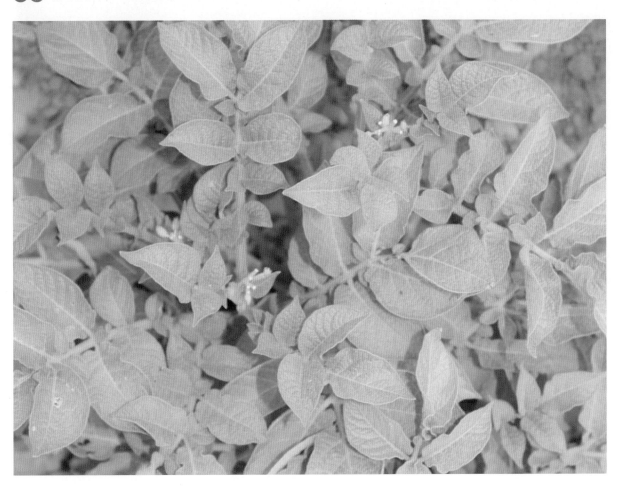

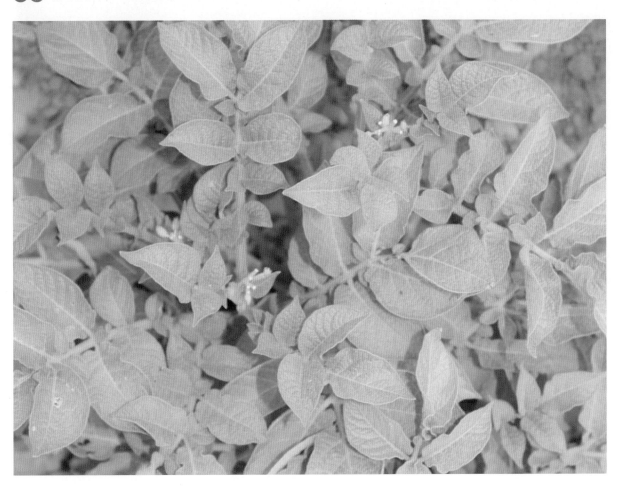

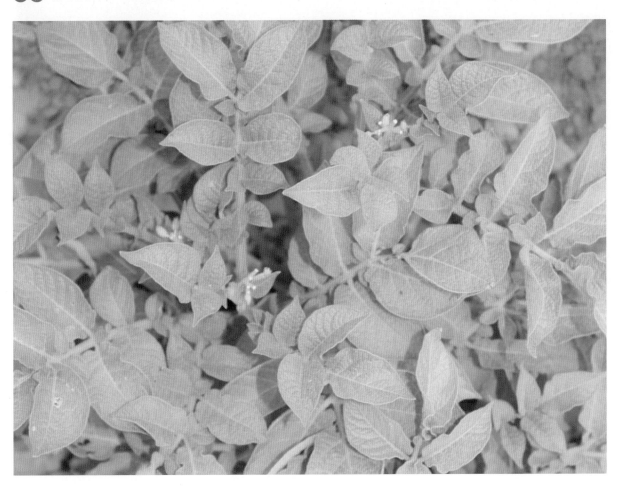

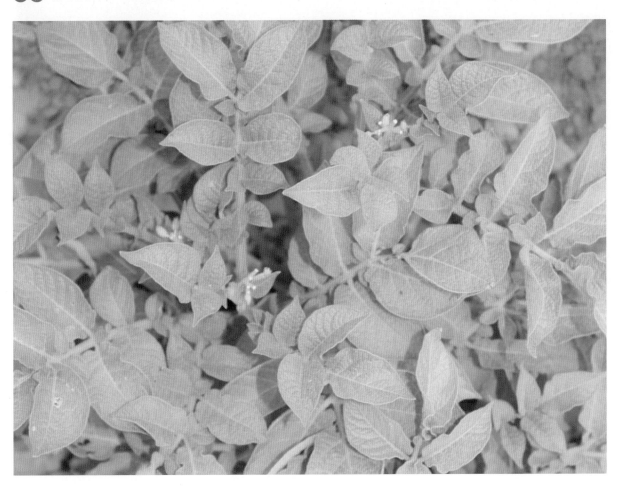

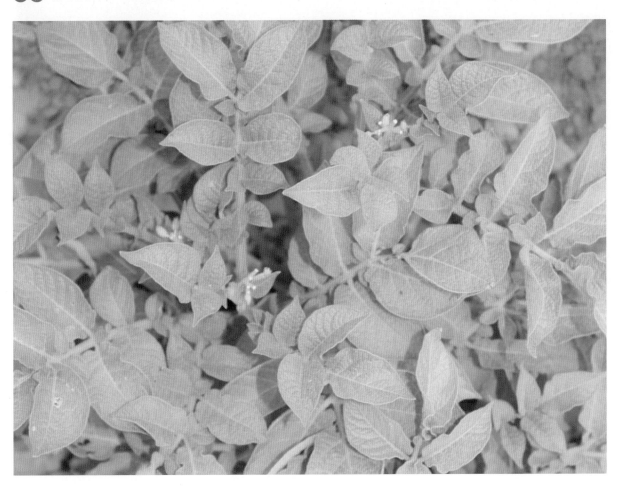

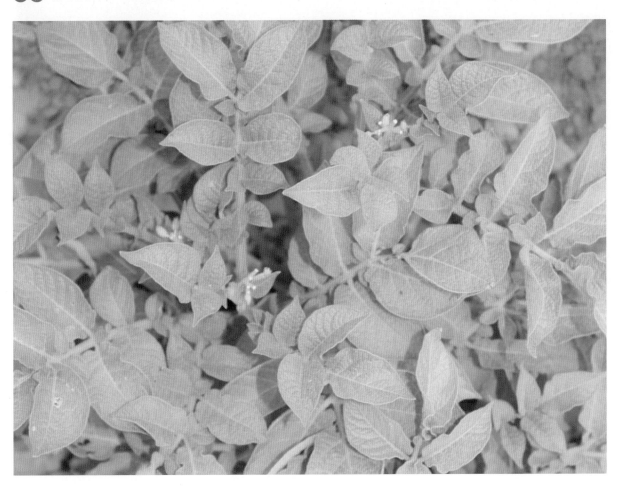

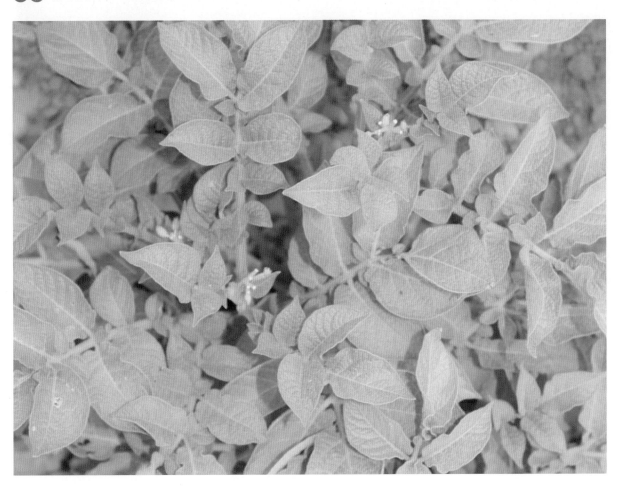

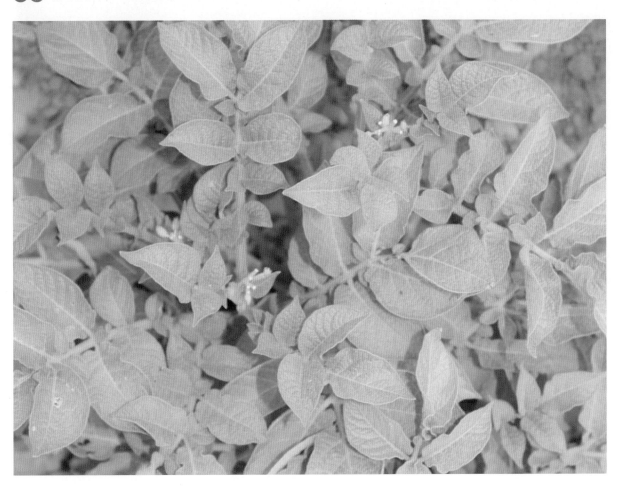

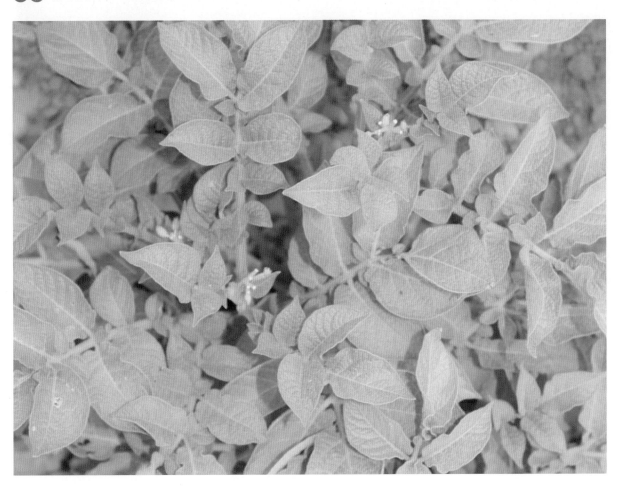

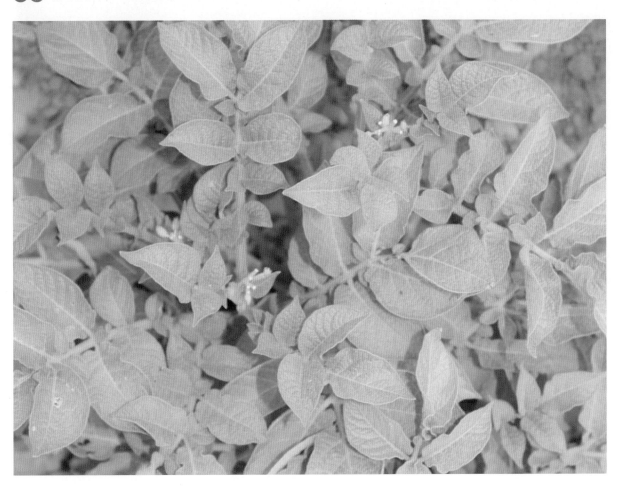

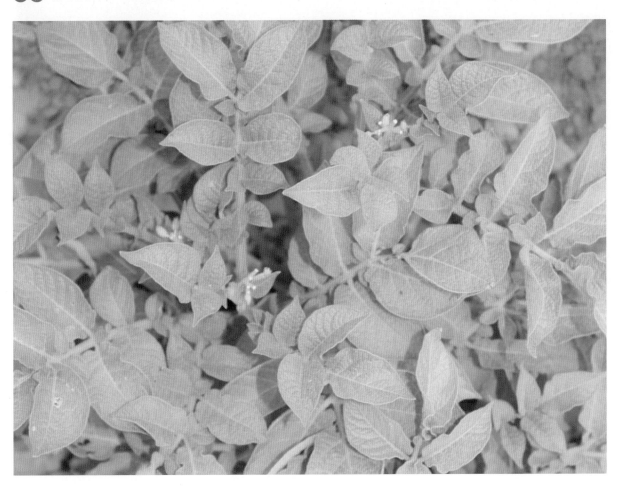

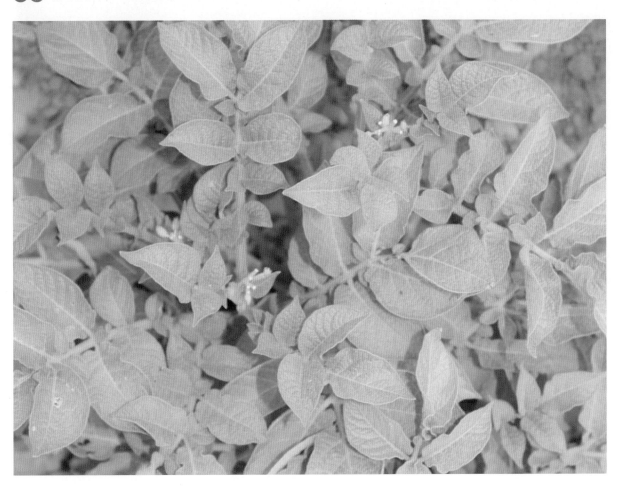

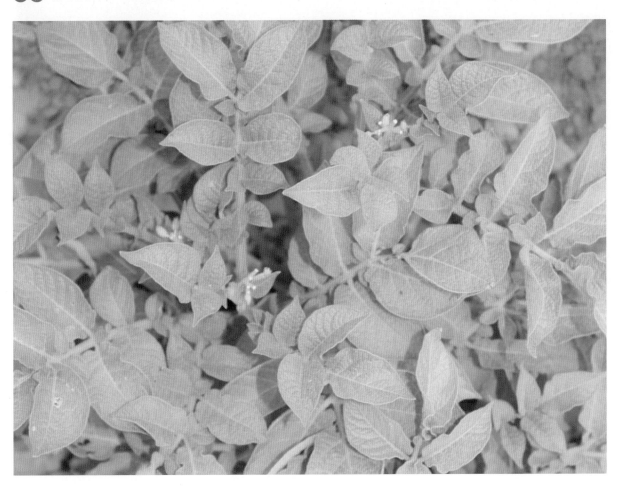

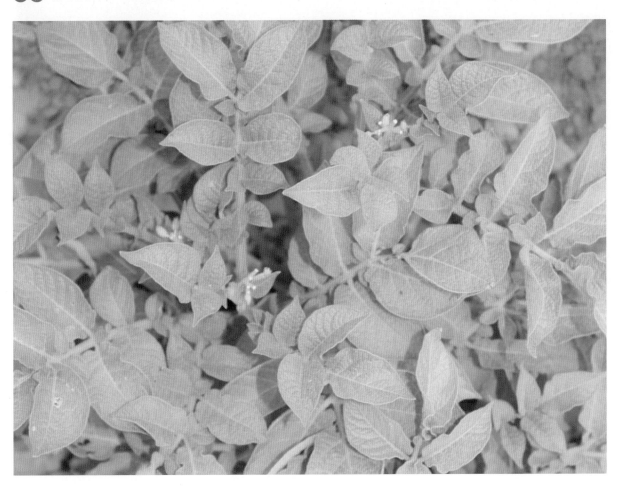

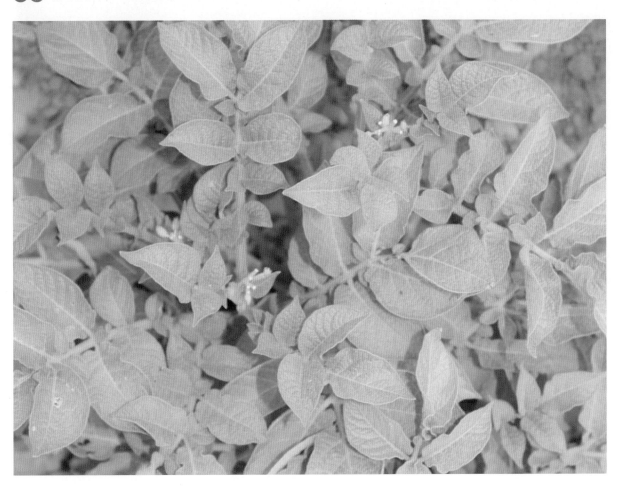

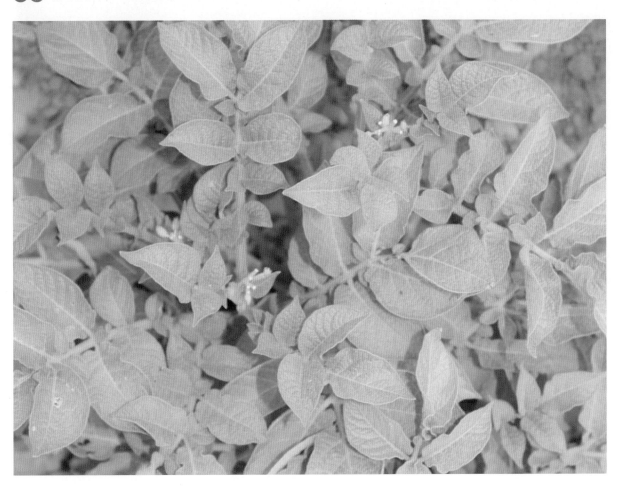

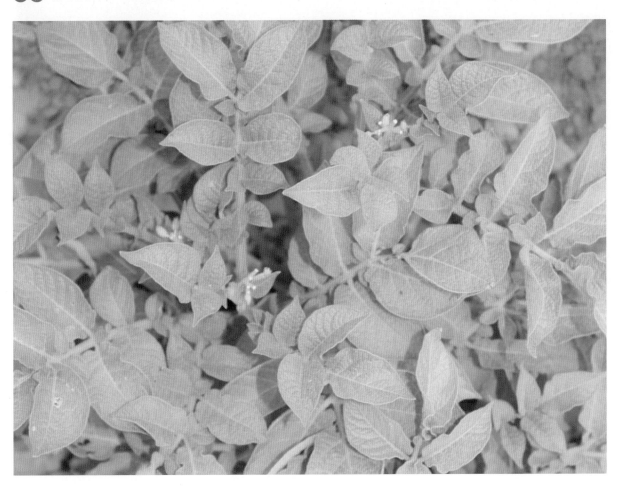

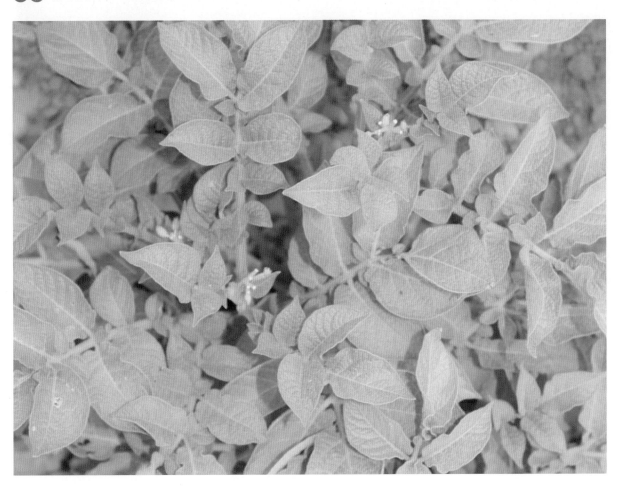

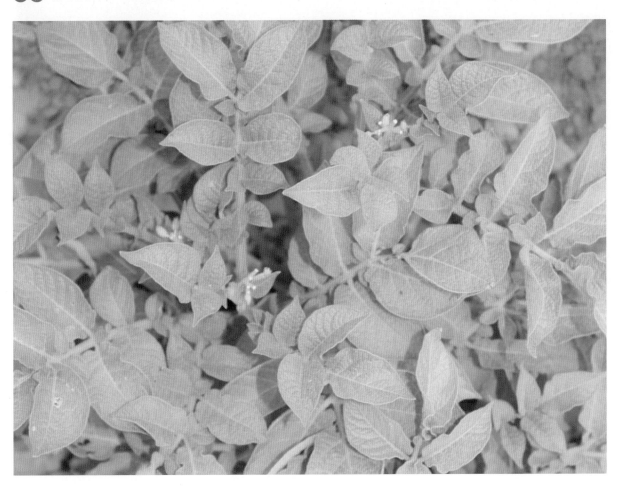

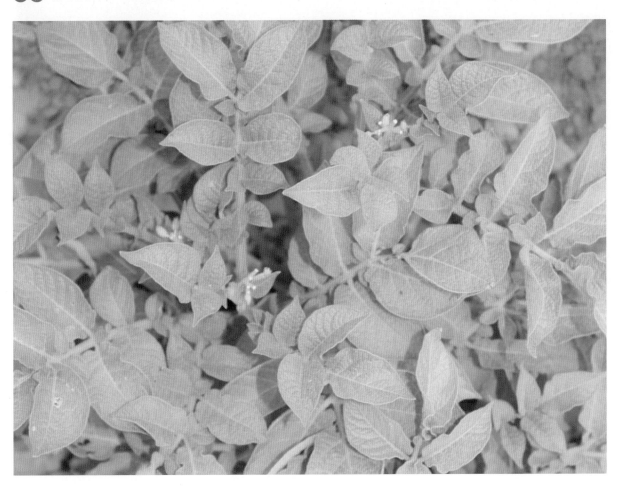

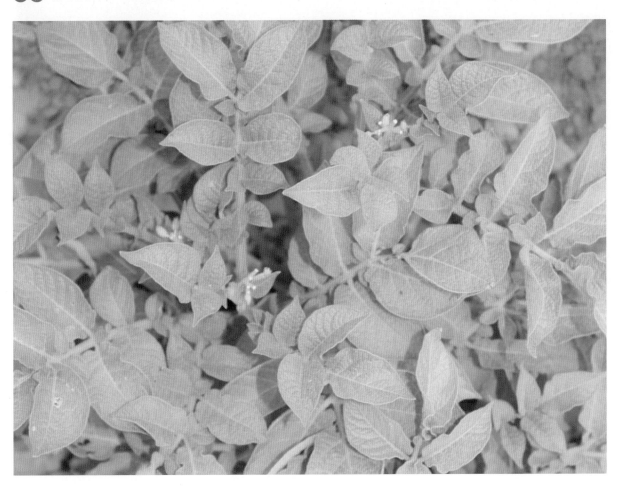

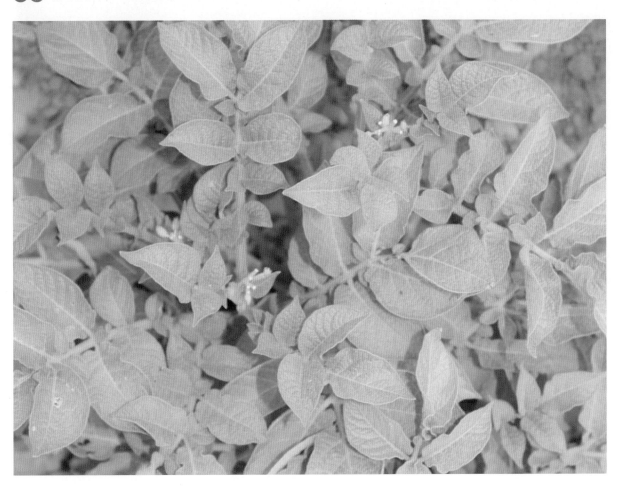

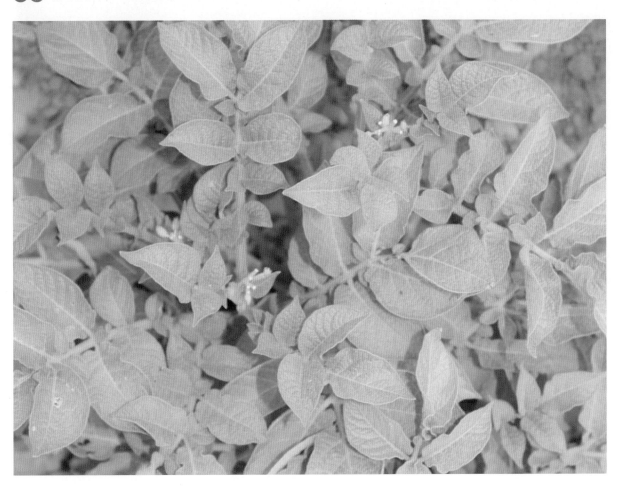

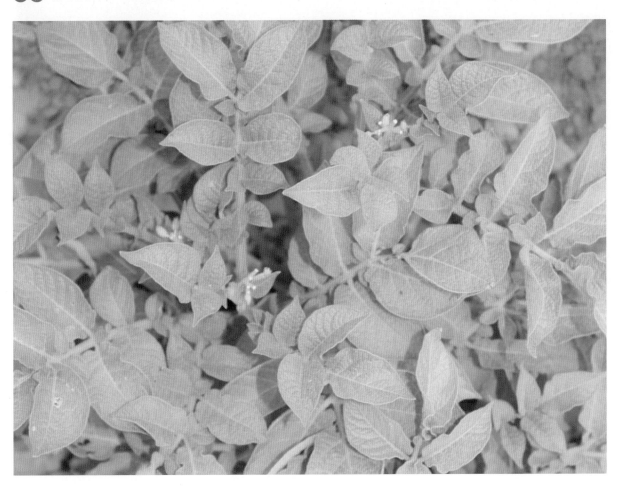

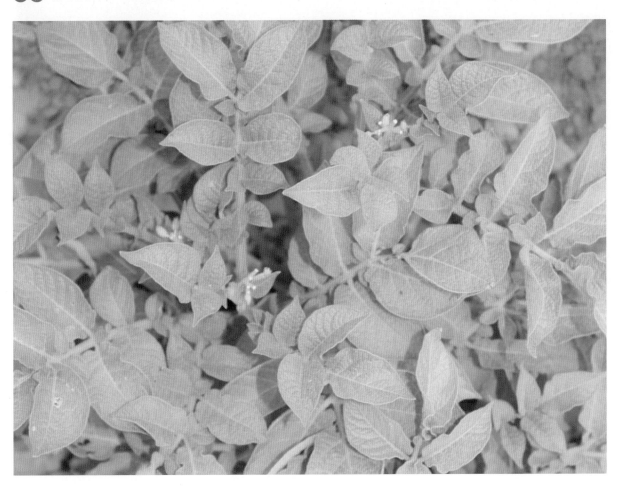

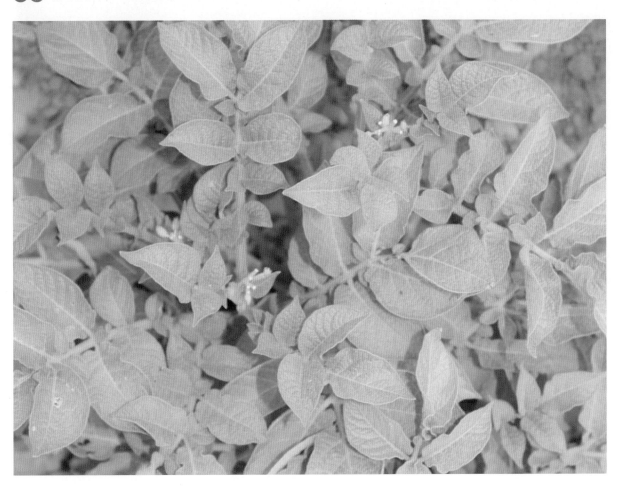

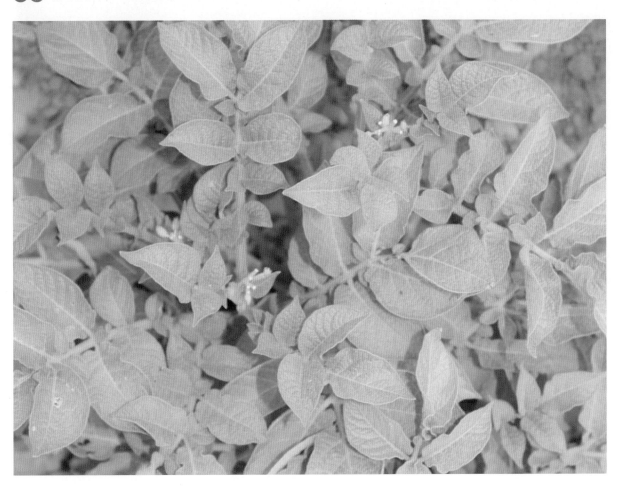

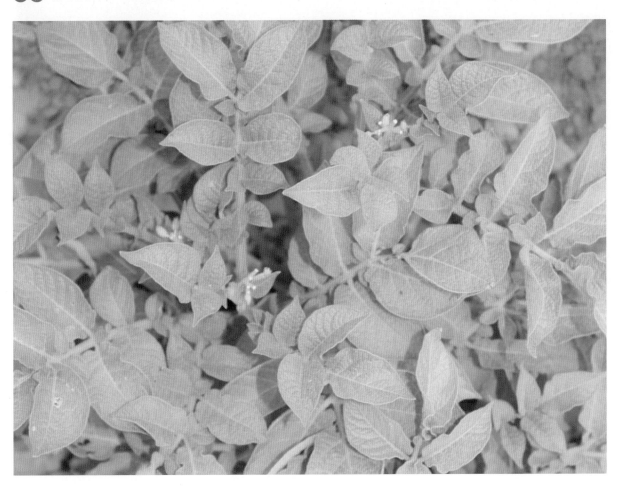

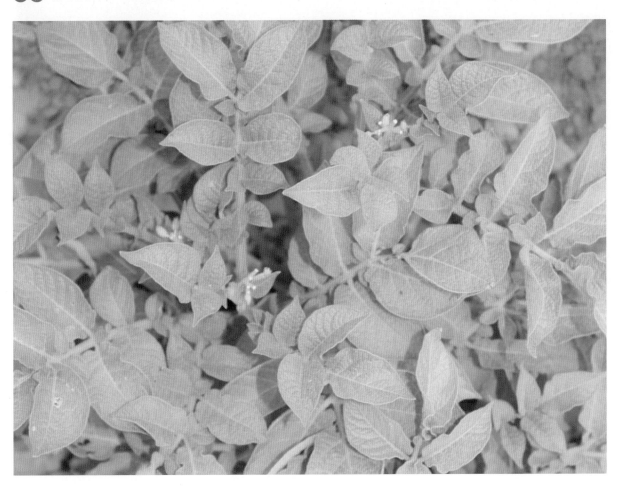

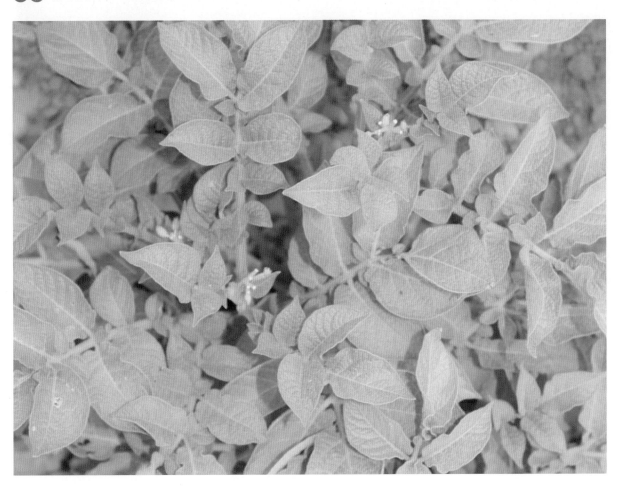

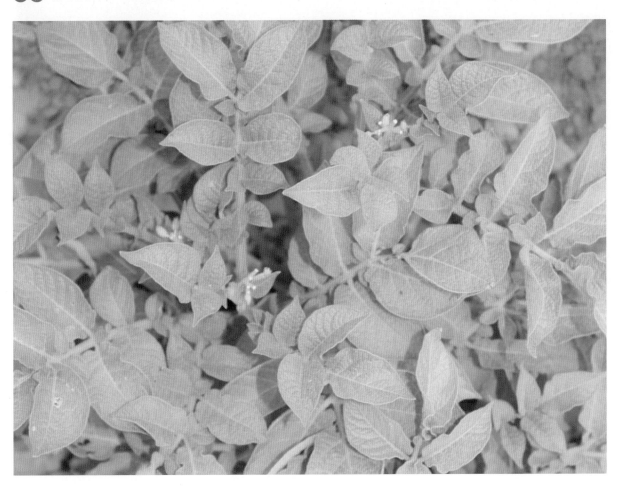

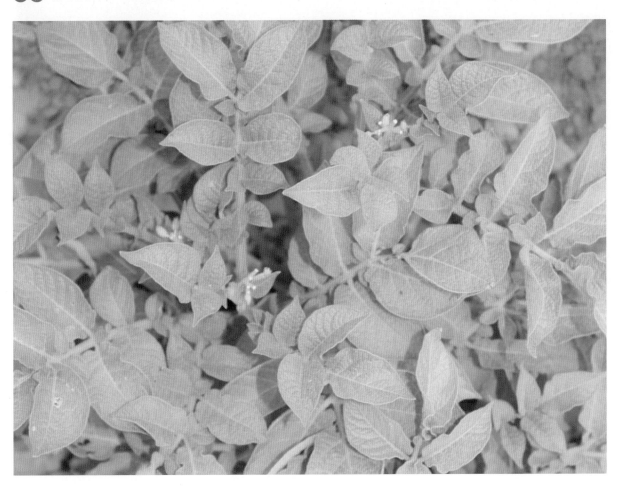

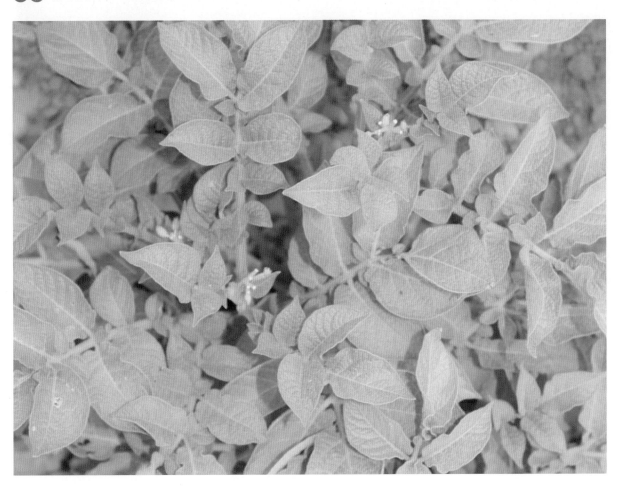

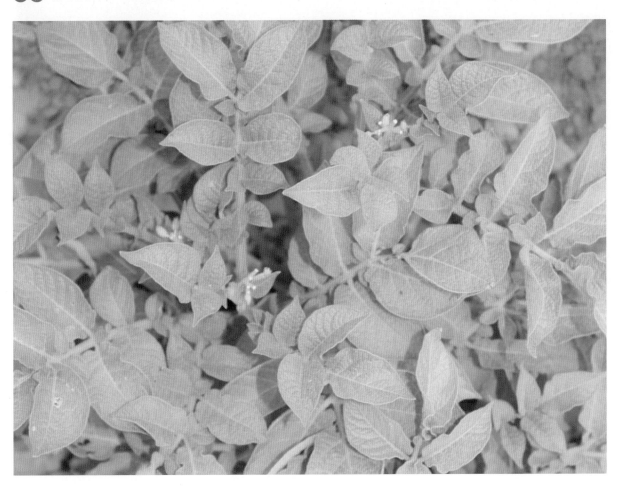

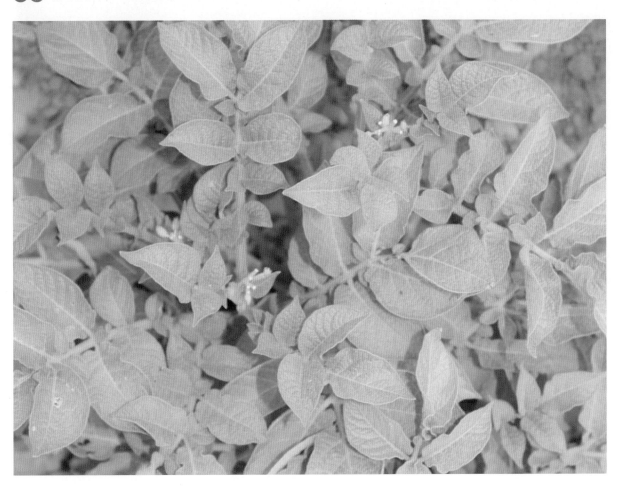

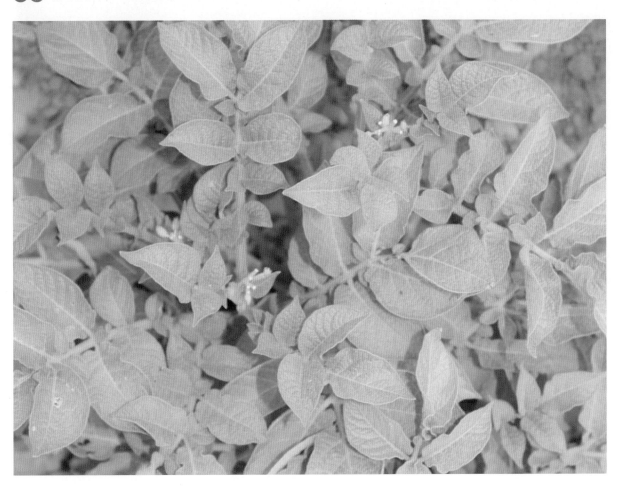

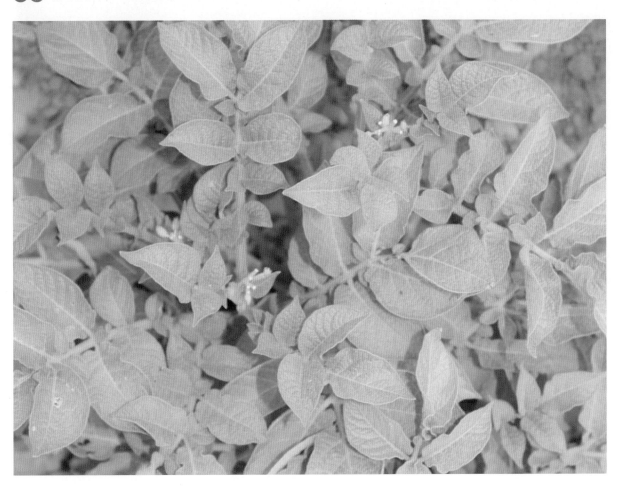

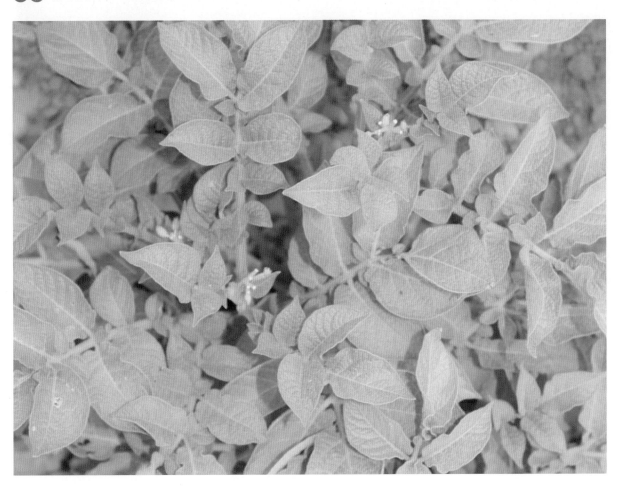

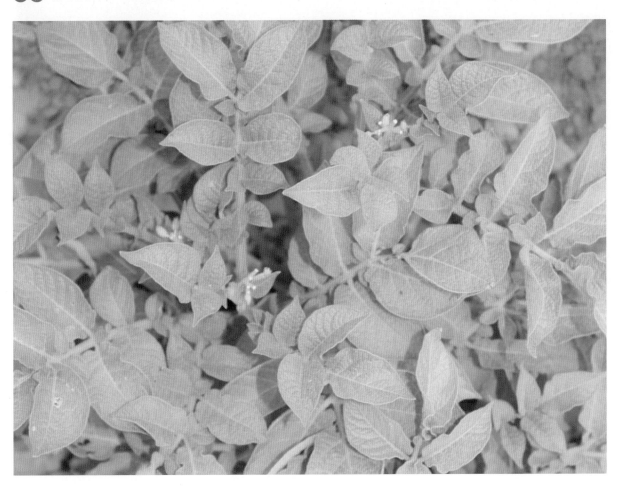

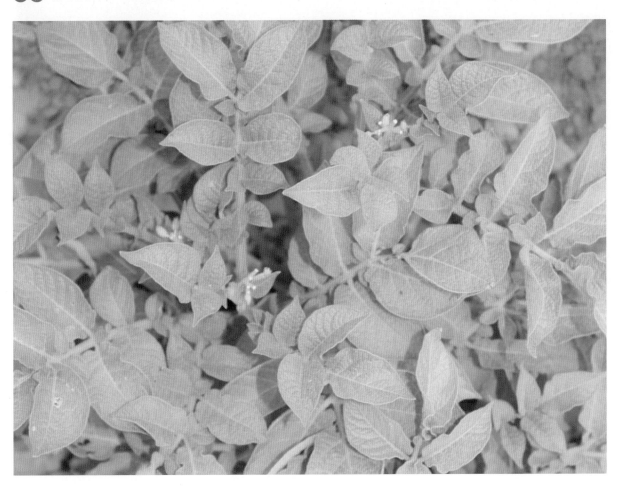

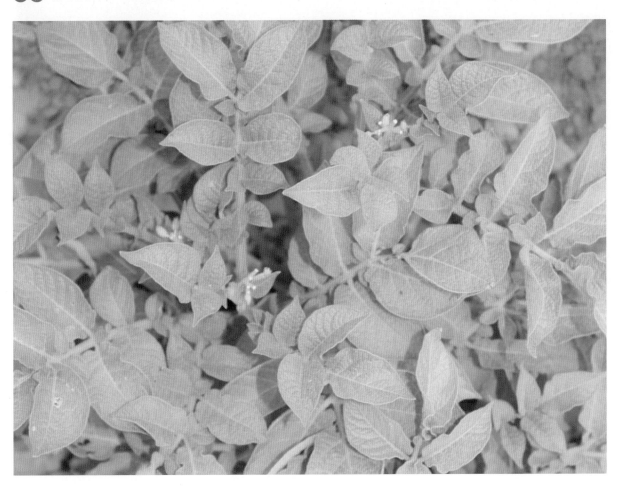

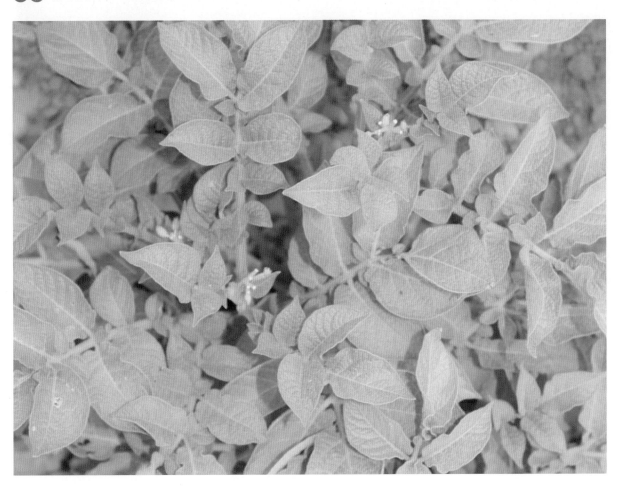

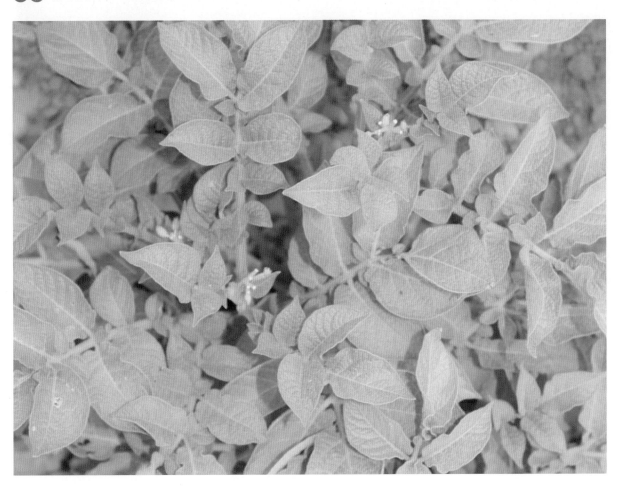

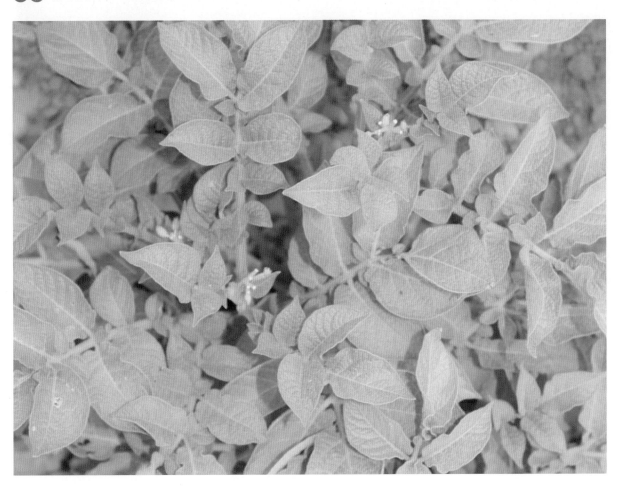

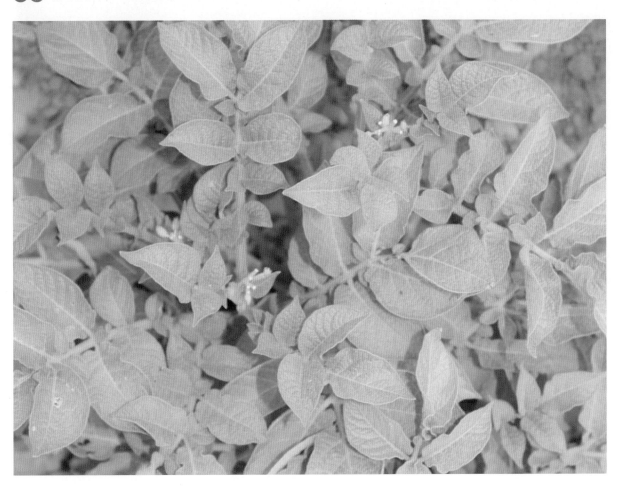

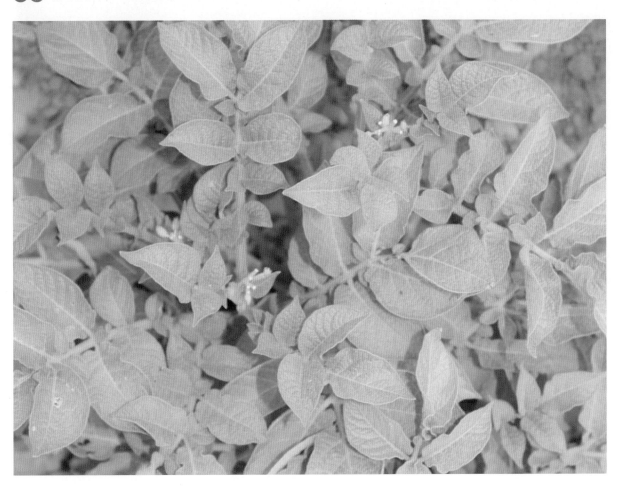

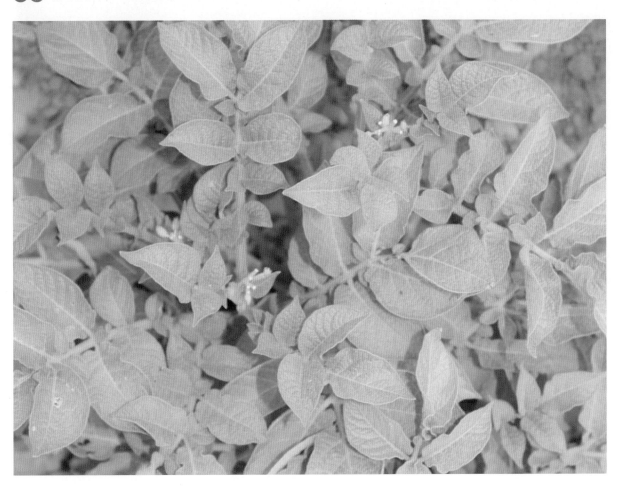

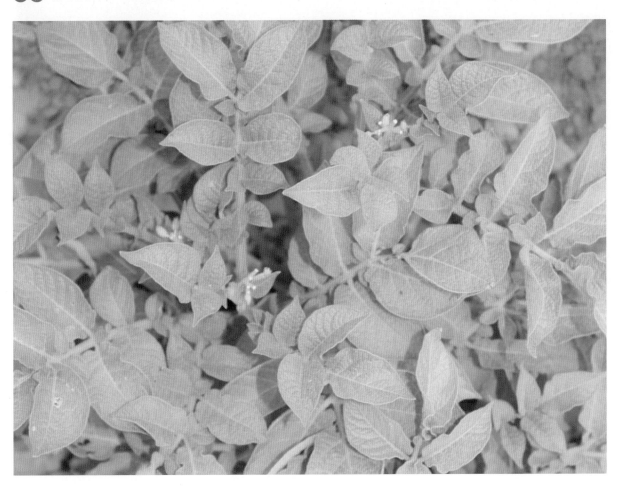

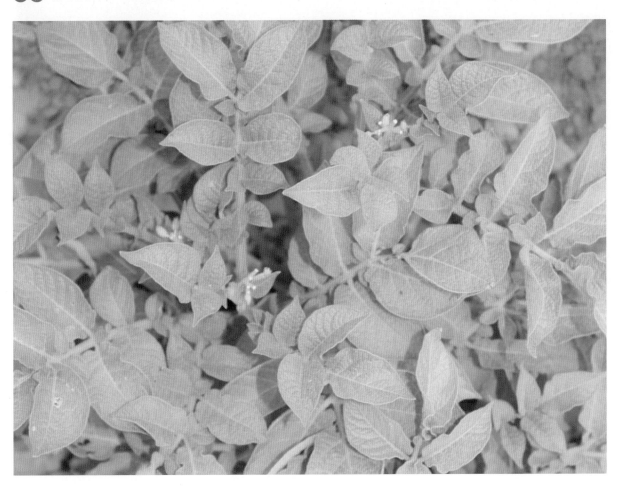

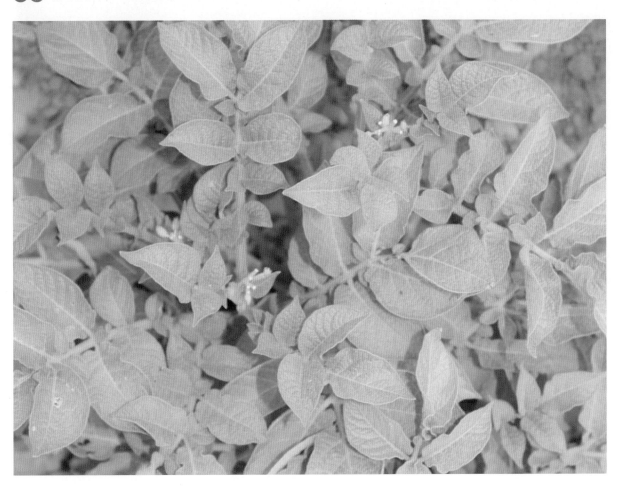

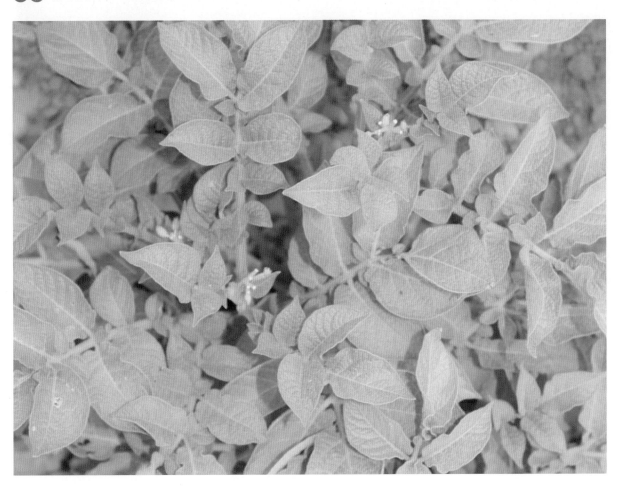

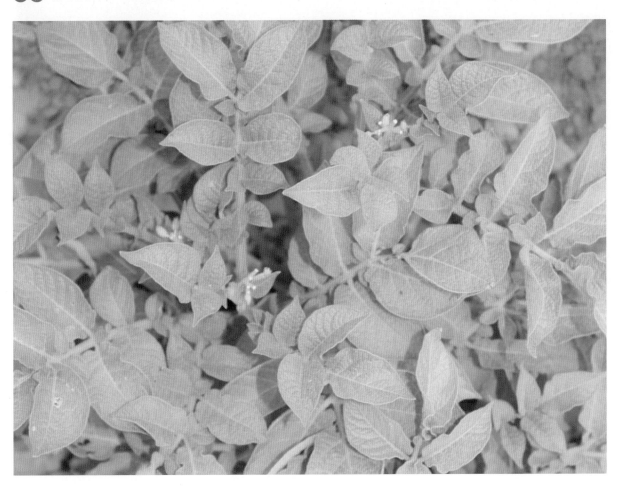

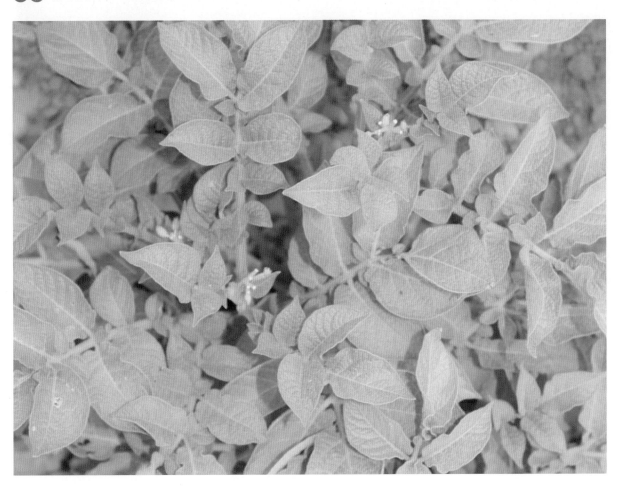

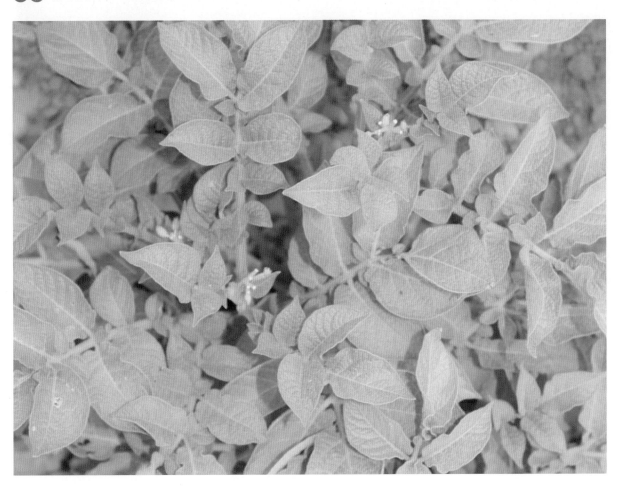

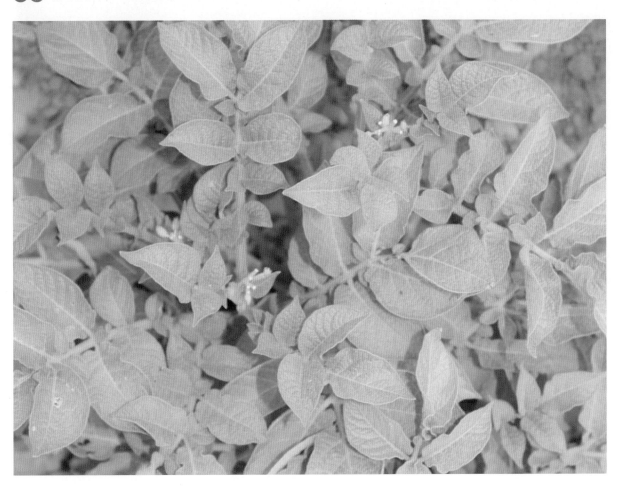

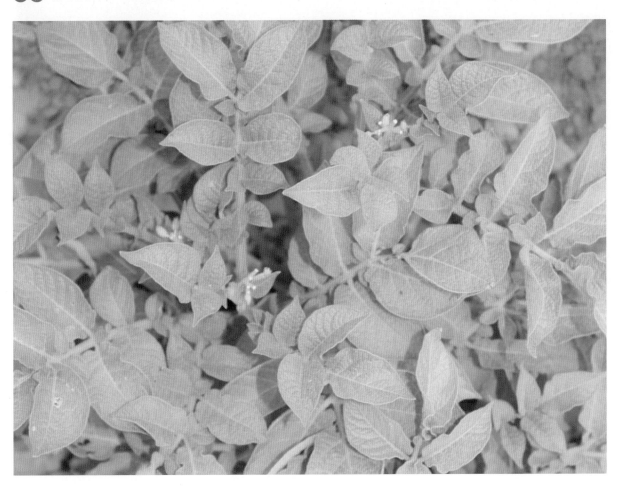

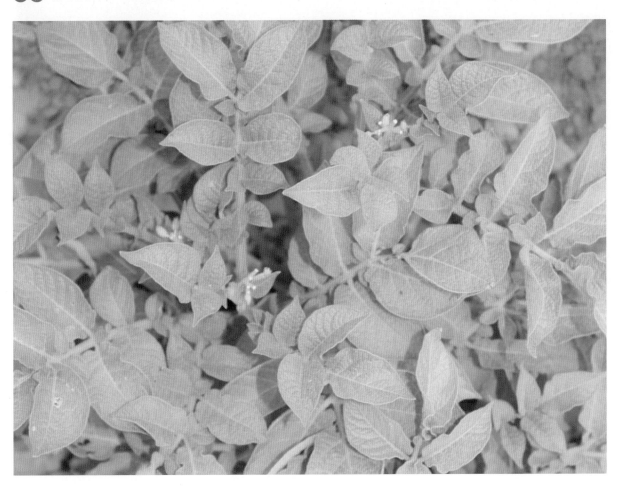

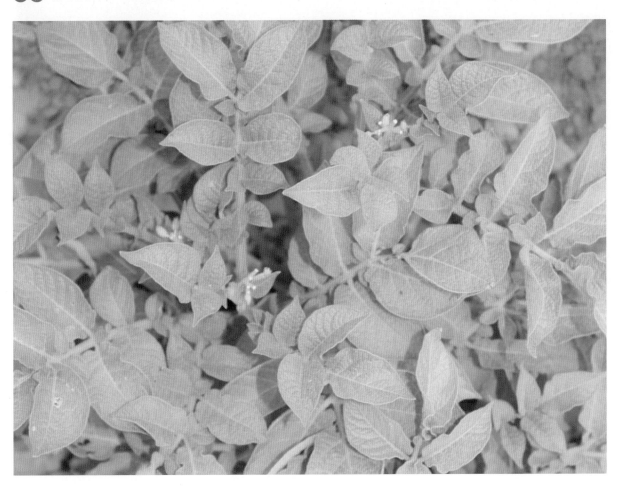

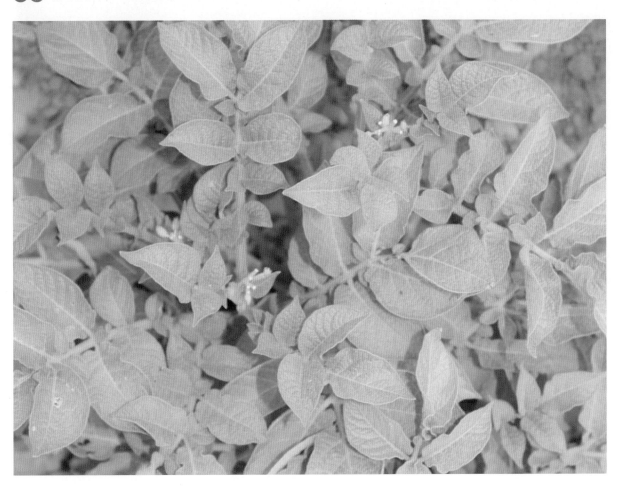

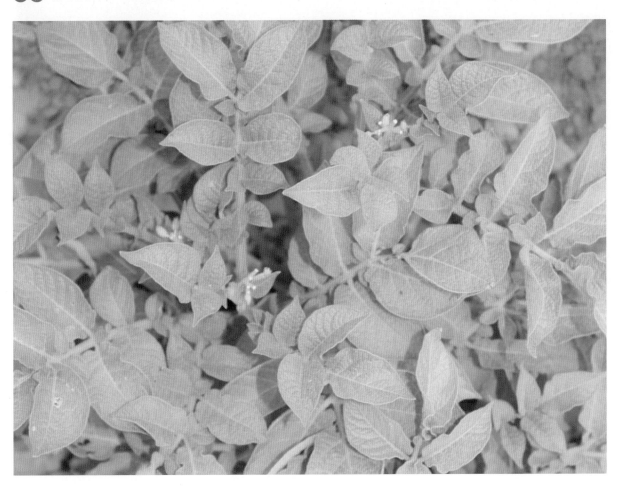

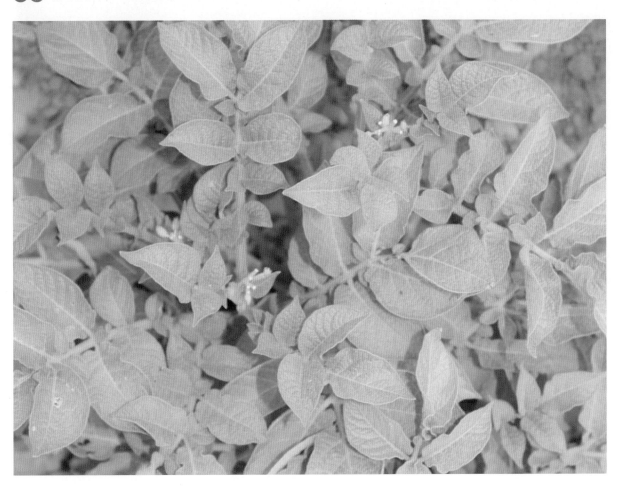

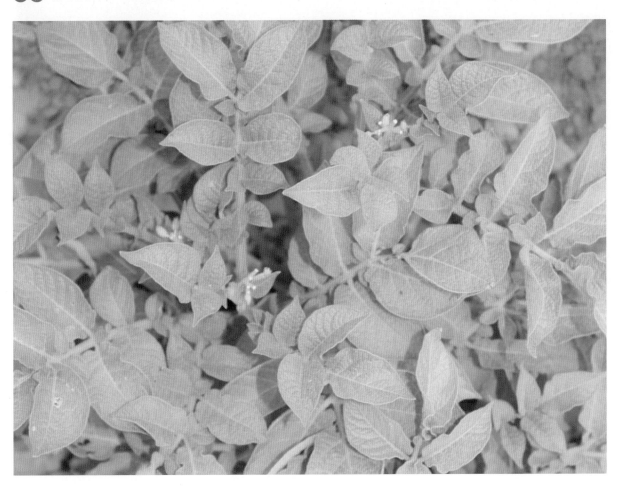

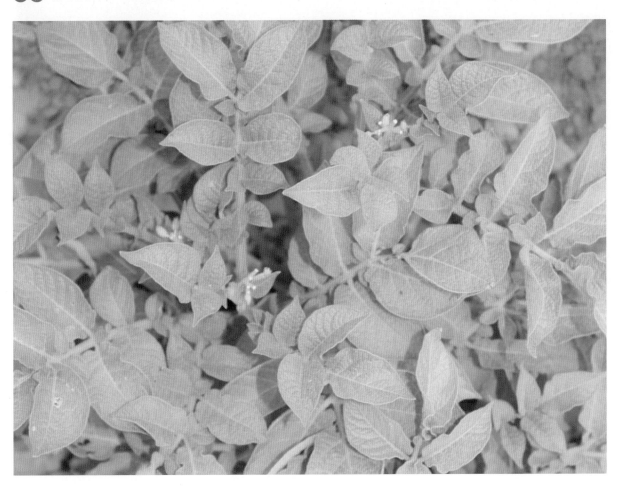

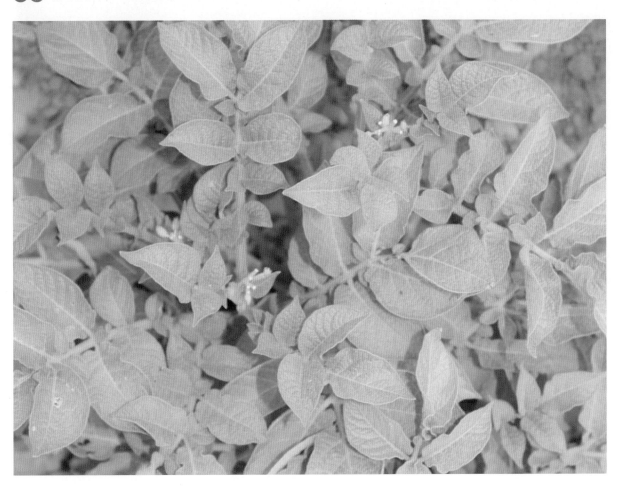

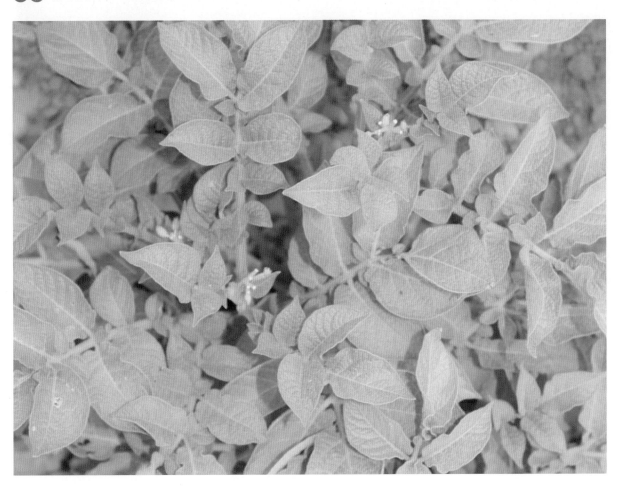

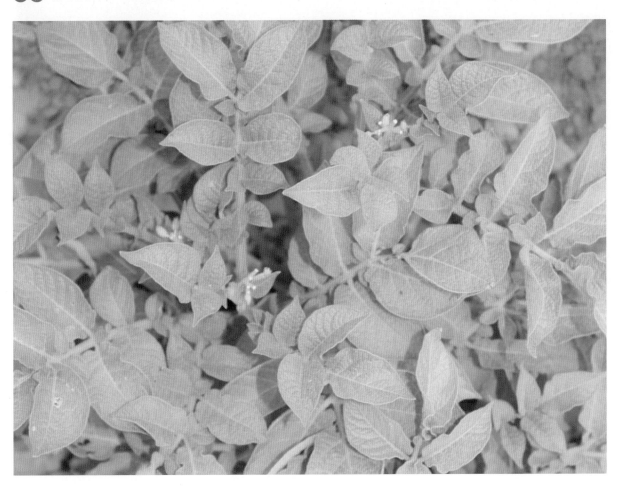

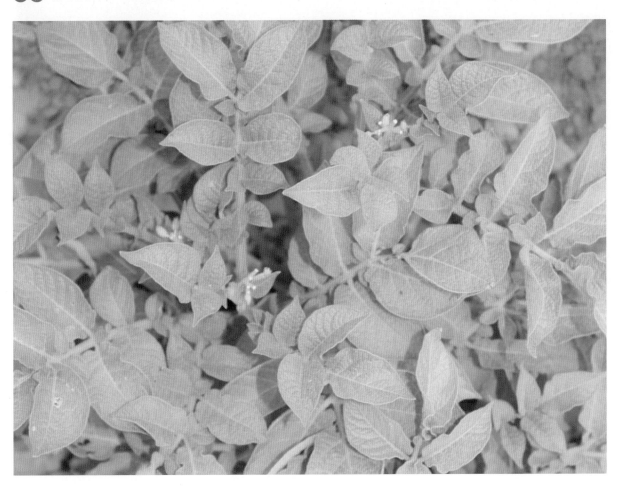

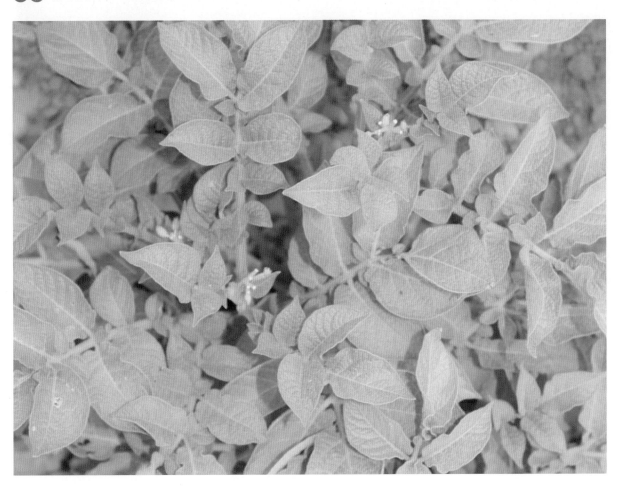

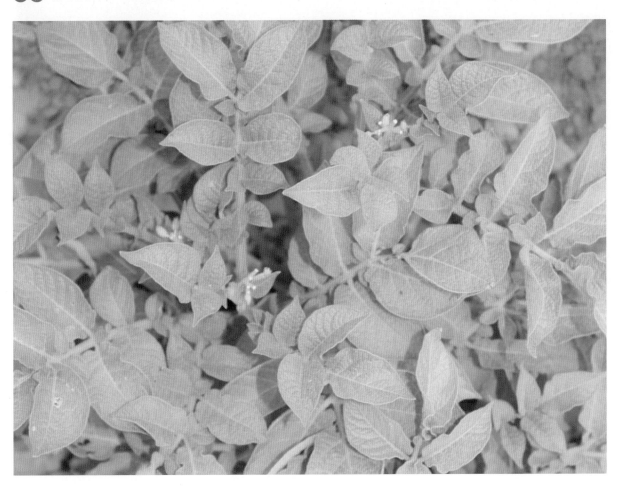

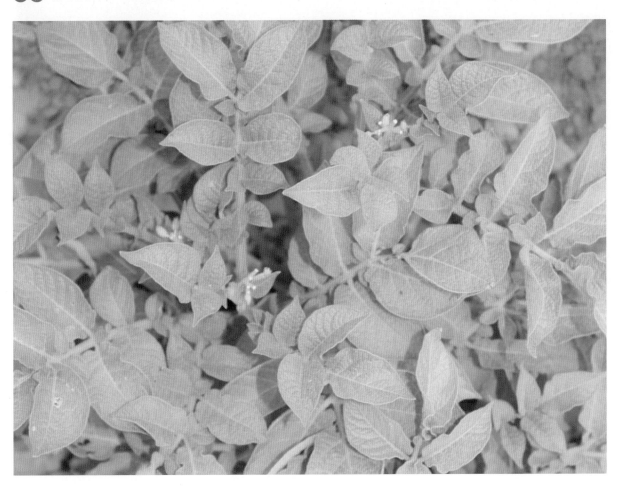

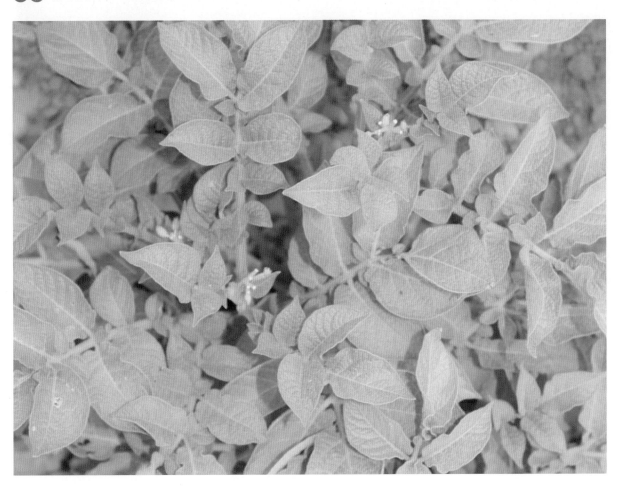

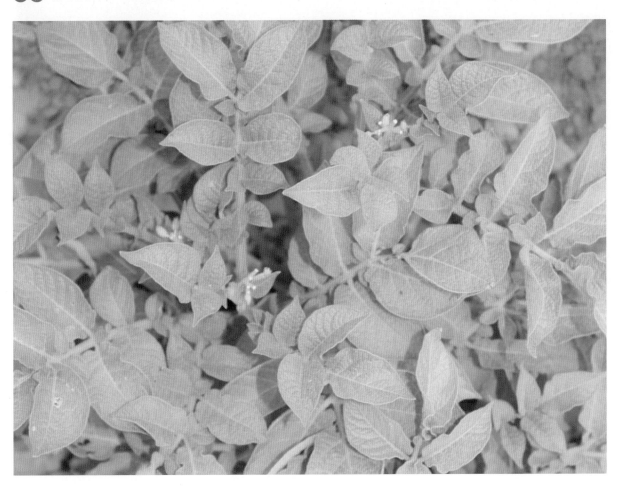

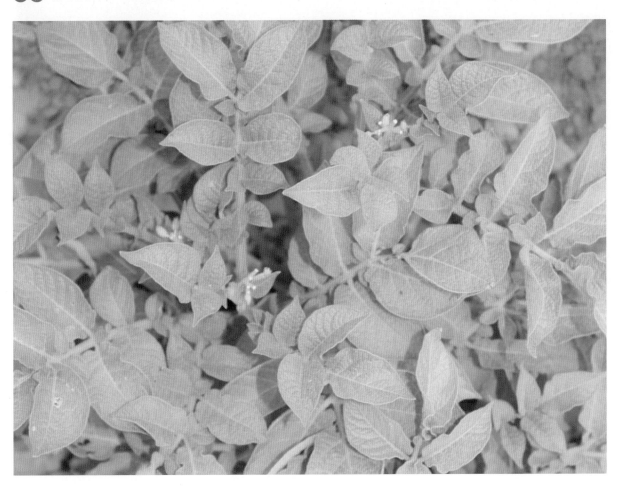

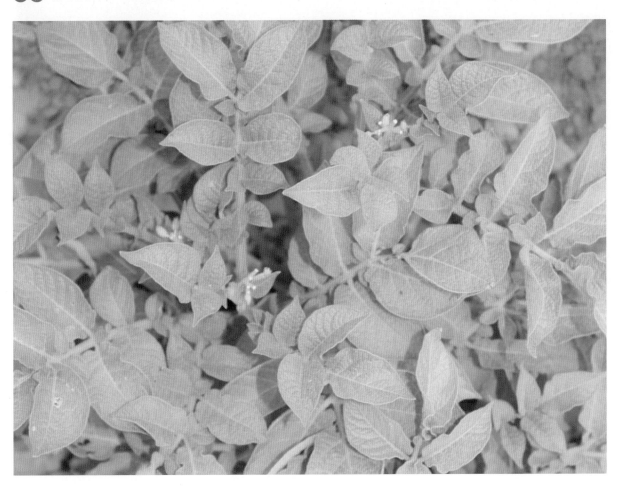

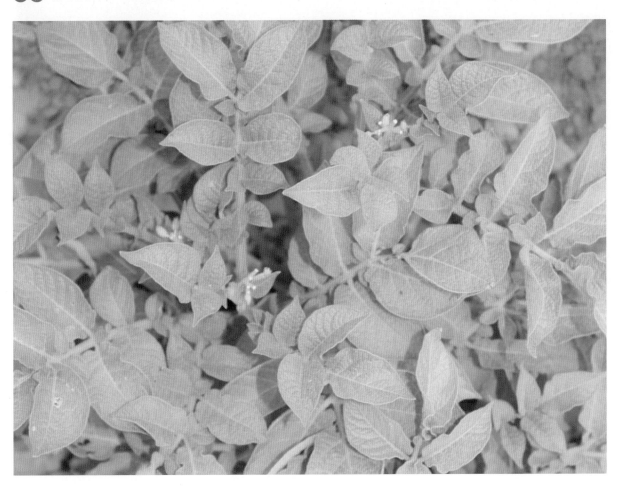

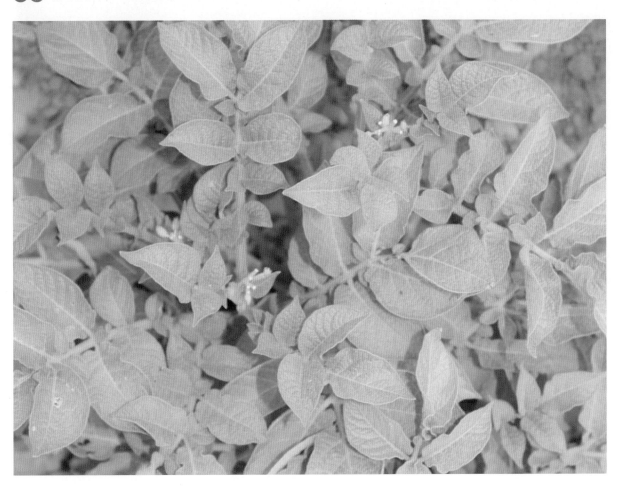

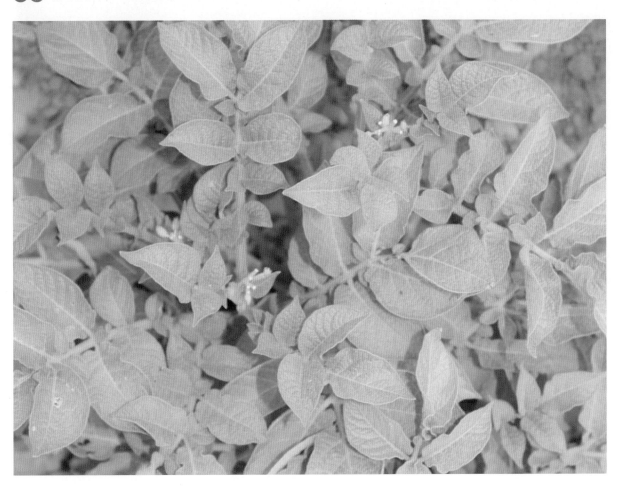

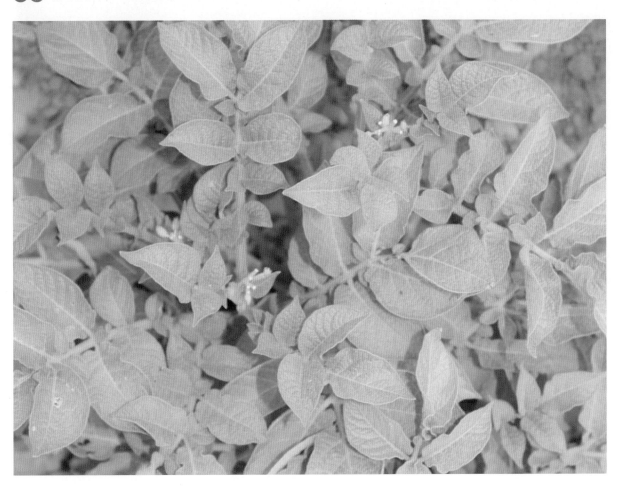

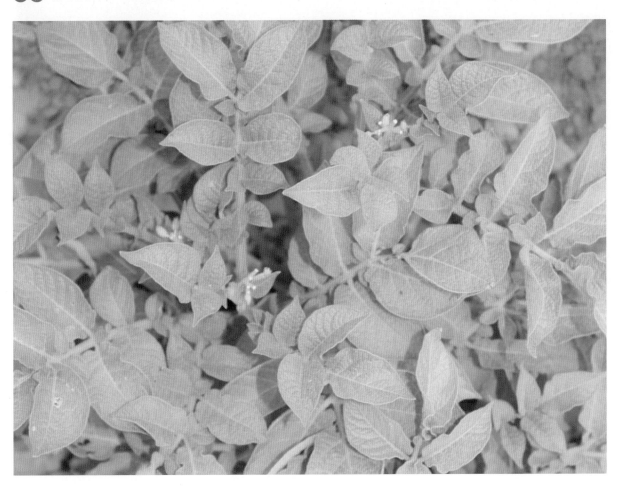

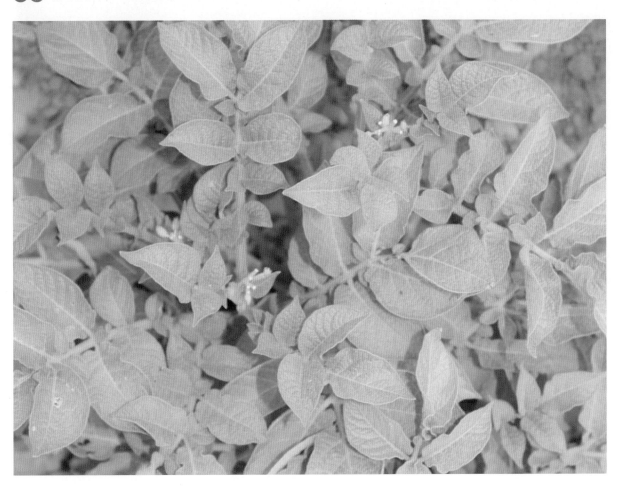

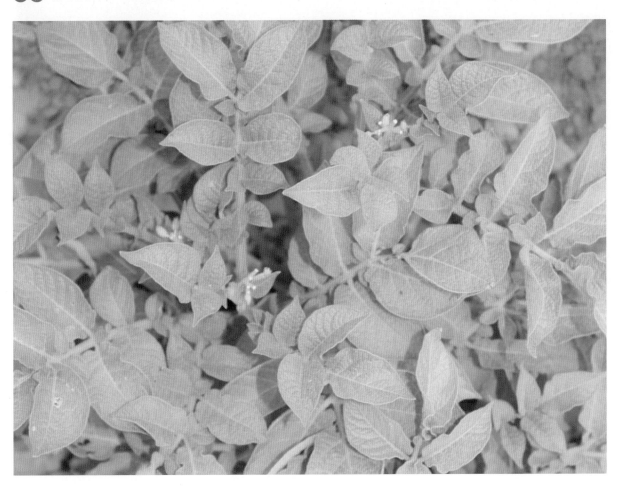

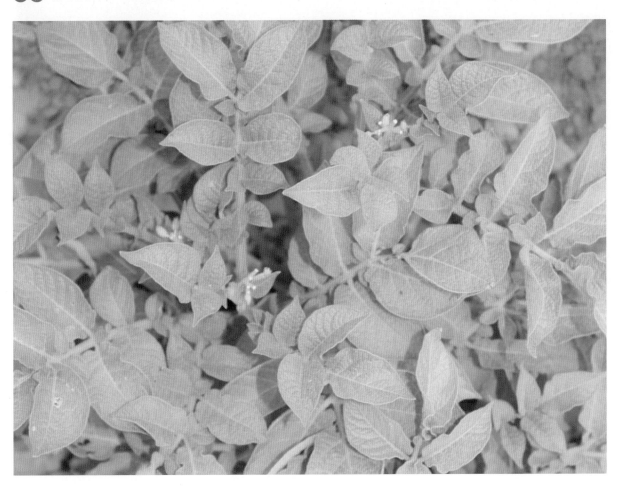

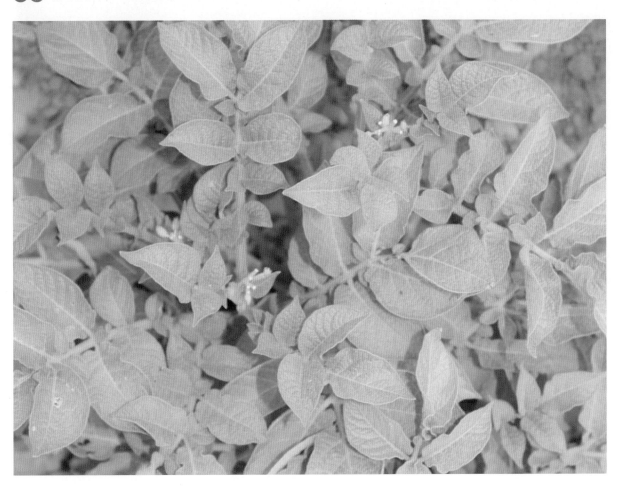

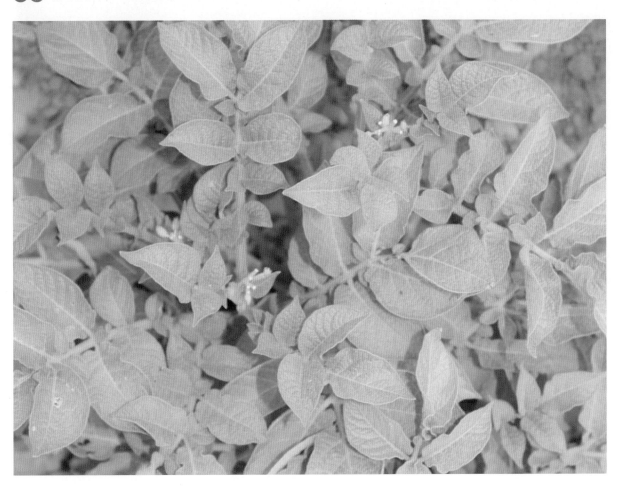

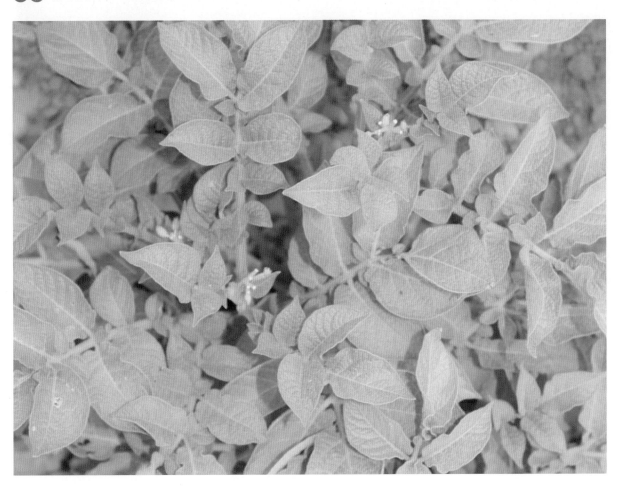

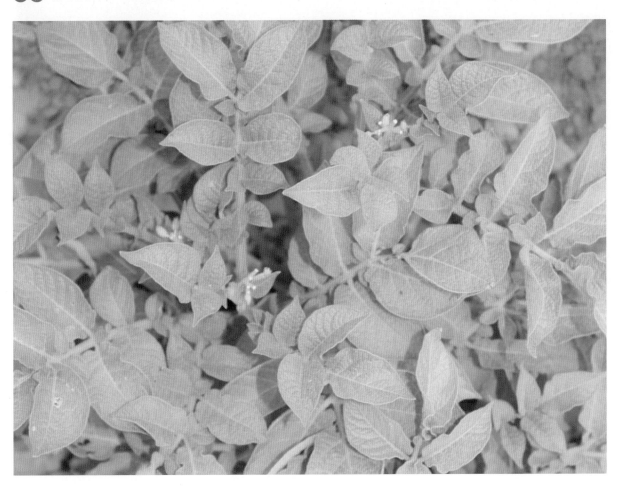

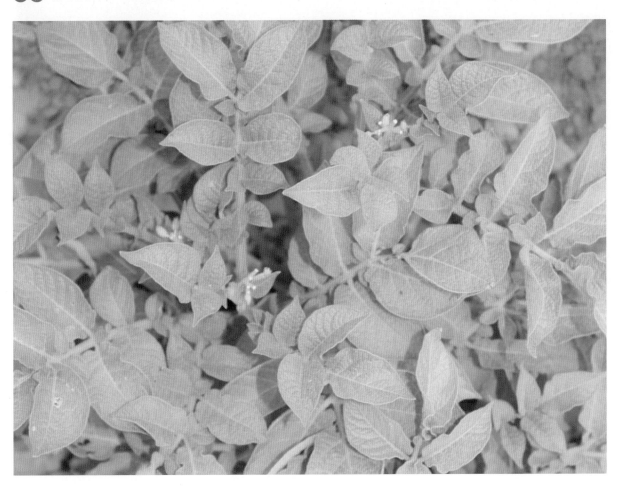

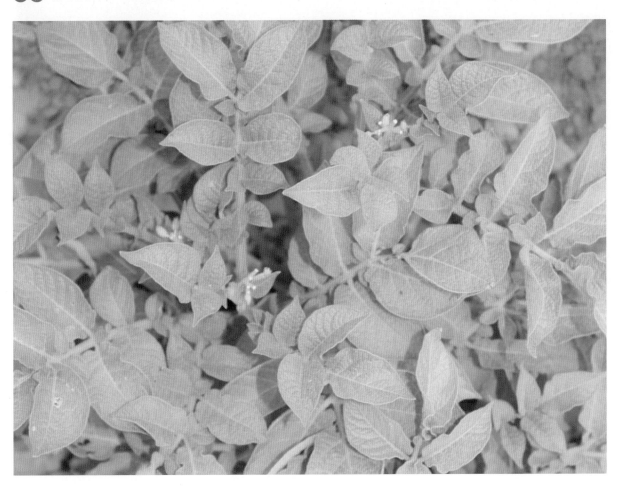

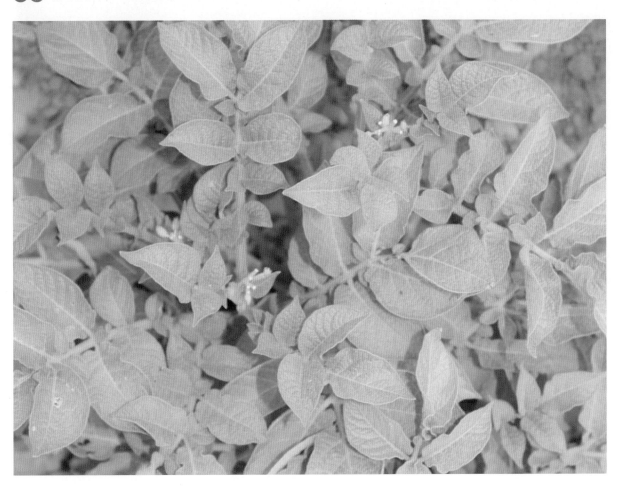

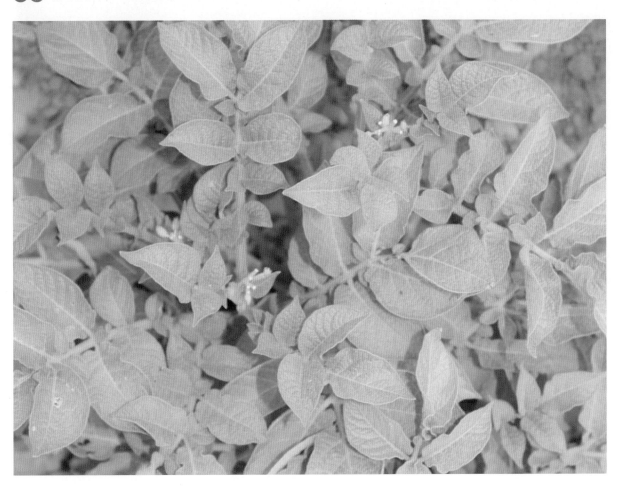

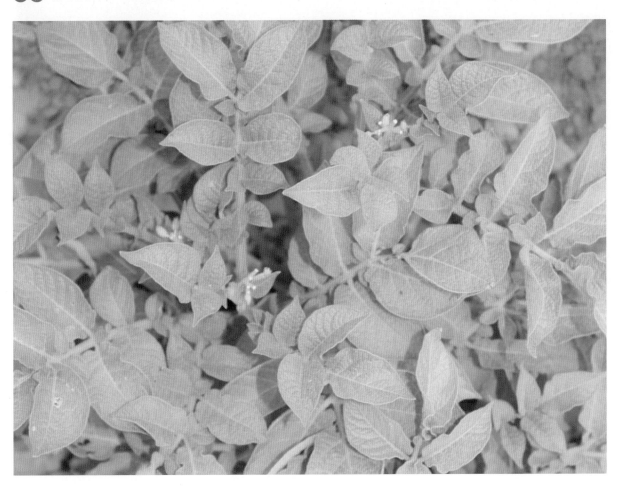

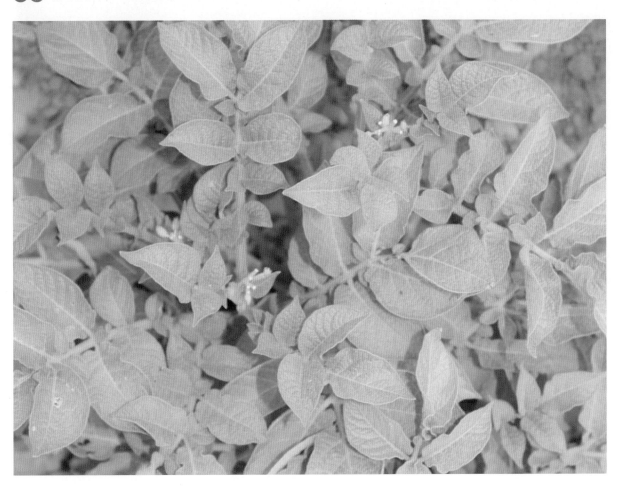

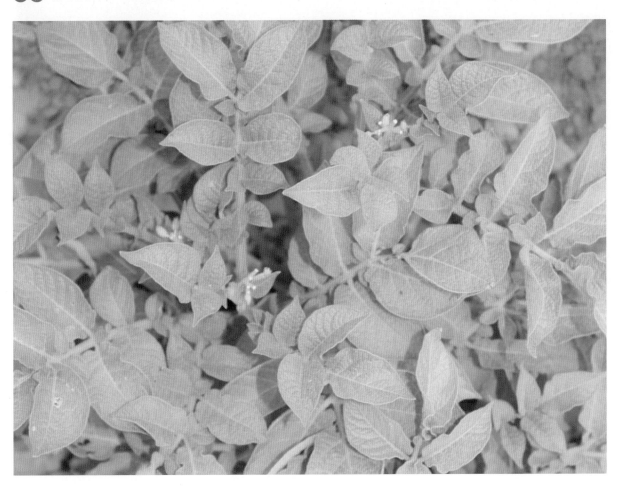

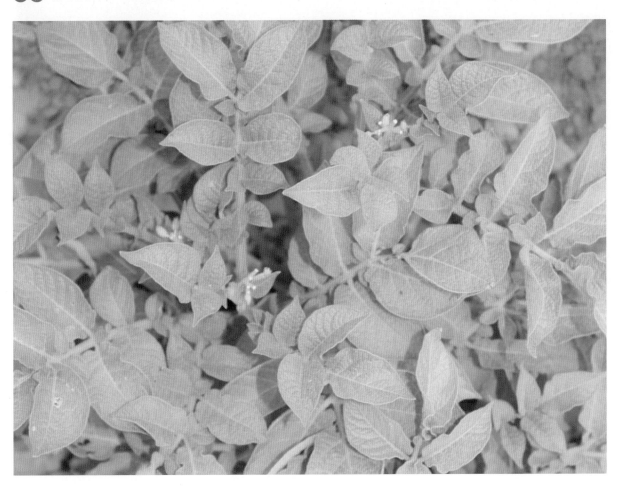

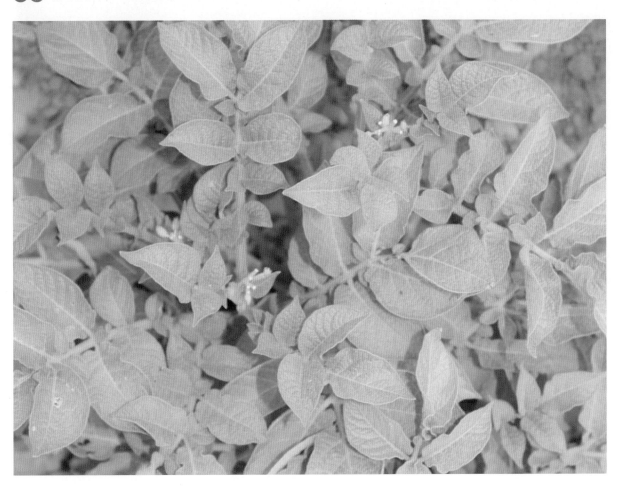

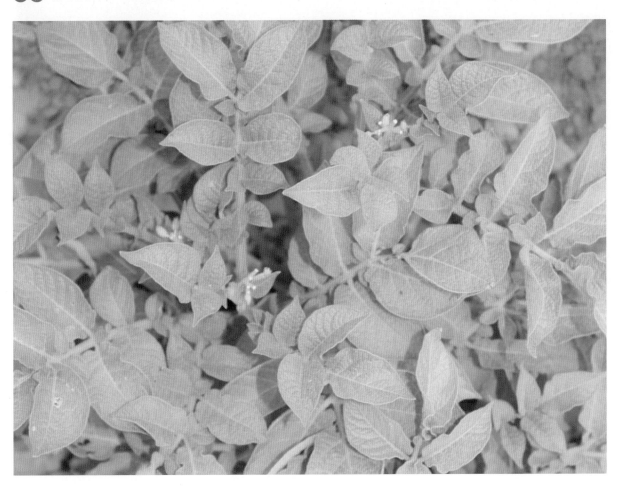

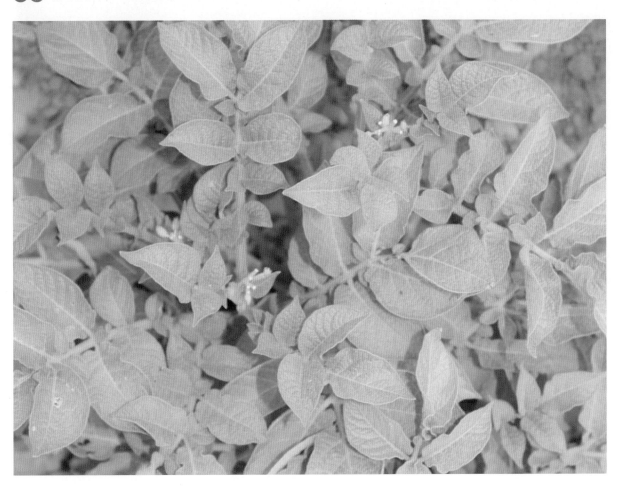

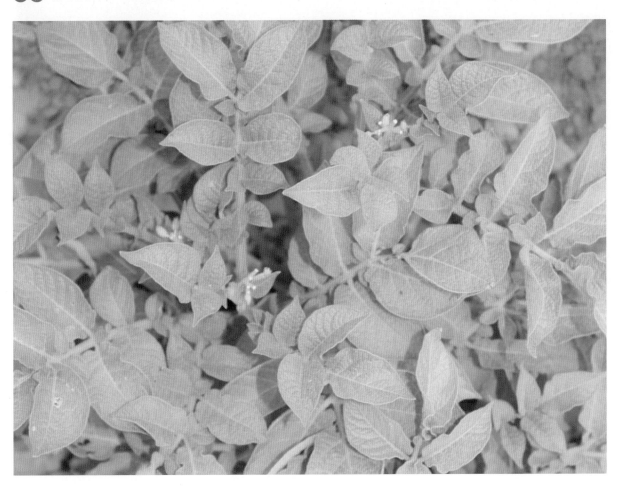

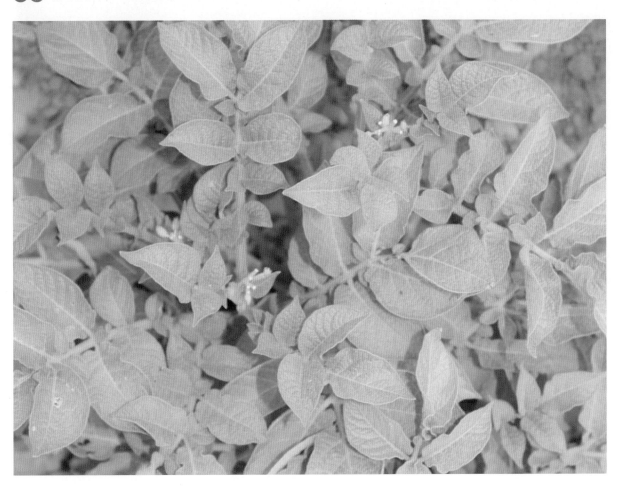

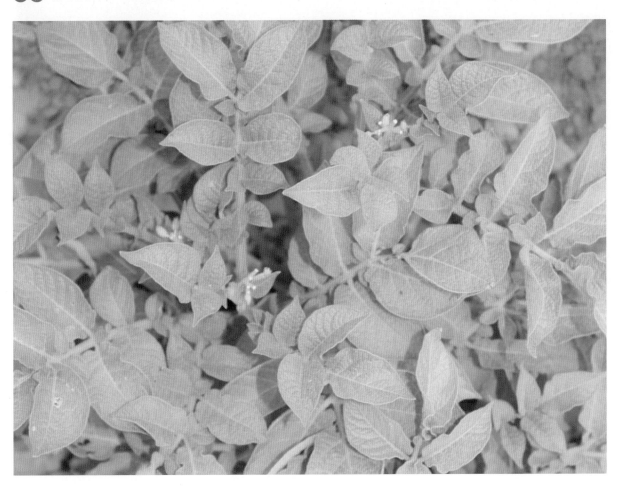

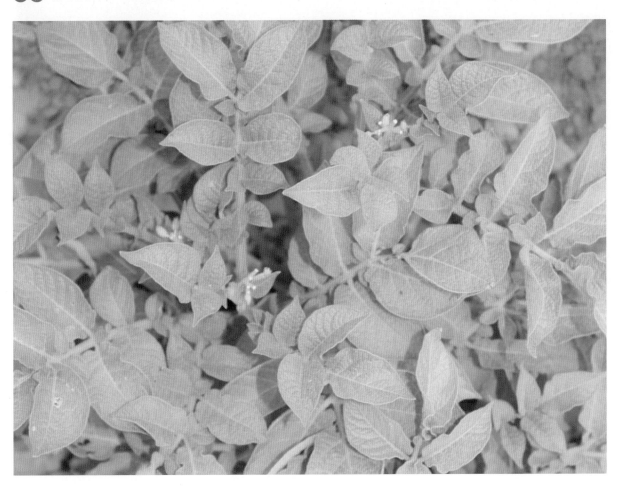

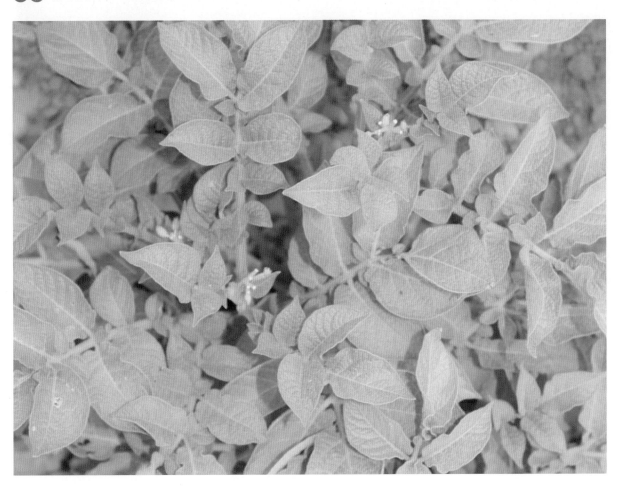

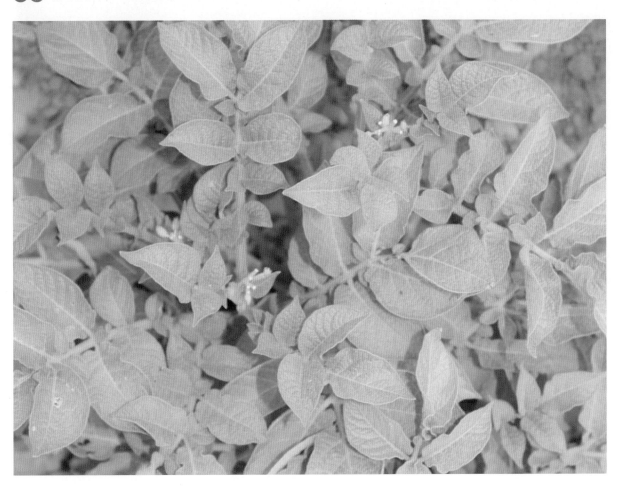

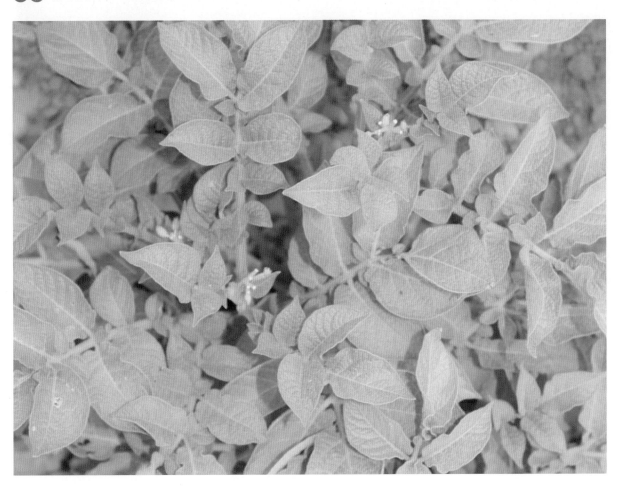

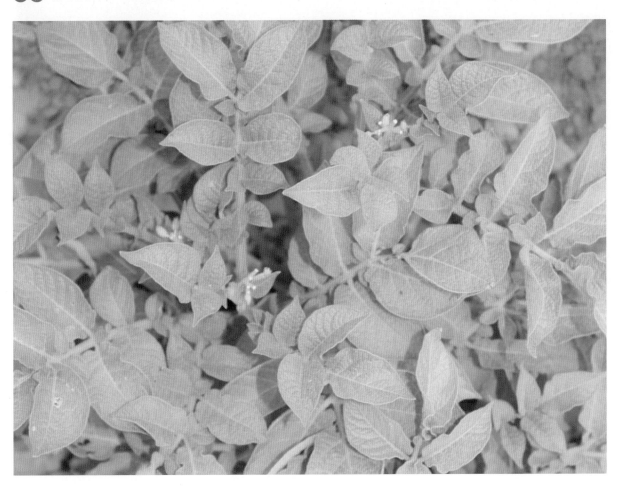

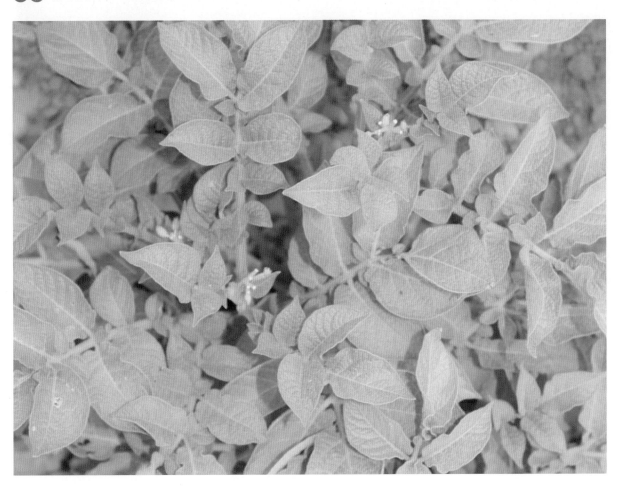

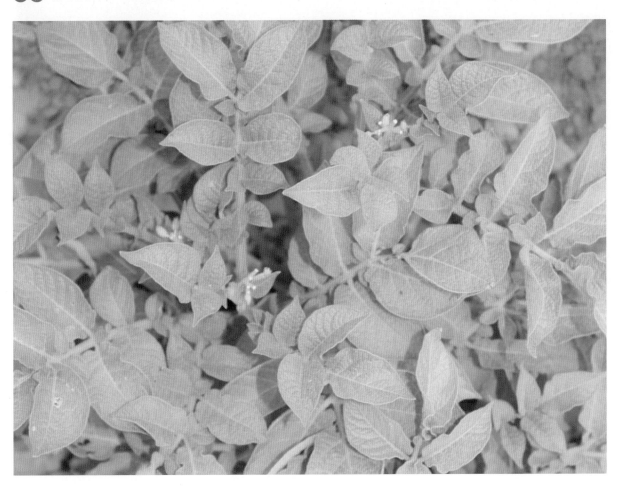

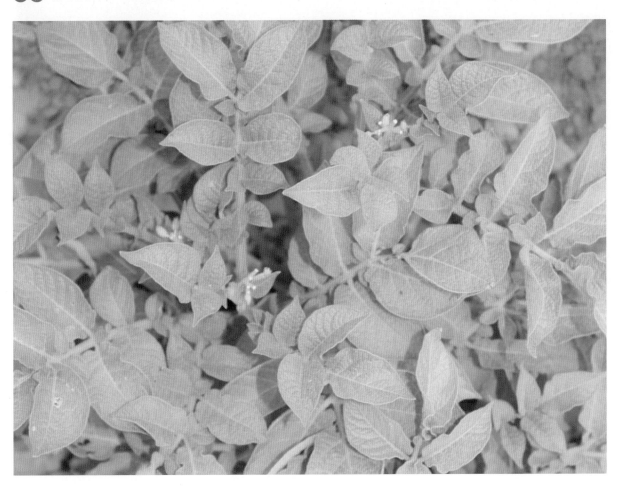

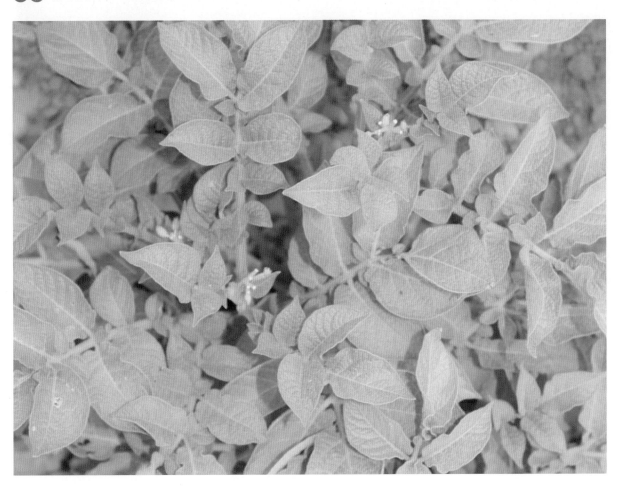

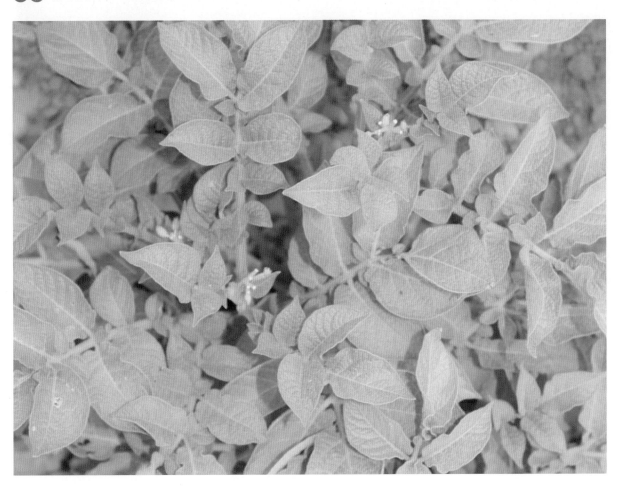

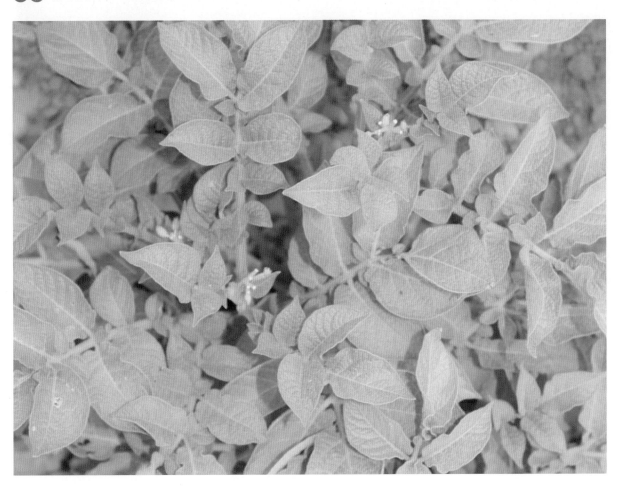

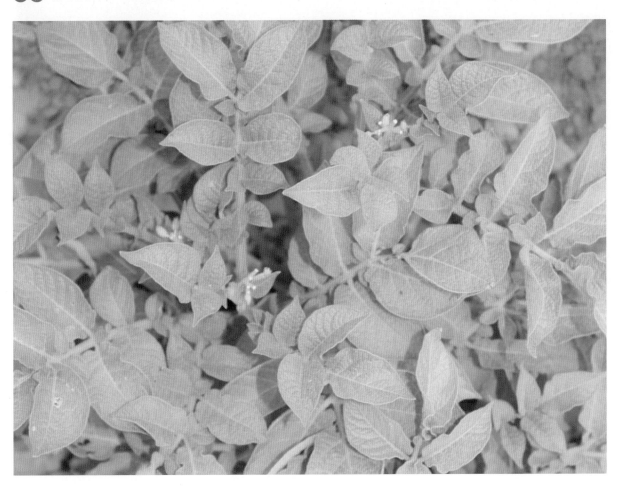

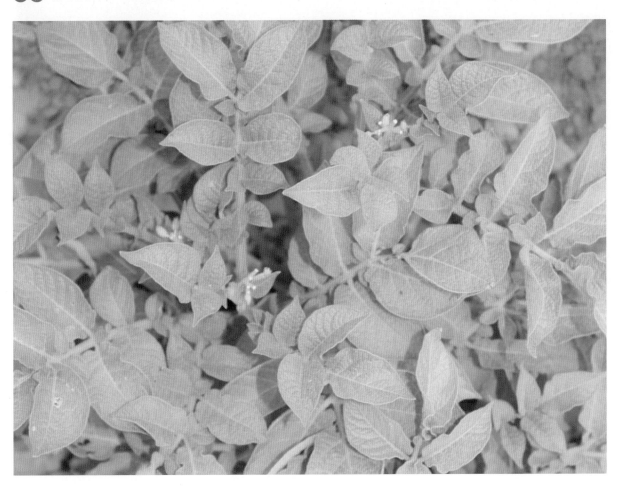

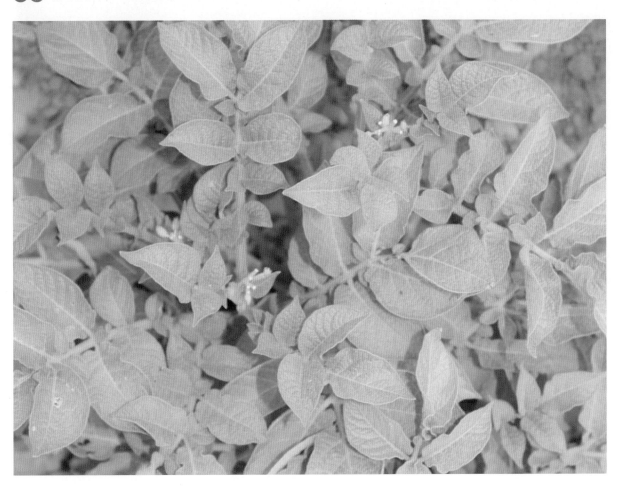

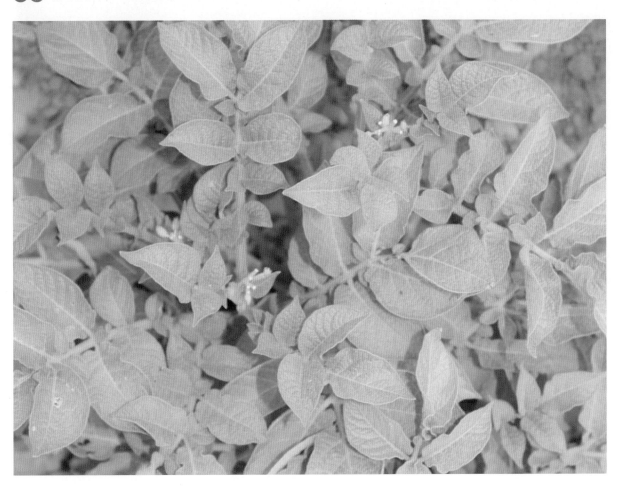

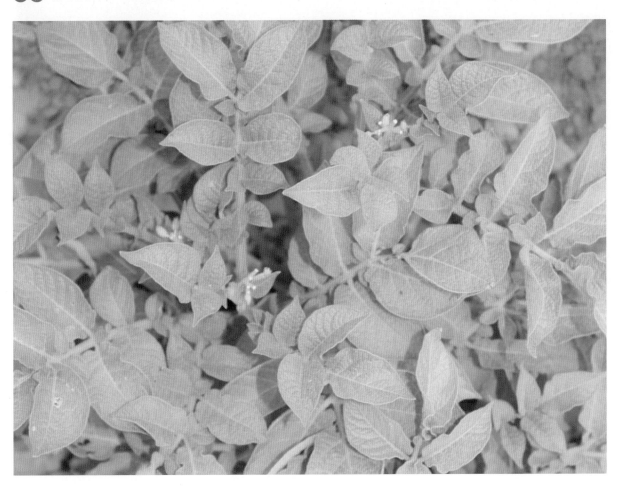

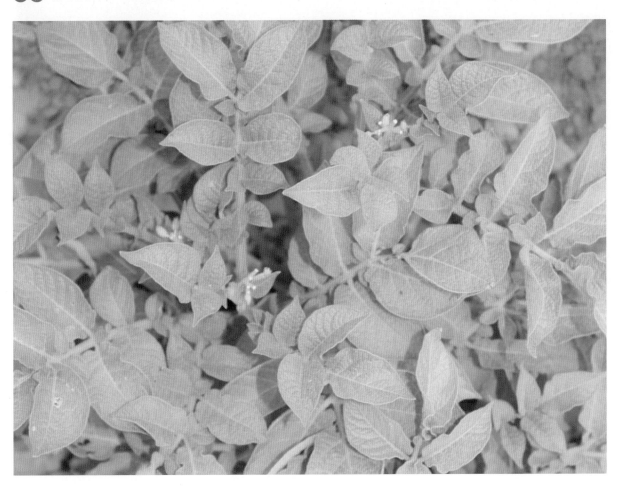

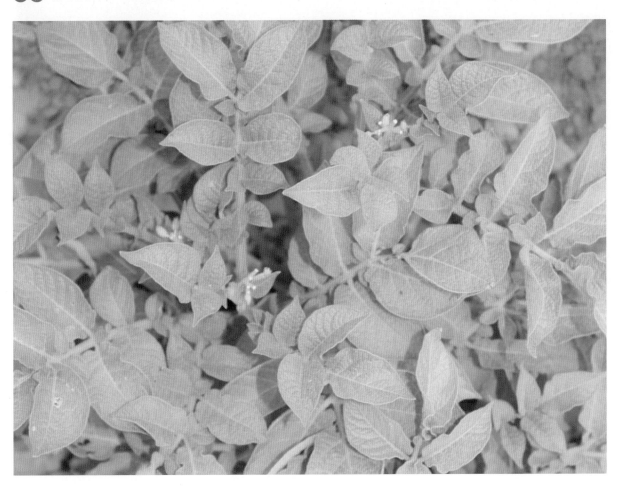

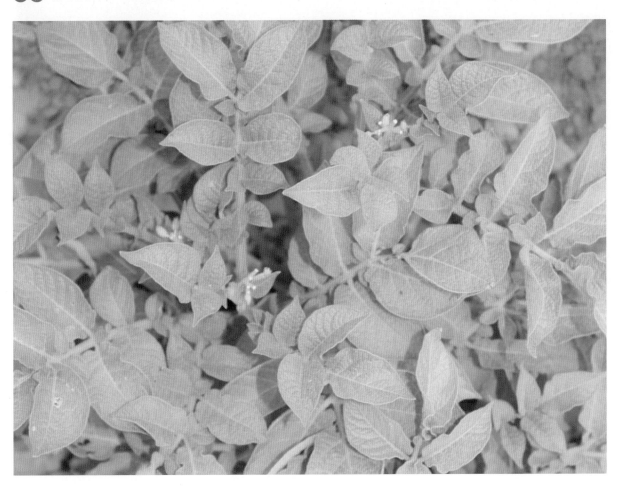

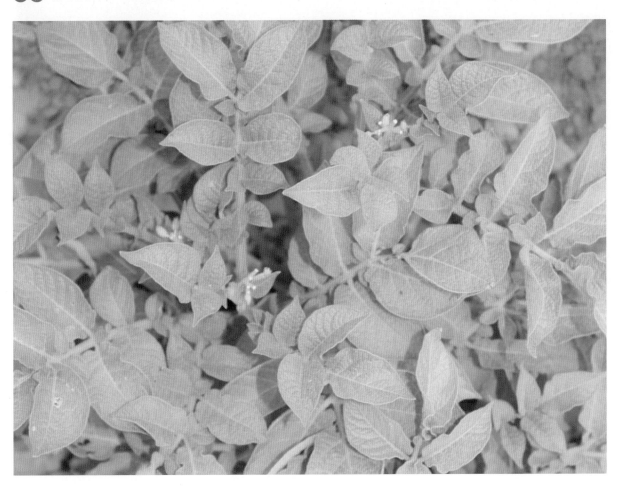

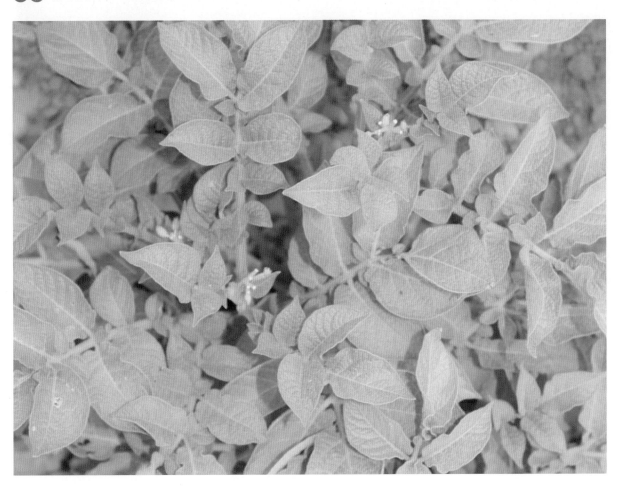

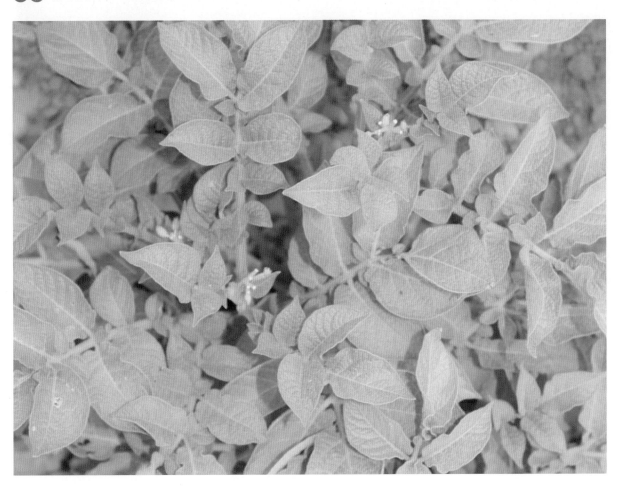

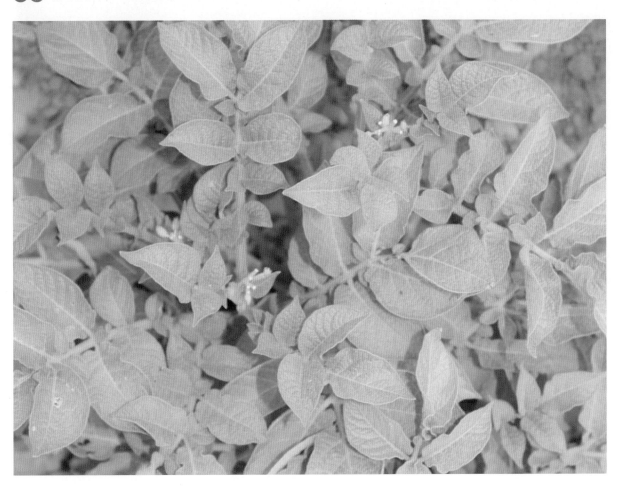

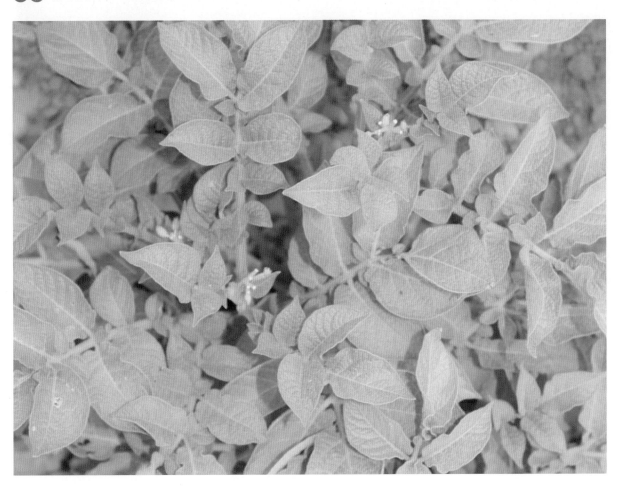

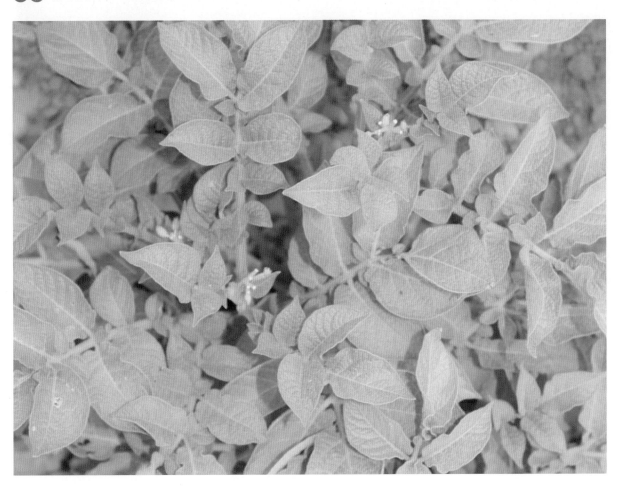

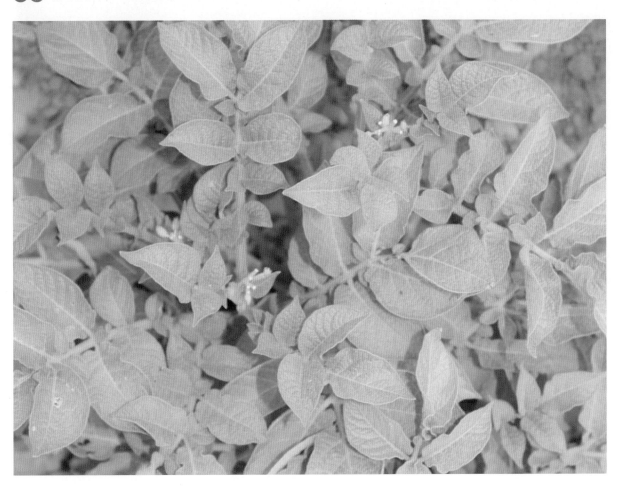

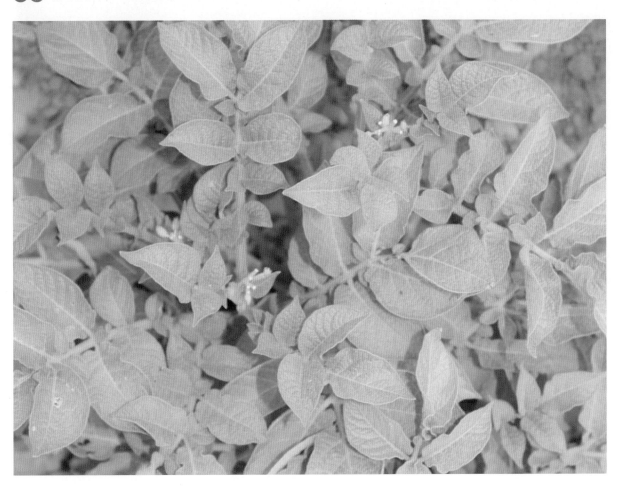

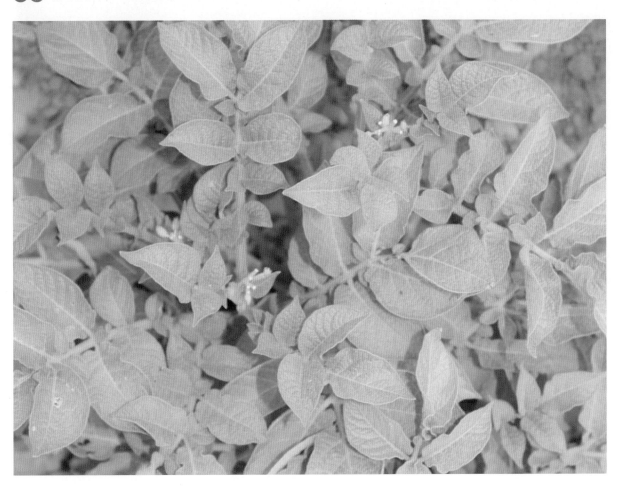

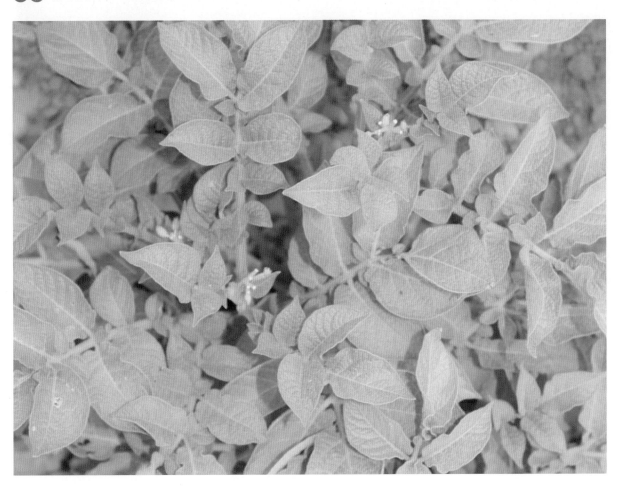

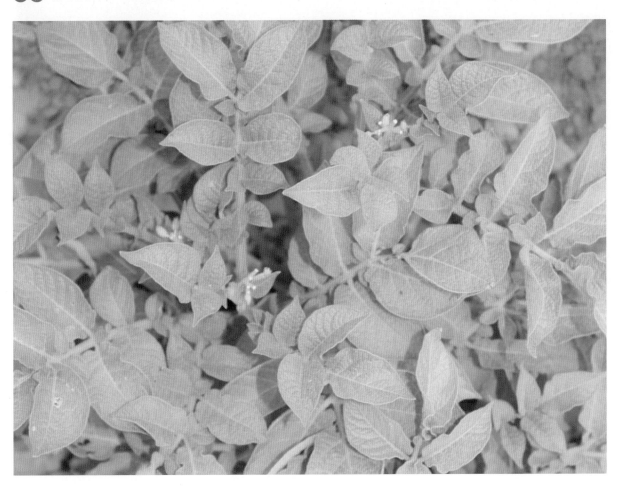

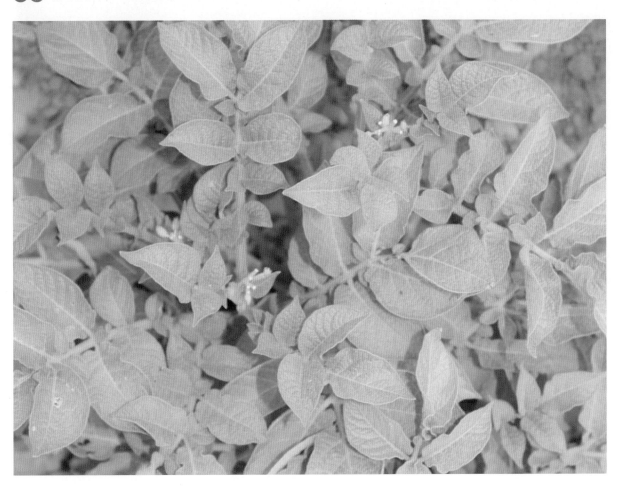

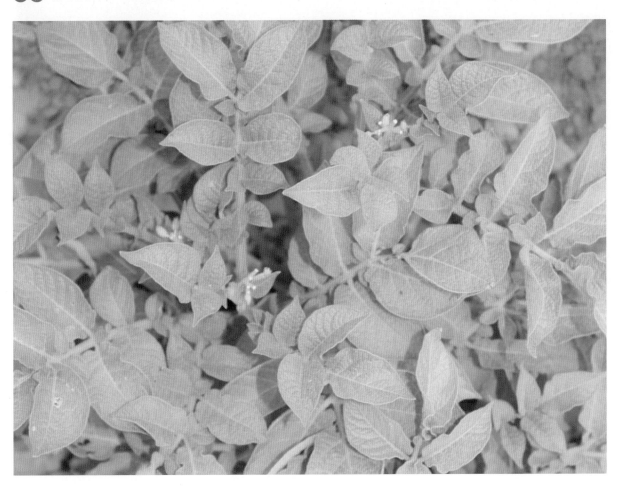

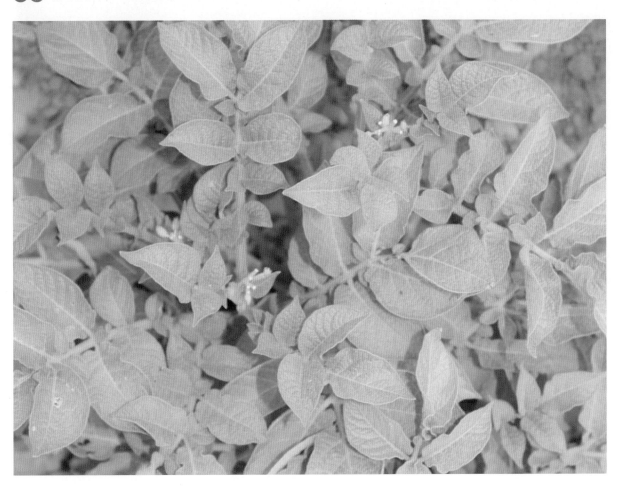

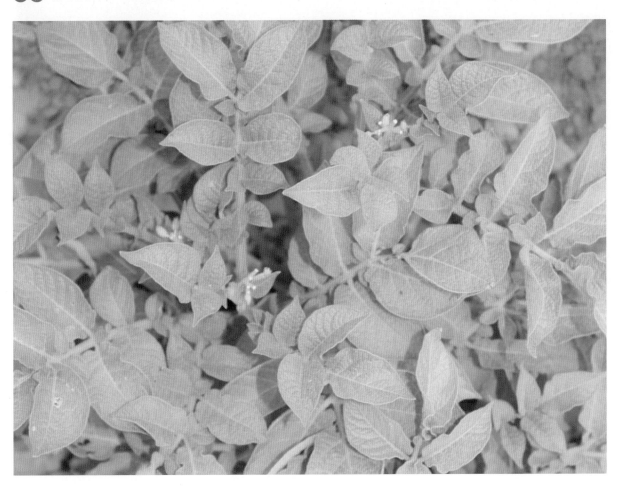

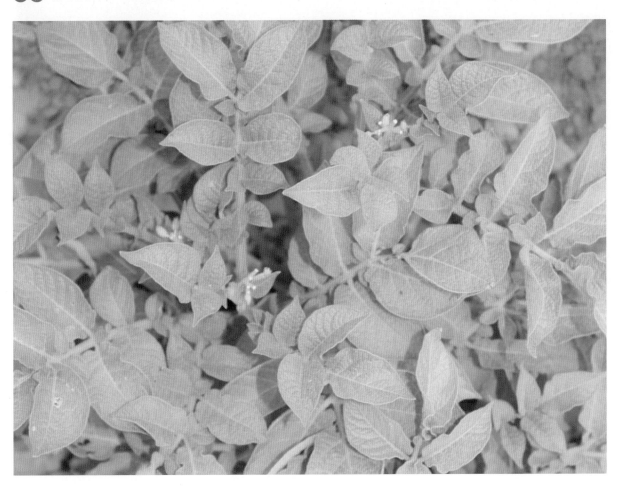

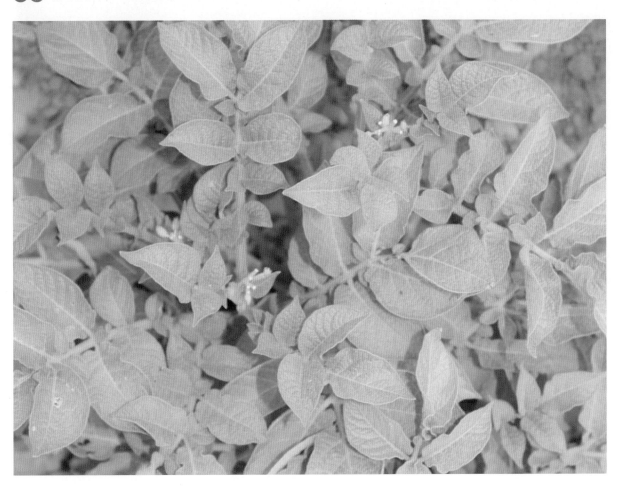

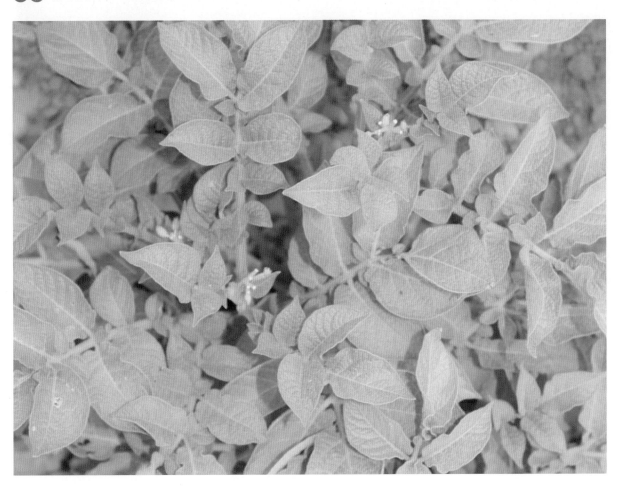

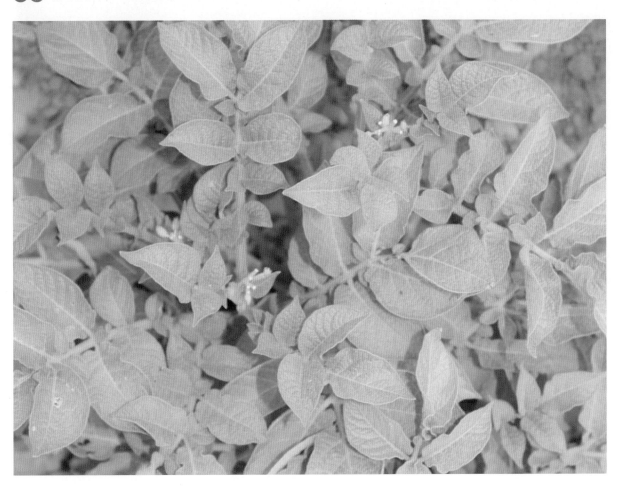

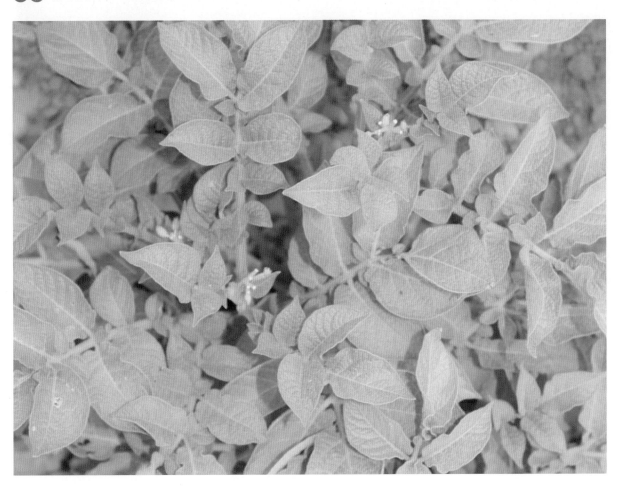

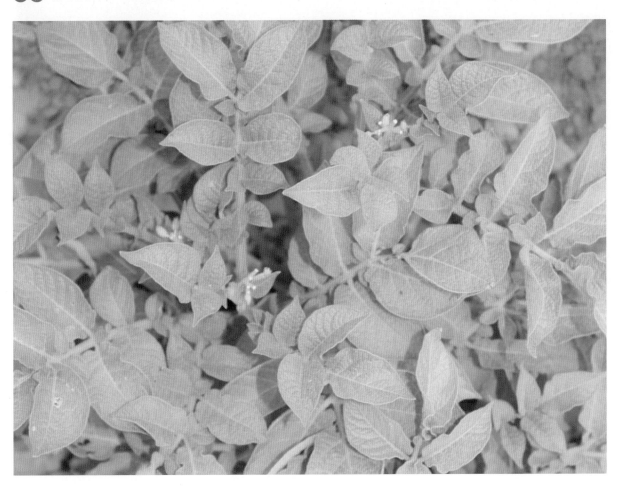

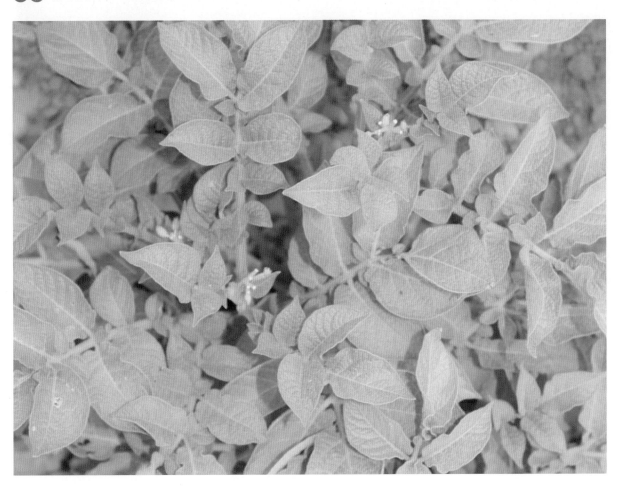

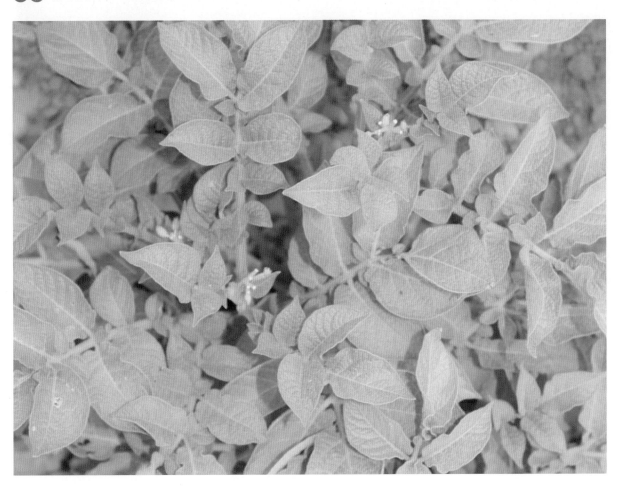

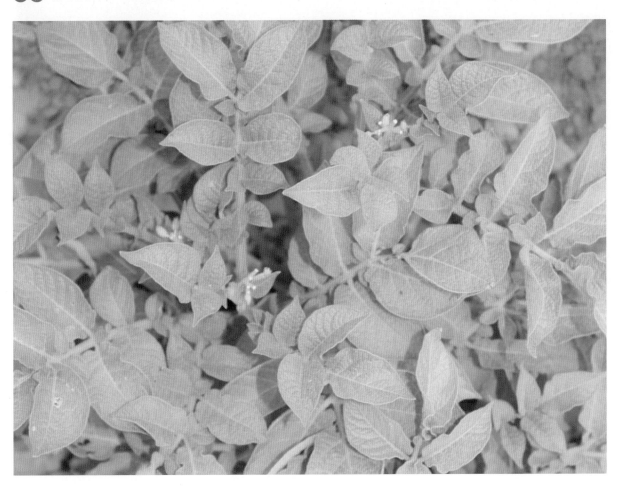

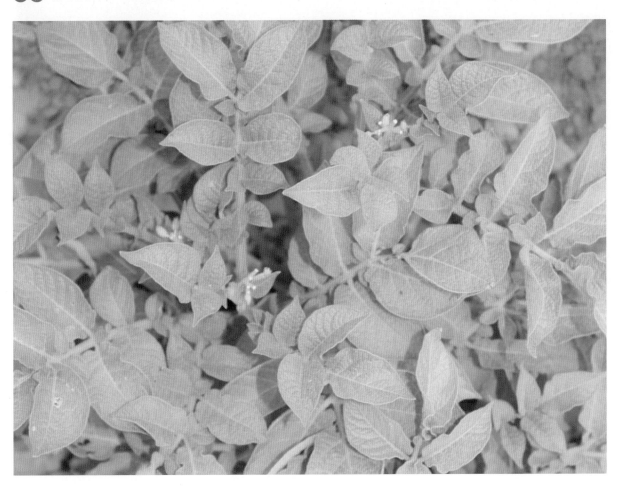

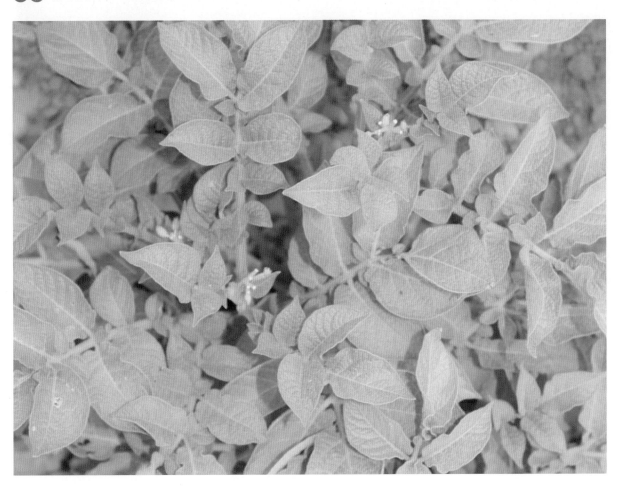

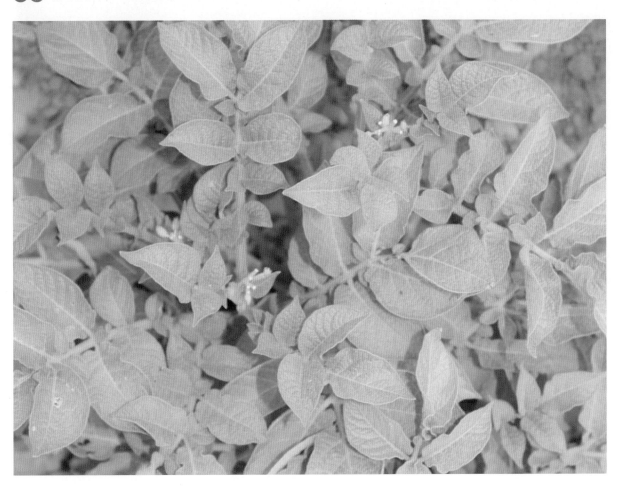

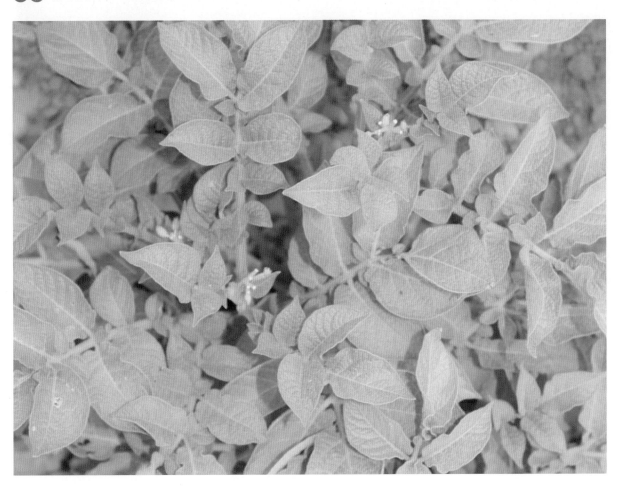

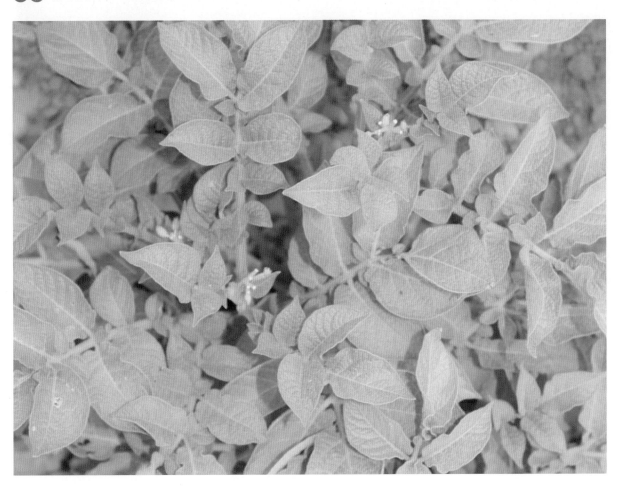

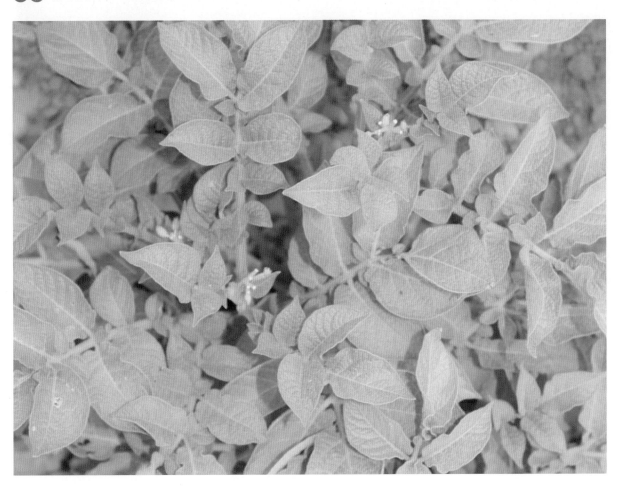

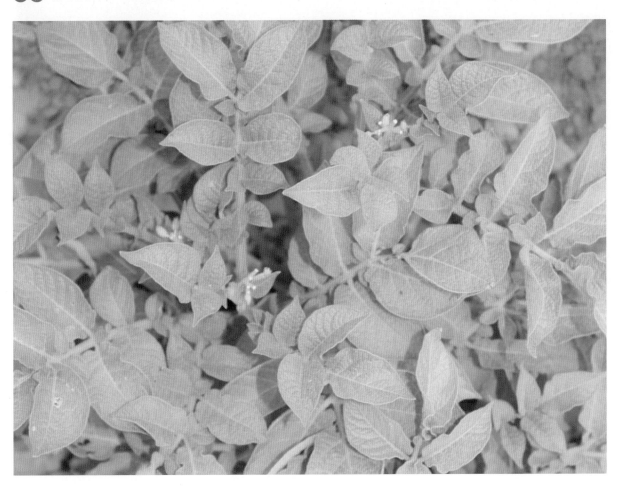

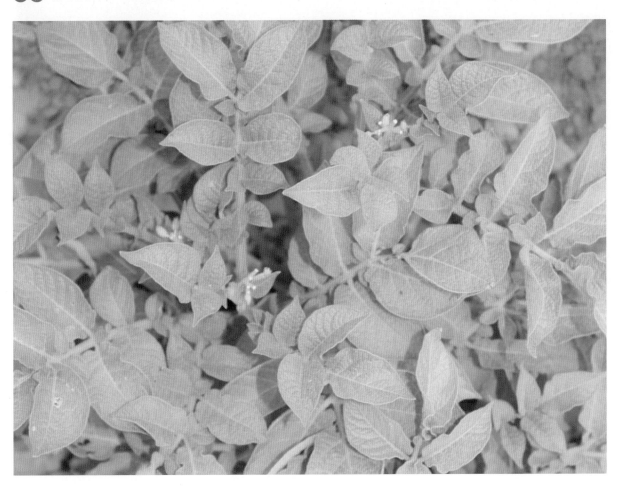

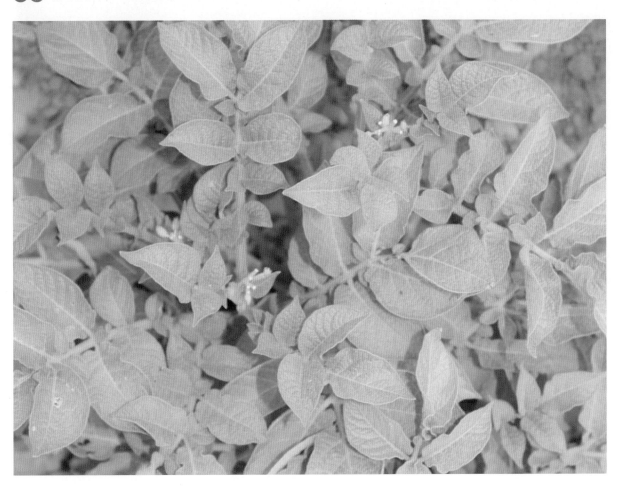

单方验方

各种原因引起的便秘：土豆不拘量。将其洗净，压碎，挤汁，纱布过滤。每早空腹及午饭前各服半杯。

十二指肠溃疡及习惯性便秘：鲜土豆1000克。洗净切成细丝，捣烂，以洁净纱布绞汁。将土豆汁放在锅中先以大火，后以小火煎熬至黏稠时，加入等量蜂蜜，再煎至黏稠如蜜时停火，待凉装瓶备用。每次1匙，每日2次，空腹食用。

食疗药膳

蜂蜜土豆粥

原料：土豆（不去皮）300克，蜂蜜适量。

制法：土豆洗净、切块，用水煮成粥状，服时加蜂蜜调匀。

用法：每日2次。

功效：养胃益阴。

适用：慢性胃炎胃阴不足者。

马铃薯大枣兔肉汤

原料：土豆100克，兔肉250克，大枣5枚。

制法：将土豆去皮，洗净，切开两半；大枣去核、洗净；兔肉洗净，斩件。把全部用料一齐放入锅内，加清水适量，大火煮沸后，小火煮1小时，调味即可。

用法：随量饮汤食肉，每日1次。

功效：健脾益气，解毒养血。

适用：白血病中医辨证属脾胃气虚者。

薯蓣

《本经·上品》

释名 山薯（《图经》），山芋（吴普），山药（《衍义》）。

根

气味 甘，温、平，无毒。

主治 伤中，补虚羸，除寒热邪气，补中，益气力，长肌肉，强阴。久服，耳目聪明，轻身不饥延年（《本经》）。主头面游风，头风眼眩，下气，止腰痛，治虚劳羸瘦，充五脏，除烦热（《别录》）。补五劳七伤，去冷风，镇心神，安魂魄，补心气不足，开达心孔，多记事（甄权）。强筋骨，主泄精健忘（大明）。益肾气，健脾胃，止泄痢，化痰涎，润皮毛（时珍）。生捣贴肿硬毒，能消散（震亨）。

附方 心腹虚胀（手足厥逆，或饮苦寒之剂多，未食先呕，不思饮食）：山药半生半炒，为末。米饮服二钱，一日二服，大有功效。忌铁器、生冷（《普济方》）。

小便数多：山药（以矾水煮过）、白茯苓等分，为末。每水饮服二钱（《儒门事亲》）。

下痢禁口：山药半生半炒，为末。每服二钱，米饮下（《卫生易简方》）。

脾胃虚弱（不思饮食）：山芋、白术一两，人参七钱半，为末，水糊丸小豆大，每米饮下四五十丸（《普济方》）。

湿热虚泄：山药、苍术等分，饭丸，米饮服。大人小儿皆宜（《濒湖经验方》）。

肿毒初起：带泥山药、蓖麻子、糯米等分，水浸研，敷之即散也（《普济方》）。

手足冻疮：山药一截磨泥，敷之（《儒门事亲》）。

精编本草纲目中草药

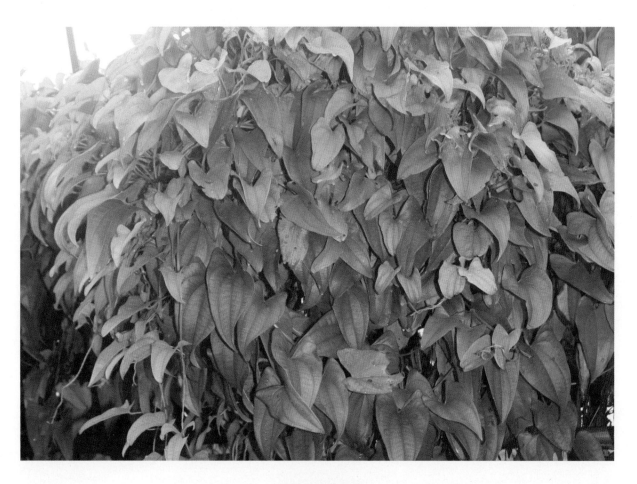

实用指南

单方验方

肝肾虚痿证：山药、枸杞子各12克，杜仲、伸筋草各10克，牛膝20克。水煎服。

遗尿：淮山药适量。炒、研末，每日3次，每次10克，开水冲服。

肾虚耳聋、耳鸣：山药、牛膝、川芎、磁石各15克，熟地黄30克，泽泻、牡丹皮、蝉蜕、茯苓、桂枝各10克。水煎服。

脾虚久泻：山药、党参各12克，茯苓、白术各9克，六神曲6克。水煎服。

小儿腹泻：山药、白术各9克，车前子、滑石粉各3克，甘草1.5克。水煎服。

乳腺炎：鲜山药50克，白糖15克。共捣烂外涂患处。

体虚带下：山药20克，车前子、炒白术、海螵蛸各10克，炒茜草5克。水煎服。

食疗药膳

山药粥

原料：干山药片45～60克，或鲜山药100～120克，粳米100～150克。

制法：将山药洗净切片，同粳米加适量水共煮粥。

用法：早晚餐分食。

功效：补脾胃，滋肺肾。

适用：脾虚腹泻、慢性久痢、虚劳咳嗽、食少体倦以及老年性糖尿病等。

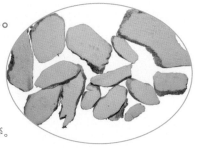

山药糯米炖猪肚

原料：山药50克，糯米250克，猪肚1只，胡椒粉、味精、料酒、葱、姜、盐各适量。

制法：将山药润透切片；糯米去泥沙，淘洗干净；猪肚洗净；姜切片，葱切段。将山药、糯米装入猪肚内，缝上口，置入锅内，加入姜、葱、料酒和水，用大火烧沸，再用小火炖煮45分钟，加入盐、味精、胡椒粉即成。

用法：每日1次，每次吃猪肚、山药、糯米，佐餐食用。

功效：暖脾胃，补中气，固肾腰。

适用：脾胃虚寒、小便频数、小儿疳积等。

百合
《本经·中品》

释名 强瞿（《别录》），蒜脑薯。

根

气味 甘，平，无毒。

主治 邪气腹胀心痛，利大小便，补中益气（《本经》）。除浮肿胪胀，痞满寒热，通身疼痛，及乳难喉痹，止涕泪（《别录》）。百邪鬼魅，涕泣不止，除心下急满痛，治脚气热咳（甄权）。安心定胆益志，养五脏，治颠邪狂叫惊悸，产后血狂运，杀蛊毒气，胁痛乳痈发背诸疮肿（大明）。心急黄，宜蜜蒸食之（孟诜）。治百合病（宗奭）。温肺止嗽（元素）。

附方 阴毒伤寒：百合煮浓汁，服一升良（《孙真人食忌》）。

肺脏壅热（烦闷咳嗽者）：新百合四两，蜜和蒸软，时时含一片，吞津（《圣惠方》）。

肺病吐血：新百合捣汁，和水饮之。亦可煮食（《卫生易简》）。

耳聋耳痛：干百合为末，温水服二钱，日二服（《千金方》）。

疮肿不穿：野百合同盐捣泥，敷之良（《应验方》）。

天泡湿疮：生百合捣涂，一二日即安（《濒湖集简方》）。

鱼骨鲠咽：百合五两研末，蜜水调围颈项包住，不过三五次即下（《圣济总录》）。

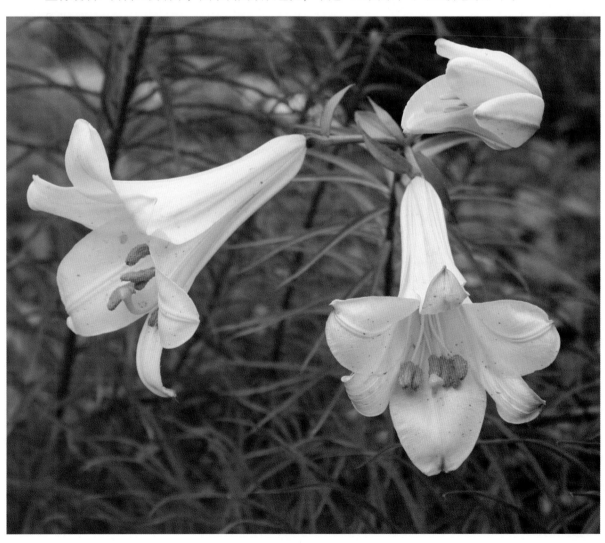

单方验方

失眠：鲜百合50克，生、熟酸枣仁各15克。水煎，睡前服。

虚劳咳嗽：百合50克，大枣10枚，枇杷叶（去毛）6克，冰糖20克。水煎服，每日1剂。

神经衰弱：百合30克，白芍、白薇、白芷各12克。水煎服，每日1剂。

中老年人身体虚弱、食欲不振、倦怠乏力、失眠健忘、大便溏泻：百合（鲜者30克）、莲子各10克，大枣5枚，大米100克，白糖少许。将诸药洗净与大米同煮成粥，早晚食用。

食疗药膳

百合粉粥

原料：鲜百合60克，粳米60克，冰糖适量。

制法：百合晒干后研粉，用百合粉30克同冰糖、粳米煮粥即可。

用法：早餐食用。

功能：润肺止咳，养心安神。

适用：慢性支气管炎、肺热或肺燥干咳、涕泪过多、热病恢复期余热未消、精神恍惚、坐卧不安、妇女更年期综合征。

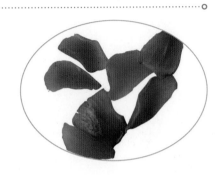

百合煮豆腐

原料：百合30克，豆腐250克，葱、盐、味精各适量。

制法：百合用清水浸泡1夜，洗净；豆腐洗净，切成块；葱切碎。将百合、豆腐、盐、味精同放锅内，加水适量煮熟，加入葱花即成。

用法：每日1次，佐餐食用。

功效：润肺止咳，清心安神。

适用：肺痨久嗽、咳唾痰血等。

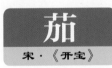

茄

宋·《开宝》

释名 落苏（《拾遗》），昆仑瓜（《御览》），草鳖甲。

茄子

气味 甘，寒，无毒。

主治 寒热，五脏劳（孟诜）。治温疾传尸劳气。醋摩，敷肿毒（大明）。老裂者烧灰，治乳裂（震亨）。散血止痛，消肿宽肠（时珍）。

附方 妇人血黄：黄茄子竹刀切，阴干为末。每服二钱，温酒调下（《摘玄方》）。

久患下血：大茄种三枚，每用一枚，湿纸包煨熟，安瓶内，以无灰酒一升半沃之，蜡纸封闭三日，去茄暖饮（《普济方》）。

腰脚拘挛（腰脚风血积冷，筋急拘挛疼痛者）：取茄子五十斤切洗，以水五斗煮取浓汁，滤去滓，更入小铛中，煎至一升以来，即入生粟粉同煎，令稀稠得所，取出搜和，更入麝香、朱砂末，同丸如梧子大。每旦用秫米酒送下三十丸，近暮再服，一月乃瘥。男子、女人通用皆验（《图经本草》）。

热毒疮肿：生茄子一枚，割去二分，去瓤二分，似罐子形，合于疮上即消也。如已出脓，再用取瘥（《圣济总录》）。

牙齿肿痛：隔年糟茄，烧灰频频干擦，立效（《海上名方》）。

虫牙疼痛：黄茄种烧灰擦之，效（《摘玄方》）。

喉痹肿痛：糟茄或酱茄，细嚼咽汁（《德生堂方》）。

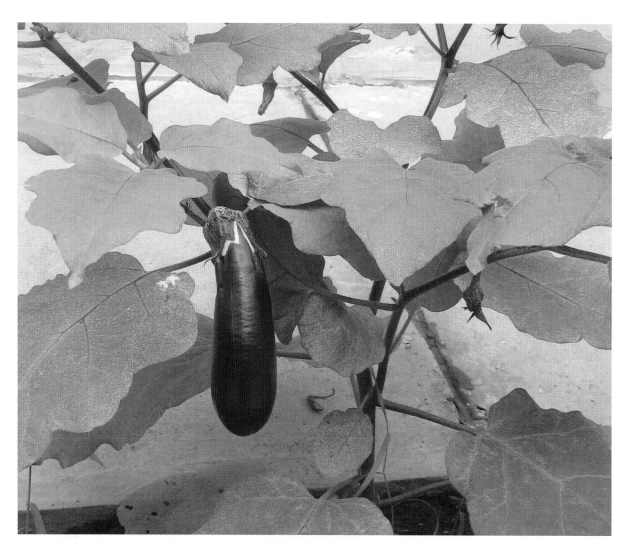

实用指南

单方验方

痔疮直肠出血：茄子适量。烧成灰，研细末，每日3次，每次1克。

咳嗽、气喘：茄子90克。水煎服，每日2~3次。

年久咳嗽：生白茄子30~60克。煮后去渣，加蜂蜜适量，每日2次。

风湿性关节痛：白茄根25克，防己根、筋骨草各15克。水煎服。

食疗药膳

茄子粥

原料：白茄子1个，粳米200克，蜂蜜50克。

制法：白茄子去皮，切成小块。粳米加水烧开，放进茄子一同熬煮，临熟之时加入蜂蜜即可。

用法：温热随意食用。

功效：清热消肿，活血止痛。

适用：痔疮、疮痈等。

茄子肉丝粥

原料：茄子250克，猪瘦肉150克，大米200克，盐、味精、麻油各适量。

制法：茄子切成小块，猪肉切成丝。锅下大米煮粥，待五成熟时加入猪肉、茄块，续煮至熟，调入盐、味精、麻油即成。

用法：每日早、晚食用，10~15日为1个疗程。

功效：清热解毒，宽畅利气，利尿消肿。

适用：肝硬化。

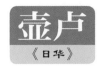

壶卢

《日华》　（即今之葫芦）

释名　瓠瓜（《说文》），匏瓜（《论语》）。

壶瓠

气味　甘，平，滑，无毒。

主治　消渴恶疮，鼻口中肉烂痛（思邈）。利水道（弘景）。消热，服丹石人宜之（孟诜）。除烦，治心热，利小肠，润心肺，治石淋（大明）。

附方　腹胀黄肿：用亚腰壶卢连子烧存性，每服一个，食前温酒下。不饮酒者，白汤下。十余日见效（《简便方》）。

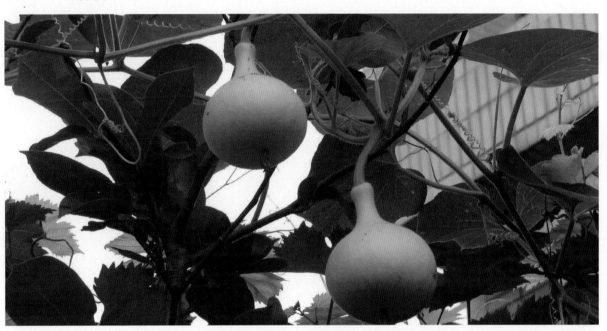

实用指南

单方验方

　　慢性肾炎：壶卢（今称葫芦）50克，冬瓜皮、西瓜皮各30克，大枣10克。加水400毫升，煎至约150毫升，去渣即成。服汤，每日1剂，至浮肿消退即可。

食疗药膳

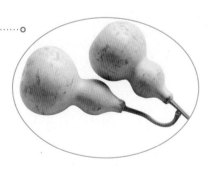

葫芦茶

原料：陈葫芦15克，茶叶3克。

制法：将上2味研细末，沸水冲泡。

用法：代茶频饮。

功效：祛脂降压。

适用：高脂血症。

葫芦粥

原料：陈葫芦粉（越陈越好）10～15克，粳米50克，冰糖适量。

制法：先将粳米、冰糖同入砂锅内，加水500毫升，煮至米开时，加陈葫芦粉，再煮片刻，以粥稠为度。

用法：每日2次，温热顿服，5～7日为1个疗程。

功效：利水消肿。

适用：肾炎及心脏病水肿、脚气水肿等。

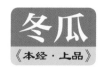

冬瓜

《本经·上品》

释名 白瓜（《本经》），水芝（《本经》），地芝（《广雅》）。

白冬瓜

气味 甘，微寒，无毒。

主治 小腹水胀，利小便，止渴《别录》。捣汁服，止消渴烦闷，解毒（弘景）。益气耐老，除心胸满，去头面热（孟诜）。消热毒痈肿。切片摩痱子，甚良（大明）。利大小肠，压丹石毒（苏颂）。

附方 消渴不止：冬瓜一枚削皮，埋湿地中，一月取出，破开取清水日饮之。或烧熟绞汁饮之（《圣济总录》）。

产后痢渴（久病津液枯竭，四肢浮肿，口舌干燥）：用冬瓜一枚，黄土泥厚五寸，煨熟绞汁饮。亦治伤寒痢渴（《古今录验》）。

小儿渴利：冬瓜汁饮之（《千金方》）。

水病危急：冬瓜不拘多少，任意吃之，神效无比（《兵部手集》）。

瓜练（瓤也）

气味 甘，平，无毒。

主治 绞汁服，止烦躁热渴，利小肠，治五淋，压丹石毒（甄权）。洗面澡身，去野黯，令人悦泽白晢（时珍）。

附方 消渴烦乱：冬瓜瓤干者一两，水煎饮（《圣惠方》）。

水肿烦渴（小便少者）：冬瓜白瓤，水煎汁，淡饮之（《圣济总录》）。

白瓜子

气味 甘，平，无毒。

主治 令人悦泽好颜色，益气不饥。久服，轻身耐老（《本经》）。除烦满不乐。可作面脂（《别录》）。去皮肤风及黑野，润肌肤（大明）。治肠痈（时珍）。

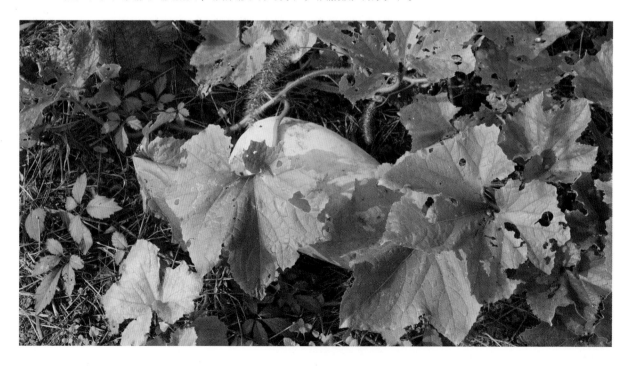

附方 悦泽面容：白瓜仁五两，桃花四两，白杨皮二两，为末。食后饮服方寸匕，日三服。欲白加瓜仁，欲红加桃花。三十日面白，五十日手足俱白。一方有橘皮，无杨皮（《肘后方》）。

多年损伤不瘥者：瓜子末，温酒服之（孙真人方）。

消渴不止（小便多）：用干冬瓜子、麦门冬，黄连各二两，水煎饮之。冬瓜苗叶俱治消渴，不拘新干（《摘玄方》）。

男子白浊、女子白带：陈冬瓜仁炒为末，每空心米饮服五钱（《救急易方》）。

瓜皮

主治 可作丸服，亦入面脂（苏颂）。主驴马汗入疮肿痛，阴干为末涂之。又主折伤损痛（时珍）。

附方 跌扑伤损：用干冬瓜皮一两，真牛皮胶一两，锉入锅内炒存性，研末。每服五钱，好酒热服。仍饮酒一瓯，厚盖取微汗。其痛即止，一宿如初，极效（《摘玄方》）。

损伤腰痛：冬瓜皮烧研，酒服一钱（《生生编》）。

叶

主治 治肿毒，杀蜂，疗蜂叮（大明）。主消渴，疟疾寒热。又焙研，敷多年恶疮（时珍）。

附方 积热泻痢：冬瓜叶嫩心，拖面煎饼食之（《海上名方》）。

藤

主治 烧灰，可出绣黯。煎汤洗黑䵝并疮疥（大明）。捣汁服，解木耳毒。煎水，洗脱肛。烧灰，可淬铜、铁，伏砒石（时珍）。

实用指南

单方验方

肾病水肿（肺心病水肿亦有效）：冬瓜皮、山芋、生姜皮各30克，黄芪60克。水煎服。

慢性肾炎：冬瓜1000克，鲤鱼1条（约重300克）。不加盐，煮汤食。

夏季感受暑湿、脾气不运：冬瓜1000克，鸭肉500克，芡实、薏苡仁各30克。先煮芡实、薏苡仁，后下鸭肉，最后下冬瓜煮至熟，每食适量。

痱子：冬瓜适量。洗净切片，捣烂取汁，外涂患处，每日早晚各1次。

荨麻疹：冬瓜皮15～30克。加水煎取汁，当茶频服，每日1剂。

湿热型宫颈炎：冬瓜子、冰糖各30克。将冬瓜子洗净碾烂，冲入开水300毫升，加入冰糖，用小火隔水炖熟，每日1剂，7日为1个疗程。

食疗药膳

瓜皮茅根茶

原料：冬瓜皮、鲜白茅根各60克。

制法：将上2味药洗净，加水煎汤。

用法：每日1剂，不拘时代茶饮。

功效：清热解毒，利水消肿。

适用：急性肾炎引起的面部及全身浮肿。

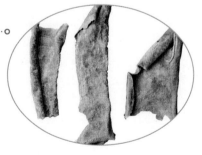

冬瓜鲤鱼汤

原料：冬瓜1000克，鲤鱼1条（约150克），料酒、精盐、白糖、葱段、姜片、胡椒粉、花生油各适量。

制法：将冬瓜去皮，去瓤洗净，切片。将鲤鱼去鳞、鳃、鳍、内脏，洗净，控去水。给锅加入油，油热后，下入鲤鱼煎至金黄色，锅中注入适量清水，加入冬瓜片。料酒、精盐、白糖、葱段、姜。煮至鱼熟瓜烂，拣去葱、姜，加入胡椒粉调味，烧一会儿即成。

用法：佐餐食用。

功效：清热解渴，化痰利尿。

适用：肾炎水肿、浮肿病、高血糖病、肝硬化腹水等。

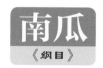

南瓜

《纲目》

气味 甘，温，无毒。

主治 补中益气（时珍）。

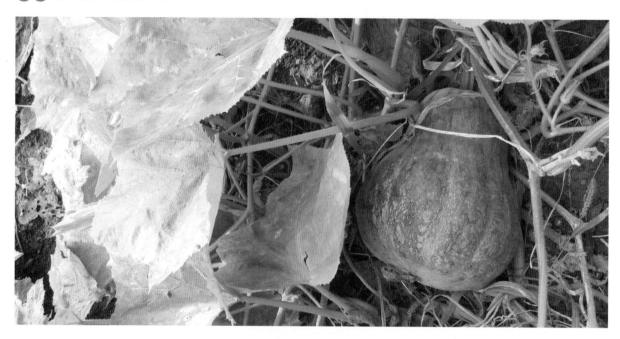

实用指南

单方验方

绦虫：南瓜子45克，石榴皮15克，槟榔25克，黑豆10克。水煎服，早晨空腹服，服后可吃葡萄、山楂。

子宫脱垂：老南瓜蒂6个。剖开，加水煎浓汁饮服，每日1次，5日为1个疗程，服药期间忌食羊肉。

小儿呕吐：南瓜蒂3～7个。加水煎汤饮服，每日3次。

阴囊湿疹：南瓜蒂适量。晒干后用旺火炒至焦黄色，研细末，用香油调敷患处，每日2～3次。

习惯性流产：南瓜蒂适量。瓦上炙焦研末，自怀孕2个月起，每月用开水送服1个。

食疗药膳

南瓜粥

原料：南瓜300克，大米100克，花生油25克，盐8克，葱花10克，水600～800毫升。

制法：大米拣去杂物，淘洗干净；南瓜刮去皮，一切两半，除去瓜瓤、瓜子，洗净，切成1.5～2厘米见方的块。锅置火上，放油烧至七成热，下葱花炝锅，炒出香味后，放入南瓜块，煸炒1～2分钟盛出。锅上火，放入水烧开，下入大米、南瓜块，用旺火煮开，改用小火熬煮40～50分钟，至米烂开花，南瓜酥烂，汤汁浓稠，加盐搅匀，即成。

用法：早、晚餐温热服食。

功效：抗癌、抗高血压，预防动脉硬化。

适用：糖尿病患者。

南瓜牛肉

原料：南瓜500克，牛肉250克。

制法：将上2味用清水清洗干净，一起入锅内加适量水煮熟。

用法：适量食用，勿加盐油，连服数次后，则服六味地黄汤5～6剂。忌服肥腻。

功效：补中益气、消炎止痛、杀虫。

适用：肺痈。

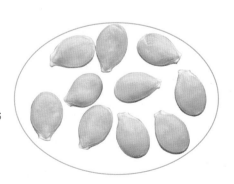

胡瓜

宋·《嘉祐》

释名 黄瓜。

气味 甘，寒，有小毒。

主治 清热解渴，利水道（宁原）。

附方 小儿热痢：嫩黄瓜同蜜食十余枚，良（《海上名方》）。

小儿出汗：香瓜丸，用黄连、胡黄连、黄柏、川大黄（煨熟）、鳖甲（醋炙）、柴胡、芦荟、青皮等分为末。用大黄瓜黄色者一个，割下头，填药至满，盖定签住，慢火煨熟，同捣烂，入面糊丸绿豆大。每服二三丸，大者五七丸至十丸，食后新水下（钱乙《小儿方》）。

咽喉肿痛：老黄瓜一枚去子，入消填满，阴干为末。每以少许吹之（《医林集要》）。

汤火伤灼：五月五日，掐黄瓜入瓶内封，挂檐下，取水刷之，良（《医方摘要》）。

叶

气味 苦，平，有小毒。

主治 小儿闪癖，一岁月一叶，生接搅汁服，得吐、下良（藏器）。

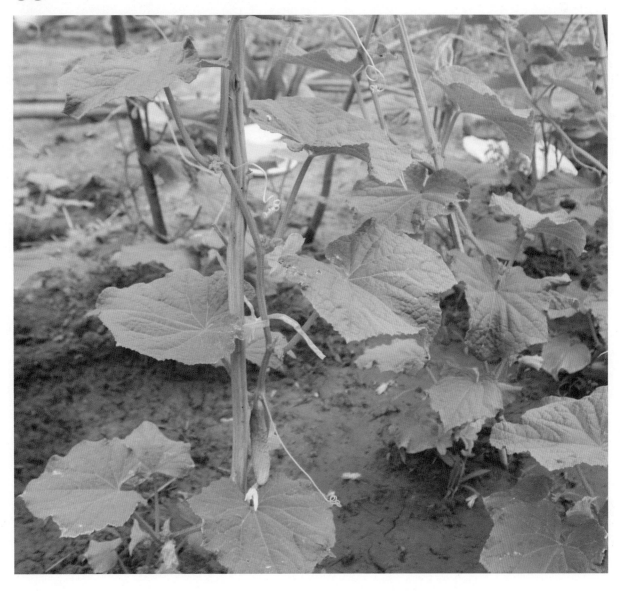

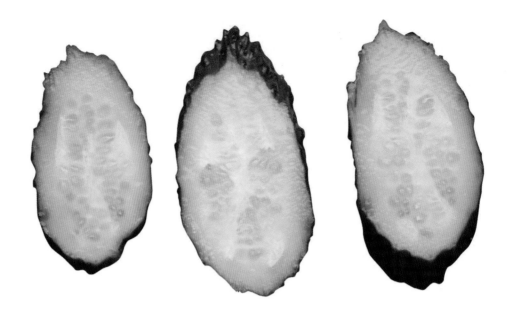

实用指南

单方验方

赤痢：黄瓜叶适量。炙燥研成细末，以陈酒冲服。

病毒性肝炎：黄瓜根适量。捣烂取汁，每日早晨温服1杯。

神经性皮炎：老黄瓜适量。捣烂取汁，用黄瓜汁400毫升加95％乙醇100毫升及少许冰片，摇匀放阴凉处。应用时，每日涂擦患处6次以上，5日为1个疗程，连用2个疗程。

心胃火盛、口舌生疮、咽喉肿痛：嫩黄瓜、西瓜各500克。绞压取汁，加入蜂蜜100克，放锅内烧沸即可食用。

食疗药膳

黄瓜藤茶

原料：黄瓜藤100克。

制法：将黄瓜藤洗净切碎，加适量水煎。

用法：代茶频饮。

功用：清热利尿，平肝利胆。

适用：高血压。

《纲目》

释名 天丝瓜（《本事》），天罗（《事类合璧》），布瓜（《事类合璧》）。

瓜

气味 甘，平，无毒（入药用老者）。

主治 痘疮不快，枯者烧存性，入朱砂研末，蜜水调服，甚妙（震亨）。煮食，除热利肠。老者烧存性服，去风化痰，凉血解毒，杀虫，通经络，行血脉，下乳汁，治大小便下血，痔漏崩中，黄积，疝痛卵肿，血气作痛，痈疽疮肿，齿䘌痘疹胎毒（时珍）。暖胃补阳，固气和胎（《生生编》）。

附方 痈疽不敛（疮口太深）：用丝瓜捣汁频抹之（《直指方》）。

风热腮肿：丝瓜烧存性，研末，水调搽之（严月轩方）。

肺热面疮：苦丝瓜、猪牙皂荚并烧灰，等分，油调搽（《摘玄方》）。

玉茎疮溃：丝瓜，连子捣汁，和五倍子末，频搽之（丹溪方）。

天泡湿疮：丝瓜汁调辰粉，频搽之。

手足冻疮：老丝瓜烧存性，和腊猪油涂之（《海上方》）。

乳汁不通：丝瓜连子烧存性研，酒服一二钱，被覆取汗即通（《简便单方》）。

小肠气痛，绕脐冲心：连蒂老丝瓜烧存性，研末，每服三钱，热酒调下。甚者不过二三服即消。

腰痛不止：天罗布瓜子仁炒焦，擂酒服，以渣敷之（熊氏《补遗》）。

风虫牙痛：经霜干丝瓜烧存性为末，擦之（《直指方》）。

小儿浮肿：天罗、灯草、葱白各等分，煎浓汁服，并洗之（《普济方》）。

叶

主治 癣疮，频按掺之。疗痈疽疔肿卵㿗（时珍）。

附方 虫癣：清晨采露水丝瓜叶七片，逐片擦七下，如神。忌鸡、鱼、发物（《摄生众妙方》）。

阴子偏坠：丝瓜叶烧存性三钱，鸡子壳烧灰二钱，温酒调服（余居士《选奇方》）。

头疮生蛆：头皮内时有蛆出，以刀切破，挤丝瓜叶汁搽之，蛆出尽，绝根（小山《怪证方》）。

汤火伤灼：丝瓜叶焙研，入辰粉一钱，蜜调搽之。生者捣敷。一日即好也（《海上名方》）。

鱼脐疔疮：丝瓜叶（即虞刺叶也），连须葱白、韭菜各等分，同入石钵内，研烂取汁，以热酒和服。以渣贴腋下，病在左手贴左腋，右手贴右腋；病在左脚贴左胯，右脚贴右胯；在中贴心、脐。用帛缚住，候肉下红线处皆白则散矣。如有潮热，亦用此法。却令人抱住，恐其颤倒则难救矣（危氏《得效方》）。

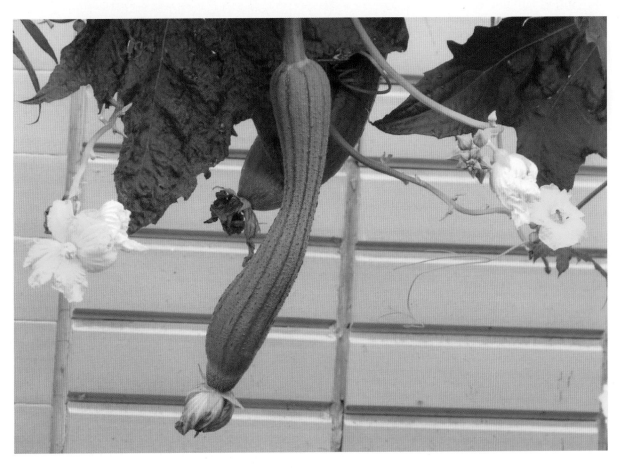

藤根

气味 同叶。

主治 齿䘌脑漏，杀虫解毒（时珍）。

附方 诸疮久溃：丝瓜老根熬水扫之，大凉即愈（《应验方》）。

喉风肿痛：丝瓜根，以瓦瓶盛水浸，饮之（《海上名方》）。

牙宣露痛：用丝瓜藤阴干，临时火煅存性，研搽即止，最妙（《海上妙方》）。用丝瓜藤一握，川椒一撮，灯心一把，水煎浓汁，漱吐，其痛立住如神（《德生堂方》）。

咽喉骨鲠：七月七日，取丝瓜根阴干，烧存性，每服二钱，以原鲠物煮汤服之（邓笔峰《杂兴》）。

腰痛不止：丝瓜根烧存性，为末，每温酒服二钱，神效甚捷（邓笔峰《杂兴》）。

实用指南

单方验方

腰痛：丝瓜子适量。炒焦，捣烂，酒送服，以渣敷痛处。

预防麻疹：生丝瓜100克。煎汤服食，每日2次，连服3日。

偏头痛：丝瓜络30克，艾叶15克，乌梢蛇18克。水煎服，每日2次。

偏头痛：丝瓜藤30克，槐花10克，小茴香6克。水煎服，每日2次。

鼻炎：丝瓜根500克，栀子250克。共研细粉，每服9克，每日3次。

百日咳：鲜丝瓜液汁60毫升（3～6周岁量）。加适量蜂蜜口服，每日2次。

哮喘：小丝瓜2条。切断，放砂锅内煮烂，取浓汁150毫升服，每日3次。

咽喉炎：经霜丝瓜1条。切碎，水煎服。或嫩丝瓜捣汁，每服1汤匙，每日3次。

腮腺炎：老丝瓜1条。切碎炒至微黄，研为细末，每次10克，开水送服，每日3次，连服5日。

慢性支气管炎：经霜丝瓜藤150～240克。水煎服，每日1剂，10日为1个疗程，连服2个疗程。

支气管炎：丝瓜藤90～150克。切碎，水煎2次，合并滤液，浓缩至100～150毫升，每日3次，10日为1个疗程。

食疗药膳

丝瓜粥

原料：丝瓜、粳米各50克，绿豆25克。

制法：将粳米与绿豆浸泡洗净，入适量开水锅内烧开，改为小火煮熬；再将丝瓜洗净去皮，切成小丁，待米粒开花时，将丝瓜加入粥内，煮至粥稠即可。

用法：早餐食用，食用时可酌加佐料。

功效：补脾益胃，清热化痰，凉血解毒，通乳下奶。

适用：热病身热烦渴、痰喘咳嗽、血淋、崩中、痔瘘、乳汁不通、痈肿等。

丝瓜猪肝瘦肉汤

原料：丝瓜500克，猪肝、猪瘦肉各150克，姜1片。

做法：丝瓜削去棱边，洗净，削角块；猪肝、猪瘦肉洗净，切薄片，用调味料腌10分钟。煮滚适量水，放入丝瓜、姜片，大火煮沸，改小火候几分钟，再放入猪瘦肉、猪肝，煲至猪瘦肉熟，调味供用。

用法：佐餐食用。

功效：清热养阴，洁肤除斑。

适用：肝热目赤、口干渴饮，或热毒上壅之面部黑斑，或暑热伤津之烦渴不眠等。

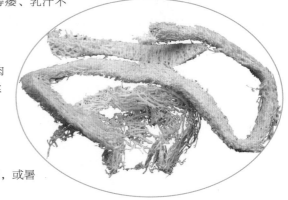

苦瓜

《救荒》

释名 锦荔枝（《救荒》），癞葡萄。

瓜

气味 苦、寒，无毒。

主治 除邪热，解劳乏，清心明目（时珍）（《生生编》）。

子

气味 苦，甘，无毒。

主治 益气壮阳（时珍）。

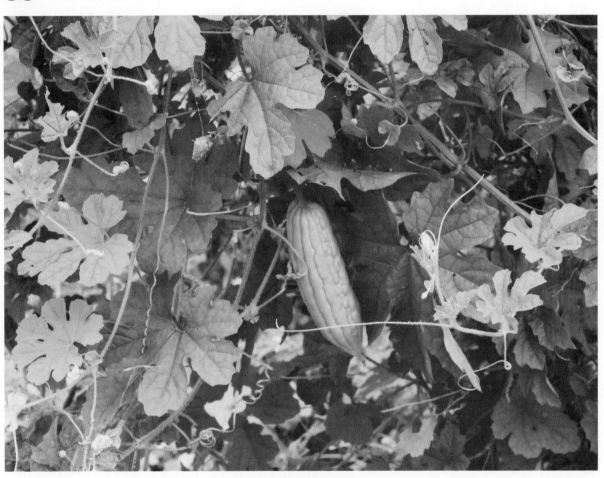

实用指南

单方验方

烦热口渴：鲜苦瓜1条。去瓤切碎，水煎服。

高血压：苦瓜100克，芹菜500克。水煎服。

眼红疼痛：苦瓜干15克，菊花10克。水煎服。

暑天感冒发热：苦瓜干15克，连须葱白10克，生姜6克。水煎服。

痱子：鲜苦瓜适量。去子切片取汁，涂抹患处。痱重者2小时涂1次，不重者日涂3次。

丹毒、疔疮：苦瓜根适量。晒干研末，调蜂蜜外敷。

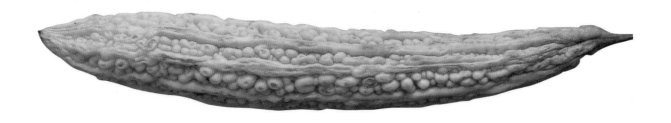

食疗药膳··o

苦瓜粥

原料：苦瓜、冰糖各50克，粳米200克，盐2克。

制法：先将粳米浸泡洗净，再将苦瓜洗净、切开、去瓤，切成小丁，与粳米一同入锅，加入适量开水，并放入冰糖、盐少许，煮熬至米烂成粥时即可食用。

用法：早餐食用。

功效：泻火解毒，清暑止渴。

适用：夏季感受暑邪而见烦躁、口渴、乏力，甚至突然昏倒，不省人事。

苦瓜茶

原料：苦瓜1个，绿茶适量。

制法：将苦瓜上端切开，挖去瓤，装入绿茶，把瓜挂于通风处阴干。将干苦瓜洗净，连同茶叶切碎，混匀。每次取10克放入杯中，沸水冲泡闷半小时。

用法：每日1～2次，代茶频饮。

功效：清热，解暑，除烦。

适用：中暑发热、口渴烦躁、小便不利等。

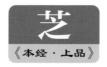

芝
《本经·上品》

释名 茵。

青芝 [一名龙芝（《别录》）]

气味 酸，平，无毒。

主治 明目，补肝气，安精魂，仁恕。久食，轻身不老，延年神仙（《本经》）。不忘强志（《唐本》）。

赤芝 [一名丹芝（《本经》）]

气味 苦，平，无毒。

主治 胸中结，益心气，补中，增智慧，不忘。久食，轻身不老，延年神仙（《本经》）。

黄芝 [一名金芝（《本经》）]

气味 甘，平，无毒。

主治 心腹五邪，益脾气，安神，忠信和乐。久食，轻身不老，延年神仙（《本经》）。

白芝 [一名玉芝（《本经》）、素芝]

气味 辛，平，无毒。

主治 咳逆上气，益肺气，通利口鼻，强志意，勇悍，安魄。久食，轻身不老，延年神仙（《本经》）。

黑芝 [一名玄芝（《本经》）]

气味 咸，平，无毒。

主治 癃，利水道，益肾气，通九窍，聪察。久食，轻身不老，延年神仙（《本经》）。

紫芝 [一名木芝（《本经》）]

气味 甘，温，无毒。

主治 耳聋，利关节，保神，益精气，坚筋骨，好颜色。久服，轻身不老延年（《本经》）。疗虚劳，治痔（时珍）。

附方 紫芝丸：虚劳短气，胸胁苦伤，手足逆冷，或时烦燥口干，目视晾晾，腹内时痛，不思饮食，此药安神保精也：紫芝一两半，山芋（焙）、天雄（炮去皮）、柏子仁（炒）、巴戟天（去心）、白茯苓（去皮）、枳实（去瓤麸炒）各三钱五分，生地黄（焙）、麦门冬（去心，焙）、五味子（炒）、半夏（制炒）、附子（炒、去皮）、牡丹皮、人参各七钱五分，远志（去心）、蓼实各二钱五分，瓜子仁（炒）、泽泻各五钱，为末，炼蜜丸梧子大。每服十五丸，渐至三十丸，温酒下，日三服（《圣济总录》）。

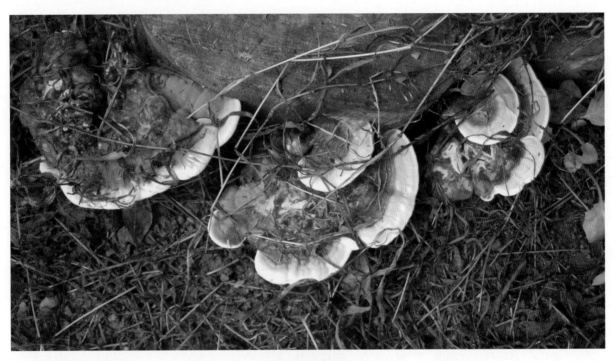

实用指南

单方验方

慢性支气管炎：野生灵芝300克。制成干膏30克，每日3克。

慢性肝炎、肾盂肾炎、支气管哮喘：灵芝适量。焙干研末，开水冲服。

支气管出血：灵芝孢子粉适量。开水送服，每日2次，每次1～2克。

神经衰弱、心悸头晕、夜寐不宁：灵芝1.5～3克。水煎服，每日2次。

过敏性哮喘：灵芝、紫苏叶各6克，半夏4.5克，厚朴3克，茯苓9克。水煎加冰糖服。

慢性粒细胞性白血病：菌灵芝30克。加水煎熬2小时，煎3次，口服。同时服蜂乳以增强疗效。

老年斑：灵芝6克，茯苓10克，茶叶2克。共捣碎混合，装入纤维或纱布小袋，每袋6克，用开水冲泡，服茶，每日冲服2～3袋。

咳嗽：灵芝10克，切片，桔梗、太子参、百部各20克，黄荆子、麻黄各10克，罂粟壳、南沙参、穿心莲各15克。水煎服，每日3次。

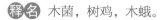

食疗药膳

灵芝酒

原料：灵芝150克，白酒2500毫升。

制法：将灵芝放入酒坛，倒入白酒，密封坛口，每日摇晃1次，浸泡15日后即成。

用法：每日2次，每次10～20毫升。

功效：养血安神，益精悦颜。

适用：失眠、神经衰弱、消化不良等。

灵芝炖乌龟

原料：灵芝30克，乌龟1只，大枣10枚，盐、味精、麻油各适量。

制法：灵芝、乌龟削净切块、大枣共放于砂锅中，注入清水600毫升，烧开后，小火炖至渐烂，入盐、味精，淋麻油。

用法：分2次趁热食龟肉和枣，喝汤。

功效：降低胆固醇。

适用：高脂血症。

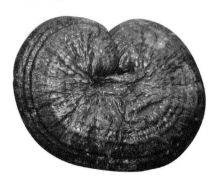

木耳
《本经·中品》

释名 木菌，树鸡，木蛾。

气味 甘，平，有小毒。

主治 益气不饥，轻身强志（《本经》）。断谷治痔（时珍）。

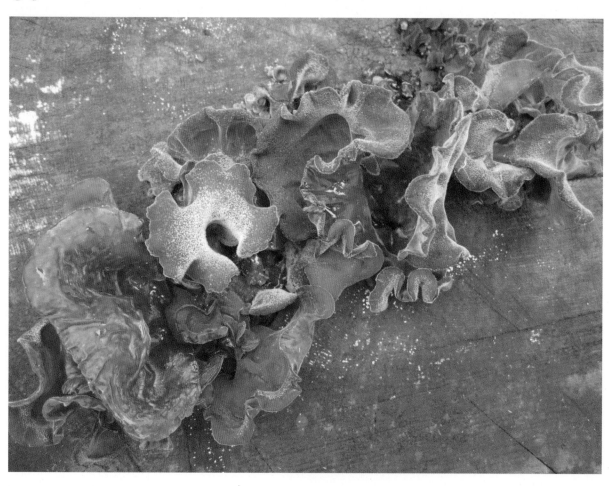

附方 血注脚疮：桑耳、楮耳、牛屎菰各五钱，胎发灰（男用女，女用男）三钱，研末，油和涂之，或干涂之（《奇效良方》）。

崩中漏下：木耳半斤，炒见烟，为末，每服二钱一分，头发灰三分，共二钱四分，以应二十四气。好酒调服，出汗（孙氏《集效方》）。

新久泄痢：干木耳一两（炒），鹿角胶二钱（半炒），为末。每服三钱，温酒调下，日二（《御药院方》）。

血痢下血：木耳（炒、研）五钱，酒服即可，亦用井花水服。或以水煮盐、醋食之，以汁送下（《普济方》）。

一切牙痛：木耳、荆芥等分，煎汤频漱（《普济方》）。

实用指南

单方验方

寒湿腰痛：木耳30克，木瓜、苍术各7克，川牛膝10克。水煎服。

手脚麻木：木耳120克，当归、川牛膝各30克，桂枝、没药、川芎各15克，木瓜、杜仲各24克。以上共研细末，每服6克，半酒水送服。

出血性痢疾：木耳11克，红砂糖60克。将木耳切成适当大小，与红砂糖一起搅拌后，放入1杯半的水煮熟，即可食用。

血小板减少症：黑木耳15克，柿饼4只。水煎，当茶饮。

食疗药膳

木耳粥

原料：黑木耳30克，粳米100克，大枣3～5枚。

制法：先将木耳浸泡半天，用粳米、大枣煮粥，待煮沸后，加入木耳、冰糖适量，同煮为粥。

用法：早餐食用。

功能：润肺生津，滋阴养胃，益气止血，补脑强心。

适用：中老年人体质衰弱、虚劳咳嗽、痰中带血以及慢性便血、痔疮出血等。

木耳猪肺汤

原料：黑木耳30克，花生仁连衣100克，猪肺1只，盐、黄酒各适量。

制法：将洗好切好的猪肺、花生倒入大砂锅内，加冷水浸没。用旺火烧开后，除去浮在汤上的一层泡沫，加黄酒2匙。改用小火慢炖1小时后，倒入黑木耳，加盐1匙，继续慢炖1小时，离火。

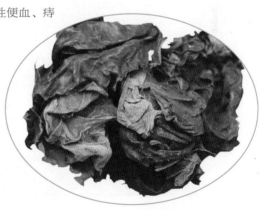

用法：每日2次，每次500毫升。

功效：补气养阴。

适用：气阴两虚型肺结核。

香蕈
《日用》

释名 时珍曰：蕈从覃。覃，延也。蕈味隽永，有覃延之意。

气味 甘，平，无毒。

主治 益气不饥，治风破血（吴瑞）。松蕈：治溲浊不禁，食之有效（《菌谱》）。

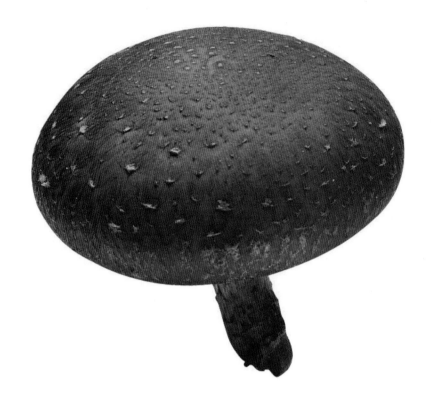

实用指南

单方验方

偏头痛：干香蕈（今称香菇）5克。煮酒饮服，每日1次。

便秘：香菇、豌豆、金针菜、豆腐、番茄各适量。用花生油炒熟食用。

风湿病：香菇、萝卜、黑芝麻、香菜、金针菜各适量。用花生油炒熟食用。

晚期水肿，分量随证加减：香菇16克，鹿衔草、金樱子根各30克。水煎，每日2次。

肾阳不足、膀胱虚寒所致尿频：香菇20克，益智仁20个（和皮锉碎）。水煎服。

失血性贫血：香菇15克，三七6克，黄芪45克。三七研末，香菇、黄芪水煎，以煎汁冲三七末服。

胃脘痛：香菇15克，山茱萸9克。水煎，每日2次。

胃脘因寒作痛：香菇、豆蔻、肉桂各30克。研极细末，每日2次，每次3克，开水冲服。

食疗药膳

芹菜炒香菇

原料：水发香菇50克，芹菜400克，油、盐、醋、味精各适量。

制法：芹菜去根、叶，洗净，剖开切成段；香菇洗净切片；先净芹菜在烧热的油锅内炒2～3分钟，再投入香菇片迅速炒匀，加适量盐、醋、味精，炒熟即可。

用法：佐餐食用。

功效：平肝清热，益气和血，降脂降压。

适用：高脂血症、高血压。

香菇牛肉汤

原料：香菇10克，瘦牛肉30克，粉面、味精、盐、香油适量。

制法：将香菇泡好；瘦牛肉用粉面裹好。待汤沸后放入香菇，再拨进牛肉片，同时点入适量味精、盐、香油，煮沸即可。

用法：温热食用。

功效：益气养血。

适用：慢性胃炎。

本草纲目第六卷　果部

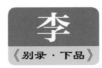

李
《别录·下品》

释名 嘉庆子。

实

气味 苦、酸，微温，无毒。

主治 曝食，去痼热，调中（《别录》）。去骨节间劳热（孟诜）。肝病宜食之（思邈）。

核仁

气味 苦，平，无毒。

主治 令人好颜色（吴普）。治女子少腹肿满。利小肠，下水气，除浮肿（甄权）。

附方 女人黑黚：用李核仁去皮细研，以鸡子白和如稀饧涂之。至旦以浆水洗去，后涂胡粉。不过五六日效。忌见风（崔元亮《海上方》）。

蝎虿蜇痛：苦李仁嚼涂之，良（《古今录验》）。

根白皮

气味 大寒，无毒。

主治 消渴，止心烦逆奔豚气（《别录》）。治疮（吴普）。煎水含漱，治齿痛（弘景）。煎汁饮，主赤白痢（大明）。炙黄煎汤，日再饮之，治女人卒赤白下，有验（孟诜）。治小儿暴热，解丹毒（时珍）。苦李根皮：味咸，治脚下气，主热毒烦躁。煮汁服，止消渴（甄权）。

附方 小儿丹毒（从两股走及阴头）：用李根烧为末，以田中流水和涂之（《千金方》）。

咽喉卒塞（无药处）：以皂角末吹鼻取嚏，仍以李树近根皮，磨水涂喉外，良验（《菽园杂记》）。

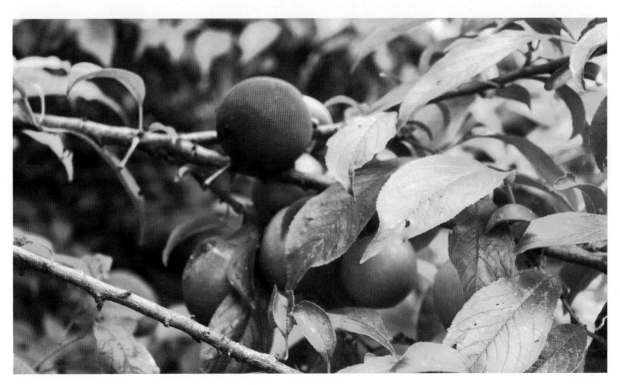

花

气味 苦，香，无毒。

主治 令人面泽，去粉滓皯䵴（时珍）。

附方 面黑粉滓：用李花、梨花、樱桃花、白葵花、白莲花、红莲花、旋覆花、秦椒各六两，桃花、木瓜花、丁香、沉香、青木香、钟乳粉各三两，珍珠、玉屑各二两，蜀水花一两，大豆末七合，为细末瓶收。每日盥靧，用洗手面，百日光洁如玉也（《普济方》）。

树胶

气味 苦，寒，无毒。

主治 目翳，定痛消肿（时珍）。

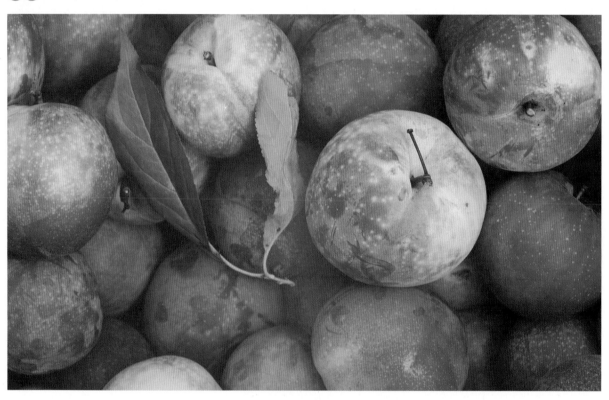

实用指南

单方验方

肝硬化腹水：李子适量。洗净鲜吃，每次4～6个，每日2次。

胃阴虚、口渴咽干：李子适量。洗净鲜吃；或作果脯含咽。

肺经燥热、咳嗽无痰：李子适量。生食；或加蜂蜜煎膏服，每次15毫升，每日2次。

虚劳骨蒸、消渴：鲜李子（去核）适量。洗净捣烂绞汁冷服，每次25毫升，每日3次。

癌症虚劳骨蒸、消渴、腹水：李子适量。洗净鲜吃，食量每次不宜过多。

食疗药膳

李子酒

原料：鲜李子250克，米酒250毫升。

制法：将李子洗净去核，捣烂取汁，和入米酒搅匀，入瓶密闭。

用法：每日2次，每次10～20毫升。

功效：美容驻颜。

适用：面色苍白。

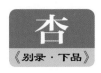

杏

《别录·下品》

释名 甜梅。

实

气味 酸，热，有小毒。生食多，伤筋骨（《别录》）。

主治 曝脯食，止渴，去冷热毒。心之果，心病宜食之（思邈）。

核仁

气味 甘（苦），温（冷利），有小毒。两仁者杀人，可以毒狗。

主治 惊痫，心下烦热，风气往来，时行头痛，解肌，消心下急满痛，杀狗毒（《别录》）。解锡毒（之才）。治腹痹不通，发汗，主温病脚气，咳嗽上气喘促。入天门冬煎，润心肺。和酪作汤，润声气（甄权）。除肺热，治上焦风燥，利胸膈气逆，润大肠气秘（元素）。

附方 咳逆上气（不拘大人小儿）：以杏仁三升去皮尖，炒黄研膏，入蜜一升，杵熟，每食前含之，咽汁（《千金方》）。

头面风肿：杏仁捣膏，鸡子黄和杵，涂帛上，厚裹之。干则又涂，不过七八次愈也（《千金方》）。

风虚头痛（欲破者）：杏仁去皮尖，晒干研末，水九升研滤汁，煎如麻腐状，取和羹粥食。七日后大汗出，诸风渐减。此法神妙，可深秘之。慎风、冷、猪、鸡、鱼、蒜、醋（《千金方》）。

偏风不遂，失音不语：生吞杏仁七枚，不去皮尖，逐日加至七七枚，周而复始。食后仍饮竹沥，以瘥为度（《外台秘要》）。

破伤风肿：杏仁杵膏厚涂上，然烛遥炙之（《千金方》）。

心腹结气：杏仁、桂枝、橘皮、诃黎勒皮各等分，为丸，每服三十丸，白汤下。无忌（孟诜《食疗》）。

阴疮烂痛：杏仁烧黑研成膏，时时敷之（《钤方》）。

身面疣目：杏仁烧黑研膏，擦破，日日涂之（《千金方》）。

鼻中生疮：杏仁研末，乳汁和敷（《千金方》）。

小儿咽肿：杏仁炒黑，研烂含咽（《普济方》）。

白癜风斑：杏仁连皮尖，每早嚼二七粒，揩令赤色。夜卧再用（《圣济总录》）。

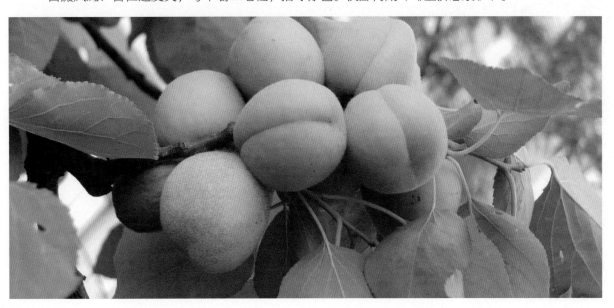

花

气味 苦，温，无毒。

主治 补不足，女子伤中，寒热痹厥逆（《别录》）。

附方 妇人无子：二月丁亥日，取杏花、桃花阴干为末。戊子日和井华水服方寸匕，日三服（《卫生易简方》）。

叶

主治 人卒肿满，身面洪大，煮浓汁热渍，亦少少服之（《肘后方》）。

枝

主治 堕伤，取一握，水一升煮减半，入酒三合和匀，分再服，大效（苏颂）。

附方 坠扑瘀血（在内，烦闷者）：用东引杏树枝三两，细锉微熬，好酒一升煎十余沸，分二服（《塞上方》）。

根

主治 食杏仁多，致迷乱将死，切碎煎汤服，即解（时珍）。

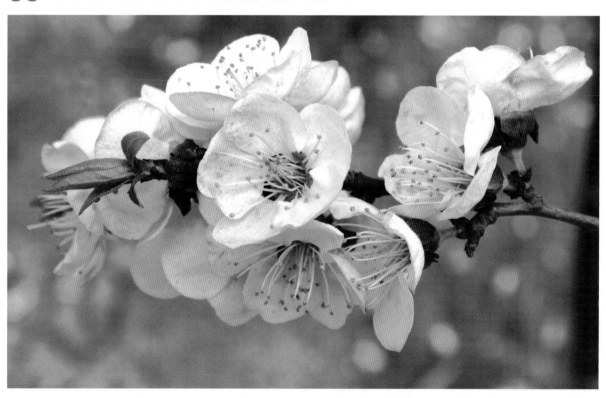

实用指南

单方验方 ···○

老年慢性支气管炎：甜杏仁、冰糖各适量。研碎混合，早、晚各服9克，连服10日。

风热感冒：苦杏仁、连翘各10克，竹叶12克，薄荷3克（后下）。水煎服，每日1剂。

哮喘：苦杏仁5克，麻黄30克，豆腐120克。共煮，去药渣，每日早、晚2次分服。

胃痛：苦杏仁5个，白胡椒、大枣各7个。捣烂，蜜为丸，温水送服。

便秘：甜杏仁、麻仁、瓜蒌各等份，白蜜适量。研细末，蜜为丸如枣大，每日2~3丸。

风寒咳嗽：苦杏仁6~10克，生姜3片，白萝卜100克。加水400毫升，小火煎至100毫升，每日1剂，分早晚服。

食疗药膳

鲫鱼红糖甜杏汤

原料：甜杏仁12克，鲫鱼1条（约500克），红糖适量。

制法：先将鲫鱼去掉鳞、鳃，剖除内脏洗干净，切成块。将鲫鱼与杏仁、红糖一并熬汤，鱼熟后即可。

用法：饮汤食鱼（可稍拌酱油）。

功效：益气健脾，滋阴理肺。

适用：慢性支气管炎（证属气阴亏虚型，症见形体消瘦、倦怠乏力、咳嗽痰多、气短声低喘促、咳剧或痰中夹有少量血丝者）。

山药杏仁糊

原料：苦杏仁（去皮尖）、山药各500克，粟米250克，酥油适量。

制法：先将粟米炒熟，研成面；再将杏仁炒熟，研细末，与粟米面混合拌匀备用；另将出药煮熟，去皮捣作泥状备用。

用法：每日晨起用沸开水冲调杏仁粟米面6～10克成稀糊，加入山药泥适量及少许酥油调匀，亦可加糖少许调味，于空腹时食用。

功效：平补肺肾，益气健脾，养阴润燥，止咳平喘，固表敛汗。

适用：肺肾两虚之久咳虚喘，或自汗易感冒。

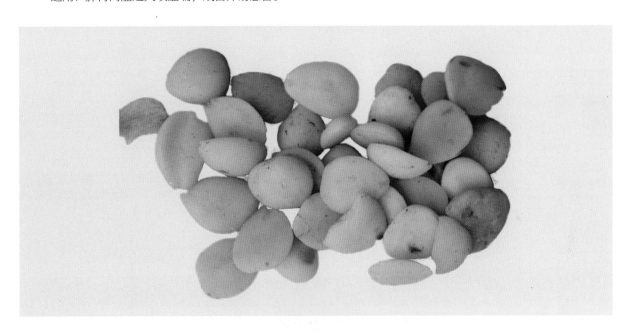

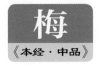

梅

《本经·中品》

实

气味 酸，平，无毒。

乌梅

气味 酸，温、平，涩，无毒。

主治 下气，除热烦满，安心，止肢体痛，偏枯不仁，死肌，去青黑痣，蚀恶肉（《本经》）。去痹，利筋脉，止下痢，好唾口干（《别录》）。水渍汁饮，治伤寒烦热（弘景）。止渴调中，去痰治疟瘴，止呕逆霍乱，除冷热痢（藏器）。治虚劳骨蒸，消酒毒，令人得睡。和建茶、干姜为丸服，止休息痢，大验（大明）。敛肺涩肠，止久嗽泻痢，反胃噎膈，蛔厥吐利，消肿涌痰，杀虫，解鱼毒、马汗毒、硫黄毒（时珍）。

白梅

释名 盐梅，霜梅。

气味 酸，咸，平，无毒。

主治 和药点痣，蚀恶肉（弘景）。刺在肉中者，嚼敷之即出（孟诜）。治刀箭伤，止血，研烂敷之（大明）。乳痈肿毒，杵烂贴之，佳（汪颖）。除痰（苏颂）。治中风惊痫，喉痹痰厥僵仆，牙关紧闭者，取梅肉揩擦牙龈，涎出即开。又治泻痢烦渴，霍乱吐下，下血血崩，功同乌梅（时珍）。

附方 大便下血及酒痢、久痢不止：用乌梅三两，烧存性为末，醋煮米糊和丸梧子大，每空心米饮服二十丸，日三（《济生方》）。

小便尿血：乌梅烧存性研末，醋糊丸梧子大，每服四十丸，酒下。

血崩不止：乌梅肉七枚，烧存性研末，米饮服之，日二。

大便不通（气奔欲死者）：乌梅十颗，汤浸去核，丸枣大，纳入下部，少时即通（《食方本草》）。

霍乱吐利：盐梅煎汤，细细饮之（《如宜方》）。

折伤金疮：干梅烧存性敷之，一宿瘥（《千金方》）。

小儿头疮：乌梅烧末，生油调涂（《圣济总录》）。

香口去臭：曝干梅脯，常时含之（《毛诗疏》）。

核仁

气味 酸，平，无毒。

主治 明目，益气，不饥（吴普）。除烦热（孟诜）。治代指忽然肿痛，捣烂，和醋浸之（时珍《肘后方》）。

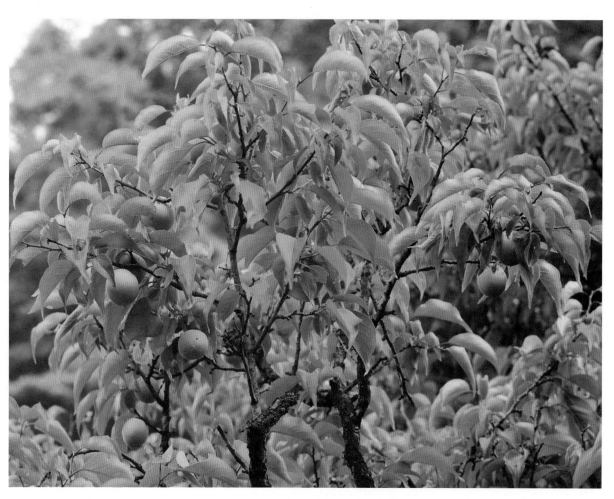

精编本草纲目中草药

花

气味 微酸，涩，无毒。

叶

气味 酸，平，无毒。

主治 休息痢及霍乱，煮浓汁饮之（大明）。藏器曰：嵩阳子言，清水揉梅叶，洗蕉葛衣，经夏不脆。有验。时珍曰：夏衣生霉点，梅叶煎汤洗之即去，甚妙。

附方 中水毒病（初起头痛恶寒，心烦拘急，且醒暮剧）：梅叶捣汁三升饮之良（《肘后方》）。
月水不止：梅叶焙，棕榈皮灰各等分为末，每服二钱，酒调下（《圣济总录》）。

根

主治 风痹。《别录》："出土者杀人。"初生小儿，取根同桃、李根煮汤浴之，无疮热之患（崔氏《纂要》）。煎汤饮，治霍乱，止休息痢（大明）。

实用指南

单方验方

阴虚盗汗：乌梅15枚，浮小麦15克，大枣5枚。水煎服。

鸡眼：乌梅肉2个。捣烂，入醋少许，加盐水调匀，贴鸡眼根处即消。

蛔虫病：乌梅若干。去核捣烂，每服6～9克，每日2次。

急、慢性腹泻：乌梅适量。去核捣烂绞汁，用火小火熬成膏状，每日10毫升，早、晚饭前各服1次，连服3～7日。

晕车、晕船：乌梅适量。放于肚脐上或含在口中。

牛皮癣：乌梅2500克。水煎，去核浓缩成膏500克，每服半汤匙（约15克），每日3次。

暑热烦渴：乌梅、太子参各15克。白糖适量，煎水饮用。

便血：乌梅10个，熟猪血500克。将猪血切块，入乌梅同煎汤服。

感冒：乌梅5个，红糖50克。水煎分2次服。

疔肿：乌梅9克。烘干，与冰片3克共研末，外涂患处。

功能失调性子宫出血：乌梅7个。去核取肉烧存性，研细末，米汤送服，每日2次。

鸡眼：乌梅30克，盐9克。以水溶化，将乌梅浸入盐水中，1昼夜后取出去核，加醋捣烂，外涂患处。

食疗药膳

大枣乌梅冰糖汤

原料：乌梅、大枣各20克，冰糖适量。

制法：将大枣、乌梅洗干净，入砂锅加水适量，小火煎取浓汁，兑入冰糖溶化即成。

用法：每日2次，温热服食。

功效：滋阴益气敛汗。

适用：阴津亏虚所致的烦热口渴、气短神疲、盗汗不止等。

乌梅粥

原料：乌梅15～20克，粳米100克，冰糖适量。

制法：将乌梅煎取浓汁去渣，入粳米煮粥，粥熟后加冰糖适量，稍煮即可。

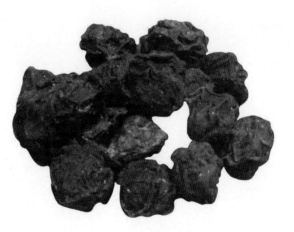

用法：每日2次，温热食用。

功效：生津止渴，敛肺止咳，涩肠止泻。

适用：久泻、久痢等。急性泻痢和感冒咳嗽者禁用。

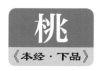

桃

《本经·下品》

释名 时珍曰：桃性早花，易植而子繁，故字从木、兆。十亿曰兆，言其多也。或云从兆谐声也。

实

气味 辛、酸、甘，热，微毒。多食令人有热。

主治 作脯食，益颜色（大明）。肺之果，肺病宜食之（思邈）。冬桃，食之解劳热（时珍，出《尔雅注》）。

核仁

气味 苦、甘，平，无毒。

主治 瘀血血闭，癥瘕邪气，杀小虫（《本经》）。止咳逆上气，消心下坚硬，除卒暴击血，通月水，止心腹痛（《别录》）。治血结、血秘、血燥，通润大便，破畜血（元素）。杀三虫。又每夜嚼一枚和蜜，涂手、面良（孟诜）。主血滞风痹骨蒸，肝疟寒热，鬼注疼痛，产后血病（时珍）。

附方 延年去风，令人光润：用桃仁五合去皮，用粳米饭浆同研，绞汁令尽，温温洗面极妙（《千金翼》）。

风劳毒肿、挛痛，或牵引小腹及腰痛：桃仁一升去皮尖，熬令黑烟出，热研如脂膏，以酒三升搅和服，暖卧取汗。不过三度瘥（《食医心镜》）。

上气咳嗽，胸满气喘：桃仁三两去皮尖，以水一大升研汁，和粳米二合煮粥食之（《食医心镜》）。

卒然心痛：桃仁七枚去皮尖研烂，水一合服之（《肘后方》）。

崩中漏下不止者：桃核烧存性研细，酒服方寸匕，日三（《千金方》）。

妇人难产，数日不出：桃仁一个劈开，一片书可字，一片书出字，吞之即生（《删繁方》）。

产后身热如火（皮如粟粒者）：桃仁研泥，同腊猪油敷之，日日易之（《千金方》）。

妇人阴痒：桃仁杵烂，绵裹塞之（《肘后方》）。

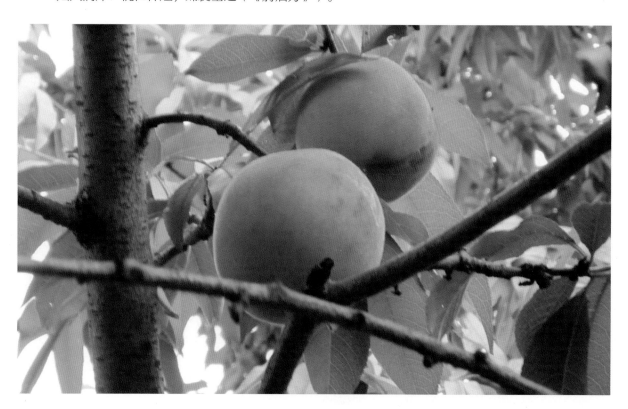

桃毛（毛桃实上毛也，刮取用之）

气味 辛，平，微毒。

主治 破血闭，下血瘕，寒热积聚，无子，带下诸疾（《别录》）。疗崩中，破癖气（大明）。

桃枭

释名 桃奴（《别录》），枭景（《别录》），神桃。

气味 苦，微温，有小毒。

主治 杀百鬼精物（《本经》）。杀精魅五毒不祥，疗中恶腹痛（《别录》）。颂曰：胡洽治中恶毒气蛊疰有桃枭汤。治肺气腰痛，破血，疗心痛，酒磨暖服之（大明）。主吐血诸药不效，烧存性，研末，米汤调服，有验（汪颖）。治小儿虚汗，妇人妊娠下血，破伏梁结气，止邪疟。烧烟熏痔疮。烧黑油调，敷小儿头上肥疮软疖（时珍）。

附方 伏梁结气（在心下不散）：桃奴三两为末，空心温酒，每服二钱（《圣惠方》）。

妊娠下血不止：用桃枭烧存性研，水服取瘥（葛洪方）。

盗汗不止：树上干桃子一个，霜梅二个，葱根七个，灯心二茎，陈皮一钱，稻根、大麦芽各一撮，水二盅，煎服（《经验方》）。

白秃头疮：干桃一两，黑豆一合，为末，腊猪油调搽（《圣惠方》）。

小儿头疮：树上干桃烧研，入腻粉，麻油调搽（《圣惠方》）。

花

气味 苦，平，无毒。

主治 杀疰恶鬼，令人好颜色（《本经》）。悦泽人面，除水气，破石淋，利大小便，下三虫（《别录》）。消肿满，下恶气（苏恭）。治心腹痛及秃疮（孟诜）。利宿水痰饮积滞，治风狂。研末，敷头下肥疮，手足病疮（时珍）。

附方 大便艰难：桃花为末，水服方寸匕，即通（《千金方》）。

产后秘塞（大小便不通）：用桃花、葵子、滑石、槟榔各等分，为末，每空心葱白汤服二钱，即利。（《集验方》）

心腹积痛：三月三日采桃花晒干杵末，以水服二钱匕，良（《食疗本草》）。

疟疾不已：桃花为末，酒服方寸匕，良（《梅师方》）。

头上秃疮：三月三日收未开桃花阴干，与桑椹赤者等分作末，以猪油和。先取灰汁洗去痂，即涂之（《食疗本草》）。

头上肥疮、黄水面疮：一百五日寒食节，收桃花为末。食后以水半盏调服方寸匕，日三，甚良（崔元亮《海上方》）。

雀卵面疱：桃花、冬瓜仁研末各等分，蜜调敷之（《圣惠方》）。

叶

气味 苦，平，无毒。

主治 除尸虫，出疮中小虫（《别录》）。治恶气，小儿寒热客忤（大明）。疗伤寒、时气、风痹无汗，治头风，通大小便，止霍乱腹痛（时珍）。

附方 小儿伤寒时气：用桃叶三两，水五升，煮十沸取汁，日五六遍淋之，后烧雄鼠粪二枚服之，妙（《伤寒类要》）。

二便不通：桃叶杵汁半升服。冬用榆皮（孙真人方）。

霍乱腹痛：桃叶三升切，水五升，煮一升，分二服（《外台秘要》）。

肠痔出血：桃叶一斛，杵，纳小口器中，坐蒸之，有虫自出（《肘后方》）。

茎及白皮

气味 苦，平，无毒。

主治 除邪鬼中恶腹痛，去胃中热（《别录》）。治痓忤心腹痛，解蛊毒，辟疫疠，疗黄疸身目如金，杀诸疮虫（时珍）。

附方 喉痹塞痛：桃皮煮汁三升服（《千金翼》）。

小儿湿癣：桃树青皮为末，和醋频敷之（《子母秘录》）。

牙痛颊肿：桃白皮、柳白皮、槐白皮各等分，煎酒热漱。冷则吐之（《圣惠方》）。

小儿白秃：桃皮五两煎汁，入白面沐之，并服（《圣惠方》）。

桃胶

气味 苦，平，无毒。

主治 炼服，保中不饥，忍风寒（《别录》）。下石淋，破血，治中恶痓忤（苏恭）。主恶鬼邪气（孟诜）。和血益气，治下痢，止痛（时珍）。

附方 虚热作渴：桃胶如弹丸大，含之佳（《外台秘要》）。

石淋作痛：桃胶如枣大，夏以冷水三合，冬以汤三合，和服，日三服。当下石，石尽即止（《古方录验》）。

实用指南

单方验方

黄疸不退：桃根100克。将桃根切细汤，即可。

卒心痛：桃枝1把，黄酒适量。将桃枝切细片，用黄酒煮沸，然后去渣，即成。

淋巴管炎：桃树叶适量。捣烂，加黄酒少许炖热，敷于患处。

间日疟：鲜桃叶3～5片，生大蒜半瓣。同捣烂，以纱包裹塞于鼻内，或左或右，于疟疾发作前2～3小时塞入。

口疮、搭背痛：桃树嫩叶适量。捣烂，敷于患处。

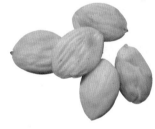

食疗药膳

桃皮酒

原料：桃皮1500克（削去黑，取黄皮）、女曲（即酒曲）、秫米各500克。

制法：以水7500毫升，煮桃皮得2500毫升，以1250毫升汁渍女曲，以1250毫升煮秫米成饭，酿如酒法，熟后滤去滓。

用法：每次10毫升，每日3次，耐酒者增之，以体中有热为候，小便多者即是病去。忌生、冷、酒、面、一切毒物。

功效：宣肺清热，利水。

适用：水肿。

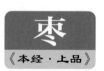

枣

《本经·上品》

释名 时珍曰：陆佃《埤雅》云，大曰枣，小曰棘。棘，酸枣也。枣性高，故重朿；棘性低，故并朿。朿，音次。枣、棘皆有刺针，会意也。

生枣

气味 甘、辛，热，无毒。多食令人寒热。凡羸瘦者不可食。

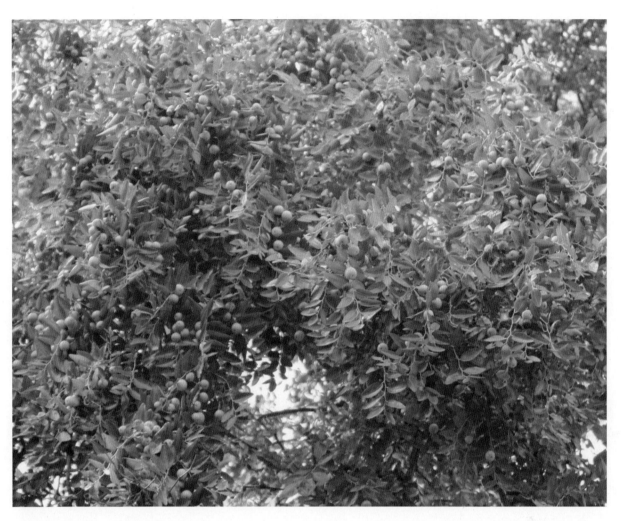

大枣

释名 干枣（《别录》），美枣（《别录》），良枣。

气味 甘，平，无毒。

主治 心腹邪气，安中，养脾气，平胃气，通九窍，助十二经，补少气、少津液、身中不足，大惊四肢重，和百药。久服轻身延年（《本经》）。小儿患秋痢，与蛀枣食之良（孟诜）。杀乌头、附子、天雄毒（之才）。

附方 小肠气痛：大枣一枚去核，用斑蝥一枚去头、翅，入枣内，纸包煨熟，去蝥食枣，以桂心、毕澄茄汤下（《直指方》）。

妊娠腹痛：大枣十四枚，烧焦为末，以小便服之（《梅师方》）。

烦闷不眠：大枣十四枚，葱白七茎，水三升，煮一升，顿服（《千金方》）。

耳聋鼻塞，不闻音声、香臭者：取大枣十五枚去皮核，蓖麻子三百枚去皮，和捣，绵裹塞耳、鼻，日一度。三十余日，闻声及香臭也。先治耳，后治鼻，不可并塞（孟诜《食疗》）。

久服香身：用大枣肉和桂心、白瓜仁、松树皮为丸，久服之（《食疗本草》）。

痔疮疼痛：大肥枣一枚剥去皮，取水银掌中，以唾研令极熟，敷枣瓤上，纳入下部良（《外台秘要》）。

三岁陈枣核中仁

气味 燔之，苦，平，无毒。

主治 腹痛邪气（《别录》）。恶气卒疰忤（孟诜）。核烧研，掺胫疮良（时珍）。

叶

气味 甘，温，微毒。

主治 覆麻黄，能令出汗（《本经》）。和葛粉，揩热痱疮，良（《别录》）。治小儿壮热，煎汤浴之（大明）。

附方 小儿伤寒（五日以后热不退）：用枣叶半握，麻黄半两，葱白、豆豉各一合，童子小便二盏，煎一盏，分二服，取汗（《圣济总录》）。

反胃呕哕：干枣叶一两，藿香半两，丁香二钱半，每服二钱，姜二片，水一盏煎服（《圣惠方》）。

木心

气味 甘，涩，温，有小毒。

主治 中蛊腹痛，面目青黄，淋露骨立。锉取一斛，水淹三寸，煮至二斗澄清，煎五升。旦服五合，取吐即愈。又煎红水服之，能通经脉（时珍，出《小品方》）。

根

主治 小儿赤丹从脚趺起，煎汤频浴之（时珍，出《千金》）。

附方 令发易长：取东行枣根三尺，横安甑上蒸之，两头汗出，收取敷发，即易长（《圣惠方》）。

皮

主治 同老桑树皮，并取北向者，等分，烧研。每用一合，井水煎，澄取清，洗目。一月三洗，昏者复明。忌荤、酒、房事（时珍）。

实用指南

单方验方

无痛尿血：大枣60～120克。水煎代茶饮。

小儿过敏性紫癜：每日煮大枣500克。分5次食完。

自汗、盗汗：大枣、乌梅各10个，或加桑叶10克，浮小麦15克。水煎服。

慢性疾病或大病后身体虚弱：大枣、花生各30克，羊肉100克，调料少许。水煎服。

腹泻：大枣10枚，薏苡仁20克，干姜3片，山药、糯米各30克，红糖15克。共煮粥服食。

贫血：大枣、绿豆各50克。同煮，加红糖适量服用，每日1次。

中老年人低血压：大枣20枚，太子参、莲子各10克，山药30克，薏苡仁20克，大米50克。煮粥食用。

黄疸、肝炎、胆囊炎、胆结石：大枣60克（去核），鸡骨草200克。加水8碗煎至2碗，温服。

食疗药膳

大枣粥

原料：大枣10～15个，粳米100克。

制法：将上2种原料加适量水，一起煮粥。

用法：早餐食用。

功能：补气血，健脾胃。

适用：胃虚食少、脾虚便溏、气血不足以及血小板减少、贫血、慢性肝炎、营养不良等。

大枣炖兔肉

原料：大枣20枚，兔肉200克。

制法：选色红、肉质厚实的大枣，洗净备用。将兔肉洗净，切块，与大枣一起放砂锅内，隔水炖熟，即可服用；也可调味服用。

用法：每日1次，每次吃兔肉100克。

功效：健脾益气，补血壮体。

适用：脾虚气弱、病后体虚、过敏性紫癜等。

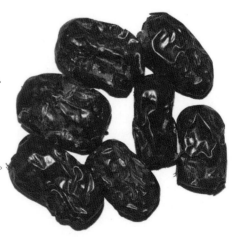

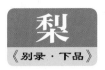

梨

《别录·下品》

释名 快果，果宗，玉乳。

实

气味 甘、微酸，寒，无毒。多食令人寒中萎困。金疮、乳妇、血虚者，尤不可食。

主治 热嗽，止渴。切片贴汤火伤，止痛不烂（苏恭）。治客热，中风不语，治伤寒热发，解丹石热气、惊邪，利大小便（《开宝》）。除贼风，止心烦气喘热狂。作浆，吐风痰（大明）。卒暗风不语者，生捣汁频服。胸中痞塞热结者，宜多食之（孟诜）。润肺凉心，消痰降火，解疮毒、酒毒（时珍）。

附方 痰喘气急：梨剜空，纳小黑豆令满，留盖合住系定，糠火煨熟，捣作饼，每日食之，至效（《摘玄方》）。

暗风失音：生梨捣汁一盏饮之，日再服（《食疗本草》）。

小儿风热，昏懵躁闷，不能食：用消梨三枚切破，以水二升，煮取汁一升，入粳米一合，煮粥食之（《圣惠方》）。

赤目胬肉，日夜痛者：取好梨一颗捣绞汁，以绵裹黄连片一钱浸汁，仰卧点之（《图经本草》）。

赤眼肿痛：鹅梨一枚捣汁，黄连末半两，腻粉一字，和匀绵裹浸梨汁中，日日点之（《圣惠方》）。

反胃转食，药物不下：用大雪梨一个，以丁香十五粒刺入梨内，湿纸包四五重，煨熟食之（《圣济总录》）。

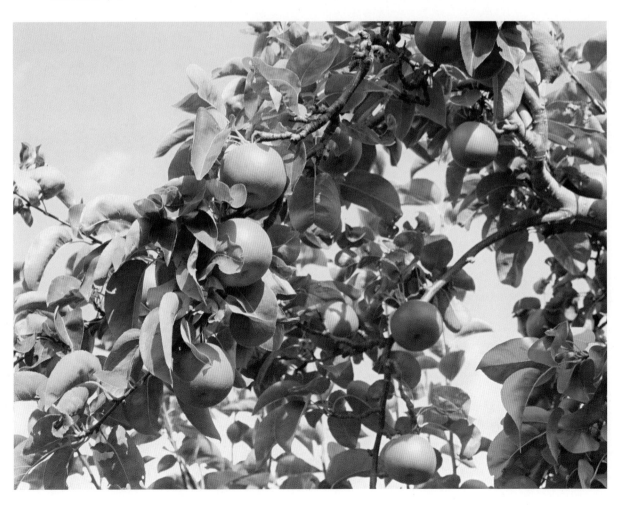

精编本草纲目中草药

417

花

主治 去面黑粉滓（时珍：方见李花下）。

叶

主治 霍乱：吐利不止，煮汁服。作煎，治风（苏恭）。治小儿寒疝（苏颂）。捣汁服，解中菌毒（吴瑞）。

附方 小儿寒疝，腹痛大汗出：用梨叶浓煎七合，分作数服，饮之大良。此徐玉经验方也（《图经本草》）。

食梨过伤：梨叶煎汁解之（《广记》）。

木皮

主治 解伤寒时气（时珍）。

附方 伤寒温疫，已发未发：用梨木皮、大甘草各一两，黄秫谷一合，为末，锅底煤一钱，每服三钱，白汤下，日二服，取愈。此蔡医博方也（黎居士《简易方》）。

霍乱吐利：梨枝煮汁饮（《圣惠方》）。

实用指南

单方验方

消渴：经霜打的大酸梨。每日3～5个，连续食用。

嗓音病：梨3～5个。洗净切碎，捣汁去渣，与粳米50克，冰糖适量同入砂锅内，加水400毫升，煮为稀粥，稍温服食，每日2～3次，1日内服完。

百日咳：梨挖心，装麻黄1克或川贝母3克，橘核6克。盖好蒸熟吃。

呕吐、药食不下：梨1个，丁香15粒。将丁香刺入梨内，用湿纸包4～5层，煨熟食用。

感冒、咳嗽、急性支气管炎：生梨1个。洗净连皮切碎，加冰糖蒸熟吃；或将梨去顶挖核，放入川贝母3克，冰糖10克，置碗内小火炖之，待梨炖熟，喝汤吃梨，连服2～3日。

咽炎、咽红肿热痛、吞咽困难：沙梨适量。用米醋浸渍，捣烂、榨汁，慢慢咽服，早晚各1次。

醉酒：梨适量。生食或梨榨汁服。

肠炎：鲜秋子梨60克。捣烂，加水煎服，每日3次。

食疗药膳

秋梨鲜藕汤

用料：秋梨20个，大枣1000克，鲜藕1500克，鲜姜300克，冰糖400克，蜂蜜适量。

制用：先将梨、枣、藕、姜砸烂取汁，加热熬膏，下冰糖溶化后，再以蜜收之。

用法：可早晚随意服用。

功效：清肺降火，止咳化痰，润燥生津，除烦解渴，消散酒毒，祛病养身。

适用：虚劳咳嗽、口干津亏、虚烦口渴、酒精中毒等。

雪梨炒牛肉片

原料：雪梨200克，牛肉250克，酱油、盐、猪油、花生油、淀粉各适量。

制法：将牛肉冲洗干净，切成薄片，放入碗中，加入酱油、猪油、淀粉，拌匀稍腌；雪梨洗净，去皮除核，切成片。炒锅上火，倒入花生油烧热，投入牛肉片、盐，翻炒至八成熟，加入梨片，颠翻炒匀，起锅装盘即成。

用法：佐餐食用。

功效：补气血，健脾胃。

适用：气血虚弱、病后体虚、脾胃虚弱、食欲不振、糖尿病等。

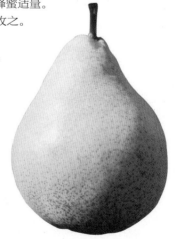

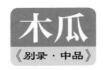

木瓜
《别录·中品》

释名 楙。

实

气味 酸，温，无毒。

主治 湿痹脚气，霍乱大吐下，转筋不止（《别录》）。治脚气冲心，取嫩者一颗，去子煎服佳。强筋骨，下冷气，止呕逆，心膈痰唾，消食，止水利后渴不止，作饮服之（藏器）。止吐泻奔豚，及水肿冷热痢，心腹痛（大明）。去湿和胃，滋脾益肺，治腹胀善噫，心下烦痞（好古）。

附方 脚筋挛痛：用木瓜数枚，以酒、水各半，煮烂捣膏，趁热贴于痛处，以帛裹之。冷即换，日三五度（《食疗本草》）。

脐下绞痛：木瓜三片，桑叶七片，大枣三枚，水三升，煮半升，顿服即愈（《食疗本草》）。

霍乱转筋：木瓜一两，酒一升，煎服。不饮酒者，煎汤服。仍煎汤浸青皮裹其足（《圣惠方》）。

霍乱腹痛：木瓜五钱，桑叶三片，枣肉一枚，水煎服（《圣惠方》）。

木瓜核

主治 霍乱烦燥气急，每嚼七粒，温水咽之（时珍，出《圣惠方》）。

枝、叶、皮、根

气味 并酸，涩，温，无毒。

主治 煮汁饮，并止霍乱吐下转筋，疗脚气（《别录》）。枝作杖，利筋脉。根、叶煮汤淋足，可以已蹶。木材作桶濯足，甚益人（苏颂）。枝、叶煮汁饮，热痢（时珍，出《千金》）。

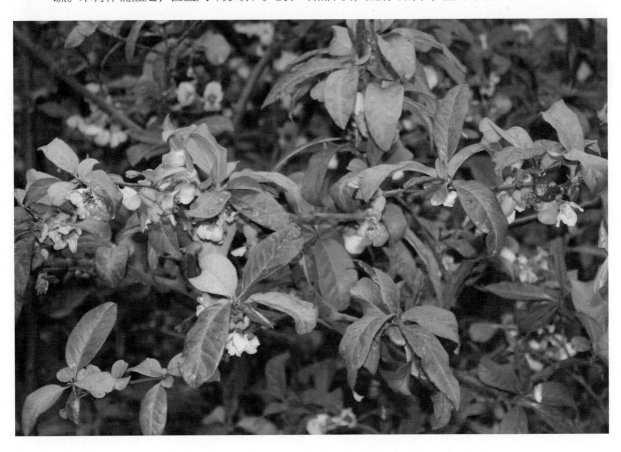

花

主治 面黑粉滓（方见李花）。

单方验方

银屑病：木瓜片100克，蜂蜜300毫升，生姜2克。加水适量共煮沸，改小火再煮10分钟，吃瓜喝汤。

小腿抽筋、脚气水肿：木瓜30克，粳米100克。放入水中，熬至米烂粥熟，加红糖适量，稍煮溶化即食，每日早晚服，连服数日。

荨麻疹：木瓜30克。水煎分2次服，每日1剂。

干脚气：干木瓜1个，明矾50克。煎水，趁热熏洗。

食疗药膳

木瓜牛奶

原料：木瓜100克（1/4个），鸡蛋黄1个，白砂糖35克，牛奶220克，冰块100克。

制法：将木瓜去皮、去子后，切成小块。木瓜、鸡蛋黄、白砂糖、牛奶一起放入粉碎机中，一面粉碎，一面倒入冰块，约1分钟即成。

用法：上、下午分别服用。

功效：清热利湿，益气健脾。

适用：湿热下注型直肠脱垂，对伴体质虚弱者尤为适宜。

菖蒲木瓜酒

原料：鲜木瓜、鲜石菖蒲、菊（野菊花）各28克，桑寄生50克，小茴香10克，白酒2500毫升。

制法：将上药研碎，放入酒坛中，倒入白酒，密封坛口，浸泡7日后滤出药渣即成。

用法：每日1次，每次饮服15～20毫升。

功效：清心补肾。

适用：耳鸣、眩晕、消化不良、行走无力等。

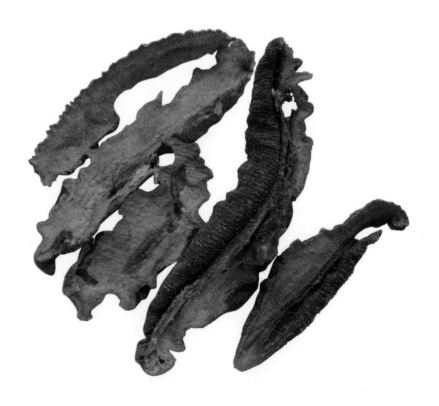

山楂

《唐本草》

释名 赤爪子(《唐本》),鼠楂(《唐本》),枞子,山里果(《食鉴》)。

实

气味 酸,冷,无毒。

主治 煮汁服,止水痢。沐头洗身,治疮痒(《唐本》)。煮汁洗漆疮,多瘥(弘景)。治腰痛有效(苏颂)。消食积,补脾,治小儿疝气,发小儿疮疹(吴瑞)。健胃,行结气。治妇人产后儿枕痛,恶露不尽,煎汁入砂糖服之,立效(震亨)。化饮食,消肉积癥瘕,痰饮痞满吞酸,滞血痛胀(时珍)。化血块气块,活血(宁原)。

附方 肠风下血(用寒药、热药及脾弱药具不效者):独用山里果(俗名酸枣,又名鼻涕团)干者为末,艾汤调下,应手即愈(《百一选方》)。

痘疹不快:干山楂为末,汤点服之,立出红活。又法:猴楂五个,酒煎入水,温服即出(危氏《得效方》)。

食肉不消:山楂肉四两,水煮食之,并饮其汁(《简便方》)。

核

主治 吞之,化食磨积,治癫疝(时珍)。

附方 难产:山楂核七七粒,百草霜为衣,酒吞下(《海上方》)。

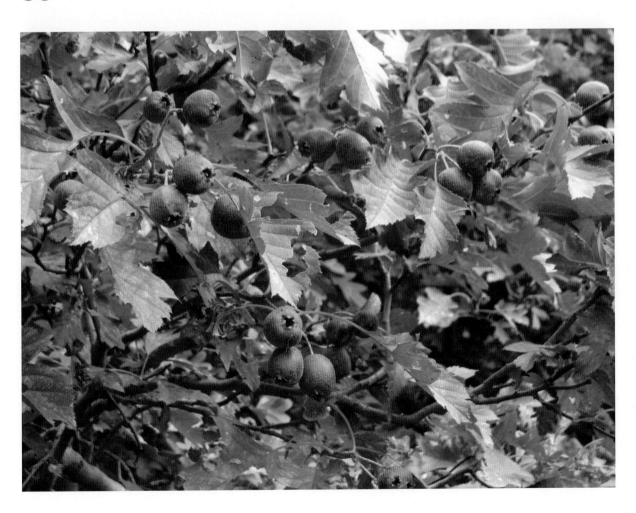

赤爪木

气味 苦，寒，无毒。

主治 水痢，头风身痒（《唐本》）。

根

主治 消积，治反胃（时珍）。

茎、叶

主治 煮汁，洗漆疮（时珍，出《肘后方》）。

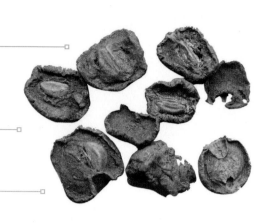

实用指南

单方验方

　　头痛：山楂20克，陈皮15克，冬瓜皮30克。水煎服，每日1～2次。

　　寒凝血瘀之产后腹痛：焦山楂、红糖各30克，生姜3克。将以上3味加水适量，水煎取汁，每日1剂，分2次代茶饮。

　　肝炎：山楂适量。焙干研末，每次3克，温开水送服，每日3次口服，10日为1个疗程。

　　咳嗽：山楂根适量。洗净去皮，切成薄片，放锅中加红糖炒。成人每次50克（儿童酌减），加水100毫升，生姜5～10克，煎煮15分钟即可服用。多数病人服药1次即可止咳。

　　高血压：生山楂适量。置于蒸汽夹层锅，加热提制成糖浆，并加适量防腐剂，每日3次，每次20毫升，饭后服。

　　痛经：山楂（去核）50克。烘干研末，当作1剂，经前每日开始服。每剂分2次早、晚用开水送服（服时加少许红糖）。

食疗药膳

　　山楂炖兔肉

　　原料：山楂40克，净兔肉500克，糖色5克，料酒10克，姜、葱、盐、味精各适量。

　　做法：首先把洗净的兔肉切成块，然后放入砂锅内和山楂同煮至烂，再放入盐、料酒、葱、姜、味精、糖色烧至汁浓，盛于盘中即可。

　　用法：佐酒、佐餐食用。

　　功效：补益气血，开胃消食。

　　适用：老年体弱或久病恢复期。

　　山楂粳米粥

　　原料：山楂50克，粳米100克，白糖20克。

　　制法：将山楂洗净，切成薄片备用；粳米洗净放入锅内，加适量水煮至将熟时，加入山楂、白糖，熬成稠粥后食用即可。

　　用法：每日1剂，分2～3次食用。

　　功效：开胃消食。

　　适用：消化不良。

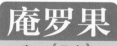

庵罗果

宋·《开宝》　　（即今之芒果）

释名 庵摩罗迦果（出佛书），香盖。

气味 甘，温，无毒。

主治 食之止渴（《开宝》）。主妇人经脉不通，丈夫营卫中血脉不行。久食，令人不饥（士良）。

主治 渴疾，煎汤饮（士良）。

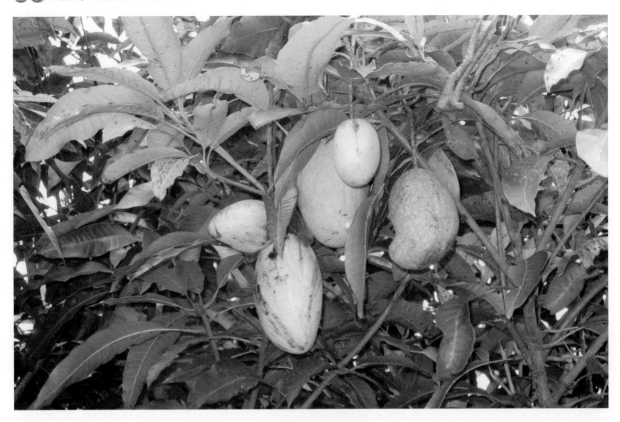

实用指南

单方验方

疝气：庵罗果（现称芒果）核2～3个。煎汤服。

牙龈出血：鲜芒果2个。吃果皮及果肉，每日1枚。

皮炎、湿疹：芒果皮150克。水煎洗患处，每日3次。

咳嗽、气喘、痰多：鲜芒果1个。吃果皮及果肉，每日3次。

慢性咽喉炎、声音嘶哑：芒果1～2个。洗净后水煎，代茶饮用。

晕车、晕船、呕吐：芒果、蜂蜜各适量。直接生食芒果，或是用芒果煎汤后加少许的蜂蜜后适量饮用。

闭经：芒果片20克，桃仁、红花、当归、赤芍各9克，熟地黄30克。将上述用料一同水煎后服用，每日1剂。

食疗药膳

芒果陈皮瘦肉汤

原料：未成熟的芒果2～3个，陈皮半个，猪瘦肉150克。

做法：将芒果洗净，切开晒干，与陈皮、猪瘦肉共置砂锅中，慢火煲汤，煲3小时后取食。

用法：分2～3次服完。

功效：清肺化痰，解毒散邪排脓。

适用：肺脓肿。

芒果茶

原料：芒果2个，白糖适量。

制法：芒果洗净去皮、核，切成片放入锅内，加适量水，煮沸15分钟，加入白糖搅匀即成。

用法：代茶频饮。

功效：生津止渴。

适用：慢性咽喉炎、声音嘶哑。

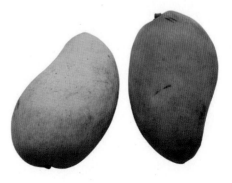

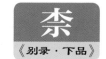

柰

《别录·下品》 （为今之苹果的一种）

释名 频婆。

实

气味 苦，寒，有小毒。多食令人肺壅胪胀，有病人尤甚（《别录》）。

主治 补中焦诸不足气，和脾。治卒食饱气壅不通者，捣汁服（孟诜）。益心气，耐饥（《千金方》）。生津止渴（《正要》）。

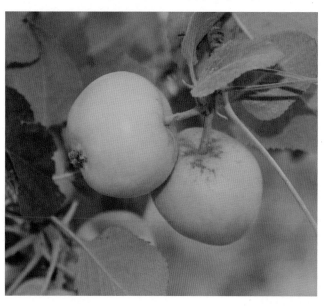

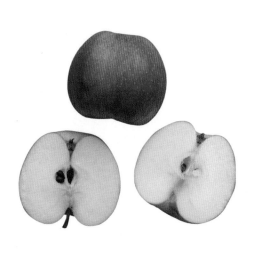

实用指南

单方验方

心腹冷痛：山柰、丁香、当归、甘草各等份。为末，醋糊丸，梧子大，每服30丸，酒下。

一切牙痛：山柰子6克（用面裹煨热），麝香1.5克，为细末，每用0.9克，口噙温水，随牙痛处一边鼻内搐之，漱水吐去，便可。

咽干口渴：鲜苹果1000克。切碎捣烂，绞汁，熬成稠膏，加蜂蜜适量混匀，每次1匙，温开水送服。

小儿腹泻：苹果适量。用开水洗净，削皮，隔水蒸熟，捣烂成泥，每日4次，每次约100克，1岁以下婴儿每次约50克，每日3～4次。

食疗药膳

苹果海蜇粥

原料：苹果1个，海蜇60克。

制法：将苹果洗净，去皮，切块；海蜇洗净，切块；将二者入锅，加适量水煎煮，即成。

用法：1次吃完，每日2～3次。

功效：祛脂降压。

适用：高血压、高脂血症者。

苹果粥

原料：苹果1个，大米60克，白糖适量。

制法：苹果去皮，切小片，大米淘净下锅煮粥，八成熟时入苹果、白糖熬煮成粥。

用法：温热服食。

功效：补心益气，生津止渴，健胃和脾。

适用：小儿消化不良。

林檎

宋·《开宝》

释名 来禽（法贴），文林郎果。

气味 酸、甘，温，无毒。

主治 下气消痰，治霍乱肚痛（大明）。消渴者，宜食之（苏颂）。疗水谷痢、泄精（孟诜）。小儿闪癖（时珍）。

附方 水痢不止：林檎半熟者十枚，水二升，煎一升，并林檎食之（《食医心镜》）。

小儿下痢：林檎、构子同杵汁，任意服之（《子母秘录》）。

小儿闪癖，头发竖黄，瘰疬瘦弱者：干林檎脯研末，和醋敷之（《子母秘录》）。

东行根

主治 白虫、蛔虫，消渴好唾（孟诜）。

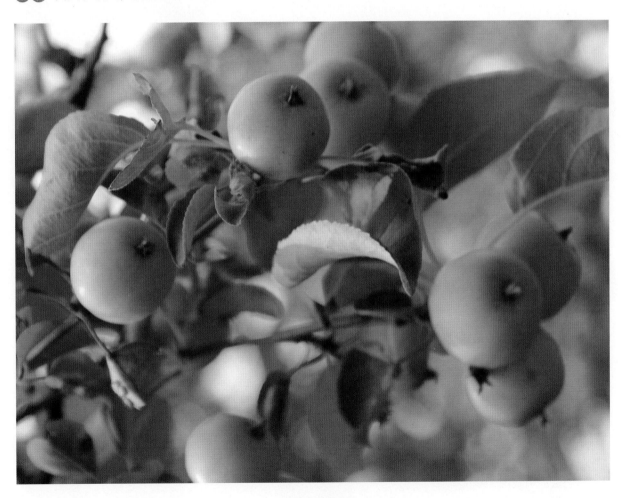

实用指南

单方验方

暑热烦渴：鲜林檎果30克。去皮、核、捣烂，加冷开水1杯拌匀，饮服，每日上、下午各1次。

小儿腹泻：鲜林檎果15～30克。捣烂榨汁喂服，每日3次。

肠炎或痢疾引起的腹痛腹泻：半熟鲜林檎果60克。切开或捣烂后水煎服，喝汤食果，每日3次。

滑泄遗精：鲜林檎果50克。洗净切开，加芡实30克共煮煎，每日2次。

溜沙果

原料：新鲜林檎（今称沙果）500克，白糖、湿淀粉、植物油等各适量。

制法：先将沙果洗净去核、皮，切成小三角块。再在锅内放少许油，油热后放入沙果块，炒至果肉变软，显半透明状时，放入白糖，小火再炒5分钟，再用湿淀粉勾芡，出锅即成。

用法：每日2次。

功效：生津止渴，益肾固精。

适用：消渴、泻痢、遗精、烦热等。

沙果芡实汤

原料：新鲜沙果50克，芡实30克。

制法：将沙果先洗净切开，加入芡实，再加水3碗，共煎煮成汤1碗。

用法：分2次每日内服完。

功效：涩精止遗。

适用：男子遗精滑泄。

柿

《别录·中品》　（即今之柿）

释名 时珍曰：柿从𣎴，音泽，谐声也。俗作柿非矣。柿，音肺，削木片也。胡名镇头迦。

烘柿

释名 时珍曰：烘柿，非谓火烘也。即青绿之柿，收置器中，自然红熟如烘成，涩味尽去，其甘如蜜。

气味 甘，寒，涩，无毒。

主治 通耳鼻气，治肠澼不足。解酒毒，压胃间热，止口干（《别录》）。续经脉气（诜）。

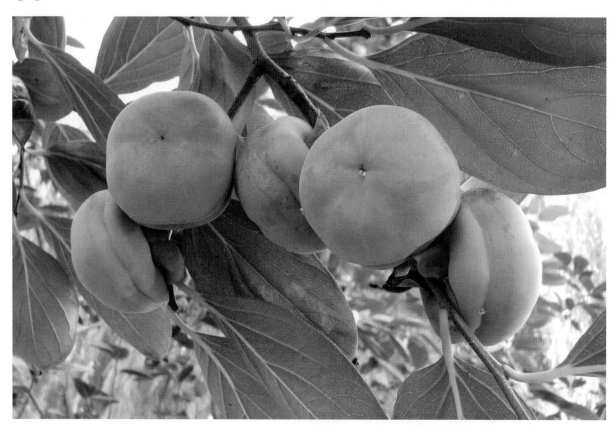

白柿、柿霜

气味 甘，平，涩，无毒。

主治 补虚劳不足，消腹中宿血，涩中厚肠，健脾胃气（诜）。开胃涩肠，消痰止渴，治吐血，润心肺，疗肺痿心热咳嗽，润声喉，杀虫（大明）。治反胃咯血，血淋肠澼，痔漏下血（时珍）。

霜：清上焦心肺热，生津止渴，化痰宁嗽，治咽喉口舌疮痛（时珍）。

附方 小便血淋：用干柿三枚烧存性，研末，陈米饮服（叶氏）。用白柿、乌豆、盐花煎汤，入墨汁服之（《经验方》）。

热淋涩痛：干柿、灯心草各等分，水煎日饮（《朱氏方》）。

小儿秋痢：以粳米煮粥，熟时入干柿末，再煮三两沸食之。奶母亦食之（《食疗本草》）。

鼻窒不通：干柿同粳米煮粥，日食（《圣济总录》）。

耳聋鼻塞：干柿三枚细切，以粳米三合，豆豉少许煮粥，日日空心食之（《圣惠方》）。

乌柿（火熏干者）

气味 甘，温，无毒。

主治 杀虫，疗金疮、火疮，生肉止痛（《别录》）。治狗啮疮，断下痢（弘景）。服药口苦及呕逆者，食少许即止（藏器）。

柿蒂

气味 涩，平，无毒。

主治 咳逆哕气，煮汁服（诜）。

附方 咳逆不止：用柿蒂、丁香各二钱，生姜五片，水煎服。或为末，白汤点服（《济生》柿蒂散）。加人参一钱，治虚人咳逆（《洁古》）。加良姜、甘草等分（《三因》）。加青皮、陈皮（《卫生宝鉴》）。加半夏、生姜（王氏《易简》）。

木皮

主治 下血。晒焙研末，米饮服二钱，两服可止（颂）。汤火疮，烧灰，油调敷（时珍）。

根

主治 血崩，血痢，下血（时珍）。

实用指南

单方验方

便秘有痔疮出血：柿饼30克，黑木耳3～6克。同煮食用。

呃逆：柿蒂、小茴香各3克，麦芽9克。米水煎服。

慢性支气管炎、干咳喉痛：柿霜12～18克。温水化服，每日2次。

呃逆、咳逆不止：柿蒂3～5个，刀豆子15～18克。水煎服。

食疗药膳

柿蒂茶

原料：柿蒂3～5枚，冰糖适量。

制法：将柿蒂清洗干净，与冰糖一起放入茶杯中，沸水冲泡。

用法：代茶频饮。

功效：理气镇咳。

适用：慢性支气管炎咳嗽、气逆等。

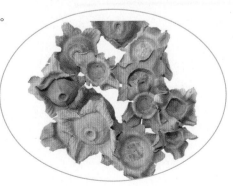

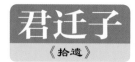

君迁子
《拾遗》

释名 牛奶柿（《名苑》），丁香柿（《日用》），红蓝枣（《齐民要术》）。

气味 甘，涩，平，无毒。

主治 止消渴，去烦热，令人润泽（藏器）。

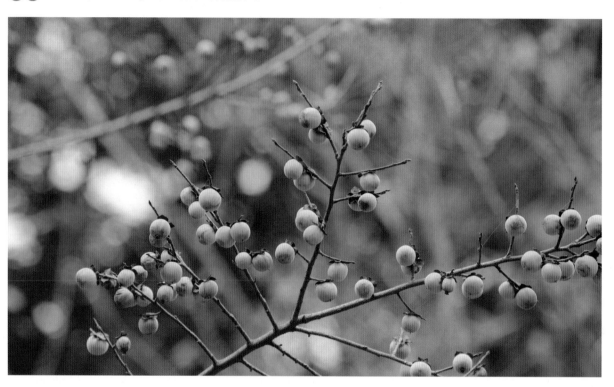

实用指南

单方验方

冬季怕冷：君迁子去核10枚。赤豆、糯米各50克。把赤豆煮软，再加糯米、君迁子同煮成粥。食用时加白糖适量，每日1小碗。

滋阴益胃：君迁子肉适量，龟板数块。将龟板炙黄研成末，君迁子肉捣碎，两者混合后制成丸即成，每日1次，每次10克，用白开水送下。

食疗药膳

君迁子瘦肉汤

用料：君迁子5个，猪瘦肉60克，生地黄30克，枸杞子15克。

做法：猪瘦肉洗净，切件；君迁子去核洗净，与生地黄、枸杞子一起全部放入锅内，加清水适量，大火煮沸后，小火烫1小时，调味供用。

用法：食肉饮汤。

功效：滋阴养血，美发黑发。

适用：早衰属阴虚血燥者。

芹菜君迁子汤

原料：君迁子250克，水芹菜500克。

制法：将君迁子洗净去核，与芹菜段共煮熟即可。

用法：随意食用。

功效：滋补肝肾，祛脂降压。

适用：脸色不泽、头晕目眩者。

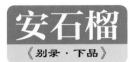

安石榴
《别录·下品》

释名 若榴（《广雅》），丹若（《古今注》），金罂。

甘石榴

气味 甘、酸，温，涩，无毒。多食损人肺（《别录》）。

主治 咽喉燥渴（《别录》）。能理乳石毒（孟诜）。制三尸虫（时珍）。

酸石榴

气味 酸，温，涩，无毒。

主治 赤白痢腹痛，连子捣汁，顿服一枚（孟诜）。止泻痢崩中带下（时珍）。

附方 痢血五色，或脓或水，冷热不调：酸石榴五枚，连子捣汁二升。每服五合，神妙（《圣济总录》）。

小便不禁：酸石榴烧存性（无则用枝烧灰代之），每服二钱，用柏白皮切焙四钱，煎汤一盏，入榴灰再煎至八分，空心温服，晚再服（《圣惠方》）。

捻须令黑：酸石榴结成时，就东南枝上拣大者一个，顶上开一孔，内水银半两于中，原皮封之，麻扎定，牛屎封护，待经霜摘下，倾出壳内水，以鱼鳔笼指蘸水捻须，久久自黑也（《普济方》）。

酸榴皮

气味 酸，温，涩，无毒。

主治 止下痢漏精（《别录》）。治筋骨风，腰脚不遂，行步挛急疼痛，涩肠。取汁点目，止泪下（权）。煎服，下蛔虫（藏器）。止泻痢，下血脱肛，崩中带下（时珍）。

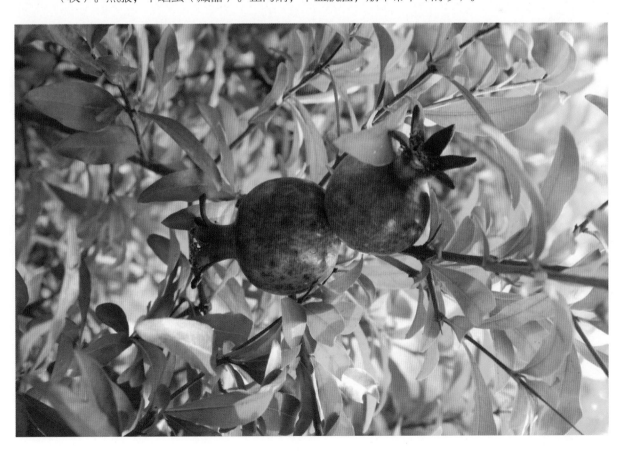

附方 赤白痢下，腹痛，食不消化者：用醋榴皮炙黄为末，枣肉或栗米饭和，丸梧子大。每空腹米饮服三十丸，日三服，以知为度（《食疗本草》）。如寒滑，加附子、赤石脂各一倍。用皮烧存性，为末。每米饮服方寸匕，日三服，效乃止（《肘后方》）。粪前有血，令人面黄，用酢石榴皮炙，研末。每服二钱，用茄子枝煎汤服（孙真人方）。

肠滑久痢：用石榴一个劈破，炭火簇烧存性，出火毒，为末，每服一钱，别以酸石榴一瓣，水一盏，煎汤调服（《经验方》）。

久痢久泻：陈石榴皮酢者，焙火细末，每服二钱，米饮下。患二三年或二三月，百方不效者，服之便止，不可轻忽之也（《普济方》）。

酸榴东行根

气味 酸，温，涩，无毒。

主治 蛔虫、寸白（《别录》）。青者，入染须用（权）。治口齿病（颂）。止涩泻痢、带下，功与皮同（时珍）。

附方 寸白蛔虫：酢石榴东引根一握洗锉，用水三升，煎取半碗，五更温服尽，至明取下虫一大团，永绝根本，食粥补之（崔元亮《海上方》）。用榴皮煎水，煮米作粥食之，亦良。

女子经闭、不通。用酢榴根东生者一握炙干，水二大盏，浓煎一盏，空心服之。未通再服（《斗门》）。

榴花

主治 阴干为末，和铁丹服，一年变白发如漆（藏器）。铁丹，飞铁为丹也，亦铁粉之属。千叶者，治心热吐血。又研末吹鼻，止衄血立效。亦敷金疮出血（苏颂）。

附方 金疮出血：榴花半斤，石灰一升，捣和阴干。每用少许敷之，立止（崔元亮方）。

鼻出衄血：酢榴花二钱半，黄蜀葵花一钱，为末。每服一钱，水一盏，煎服，效乃止（《圣济录》）。

九窍出血：石榴花（揉），塞之取效。叶亦可。

实用指南

单方验方

久泻：石榴皮10克，红糖30克。水煎服。

鼻衄：石榴花15克，茶叶5克。二药混合，以开水浸泡1小时后，代茶频饮。

带下清稀：白石榴花、白鸡冠花各25克。水煎服，每日3次，每日1剂。

肾结石：石榴根15克，金钱草30克。水煎服，每日3次，每日1剂。

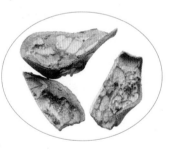

食疗药膳

石榴汁

用料：酸石榴3克。

制用：将石榴子取出，捣碎，绞取其汁液。

用法：每晚睡前服下，或口嚼石榴子咽液亦可。因其有小毒，不可过量饮用。

功效：清热敛肺。

适用：肺结核喘咳、夜不能寐，以及老年慢性支气管炎。

石榴西米粥

原料：石榴150克，西谷米（西米）50克，蜂蜜15克，糖桂花3克。

制法：将鲜甜石榴去皮，取子掰散；西谷米洗净，入开水锅内略余后捞出，再用冷水反复漂洗，沥干水分备用；取锅加入冷水、石榴子，煮沸约15分钟后，滤去渣，加入西谷米，待再沸后，调入蜂蜜待滚，调入糖桂花，即可盛起食用。

用法：每日1次，早餐食用。

功效：收敛固涩，止泻止血。

适用：滑精、久泻、久痢等。

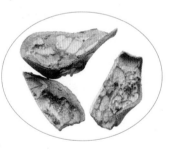（左侧竖排）精编本草纲目中草药

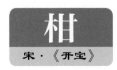

柑

宋·《开宝》

释名 木奴。

气味 甘，大寒，无毒。

主治 利肠胃中热毒，解丹石，止暴渴，利小便（《开宝》）。

附方 难产：柑橘瓤阴干，烧存性，研末，温酒服二钱（《集效》）。

皮

气味 辛、甘，寒，无毒。

主治 下气调中（藏器）。解酒毒及酒渴，去白焙研末，点汤入盐饮之（大明）。伤寒饮食劳复者，浓煎汁服（时珍）。山柑皮：治咽喉痛，效《开宝》。

核

主治 作涂面药（苏颂）。

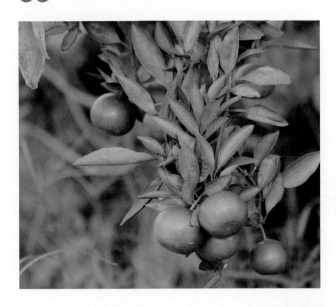

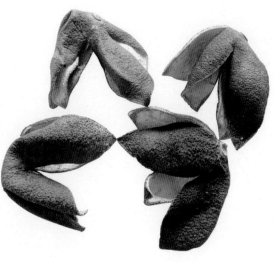

实用指南

单方验方

冻疮：柑皮适量。烤焦研细末，用凡士林调搽患处。

天疱疮：柑橘皮适量。烧炭研末，用香油调搽患处。

胃火亢盛、心烦口渴或饮酒过度：柑1~2个。可直接食；或柑子剥皮绞汁和蜂蜜一起服，每日2次。

慢性胃炎：柑橘皮30克。炒后研末，每次6克，加白糖适量，空腹温开水冲服。

消化不良：柑橘皮3克，大枣10个。用开水浸泡10分钟，饭前代茶频饮。

食疗药膳

柑橘山楂汁

原料：柑橘1个（用其橘核和鲜橘络），生山楂30克，陈皮20克。

制法：用水共煮以上山楂、陈皮、橘核和橘络40分钟，得汁500毫升。

用法：分2次饮用。

功效：止痛。

适用：妇女乳房胀痛初起。

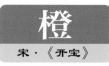

橙

宋·《开宝》

释名 金球，鹄壳。

气味 酸，寒，无毒。

主治 洗去酸汁，切和盐、蜜，煎成贮食，止恶心，能去胃中浮风恶气（《开宝》）。行风气，疗瘿气，发瘰疬，杀鱼、蟹毒（士良）。

皮

气味 苦、辛，温，无毒。

主治 作酱、醋香美，散肠胃恶气，消食下气，去胃中浮风气（《开宝》）。和盐贮食，止恶心，解酒病（孟诜）。糖作橙丁，甘美，消痰下气，利膈宽中，解酒（时珍）。

附方 宽中快气，消酒：用橙皮二斤切片，生姜五两切焙擂烂，入炙甘草末一两，檀香末半两，和作小饼。每嚼一饼，沸汤入盐送下（《奇效良方》）。

痔疮肿痛：隔年风干橙子，桶内烧烟熏之，神效（《医方摘要》）。

核

主治 面野粉刺，湿研，夜夜涂之（时珍）。

附方 闪挫腰痛：橙子核炒、研，酒服三钱即愈（《摄生方》）。

精编本草纲目中草药

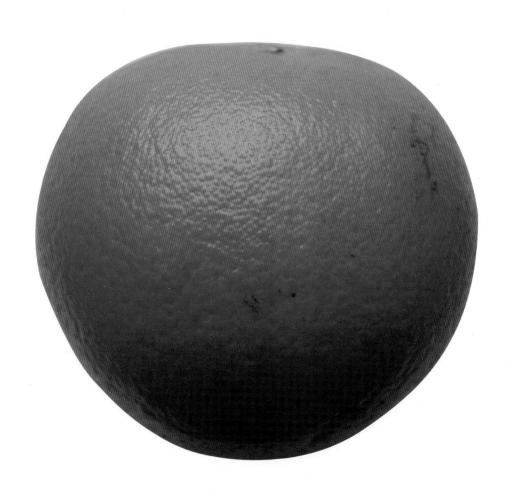

单方验方

胃脘气滞：橙皮、生姜各10克。用水煎服。

闪挫腰痛：橙子核适量。炒干研细末，每次10克，以白酒送下。

长期发热：橙子适量。榨汁，每日不拘时饮用。

呕吐、胸闷：干或鲜橙皮适量。泡茶，或煮汤饮用。

消化不良：橙子皮0.5~1个，猪胰1~2条。将橙子皮切碎，猪胰切块，加水共炖2~3小时后饮用。

便秘：干橙皮适量。煮软，加少许白酒调味食用。

食疗药膳

甜橙米酒汁

原料：新鲜甜橙2只，米酒1~2汤匙。

做法：将橙子洗净，用刀划破挤去核，连皮放入果汁机中榨汁，再调入米酒饮用。

用法：每日1~2次服完。

功效：理气消肿，通乳止痛。

适用：急性乳腺炎早期乳房肿痛、乳汁不通者。

柚
《日华》

释名 条（《尔雅》），壶柑（《唐本》），臭橙（《食性》），朱栾。

气味 酸，寒，无毒。

主治 消食，解酒毒，治饮酒人口气，去肠胃中恶气，疗妊妇不思食口淡（大明）。

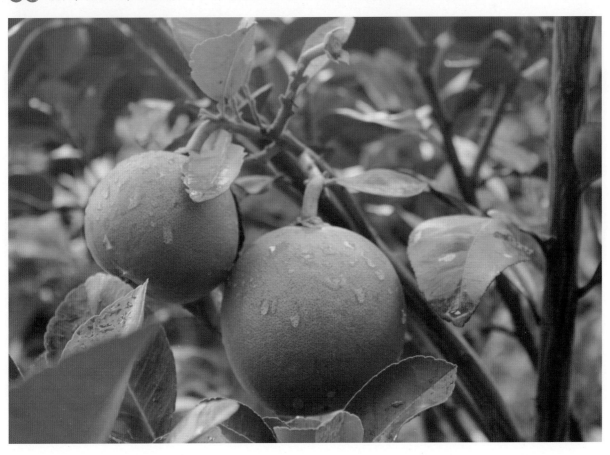

皮

气味 甘、辛，平，无毒。

主治 下气。宜食，不入药（弘景）。消食快膈，散愤懑之气，化痰（时珍）。

附方 痰气咳嗽：用香栾去核切，砂瓶内浸酒，封固一夜，煮烂，蜜拌匀，时时含咽。

叶

主治 头风痛，同葱白捣，贴太阳穴（时珍）。

花

主治 蒸麻油作香泽面脂，长发润燥（时珍）。

实用指南

单方验方

病毒性肝炎：柚皮2个。烧炭研末，饭后用米汤送服，每次5～10克，每日3次。

脱发：柚子核25克。开水浸泡后取水涂患处，每日2～3次，如配合生姜涂抹效果更好。

腹水：柚子皮适量。煅灰存性，研末，开水冲服。

老人腹泻：柚子树叶适量。晒干后研成细末，每日2次，每次5～10克。

产后腹痛：柚子皮30～60克。切碎，水煎服。

食疗药膳

柚子炖鸡

原料：柚子1个，雄鸡1只。

制法：柚子去皮，鸡去皮、毛及内脏。将柚肉装入鸡腹内，放入瓦锅中，再加葱、姜、盐、水适量，隔水蒸熟。

用法：分次食用。

功效：消炎，止咳平喘。

适用：慢性支气管炎、支气管哮喘等。

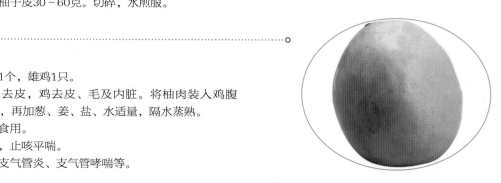

枸橼
宋·《图经》

释名 香橼，佛手柑。

皮瓤

气味 辛、酸，无毒。

主治 下气，除心头痰水（藏器）。煮酒饮，治痰气咳嗽。煎汤，治心下气痛（时珍）。

根、叶

主治 同皮（《橘谱》）。

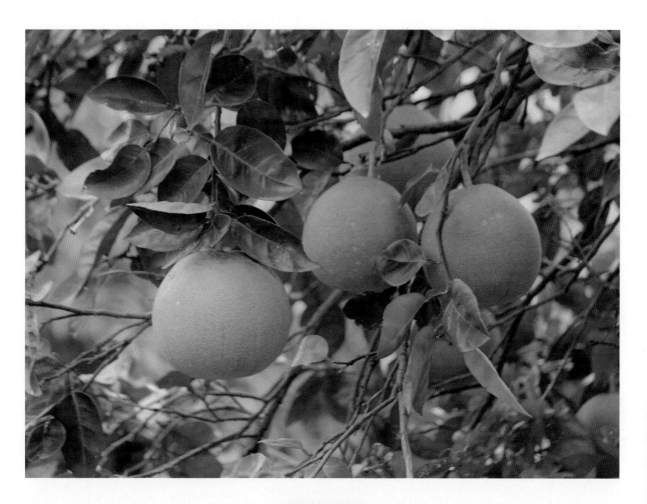

实用指南

单方验方

食滞胃胀痛：香橼适量。切片，于通风处晾干，用适量盐腌渍放入玻璃瓶或瓷罐中备用，每次10～20克，用开水冲至咸淡适宜为度时服用。

痰湿咳嗽、哮喘：鲜香橼1～2个。切碎放在有盖的碗中，加入等量的麦芽糖，隔水蒸数小时，以香橼稀烂为度，每服1匙，早、晚各1次。

肝胃不和、脘胁胀痛、呕吐噫气：香橼、陈皮、香附各10克。水煎服，每日2～3次。

痰饮咳嗽、胸膈不利：香橼、法半夏各10克，茯苓15克，生姜3片。水煎服，每日2～3次。

食疗药膳

香橼酒

原料：鲜香橼100克，蜂蜜50克，60度白酒200毫升。

制法：将香橼洗净，切碎，炒，加水500毫升放锅内煮烂后，加蜂蜜、白酒煮沸后停火，同入细口瓶中，密闭贮存，1月后取用。

用法：每日2次，每次10毫升。

功效：止咳。

适用：久咳。

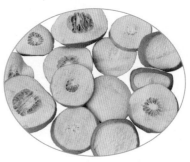

佛手柑粥

原料：香橼30克，粳米60克，冰糖15克。

制法：水煎佛手柑半小时，去渣，入粳米、冰糖，再酌加水，煮作稀粥。

用法：每日2次，温热服食。

功效：行气，止痛，化痰，和胃。

适用：胁肋胀痛、痞满脘胀、胸痞咳嗽等。

金橘

《纲目》

释名 金柑（《橘谱》），卢橘（《汉书》），夏橘（《广州志》）。

气味 酸、甘，温，无毒。

主治 下气快膈，止渴解醒，辟臭。皮尤佳（时珍）。

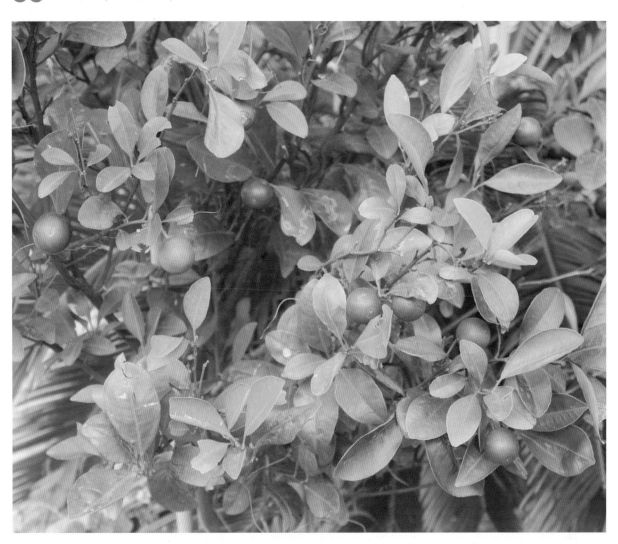

实用指南

单方验方 ···○

　　感冒：金橘5枚。烤焦用开水冲服；也可用金橘5枚拍破，同生姜用沸水浸泡饮服；还可取鲜金橘皮30克，加水及白糖适量，水煎口服。

　　肺寒咳嗽：金橘5枚。拍破，同生姜用沸水浸泡饮服。

　　呕吐：金橘皮9克，生姜6克。水煎服。

　　痢疾：金橘50克，龙眼肉、冰糖各15克。水煎服。

　　乳腺炎：金橘皮30克，连翘、柴胡各10克，金银花、甘草各5克。水煎服。

　　胃溃疡：金橘5个。水煎服。

　　疝气、睾丸肿痛：金橘核15克。微炒，黄酒煎服，并用橘核适量，研末，酒调，敷患处。

　　肋间神经痛：橘络、当归、红花各3克。加黄酒与水合煎服。

　　咽炎：金橘适量。水煎代茶饮；或用橘叶泡茶饮。

食疗药膳

金橘冰糖汁

原料：金橘3枚，冰糖适量。

制法：用刀将金橘果皮刺破，挤出核，放入水中加适量冰
糖，以小火煮熟。

用法：吃金橘饮汤，每日3次。

功效：理气化痰。

适用：咳嗽、气喘、痰多等。

金橘饼

原料：鲜金橘250克，白糖200克，盐10.6克，明矾5克。

制法：金橘洗净后，用小刀逐个划破几道口，浸于用盐、明矾配制的
水溶液中过夜，次日捞出沥干，用水浸泡片刻，挤出核捏扁，再用清水浸泡2次，每次2小时，使盐辣味尽去；
选一合适容器，放一层金橘撒一层白糖，用糖量约50克；放置5日后倒入锅中，再加白糖50克，熬煮沸后改用小
火，待金橘吸足糖汁便成，装入瓷罐备用。

用法：每次取5~6个嚼服。

功效：理气宽中，消食祛腐。

适用：胸中郁闷、消化不良及口臭等。

枇杷
《别录·中品》

释名 宗奭曰：其叶形似琵琶，故名。

实

气味 甘、酸，平，无毒。

主治 止渴下气，利肺气，止吐逆，主上焦热，润五脏（大明）。

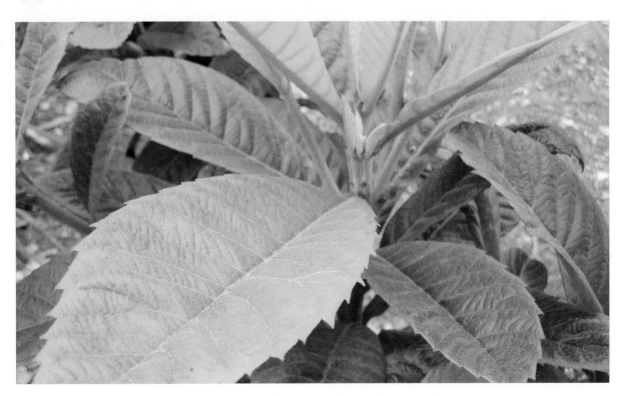

叶

气味 苦，平，无毒。

主治 弘景曰：若不暇煮，但嚼汁咽，亦瘥。治呕哕不止，妇人产后口干（大明）。煮汁饮，主渴疾，治肺气热嗽，及肺风疮，胸面上疮（洗）。和胃降气，清热解暑毒，疗脚气（时珍）。

附方 反胃呕哕：枇杷叶（去毛炙）、丁香各一两，人参二两，每服三钱，水一盏，姜三片，煎服（《圣惠方》）。

呕血不止：枇杷叶去毛，焙研末，茶服一二钱，日二（《圣惠方》）。

痔疮肿痛：枇杷叶蜜炙，乌梅肉焙，为末，先以乌梅汤洗，贴之（《集要》）。

痘疮溃烂：枇杷叶煎汤洗之（《摘玄方》）。

花

主治 头风，鼻流清涕。辛夷等分，研末，酒服二钱，日二服（时珍）。

木白皮

主治 生嚼咽汁，止吐逆不下食，煮汁冷服尤佳（思邈）。

实用指南

单方验方

头痛：枇杷叶、黄瓜藤各15克，百合10克。水煎服，每日2次。

胃热呕吐：枇杷根和叶（去毛）15克，鲜芦根10克。煎水当茶饮。

营养不良性水肿：鲜枇杷200克，赤豆沙100克，松子仁50克。先将枇杷去皮、核和肉膜，口朝上放入盘中，赤豆沙分别放入半个枇杷内，枇杷切口，周围插松子仁5粒，整齐排在盘内，上笼蒸5分钟取出，锅内盛适量清水，加入白糖、糖桂花并烧沸，用湿淀粉勾稀芡，浇在枇杷上即可服用，每日1次。

阴虚肺燥所致的咳嗽、咽干、口渴、痰黏：枇杷叶、麦芽糖各60克，川贝母10克，蜂蜜适量。把枇杷叶放入砂锅内，加清水煎2次，去渣浓缩后，加川贝母末、麦芽糖，蜂蜜15克收膏，取适量，开水冲服，每日2～3次。

食疗药膳

枇杷叶粥

原料：枇杷叶10～15克，粳米50克，冰糖适量。

制法：先将枇杷叶布包水煎，去渣取浓汁，再加入粳米和水煮粥，粥将成时加入冰糖稍煮即可。

用法：每日早晚佐餐食用。

功效：清热化痰。

适用：痰热型慢性支气管炎。

枇杷海蜇头

原料：新鲜枇杷500克，净海蜇头100克，火腿末10克，鲜菜叶250克。

制法：将枇杷剥皮、去核，切成两半；锅中放猪油烧至五成热时，放入枇杷浸熟，捞出，沥干油，排在盘中；烧热锅，烹入料酒，注入适量清水、味精、麻油、胡椒粉，放入海蜇，烧沸后用湿淀粉勾稀芡，加入鸡油推匀，盛在枇杷上，撒上火腿末；将菜下于沸水锅中，焯透后捞出，用味精、盐、麻油拌匀，围在枇杷四周即成。

用法：佐餐食用。

功效：止咳祛痰。

适用：咳嗽痰多。

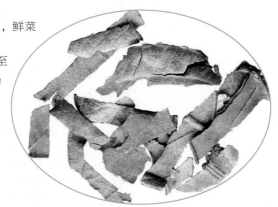

杨梅

宋·《开宝》

释名 朹子。

实

气味 酸、甘，温，无毒。

主治 盐藏食，去痰止呕哕，消食下酒。干作屑，临饮酒时服方寸匕，止吐酒（《开宝》）。止渴，和五脏，能涤肠胃，除烦愦恶气。烧灰服，断下痢甚验。盐者常含一枚，咽汁，利五脏下气（诜）。

附方 下痢不止：杨梅烧研，每米饮服二钱，日二服（《普济方》）。

头风作痛：杨梅为末，每食后薄荷茶服二钱。或以消风散同煎服。或同捣末，以白梅肉和，丸弹子大，每食后葱茶嚼下一丸（朱氏《集验》）。

一切损伤（止血生肌，令无瘢痕）：用盐藏杨梅和核捣如泥，做成挺子，以竹筒收之。凡遇破伤，研末敷之，神圣绝妙（《经验方》）。

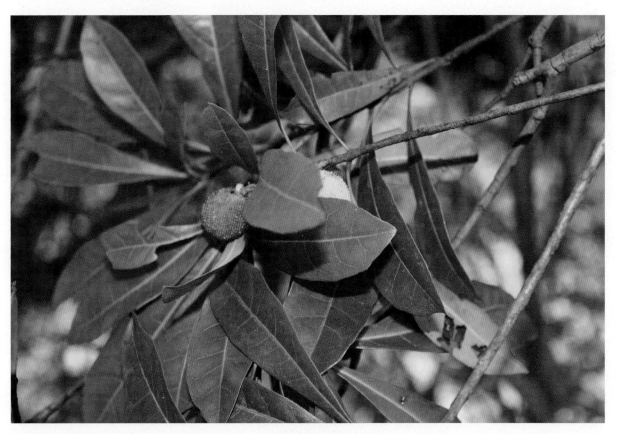

实用指南

单方验方

腹痛、泄泻：鲜杨梅500克。洗净浸泡于米酒中，3日后便可食用，每日2次，每次4枚。

痢疾：杨梅用陈酒浸（酒越陈越好），每次2～4枚，每日3次。

腰骨挫伤疼痛：杨梅树皮6克。水煎服。

腹泻及牙床溃疡：杨梅树皮适量。研末，每次3克，开水冲服。

瘰疬：杨梅树皮15～30克。水煎服。

杨梅根炖鸡

原料：杨梅根（要白种的）30克，鸡1只（约重500克）。

制法：将杨梅根洗净切碎，鸡去头、脚、内脏，加水适量，共炖2小时。

用法：吃肉喝汤。

功效：理气，化瘀，补虚。

适用：胃气痛。

杨梅根皮炖肉

原料：杨梅根皮120克，猪瘦肉250克。

制法：用砂锅加水适量，共炖杨梅根皮与猪瘦肉2小时。

用法：吃肉喝汤。

功效：理气，散瘀，补虚。

适用：吐血、血崩等。

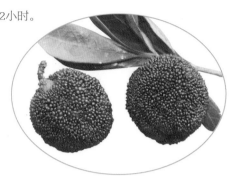

樱桃
《别录·上品》

释名　莺桃（《礼注》），含桃（《月令》），荆桃。

气味　甘，热，涩，无毒。

主治　调中，益脾气，令人好颜色，美志（《别录》）。止泄精、水谷痢（孟诜）。

叶

气味　甘，平，无毒。

主治　蛇咬，捣汁饮，并敷之（颂）。

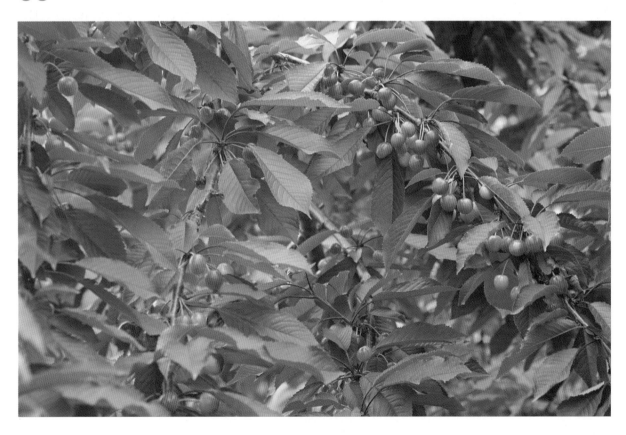

东行根

主治 煮汁服，立下寸白蛔虫（大明）。

花

主治 面黑粉滓。方见李花。

实 用 指 南

单方验方

　　缺铁性贫血：新鲜樱桃、豌豆苗各50克，水发香菇25克。先将香菇放入油锅煸炒，加入适量盐、五香粉等调味品。再放入豌豆苗，用湿淀粉勾芡，再放入樱桃，加少量味精，淋上麻油食用。也可用樱桃100克，加水煮后，加白糖适量拌匀，每日坚持服食。

　　风湿性关节炎：樱桃1000克，独活、威灵仙各30克。共浸泡于50度以上的白酒中，1个月后食用，每次食樱桃10个，每日2次。

　　病后体虚、食欲不振：新鲜樱桃1000克。绞汁，用小火炖，加入蜂蜜100克，拌匀，凉后装入密封瓶备用，每日2次，每次10毫升，连续服用。

　　肝肾不足、腰膝酸痛：樱桃50克，山茱萸、五味子各9克。水煎服，此为每日量，分3次服完。

食疗药膳

樱桃蜜酒

原料：樱桃1000克，蜂蜜100毫升，白酒1800毫升。

制法：将樱桃、蜂蜜一同放入酒坛，倒入白酒，密封坛口，浸泡10日后即成。

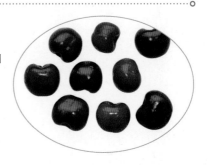

用法：每日3次，每次15～30毫升。

功效：滋润皮肤，益气，祛风湿。

适用：面色无华、软弱无力、关节麻木等。

樱桃羹

原料：樱桃、白糖各20克，土豆粉25克。

制法：将樱桃洗净，去核（留用），放入盆内，撒上白糖，腌渍30分钟（连续搅拌几次，以增加果汁），再将果汁（留樱桃）倒入碗内。将樱桃果核捣碎，放入锅内，加温水煮沸，去渣，冲入装有樱桃汁的盆内，再倒回锅内煮沸，然后加入用凉开水调制的土豆粉，再次煮沸后离火，兑入樱桃汁，搅匀即成。

用法：每日2次。

功效：补脾健胃，益气养血。

适用：面色苍白。

银杏

《日用》

释名 白果（《日用》），鸭脚子。

核仁

气味 甘、苦，平，涩，无毒。

主治 生食引疳解酒，熟食益人（李鹏飞）。熟食温肺益气，定喘嗽，缩小便，止白浊。生食降痰，消毒杀虫（时珍）。

附方 寒嗽痰喘：白果七个煨熟，以熟艾作七丸，每果入艾一丸，纸包再煨香，去艾吃（《秘韫方》）。

　　咳嗽失声：白果仁四两，白茯苓、桑白皮二两，乌豆半升（炒），蜜半斤，煮熟日干为末，以乳汁半碗拌湿，九蒸九晒，丸如绿豆大，每服三五十丸，白汤下，神效（余居士方）。

小便频数：白果十四枚，七生七煨，食之，取效止。

小便白浊：生白果仁十枚，擂水饮，日一服，取效止。

赤白带下，下元虚惫：白果、莲肉、江米各五钱，胡椒一钱半，为末，用乌骨鸡一只，去肠盛药，瓦器煮烂，空心食之（《集简方》）。

手足皲裂：生白果嚼烂，夜夜涂之。

头面癣疮：生白果仁切断，频擦取效（邵氏《经验方》）。

下部疳疮：生白果杵，涂之（赵原阳）。

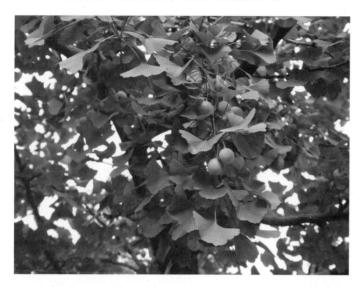
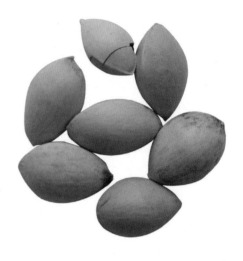

实用指南

单方验方

灰指甲：银杏叶适量。煎水洗。

小便白浊：生银杏仁10枚。擂水饮，每日1剂。

小便频数遗尿：陈银杏5粒，蜗牛3个（焙干）。研末冲服。

老年痴呆：银杏叶15～20克。开水冲泡当茶饮用，30日为1个疗程。

鸡眼：鲜银杏叶10片。捣烂，包贴患处，两日后呈白腐状，用小刀将硬丁剔出。

慢性淋浊、带下病及晕眩：银杏仁（炒熟、去壳）、山药各等份。焙燥研细粉混合，每日40克，分3～4回米汤或温开水调服。

冠心病心绞痛：银杏叶、丹参、瓜蒌各15克，薤白12克，郁金9克，生甘草5克。水煎服。

食疗药膳

四仁鸡子粥

原料：银杏仁、甜杏仁各100克，胡桃仁（核桃仁）、花生仁各200克，鸡蛋30个。

制法：将前面四仁共捣碎，每次20克，加水300毫升，煮沸一小会儿后打入鸡蛋1个，调入冰糖适量。

用法：晨起服用。

功能：扶正固本，补肾润肺，纳气平喘。

适用：肺肾气虚、咳嗽时作、面白少华、声低气促等。

银杏排骨汤

原料：银杏30克，猪排骨500克，盐、味精、黄酒、姜、葱、高汤各适量。

制法：剥去白果的壳，去掉其红衣；将猪排骨洗净，用刀宰成小块，投入沸水锅中焯去血水，捞出沥干水待用；姜切成片，葱切末。砂锅置火上，加入高汤，放进排骨块用大火烧开，撇去浮沫，加进姜片、黄酒、白果，改用小火炖至排骨肉烂，加盐、味精再炖片刻，撒上葱末即可。

用法：佐餐食用。

功效：止咳平喘。

适用：阴虚久咳。

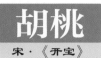

胡桃

宋·《开宝》

释名 羌桃（《名物志》），核桃。

核仁

气味 甘，平、温，无毒。

主治 食之令人肥健，润肌，黑须发。多食利小便，去五痔。捣和胡粉，拔白须发，内孔中，则生黑毛。烧存性，和松脂研，敷瘰疬疮（《开宝》）。食之令人能食，通润血脉，骨肉细腻（诜）。治损伤、石淋。同破故纸蜜丸服，补下焦（颂）。补气养血，润燥化痰，益命门，利三焦，温肺润肠，治虚寒喘嗽，腰脚重痛，心腹疝痛，血痢肠风，散肿毒，发痘疮，制铜毒（时珍）。

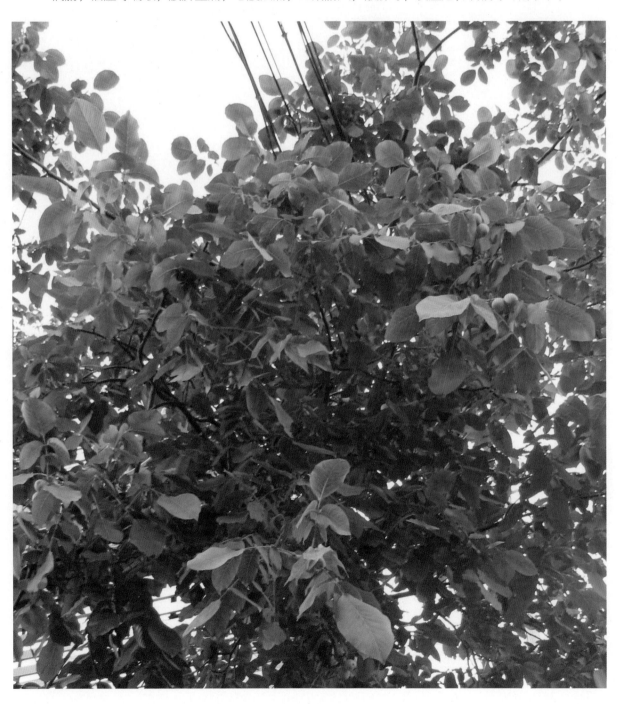

油胡桃

气味 辛，热，有毒。

主治 杀虫攻毒，治痈肿、疠风、疥癣、杨梅、白秃诸疮，润须发（时珍）。

附方 消肾溢精（胡桃丸，治消肾病，因房欲无节，及服丹石，或失志伤肾，遂致水弱火强、口舌干，精自溢出，或小便赤黄，大便燥实，或小便大利而不甚渴）：用胡桃肉、白茯苓各四两，附子一枚去皮切，姜汁、蛤粉同焙为末，蜜丸梧子大。每服三十丸，米饮下（《普济方》）。

老人喘嗽（气促，睡卧不得，服此立定）：胡桃肉去皮、杏仁去皮尖、生姜各一两，研膏，入炼蜜少许和，丸弹子大。每卧时嚼一丸，姜汤下（《普济方》）。

血崩不止：胡桃肉五十枚，灯上烧存性，研作一服，空心温酒调下，神效。

小肠气痛：胡桃一枚，烧炭研末，热酒服之（《奇效良方》）。

疗疮恶肿：胡桃一个平破，取仁嚼烂，安壳内，合在疮上，频换甚效（《普济方》）。

痘疮倒陷：胡桃肉一枚烧存性，干胭脂半钱，研匀，胡荽煎酒调服（《儒门事亲》）。

疥疮瘙痒：油核桃一个，雄黄一钱，艾叶杵熟一钱，捣匀绵包，夜卧裹阴囊，历效。勿洗（《集简方》）。

胡桃青皮

气味 苦，涩，无毒。

主治 染髭及帛，皆黑。志曰：《仙方》取青皮压油，和詹糖香，涂毛发，色如漆也。

附方 嵌甲：胡桃皮烧灰贴。

乌髭发：胡桃皮、蝌蚪各等分，捣泥涂之，一染即黑。用青胡桃三枚和皮捣细，入乳汁三盏，于银石器内调匀，搽须发三五次，每日用胡桃油润之，良（《圣济总录》）。

疬疡风：青胡桃皮捣泥，入酱清少许、硇砂少许合匀。先以泔洗，后敷之（《外台秘要》）。

白癜风：青胡桃皮一个，硫黄一皂子大，研匀。日日掺之，取效。

皮

主治 止水痢。春月斫皮汁，沐头至黑。煎水，可染褐（《开宝》）。

附方 染须发：胡桃根皮一秤，莲子草十斤，切，以瓮盛之，入水五斗，浸一月去滓，熬至五斤，入芸薹子油一斗，慢火煎取五升收之。凡用，先以炭灰汁洗，用油涂之，外以牛蒡叶包住，绢裹一夜洗去，用七日即黑也（《圣济总录》）。

壳

主治 烧存性，入下血、崩中药（时珍）。

实用指南

单方验方

虚喘：核桃肉1000克，蜂蜜1000毫升。将核桃肉捣烂与蜂蜜和匀，用瓶装好，每次1匙，每日2次，开水送下。

乳汁不通：核桃肉5个。捣烂，用黄酒冲服。

乳疮：核桃肉3个，山慈菇3克。核桃肉捣烂，山慈菇研细末，同调匀，黄酒送服。

神经衰弱、健忘、失眠、梦多、食欲不振：核桃肉、黑芝麻、桑叶各30克。捣如泥状，作丸，每服10克，每日2次。

虚寒证的恶心吞酸：核桃肉适量。捣烂，用姜汤送服。

脑萎缩：核桃10克，黑芝麻25克。炒、研细，冲服，每日1剂。

肾虚咳嗽：核桃仁10克，冰糖3克。核桃仁捣烂，入冰糖，开水冲服，每日2～3次。

胡桃粥

原料：核桃仁120克，粳米100克。

制法：将上2味加水，煮成稀粥。

用法：加糖食用，每日1～2次。

功效：补脾益肾。

适用：肺肾两虚引起的咳喘、大便干结者，或体虚乏力者。

核桃仁粥

原料：核桃仁100克，大米、白糖适量。

制法：将核桃仁捣碎，大米淘洗净加适量水一同煮粥。

用法：加糖适量服食。

功效：补气养血，温肺润肠，化痰定喘，补肾。

适用：病后体虚、老年性便秘、虚寒咳嗽、腰部重痛等。

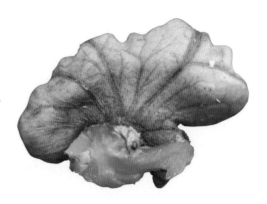

荔枝

宋·《开宝》

释名 离枝（《纲目》），丹荔。

实

气味 甘，平，无毒。

主治 止渴，益人颜色（《开宝》）。通神，益智，健气（孟诜）。治瘰疬瘤赘，赤肿疔肿，发小儿痘疮（时珍）。

附方 痘疮不发：荔枝肉浸酒饮，并食之。忌生冷（闻人规《痘疹论》）。

疔疮恶肿：用荔枝五个或三个，不用双数，以狗粪中米淘净为末，与糯米粥同研成膏，摊纸上贴之。留一孔出毒气（《普济方》）。用荔枝肉、白梅各三个，捣作饼子。贴于疮上，根即出也（《济生秘览》）。

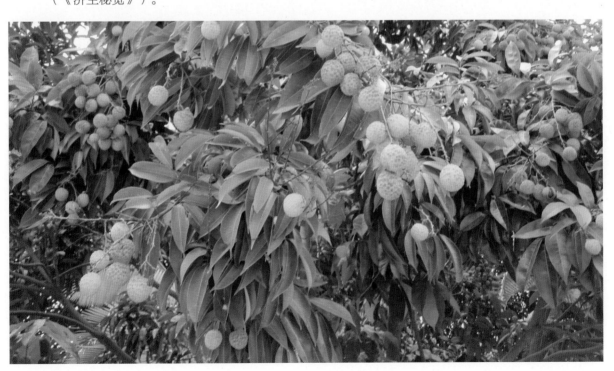

风牙疼痛：用荔枝连壳烧存性，研末，擦牙即止，乃治诸药不效仙方也（《普济方》）。用大荔枝一个，剔开填盐满壳，煅研，搽之即愈（孙氏《集效方》）。

呃逆不止：荔枝七个，连皮核烧存性，为末，白汤调下，立止（《医方摘要》）。

核

气味 甘，温，涩，无毒。

主治 心痛、小肠气痛，以一枚煨存性，研末，新酒调服（宗奭）。

附方 脾痛不止：荔枝核为末，醋服二钱，数服即愈（《卫生易简方》）。

妇人血气（刺痛）：用荔枝核烧存性，半两，香附子（炒）一两，为末，每服二钱，盐汤、米饮任下，名蠲痛散（《妇人良方》）。

阴肾肿痛：荔枝核烧研，酒服二钱。

肾肿如斗：荔枝核、青橘皮、茴香各等分，各炒、研，酒服二钱，日三。

壳

主治 痘疮出不爽快，煎汤饮之。又解荔枝热，浸水饮（时珍）。

附方 赤白痢：荔枝壳、象斗壳（炒）、石榴皮（炒）、甘草（炙）各等分，每以半两，水一盏半，煎七分，温服，日二服（《普济方》）。

花及皮根

主治 喉痹肿痛，用水煮汁，细细含咽，取瘥止（苏颂，出崔元亮《海上方》）。

实用指南

单方验方

疝气：荔枝核、小茴香各等份。炒、研，黄酒送服，每服5克。

胃脘胀痛：鲜荔枝根50～100克，或荔枝核10克，木香6克。每日1剂，水煎服。

遗精：鲜荔枝根100克，猪膀胱1个。将前2味洗净，加水适量炖至肉熟后，去渣食肉饮汤。

胃溃疡：荔枝核100克，广木香50克。焙干，研细末调匀即成，每日早、晚各1次，每次3～6克，用温开水送服。

淋巴结结核及疔毒：荔枝数个。捣烂似泥，外敷患处，每日1次。

妇女贫血、虚弱：荔枝干果、大枣各7枚。水煎服，每日1剂。

白带过多：荔枝干20个，莲子60克。加水250毫升，上笼蒸熟，每日1次。

食疗药膳

荔枝莲子山药粥

原料：荔枝肉50克，莲子、山药各10克，粳米100克，白糖适量。

制法：先将山药去皮切丁，莲子去皮心，荔枝肉切丁，米洗净。将米与莲子加水煮至将熟后入山药和荔枝丁，继续煮沸即成。

用法：早餐食用。

功效：补脾补血。

适用：贫血、老年人晨间腹泻（五更泻）等。

荔枝杏仁茶

原料：干荔枝50克，茶叶3克，苦杏仁10克，白糖适量。

制法：将荔枝、苦杏仁、茶叶同放入砂锅中，加适量水，煎煮20分钟，去渣取汁，加入白糖，搅匀即成。

用法：不拘时饮用。

功效：理气化痰，以清痰结。

适用：甲状腺肿大、甲状腺瘤等。

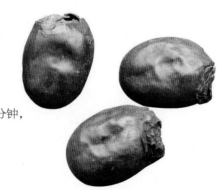

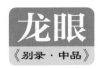

龙眼
《别录·中品》

释名 龙目（吴普），圆眼（俗名），益智（《别录》），亚荔枝（《开宝》）。

实

气味 甘，平，无毒。

主治 五脏邪气，安志厌食。除蛊毒，去三虫。久服强魂聪明，轻身不老，通神明（《别录》）。开胃益脾，补虚长智（时珍）。

附方 思虑过度，劳伤心脾，健忘怔忡，虚烦不眠，自汗惊悸：归脾汤，用龙眼肉、酸枣仁（炒）、黄芪（炙）、白术（焙）、茯神各一两，木香半两，炙甘草二钱半，哎咀。每服五钱，姜三片，枣一枚，水二盅，煎一盅，温服（《济生方》）。

核

主治 胡臭。六枚，同胡椒二七枚研，遇汗即擦之（时珍）。

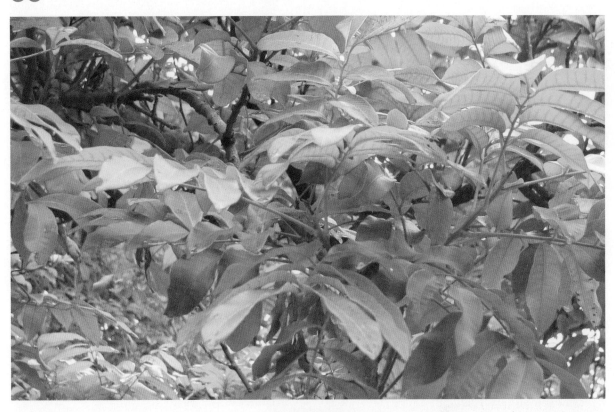

实用指南

单方验方 ······

脾虚泄泻：龙眼干14粒，生姜3片。煎汤服。

心气虚失眠：龙眼肉、酸枣仁各9克，黄芪15克。炖汤，睡前服。

妊娠水肿：龙眼干30克，生姜5片，大枣15枚。水煎服，每日1～2次。

贫血、心悸怔忡、自汗盗汗、神经衰弱：龙眼肉15克，莲子、芡实各20克。同煮汤食用，每日1～2次。

思虑过度、劳伤心脾、虚烦不眠：龙眼干、芡实各15克，粳米60克，莲子10克。加水煮粥，并加白糖少许煮食。

心脾两虚、食欲不振、心悸怔忡、自汗：龙眼肉15克，莲子30克，大枣10个。加水适量，煎汤服。

栗子龙眼粥

原料：龙眼肉15克，栗子10个，粳米50克。

制法：栗子去外壳、内皮、切碎，粳米洗净，与栗子、龙眼肉加水适量同熬粥，粥成加白糖拌匀食用即可。

用法：每日1次。

功效：补心益肾，宁心安神。

适用：心肾不交之失眠。

龙眼肉粥

原料：龙眼肉、粳米各100克。

制法：将上两味清洗干净，加适量水一同煮粥。

用法：任意食用。

功效：益心脾，安心神。

适用：心悸、失眠、健忘、贫血等。

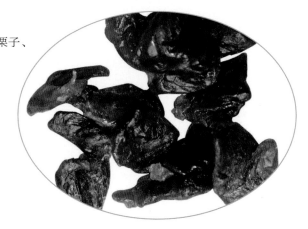

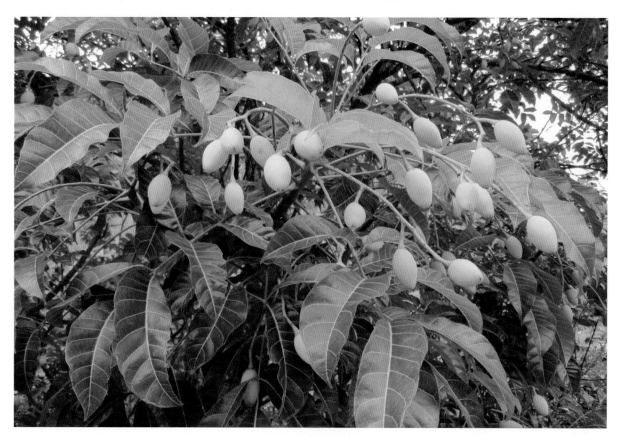

橄榄
宋·《开宝》

释名 青果（《梅圣俞集》），忠果（《记事珠》），谏果（《农书》）。

实

气味 酸、甘，温，无毒。

主治 嚼汁咽之，治鱼鲠（宗奭）。生啖、煮汁，能解诸毒（苏颂）。开胃下气，止泻（大明）。生津液，止烦渴，治咽喉痛。咀嚼咽汁，能解一切鱼、鳖毒（时珍）。

附方 初生胎毒（小儿落地时）：用橄榄一个烧研，朱砂末五分和匀，嚼生脂麻一口，吐唾和药，绢包如枣核大，安儿口中，待咽一个时顷，方可与乳。此药取下肠胃秽毒，令儿少疾，及出痘稀少也（孙氏《集效方》）。

唇裂生疮：橄榄炒、研，猪脂和涂之。

牙齿风疳：脓血有虫，用橄榄烧研，入麝香少许，贴之（《圣惠方》）。

下部疳疮：橄榄烧存性，研末，油调敷之。或加孩儿茶等分（《乾坤生意》）。

榄仁

气味 甘，平，无毒。

主治 唇吻燥痛，研烂敷之（《开宝》）。

核

气味 甘，涩，温，无毒。

主治 磨汁服，治诸鱼骨鲠，及食鲙成积，又治小儿痘疮倒靥。烧研服之，治下血（时珍）。

附方 肠风下血：橄榄核，灯上烧存性，研末，每服二钱，陈米饮调下（《仁斋直指方》）。

耳足冻疮：橄榄核烧研，油调涂之（《乾坤生意》）。

实用指南

单方验方 ....

醉酒：新鲜橄榄6～10枚，白糖适量，将橄榄捣碎，放白糖，加水煎，饮服汤液。

痢疾：化皮橄榄或甘草橄榄加等份乌梅，将上两味一齐烧灰成末，每次9克，米汤送服。

癫痫：橄榄500克，郁金25克。加水煎取浓汁，放入白矾（研末）25克，混匀再煎，约得500毫升，每次20毫升，早、晚分服，温开水送下。

咽炎：新鲜橄榄1只洗净，含咬出青果汁，含汁停嚼，与唾液混合后，慢慢咽下，几分钟后再咬出汁，一只青果口含慢嚼约20分钟，嚼完、吞渣，弃青果核。连续含嚼3～4只为1次。上、下午各1次，宜饭后食用。

食疗药膳 ....

橄榄粥

原料：橄榄肉10个，白萝卜1个，粳米100克，白糖适量。

制法：先将橄榄肉、白萝卜（洗净）分别切成米粒状。再把粳米洗净，然后把洗净的米放进开水锅内煮沸，再加入橄榄肉、白萝卜和白糖，转小火熬成粥即成。

用法：每日2次，温热服食。

功效：生津止渴，清肺利咽。

适用：咳嗽气喘、痰涎壅盛、百日咳、咽喉肿痛、酒后昏闷、肠风下血、痢疾等。

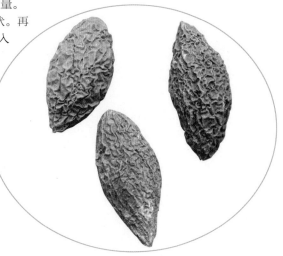

橄榄生姜茶

原料：橄榄7枚，生姜5片，红糖15克。

制法：将橄榄洗净捣碎，加入红糖、生姜，水200毫升，小火煎10分钟，然后滤出汤汁待温饮用。

用法：每日2次。

功效：止痢消炎。

适用：肠炎、痢疾、腹泻等。

庵摩勒

《唐本》

释名 余甘子（《唐本》），庵摩落迦果。

实

气味 甘，寒，无毒。

主治 风虚热气（《唐本》）。补益强气。合铁粉一斤用，变白不老。取子压汁，和油涂头，生发去风痒，令发生如漆黑也（藏器）。为末点汤服，解金石毒（宗奭）。解硫黄毒（时珍，出《益部方物图》）。

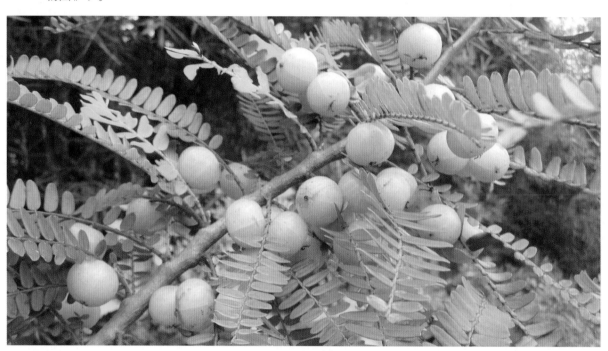

实用指南

单方验方

感冒发热、咳嗽、咽喉痛、口干烦渴、维生素C缺乏症：鲜余甘子果10～20个。水煎服。

扁桃体炎：余甘子15克，桔梗10克，玄参12克，甘草6克。水煎服。

食疗药膳

蜜饯余甘子

原料：余甘子、蜂蜜各适量。

制法：新鲜余甘子洗净晾干，放入蜂蜜中浸渍7日后即可用。

用法：每次食10～15枚。

功效：生津利咽，消痰止咳。

适用：肺燥咳嗽、咽喉炎等。

庵摩勒煮心肺

原料：余甘子21个，猪心肺500克，橄榄2枚。

制法：余甘子煮猪心肺，去浮沫，再加橄榄煮熟即可。

用法：适量连汤吃。

功效：化痰止咳，生津，解毒。

适用：哮喘。

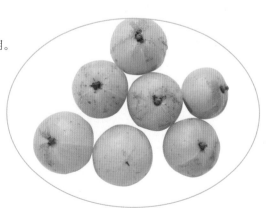

五敛子

《纲目》

释名 五棱子（《桂海志》），阳桃。

实

气味 酸，甘，涩，平，无毒。

主治 风热，生津止渴（时珍）。

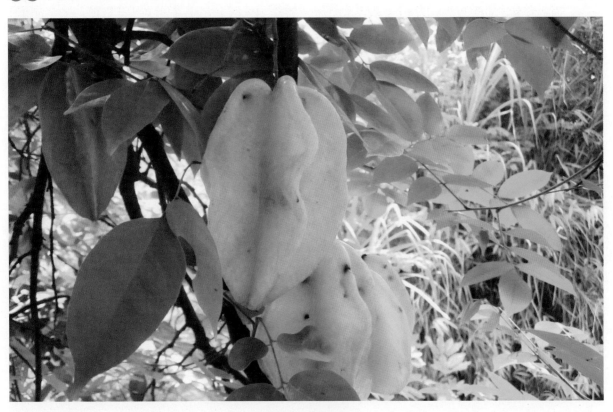

实用指南

单方验方

咽喉痛：阳桃（今称杨桃）2个。生食，每日2次。

脾脏肿大：杨桃5个。捣烂绞汁，用温开水冲服，每日2次。

石淋、砂淋：杨桃5个（切碎），蜂蜜30毫升。加适量清水，煎汤服用，每日2次。

小便热涩、痔疮出血：鲜杨桃3个。切碎捣烂，用凉开水冲服，每日2次。

疟疾、脾脏肿大：杨桃1000克。捣烂绞汁，小火煎至膏状，停火冷却后拌入白糖粉500克，装瓶备用，每次10克，用开水冲服，每日3次。

食疗药膳

杨桃糯米粥

配料：杨桃、粳米各100克，糯米、白糖各50克。

制法：将杨桃切成果丁，粳米淘净，把杨桃丁、糯米、粳米放入大瓦罐中，加水750毫升，用小火炖60分钟，放入白糖。

用法：温热食用，每日1次。

功效：健脾益胃。

适用：大病初愈。

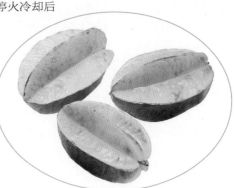

榧实

《别录·下品》

释名 赤果（《日用》），玉榧（《日用》），玉山果。

榧实（《别录》）

气味 甘，平，涩，无毒。

主治 常食，治五痔，去三虫蛊毒，鬼疰恶毒（《别录》）。食之，疗寸白虫（弘景）。消谷，助筋骨，行营卫，明目轻身，令人能食。多食一二升，亦不发病（孟诜）。多食滑肠，五痔人宜之（宗奭）。治咳嗽白浊，助阳道（《生生编》）。

榧子（《本经》）

气味 甘，温，有毒。

主治 腹中邪气，去三虫蛇蜇蛊毒，鬼疰伏尸（《本经》）。

附方 寸白虫：（诜曰）日食榧子七颗，满七日，虫皆化为水也。用榧子一百枚，去皮火燃，啖之，经宿虫消下也，胃弱者啖五十枚（《外台秘要》）。

好食茶叶（面黄者）：每日食榧子七枚，以愈为度（杨起《简便方》）。

令发不落：榧子三个，胡桃二个，侧柏叶一两，捣浸雪水梳头，发永不落且润也（《圣惠方》）。

卒吐血出：先食蒸饼两三个，以榧子为末，白汤服三钱，日三服（《圣济总录》）。

尸咽痛痒（语言不出）：榧实半两，芜荑一两，杏仁、桂各半两，为末，蜜丸弹子大，含咽（《圣济总录》）。

华

气味 苦。

主治 水气，去赤虫，令人好色，不可久服（《别录》）。

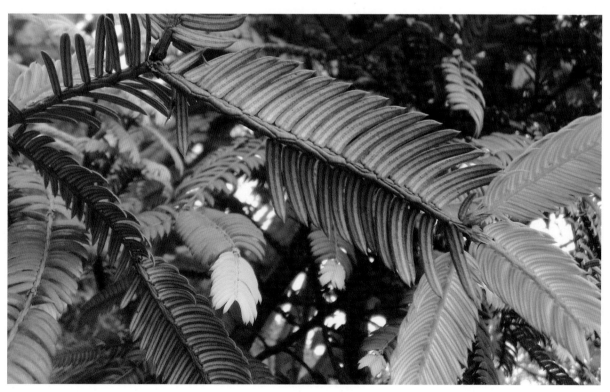

单方验方

蛔虫病、蛲虫病、姜片虫病、绦虫病：榧子适量。炒熟，每日早晨空腹时嚼食50克左右。

痔疮、疝气、小便频数、小儿疳积、夜盲：榧子7粒。每日随意嚼食。

蛲虫病、肛痒：生榧子20克。将榧子切碎，加适量水煎，去渣，空腹饮汁，每日1次，连服2～3日。

小儿钩虫病：榧子250～500克。除去肉质外皮，取出种子，晒干；再将榧子仁微炒至外表褐黑，内仁黄黑，发出焦香味为度。每日吃香榧子肉10～15克，连吃15～30日，直至大便中钩虫卵消失为止。

乳腺炎：榧子肉、米醋各适量。将榧子肉捣碎研细，用米醋调成糊状，即成，敷于患处用消毒纱布包好固定，每日2次。

食疗药膳

椒盐香榧

原料：香榧生坯2000克，盐100克。

制法：将榧子去除杂质，按颗粒大小分成二三档，以便分别炒制。先放白砂于锅内炒热，然后倒入香榧预炒，至半熟时，离锅筛去砂子，倒入冷水中浸泡片刻；捞出沥干后重新倒入锅中，以猛火炒至熟，筛去砂粒放入盐水中浸渍片刻，再挤出沥干，入锅内复炒至干燥即成。

用法：每日200克左右。

功效：杀虫强体。

适用：钩虫病，经常食之，以大便中虫卵消失为度。

炒榧仁

原料：榧仁500克，薄荷霜50克，冰糖100克。

制法：将榧仁刮去黑皮，炒锅烧热，加入冰糖、薄荷霜熬成浓汁，倒入去皮榧仁拌炒收汁，起锅，凉后即可。

用法：任意食用。

功效：清肺火，健脾气，化痰止咳。

适用：肺燥咳嗽、脾虚生痰等。

槟榔

《别录·中品》

释名 宾门（李当之《药对》），仁频，洗瘴丹。

槟榔子

气味 苦、辛，温，涩，无毒。

主治 治腹胀，生捣末服，利水谷道。敷疮，生肌肉止痛。烧灰，敷口吻白疮（苏恭）。宣利五脏六腑壅滞，破胸中气，下水肿，治心痛积聚（甄权），除一切风，下一切气，通关节，利九窍，补五劳七伤，健脾调中，除烦，破癥结（大明）。治冲脉为病，气逆里急（好古）。治泻痢后重，心腹诸痛，大小便气秘，痰气喘急，疗诸疟，御瘴疠（时珍）。

附方 呕吐痰水：白槟榔一颗煨热，橘皮二钱半（炙），为末，水一盏，煎半盏，温服（《千金方》）。

心脾作痛：鸡心槟榔、高良姜各一钱半，陈米百粒，同以水煎，服之（《直指方》）。

脚气壅痛：以沙牛尿一盏，磨槟榔一枚，空心暖服（《梅师脚气论》）。

脚气胀满（非冷非热，或老人、弱人病此）：用槟榔仁为末，以槟榔壳煎汁或茶饮、苏汤或豉汁调服二钱，甚利（《外台秘要》）。

小便淋痛：面煨槟榔、赤芍药各半两，为末，每服三钱，入灯心，水煎，空心服，日二服（《十便良方》）。

血淋作痛：槟榔一枚，以麦门冬煎汤，细磨浓汁一盏，顿热，空心服，日二服。

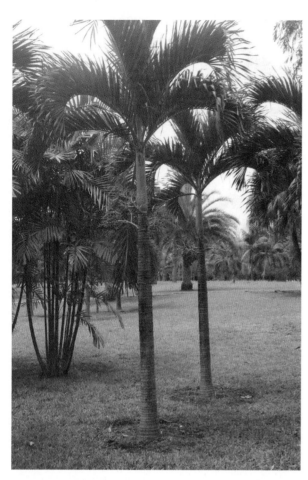

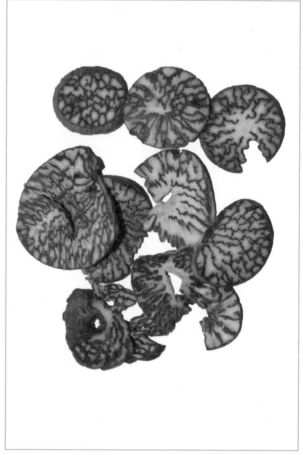

实用指南

单方验方

气滞之便秘：槟榔、茯神、半夏、苦杏仁各10克，大黄6克，沉香（研末冲服）、枳实、木香各7克，乌药、陈皮各9克。水煎服，每日1剂，分2次服。

绦虫病、蛔虫病、鞭虫病、姜片虫病及幽门螺杆菌感染等：新鲜槟榔120克。先将按榔洗净切碎，放入瓦罐中，加开水500毫升，浸泡120分钟，后以中火煎至200毫升，滤出汁液，清晨空腹顿服。

小儿营养不良：槟榔炭、白术、贯众、荷叶各10克，鸡内金、水红花子各15克，党参25克，山药20克，木香、芜荑各7.5克。水煎服，每日1剂，每日3次。

流行性感冒：槟榔、黄芩各15克。水煎服。

食疗药膳

槟榔粥

原料：槟榔10克，粳米50克。

制法：先将槟榔片煎汁去渣后，加入粳米一同煮成粥。

用法：每日空腹顿食，3日为1个疗程。

功效：消积化食，下气驱虫。

适用：食积气滞、脘腹胀痛、大便不畅，以及多种寄生虫病。

槟榔苦瓜汤

原料：新鲜槟榔3枚，苦瓜300克，豆豉少许。

制法：将槟榔洗净，切成片备用；苦瓜剖开去内瓤，洗净，切块；二者共入瓦罐中，放入豆豉、盐适量，加清水300毫升，以中火煎10分钟，调入味精即可食用。

用法：每日1次。

功效：清热解毒，凉血止痢。

适用：下痢脓血、里急后重等。

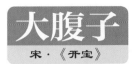

大腹子
宋·《开宝》

释名 大腹槟榔（《图经》），猪槟榔。

大腹子

气味 辛，涩，温，无毒。

主治 与槟榔同功（时珍）。

大腹皮

气味 辛，微温，无毒。

主治 冷热气攻心腹，大肠蛊毒，痰膈醋心。并以姜、盐同煎，入疏气药用之，良（《开宝》）。下一切气，止霍乱，通大小肠，健脾开胃调下（大明）。降逆气，消肌肤中水气浮肿，脚气壅逆，瘴疟痞满，胎气恶阻胀闷（时珍）。

附方 漏疮恶秽：大腹皮煎汤洗之（《直指方》）。

乌癞风疮：大腹子生者或干者，连全皮勿伤动，以酒一升浸之，慢火熬干为末，腊猪油和敷（《圣济总录》）。

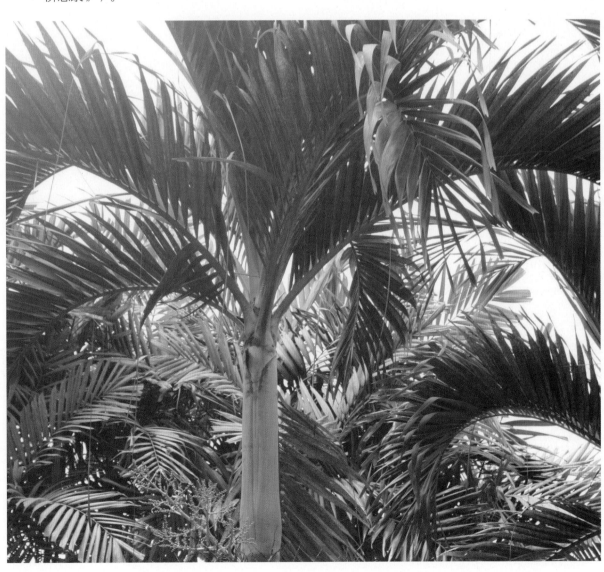

单方验方

催产：大腹皮、当归、川芎、枳壳、白芷、益母草各10克，小米50克，红糖适量。将上6味药煎汁去渣，加入小米、红糖同煮成粥，顿服或分次服。

食疗药膳

五皮茶

原料：大腹皮、陈皮、生姜皮各3～6克，茯苓皮10～12克，桑白皮6～8克。

制法：将上5味药清洗干净，加水煎服。

用法：每日1剂。

功效：宣肺祛寒湿，利水。

适用：慢性肾炎急性发作，急性肾炎出现畏寒、发热、水肿、腰痛、体痛。

瓜蒌大腹皮猪肚汤

原料：大腹皮25克，瓜蒌20克，猪肚1个，姜、葱、盐各5克，大蒜10克。

制法：先将大腹皮、瓜蒌清洗干净；猪肚洗净，放沸水焯透，捞起待用。姜切片、葱切段，大蒜去皮切段。把猪肚放炖锅内，大腹皮、瓜蒌放在猪肚内，加水1500毫升，放入盐、姜、葱。把炖锅置大火上烧沸，再用小火炖煮1小时即成。

用法：每日1次，每次吃猪肚50克，随意喝汤。

功效：宽胸散结，利水疏肝。

适用：肝硬化兼糖尿病。

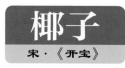

椰子
宋·《开宝》

释名 越王头（《纲目》），胥余。

椰子瓤

气味 甘，平，无毒。

主治 益气（《开宝》）。治风（汪颖）。食之不饥，令人面泽（时珍，出《异物志》）。

椰子浆

气味 甘，温，无毒。

主治 止消渴。涂头，益发令黑（《开宝》）。

椰子皮

气味 苦，平，无毒。

主治 止血，疗鼻衄，吐逆霍乱，煮汁饮之（《开宝》）。治卒心痛，烧存性，研，以新汲水服一钱，极验（时珍，出《龚氏方》）。

壳

主治 杨梅疮筋骨痛。烧存性，临时炒热，以滚酒泡服二三钱，暖覆取汗，其痛即止，神验（时珍）。

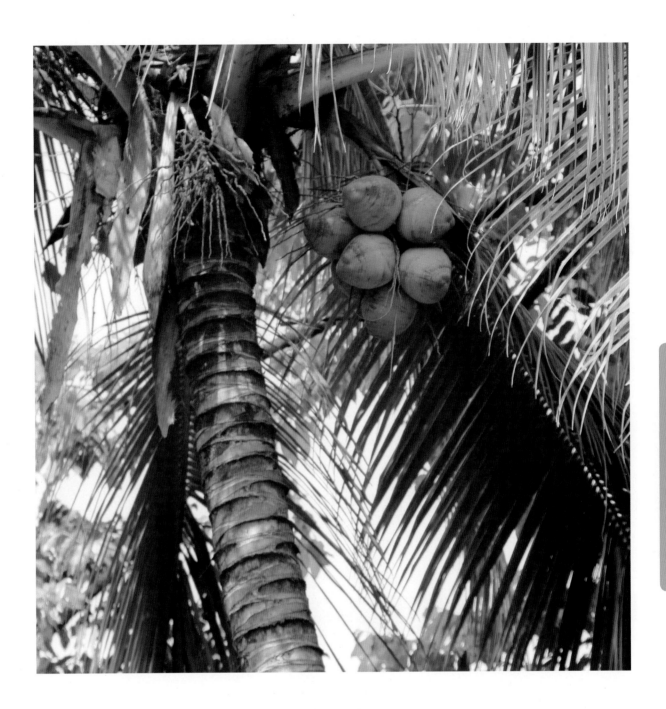

实用指南

单方验方

充血性心力衰竭，周围水肿：鲜椰子适量。捣汁饮服。

姜片虫病、绦虫病：椰子半至一个。先饮椰汁，后吃椰肉，每日早晨空腹1次食完，3小时方可进食。

食疗药膳

椰子粥

原料：椰子肉（切碎）、糯米、鸡肉各适量。

制法：将上几味同煮粥，用油盐调味食用。

用法：每日1次，温热服食。

功效：补脾益胃，强身健体。

功效：脾虚倦怠、食欲不振、手足无力、体弱头昏等。

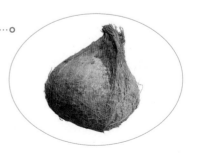

波罗蜜

《纲目》

释名 曩伽结。

瓤

气味 甘、香、微酸，平，无毒。

主治 止渴解烦，醒酒益气，令人悦泽（时珍）。

核中仁

气味 同瓤。

主治 补中益气，令人不饥轻健（时珍）。

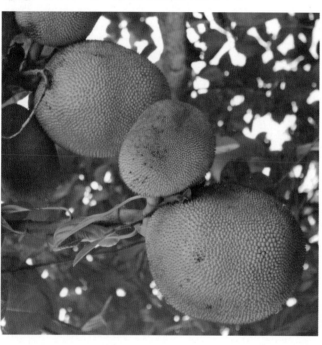
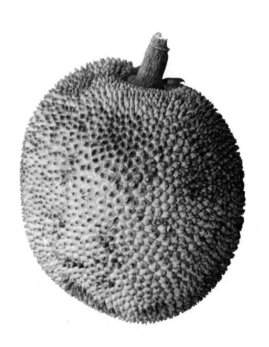

实用指南

单方验方

外伤溃疡：波罗蜜（今称菠萝蜜）树叶适量。磨粉外敷创伤。

慢性肠炎：菠萝蜜核仁适量。炒干研末，每次15克，米汤调服，每日2～3次，饮前服。

下肢溃疡：割菠萝蜜树皮适量。取流出的液汁涂之，每日2次。

产后乳汁不足：菠萝蜜核仁适量，猪瘦肉250克。猪肉切成小块，与菠萝蜜同煮汤食用，以淡食为宜。

食疗药膳

菠萝蜜炒牛肉

原料：菠萝蜜适量，牛柳肉6两（约240克），葱1条，青椒、红椒各1/2个，姜1片，油1汤匙，生抽1茶匙，鱼露1汤匙，黑胡椒粉少许，蒜蓉1茶匙，糖、盐各适量。

制法：牛肉洗净，切粗条，用腌料拌匀，备用，菠萝蜜、青椒和红椒切片；葱切段。烧热油适量，放入牛肉泡嫩油，取出，沥去油。烧热油1汤匙，爆香姜片，牛肉回镬，放下青椒、菠萝蜜炒拌均匀，调味料炒合上碟。

用法：佐餐食用。

功效：补中益气，令人悦泽。

适用：身体瘦弱、面色苍白者。

无花果

《食物》

释名 映日果（《便民图纂》），优昙钵（《广州志》），阿驵。

实

气味 甘，平，无毒。

主治 开胃，止泄痢（汪颖）。治五痔，咽喉痛（时珍）。

叶

气味 甘、微辛，平，有小毒。

主治 五痔肿痛，煎汤频熏洗之，取效（震亨）。

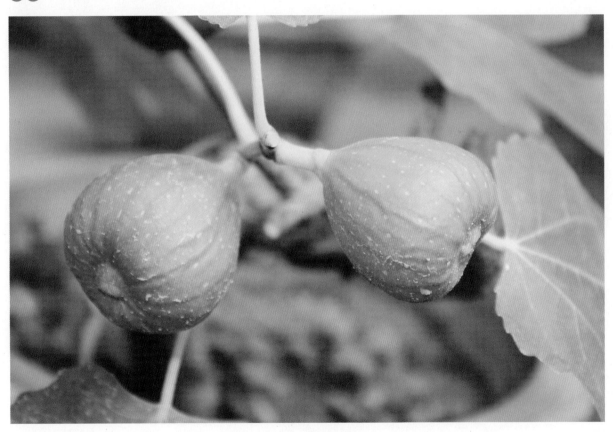

实用指南

单方验方

咽喉痛：无花果适量。晒干研末，吹喉部。

肺热声嘶：无花果15克。水煎调冰糖服。

白癜风：无花果叶、烧酒各适量。同浸泡7日，涂抹患处，每日3次。

筋骨疼痛、风湿麻木：无花果或根适量。炖猪瘦肉或煮鸡蛋吃。

喉痒：无花果根适量。去粗皮，打碎，开水泡服。

颈淋巴结结核：鲜无花果根30克。水煎服。

哮喘：无花果适量。捣汁一杯，开水冲服，每日3次。

疣：用折断无花果枝叶的白乳汁液适量。涂抹疣子上。

神经痛和风湿痛：无花果10个，大蒜1头。水煎后用布蘸敷和浸泡患处。

食疗药膳 ··○

无花果粥

原料：无花果30克，大米50克。

制法：先用大米熬粥，至粥沸后再放入无花果，食用时加适量蜂蜜即可。

用法：温热服食。

功效：清肠润燥，善疗痔疮。

适用：老人便秘而兼痔疮者。

无花果牛肉汤

原料：无花果8个，牛肉250克，陈皮适量。

制法：先将牛肉洗净，切件；无花果、陈皮分别用清水洗净，备用。将全部用料一齐放入砂煲内，加清水适量，大火煮沸后，改用小火煲1~2小时，调味食用。

用法：每日1次，佐餐食用。

功效：安中益气，除疾祛斑。

适用：便秘、干咳、脾胃虚弱或面部褐斑、面疱、雀斑、吸烟引起的口臭等。

枳椇
《唐本草》

释名 蜜屈律（《广记》），木蜜（《拾遗》），木珊瑚（《广志》），鸡爪子（俗名）。

实

气味 甘，平，无毒。

主治 头风，小腹拘急（《唐本》）。止渴除烦，去膈上热，润五脏，利大小便，功用同蜂蜜。枝、叶煎膏亦同（藏器）。止呕逆，解酒毒，辟虫毒（时珍）。

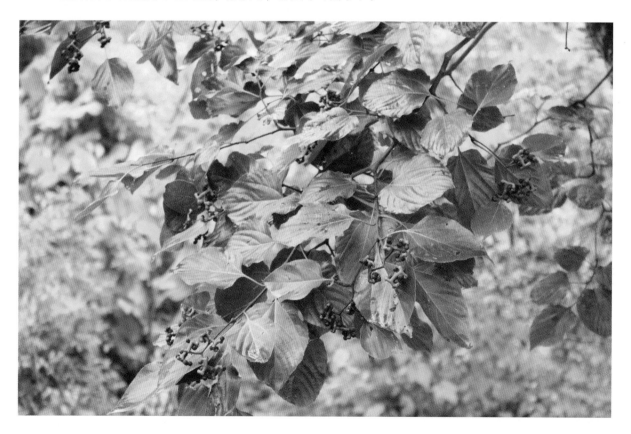

木汁

气味 同枳椇。

附方 腋下狐气：用桔枸树凿孔，取汁一二碗，用青木香、东桃、西柳、七姓妇人乳，一处煎一二沸。就热，于五月五日鸡叫时洗了，将水放在十字路口，速回勿顾，即愈。只是他人先遇者，必带去也。桔枸树即梨枣树也（胡濙《卫生易简方》）。

木皮

气味 甘，温，无毒。

主治 五痔，和五脏（《唐本》）。

实用指南

单方验方

酒醉呕吐：枳椇子9克。煎水顿服。

手足抽搐：枳椇果实、四匹瓦、蛇莓各9克。水煎服。

小儿黄瘦：枳椇果实50克。水煎服。

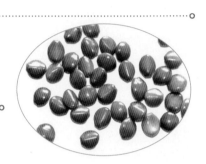

食疗药膳

枳椇粥

原料：枳椇子10～15克，粳米50～100克。

制法：先用枳椇子煎取浓汁，去渣，入粳米，煮稀粥。

用法：饮酒过量，可空腹顿服。对于长期饮酒之人，随时间断服用，可解酒毒。

功效：除烦渴，解酒毒。

适用：醉酒、烦热、口渴。

枳椇子甘蔗煲猪心肺

原料：枳椇子30克，甘蔗500克，猪心150克，猪肺100克。

制法：先将上几种材料清洗干净，甘蔗切成小段，劈开，猪心、猪肺洗净切成小块，加清水适量煮熟即可。

用法：喝汤食肺。

功效：补中益气，生津润燥，补肺养血。

适用：肺结核咳嗽痰中带血、小儿疳疮黄瘦、秋冬肺燥咳嗽等。

蜀椒

《本经·下品》

释名 巴椒（《别录》），汉椒（《日华》），川椒（《纲目》），南椒（《炮炙论》）。

椒红

气味 辛，温，有毒。

主治 邪气咳逆，温中，逐骨节皮肤死肌，寒热痹痛，下气。久服头不白，轻身增年（《本经》）。治头风下泪，腰脚不遂，虚损留结，破血，下诸石水，治咳嗽，腹内冷痛，除齿痛（甄权）。破癥结开胸，治天行时气，产后宿血，壮阳，疗阴汗，暖腰膝，缩小便，止呕逆（大明）。通神去老，益血，利五脏，下乳汁，灭瘢，生毛发（孟诜）。散寒除湿，解郁结，消宿食，通三焦，温脾胃，补右肾命门，杀蛔虫，止泄泻（时珍）。

附方 呃噫不止：川椒四两炒、研，面糊丸梧子大。每服十丸，醋汤下，神效（《经验方》）。

疮肿作痛：生椒末、釜下土、荞麦粉等分研，醋和敷之（《外台秘要》）。

手足皴裂：椒四合，以水煮之，去渣渍之，半食顷，出令燥，须臾再浸，候干，涂猪羊脑髓，极炒（《胜金方》）。

伤寒齿衄（伤寒呕血，继而齿缝出血不止）：用开口川椒四十九粒，入醋一盏，同煎熟，入白矾少许服之（《直指方》）。

头上白秃：花椒末，猪油调敷，三五度便愈（《普济方》）。

妇人秃鬓：汉椒四两，酒浸，密室内日日搽之，自然长也（《圣惠方》）。

百虫入耳：川椒碾细，浸醋灌之，自出（危氏方）。

毒蛇咬螫：以闭口椒及叶捣，封之，良（《肘后方》）。

椒目

气味 苦，寒，无毒。

主治 水腹胀满，利小便（苏恭）。治十二种水气，及肾虚耳卒鸣聋，膀胱急（甄权）。止气喘（震亨）。

附方 水气肿满：椒目，炒，捣如膏，每酒服方寸匕（《千金方》）。

痔漏肿痛：椒目一撮，碾细。空心水服三钱，如神（《海上方》）。

崩中带下：椒目，炒，碾细，每温酒服一勺（《金匮钩玄》）。

眼生黑花（年久不可治者）：椒目（炒）一两，苍术（炒）一两，为末，醋糊丸梧子大。每服二十丸，醋汤下（《本事方》）。

叶

气味 辛，热，无毒。

主治 奔豚、伏梁气，及内外肾钓，并霍乱转筋，和艾及葱碾，以醋拌罨之（大明）。杀虫，洗脚气及漆疮（时珍）。

根

气味 辛，热，微毒。

主治 肾与膀胱虚冷，血淋色瘀者，煎汤细饮。色鲜者勿服（时珍，出《证治要诀》）。

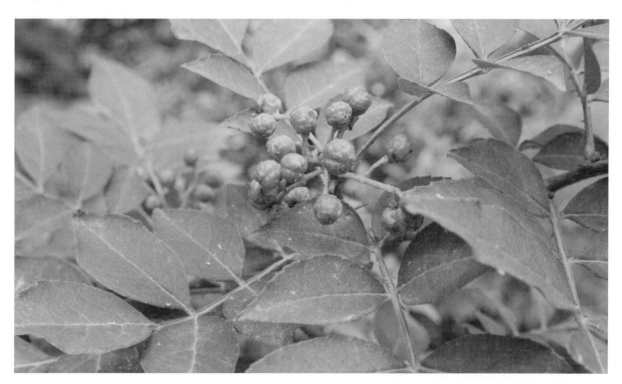

单方验方

寒性痛经：川椒60克，姜24克，大枣30克。水煎服。

寒湿脚气：川椒50克，生姜30克，葱5棵。水煎熏洗。

痛经：川椒10克，胡椒3克。共研细粉，用白酒调成糊状，敷于脐眼，外用伤湿止痛膏封闭，每日1次。

秃顶：川椒适量。浸泡在酒精度数较高的白酒中，1周后使用时，用干净的软布蘸此浸液搽抹头皮，每日数次，若再配以姜汁洗头，效果更好。

痔疮：川椒1把。装入小布袋中，扎口，用开水沏于盆中，患者先是用热气熏洗患处，待水温降到不烫，再行坐浴。全过程约20分钟，每日早晚各1次。

膝盖痛：川椒（压碎）50克，鲜姜10片，葱白（切碎）6棵。3种混在一起，装在包布内，将药袋上放一热水袋，热敷30～40分钟，每日2次。

食疗药膳

川椒粥

原料：川椒粉3克，粳米100克，葱末、姜末、盐、味精各适量。

制法：先将粳米熬煮成粥，再放入葱末、姜末、盐、味精，调匀稍煮，趁热撒入川椒粉，即可食用。

用法：早餐食用，阴虚火旺者忌服，孕妇慎用。

功效：温中散寒，除湿止痛，杀虫。

适用：脘腹冷痛、呕吐、泄泻或蛔虫引起的腹痛、呕吐或吐蛔等。

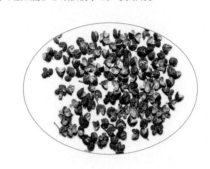

川椒酒

原料：川椒120克，米酒1000毫升。

制法：将川椒浸泡于盛酒坛中，封存10日，开封去渣取酒备用。

用法：用时以棉签蘸酒，涂擦患处，每日数次，连续用至新发生长。

功效：温通经脉，活血生发，杀虫止痒。

适用：寒滞血瘀、经络阻滞、发失所养之秃顶、脱发等。

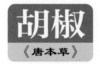

胡椒
《唐本草》

释名 昧履支。

实

气味 辛，大温，无毒。

主治 下气温中去痰，除脏腑中风冷（《唐本》）。调五脏，壮肾气，治冷痢，杀一切鱼、肉、鳖、蕈毒（大明）。去胃寒吐水，大肠寒滑（宗奭）。暖肠胃，除寒湿，反胃虚胀，冷积阴毒，牙齿浮热作痛（时珍）。

附方 反胃吐食：（戴原礼方）用胡椒醋浸，日干，如此七次，为末，酒糊丸梧子大。每服三四十丸，醋汤下。用胡椒七钱半，煨姜一两，水煎，分二服。（《圣惠方》）

赤白下痢：胡椒、绿豆各一岁一粒，为末，糊丸梧子大。红用生姜、白用米汤下（《集简方》）。

大小便闭，关格不通，胀闷二三日则杀人：胡椒二十一粒，打碎，水一盏，煎六分，去滓，入芒硝半两，煎化服（《圣济总录》）。

伤寒咳逆（日夜不止，寒气攻胃也）：胡椒三十粒打碎，麝香半钱，酒一盅，煎半盅，热服（《圣惠方》）。

风虫牙痛：胡椒、荜茇各等分，为末，蜡丸麻子大，每用一丸，塞蛀孔中（《卫生易简方》）。

沙石淋痛：胡椒、朴硝各等分，为末，每服用二钱，白汤下，日二，名二拗散（《普济方》）。

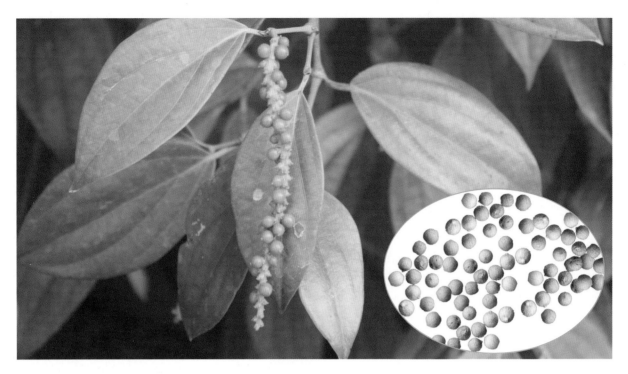

实用指南

单方验方

寒泻：白胡椒4～6粒，陈皮、石榴皮各10克。水煎服。

咳嗽、痰多泡沫：白胡椒5粒，白萝卜1个，生姜3片，陈皮1片。煎熟饮汤。

寒冷腹痛，或因食生冷、感风寒、腹中发冷：白胡椒10粒。研成细末，用酒冲服。

胸膈胀满及受凉引起的腹痛泄泻、食欲不振：胡椒0.6～1.5克。研末，伴水加红糖吞服；也可用胡椒泡酒抹到胸口外。

胃寒引起的胃痛：胡椒粒砸碎后。用开水冲，然后与红糖水一起泡2～3日，口服。

胃寒呕吐哕逆：胡椒1克，生姜30克。微煨，研末，加水煎汤服。

食疗药膳

胡椒大枣茶

原料：胡椒7粒，大枣3枚。

制法：将2味药放入砂锅内，加水500毫升，煎沸15分钟，取汁代茶饮用。

用法：每日1剂，分2次服。

功效：祛寒，养血，健胃。

适用：虚寒性胃痛。

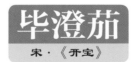

毕澄茄

宋·《开宝》

释名 毗陵茄子。

实

气味 辛，温，无毒。

主治 下气消食，去皮肤风，心腹间气胀，令人能食，疗鬼气。能染发及香身（藏器）。暖脾胃，止呕吐哕逆（时珍）。

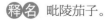

附方 脾胃虚弱（胸膈不快，不进饮食）：用毕澄茄为末，姜汁打神曲糊，丸梧子大。每姜汤下七十丸，日二服（《济生方》）。

噎食不纳：毕澄茄、白豆蔻各等分，为末，干舐之（《寿域神方》）。

反胃吐食（吐出黑汁，治不愈者）：用毕澄茄为末，米糊丸梧子大。每姜汤下三四十丸，日一服。愈后服平胃散三百帖（《永类钤方》）。

痘疮入目（羞明生翳）：毕澄茄末，吹少许入鼻中，三五次效（《飞鸿集》）。

鼻塞不通（肺气上攻而致者）：用毕澄茄半两，薄荷叶三钱，荆芥穗一钱半，为末，蜜丸芡子大。时时含咽（《御药院方》）。

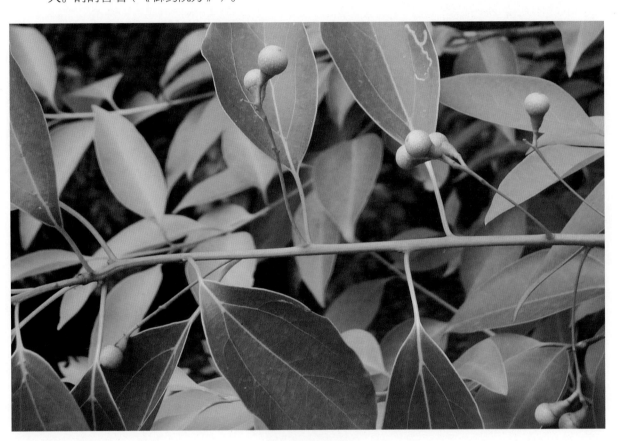

实用指南

单方验方

支气管哮喘：毕澄茄、胡颓子叶、地黄根（野生地）各15克。水煎服。

中暑：毕澄茄3～6克。水煎服。

无名肿毒：毕澄茄适量。捣烂外敷。

阿米巴痢疾：毕澄茄适量。连皮研细，装入胶囊中服，每次1克，隔2小时1次，每日4次，视病情轻重连服3～5日。

食疗药膳

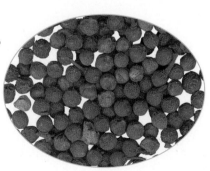

毕澄茄粥

原料：毕澄茄2克，粳米60克，红糖适量。

制法：将毕澄茄研为细末待用。先把米洗净，与红糖入锅熬粥，待粥快好时，调入毕澄茄末稍煮即可。

用法：温热服食，每日2次。

功效：温中下气，散寒止痛。

适用：胃寒呕吐、呃逆、气滞胸腹胀痛、寒疝疼痛等。

吴茱萸

《本经·中品》

释名 时珍曰：茱萸二字义未详。萸有俞、由二音。

气味 辛，温，有小毒。

主治 温中下气，止痛，除湿血痹，逐风邪，开腠理，咳逆寒热（《本经》）。利五脏，去痰冷逆气，饮食不消，心腹诸冷绞痛，中恶心腹痛（《别录》）。下产后余血，治肾气、脚气水肿，通关节，起阳健脾（大明）。主痢，止泻，厚肠胃，肥健人（孟诜）。治痞满塞胸，咽膈不通，润肝燥脾（好古）。开郁化滞，治吞酸，厥阴痰涎头痛，阴毒腹痛，疝气血痢，喉舌口疮（时珍）。

附方 头风作痛：茱萸煎浓汤，以绵染，频拭发根良（《千金翼方》）。

小儿肾缩（乃初生受寒所致）：用吴茱萸、硫黄各半两，同大蒜研，涂其腹。仍以蛇床子烟熏之（《圣惠方》）。

脏寒泄泻、倦怠减食、滑痢不止：吴茱萸汤泡过，炒，猪脏半条，去脂洗净，装满扎定，文火煮熟，捣丸梧子大。每服五十丸，米饮下，日二服（《普济方》）。

下痢水泄：吴茱萸（泡炒）、黄连（炒）各二钱，水煎服。未止再服（《圣惠方》）。

赤白下痢（戊己丸，治脾胃受湿，下痢腹痛，米谷不化）：吴茱萸、黄连、白芍药各一两，同炒为末，蒸饼丸梧子大。每服二三十丸，米饮下（《和剂局方》）。

产后盗汗（啬啬恶寒）：茱萸一鸡子大，酒三升，渍半日，煮服（《千金翼》）。

小儿头疮：吴茱萸炒焦为末，入汞粉少许，猪油、醋调涂之（《圣惠方》）。

蛇咬毒疮：吴茱萸一两为末，冷水和，作三服，立安（《胜金方》）。

叶

气味 辛、苦，热，无毒。

主治 霍乱下气，止心腹痛冷气。内外肾钓痛，盐碾罨之，神验，干即易。转筋者同艾捣，以醋和罨之（大明）。治大寒犯脑，头痛，以酒拌叶，袋盛蒸熟，更互枕熨之，痛止为度（时珍）。

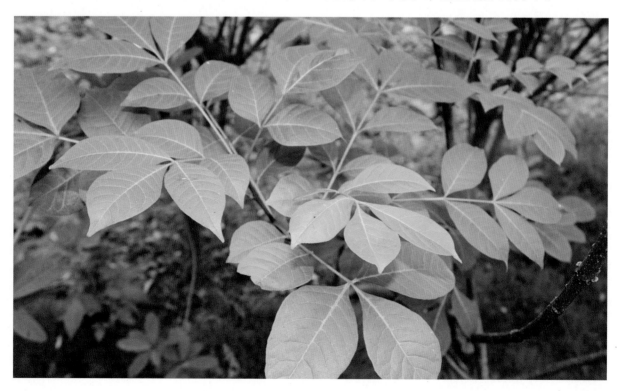

枝

主治 大小便卒关格不通，取南行枝，如手第二指中节，含之立下（苏颂，出姚僧坦《集验方》）。

根及白皮

气味 辛、苦，热，无毒。

主治 杀三虫（《本经》）。蛲虫。治喉痹咳逆，止泄注，食不消，女子经产余血，疗白癣（《别录》）。杀牙齿虫，止痛（藏器）。治中恶腹中刺痛，下痢不禁，疗漆疮（甄权）。

附方 寸白虫：吴茱萸东北阴细根（大如指者勿）洗去土，四寸，切，以水、酒各一升渍一宿，平旦分再服，当取虫下（《千金方》）。

肝劳生虫、眼中赤脉：吴茱萸根为末一两半，粳米半合，鸡子白三个，化蜡一两半和，丸小豆大。每米汤下三十丸，当取虫下。

肾热肢肿（拘急）：吴茱萸根一合半，桑白皮三合，酒二升，煮一升，日二服（《普济方》）。

实用指南

单方验方

头痛（以下午及夜间剧烈）：吴茱萸16克，生姜31克。将吴茱萸研末，生姜捣烂，共炒热，喷白酒一口在药上，包足心涌泉。

高血压：吴茱萸适量。研末，每次取18~30克，用醋调敷两足心（最好睡前敷，用布包裹）。

消化不良：吴茱萸粉2.5~3克，食醋5~6毫升。将前2味调成糊状，加温至40℃左右，摊于2层方纱布上（约0.5厘米厚），将4周折起；贴于脐部，用胶布固定。12小时更换1次。

食疗药膳

吴茱萸粥

原料：吴茱萸2克，粳米50克，生姜2片，葱白2茎。

制法：将吴茱萸研为细末，用粳米先煮粥，待米熟后下吴茱萸末及生姜、葱白，同煮为粥。

用法：每日2次，早晚温热服。

功效：补脾暖胃，温中散寒，止痛止吐。

适用：虚寒型痛经及脘腹冷痛、呕逆吐酸等。

吴萸肠

原料：吴茱萸末适量，猪大肠1条。

制法：将猪大肠去脂膜洗净，填吴茱萸适量，缚定蒸熟，捣丸梧子大。

用法：每服50丸，食前米饮下，连服数日。

功效：温中健脾，祛寒止泄。

适用：脏寒泄泻、倦怠食减等。

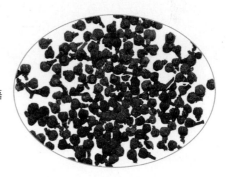

盐麸子

《开宝》

释名 盐肤子（《纲目》），盐梅子（《纲目》），叛奴盐（《拾遗》），酸桶（《拾遗》）。

子

气味 酸、咸，微寒，无毒。盐霜制汞、硫。

主治 除痰饮瘰疬，喉中热结喉痹，止渴，解酒毒黄疸，飞尸蛊毒，天行寒热，咳嗽，变白，生毛发，去头上白屑，捣末服之（藏器）。生津降火化痰，润肺滋肾，消毒止痢收汗，治风湿眼病（时珍）。

树白皮

主治 破血止血，蛊毒血痢，杀蛔虫，并煎服之（《开宝》）。

根白皮

主治 酒疸，捣碎，米泔浸一宿，平旦空腹温服一二升（《开宝》）。诸骨鲠，以醋煎浓汁，时呷之（时珍）。

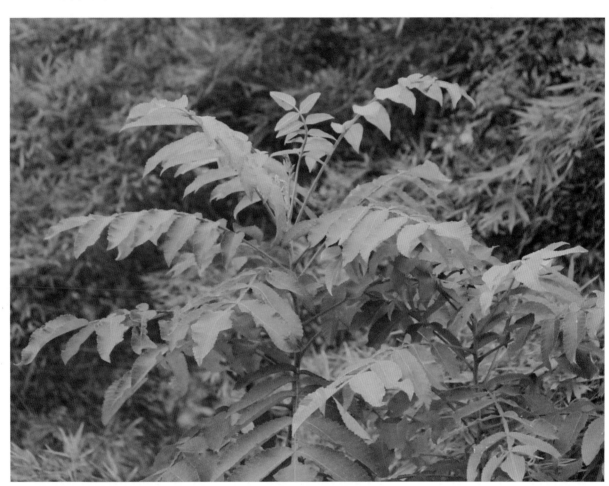

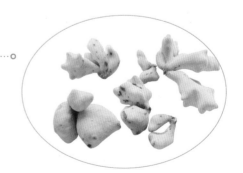

实用指南

单方验方

咳嗽、出血：盐肤木根45～60克。和猪肉炖服。

腹泻：盐肤木根适量。水煎服。

慢性痢疾：盐肤木根、苍耳草根各15克，臭草根、黄豆、生姜各3克。煨水服。

水肿：盐肤木根30～60克。水煎服。

骨折：盐肤木根、前胡各适量。捣烂敷伤处。

食疗药膳

盐麸木根炖猪脊骨

原料：盐麸木根30克，猪脊椎骨或脚节适量。

制法：将以上2味酌加水、酒各半炖服。

用法：适量食用。

功效：祛风，化湿，消肿。

适用：腰骨酸痛、风湿性关节炎。

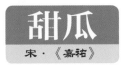

甜瓜
宋·《嘉祐》

释名 甘瓜（《唐本》），果瓜。

瓜瓤

气味 甘，寒，滑，有小毒。

主治 止渴，除烦热，利小便，通三焦间壅塞气，治口鼻疮（《嘉祐》）。暑月食之，永不中暑（宗奭）。

瓜子仁

气味 甘，寒，无毒。

主治 腹内结聚，破溃脓血，最为肠胃脾内壅要药（《别录》）。止月经太过，研末去油，水调服（藏器）。《炮炙论》序曰：血泛经过，饮调瓜子。炒食，补中宜人（孟诜）。清肺润肠，和中止渴（时珍）。

附方 口臭：用甜瓜子杵末，蜜和为丸。每旦漱口后含一丸。亦可贴齿（《千金方》）。
腰腿疼痛：甜瓜子三两，酒浸十日，为末。每服三钱，空心酒下，日三（《寿域神方》）。

瓜蒂《本经上品》

释名 瓜丁（《千金》），苦丁香（象形）。

气味 苦，寒，有毒。

主治 大水，身面四肢浮肿，下水杀蛊毒，咳逆上气，及食诸果，病在胸腹中，皆吐下之（《本经》）。吐风热痰涎，治风眩头痛，癫痫喉痹，头目有湿气（时珍）。得麝香、细辛，治鼻不闻香臭（好古）。

附方 急黄喘息（以上坚硬，欲得水吃者）：瓜蒂二小合，赤小豆一合，研末。暖浆水五合，服方寸匕。一炊久当吐，不吐再服。吹鼻取水亦可（《伤寒类要》）。

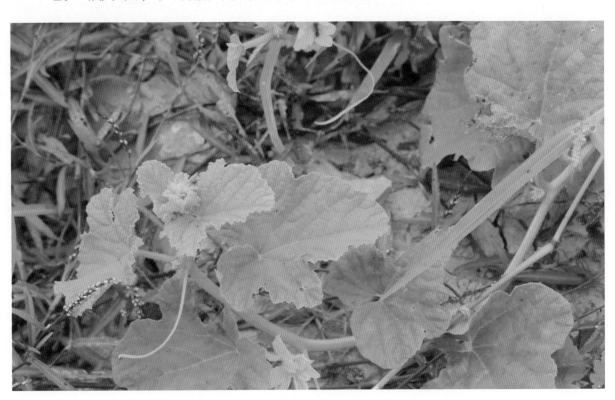

遍身如金：瓜蒂四十九枚，丁香四十九枚，坩锅内烧存性，为末。每用一字，吹鼻取出黄水。亦可揩牙追涎（《经验方》）。

热病发黄：瓜蒂为末，以大豆许吹鼻中。轻则半日，重则一日，流取黄水乃愈（《千金翼》）。

十种蛊气：苦丁香为末，枣肉和，丸梧子大。每服三十丸，枣汤下，甚效（《瑞竹堂方》）。

疟疾寒热：瓜蒂二枚，水半盏，浸一宿，顿服，取吐愈（《千金方》）。

蔓（阴干）

主治 女人月经继绝，同使君子各半两，甘草六钱，为末，每酒服二钱。

花

主治 心痛咳逆（《别录》）。

实用指南

单方验方

暑热伤阴、小便不利：甜瓜、蜂蜜各适量。将甜瓜去皮籽，用洁净纱布绞取汁液，加蜂蜜适量饮服，不拘时随意饮用。

中暑烦热胸闷、食欲不振：甜瓜、西红柿各适量。将二者洗净，去皮，用洁净纱布绞取汁液，加等量冷开水调匀，不拘时随意饮用。

肠痈（小腹肿痛、小便似淋、大便困难、下脓）：甜瓜子10克，当归（炒）30克，蛇蜕1条（揉碎）。混合后每取13克，加水适量煎至1碗，饭前服，泻下恶物即见效。

腰疼腿痛：甜瓜子90克。酒浸10克，研为末，每服9克，空腹酒下，每日3次。

食疗药膳

甜瓜芹菜汁

原料：甜瓜200克，西洋芹100克，番茄50克，蜂蜜适量。

制法：将西洋芹洗净，甜瓜切片后，顺序放入榨汁机内榨汁，完成后加入蜂蜜调味即可。

用法：不拘时温热饮用。

功效：预防血管硬化，除烦安神，帮助入眠，防癌症，强精，健胃。

适用：过敏、失眠。

藕实甜瓜羹

原料：甜瓜皮、莼菜各120克，鲜嫩藕100克。

制法：将上三物切碎，以豆豉水相合作羹。

用法：调匀食用，每日1剂。

功效：补中，生津，养神。

适用：烦热口渴。

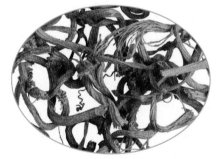

西瓜

《日用》

释名 寒瓜。

瓜瓤

气味 甘、淡，寒，无毒。

主治 消烦止渴，解暑热（吴瑞）。疗喉痹（汪颖）。宽中下气，利小水，治血痢，解酒毒（宁原）。含汁，治口疮（震亨）。

皮

气味 甘，凉，无毒。

主治 口、舌、唇内生疮，烧研噙之（震亨）。

附方 闪挫腰痛：西瓜青皮，阴干为末，盐酒调服三钱（《摄生众妙方》）。

食瓜过伤：西瓜皮煎汤解之。诸瓜皆同（《事林广记》）。

瓜子仁

气味 甘，寒，无毒。

主治 与甜瓜仁同（时珍）。

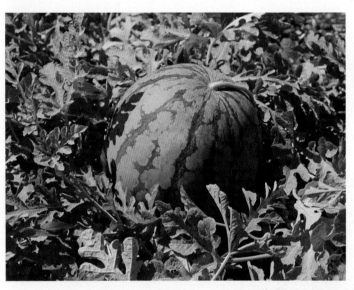 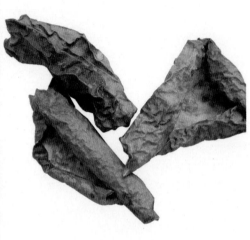

实用指南

单方验方

肾炎水肿：西瓜皮（西瓜翠衣）、冬瓜皮各30克。水煎服，每日2次。

慢性肾炎水肿：西瓜皮若干。切碎，煮膏，每服2匙。

月经先期量多：西瓜子仁9克。研末，水调服，每日2次。

高血压：西瓜皮、钩藤各30克。水煎代茶饮。

中暑：西瓜皮500克。煎汤，分2次服用。

咽干喉痛：西瓜皮适量。加开水2碗，冲泡当茶频饮。

食疗药膳

西瓜决明茶

原料：干西瓜翠衣、草决明各9克。

制法：将上2味清洗干净，制成粗末，沸水冲泡。夏季西瓜翠衣可用新鲜的30克。

用法：代茶频饮。

功效：清凉，平肝，降压。

适用：肝火旺盛、高血压等。

西瓜番茄汁

原料：西瓜1个，番茄1000克。

制法：西瓜去子，取瓤；番茄用沸水冲烫去皮及种子，用洁净纱布绞取汁液。

用法：尽量饮用。

功效：清热生津，开胃。

适用：暑热及温病发热、口渴、心烦、食欲不振、消化不良以及小便热赤等。

葡萄
《本经·上品》

释名 蒲桃，草龙珠。

实

气味 甘，平，涩，无毒。

主治 筋骨湿痹，益气倍力强志，令人肥健，耐饥忍风寒。久食，轻身不老延年。可作酒（《本经》）。逐水，利小便（《别录》）。除肠间水，调中治淋（甄权）。时气痘疮不出，食之，或研酒饮，甚效（苏颂）。

附方 除烦止渴：生葡萄捣滤取汁，以瓦器熬稠，入熟蜜少许同收。点汤饮甚良（《居家必用》）。
热淋涩痛：葡萄捣取自然汁、生藕捣取自然汁、生地黄捣取自然汁、白沙蜜各五合。每服一盏，石器温服（《圣惠方》）。
胎上冲心：葡萄煎汤饮之，即下（《圣惠方》）。

根及藤、叶

气味 同实。

主治 煮浓汁细饮，止呕哕及霍乱后恶心，孕妇子上冲心，饮之即下，胎安（孟诜）。治腰脚肢腿痛，煎汤淋洗之良。又饮其汁，利小便，通小肠，消肿满（时珍）。

附方 水肿：葡萄嫩心十四个，蝼蛄七个（去头尾），同研，露七日，曝干为末。每服半钱，淡酒调下。暑月尤佳（洁古《保命集》）。

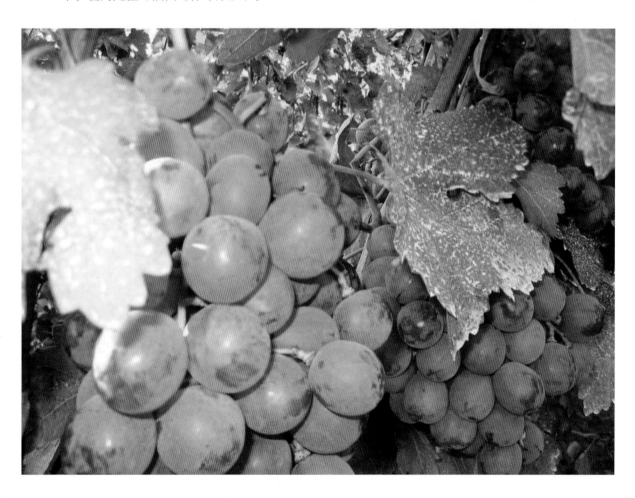

单方验方

尿血：葡萄根、白糖各30克。水煎服。

妊娠呕吐和浮肿：野葡萄根30克。煎水服。

胃虚呕吐：葡萄汁1小杯，生姜汁少许。调匀喝。

高血压：取葡萄汁、芹菜汁各1杯。混匀，用开水送服，每日2～3次，15日为1个疗程。

老年人胃气虚弱、胃阴不足或患有慢性胃炎、胃口不好的人：葡萄干6～9克。饭前嚼食。

声音嘶哑：葡萄汁、甘蔗汁各1杯。混匀，慢慢咽下，每日数次。

婴儿腹泻：葡萄叶适量。洗净，煎水2次后去渣浓缩成糊状，加面粉和白糖各一半，拌匀后制成软粒，再烘干或晒干。1岁以上的，每次3～6克，每日2～3次；1岁以下的酌减。

慢性肾炎：葡萄30克，桑椹子60克，薏苡仁40克，大米适量。将上3味加适量水，煮粥即成。每日1～2次。

高脂血症：葡萄叶、山楂、首乌各10克。将上3味加适量水煎汤，即可。饮汤，每日1～2次。

食疗药膳

山莲葡萄粥

原料：葡萄干、莲子、山药各50克，白糖少许。

制法：山药洗净后切成薄片，莲子用温水浸泡后去皮心，葡萄干洗净，三者同锅加水煮，先用大火煮沸后，转用小火煮至熟烂后，调入白糖即可。

用法：早晚餐温热食用。

功能：补益心脾。

适用：面色㿠白、走力倦怠、形体虚弱、腹胀便秘等。

拔丝葡萄

原料：葡萄250克，鸡蛋3个，淀粉、面粉、白糖各适量，花生油500毫升。

制法：葡萄洗净，加开水略烫后取出，剥皮剔籽，蘸上面粉；把鸡蛋清打入碗中，改用小火，把葡萄蘸上蛋糊，放入油锅炸，呈浇黄色时倒进漏勺沥油。锅上火，加水、白糖，炒到糖变色拉出丝时，倒入葡萄，搅匀，起锅装进抹上一层芝麻油的盘中。

用法：加凉开水食用。

功效：补气血，强筋骨。

适用：气血虚弱、神疲心悸、风湿痹痛、腰膝无力、神经衰弱等。

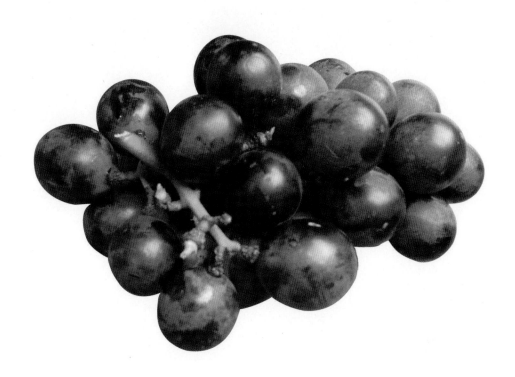

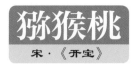

猕猴桃
宋·《开宝》

释名 猕猴梨（《开宝》），藤梨（《开宝》），阳桃（《日用》）。

实

气味 酸、甘，寒，无毒。

主治 止暴渴，解烦热，压丹石，下石淋热壅（《开宝》）。诜曰：并宜取瓤和蜜作煎食。调中下气，主骨节风，瘫缓不随，长年白发，野鸡内痔病（藏器）。

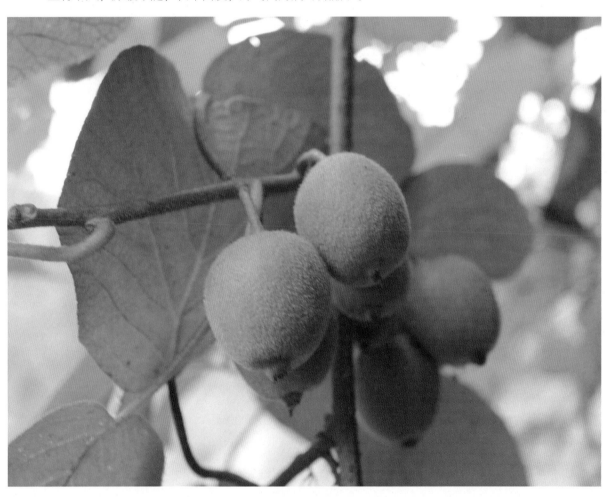

实用指南

单方验方

　　小便淋沥短赤涩痛：鲜猕猴桃100克。捣烂取汁饮，每日2次，连服3~5日。

　　糖尿病：猕猴桃果60克，天花粉30克。水煎服，每日1~2剂。

　　烦渴不止、维生素C缺乏症：鲜猕猴桃果60克。洗净捣烂，用凉开水1杯浸泡1~2小时后饮服，每日2次。

　　消化不良和食欲低下：猕猴桃干果30克，陈皮、山楂各15克。水煎服，每日1剂。

　　肝硬化腹水：猕猴桃果、半边莲各30克，大枣10枚。水煎服，每日1剂。

　　胃气不和及反胃呕吐：鲜猕猴桃180克，生姜30克。分别捣烂绞汁，混合起来，分3次服，每日1剂。

　　脱肛：猕猴桃根30克，猪大肠1段。水煎服，每日2次。

　　妊娠呕吐：鲜猕猴桃根90克，生姜9克。水煎服，每日早、晚各1次。

　　乳腺炎：鲜猕猴桃叶适量。洗净，加入适量红糖与乙醇，共同捣烂，加热外敷。

食疗药膳

猕猴桃蜜汁

原料：猕猴桃2枚，蜂蜜30克。

制法：将新采摘的猕猴桃用冷盐开水浸泡片刻，洗净，剥开，取其果肉，切碎，捣烂，研成细糊状，加冷开水搅拌，调成黏稠汁液，兑入蜂蜜，加冷开水至300毫升，混匀即成。

用法：每日早晚分饮。

功效：清热解毒，滋补抗癌。

适用：食管癌、胃癌、大肠癌等。

猕猴桃薏苡仁粥

原料：猕猴桃、薏苡仁各适量，冰糖少许。

制法：把猕猴桃去皮切成小丁，放在盘里；薏苡仁淘洗干净备用。把薏苡仁倒进盛有开水的砂锅里，用大火煮40分钟左右。放入冰糖，冰糖化后再把猕猴桃丁倒进去，搅拌均匀即可。

用法：早餐温热食用。

功效：强身健体，清热解毒，补充维生素C。

适用：羸弱、癌症。

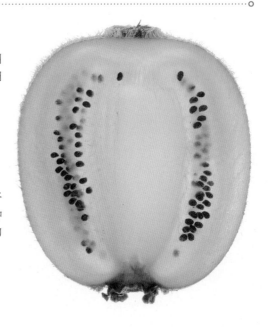

甘蔗

《别录·中品》

释名 竿蔗（《草木状》）。

蔗

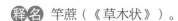

气味 甘，平，涩，无毒。

主治 下气和中，助脾气，利大肠（《别录》）。利大小肠，消痰止渴，除心胸烦热，解酒毒（大明）。止呕哕反胃，宽胸膈（时珍）。

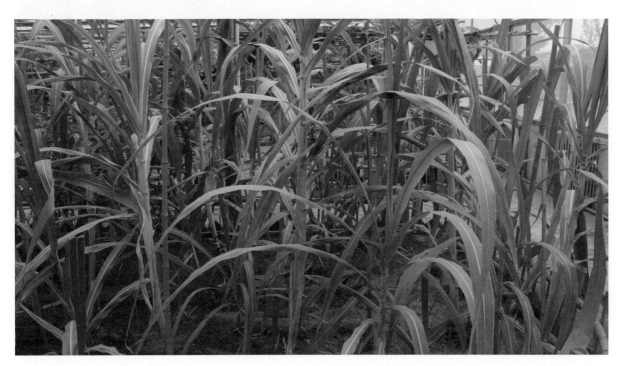

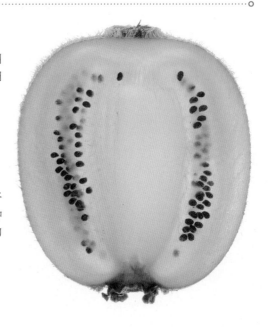

附方 发热口干、小便赤涩：取甘蔗去皮，嚼汁咽之，饮浆亦可（《外台秘要》）。

反胃吐食（朝食暮吐，暮食朝吐，旋旋吐者）：用甘蔗汁七升，生姜汁一升，和匀，日日细呷之（《梅师方》）。

眼暴赤肿，碜涩疼痛：甘蔗汁二合，黄连半两，入铜器内慢火养浓，去滓，点之（《普济方》）。

虚热咳嗽，口干涕唾：用甘蔗汁一升半，青粱米四合，煮粥。日食二次，极润心肺（董氏方）。

小儿口疳：蔗皮烧研，掺之（《简便方》）。

滓

主治 烧存性，研末，乌桕油调，涂小儿头疮白秃，频涂取瘥。烧烟勿令入人目，能使暗明（时珍）。

单方验方

妊娠呕吐：甘蔗汁300毫升。加生姜汁少许，频频缓饮。

发热咽痛：甘蔗、萝卜各500克，金银花10克，淡竹叶5克，白糖适量。甘蔗和萝卜切块置砂锅内，下金银花、淡竹叶加水共煎。去渣取汁，饮服时加白糖，可当茶饮，每日数次。连服3～5日。

慢性胃炎：新鲜甘蔗适量，葡萄酒20毫升。甘蔗榨汁后，取15～20毫升，与葡萄酒混合后服用。或甘蔗汁30毫升掺少许生姜汁调匀后服用，每日早、晚各服1次，连用7～10日。

慢性喉炎：甘蔗汁、萝卜汁各半杯，百合100克。将百合煮烂后调入两汁备用，每日临睡前服1杯，连服5～7日。

孕妇感冒：甘蔗头（5寸长）1个，香菜10棵。甘蔗头切成4片，与香菜一起下锅，加入2碗水煎至剩下1碗左右服下。

曼陀罗中毒：甘蔗500克，白茅根50克。将甘蔗、白茅根捣烂，榨取自然汁，加入适量椰子水煎服。

风热感冒：甘蔗100克，桑叶18克，枇杷叶10克，薄荷6克，大米60克。将上述各味洗净切碎，加水适量，煎煮取汁，加入大米煮至粥稠，趁热服。

食疗药膳

甘蔗高粱粥

原料：甘蔗浆500克，高粱米150克。

制法：将高粱米用温开水浸泡，以涨透为度，用清水淘洗干净，待用。把煮锅刷洗干净，加清水适量，置于旺火上烧沸，倒入高粱米，锅加盖，用小火煮至粥成时，加入甘蔗浆拌匀，稍煮片刻，即可食用。

用法：每日早、晚食用。

功效：滋阴润燥，和胃止呕，下气止咳，清热解毒。

适用：病后伤津。

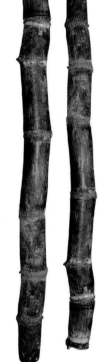

砂糖
《唐本草》

气味 甘，寒，无毒。

主治 心腹热胀，口干渴（《唐本》）。润心肺大小肠热，解酒毒。腊月瓶封窖粪坑中，患天行热狂者，绞汁服，甚良（大明）。和中助脾，缓肝气（时珍）。

附方 下痢禁口：砂糖半斤，乌梅一个，水二碗，煎一碗，时时饮之（《摘玄方》）。

腹中紧胀：砂糖以酒三升，煮服之。不过再服（《子母秘录》）。

痘不落痂：砂糖，调新汲水一杯服之（白汤调亦可），日二服（刘提点方）。

上气喘嗽（烦热，食即吐逆）：用砂糖、姜汁各等分，相和，慢煎二十沸。每咽半匙，取效。

食韭口臭：砂糖解之（《摘要方》）。

实用指南

单方验方

产后腹痛：红糖100克，茶叶3克，黄酒适量。将茶叶碾成细粉，然后与红糖同放入碗中，再将烧热的黄酒倒在红糖茶粉内即可。也可将红糖、茶粉、黄酒同放碗内，隔水蒸或炖沸即成。代茶饮，每次15～20克。

黑眼圈：红糖100克，黑木耳50克，大枣10个。水煎服，每日2次。

妇女经期紊乱：红糖40克，生山楂肉50克。山楂水煎去渣，冲入红糖，温热饮服。

上气咳嗽烦热、食即吐逆：红糖、姜汁各等份。小火煎沸，每次服半匙。

慢性支气管炎：红糖60克，豆腐250克，生姜6克。水煎，每晚睡前吃豆腐饮汤，连服7日。

食疗药膳

红糖谷糠蒸黄鸡

原料：红糖、谷糠各150克，黄鸡1只，姜、葱、盐、大蒜各适量。

制法：将鸡宰杀后，去毛、内脏及爪；谷糠碾成细末。把鸡放入沸水锅内焯去血水，放入蒸盆内，加入姜、葱、盐、大蒜，把谷糠、红糖放鸡腹内，注入清水300毫升。把蒸盆放入蒸笼内，用大火大汽蒸1小时即可。

用法：每日1次，每次吃鸡肉50克，随意喝汤。

功效：补气血，健肝脾，祛腹水。

适用：肝硬化腹水。

润肤茶

原料：红糖30克，绿茶2克。

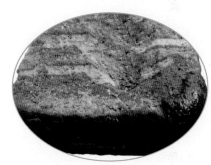

制法：将上两味用沸水冲泡，加盖5分钟后即可饮用。

用法：每日1剂。

功效：润肤。

适用：皮肤粗糙、不光滑者。

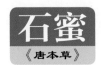

石蜜

《唐本草》

释名 白砂糖。

气味 甘，寒，冷利，无毒。

主治 心腹热胀，口干渴（《唐本》）。治目中热膜，明目。和枣肉、巨胜末为丸噙之，润肺气，助五脏，生津（孟诜）。润心肺燥热，治嗽消痰，解酒和中，助脾气，缓肝气（时珍）。

实用指南

单方验方

慢性下肢溃疡：白糖适量，苦参、甘草各100克。水煎后反复清洗溃疡面，随后用干棉球擦干，撒上1层厚厚的白糖，每日1次，连用20日。

甲沟炎：白糖20克，高度白酒100毫升。将白糖溶于白酒内浸泡患处，每日3次，每次20分钟，3～4日可愈。

湿疹：白糖60克，黄柏15克，黄连10克。共研细末，常规消毒患处。

溃疡茶

原料：白糖、茶叶各250克。

制法：将上2味药加水适量，煮数沸，候冷沉淀去渣，贮于洁净的容器中加盖。于干燥处贮藏。经6～12日后，若色如陈酒，结面如罗皮，即可服用；若未结面，则还要经7～14日，就可饮服。

用法：每日2次，早、晚将茶蒸热后各服1汤匙。

功效：和中化湿，消炎敛溃。

适用：胃及十二指肠球部溃疡。

白糖甘草茶

原料：白糖、生甘草各30克。

制法：把生甘草润透，洗净切片，和白糖同放炖杯内，注入清水500毫升。炖杯置大火上烧沸，再用小火煎煮30分钟即成。

用法：每日代茶饮用。

功效：缓急，止痛，解毒。

适用：各种药物中毒性肝炎。

（释名）其根藕（《尔雅》），其实莲（《尔雅》），其茎叶荷。

莲实

（释名）藕实（《本经》），石莲子（《别录》），水芝（《本经》），泽芝（《古今注》）。

（气味）甘，平，涩；无毒。

（主治）补中养神，益气力，除百疾。久服，轻身耐老，不饥延年（《本经》）。主五脏不足，伤中，益十二经脉血气（孟诜）。止渴去热，安心止痢，治腰痛及泄精。多食令人欢喜（大明）。交心肾，厚肠胃，固精气，强筋骨，补虚损，利耳目，除寒湿，止脾泄久痢，赤白浊，女人带下崩中诸血病（时珍）。捣碎和米作粥饭食，轻身益气，令人强健（苏颂）（出《诗疏》）。安靖上下君相火邪（嘉谟）。

（附方）白浊遗精：石莲肉、龙骨、益智仁等分，为末。每服二钱，空心米饮下。用莲肉、白茯苓等分，为末。白汤调服（《普济方》）。

心虚赤浊：用石莲肉六两，炙甘草一两，为末。每服一钱，灯心汤下（《直指方》）。

哕逆不止：石莲肉六枚，炒赤黄色，研末。冷熟水半盏和服，便止（苏颂《图经》）。

眼赤作痛：莲实去皮研末一盏，粳米半升，以水煮粥，常食（《普济方》）。

小儿热渴：莲实二十枚（炒），浮萍二钱半，生姜少许，水煎，分三服（《圣济总录》）。

反胃吐食：石莲肉为末，入少肉豆蔻末，米汤调服之（《直指方》）。

藕

（气味）甘，平，无毒。

（主治）热渴，散留血，生肌。久服令人心欢（《别录》）。止怒止泄，消食解酒毒，及病后干渴（藏器）。生食，治霍乱后虚渴。蒸食，甚补五脏，实下焦。同蜜食，令人腹脏肥，不生诸虫，亦可休粮（孟诜）。汁：解射罔毒、蟹毒（徐之才）。

藕节

气味 涩，平，无毒。

主治 捣汁饮，主吐血不止，及口鼻出血（甄权）。消瘀血，解热毒。产后血闷，和地黄研汁，入热酒、小便饮（大明）。能止咯血唾血，血淋溺血，下血血痢血崩（时珍）。

附方 卒暴吐血：用藕节、荷蒂各七个，以蜜少许擂烂，用水二盏，煎八分，去滓，温服。或为末丸服亦可（《圣惠方》）。

大便下血：藕节晒干研末，人参、白蜜煎汤，调服二钱，日二服（《全幼心鉴》）。

鼻渊脑泻：藕节、川芎焙研，为末。每服二钱，米饮下（《普济方》）。

莲薏（即莲子中青心也）

释名 苦薏。

气味 苦，寒，无毒。

主治 血渴，产后渴，生研末，米饮服二钱，立愈（士良）。止霍乱（大明）。清心去热（时珍，出《统旨》）。

附方 劳心吐血：莲子心七个，糯米二十一粒，为末，酒服。此临安张上舍方也（是斋《百一方》）。

小便遗精：莲子心一撮，为末，入辰砂一分。每服一钱，白汤下，日二（《医林集要》）。

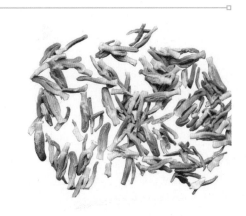

莲蕊须

释名 佛座须。

气味 甘，涩，温，无毒。大明曰：忌地黄、葱、蒜。

主治 清心通肾，固精气，乌须发，悦颜色，益血，止血崩，吐血（时珍）。

莲花

释名 芙蓉（《古今注》），芙蕖（《古今注》），水华。

气味 苦、甘，温，无毒。忌地黄、葱、蒜。

主治 镇心益色。驻颜轻身（大明）。弘景曰：花入神仙家用，入香尤妙。

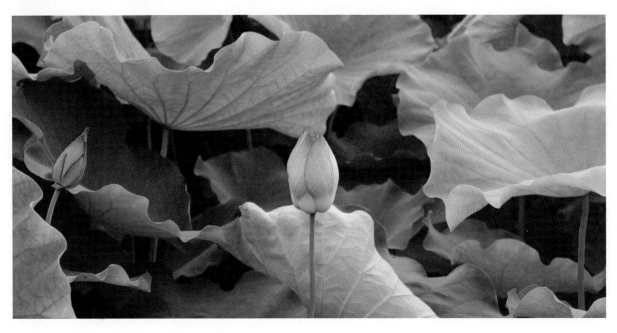

附方 服食驻颜：七月七日采莲花七分，八月八日采根八分，九月九日采实九分，阴干捣筛。每服方寸匕，温酒调服（《太清草木方》）。

天泡湿疮：荷花贴之（《简便方》）。

难产催生：莲花一瓣，书人字，吞之，即易产（《肘后方》）。

坠损呕血（坠跌积血心胃，呕血不止）：用干荷花为末，每酒服方寸匕，其效如神（杨拱《医方摘要》）。

莲房

释名 莲蓬壳。

气味 苦，涩，温，无毒。

主治 破血（孟诜）。治血胀腹痛，及产后胎衣不下，酒煮服之。水煮服之，解野菌毒（藏器）。止血崩、下血、溺血（时珍）。

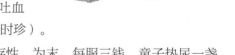

附方 血崩不止（不拘冷热）：用莲蓬壳、荆芥穗各烧存性，等分为末。每服二钱，米饮下（《圣惠方》）。

产后血崩：莲蓬壳五个，香附二两，各烧存性，为末。每服二钱，米饮下，日二（《妇人良方》）。

漏胎下血：莲房烧研，面糊丸梧子大。每服百丸，汤、酒任下，日二（朱氏《集验方》）。

小便血淋：莲房烧存性，为末，入麝香少许。每服二钱半，米饮调下，日二（《经验方》）。

天泡湿疮：莲蓬壳烧存性，研末，井泥调涂，神效（《海上方》）。

荷叶

释名 嫩者荷钱（象形），贴水者藕荷（生藕者），出水者芰荷（生花者），蒂名荷鼻。

气味 苦，平，无毒。

主治 止渴，落胞破血，治产后口干，心肺躁烦（大明）。治血胀腹痛，产后胎衣不下，酒煮服之。荷鼻：安胎，去恶血，留好血，止血痢，杀菌蕈毒，并煮水服（藏器）。生发元气，裨助脾胃，涩精浊，散瘀血，消水肿痈肿，发痘疮，治吐血咯血衄血，下血溺血血淋，崩中，产后恶血，损伤败血（时珍）。

附方 打扑损伤（恶血攻心，闷乱疼痛者）：以干荷叶五片烧存性，为末。每服三钱，童子热尿一盏，食前调下，日三服，利下恶物为度（《圣惠方》）。

产后心痛（恶血不尽也）、胎衣不下：荷叶炒香为末。每服方寸匕，沸汤或童子小便调下。或烧灰，或煎汁皆可（《救急方》）。

孕妇伤寒（大热烦渴，恐伤胎气）：用嫩卷荷叶焙半两，蚌粉二钱半，为末。每服三钱，新汲水入蜜调服，并涂腹上。名罩胎散（郑氏方）。

吐血不止：嫩荷叶七个，擂水服之，甚佳。又方：干荷叶、生蒲黄等分，为末。每服三钱，桑白皮煎汤调下。用经霜败荷烧存性，研末。新水服二钱（《肘后方》）。

牙齿疼痛：青荷叶剪取钱蒂七个，以浓米醋一盏，煎半盏，去滓，熬成膏，时时抹之妙（唐氏《经验方》）。

偏头风痛：荷叶一个，升麻、苍术各一两，水二盅，煎一盅，食后温服。或烧荷叶一个，为末，以煎汁调服（《简便方》）。

阴肿痛痒：荷叶、浮萍、蛇床等分煎水，日洗之（《医垒元戎》）。

480

单方验方

口干舌燥、内有积热：鲜藕、白梨各等份。洗净，分别榨汁，混合后饮用，每服1杯，每日2～3次。

肾炎血尿：藕节150克，水500毫升。煮20分钟，当茶饮。

遗精、阳痿：莲须、石莲肉、芡实各300克。共为末，再以金樱子适量煎水，浓缩药汁，和药末为丸，每日2次，每次10～15克。

梦遗：莲子15克。水煎，饮汁，吃莲子，连服2周。

防暑：藕250克。洗净切片，加糖适量，煎汤代茶饮。

产后出血：鲜藕适量。榨汁，每次2匙，每日3次。

带下病：藕汁半碗，红鸡冠花3朵。水煎，调红糖服，每日2次。

痔疮、肛裂：鲜藕500克，僵蚕7个，红糖120克。水煎，连汤服下，连服1周。

食疗药膳

荷叶肉丝粥

原料：鲜荷叶60克，猪瘦肉100克，大米100克。

制法：荷叶切成长条，猪肉切成丝。荷叶煎煮取汁，加入大米中煮粥，待五成熟时下猪肉煮熟成粥。

用法：每日早晚餐食用。

功效：凉血止血，清暑止泻，滋补肾阴。

适用：高脂血症、冠心病、动脉粥样硬化等。

荷叶绿豆粥

原料：鲜荷叶2张，小米250克，绿豆100克，面芡50克，白糖适量。

制法：荷叶洗净，入沸水锅中焯一下捞出，用手撕开成六瓣。绿豆下锅加水煮至七成熟时，加进小米熬开花，然后再放荷叶、白糖略煮一下，勾面芡，捞出荷叶即成。

用法：温热食用。

功效：清热解毒，清暑利水。

适用：丹毒、痈肿等。

芰实

《别录·上品》

释名 菱（《别录》），水栗（《风俗通》），沙角。

气味 甘，平，无毒。

主治 安中补五脏，不饥轻身（《别录》）。蒸暴，和蜜饵之，断谷长生（弘景）。解丹石毒（苏颂）。鲜者，解伤寒积热，止消渴，解酒毒、射罔毒（时珍）。

芰花

气味 涩。

主治 入染须发方（时珍）。

乌菱壳

主治 入染须发方，亦止泄痢（时珍）。

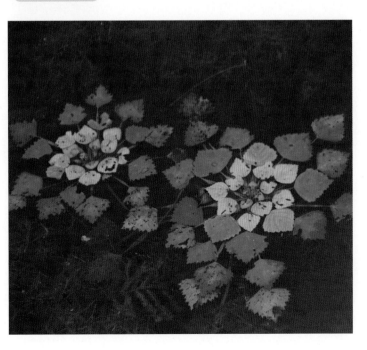

单方验方

胃溃疡：菱角壳120克。加水适量煮30分钟，滤取煎液，每日3次，每次1杯，连服1个月。

痢疾：红菱角适量。晒干研末，空腹服15克。红痢用老酒兑服，白痢用米汤送服。

月经先期量多：鲜菱角250克。捣烂煎水，加适量红糖冲服。

酒精中毒、口苦、烦渴、咽痛：鲜菱角250克。连壳捣碎，加白糖60克，水煎后滤取汁液，1次服完。

头面黄水疮：老菱角适量。烧存性，研成细末，用麻油调敷患处。

补肾：菱角500克，黄芪15克。煮烂吃。

痔疮出血、疼痛：鲜菱角90克。捣烂后水煎服。另用果壳煅炭，研末，蘸菜油调涂患处。

食疗药膳

红菱蒸糕

原料：菱角1000克，面粉500克，冰糖100克，油适量。

制法：将菱角去壳、膜，放入臼中捣烂。取干净盆1个，倒入捣烂的菱角泥，加入面粉、冰糖屑及水，搅拌均匀，再加植物油搅匀，制成软硬适度的面糊，上笼蒸熟即成。

用法：不拘时食用。

功效：补气健脾，生津止渴。

适用：津亏口渴。

菱角糊

原料：菱角粉50克，白糖10克。

制法：将菱角粉加水打成薄糊，再加开水适量泡熟即可。

用法：早餐食用。

功效：清热解毒，益气生津。

适用：肺炎后期津亏口干、食欲欠佳。

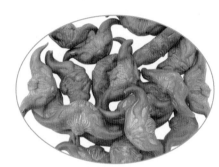

芡实
《本经·上品》

释名 鸡头（《本经》），雁喙（《本经》），鸡雍（《庄子》），卯菱（《管子》）。

气味 甘，平，涩，无毒。

主治 湿痹，腰脊膝痛，补中，除暴疾，益精气，强志，令耳目聪明。久服，轻身不饥，耐老神仙（《本经》）。开胃助气（《日华》）。止渴益肾，治小便不禁，遗精白浊带下（时珍）。

附方 益精气，强志意，利耳目：鸡头实三合，煮熟去壳，粳米一合煮粥，日日空心食（《经验后方》）。

色欲过度，损伤心气，小便数，遗精：用秋石、白茯苓、芡实、莲肉各二两，为末，蒸枣和，丸梧子大。每服三十丸，空心盐汤送下（《永类方》）。

浊病：用芡实粉、白茯苓粉，黄蜡化蜜和，丸梧桐子大。每服百丸，盐汤下（《摘玄方》）。

鸡头菜

气味 咸、甘，平，无毒。

主治 止烦渴，除虚热，生熟皆宜（时珍）。

根

气味 （同茎）。

主治 小腹结气痛，煮食之（士良）。

附方 偏坠气块：鸡头根切片煮熟，盐、醋食之（《法天生意》）。

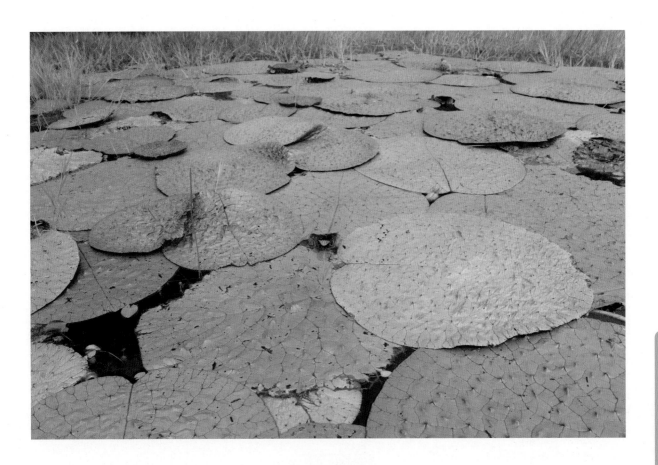

实用指南

单方验方

脾虚泄泻：芡实、百合各60克。煮粥共食。

前列腺肥大：芡实20克，薏苡仁15克，糯米30克。共煮粥，每日1剂。

肾炎：芡实、糯米各30克，白果10枚（去心、壳）。同煮粥，每日1剂。

糖尿病：芡实40克，猪肝1个。共煮食，每日1次，忌盐酱。

胃肠炎：芡实、百合各30克。共煮熟，多次服食。

更年期综合征：芡实、莲子、核桃仁各20克，粳米60克。共煮粥，常吃。

遗精：芡实、山药各30克，莲子15克，炒酸枣仁9克，党参3克。上药用水适量，慢火煮，服汤，再用白糖15克拌入药渣中同服，连服数日。

食疗药膳

芡实烧鸭

原料：芡实120克，鸭子1只，盐、味精、酱油、料酒、葱段、姜片、胡椒粉各适量。

制法：将鸭子宰杀治净，入沸水焯一下待用；芡实去杂质洗净。将芡实装入鸭腹内，入锅注入适量清水煮沸，撇去浮沫，加入盐、味精、料酒、酱油、葱段、姜片，改用小火烧至鸭肉烂熟，撒入胡椒粉出锅即成。

用法：佐餐食用。

功效：滋补五脏，清虚劳热，补血行水，养胃生津，补肾固津，健脾止泻，祛湿止带。

适用：糖尿病、脾虚水肿、肾虚遗精等。

芡实糯米粥

原料：鲜芡实100克（干品50克），糯米适量。

制法：将芡实、糯米清洗干净，加适量清水共煮粥。

用法：每日2～3次。

功效：健脾调中，固肾清热。

适用：尿失禁。

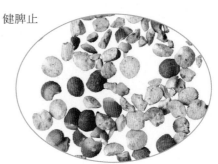

乌芋

《别录·中品》

释名 凫茈，凫茨，荸荠（《衍义》），黑三棱（《博济方》）。

根

气味 甘，微寒，滑，无毒。

主治 消渴痹热，温中益气（《别录》）。下丹石，消风毒，除胸中实热气。可作粉食，明耳目，消黄疸（孟诜）。开胃下气（大明）。作粉食，厚人肠胃，不饥，能解毒，服金石人宜之（苏颂）。疗五种膈气，消宿食，饭后宜食之。治误吞铜物（汪机）。主血痢下血血崩，辟蛊毒（时珍）。

附方 大便下血：荸荠捣汁大半盏，好酒半盏，空心温服。三日见效（《神秘方》）。

下痢赤白：午日午时取完好荸荠，洗净拭干，勿令损破，于瓶内入好烧酒浸之，黄泥密封收贮。遇有患者，取二枚细嚼，空心用原酒送下（《经验方》）。

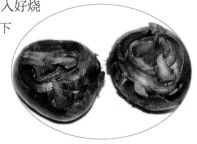

妇人血崩：凫茈一岁一个，烧存性，研末，酒服之（李氏方）。

小儿口疮：荸荠烧存性，研末，掺之（《简便方》）。

误吞铜钱：生凫茈研汁，细细呷之，自然消化成水（《百一选方》）。

实用指南

单方验方

痔疮出血：荸荠500克，地榆300克，红糖150克。将荸荠洗净打碎，入地榆、红糖，水煎1小时，每日2次。

预防流行性感冒：鲜荸荠250克，甘蔗（切段）1根。入锅煎煮，熟后食之。

痰核、肺结核：荸荠、海蜇各100克。煮汤服，每日2～3次。

咽喉肿痛：荸荠适量。绞汁冷服，每次120克。

麻疹透发不快：荸荠90克，西河柳15克（鲜枝叶30克）。水煎服。

预防脑膜炎：鲜荸荠、生石膏适量。煎沸代茶饮。

食疗药膳

荸荠梨藕汁

原料：荸荠、梨、鲜藕、白萝卜、鲜芦根各50克。

制法：将以上5味，均取鲜品，按常规方法制备鲜汁，放入大容量杯中，充分拌和均匀即成。

用法：早晚2次分服。

功效：清热化痰，止咳。

适用：肺癌咳嗽痰多、色黄质稠。

荸荠萝卜杏仁粥

原料：荸荠60克，白萝卜30克，苦杏仁、冰糖各15克，大米50克。

制法：苦杏仁去皮、尖，荸荠、白萝卜洗净，并把白萝卜切成小块。将前共入锅内，加水适量，小火煮熟。捞出荸荠剥皮后再放入，加入大米、冰糖，煮熟即可。

用法：每日分2次服完，连服数日。

功效：润肺化痰，降气平喘。

适用：痰多咳喘。

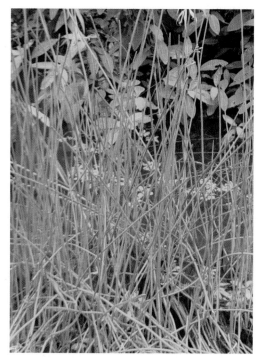

精编本草纲目中草药

慈姑

《日华》

释名 借姑（《别录》），水萍（《别录》），白地栗（《图经》）。

根

气味 苦、甘，微寒，无毒。

主治 百毒，产后血闷，攻心欲死，产难胞衣不出，捣汁服一升。又下石淋（大明）。

叶

主治 诸恶疮肿，小儿游瘤丹毒，捣烂涂之，即便消退，甚佳（苏颂）。治蛇、虫咬，捣烂封之（大明）。调蚌粉，涂瘙痱（时珍）。

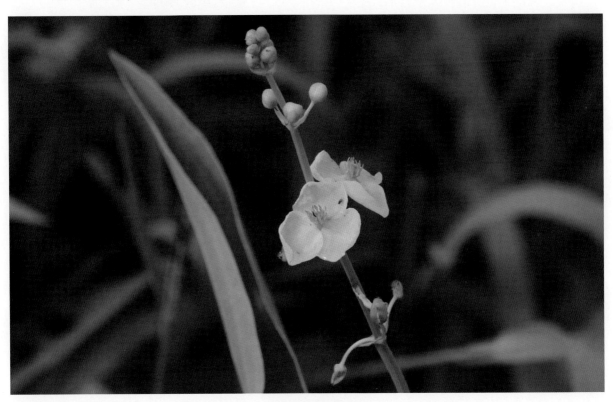

实用指南

单方验方

淋浊：慈姑根块180克。加水适量煎服。

肺虚咯血：生慈姑数枚。去皮捣烂，蜂蜜米泔同拌匀，饭上蒸熟，热服效。

食疗药膳

慈姑瘦肉汤

原料：慈姑、猪肉（瘦）各320克，土茯苓20克，蜜枣50克，姜4克。

制法：慈姑去皮洗净切片，瘦肉洗净。将慈姑、瘦肉、姜、土茯苓、蜜枣入煲内。加水3～4碗，煲2小时，即可饮用。

用法：每日1剂，每日2～3次。

功效：清风热，解湿毒。

适用：皮肤疮毒、湿气、面疱等。

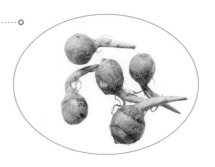

本草纲目第七卷　木部

柏

《本经·上品》

释名 侧柏。

柏实

气味 甘，平，无毒。

主治 惊悸益气，除风湿，安五脏。久服，令人润泽美色，耳目聪明，不饥不老，轻身延年（《本经》）。疗恍惚，虚损吸吸，历节腰中重痛，益血止汗（《别录》）。治头风，腰肾中冷，膀胱冷脓宿水，兴阳道，益寿，去百邪鬼魅，小儿惊痫（甄权）。润肝（好古）。养心气，润肾燥，安魂定魂，益智宁神。烧沥，泽头发，治疥癣（时珍）。

附方 老人虚秘：柏子仁、松子仁、大麻仁等分，同研，溶蜜蜡丸梧子大。以少黄丹汤，食前调服二三十丸，日二服（宗奭）。

肠风下血：柏子十四个捶碎，囊贮浸好酒三盏，煎八分服，立止（《普济方》）。

黄水湿疮：真柏油二两，香油二两，熬稠搽之，如神（《积德堂方》）。

柏叶

气味 苦，微温，无毒。

主治 吐血衄血，痢血崩中赤白，轻身益气，令人耐寒暑，去湿痹，止饥（《别录》）。治冷风历节疼痛，止尿血（甄权）。敷汤火伤，止痛灭瘢。服之，疗蛊痢。作汤常服，杀五脏虫，益人（苏颂）。

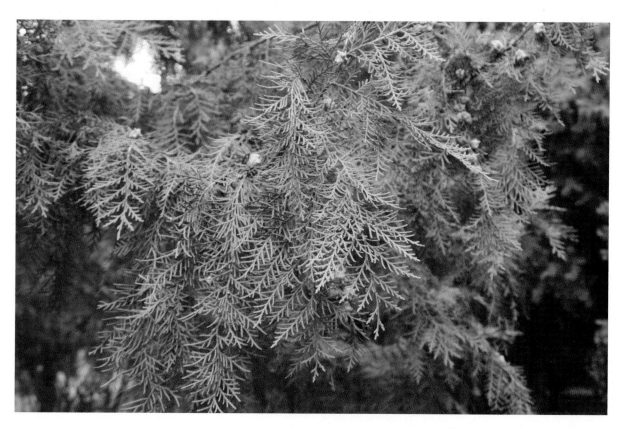

附方 霍乱转筋：柏叶捣烂，裹脚上，及煎汁淋之（《圣惠方》）。

吐血不止：用青柏叶一把，干姜二片，阿胶一挺（炙），三味，以水二升，煮一升，去滓，别绞马通汁一升，合煎取一升，绵滤，一服尽之（张仲景）。用柏叶，米饮服二钱。或蜜丸、或水煎服，并良（《圣惠方》）。

衄血不止：柏叶、榴花研末，吹之（《普济方》）。

小便尿血：柏叶、黄连焙研，酒服三钱（《济急方》）。

小儿洞痢：柏叶煮汁，代茶饮之（《经验方》）。

汤水烧灼：柏叶生捣涂之，系定二三日，止痛灭瘢（《本草图经》）。

头发不生：侧柏叶阴干，作末，和麻油涂之（《梅师方》）。

头发黄赤：生柏叶末一升，猪膏一斤和，丸弹子大。每以布裹一丸，纳泔汁中化开，沐之。一月，色黑而润矣（《圣惠方》）。

枝节

主治 煮汁酿酒，去风痹、历节风，烧取脂油，疗疬疮及虫癞良（苏恭）。

附方 霍乱转筋：以暖物裹脚，后以柏木片煮汤淋之（《经验方》）。

恶疮有虫（久不愈者）：以柏枝节烧沥取油敷之。三五次无不愈。亦治牛马疥（陈承《本草别说》）。

根白皮

气味 苦，平，无毒。

主治 火灼烂疮，长毛发（《别录》）。

附方 热油灼伤：柏白皮，以腊猪脂煎油，涂疮上（《肘后方》）。

实用指南

单方验方

新生儿脐炎：侧柏5克，煅石膏、煅白矾各1克。共研极细末，涂患处，每日2～3次。

慢性关节炎：将侧柏树枝的节劈碎。每日9～12克，水煎去渣，加红糖适量，每日2次。

脱发：鲜侧柏叶适量。浸入60%乙醇中，7日后滤液，涂擦头部，每日3次。

尿血：侧柏叶、黄连各适量。研末，每服5克，温水冲服。

呕血：侧柏叶100克，生藕节500克。捣烂取汁，加白糖或冰糖10克，温开水冲服。

老年慢性支气管炎：鲜侧柏叶、鲜垂柳叶、鲜栗叶各60克。水煎1小时以上，取药汁，每日1剂，每日2次，10日为1个疗程，间隔2～3日，再服1个疗程。

食疗药膳

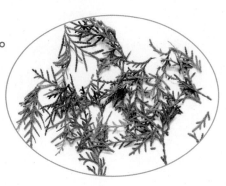

侧柏叶茶

原料：侧柏叶10克，大枣7枚。

制法：将侧柏叶制成粗末，入大枣加适量水煮沸即可。

用法：代茶频饮。

功用：祛痰镇咳。

适用：慢性支气管炎。

柏子仁粥

原料：柏子仁10～15克，粳米30～60克，蜂蜜适量。

制法：先将柏子仁去净皮壳杂质，稍捣烂，同粳米煮粥，待粥成时，兑入蜂蜜适量，稍煮1～2沸即可。

用法：每日2次。

功效：养心安神，润肠通便。

适用：心血不足、心神失养之心悸、失眠、健忘，以及阴血不足、肠燥便秘等。

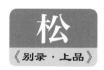

松

《别录·上品》

释名 时珍曰：按王安石《字说》云，松柏为百木之长。松犹公也，柏犹伯也。故松从公，柏从伯。

松脂

释名 松膏（《本经》），松肪（《本经》），松胶（《纲目》），松香（《纲目》），沥青。

气味 苦、甘，温，无毒。

主治 痈疽恶疮，头疡白秃，疥瘙风气，安五脏，除热。久服，轻身不老延年（《本经》）。除胃中伏热，咽干消渴，风痹死肌。炼之令白。其赤者，主恶痹（《别录》）。煎膏，生肌止痛，排脓抽风。贴诸疮脓血瘘烂。塞牙孔，杀虫（甄权）。除邪下气，润心肺，治耳聋。古方多用辟谷（大明）。强筋骨，利耳目，治崩带（时珍）。

附方 妇人白带：松香五两，酒二升煮干，术臼杵细，酒糊丸如梧子大。每服百丸，温酒下（《摘玄方》）。

小儿秃疮：用松香五钱，猪油一两熬，搽，一日数次，数日即愈（《简便方》）。用沥青二两，黄蜡一两半，铜绿一钱半，麻油一两半，文武熬收。每摊贴之，神效（《卫生宝鉴》）。

风虫牙痛：刮松上脂，滚水泡化，一漱即止，已试验（《集简方》）。

久聋不听：炼松脂三两，巴豆一两，和捣成丸。薄绵裹塞，一日二度（《梅师方》）。

一切瘘疮：炼成松脂末，填令满，日三四度（《圣惠方》）。

一切肿毒：松香八两，铜青二钱，蓖麻仁五钱，同捣作膏，摊贴甚妙（李楼《奇方》）。

金疮出血：沥青末，少加生铜屑末，掺之，立愈（《经验方》）。

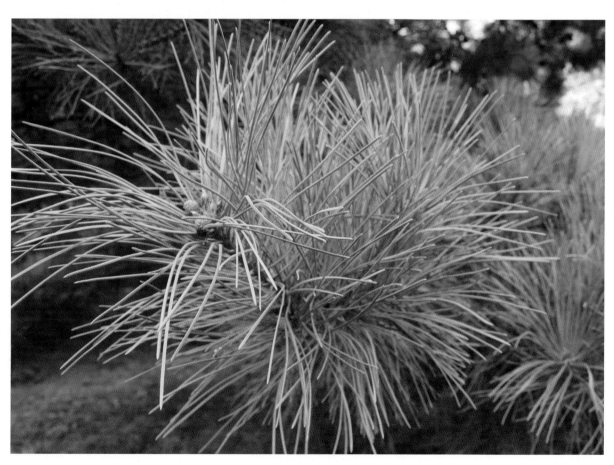

松节

气味 苦，温，无毒。

主治 百邪久风，风虚脚痹疼痛（《别录》）。酿酒，主脚弱，骨节风（弘景）。炒焦，治筋骨间病，能燥血中之湿（震亨）。治风蛀牙痛，煎水含漱，或烧灰日揩，有效（时珍）。

附方 转筋挛急：松节一两锉如米大，乳香一钱，银石器慢火炒焦，存一二分性，出火毒，研末。每服一二钱，热木瓜酒调下。一应筋病皆治之（孙用和《秘宝方》）。

风热牙病：用油松节如枣大一块碎切，胡椒七颗，入烧酒，须二三盏，趁热入飞过白矾少许。噙漱三五口，立瘥。又用松节二两，槐白皮、地骨皮各一两，浆水煎汤。热漱冷吐，瘥乃止（《圣惠方》）。

反胃吐食：松节煎酒，细饮之（《百一选方》）。

颠扑伤损：松节煎酒服（谈野翁方）。

松叶

别名 松毛。

气味 苦，温，无毒。

主治 风湿疮，生毛发，安五脏，守中，不饥延年（《别录》）。细切，以水及面饮服之，或捣屑丸服，可断谷及治恶疾（弘景）。去风痛脚痹，杀米虫（时珍）。

附方 天行温疫：松叶细切，酒服方寸匕，日三服。能辟五年瘟（《伤寒类要》）。

历节风痛：松叶捣汁一升，酒三升，浸七日。服一合，日三服（《千金方》）。

大风恶疮：猪鬃、松叶各二斤，麻黄（去节）五两，锉，以生绢袋盛，清酒二斗浸之，春夏五日，秋冬七日。每温服一小盏，常令醺醺，以效为度（《圣惠方》）。

阴囊湿痒：松毛煎汤，频洗（《简便方》）。

松花

别名 松黄。

气味 甘，温，无毒。

主治 润心肺，益气，除风止血。亦可酿酒（时珍）。

附方 头旋脑肿：三月收松花并薹五六寸如鼠尾者，蒸切一升，以生绢囊贮，浸三升酒中五日。空心暖饮五合（《普济方》）。

产后壮热（头痛颊赤，口干唇焦，烦渴昏闷）：用松花、蒲黄、川芎、当归、石膏等分，为末。每服二钱，水二合，红花二捻，同煎七分，细呷（《本草衍义》）。

木皮

别名 赤龙皮。

主治 痈疽疮口不合，生肌止血，治白秃、杖疮、汤火疮（时珍）。

附方 肠风下血：松木皮，去粗皮，取里白者，切晒焙研为末。每服一钱，腊茶汤下（杨氏《家藏方》）。

三十年痢：赤松上苍皮一斗，为末。面粥和服一升，日三。不过一斗，救人（《圣惠方》）。

金疮杖疮：赤龙鳞（即古松皮）煅存性，研末。搽之，最止痛（《永类钤方》）。

单方验方

慢性关节炎：松针或松节10～15克，当归、桂枝、羌活各6克。加黄酒和水等量合煎，每日2次。

腰痛：松叶、冰糖各30克。松叶水煎去渣，加冰糖调服。

跌打肿痛：山松须适量。浸酒服；其渣加蛤仔一只，捶敷患处。

跌打损伤：松枝头嫩叶适量。焙干，研成极细末，每日2次，每次3克，温甜酒送下。

食疗药膳

提神醒脑酒

原料：松叶200克，淡竹叶100克，蜂蜜120克，白酒2000毫升。

制法：将松叶、淡竹叶洗净，切碎，晾干，与蜂蜜同放入白酒中，搅拌均匀，加盖密封，浸泡30日即可饮用。

用法：每日2次，每次25毫升。

功效：消除疲劳，提神醒脑。

适用：动脉粥样硬化。

松叶粳米粥

原料：松叶30克，粳米100克。

做法：将松叶切细先煎，去渣取汁，后入粳米煮粥。

用法：空腹食用，每日1剂。

功效：祛风通络。

适用：风湿性关节炎、关节疼痛、肿胀、小关节变形、屈伸不利等。

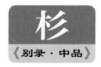

杉

《别录·中品》

释名　沙木（《纲目》），檆木。

杉材

气味　辛，微温，无毒。

主治　漆疮，煮汤洗之，无不瘥（《别录》）。煮水浸捋脚气肿满。服之，治心腹胀痛，去恶气（苏恭）。治风毒奔豚，霍乱上气，并煎汤服（大明）。

附方　肺壅痰滞（上焦不利，卒然咳嗽）：杉木屑一两，皂角（去皮酥炙）三两，为末，蜜丸梧子大。每米饮下十丸，一日四服（《圣惠方》）。

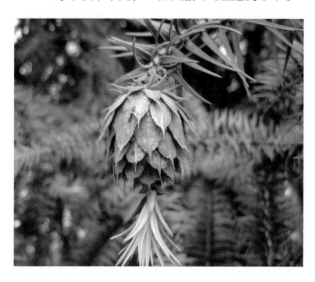

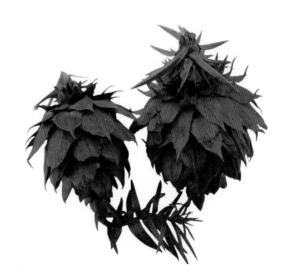

小儿阴肿（赤痛，日夜啼叫，数日退皮，愈而复作）：用老杉木烧灰，入腻粉，清油调敷，效（危氏《得效方》）。

肺壅失音：杉木烧炭入碗中，以小碗覆之，用汤淋下，去碗饮水。不愈再作，音出乃止（《集简方》）。

皮

主治 金疮血出，及汤火伤灼，取老树皮烧存性，研敷之。或入鸡子清调敷。一二日愈（时珍）。

叶

主治 风、虫牙痛，同川芎、细辛煎酒含漱（时珍）。

子

主治 疝气痛，一岁一粒，烧研酒服（时珍）。

实用指南

单方验方

皮肤油漆过敏：杉树皮1000克。水煎洗患处，每日2次。

流行性感冒：杉树尖7个，椿树根皮（去粗皮）15克。水煎服。

丹毒：杉木二层皮、大金不换、三叉苦各适量。水煎洗患处。

痈疮溃疡：杉木寄生、白背叶、松树二层皮各等量。水煎洗患处。

食疗药膳

杉果炖肉

原料：杉果、猪肉各60克。

制法：将杉果与猪瘦肉加水共炖，至肉熟烂为度。

用法：服汤食肉。

功效：固精，补虚。

适用：遗精。

杉果酒

原料：杉果5~7枚，甜酒适量。

制法：水煎杉果后冲甜酒即可。

用法：每日1剂，连服3~5剂。

功效：行气，活血，消肿。

适用：乳痈。

桂/牡桂

《别录·上品》/《本经·上品》

释名 梫。

桂（《别录》；时珍曰：此即肉桂也。厚而辛烈，去粗皮用。其去内外皮者，即为桂心。）

气味 甘、辛，大热，有小毒。

主治 补下焦不足，治沉寒痼冷之病，渗泄止渴，去营卫中风寒，表虚自汗。春夏为禁药，秋冬下部腹痛，非此不能止（元素）。补命门不足，益火消阴（好古）。治寒痹风暗，阴盛失血，泻痢惊痫（时珍）。

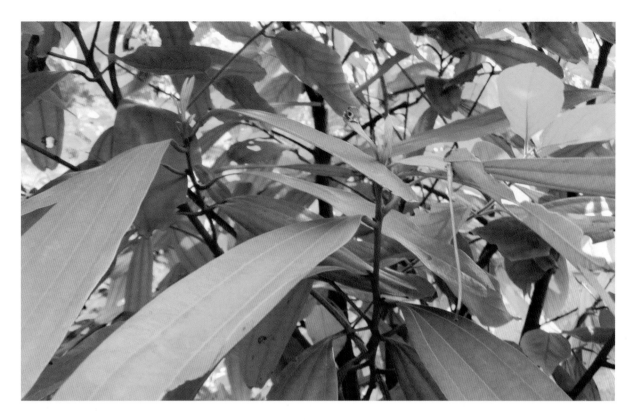

桂心《药性论》

气味 苦、辛，无毒。

主治 治一切风气，补五劳七伤，通九窍，利关节，益精明目，暖腰膝，治风痹骨节挛缩，续筋骨，生肌肉，消瘀血，破痃癖癥瘕，杀草木毒（大明）。治风僻失音喉痹，阳虚失血，内托痈疽痘疮，能引血化汗化脓，解蛇蝮毒（时珍）。

牡桂《本经》

气味 辛，温，无毒。

主治 上气咳逆结气，喉痹吐吸，利关节，补中益气。久服通神，轻身不老（《本经》）。心痛胁痛胁风，温筋通脉，止烦出汗（《别录》）。去冷风疼痛（甄权）。去伤风头痛，开腠理，解表发汗，去皮肤风湿（元素）。泄奔豚，散下焦蓄血，利肺气（成无己）。横行手臂，治痛风（震亨）。

附方 中风逆冷（吐清水，宛转啼呼）：桂一两，水一升半，煎半升，冷服（《肘后方》）。

偏正头风（天阴风雨即发）：桂心末一两，酒调，涂于额上及顶上（《圣惠方》）。

暑月解毒：用肉桂（去粗皮，不见火）、茯苓（去皮）等分，为细末，炼蜜丸龙眼大。每新汲水化服一丸（《和剂方》）。

解烦渴，益气消痰：桂末一大两，白蜜一升，以水二斗，先煎取一斗。入新瓷瓶中，乃下二物，打二三百转。先以油纸一重覆上，加七重封之。每日去纸一重，七日开之，气香味美，格韵绝高，今人多作之（《图经本草》）。

心腹胀痛（气短欲绝）：桂二两，水一升二合，煮八合，顿服之（《肘后方》）。

产后心痛（恶血冲心，气闷欲绝）：桂心为末，狗胆汁丸芡子大。每热酒服一丸（《圣惠方》）。

小儿遗尿：桂末、雄鸡肝等分，捣丸小豆大。温水调下，日二服（《外台秘要》）。

婴儿脐肿（多因伤湿）：桂心炙热熨之，日四五次（姚和众方）。

乳痈肿痛：桂心、甘草各二分，乌头一分，为末，和苦酒涂之，纸覆住。脓化为水，神效（《肘后方》）。

叶

主治 捣碎浸水，洗发，去垢除风（时珍）。

━━ 实用指南 ━━

单方验方

劳累所致淋证：肉桂5克，桂枝、淡竹叶各10克，黄芪90克，党参、茯苓各20克，白术15克。水煎服。

身黄发热、自汗、恶风：桂枝、白芍、生姜各9克，甘草6克，大枣6枚，黄芪12克。水煎服，每日1剂。

风寒感冒：桂枝20克，白芍、炙甘草各10克，大枣6枚。水煎服。

小儿腹泻：桂皮、丁香各6克。共研细末，放入膏药中，贴患儿肚脐。

心肾不交失眠：肉桂、黄连各5克，半夏、炙甘草各20克。水煎服。

食积腹胀：肉桂研末，和饭为丸如绿豆大。每服1.5克，开水送下。

食疗药膳

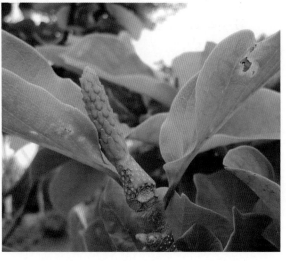

桂浆粥

原料：肉桂2～3克，粳米30～60克，红糖适量。

制法：将肉桂煎取浓汁去渣，再用粳米煮粥，待粥煮沸后，调入桂汁及红糖，同煮为粥；或用肉桂末1～2克调入粥内。

用法：每日1剂，每日2次。

功效：补阳气，暖脾胃，散寒止痛。

适用：肾阳不足、畏寒怕冷、四肢发凉、阳痿、小便频数清长，或脾阳不振、脘腹冷痛、饮食减少、大便稀薄、呕吐、肠鸣腹胀、消化不良，以及寒湿腰痛、风寒湿痹、妇人虚寒性痛经等。

桂枝酒

原料：桂枝、川芎、独活、牛膝、山药、甘草各30克，附子20克，防风、茯苓、天雄（川乌）、茵芋、杜仲、白术各40克，大枣30枚，踯躅（闹羊花）25克，白酒1000毫升。

制法：将以上各味共研为粗末，入白酒中浸泡7日。

用法：每服10～20毫升，每日2次。

功效：祛风，散寒，壮阳，暖肝。

适用：肝虚寒，症见卒然音哑不声、踞坐不得、面目青黑、四肢缓弱、二便失禁等。

辛夷

《本经·上品》

释名 辛雉（《本经》），侯桃（《本经》），房木（《本经》），木笔（《拾遗》），迎春。

苞

气味 辛，温，无毒。

主治 温中解肌，利九窍，通鼻塞涕出，治面肿引齿痛，眩冒身兀兀如在车船之上者，生须发，去白虫（《别录》）。通关脉，治头痛憎寒，体噤瘙痒。入面脂，生光泽（大明）。鼻渊鼻鼽，鼻窒鼻疮，及痘后鼻疮，并用研末，入麝香少许，葱白蘸入数次，甚良（时珍）。

单方验方

慢性鼻炎：辛夷20克，白矾5克。加水共煎，取汁点鼻，每日5～10次。

鼻窦炎引起的头痛：辛夷、升麻、栀子、蔓荆子各9克。水煎服，每日1剂，每日2次。

咳嗽：辛夷花5～7朵。水煎，调适量蜂蜜服。

中暑、头晕、胸闷：辛夷花5～7朵，茶叶适量。开水冲服。

感冒鼻塞头痛：辛夷花3克，紫苏叶6克。开水泡服。

鼻炎：辛夷花3克。水煎服。

鼻窦炎：辛夷花3克，苍耳子6克。水煎温服。

食疗药膳

辛夷粥

原料：辛夷10克，粳米50克，白糖少许。

制法：将辛夷洗净，放入砂锅中浸泡1小时后，小火煮熬20分钟后去辛夷取汁，用药汁煮粳米熬成粥。

用法：每日早餐服用。

功效：散风寒，通鼻窍。

适用：头痛、鼻窦炎、鼻塞不通、齿痛等。

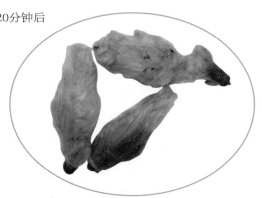

辛夷苏叶茶

原料：辛夷花6克，紫苏叶9克，姜、葱适量。

制法：将上2味共制成粗末，用纱布包好，以沸水冲泡。

用法：每日1剂，代茶频饮。

功效：疏散风寒，宣通鼻窍。

适用：鼻炎。

沉香

《别录·上品》

释名 沉水香（《纲目》），蜜香。

气味 辛，微温，无毒。

主治 风水毒肿，去恶气（《别录》）。调中，补五脏，益精壮阳，暖腰膝，止转筋吐泻冷气，破癥癖，冷风麻痹，骨节不任，风湿皮肤瘙痒，气痢（大明）。补右肾命门（元素）。补脾胃，及痰涎、血出于脾（李杲）。益气和神（刘完素）。治上热下寒，气逆喘急，大肠虚闭，小便气淋，男子精冷（时珍）。

附方 诸虚寒热，冷痰虚热：用沉香、附子（炮）等分，水一盏，煎七分，露一夜，空心温服（《医垒元戎》）。

心神不足（火不降，水不升，健忘惊悸）：用沉香五钱，获神二两，为末，炼蜜和，丸小豆大。每食后人参汤服三十丸，日二服（《百一选方》）。

肾虚目黑（暖水脏）：用沉香一两，蜀椒去目，炒出汗，四两，为末，酒糊丸梧子大。每服三十丸，空心盐汤下（《普济方》）。

胞转不通：沉香、木香各二钱，为末。白汤空腹服之，以通为度（《医垒元戎》）。

大肠虚闭（因汗多，津液耗涸者）：沉香一两，肉苁蓉酒浸焙二两，各研末，以麻仁研汁作糊，丸梧子大。每服一百丸，蜜汤下（《济生方》）。

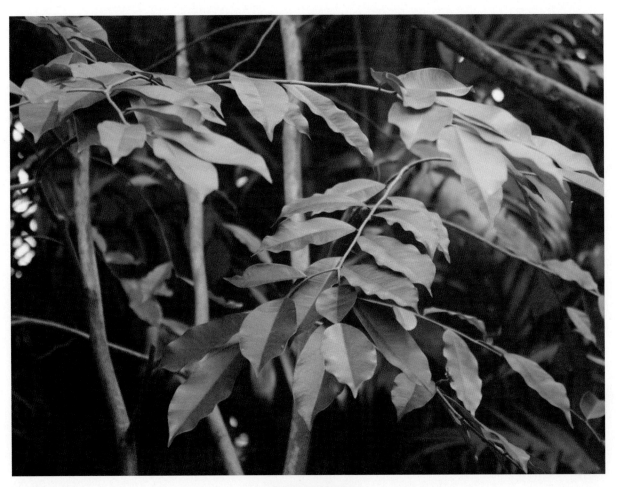

实用指南

单方验方

虚寒宫冷不孕：沉香、细辛、川乌、豆蔻、甘草各3克。研细，每日1剂，行经后每日1剂，连服10日，下次行经后再服。

肝肾亏损气血虚衰致脑瘫，或五软五迟：沉香、补骨脂、杜仲、石菖蒲、人参、红花、安息香、肉桂、小茴香、丁香各20克，远志10克，山茱萸、白术、麦冬各30克，麝香1克。共研细，水冲服，每日2次。

寒痰气逆呃逆：沉香20克，丁香、檀香、诃子、栀子、川楝子各30克。研细，蜜丸或水丸，每次5克，每日3次。

食疗药膳

沉香煮猪心

原料：沉香、半夏各3克，猪心1个。

制法：先将沉香研末，同半夏一起放入猪心内，煨熟即可。

用法：去半夏，食猪心。每食适量。

功效：降逆化痰。

适用：咳喘痰多。

熟地枸杞沉香酒

原料：沉香12克，熟地黄、枸杞子各120克，白酒2000毫升。

制法：将上药加工捣碎，放入酒坛，倒入白酒，密封坛口，置于阴凉处，经常摇动，浸泡10日后过滤去渣即成。

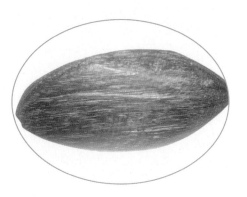

用法：每日3次，每次10～15毫升。

功效：补益肝肾。

适用：肝肾阴虚所致脱发、白发、健忘、不孕等。

丁香
宋·《开宝》

释名 丁子香（《嘉祐》），鸡舌香。

丁香《开宝》

气味 辛，温，无毒。

主治 治口气冷气，冷劳反胃，鬼疰蛊毒，杀酒毒，消疣癖，疗肾气奔豚气，阴痛腹痛，壮阳。暖腰膝（大明）。疗呕逆，甚验（保升）。去胃寒，理元气。气血盛者勿服（元素）。治虚哕，小儿吐泻，痘疮胃虚，灰白不发（时珍）。

附方 干霍乱痛，不吐不下：丁香十四枚，研末，以沸汤一升和之，顿服。不瘥更作（《千金方》）。

小儿吐泻：丁香、橘红等分，炼蜜丸黄豆大。米汤化下（刘氏《小儿方》）。

婴儿吐乳：用年少妇人乳汁一盏，入丁香十枚，陈皮去白一钱，石器煎一二十沸，细细与服（《小儿方》）。

胃冷呕逆（气厥不通）：母丁香三个，陈橘皮一块（去白，焙），水煎，热服（《十便良方》）。

反胃关格，气噎不通：丁香、木香各一两。每服四钱，水一盏半，煎一盏。先以黄泥做成碗，滤药汁于内，食前服。此方乃掾史吴安之传于都事，盖耘夫有效，试之果然。土碗取其助脾也（《德生堂经验方》）。

妇人崩中（昼夜不止）：丁香二两，酒二升，煎一升，分服（《梅师方》）。

乳头裂破：丁香末，敷之（《梅师方》）。

痛疽恶肉：丁香末敷之，外以膏药护之（《怪证奇方》）。

丁皮

气味 同香。

主治 心腹冷气诸病。方家用代丁香（时珍）。

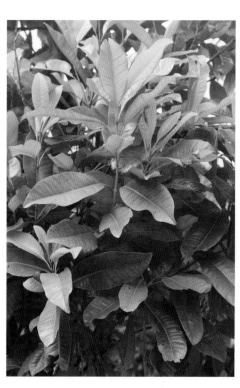
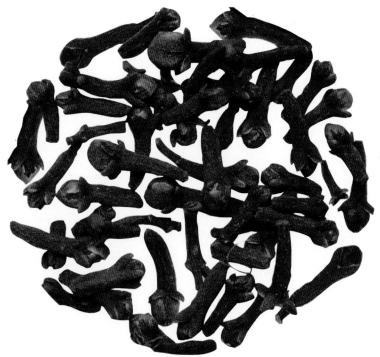

枝

主治 一切冷气，心腹胀满，恶心，泄泻虚滑，水谷不消。用枝杖七斤，肉豆蔻（面煨）八斤，白面（炒）六斤，甘草（炒）十一斤，炒盐中三斤，为末。日日点服（《御药院方》）。

根

气味 辛，热，有毒。

主治 风热毒肿。不入心腹之用《开宝》。

实用指南

单方验方

唇疮：丁香适量。研末，绵裹含口中。

胃寒呕吐：丁香、陈皮各5克。水煎热服。

呃逆不止：丁香、高良姜各6克，柿蒂15克。水煎温服。

霍乱呕吐：丁香14枚。用酒100毫升煮取40毫升，顿服。

寒呕：丁香、生姜各6克，半夏8克，大枣5枚。水煎少量频服。

冠心病心绞痛：丁香25克。捣细为散，每次5克，饭前用热水送服。

呕逆膈气、反胃吐食：丁香、砂仁、胡椒、红豆（赤小豆）各21粒。研末，姜汁糊丸，每服1丸，以大枣去核填药，面裹煨熟，去面服，每日3次。

平喘、止痛、癫狂：丁香20克，马钱子0.6克，旋覆花30克，沉香、豆蔻各50克，天仙子（莨菪）15克。水煎服。

食疗药膳

丁香陈皮蜂蜜汁

原料：丁香2克，陈皮3克，蜂蜜、米饮各适量。

制法：先以温水浸泡丁香、陈皮，以浸透为度，大火煮沸，小火煮15分钟后取汁，调入蜂蜜、米饮即可。

用法：每次5～10毫升，每日4～5次。

功能：暖脾胃，补气虚。

适用：脾胃气虚所致饮食减少、倦怠、无力、气短等。

丁香姜糖

原料：丁香粉5克，生姜碎末40克，红糖200克。

制法：将糖放入锅中，加水少许，以小火煎熬至较稠厚时，加入姜末及丁香粉调匀；再继续煎熬至用铲挑起即成丝状而不粘手时，停火。将糖倒在涂过食油的大搪瓷盘中，稍冷切条块。

用法：严冬季节常服。

功效：温中散寒。

适用：冻疮。

檀香
《别录·下品》

释名 旃檀（《纲目》），真檀。

白旃檀

气味 辛，温，无毒。

主治 消风热肿毒（弘景）。治中恶鬼气，杀虫（藏器）。煎服，止心腹痛，霍乱肾气痛。水磨，涂外肾并腰肾痛处（大明）。散冷气，引胃气上升，进饮食（元素）。噎膈吐食。又面生黑子，每夜以浆水洗拭令赤，磨汁涂之，甚良（时珍）。

紫檀

气味 咸，微寒，无毒。

主治 摩涂恶毒风毒（《别录》）。刮末敷金疮，止血止痛。疗淋（弘景）。醋磨，敷一切卒肿（大明）。

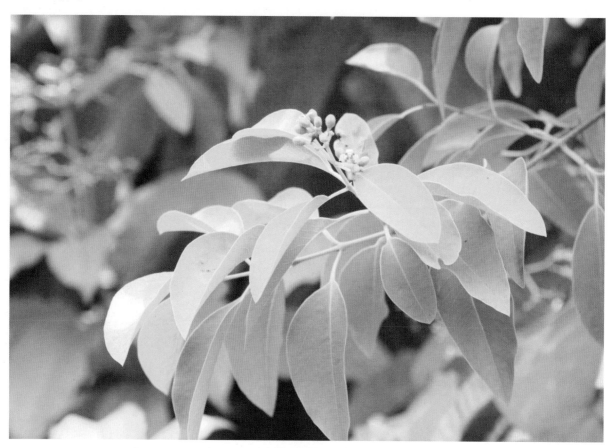

实用指南

单方验方

寒凝气滞心痛：檀香、荜茇、香附各15克，沉香、丁香各10克，乳香5克。研粗末，水煎服，每次6~9克，每日3次。

萎缩性胃炎：檀香5克，玉竹、丹参各30克，砂仁、山楂10克。再根据临床辨证加1~2味中药，每日服药1剂，水煎分早晚2次服，30日为1个疗程。

食疗药膳

白檀汤

原料：白檀香15克，干山药120克，粉甘草（炙）30克。

制法：上几味共为细末，加盐少许。

用法：沸汤点服。

功效：健脾快神。

适用：脾虚体倦、纳少、身瘦等。

白梅檀香汤

原料：白檀香、生甘草各120克，白梅肉500克，盐25克。

制法：将上4味共研细末，待用凉开水冲服。

用法：每次3~6克，每日2~3次，服时加生姜汁少许。

功效：清热，生津，辟瘟疫。

适用：中暑、霍乱呕吐及干渴、五心烦热等。

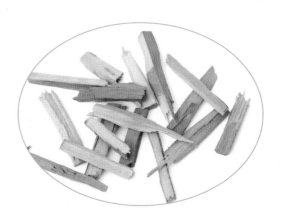

降真香

《证类》

释名 紫藤香（《纲目》），鸡骨香。

气味 辛，温，无毒。

主治 疗折伤金疮，止血定痛，消肿生肌（时珍）。

附方 金疮出血：降真香、五倍子、铜花等分为末，敷之（《医林集要》）。

痈疽恶毒：番降末，枫香、乳香，等分为丸，熏之，去恶气甚妙（《集简方》）。

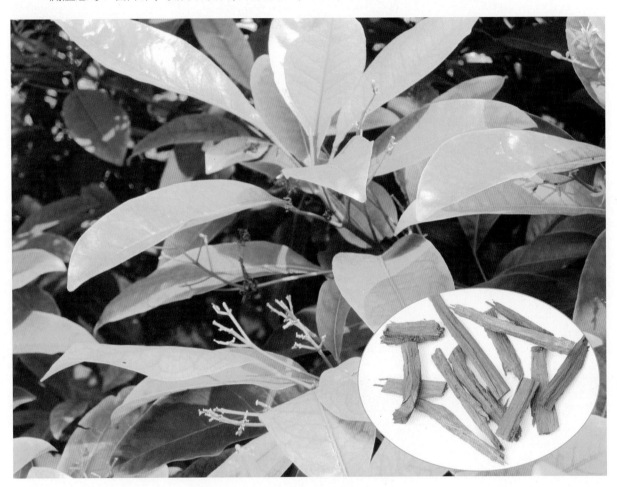

实用指南

单方验方

冠心病心绞痛：降真香、红花、赤芍、川芎各15克，丹参30克。共研细粉，分3次冲服，每日1剂，连服15～30日。

食疗药膳

降椒酒

原料：降真香60克，花椒30克，白酒400毫升。

制法：将降真香、花椒用布包后，浸入白酒瓶中，加盖密封，放阴凉通风处，经7日后开取备用。

用法：每日2次，每次10～15毫升。

功效：散寒理气，温经止痛。

适用：脾肾亏虚、寒滞经络之腰膝冷痛、脘腹隐痛、恶心欲呕、泛吐清涎、形寒肢冷、肠鸣便溏等。

乌药

宋·《开宝》

释名 旁其（《拾遗》），矮樟。

根

气味 辛，温，无毒。

主治 中恶心腹痛，蛊毒疰忤鬼气，宿食不消，天行疫瘴，膀胱肾间冷气攻冲背脊，妇人血气，小儿腹中诸虫（藏器）。除一切气，除一切冷，霍乱，反胃吐食泻痢，痈疖疥疬，并解冷热，其功不可悉载。猫、犬百病，并可磨服（大明）。理元气（好古）。中气脚气疝气，气厥头痛，肿胀喘急，止小便频数及白浊（时珍）。

附方 一切气痛（不拘男女，冷气、血气、肥气、息贲气、伏梁气、奔豚气，抢心切痛，冷汗，喘息欲绝）：天台乌药（小者，酒浸一夜，炒）、茴香（炒）、青橘皮（去白，炒）、良姜（炒）等分，为末。温酒、童便调下（《卫生家宝方》）。
咽喉闭痛：生乌药（即矮樟根），以酸醋二盏，煎一盏，先嚼后咽，吐出痰涎为愈（《经验方》）。
孕中有痛：洪州乌药（软白香辣者）五钱，水一盏，牛皮胶一片，同煎至七分，温服。乃龚彦德方也（《妇人良方》）。
心腹气痛：乌药水磨浓汁一盏，入橘皮一片，苏一叶，煎服（《集简方》）。

嫩叶

主治 炙碾煎饮代茗，补中益气，止小便滑数（藏器）。

子

主治 阴毒伤寒，腹痛欲死。取一合，炒起黑烟，投水中，煎三五沸，服一大盏，汗出阳回即瘥《斗门方》。

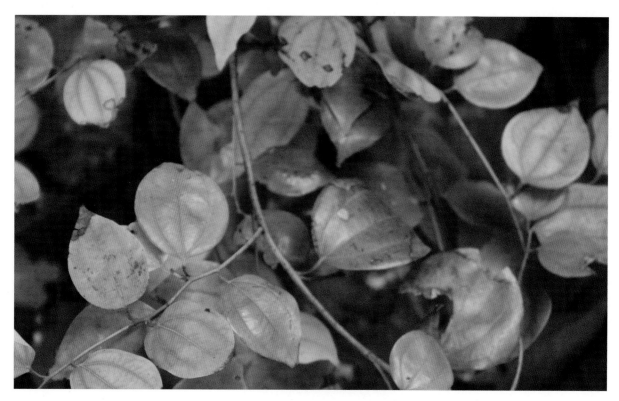

精编本草纲目中草药

单方验方

小儿遗尿：乌药、补骨脂各9克，益智仁10克，五味子6克，桑螵蛸12克，炒山药18克。水煎服，每日2次。

寒积腹痛：乌药、小茴香各10克。水煎服。

食疗药膳

乌药羊肉汤

原料：乌药、高良姜各10克，羊肉（瘦）100克，白芍25克，香附8克，姜、大葱各4克，黄酒3克，白砂糖5克，花椒、盐各1克。

制法：将乌药、高良姜、白芍、香附、花椒研末，装入纱布袋中，放入砂锅内。羊肉洗净，切小块，入砂锅，加水适量，先以大火煮沸，再改小火慢炖至羊肉烂熟，加入生姜（切大片）、葱（切段）、黄酒、白糖，煮一二沸，取出纱布袋，加入盐即可。

用法：食肉饮汤，每日1剂。

功效：温脾散寒，益气补虚。

适用：脾胃虚寒、身体虚弱。

乌药煮鸡蛋

原料：乌药10克，鸡蛋2枚，黄酒适量。

制法：将鸡蛋、乌药放入锅内，加水300毫升同煮，鸡蛋熟后剥去壳，复置药汤内，再用小火煮5分钟，加入黄酒。

用法：吃蛋饮汤，每日1次。

功效：强壮身体。

适用：体虚乏力。

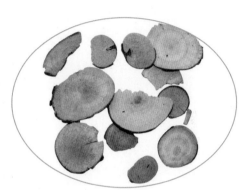

薰陆香（乳香）
《别录·上品》

释名　马尾香（《海药》），天泽香（《内典》），摩勒香（《纲目》），多伽罗香。

气味　微温，无毒。

主治　薰陆：主风水毒肿，去恶气伏尸，癜疹痒毒。乳香同功（《别录》）。下气益精，补腰膝，治肾气，止霍乱，冲恶中邪气，心腹痛疰气。煎膏，止痛长肉（大明）。治不眠（之才）。补肾，定诸经之痛（元素）。消痈疽诸毒，托里护心，活血定痛伸筋，治妇人产难折伤（时珍）。

附方　祛风益颜：真乳香二斤，白蜜三斤，瓷器合煎如饧。每旦服二匙（《奇效方》）。

小儿内钓（腹痛）：用乳香、没药、木香等分，水煎服之（阮氏《小儿方》）。

小儿夜啼：乳香一钱，灯花七枚，为末。每服半字，乳汁下（《圣惠方》）。

阴证呃逆：乳香同硫黄烧烟，嗅之（《伤寒蕴要》）。

淋癃溺血：取乳香中夹舌者，研细，米饮服一钱（危氏《得效方》）。

单方验方

痛风属气滞血瘀：乳香、生甘草各6克，桃仁、当归、羌活、五灵脂、牛膝、香附各10克，地龙12克。水煎取药汁，每日1剂，分2次服用。

乳痈红肿：制乳香、制没药、浙贝母、炒白芷、当归身各3克。混合后研末，约得18克，用酒送下，一服即消，如未消，可再服1～2服。

五神大枣汤

原料：乳香、赤石脂、朱砂、花椒、茯神各30克，大枣适量。

制法：将以上诸味加工共研为细末；大枣煮烂去核，捣为泥状，和入药末为丸。

用法：每日10克，每日早、晚各1次，空腹温开水送服。亦可作汤剂，水煎服，每日2次，用量酌减。

功效：安心神，乌须发。

适用：心肾阳气不足、精血亏少、血行不畅所致的心神不安、心悸怔忡、精神恍惚、心胸憋闷、失眠多梦、须发早白、枯燥不润等。

酸枣仁饧

原料：乳香90克，酸枣仁75克，蜜60毫升，牛黄0.5克，糯米50克，朱砂15克。

制法：上药为极细末和匀。用酒5毫升，和蜜等一处。慢火煎如稀饼（饧）。

用法：不计时候。以温酒下15克许。

功效：实胆安神。

适用：胆虚不眠。

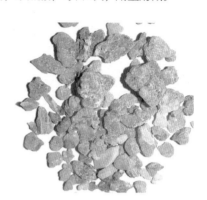

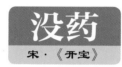

没药

宋·《开宝》

释名 末药。

气味 苦，平，无毒。

主治 破血止痛，疗金疮杖疮，诸恶疮痔漏，卒下血，目中翳晕痛肤赤（《开宝》）。破癥瘕宿血，损伤瘀血，消肿痛（大明）。心胆虚，肝血不足（好古）。散血消肿，定痛生肌（时珍）。

附方 筋骨损伤：米粉四两炒黄，入没药、乳香末各半两，酒调成膏，摊贴之（《御药院方》）

金刃所伤，未透膜者。乳香、没药各一钱，以童子小便半盏，酒半盏，温化服之。为末亦可（《奇效良方》）。

小儿盘肠（气痛）：没药、乳香等分，为末。以木香磨水煎服，调一钱服，立效（杨氏《婴孩宝鉴》）。

产后恶血：没药、血竭末各一钱，童子小便、温酒各半盏，煎沸服，良久再服。恶血自下，更不生痛（《妇人良方》）。

实用指南

单方验方

疥疮：没药30克，白胶香（枫香脂）、沥青（松香）各60克，乳香6克，黄蜡（蜂蜡）10克，麻油100克。制成膏药，贴患处。

疝气：没药、乳香、枳壳、甘草、乌药、荔枝核各10克，当归、槟榔、升麻、桂枝各15克，细辛5克。水煎服，每日1剂。

肺痛：没药、蒲黄、三七粉各6克，生甘草18克，丹参15克。温开水冲服。

心内膜纤维增生、心脉瘀阻所致胸腔积液：没药、乳香各5克，丹参、当归各6克，茯苓、牵牛子、葶苈子各15克。每日1剂，水煎服。

风寒湿引起的关节痛、关节变形：没药、乳香、马钱子、甘草各15克，川乌、草乌、地龙、白芍各20克。研细末，蜂蜜为丸，每日2次，每次4克。

产后瘀阻气闭所致之产后血晕：没药、血竭各10克，黄酒适量。将没药、血竭研为细末，用黄酒冲服，1次服下，不效再服。

精编本草纲目中草药

食疗药膳

没药鸡子酒

原料：没药（研末）15克，生鸡蛋3个，白酒500毫升。

制法：先将鸡蛋打破，取白去黄，盛碗内，入没药，将酒煮热，投入碗中与鸡蛋白、没药共搅令匀。

用法：不拘时温服。

功效：舒筋止痛。

适用：坠落车马筋骨疼痛不止。

没药红酒

原料：没药、红葡萄酒各适量。

制法：将没药研成细末，每次取药末3克，红葡萄酒1中盏。

用法：将酒煮热后调药末服。

功效：调经止痛。

适用：月经腹痛。

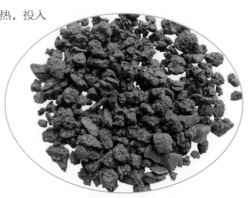

安息香
《唐本草》

释名 时珍曰：此香辟恶，安息诸邪，故名。或云：安息，国名也。

气味 辛、苦，平，无毒。

主治 心腹恶气，鬼疰（《唐本》）。邪气魍魉，鬼胎血邪，辟蛊毒，霍乱风痛，男子遗精，暖肾气，妇人血噤，并产后血运（大明）。烧之，去鬼来神（萧炳）。治中恶魇寐，劳瘵传尸（时珍）。

附方 卒然心痛（或经年频发）：安息香研末，沸汤服半钱（危氏《得效方》）。

小儿肚痛（曲脚而啼）：安息香丸，用安息香酒蒸成膏。沉香、木香、丁香、藿香、八角茴香各三钱，香附子、缩砂仁、炙甘草各五钱，为末。以膏和，炼蜜丸芡子大。每服一丸，紫苏汤化下（《全幼心鉴》）。

小儿惊邪：安息香一豆许，烧之自除（《奇效良方》）。

历节风痛：用猪瘦肉四两切片，裹安息香二两，以瓶盛灰，大火上着一铜版片隔之，安香于上烧之，以瓶口对痛处熏之，勿令透气（《圣惠方》）。

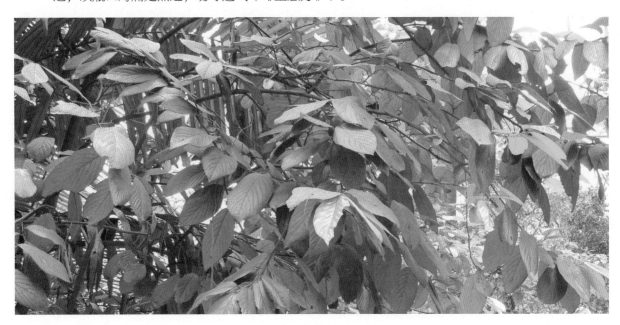

皮肤瘙痒：安息香酸、水杨酸、硼酸各10克，甘油200毫升，75％酒精300毫升。充分混合，在痒的时候涂在患处。

心绞痛：安息香适量。研为细末，温水送服。

食疗药膳

补骨脂安息香饧

原料：安息香（研）、炙补骨脂各30克，核桃仁60克，蜂蜜适量。

制法：先将前3味捣研极细，炼蜜调为稀饧。

用法：每服5毫升，空心温酒下。

功效：补肾健脾，止带。

适用：带下病。

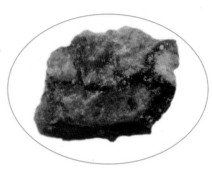

龙脑香
《唐本草》

释名 片脑（《纲目》），羯婆罗香（《衍义》），膏名婆律香。

气味 辛、苦，微寒，无毒。

主治 妇人难产，研末少许，新汲水服，立下（《别录》）。心腹邪气，风湿积聚，耳聋，明目，去目赤肤翳（《唐本》）。散心盛有热（好古）。入骨，治骨痛（李杲）。治大肠脱（元素）。

婆律香膏

主治 耳聋，摩一切风（苏恭）。

附方 目生肤翳：龙脑末一两，日点三五度（《圣济总录》）。

目赤目膜：龙脑、雄雀屎各八分，为末，以人乳汁一合调成膏。日日点之，无有不验（《圣惠方》）。

头脑疼痛：龙脑香一钱，纸卷作捻，烧烟熏鼻，吐出痰涎即愈（《寿域方》）。

伤寒舌出（过寸者）：梅花片脑半分，为末。掺之，随手即愈（洪迈《夷坚志》）。

牙齿疼痛：梅花脑、朱砂末各少许，揩之立止（《集简方》）。

内外痔疮：片脑一二分，葱汁化，搽之（《简便方》）。

子

气味 辛，温。气似龙脑。

主治 下恶气，消食，散胀满，香人口（苏恭）。

口腔溃疡（急性与复发性）：龙脑香（冰片）15克，煅人中白（煅透、匀焦）、白芷各100克。共研细末涂溃疡面。

念珠菌性阴道炎：龙脑香、雄黄各5克，蛤粉（海蛤壳粉）20克。研细末，用菜油调匀涂阴道壁，每日1次。

急慢性化脓性中耳炎：龙脑香、麝香各0.5克，樟脑、黄连、牡蛎各10克，龙骨15克。共研极细末，每取少许吹于耳道患处。

外科感染（对于一般外科感染未形成脓肿或者表皮未溃破者）：龙脑香、芒硝按1∶10的比例混匀研末，每用适量，均匀撒在所布中央，约0.5厘米厚，贴敷患处，每2～3日更换1次。

食疗药膳

止痒酒

原料：薄荷6克，樟脑3克，冰片5克，白酒（或75％乙醇）85毫升。

制法：将上述药物与酒同浸泡于干净容器中，待樟脑和冰片溶化。

用法：外搽患处，每日3次。

功效：消炎止痒。

适用：桑毛虫性皮炎、夏季性皮炎等。

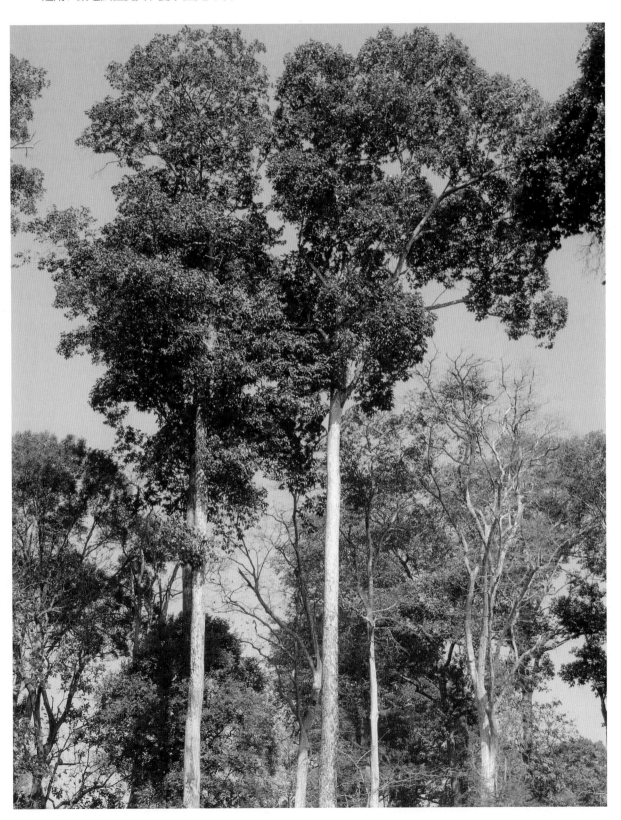

樟脑

《纲目》

释名 韶脑。

气味 辛，热，无毒。

主治 通关窍，利滞气，治中恶邪气，霍乱心腹痛，寒湿脚气，疥癣风瘙，龋齿，杀虫辟蠹。着鞋中，去脚气（时珍）。

附方 小儿秃疮：韶脑一钱，花椒二钱，脂麻二两，为末。以退猪汤洗后，搽之（《简便方》）。

牙齿虫痛：用樟脑、朱砂等分，擦之神效（《普济方》）。用樟脑、黄丹、肥皂（去皮核）等分，研匀蜜丸。塞孔中（余居士《选奇方》）。

冻疮：樟脑三钱，猪脂一两。先将猪脂炼好，去渣，再将炼好之猪油倾入锅内，下樟脑，微火炼十余分钟下锅，冷为膏，用瓶装好，封口备用，敷三五次即愈。

实用指南

单方验方

神经性脱发：樟脑1.5克，芝麻花、鸡冠花各60克，白酒500毫升。将芝麻花、鸡冠花撕碎，泡白酒内，密封，15日后过滤，再将樟脑入药酒中使之溶化。以棉签蘸药酒，涂搽脱发处。

湿热痔疮：樟脑3克，硫黄、雄黄各10克，麻油适量。前药研成细末，用麻油调匀，擦患处。

痱子：樟脑、明矾、硼砂、薄荷各50克，水杨酸10~20克，氧化锌、滑石粉各1000克。共研细末，直接外扑患处。

食疗药膳

樟脑酒

原料：精制樟脑10克，高粱酒50毫升。

制法：将樟脑浸入酒中，每日即可使用。

用法：每次1毫升。

功效：辟秽，止痛。

适用：痧秽腹痛。

三味酒

原料：樟脑6克，小茴香20克，丁香10克，红花12克。

制法：将上几味研细末，调拌白酒。

用法：外敷患部。

功效：缓解伤痛。

适用：腰部急性扭伤。

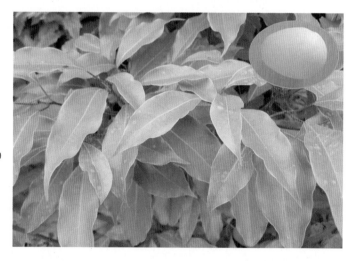

阿魏

《唐本草》

释名 阿虞（《纲目》），熏渠（《唐本》），哈昔泥。

气味 辛，平，无毒。

主治 杀诸小虫，去臭气，破癥积，下恶气，除邪鬼蛊毒（《唐本》）。传尸冷气，辟瘟治疟，主霍乱心腹痛，肾气瘟瘴，御一切蕈、菜毒（大明）。解自死牛、羊、马肉诸毒（汪机）。消肉积（震亨）。

附方 小儿盘肠（内吊，腹痛不止）：用阿魏为末，大蒜半瓣炮熟研烂和，丸麻子大。每艾汤服五丸（《总微论》）。

脾积结块：鸡子五个，阿魏五分，黄蜡一两，同煎化，分作十服。每空心细嚼，温水送下。诸物不忌，腹痛无妨。十日后大便下血，乃积化也（《保寿堂经验方》）。

痞块有积：阿魏五钱，五灵脂（炒烟尽）五钱，为末，以黄雄狗胆汁和，丸黍米大。空心唾津送下三十丸。忌羊肉、醋、面（《扶寿精方》）。

牙齿虫痛：阿魏、臭黄等分，为末，糊丸绿豆大。每绵裹一丸，随左右插入耳中，立效（《圣惠方》）。

实用指南

单方验方

辅助治疗癌症：阿魏、信石（砒石）各3克，巴豆1粒，白参、三七各15克，猪苓30克。共研细粉，炼蜜为丸，每日1~2丸，早、晚空腹服。

食疗药膳

雌鸡粥

原料：阿魏适量，黄雌鸡1只，肉苁蓉50克，生山药50克，大米60克。

制法：先将鸡烂煮，擘去骨取汁，下米及鸡肉、肉苁蓉等，共煮粥。

用法：空腹食用，每日1次。

功效：益下元，壮气海。

适用：五劳七伤。

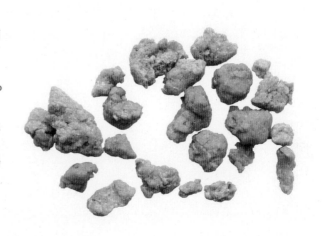

芦荟
宋·《开宝》

释名 奴会（《开宝》），讷会（《拾遗》），象胆。

气味 苦，寒，无毒。

主治 热风烦闷，胸膈间热气，明目镇心，小儿癫痫惊风，疗五疳，杀三虫及痔病疮瘘，解巴豆毒（《开宝》）。单用，杀疳蛔。吹鼻，杀脑疳，除鼻痒（甄权）。

附方 小儿脾疳：芦荟、使君子等分，为末。每米饮服一二钱（《卫生易简方》）。

实用指南

单方验方

便秘：芦荟叶适量。切细捣烂，每日3次，每次饭前15克，温开水冲服。或每晚睡前取芦荟鲜叶5克，蜂蜜30克。开水冲服。

咯血、吐血、尿血：芦荟花6~10克。水浸泡去黏汁，水煎服，可加白糖适量。

湿癣：芦荟液汁适量。烘干研末敷患处。

脚癣：芦荟、白酒各适量。用白酒泡芦荟，待芦荟色泽由绿变黄，取酒滴于脚癣患处，每日数次。

高血压：芦荟叶适量。去刺洗净，切成细丝，每次15克，每日4次，温开水冲服，一般服用2~3日可见效。

眼痒：将芦荟叶洗净，以开水烫数分钟，再剥开叶面，用其内面轻擦眼或用其汁滴眼即可。一般滴用3次可愈。

蚊虫叮咬：新鲜芦荟叶片适量。洗净，从中间分开，剪去边上的刺，直接涂在被叮咬处，立刻见效。

感冒：老芦荟叶5厘米左右。食用（可蘸糖或蜂蜜），每日3次，3日后感冒可愈（孕妇，经期妇女及腹泻者忌食）。

食疗药膳

芦荟龙胆茶

原料：芦荟、龙胆草、川芎各1.8克，半夏、麦冬各3克。

制法：将上几味混匀，捣碎成粗末。

用法：水煎代茶。

功效：清热平肝，滋阴活血。

适用：早期高血压病。

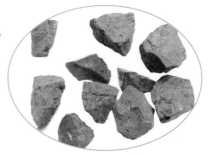

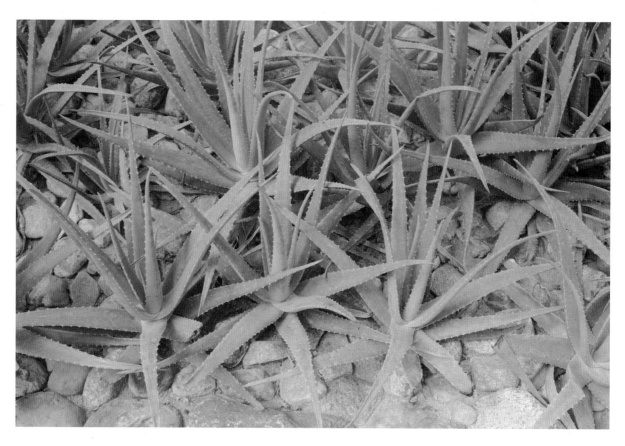

檗木

《本经·上品》

释名 黄柏（《别录》），根名檀桓。

气味 苦，寒，无毒。

主治 五脏肠胃中结热，黄疸肠痔，止泄痢，女子漏下赤白，阴伤蚀疮（《本经》）。疗惊气在皮间，肌肤热赤起，目热赤痛，口疮。久服通神（《别录》）。泻膀胱相火，补肾水不足，坚肾壮骨髓，疗下焦虚，诸痿瘫痪，利下窍，除热（元素）。敷小儿头疮（时珍）。

附方 妊娠下痢（白色，昼夜三五十行）：根黄厚者蜜炒令焦为末，大蒜煨熟，去皮捣烂，和丸梧子大。每空心，米饮下三五十丸，日三服。神妙不可述（《妇人良方》）。

呕血热极：黄柏蜜涂，炙干为末。麦门冬汤调服二钱，立瘥（《经验方》）。

眼目昏暗：每旦含黄柏一片，吐津洗之。终身行之，永无目疾（《普济方》）。

卒喉痹痛：黄柏片含之。又以一斤，酒一斗，煮二沸，恣饮便愈（《肘后方》）。

咽喉卒肿，食饮不通：苦酒和黄柏末敷之，冷即易（《肘后方》）。

口舌生疮：用黄柏含之良（《外台秘要》）。用蜜渍取汁，含之吐涎（《深师方》）。

唇疮痛痒：黄柏末，以蔷薇根汁调涂，立效（《圣济录》）。

伤寒遗毒，手足肿痛欲断：黄柏五斤，水三升煮，渍之（《肘后方》）。

痈疽乳发：初起者，黄柏末和鸡子白涂之，干即易（《梅师方》）。

敛疮生肌：黄柏末，面糊调涂，效（《宣明方》）。

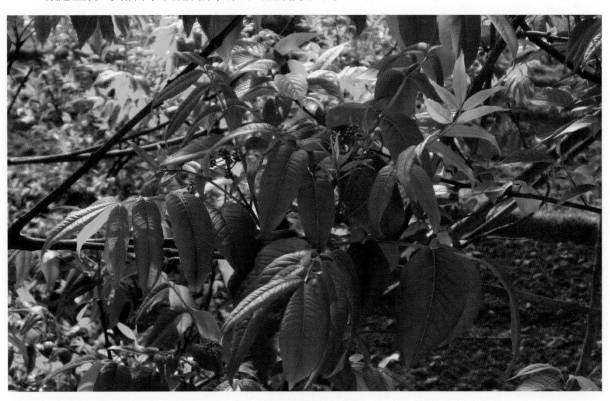

实用指南

单方验方

菌痢：黄柏适量研粉。以10%乙醇泛丸，每次4克，每日2次，7日为1个疗程。

肠炎：黄柏、马齿苋、白头翁各50克。水煎成100毫升，加2%普鲁卡因20毫升备用，每晚睡觉前保留灌肠1次。

痔疮合并感染：黄柏、红藤各60克。加水2000毫升，煎取1000毫升，过滤去渣，趁热熏洗患部15～30分钟，每日2～3次。

产后会阴伤口感染：黄柏25克。煎成200毫升浓缩液，加甘油25毫升以及10%乙醇2000毫升。先让患者用1/5000高锰酸钾液坐浴，暴露伤口，在无菌操作下，用75%乙醇消毒伤口周围，再用生理盐水将伤口分泌物洗净，将用黄柏液浸泡的纱条放入伤口内，每日换药1次，3日后隔日换药1次，直至伤口痊愈。

食疗药膳

黄柏炖肉

原料：黄柏根15～30克，猪瘦肉适量。

制法：将鲜黄柏根洗净切片，猪瘦肉洗净切片，加水共炖至肉烂熟，去药渣。

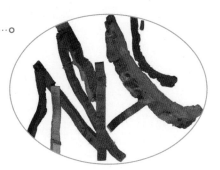

用法：吃肉喝汤，连服数日。

功效：清热解毒，燥湿补虚。

适用：湿热痹痛。

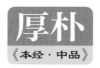

厚朴

《本经·中品》

释名 烈朴（《日华》），赤朴（《别录》），厚皮（《别录》），重皮（《广雅》）。

皮

气味 苦，温，无毒。

主治 中风伤寒，头痛寒热惊悸，气血痹，死肌，去三虫（《本经》）。健脾，治反胃，霍乱转筋，冷热气，泻膀胱及五脏一切气，妇人产前产后腹脏不安，杀肠中虫，明耳目，调关节（大明）。主肺气胀满，膨而喘咳（好古）。

附方 腹胀脉数：厚朴三物汤，用厚朴半斤，枳实五枚，以水一斗二升，煎取五升，入大黄四两，再煎三升。温服一升，转动更服，不动勿服（《金匮要略》）。

腹痛胀满：厚朴七物汤，用厚朴半斤制，甘草、大黄各三两，枣十枚，大枳实五枚，桂二两，生姜五两，以水一斗，煎取四升。温服八合，日三。呕者，加半夏五合（《金匮要略》）。

霍乱腹痛：厚朴汤，用厚朴（炙）四两，桂心二两，枳实五枚，生姜二两，水六升，煎取二升，分三服，此陶隐居方也。用厚朴姜汁炙，研末。新汲水服二钱，如神（《圣惠方》）。

月水不通：厚朴三两炙切，水三升，煎一升，分二服，空心饮。不过三四剂，神验。一加桃仁、红花（《梅师方》）。

逐折

气味 甘，温，无毒。

主治 疗鼠瘘，明目益气（《别录》）。

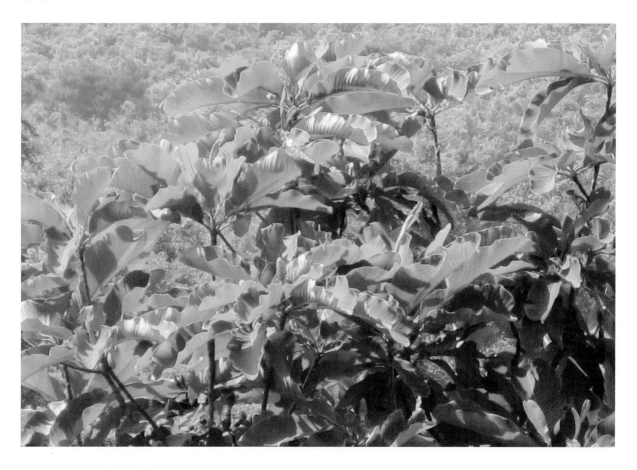

精编本草纲目中草药

单方验方

梅核气：厚朴花10克。水煎代茶，顿服。

便秘：厚朴、枳实各9克，大黄6克。水煎服。

咳喘痰多：厚朴10克，苦杏仁、半夏、陈皮各9克。水煎服。

闭经：厚朴90克，水1500毫升。煎取500毫升，分3次服。

欲下痢而不出：厚朴3克，槟榔末2.4克。先将厚朴煎水，调槟榔末服下。

肠痈：厚朴、桃仁泥、红花各6克，生大黄、生甘草各9克，冬瓜子（炒杵）、生薏苡仁各30克，炒枳实、牡丹皮各12克。每日1剂，水煎服，早、晚各1次。

胆石症：厚朴、郁金、大黄（后下）、枳壳各12克，柴胡、茵陈蒿、鸡内金、香附各15克，半夏10克，金钱草30克，白芍20克。水煎服。

食疗药膳

加味午时茶

原料：厚朴花、午时茶块各9克，焦三仙6克，橘红3克，炒青皮2.5克。

制法：将上几味加适量水，煮沸即可。

用法：代茶频饮。

功效：消食化湿，理气解表。

适用：感冒风寒、身热、恶寒、纳少，以及食积、腹痛便泻等。

二花蜜浆

原料：厚朴花、丝瓜花、白萝卜丝各10克，蜂蜜15克。

制法：把前3种放入大茶杯中，用沸水泡15分钟盖好，以后入蜂蜜搅匀。

用法：去渣热饮，频频饮之，每日1剂，连服数日。

功效：清肺降逆化痰。

适用：支气管炎胸闷、咳嗽、吐痰。

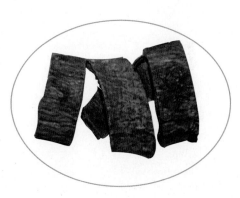

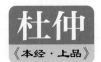

杜仲

《本经·上品》

释名 思仲（《别录》），思仙（《本经》），木绵（吴普）。

皮

气味 辛，平，无毒。

主治 腰膝痛，补中益精气，坚筋骨，强志，除阴下痒湿，小便余沥。久服，轻身耐老（《本经》）。脚中酸疼，不欲践地（《别录》）。治肾劳，腰脊挛（大明）。能使筋骨相着（李杲）。润肝燥，补肝经风虚（好古）。

附方 风冷伤肾，腰背虚痛：杜仲一斤，切、炒，酒二升，渍十日，日服三合（此陶隐居得效方也）。为末，每旦以温酒服二钱（《三因方》）。

病后虚汗及目中流汗：杜仲、牡蛎等分，为末。卧时水服五匕，不止更服（《肘后方》）。

频惯堕胎，或三四月即堕者：于两月前，以杜仲八两（糯米煎汤浸透，炒去丝），续断二两（酒浸焙干）为末，以山药五六两，为末作糊，丸梧子大。每服五十丸，空心米饮下。（《肘后方》）用杜仲焙研，枣肉为丸。糯米饮下（《简便方》）。

产后诸疾及胎脏不安：杜仲去皮，瓦上焙干，木臼捣末，煮枣肉，和丸弹子大。每服一丸，糯米饮下，日二服（《胜金方》）。

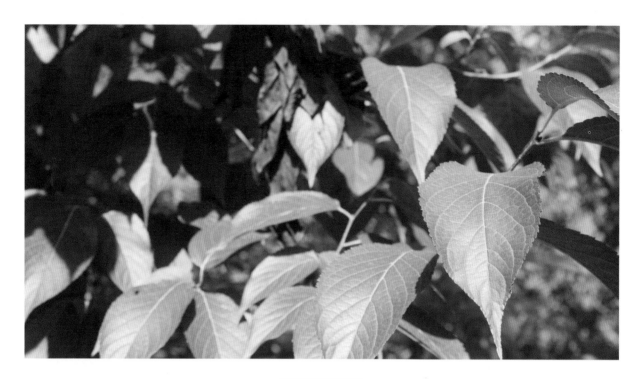

实用指南

单方验方

陈旧性腰痛、肾寒、劳损所致腰痛：杜仲、巴戟天、枸杞子、伸筋草各15克，熟地黄30克，鹿胶（烊化）、麻黄、炮姜、白芥子各10克。水煎服。

早期高血压：生杜仲12克，桑寄生15克，生牡蛎20克，白菊花、枸杞子各10克。水煎服。

高血压：杜仲、黄芩、夏枯草各15克。水煎服，每日1剂；或杜仲、夏枯草各15克，牛膝10克，水芹菜100克，鱼鳅串（马兰）30克。水煎服，每日1剂。

筋脉挛急、腰膝无力：杜仲15克，川芎6克，炙附子3克。水煎服，每日1剂。

小儿麻痹后遗症：杜仲45克，猪脚1只。加水，小火炖4小时，取药汁当日分2次服下，次日将药渣另加1只猪脚炖服。如此隔日1剂，共服10剂。

胎动不安：杜仲适量。焙干，研为细末，煮枣肉糊丸，每丸10克，早晚各服1丸。

习惯性流产：杜仲20份，续断、菟丝子各10份。研为细末，炼蜜为丸，每丸10克，早晚各1丸。

骨折：杜仲、铜绿、红花、白芷各适量。共捣烂，加酒糟拌匀，外敷。

伤筋：杜仲树皮、花颈蚯蚓（地龙）各适量。捣烂外敷。

食疗药膳

杜仲炒腰花

原料：杜仲12克，猪肾1个，白糖、黄酒、葱、姜、蒜、盐、醋、酱油、味精各适量。

制法：将猪肾一剖两片，割去腰臊筋膜，切成腰花。杜仲加清水熬成浓汁（约50毫升），姜切成片，再把腰花放入碗内，加白糖、黄酒、生粉和盐适量，杜仲汁拌匀，即用大火烧热锅，放猪油至八成热时，放入花椒、腰花、葱、姜、蒜，快速炒散，再加醋、酱油、白糖、味精翻炒即成。

用法：佐餐食用。

功效：补肾益精。

适用：肾病蛋白尿等。

杜仲壮腰肾羹

原料：杜仲30克，羊肾1对。

制法：用水煎杜仲半小时，去渣。羊肾洗净，去膜细切，入药汁中煮，次以葱白（段节）7茎，盐、醋、生姜、花椒调和作羹。

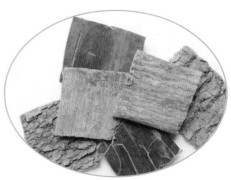

用法：空腹食用，连服数剂。

功效：补肝肾，壮筋骨。

适用：腰腿疼痛。

椿樗

《唐本草》

释名 香者名椿（《集韵》），臭者名樗，山樗名栲，虎目树（《拾遗》）。

叶

气味 苦，温，有小毒。

主治 煮水，洗疮疥风疽。樗木根、叶尤良（《唐本》）。白秃不生发，取椿、桃、楸叶心捣汁，频涂之（时珍）。嫩芽瀹食，消风祛毒（《生生编》）。

白皮及根皮

气味 苦，温，无毒。

主治 得地榆，止疳痢（萧炳）。止女子血崩，产后血不止，赤带，肠风泻血不住，肠滑泻，缩小便。蜜炙用（大明）。治赤白浊，赤白带，湿气下痢，精滑梦遗，燥下湿，去肺胃陈积之痰（震亨）。

附方 小儿疳疾：椿白皮（日干）二两为末，以粟米淘净研浓汁和丸梧子大。十岁三四丸，米饮下，量人加减。仍以一丸纳竹筒中，吹入鼻内，三度良（《子母秘录》）。

水谷下利，及每至立秋前后即患痢，兼腰痛：取樗根一大两捣筛，以好面捻作馄饨（如皂子大），水煮熟。每日空心服十枚。并无禁忌，神良（刘禹锡《传信方》）。

下利清血，腹中刺痛：椿根白皮洗刮晒研，醋糊丸梧子大。每空心米饮下三四十丸。一加苍术，枳壳减半（《经验方》）。

血痢下血：腊月，日未出时，取背阴地北引樗根皮，东流水洗净，挂风处阴干为末。每二两入寒食面一两，新汲水丸梧子大，阴干。每服三十丸，水煮滚，倾出，温水送下。忌见日，则无效。名如神丸（《普济方》）。

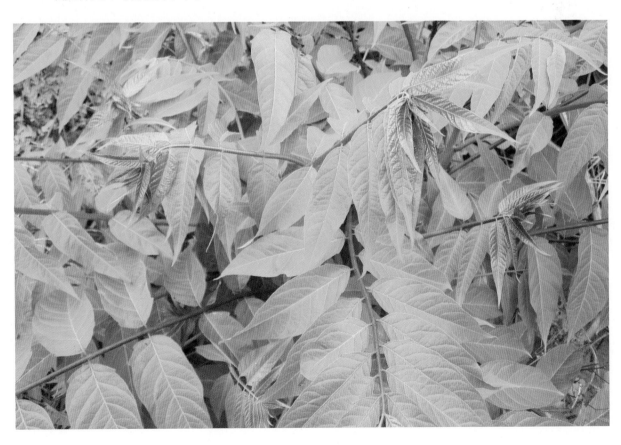

脾毒肠风（因营卫虚弱，风气袭之，热气乘之，血渗肠间，故大便下血）：用臭椿根（刮去粗皮，焙干）四两，苍术（米泔浸焙）、枳壳（麸炒）各一两，为末，醋糊丸梧子大。每服五十丸，米饮下，日三服（《本事方》）。

荚

释名 凤眼草（象形）。

主治 大便下血（《嘉祐》）。

附方 肠风泻血：椿荚半生半烧，为末。每服二钱，米饮下（《普济方》）。

洗头明目：用凤眼草（即椿树上丛生荚也）烧灰淋水洗头，经一年眼如童子。加椿皮灰尤佳。正月七日、二月八日、三月四日、四月五日、五月二日、六月四日、七月七日、八月三日、九月二十日、十月二十三日、十一月二十九日、十二月十四日洗之（《卫生简易方》）。

 实用指南

单方验方

风寒外感：香椿子、鹿衔草各适量。水煎服。

胸痛：香椿子、龙骨各适量。研末冲开水服。

风湿性关节痛：香椿子适量。炖猪肉或羊肉服。

疝气痛：香椿子15克。水煎服。

痔漏：香椿子、饴糖各适量。蒸服。

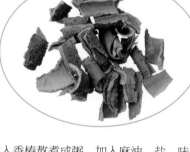

食疗药膳

香椿粥

原料：香椿嫩叶、粳米各100克，麻油、盐、味精各少许。

制法：先将香椿嫩叶洗净切碎，再将粳米洗净放入开水锅中，然后加入香椿熬煮成粥，加入麻油、盐、味精调匀即可食用。

用法：早餐温热食用。

功效：清热化湿，解毒。

适用：细菌性痢疾、膀胱炎、尿道炎、宫颈炎、阴道炎等。

香椿汤

原料：香椿叶60～120克，盐、味精、香油各少许。

制法：将椿叶洗净、切碎，加水煎沸，加入盐、味精、香油拌匀即可。

用法：佐餐食用，每日1次，连用3～5日。

功效：解毒消炎。

适用：赤白痢疾。

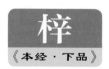

梓

《本经·下品》

释名 木王。

梓白皮

气味 苦，寒，无毒。

主治 热毒，去三虫（《本经》）。疗目中疾，主吐逆胃反。小儿热疮，身头热烦，蚀疮，煎汤浴之，并捣敷（《别录》）。煎汤洗小儿壮热，一切疮疥，皮肤瘙痒（大明）。

附方 时气温病（头痛壮热，初得一日）：用生梓皮削去黑皮，取里白者切一升，水二升五合煎汁。每服八合，取瘥（《肘后方》）。

叶

主治 捣敷猪疮。饲猪，肥大三倍（《别录》）。疗手脚火烂疮。弘景曰：桐叶、梓叶肥猪之法未见，应在商丘子养猪经中。恭曰：二树花叶饲猪，并能肥大且易养，见《李当之本草》及《博物志》，然不云敷猪疮也。

附方 风癣疙瘩：梓叶、木绵子、羯羊屎、鼠屎等分，入瓶中合定，烧取汁涂之（《试效录验方》）。

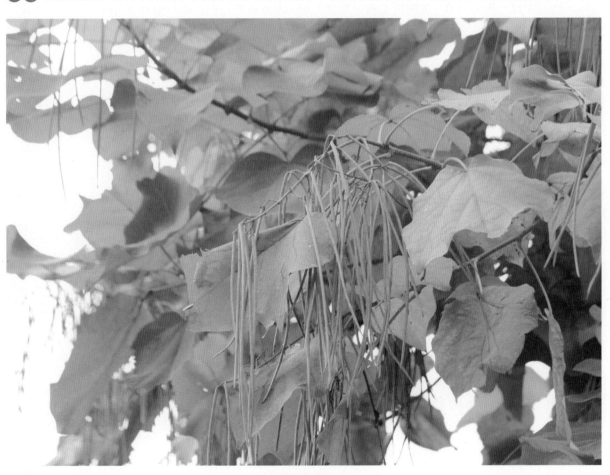

实用指南

单方验方

肾炎浮肿：梓根白皮、梓实、玉米须各适量。水煎服。

伤寒瘀热身黄：生梓白皮、赤小豆、炙甘草各6克，麻黄、生姜各9克，连翘根15克，甜杏仁40克，大枣12枚。先煮麻黄再沸，去掉泡沫，再加入其他药，煎汤温服。

食疗药膳

五皮止痒茶

原料：梓白皮、木槿皮、榆白皮、白鲜皮、海桐皮、生地黄、熟地黄各15克，地肤子、蛇床子、当归、赤芍各9克，苦参、首乌各10克，红花6克，甘草5克。

制法：将上药水煎2次，取汁混匀。

用法：每日1剂，分2次服。

适用：神经性皮炎。

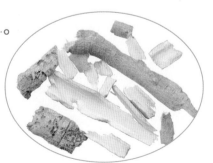

梧桐
《纲目》

释名 榇。

木白皮

主治 烧研，和乳汁涂须发，变黄赤（时珍）。治肠痔（苏颂）。删繁方治痔，青龙五生膏中用之。

叶

主治 发背，炙焦研末，蜜调敷，干即易（《肘后方》）。

子

气味 甘，平，无毒。

主治 捣汁涂，拔去白发，根下必生黑者。又治小儿口疮，和鸡子烧存性，研掺（时珍）。

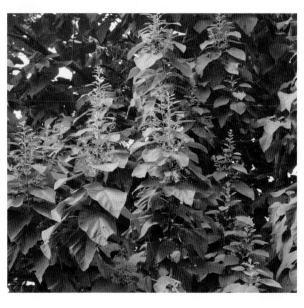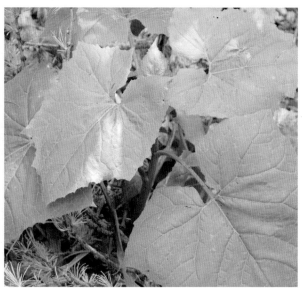

实用指南

单方验方

痔疮：梧桐叶7张，硫黄0.2克。以水、醋各半煎汤，先熏后洗。

刀伤出血：梧桐叶适量。研成细末，外敷伤口。

水肿：梧桐花（干）9～15克。水煎服。

烧烫伤：梧桐花适量。研粉调涂。

哮喘：梧桐根15～30克。水煎服。

骨折：梧桐根皮、三百棒（白背三七）、震天雷、大血藤各适量。捣敷或水煎服。

食疗药膳

梧桐根炖猪脚

原料：梧桐根30～50克，猪脚1只，白酒50毫升。

制法：将以上3味加水适量，同炖至猪脚熟烂即可。

用法：每日2次，喝汤吃肉。

功效：祛风除湿，舒筋活络。

适用：风湿痛。

精编本草纲目中草药

罂子桐
《拾遗》

释名 虎子桐（《拾遗》），荏桐（《衍义》），油桐。

桐子油

气味 甘、微辛，寒，有大毒。

主治 摩疥癣虫疮毒肿。毒鼠至死（藏器）。敷恶疮，及宣水肿，涂鼠咬处。能辟鼠（大明）。涂胫疮、汤火伤疮。吐风痰喉痹，及一切诸疾，以水和油，扫入喉中探吐；或以子研末，吹入喉中取吐。又点灯烧铜箸头，烙风热烂眼，亦妙（时珍）。

附方 痈肿初起：桐油点灯，入竹筒内熏之，得出黄水即消（《医林正宗》）。

血风臁疮：胡粉煅过研，桐油调作隔纸膏，贴之。又方，用船上陈桐油石灰煅过，又以人发拌桐油炙干为末，仍以桐油调作膏，涂纸上，刺孔贴之（杨起《简便方》）。

冻疮皲裂：桐油一碗，发一握，熬化瓶收。每以温水洗令软，敷之即安（《救急方》）。

解砒石毒：桐油二升，灌之。吐即毒解（《华佗病危方》）。

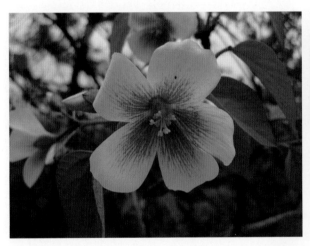 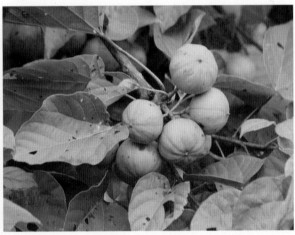

实用指南

单方验方

疗癣：油桐果1枚。捣烂绞汁敷抹。

烫伤：油桐果适量。捣烂绞汁，调冬蜜敷抹患处。

锈铁钉刺伤脚底：鲜油桐果适量。和红糖捣烂敷贴。

脓疱疮：嫩油桐果适量。切开，将果内流出的水涂患处。

丹毒：油桐壳适量。焙焦，研细面，香油调涂患处。

大小便不通：油桐树种子1粒。磨水服，大约半粒磨水50毫升。

食疗药膳

油桐根炖肉

原料：油桐树根、乌桕根各9克，阳雀花根（金雀根）15克，猪肉250克。

制法：将前3药装入纱布袋内，将猪肉切成小块，加水适量，与药在砂锅内共炖，以肉熟烂为度，去药袋。

用法：吃肉喝汤。

功效：消食，理气，利痰，逐水。

适用：臌胀。

海桐
宋·《开宝》

释名　刺桐。

木皮

气味　苦，平，无毒。

主治　霍乱中恶，赤白久痢，除疳匿疥癣牙齿虫痛，并煮服及含之。水浸洗目，除肤赤（《开宝》）。去风杀虫。煎汤，洗赤目（时珍）。

附方　风癣有虫：海桐皮、蛇床子等分，为末，以腊猪脂调，搽之（艾元英《如宜方》）。

风虫牙痛：海桐皮煎水，漱之（《圣惠方》）。

中恶霍乱：海桐皮煮汁，服之（《圣济总录》）。

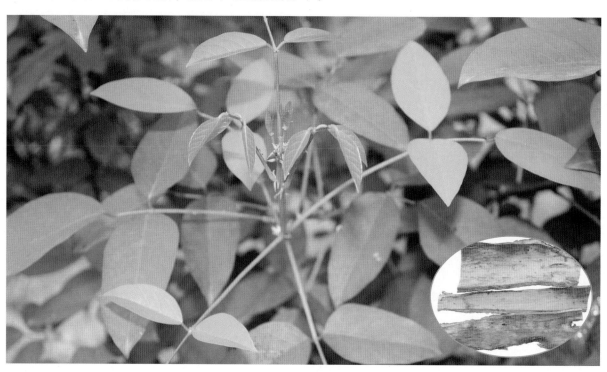

精编本草纲目中草药

实用指南

单方验方

坐骨神经痛：海桐皮60克，了哥王（根、茎）125克。加水约500毫升，煎至240毫升；加黑雌鸡肉（去毛及内脏）500克，置于盅内，小火隔水炖4小时，取药液顿服。隔3日用1剂，2剂为1个疗程，连用1～5个疗程。

痧气腰痛：海桐皮6克，古羊藤10克，南蛇勒（苦石莲）嫩枝叶3克，墨旱莲30克。水煎当茶饮。

风癣：用海桐皮、蛇床子各等份。为末，调猪油涂搽。

食疗药膳

海桐皮酒

原料：海桐皮、防风、五加皮、独活、牛膝、枳壳、杜仲各60克，白术40克，生地黄70克，薏苡仁30克。

制法：将上药制碎，夏白布袋装，置于净器中，用好酒2000毫升浸之，经10日后开取。

用法：每日3次，每次10～15毫升。

功效：祛风除湿，活血止痛。

适用：风湿痹痛、肢节疼痛无力、脚膝软弱者。

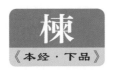

楝

《本经·下品》

释名 苦楝（《图经》），实名金铃子。

实

气味 苦、寒，有小毒。

主治 温疾伤寒，大热烦狂，杀三虫，疥疡，利小便水道（《本经》）。主中大热狂，失心躁闷，作汤浴，不入汤使（甄权）。入心及小肠，止上下部腹痛（李杲）。泻膀胱（好古）。治诸疝虫痔（时珍）。

附方 小儿冷疝，气痛，肤囊浮肿：金铃子（去核）五钱，吴茱萸二钱半，为末，酒糊丸黍米大。每盐汤下二三十丸（《全幼心鉴》）。

丈夫疝气：金铃子一百个，温汤浸过去皮，巴豆二百个，微打破，以面二升，同于铜铛内炒至金铃子赤为度。放冷取出，去核为末，巴、面不用。每服三钱，热酒或醋汤调服。一方入盐炒茴香半两（《经验方》）。

脏毒下血：苦楝子炒黄为末，蜜丸梧子大。米饮每吞十丸至二十丸（《经验方》）。

腹中长虫：楝实以淳苦酒渍一宿，绵裹，寒入谷道中三寸许，日二易之（《外台秘要》）。

耳卒热肿：楝实五合捣烂，绵裹塞之，频换（《圣惠方》）。

肾消膏淋（病在下焦）：苦楝子、茴香等分，炒为末。每温酒服一钱（《圣惠方》）。

小儿五疳：川楝子肉、川芎等分，为末，猪胆汁丸。米饮下（《摘玄方》）。

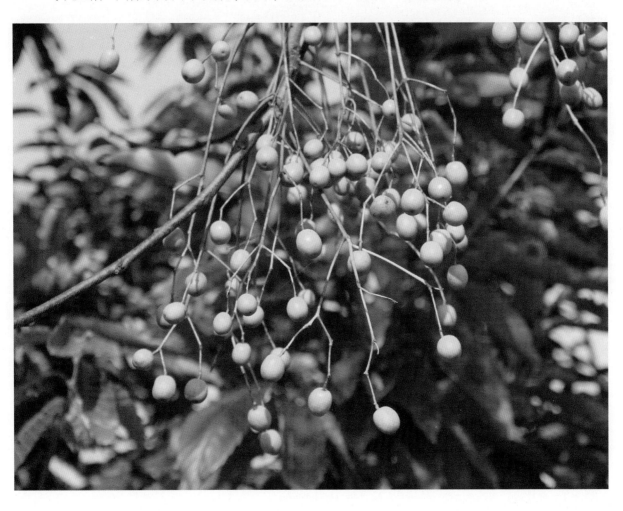

根及木皮

气味 苦，微寒，微毒。

主治 蛔虫，利大肠（《别录》）。苦酒和，涂疥癣甚良（弘景）。治游风热毒，风疹恶疮疥癞，小儿壮热，并煎汤洗浸洗（大明）。

附方 消渴有虫：苦楝根白皮一握切焙，入麝香少许，水二碗，煎至一碗，空心饮之，虽困顿不妨。下虫如蛔而红色，其渴自止。消渴有虫，人所不知（洪迈《夷坚志》）。

小儿蛔虫：楝木皮削去苍皮，水煮汁，量大小饮之。用为末，米饮服二钱（《斗门方》）。用根皮同鸡卵煮熟，空心食之。次日虫下（《集简方》）。抵圣散，用苦楝皮二两，白芜荑半两，为末。每以一二钱，水煎服之（《经验方》）。用楝根白皮（去粗）二斤切，水一斗，煮取汁三升，砂锅成膏。五更初，温酒服一匙，以虫下为度（《简便方》）。

小儿诸疮（恶疮、秃疮、蠼螋疮、浸淫疮）：并宜楝树皮或枝烧灰敷之。干者猪脂调（《千金方》）。

口中瘘疮：东行楝根细锉，水煮浓汁，日日含漱，吐去勿咽（《肘后方》）。

疬疮风虫：楝根皮、皂角（去皮、子）等分，为末。猪脂调涂（《奇效方》）。

花

主治 热痱，焙末掺之。铺席下，杀蚤、虱（时珍）。

叶

主治 疝人囊痛，临发时煎酒饮（时珍）。

实用指南

单方验方

脏毒下血：川楝子适量。炒黄，研末，蜜丸，米饮下10～20丸。

疥疮：川楝子75克，花椒50克。加2000毫升水，煎20分钟后加入100克山西陈醋备用。先洗浴后用毛巾蘸温药液，自颈下反复涂擦全身，每次涂擦20分钟，每日2次，每剂药可适用5日。

慢性胃炎：川楝子、延胡索、白芍、木香、柴胡、枳实各10克，红藤（大血藤）15克，甘草5克。每日1剂，水煎2次，早晚分服，10日为1个疗程。

头癣：川楝子30克。研成粉，与70克凡士林（或熟猪油）混匀，每日擦患处，早晚各1次。搽药前，应用盐水将患处洗净，有脓或痂者应清除。

胆道蛔虫病偏热型：川楝子、槟榔各15克，乌梅30克，花椒10克，栀子20克，黄连、黄柏各9克。水煎服。

骨质增生：鲜川楝叶30～60克，红糖适量。两者混合捣成膏状，外敷足跟疼痛处，24小时后更换，一般2～3次疼痛可消失。

食疗药膳

苦楝根粥

原料：苦楝根白皮10克（鲜者30克），粳米60克，冰糖适量。

制法：先用小火煎苦楝根皮，取汁去渣，再用药汁将粳米冰糖熬成粥。

用法：空腹顿服。

功效：驱虫。

适用：寸白虫。

楝根粳米粥

原料：楝根25克，粳米60克。

制法：将楝根以水1000毫升煎取汁500毫升，入粳米煮作粥。

用法：食粥前先吃淡羊肉干脯，令虫举头，再食粥，虫尽下。

功效：利湿杀虫。

适用：绦虫。

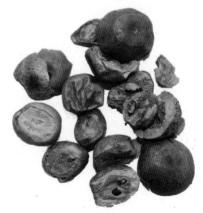

槐

《本经·上品》

槐实

气味 苦，寒，无毒。

主治 五内邪气热，止涎唾，补绝伤，火疮，妇人乳瘕，子脏急痛（《本经》）。久服，明目益气，头不白，延年。治五痔瘘疮，以七月七日取之，捣汁铜器藏之，日煎令可，丸如鼠屎，纳窍中，日三易乃愈。又堕胎（《别录》）。治大热难产（甄权）。治丈夫、女人阴疮湿痒。催生，吞七粒（大明）。治口齿风，凉大肠，润肝燥（李杲）。

附方 大肠脱肛：槐角、槐花各等分，炒为末，用羊血蘸药，炙熟食之，以酒送下。猪腰子（去皮）蘸炙亦可（《百一选方》）。

内痔外痔：用槐角子一斗，捣汁晒稠，取地胆为末，同煎，丸梧子大。每饮服十丸。兼作梃子，纳下部（许仁则方）。或以苦参末代地胆亦可（《外台秘要》）。

大热心闷：槐子烧末，酒服方寸匕（《千金方》）。

槐花

气味 苦，平，无毒。

主治 五痔，心痛眼赤，杀腹脏虫，及皮肤风热，肠风泻血，赤白痢，并炒，研服（大明）。凉大肠（元素）。炒香频嚼，治失音及喉痹，又疗吐血衄血，崩中漏下（时珍）。

附方 衄血不止：槐花、乌贼鱼骨等分，半生半炒为末，吹之（《普济方》）。

吐血不止：槐花烧存性，入麝香少许研匀，糯米饮下三钱（《普济方》）。

咯血唾血：槐花炒、研，每服三钱，糯米饮下。仰卧一时取效（朱氏方）。

大肠下血：用槐花、荆芥穗等分，为末。酒服一钱匕（《经验方》）。用柏叶三钱，槐花六钱，煎汤日服（《集简方》）。用槐花、枳壳等分，炒存性为末。新汲水服二钱（《袖珍》）。

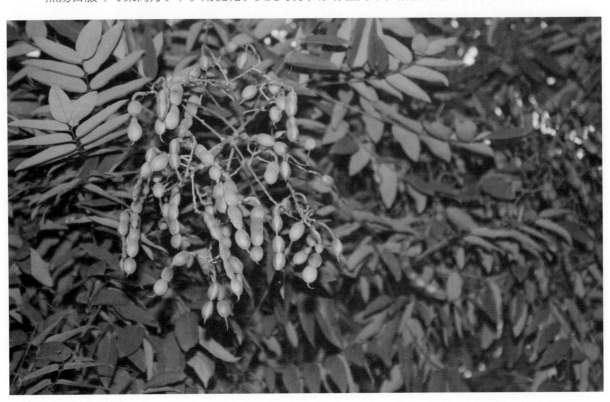

酒毒下血：槐花（半生半炒）一两，山栀子（焙）五钱，为末。新汲水服二服（《经验良方》）。

妇人漏血（不止）：槐花烧存性，研。每服二三钱，食前温酒下（《圣惠方》）。

杨梅毒疮（乃阳明积热所生）：槐花四两略炒，入酒二盏，煎十余沸，热服。胃虚寒者勿用（《集简方》）。

下血血崩：槐花一两，棕灰五钱，盐一钱，水三盅，煎减半服（《摘玄方》）。

白带不止：槐花（炒）、牡蛎（煅）等分，为末。每酒服三钱，取效（《摘玄方》）。

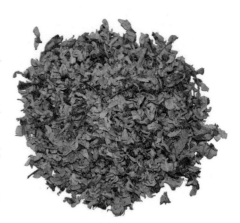

叶

气味 苦，平，无毒。

主治 煎汤，治小儿惊痫壮热，疥癣及疔肿。皮、茎同用（大明）。邪气产难绝伤，及瘾疹牙齿诸风，采嫩叶食（孟诜）。

附方 霍乱烦闷：槐叶、桑叶各一钱，炙甘草三分，水煎服之（《圣惠方》）。

肠风痔疾：用槐叶一斤，蒸熟晒干研末，煎饮代茶。久服明目（《食医心镜》）。

鼻气窒塞：以水五升煮槐叶，取三升，下葱、豉调和再煎，饮（《千金方》）。

枝

气味 苦，平，无毒。

主治 洗疮及阴囊下湿痒。八月断大枝，候生嫩蘖，煮汁酿酒，疗大风痿痹甚效（《别录》）。炮热，熨蝎毒（恭）。青枝烧沥，涂癣。煅黑，揩牙去虫。煎汤，洗痔核（颂）。烧灰，沐头长发（藏器）。治赤目、崩漏（时珍）。

附方 风热牙痛：槐枝烧热烙之（《圣惠方》）。

崩中赤白（不问远近）：取槐枝烧灰，食前酒下方寸匕，日二服（《深师方》）。

胎动欲产（日月未足者）：取槐树东引枝，令孕妇手把之，即易生（《子母秘录》）。

阴疮湿痒：槐树北面不见日枝，煎水洗三五遍。冷再暖之（《必效方》）。

木皮根白皮

气味 苦，平，无毒。

主治 烂疮，喉痹寒热（《别录》）。治中风皮肤不仁，浴男子阴疝卵肿，浸洗五痔，一切恶疮，妇人产门痒痛，及汤火疮。煎膏，止痛长肉，消痈肿（大明）。煮汁服，治下血（苏颂）。

附方 中风身直（不得屈申反复者）：取槐皮黄白者切之，以酒或水六升，煮取二升，稍稍服之（《肘后方》）。

破伤中风：避阴槐枝上皮，旋刻一片，安伤处，用艾灸皮上百壮。不痛者灸至痛，痛者灸至不痛，用火摩之（《普济方》）。

阴下湿痒：槐白皮炒，煎水日洗（《生生方》）。

痔疮有虫作痒（或下脓血）：多取槐白皮浓煮汁，先熏后洗。良久欲大便，当有虫出，不过三度即愈。仍以皮为末，绵裹纳下部中（《梅师方》）。

槐胶

气味 苦，寒，无毒。

主治 一切风，化涎，肝脏风，筋脉抽掣，及急风口噤，或四肢不收顽痹，或毒风周身如虫行，或破伤风，口眼偏邪，腰背强硬。任作汤、散、丸、煎，杂诸药用之。亦可水煮和药为丸（《嘉祐》）。煨热，绵裹塞耳，治风热聋闭（时珍）。

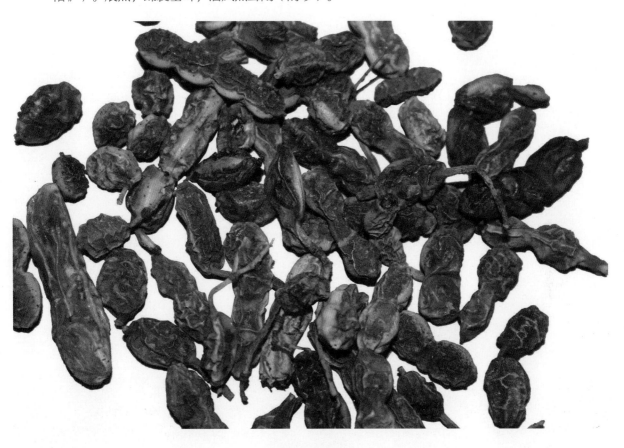

━━━━━━ 实用指南 ━━━━━━

单方验方 ....○

尿血：用槐花（炒）、郁金（煨）各30克。共研为末，每服6克，淡豉汤送下。

中风失音：炒槐花适量。三更后仰卧嚼咽。

止血：槐花100克。晾干，去除杂质及梗枝，小火炒至深黄色及黑褐色，放凉后，趁干燥时研细末，敷出血处。

食疗药膳 ....○

马齿苋槐花粥

原料：槐花30克，鲜马齿苋、粳米各100克，红糖20克。

制法：先将鲜马齿苋拣杂，洗净，入沸水锅中焯软，捞出，码齐，切成碎末，备用。将槐花拣杂，洗净，晾干或晒干，研成极细末，待用。粳米淘洗干净，放入砂锅，加水适量，大火煮沸，改用小火煨煮成稀粥，粥将成时，对入槐花细末，并加入马齿苋碎末及红糖，再用小火煨煮至沸，即成。

用法：早晚2次分服。

功效：清热解毒，凉血止血。

适用：大肠癌患者引起的便血、血色鲜红等。

槐芽茶

原料：嫩槐芽100克。

制法：将槐芽蒸过，焙干，碾为末，取5克，以水煎作茶。

用法：随时饮之，每日1剂。

功效：解毒，止血。

适用：肠风下血。

秦皮

《本经·中品》

释名 梣皮，石檀（《别录》），盆桂（《日华》），苦树（苏恭），苦枥。

皮

气味 苦，微寒，无毒。

主治 风寒湿痹洗洗寒气，除热，目中青翳白膜。久服，头不白，轻身（《本经》）。疗男子少精，妇人带下，小儿痫，身热。可作洗目汤。久服，皮肤光泽，肥大有子（《别录》）。明目，去目中久热，两目赤肿疼痛，风泪不止。作汤，浴小儿身热。煎水澄清，洗赤目极效（甄权）。主热痢下重，下焦虚（好古）。同叶煮汤洗蛇咬，并研末敷之（藏器）。

附方 赤眼生翳：秦皮一两，水一升半，煮七合，澄清。日日温洗。一方加滑石、黄连等分（《外台秘要》）。

眼暴肿痛：秦皮、黄连各一两，苦竹叶半升，水二升半，煮取八合，食后温服。此乃谢道人方也（《外台秘要》）。

赤眼睛疮：秦皮一两，清水一升，白碗中浸，春夏一食顷以上，看碧色出，即以箸头缠绵，仰卧点令满眼，微痛勿畏，良久沥去热汁。日点十度以上，不过两日瘥也（《外台秘要》）。

血痢连年：秦皮、鼠尾草、蔷薇根等分，以水煎取汁，铜器重釜煎成，丸如梧子大。每服五六丸，日二服。稍增，以知为度。亦可煎饮（《千金方》）。

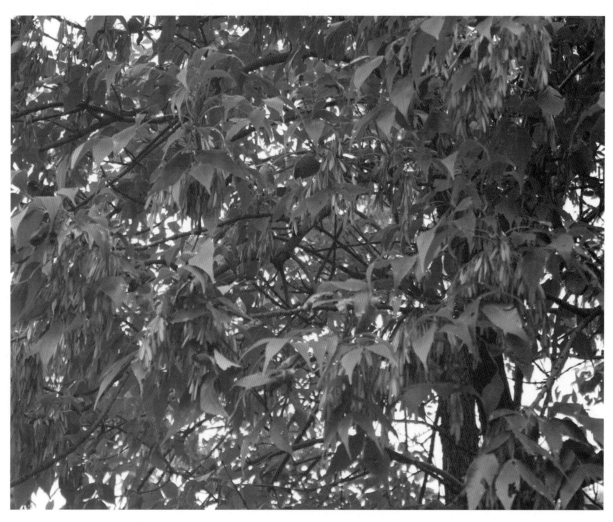

单方验方

腹泻：秦皮9克。水煎加糖，分服。

小儿惊痫发热及骨蒸发热：秦皮、茯苓各3克，甘草1.5克，灯心草20根。水煎服。

慢性细菌性痢疾：秦皮12克，生地榆、椿皮各9克。水煎服。

麦粒肿，大便干燥：秦皮9克，大黄6克。水煎服。孕妇忌服。

阴道炎：秦皮12克，乌梅30克。加水煎煮，去渣取汁，临用时加白糖食疗，每日2次，空腹食用。

食疗药膳

白头翁秦皮粥

原料：秦皮12克，白头翁15克，黄柏10克，黄连3克，粳米100克。

制法：先煎上药，取汁去渣，淘净的粳米煮粥，粥熟时调入白糖即可。

用法：每日早晚各1次，温热服食。

功效：清热利湿，杀菌止痢。

适用：细菌性痢疾、肠炎。

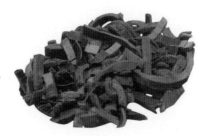

合欢
《本经·中品》

释名 合昏（《唐本》），夜合（《日华》），青裳（《图经》），萌葛（《纲目》），乌赖树。

木皮（去粗皮炒用）

气味 甘，平，无毒。

主治 安五脏，和心志，令人欢乐无忧。久服，轻身明目，得所欲（《本经》）。煎膏，消痈肿，续筋骨（大明）。杀虫，捣末，和铛下墨，生油调，涂蜘蛛咬疮。用叶，洗衣垢（藏器）。折伤疼痛，研末，酒服二钱匕（宗奭）。和血消肿止痛（时珍）。

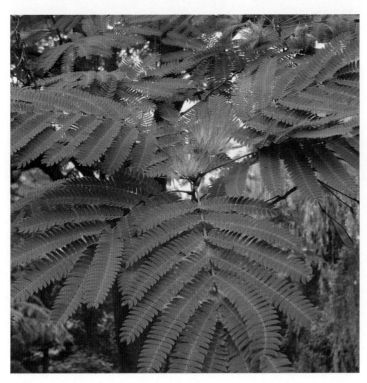

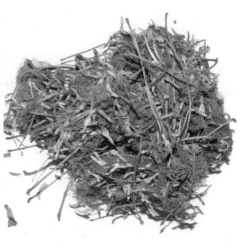

附方 肺痈唾浊（心胸甲错）：取夜合皮一掌大，水三升，煮取一半，分二服（韦宙《独行方》）。

扑损折骨：夜合树皮（即合欢皮，去粗皮，炒黑色）四两，芥菜子（炒）一两，为末。每服二钱。温酒卧时服，以滓敷之，接骨甚妙（《百一选方》）。

发落不生：合欢木灰二合，墙衣五合，铁精一合，水萍末二合，研匀，生油调涂，一夜一次（《普济方》）。

小儿撮口：夜合花枝浓煮汁，拭口中，并洗之（《子母秘录》）。

实用指南

单方验方

夜盲：合欢皮、千层塔（伸筋草）各9克。水煎服。

心烦失眠：合欢皮6克，首乌藤15克。水煎服。

疮痈肿痛：合欢皮、蒲公英、紫花地丁各10克。水煎服。

肺痈咳吐脓血：合欢皮、芦根、鱼腥草各15克，桃仁、黄芩各10克。水煎服。

跌打损伤、瘀血肿痛：合欢皮15克，当归、川芎各10克，乳香、没药各8克。水煎服。

跌扑伤损筋骨：夜合皮（炒干，末之）200克，入麝香、乳香各5克。每服15克，温酒调，不饥不饱时服。

神经衰弱、郁闷不乐、失眠健忘：合欢皮、首乌藤各15克，酸枣仁10克，柴胡9克。水煎服。或取合欢皮、络石藤各15克，何首乌15～30克。水煎服，每日1剂，晚上服用。

神经症：合欢皮、五味子各9克，缬草60克，酒250毫升。浸泡7日，每次10毫升，每日3次。

食疗药膳

合欢大枣茶

原料：合欢花15克，大枣25克。

制法：合欢花、大枣加水350毫升，煮沸3分钟。

用法：分2次温服、食枣，每日1剂。服10剂后，改用百合花15克，以后交替续服。

功效：清火安眠。

适用：神经衰弱、失眠等。

合欢花粥

原料：合欢花30克（鲜花50克），粳米50克，红糖适量。

制法：将合欢花、粳米、红糖同放入锅内，加清水500毫升，用小火烧至粥稠即可。

用法：于每晚睡前1小时温热顿服。

功效：安神解郁，活血，消痈肿。

适用：妇女更年期综合征，症见忧郁忿怒、虚烦不安、健忘失眠等。

皂荚

《本经·中品》

释名 皂角（《纲目》），鸡栖子（《纲目》），乌犀（《纲目》），悬刀。

皂荚

气味 辛、咸，温，有小毒。

主治 风痹死肌邪气，风头泪出，利九窍，杀精物（《本经》）。疗腹胀满，消谷，除咳嗽囊结，妇人胞不落，明目益精。可为沐药，不入汤（《别录》）。通关节，除头风，消痰杀虫，治骨蒸，开胃，中风口噤（大明）。通肺及大肠气，治咽喉痹塞，痰气喘咳，风疠疥癣（时珍）。

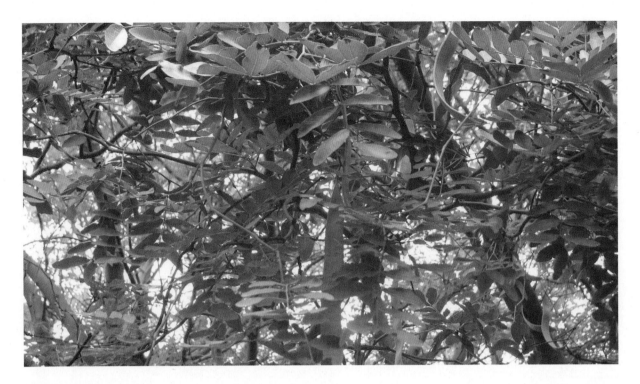

附方 咽喉肿痛：牙皂一挺去皮，米醋浸炙七次，勿令太焦，为末。每吹少许入咽，吐涎即止（《圣济总录》）。

一切痰气：皂荚（烧存性）、萝卜子（炒）等分，姜汁入炼蜜丸梧子大。每服六七十丸，白汤下（《简便方》）。

卒寒咳嗽：皂荚烧研，豉汤服二钱（《千金方》）。

伤寒初得，不问阴阳：以皂角一挺（肥者），烧赤为末，以水五合和，顿服之。阴病极效（《千金方》）。

时气头痛（烦热）：用皂角烧研，新汲水一中盏，姜汁、蜜各少许，和二钱服之。先以暖水淋浴后服药，取汗即愈（《圣惠方》）。

卒病头痛：皂角末吹鼻取嚏（《斗门方》）。

风虫牙痛：方用皂荚末涂齿上，有涎吐之（《外台秘要》）。用猪牙皂角、食盐等分，为末。日揩之（《十全方》）。

积年疥疮：猪肚内放皂角煮熟，去皂角，食之（《袖珍方》）。

咽喉骨鲠：猪牙皂角二条切碎，生绢袋盛缝满，线缚项中，立消（《简便方》）。

鱼骨鲠咽：皂角末吹鼻取嚏（《圣惠方》）。

肾风阴痒：以稻草烧皂角，烟熏十余次即止（《济急仙方》）。

子

气味 辛，温，无毒。

主治 炒，舂去赤皮，以水浸软，煮熟，糖渍食之，疏导五脏风热壅（宗奭）。核中白肉，入治肺药。核中黄心，嚼食，治膈痰吞酸（苏颂）。仁，和血润肠（李杲）。治风热大肠虚秘，瘰疬肿毒疮癣（时珍）。

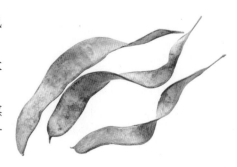

附方 腰脚风痛，不能履地：皂角子一千二百个洗净，以少酥熬香为末，蜜丸梧子大。每空心以蒺藜子、酸枣仁汤下三十丸（《千金方》）。

下痢不止（诸药不效）：服此三服，宿垢去尽，即变黄色，屡验。皂角子，瓦焙为末，米糊梧子大。每服四五十丸，陈茶下（《医方摘要》）。

小儿流涎（脾热有痰）：皂荚子仁半两，半夏（姜汤泡七次）一钱二分，为末，姜汁丸麻子大。每温水下五丸（《圣济总录》）。

妇人难产：皂角子二枚，吞之（《千金方》）。

风虫牙痛：皂角子末，绵裹弹子大两颗，醋煮热，更互熨之，日三五度（《圣惠方》）。

一切丁肿：皂角子仁作末，敷之。五日愈（《千金方》）。

刺

气味 辛，温，无毒。

主治 米醋熬嫩刺作煎，涂疮癣有奇效（苏颂）。治痈肿妒乳，风疠恶疮，胎衣不下，杀虫（时珍）。

附方 小儿重舌：皂角刺灰，入朴硝或脑子少许，漱口，渗入舌下，涎出自消（《圣惠方》）。

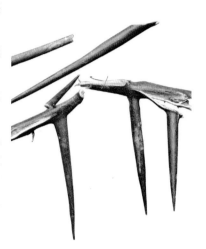

小便淋闭：皂角刺（烧存性）、破故纸等分，为末。无灰酒服（《圣济总录》）。

肠风下血（便前近肾肝，便后近心肺）：皂角刺灰二两，胡桃仁、破故纸（炒）、槐花（炒）各一两，为末。每服一钱，米饮下（《普济方》）。

胎衣不下：皂角棘烧为末。每服一钱，温酒调下（《熊氏补遗》）。

妇人乳痈：皂角刺（烧存性）一两，蚌粉一钱，和研。每服一钱，温酒下（《直指方》）。

疮肿无头：皂角刺烧灰，酒服三钱。嚼葵子三五粒。其处如针刺为效（《儒门事亲》）。

木皮根皮

气味 辛，温，无毒。

主治 风热痰气，杀虫（时珍）。

附方 肺风恶疮（瘙痒）：用木乳（即皂荚根皮，秋冬采如罗纹者，阴干炙黄）、白蒺藜（炒）、黄芪、人参、枳壳（炒）、甘草（炙）等分为末。沸汤每服一钱（《普济方》）。

产后肠脱不收：用皂角树皮半斤，皂角核一合，川楝树皮半斤，石莲子（炒，去心）一合，为粗末，以水煎汤，趁热以物围定，坐熏洗之。捐干，便吃补气丸药一服，仰睡（《妇人良方》）。

叶

主治 入洗风疮渫用（时珍）。

实用指南

单方验方 ···○

喷嚏痛：干净皂角适量。将皂角晒（烘）干碾末，以麦管将药末吹入鼻中。

关格：大皂角适量。研末，稀米粥引下，每次2克，每日3次。

积气成块、脾脏肿大：皂角500克。焙干研细，红糖水冲服，每日3次，每次3克。

鹅掌风：皂角3个，五加皮15克，蛇蜕1条，地骨皮15克，盐1小酒杯。水煎，每日早晚洗2次，不要用生水洗，连洗7～8日即愈。

食疗药膳

皂角刺橘皮蜜汁

原料：皂角刺、蜂蜜各30克，青皮、陈皮、王不留行各20克，郁金15克。

制法：先将皂角刺、青皮、陈皮、郁金分别拣杂，洗净，晒干或烘干，切碎或切成片，备用。将王不留行子择洗干净，晾干后敲碎或研碎，与切碎的皂角刺、青皮、陈皮、郁金一同放入砂锅，加水浸泡片刻，煎煮30分钟，用洁净纱布过滤，去渣，取滤汁放入容器，待其温热时兑入蜂蜜，拌和均匀即成。

用法：早晚2次分服。

功效：活血化瘀，行气止痛。

适用：乳腺癌气滞血瘀疼痛。

皂荚蒸饼

原料：皂角（不蛀，肥者）7梃，蒸饼60克，乌龙须60克。

制法：将皂荚去黑皮，涂酥，炙黄熟，去子，与蒸饼、乌龙须共为细末，过罗，炼蜜为丸如梧桐子大。

用法：每于饭前，以温粥饮下20丸。

功效：活血化瘀。

适用：积年肠风下血不止、面色萎黄、肌体枯悴等。

无患子

宋·《开宝》

释名 木患子（《纲目》），肥珠子（《纲目》），菩提子（《纲目》）。

子皮（即核外肉也）

气味 微苦，平，有小毒。

主治 喉痹，研纳联中，立开。又主飞尸（藏器）。

附方 洗头去风（明目）：用无患子皮、皂角、胡饼、菖蒲同捶碎，浆水调作弹子大。每用泡汤洗头良（《多能鄙事》）。

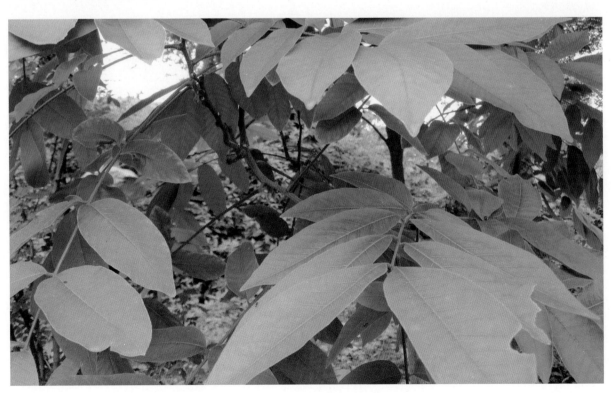

子中仁

气味 辛，平，无毒。

主治 烧之，辟邪恶气（藏器）。煨食，辟恶，去口臭（时珍）。

附方 牙齿肿痛：肥珠子一两，大黄、香附各一两，青盐半两，泥固煅研。日用擦牙（《普济方》）。

实用指南

单方验方

哮喘：无患子煅灰。开水冲服，小儿每次1.8克，成人每次6克，每日1次，连服数日。

虫积食滞：无患子5~7粒。煨熟吃，每日1次，连服数日。

厚皮癣：无患子适量。用好醋煎沸，趁热搓洗患处。

急性胃肠炎：无患子果6克。煅炭煮水服，每日2~3次。

毒虫咬及无名肿毒：无患果肉适量。捣烂，用水调后，擦患处。

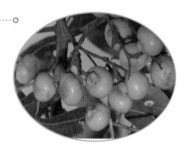

诃黎勒
《唐本草》

释名 诃子。

气味 苦，温，无毒。

主治 冷气，心腹胀满，下食（《唐本》）。破胸膈结气，通利津液，止水道，黑髭发（甄权）。消痰下气，化食开胃，除烦治水，调中，止呕吐霍乱，心腹虚痛，奔豚肾气，肺气喘急，五膈气，肠风泻血，崩中带下，怀孕漏胎，及胎动欲生，胀闷气喘。并患痢人肛门急痛，产妇阴痛，和蜡烧烟熏之，及煎汤熏洗（大明）。治痰嗽咽喉不利，含三数枚殊胜（苏恭）。实大肠，敛肺降火（震亨）。

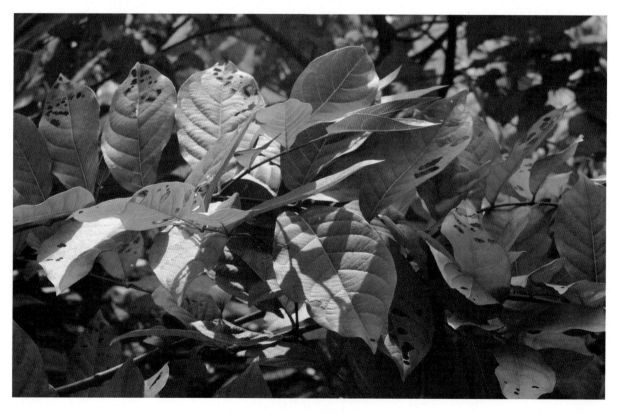

附方 一切气疾，宿食不消：诃黎一枚，入夜含之，至明嚼咽。又方：诃黎三枚，湿纸包。煨熟去核，细嚼，以牛乳下（《千金方》）。

气嗽日久：生诃黎一枚，含之咽汁，瘥后口爽，不知食味，却煎槟榔汤一碗服，立便有味（《经验方》）。

风痰霍乱（食不消，大便涩）：诃黎三枚，取皮为末。和酒顿服，三五次妙（《外台秘要》）。

小儿霍乱：诃黎一枚，为末。沸汤服一半，未止再服（《子母秘录》）。

小儿风痰（壅闭，语音不出，气促喘闷，手足动摇）：诃子（半生半炮，去核）、大腹皮等分，水煎服。名二圣散（《全幼心鉴》）。

水泻下痢：诃黎勒（炮）二分，肉豆蔻一分，为末。米饮每服二钱（《圣惠方》）。

核

主治 磨白蜜注目，去风赤痛，神良（苏颂）。止咳及痢（时珍）。

叶

主治 下气消痰，止渴及泄痢，煎饮服，功同诃黎（时珍）。

实用指南

单方验方

大叶性肺炎：诃子、瓜蒌各15克，百部9克。为1日量，水煎服，每日2次。

风寒引起的腰胯痛：诃子30克，草乌15克，荜茇10克。研细，每日3次，每次4克。

急慢性湿疹：诃子10克。打烂，加水1500毫升，小火煎至500毫升，再加米醋500毫升，煮沸即可，取药液浸渍或湿敷患处，每次30分钟，每日3次，每日1剂，重复使用时须再煮沸。

失音：诃子12克，桔梗15克，甘草5克，射干10克。桔梗（一半炒一半生用），甘草（一半炒一半生用），诃子肉（一半煨一半生用），合射干共水煎服。

食疗药膳

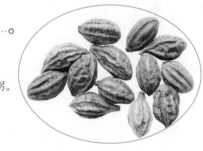

诃黎勒粥

原料：诃黎勒皮15克，生姜30克，粳米60克。

制法：以水1500毫升，煎诃黎勒等，取汁1000毫升，去渣，下米煮粥。

用法：不计时候食用。

功效：止霍乱。

适用：霍乱不止、心胸烦闷。

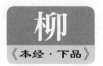

柳
《本经·下品》

释名 小杨（《说文》），杨柳。

柳华

释名 柳絮（《本经》）。

气味 苦，寒，无毒。

主治 风水黄疸，面热黑（《本经》）。痂疥恶疮金疮。柳实：主溃痈，逐脓血。子汁：疗渴（《别录》）。华：主止血，治湿痹，四肢挛急，膝痛（甄权）。

附方 吐血咯血：柳絮焙研，米饮服一钱（《经验方》）。

金疮血出：柳絮封之，即止（《外台秘要》）。

面上脓疮：柳絮、腻粉等分，以灯盏油调涂（《普济方》）。

脚多汗湿：杨花着鞋及袜内穿之（《摘玄方》）。

叶

气味 苦，寒，无毒。

主治 恶疥痂疮马疥，煎煮洗之，立愈。又疗心腹内血，止痛（《别录》）。煎水，洗漆疮（弘景）。天行热病，传尸骨蒸劳，下水气。煎膏，续筋骨，长肉止痛。主服金石人发大热闷，汤火疮毒入腹热闷，及疔疮（《日华》）。疗白浊，解丹毒（时珍）。

附方 小便白浊：清明柳叶煎汤代茶，以愈为度（《集简方》）。

眉毛脱落：垂柳叶阴干为末，每姜汁于铁器中调，夜夜摩之（《圣惠方》）。

卒得恶疮、面上恶疮（不可名识者）：柳叶或皮，水煮汁，入少盐，频洗之（《肘后方》）。

痘烂生蛆：嫩柳叶铺席上卧之，蛆尽出而愈也（李楼《奇方》）。

枝及根白皮

气味 苦，寒，无毒。

主治 痰热淋疾。可为浴汤，洗风肿瘙痒。煮酒，漱齿痛（苏恭）。小儿一日、五日寒热，煎枝浴之（藏器）。煎服，治黄疸白浊。酒煮，熨诸痛肿，去风止痛消肿（时珍）。

附方 黄疸初起：柳枝煮浓汁半升，顿服（《外台秘要》）。

脾胃虚弱（不思饮食，食下不化，病似翻胃噎膈）：清明日取柳枝一大把熬汤，煮小米作饭，洒面滚成珠子，晒干，袋悬风处。每用烧滚水随意下米，米沉住火，少时米浮，取看无硬心则熟，可顿食之。久则面散不粘矣，名曰络索米（杨起《简便方》）。

齿龈肿痛：垂柳枝、槐白皮、桑白皮、白杨皮等分，煎水，热含冷吐。又方：柳枝、槐枝、桑枝煎水熬膏，入姜汁、细辛、川芎末，每用擦牙（《圣惠方》）。

乳痈妒乳（初起坚紫，众疗不瘥）：柳根皮熟捣火温，帛裹熨之。冷更易。一宿消（《肘后方》）。

汤火灼疮：柳皮烧灰涂之。亦可以根白皮煎猪脂，频敷之（《肘后方》）。

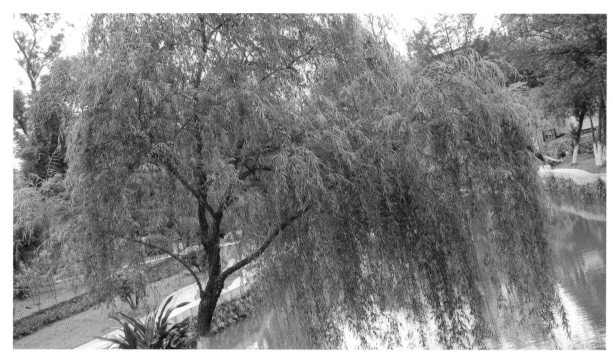

单方验方

老年慢性支气管炎：鲜垂柳叶、鲜栗叶、鲜侧柏叶各60克。水煎1小时以上，取药汁。每日1剂，分2次服，10日为1个疗程，间隔2～3日，再服1个疗程。

湿热黄疸：柳叶、茵陈蒿各30克，地锦草、稗子草（稗草）、小蓟根各15克。水煎服。

食疗药膳

柳根生菜汤

原料：柳树根3克，生菜150克，香菇8克。

制法：将生菜择洗干净，撕成大片，放入开水锅（水中放少许油）中余一下，迅即捞出。香菇用温水泡1小时，发透后洗净泥沙，剪去根蒂，切成小片，放入碗中，加适量清汤，上屉蒸30分钟。柳树根洗净，置罐内，加清水，上屉蒸30分钟。锅置旺火上，倒入清汤，烧开后加盐、味精及胡椒粉，找好口味，再将生菜、香菇及原汁、柳根汁放入汤内，烧滚即可盛入汤碗内食用。

用法：佐餐食用。

功效：清热利湿，祛风止痛。

适用：湿热黄疸。

荸荠柳树叶汤

原料：杨柳树叶15克，荸荠250克。

制法：荸荠削去皮，洗净切片。杨柳树叶洗净沥干，加水400毫升，煎至250毫升，拣出杨柳树叶。

用法：分1～2次食荸荠，喝汤。

功效：消炎止痛。

适用：黄疸型肝炎。

柽柳

宋·《开宝》

释名 赤柽（《日华》），河柳（《尔雅》），垂丝柳（《纲目》），三眠柳（《衍义》），观音柳。

木

气味 甘、咸，温，无毒。

主治 剥驴马血入肉毒，取木片火炙熨之，并煮汁浸之（《开宝》）。枝叶：消痞，解酒毒，利小便（时珍）。

附方 腹中痞积：观音柳煎汤，露一夜，五更空心饮数次，痞自消。（《卫生易简方》）

酒多致病：长寿仙人柳，晒干为末。每服一钱，温酒调下。（《卫生易简方》）

柽乳（即脂汁）

主治 合质汗药，治金疮（《开宝》）。

单方验方

麻疹初起、壮热无汗：柽柳、芫荽（胡荽）、葛根、赤芍、甘草各6克。水煎服。

肾炎：柽柳30克。水煎，分2次空腹温服，15日为1个疗程，连服1～4个疗程。

慢性支气管炎：柽柳（细粉）500克，白矾（细粉）100～200克。混合制成水丸，每次10克，每日2次。

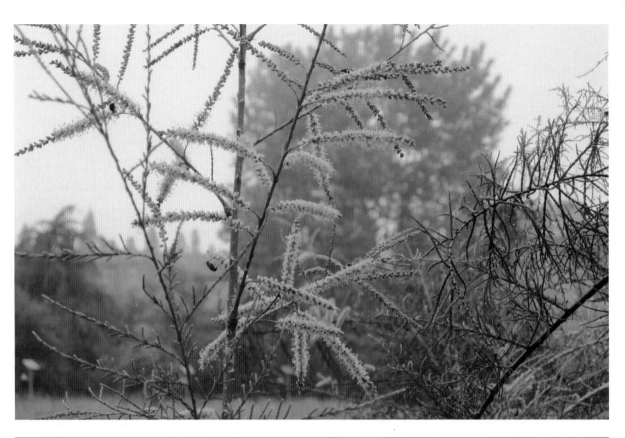

食疗药膳……………………………………………………

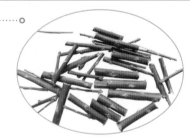

荸荠柽柳汁

原料：柽柳叶15克（鲜枝叶30克），荸荠90克。

制作：将荸荠、柽柳叶一同水煎取汁。

用法：每日2次。

功效：温中益气，消风毒。

适用：麻疹透发不快。

榆

《本经·上品》

释名 零榆（《本经》）。

白皮

气味 甘，平，滑利无毒。

主治 大小便不通，利水道，除邪气。久服，断谷轻身不饥。其实尤良（《本经》）。通经脉。捣涎，敷癣疮（大明）。滑胎，利五淋，治嗽喘，疗不眠（甄权）。生皮捣，和三年醋滓，封暴患赤肿，女人妒乳肿，日六七易，效（孟诜）。利窍，渗湿热，行津液，消痈肿（时珍）。

附方 虚劳白浊：榆白皮二升，水二斗，煮取五升，分五服（《千金方》）。

小便气淋：榆枝、石燕子煎水，日服（《普济方》）。

五淋涩痛：榆白皮阴干焙研。每以二钱，水五合，煎如胶，日二服（《普济方》）。

身体暴肿：榆皮捣末，同米作粥食之。小便利即消（《备急方》）。

堕胎下血不止：榆白皮、当归（焙）各半两，入生姜，水煎服之（《普济方》）。

胎死腹中或母病欲下胎：榆白皮煮汁，服一升（《子母秘录》）。

身首生疮：榆白皮末，油和涂之，虫当出（《子母秘录》）。

火灼烂疮：榆白皮嚼涂之（《千金髓》）。

小儿虫疮：榆皮末和猪脂涂绵上，覆之。虫出立瘥（《千金方》）。

小儿秃疮：醋和榆白皮末涂之，虫当出（《产乳方》）。

叶

气味 同上。

主治 嫩叶作羹及炸食，消水肿，利小便，下石淋，压丹石（藏器）。时珍曰：暴干为末，淡盐水拌，或炙或晒干，拌菜食之，亦辛滑下水气。煎汁，洗酒齄鼻。同酸枣仁等分蜜丸，日服，治胆热虚劳不眠（时珍）。

花

主治 小儿痫，小便不利，伤热（《别录》）。

荚仁

气味 微辛，平，无毒。

主治 作糜羹食，令人多睡（弘景）。主妇人带下，和牛肉作羹食（藏器）。子酱，似芜荑，能助肺，杀诸虫，下气，令人能食，消心腹间恶气，卒心痛，涂诸疮癣，以陈者良（孟诜）。

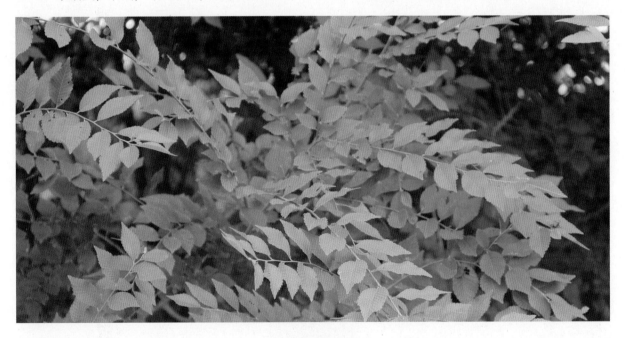

实用指南

单方验方

烧伤：榆树皮、黄柏各100克，鲜柳树叶500克。洗净沥干后浸入80％乙醇1000毫升中。每日搅动2～3次，浸泡7日，过滤后去渣备用。创面以生理盐水冲洗，棉球拭干后，将本品均匀地喷洒于创面，每2～4小时1次。鉴于本品有一定的刺激性，可加入适量冰片、苯甲醇或酌情给予镇静。

慢性体表溃疡：大果榆树皮适量。研为细末后，装瓶贮存，备用。用时将上药适量加凉开水或生理盐水调成糊状，敷于溃疡局部，脓液较多者于其中心留1小孔，以便引流，再于药面上敷盖纱布。分泌物较多者每日更换1次，脓液少者隔天换药1次。

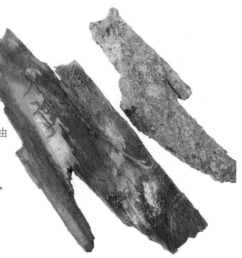

榆皮车前茶

原料：榆树皮、车前子各10克。

制法：将上2味共研粗末，加适量水煎取汁。

用法：代茶频饮。

功效：清热祛痰，利尿。

适用：肺热咳嗽。

榆白皮煮饼

原料：鲜榆白皮60克，面粉120克，淡豆豉10克，葱、盐、香油各少许。

制法：将榆白皮洗净切碎挤汁，然后用此汁和面粉，做成小圆饼（如儿童饼干状）；再将淡豆豉放入锅内加水烧开，入小饼煮熟，连汤带饼盛入碗内，加入葱、盐，香油即可。

用法：空腹食用。

功效：清热利湿通淋。

适用：淋证、小便不畅、小腹拘急者。

苏方木

《唐本草》

释名 苏木。

气味 甘、咸，平，无毒。

主治 破血。产后血胀闷欲死者，水煮五两，取浓汁服（《唐本》）。妇人血气心腹痛，月候不调及蓐劳，排脓止痛，消痈肿扑损瘀血，女人失音血噤，赤白痢，并后分急痛（大明）。虚劳血癖气壅滞，产后恶露不安，心腹绞痛，及经络不通，男女中风，口噤不语。并宜细研乳头香末方寸匕，以酒煎苏方木，调服。立吐恶物瘥（《海药》）。霍乱呕逆，及人常呕吐，用水煎服（藏器）。

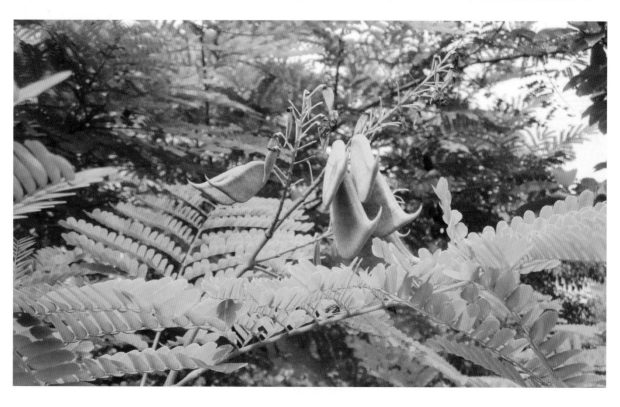

精编本草纲目中草药

附方 产后气喘（面黑欲死，乃血入肺也）：用苏木二两，水两碗，煮一碗，入人参末一两服。随时加减，神效不可言（胡氏方）。

破伤风病：苏方木为散三钱，酒服立效。名独圣散（《普济方》）。

脚气肿痛：苏方木、鸳鸯藤等分，细锉，入定粉少许，水二斗，煎一斗五升，先熏后洗（《普济方》）。

偏坠肿痛：苏方木二两，好酒一壶煮熟，频饮立好（《集简方》）。

实用指南

单方验方

急慢性软组织损伤：苏木、防己各30克，羌活、独活各20克，桃仁、乳香、没药各15克，红花10克。水煎熏洗泡浴患处，每日1～2次。

高血压性脑病：苏木、丹参各10克，地龙、归尾各15克，炙穿山甲6克。每日1剂，水煎服。

银屑病：苏木、当归各15克，枳壳12克，生大黄、芒硝各9克，陈皮、厚朴、红花、甘草各10克。每日1剂，分2～3次口服。

食疗药膳

黑豆仁苏木粥

原料：苏木15克，黑豆、粳米各100克，益母草30克，桃仁10克，红糖适量。

制法：将苏木、桃仁、益母草用水煎煮30分钟，取药液500毫升，再将黑豆、粳米加药液和适量水，煮至黑豆粥烂熟，加红糖即可服食。

用法：每日1次，早餐空腹食用。

功效：消痈肿、活血化瘀。

适用：血瘀型痤疮。

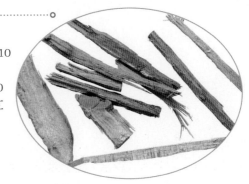

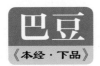

巴豆

《本经·下品》

释名 巴菽（《本经》），刚子（《炮炙》），老阳子。

气味 辛，温，有毒。

主治 伤寒温疟寒热，破癥瘕结聚坚积，留饮痰癖，大腹水胀，荡练五脏六腑，开通闭塞，利水谷道，去恶肉，除鬼毒蛊疰邪物，杀虫鱼（《本经》）。疗女子月闭烂胎，金疮脓血，不利丈夫，杀斑蝥蛇虺毒。可炼饵之，益血脉，令人好色，变化与鬼神通（《别录》）。治十种水肿，痿痹，落胎（《药性》）。导气消积，去脏腑停寒，治生冷硬物所伤（元素）。

附方 水蛊大腹，动摇水声，皮肤色黑：巴豆九十枚（去心、皮，熬黄），杏仁六十枚（去皮、尖，熬黄），捣丸小豆大。水下一丸，以利为度。勿饮酒（张文仲《备急方》）。

食疟积疟：巴豆（去皮、心）二钱，皂荚（去皮、子）六钱，捣丸绿豆大。一服一丸，冷汤下（《肘后方》）。

泻血不止：巴豆一个去皮，以鸡子开一孔纳入，纸封煨熟，去豆食之，其病即止。虚人分作二服，决效（《普济方》）。

解中药毒：巴豆（去皮、不去油）、马牙硝等分，研丸。冷水服一弹丸（《广利方》）。

伤寒舌出：巴豆一粒，去油取霜，以纸捻卷，内入鼻中。舌即收上（《普济方》）。

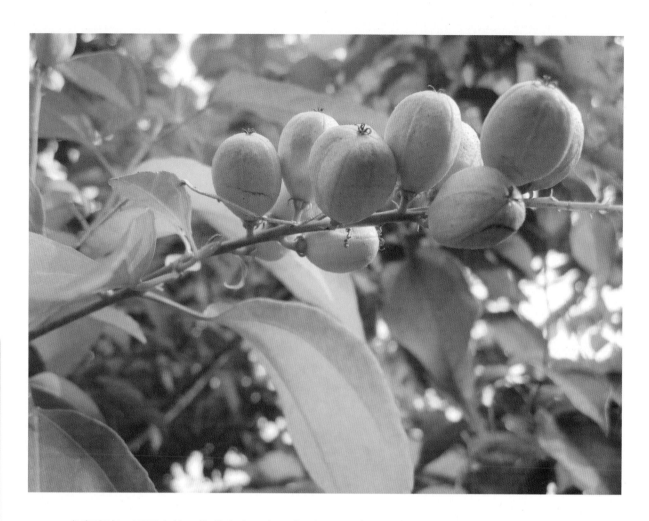

疗疮瘙痒：巴豆十粒，炮黄去皮、心，右顺手研，入酥少许，腻粉少许，抓破点上，不得近目并外肾上。如熏目著肾，则以黄丹涂之，甚妙（《千金方》）。

一切恶疮：巴豆三十粒，麻油煎黑，去豆，以油调硫黄、轻粉末，频涂取效（《普济方》）。

油

主治 中风痰厥气厥，中恶喉痹，一切急病，咽喉不通，牙关紧闭。以研烂巴豆绵纸包，压取油作捻点灯。吹灭熏鼻中，或用热烟刺入喉内，即时出涎或恶血便苏。又舌上无故出血，以熏舌之上下，自止（时珍）。

壳

主治 消积滞，治泻痢（时珍）。

附方 一切泻痢（脉浮洪者，多日难已；脉微小者，服之立止）：巴豆皮、楮叶同烧存性研，化蜡丸绿豆大。每甘草汤下五丸，名胜金膏（刘河间《宣明方》）。

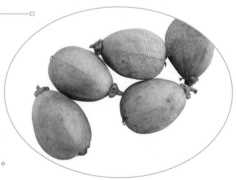

痢频脱肛，黑色坚硬：用巴豆壳烧灰，芭蕉自然汁煮，入朴硝少许，洗软，用真麻油点火滴于上，以枯矾、龙骨少许为末，掺肛头上，以芭蕉叶托入（危氏《得效方》）。

树根

主治 痈疽发背，脑疽鬓疽大患。掘取洗捣，敷患处，留头，妙不可言。收根阴干，临时水捣亦可（时珍，出杨诚经验方）。

单方验方

癫狂：巴豆霜1～3克。分2次，间隔半小时服下，10次为1个疗程。

肝硬化腹水：巴豆霜3克，轻粉1.5克。放于四五层纱布上，贴在肚脐上，表面再盖二层纱布。经1～2小时后感到刺痒时即可取下，待水泻，若不泻则再敷。

白喉：巴豆、朱砂各等份。各研成细末，混合，每用0.9～1.5克，置膏药上，贴于眉间的上方（勿使药末掉入眼中）。经8～12小时，局部皮肤发生大小不等的水疱时，便可揭去膏药，擦掉药末，涂上1%龙胆紫液，以防感染。

神经性皮炎：巴豆（去壳）5克，雄黄3克。磨碎后用3～4层纱布包裹，每日擦患处3～4次，每次1～2分钟，直至痒感消失，皮炎消退为止。

食疗药膳

烤鲤鱼

原料：巴豆40粒，鲤鱼1尾（250克以上）。

制法：将鱼洗净，从鱼脊割开两刀，将巴豆下在两刀路合住，用纸包裹，慢火烧熟。

用法：去豆食鱼，米汤下。

功效：补虚，泻下。

适用：腹胀。

相思子
《纲目》

释名 红豆。

气味 苦，平，有小毒，吐人。

主治 通九窍，去心腹邪气，止热闷头痛，风痰瘴疟，杀腹脏及皮肤内一切虫，除蛊毒。取二七枚研服，即当吐出（时珍）。

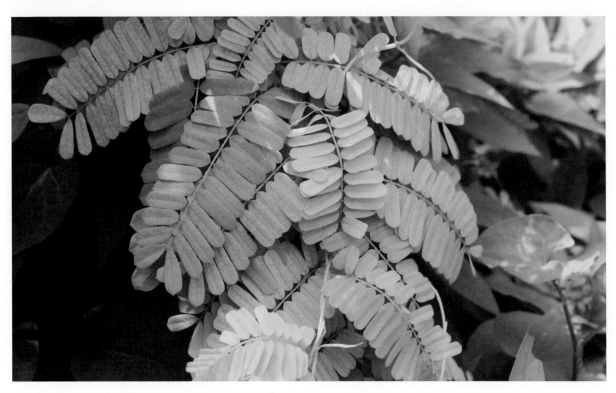

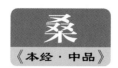

桑
《本经·中品》

释名 子名椹。

桑根白皮

气味 甘，寒，无毒。

主治 伤中，五劳六极，羸瘦，崩中绝脉，补虚益气（《本经》）。去肺中水气，唾血热渴，水肿腹满
胪胀，利水道，去寸白，可以缝金疮（《别录》）。治肺气喘满，虚劳客热头痛，内补不足（甄
权）。煮汁饮，利五脏。入散用，下一切风气水气（孟洗）。调中下气，消痰止渴，开胃下食，
杀腹脏虫，止霍乱吐泻。研汁，治小儿天吊惊痫客忤，及敷鹅口疮，大验（大明）。泻肺，利大
小肠，降气散血（时珍）。

附方 消渴尿多：入地三尺桑根，剥取白皮炙黄黑，锉，以水煮浓汁，随意饮之。亦可入少米。勿用盐
（《肘后方》）。
产后下血：炙桑白皮，煮水饮之（《肘后方》）。
血露不绝：锯截桑根，取屑五指撮，以醇酒服之，日三服（《肘后方》）。
金刃伤疮：新桑白皮烧灰，和马粪涂疮上，数易之。亦可煮汁服之（《广利方》）。
小儿重舌：桑根白皮煮汁，涂乳上饮之（《子母秘录》）。
小儿流涎，脾热也，胸膈有痰：新桑根白皮捣自然汁涂之，甚效。干者煎水（《圣惠方》）。
石痈坚硬，不作脓者：蜀桑白皮阴干为末，烊胶和酒调敷，以软为度（《千金方》）。

皮中白汁

主治 小儿口疮白漫，拭净，涂之便愈。又涂金刃所伤燥痛，须臾血止，仍以白汁裹之，甚良（苏
颂）。涂蛇、蜈蚣、蜘蛛伤，有验。取枝烧沥，治大风疮疥，生眉、发（时珍）。

附方 小儿鹅口：桑皮汁，和胡粉涂之（《子母秘录》）。
小儿唇肿：桑木汁涂之，即愈（《圣惠方》）。
解百毒气：桑白汁一合服之，须臾吐利自出（《肘后方》）。
破伤中风：桑沥、好酒，对和温服，以醉为度。醒服消风散（《摘玄方》）。

桑葚（一名文武实）（即今之桑椹）

主治 单食，止消渴（苏恭）。利五脏关节，痈血气。久服不饥，安魂镇神，令人聪明，变白不老。多
收暴干为末，蜜丸日服（藏器）。捣汁饮，解中酒毒。酿酒服，利水气消肿（时珍）。

附方 水肿胀满（水不下则满溢，水下则虚竭还胀，十无一活，宜用桑葚酒治之）：桑心皮切，以水二
斗，煮汁一斗，入桑葚再煮，取五升，以糯饭五升，酿酒饮（《普济方》）。
瘰疬结核：桑葚子二斗（黑熟者），以布取汁，银、石器熬成膏。每白汤调服一匙，日三服
（《保命集》）。
小儿赤秃：桑葚取汁，频服（《千金方》）。

小儿白秃：黑葚入罂中曝三七日，化为水，洗之，三七日神效（《圣济录》）。

拔白变黑：黑葚一斤，蝌蚪一斤，瓶盛封闭，悬屋东头一百日，尽化为黑泥，以染白发如漆（《陈藏器本草》）。

阴证腹痛：桑葚绢包风干，过伏天，为末。每服三钱，热酒下，取汗（《集简方》）。

叶

气味 苦、甘，寒，有小毒。

主治 除寒热，出汗（《本经》）。汁：解蜈蚣毒（《别录》）。煎浓汁服，能除脚气水肿，利大小肠（苏恭）。炙熟煎饮，代茶止渴（孟诜）。研汁，治金疮及小儿吻疮。煎汁服，止霍乱腹痛吐下，亦可以干叶煮之。鸡桑叶：煮汁熬膏服，去老风及宿血（藏器）。治劳热咳嗽，明目长发（时珍）。

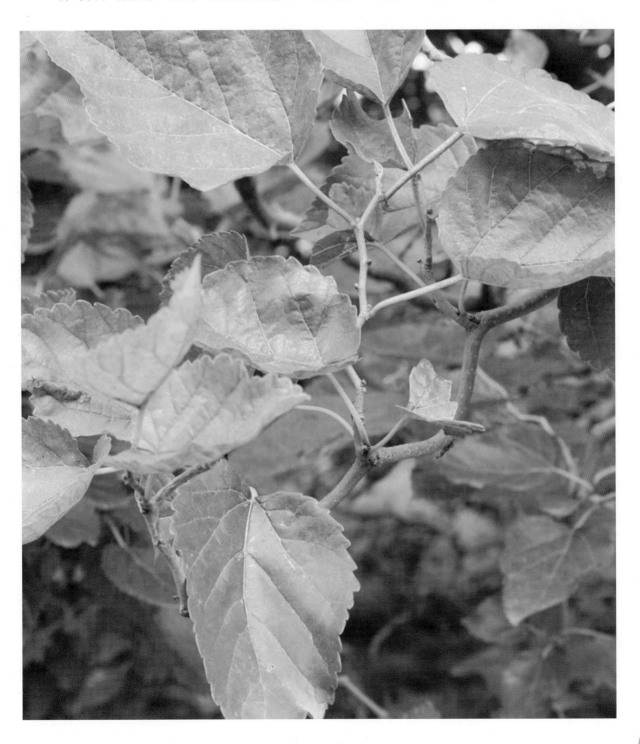

附方 风眼下泪：腊月不落桑叶煎汤，日日温洗。或入芒硝（《集简方》）。

头发不长：桑叶、麻叶煮泔水沐之，七次可长数尺（《千金方》）。

吐血不止：晚桑叶焙研，凉茶服三钱。只一服止，后用补肝肺药（《圣济总录》）。

霍乱转筋，入腹烦闷：桑叶一握，煎饮，一二服立定（《圣惠方》）。

肺毒风疮，状如大风：用好桑叶净洗，蒸熟（一宿）日干为末。水调二钱匕服（《经验方》）。

痈口不敛：经霜黄桑叶为末，敷之（《直指方》）。

汤火伤疮：经霜桑叶烧存性，为末，油和敷之。三曰愈（《医学正传》）。

手足麻木，不知痛痒：霜降后桑叶煎汤，频洗（《救急方》）。

枝

气味 苦，平。

主治 遍体风痒干燥，水气脚气风气，四肢拘挛，上气眼运，肺气咳嗽，消食利小便。久服轻身，聪明耳目，令人光泽。疗口干及痈疽后渴，用嫩条细切一升，熬香煎饮，亦无禁忌。久服，终身不患偏风（苏颂，出《近效方》，名桑枝煎）。一法：用花桑枝寸锉，炒香，瓦器煮减一半，再入银器，重汤熬减一半。或入少蜜亦可。

附方 服食变白（久服通血气，利五脏）：鸡桑嫩枝，阴干为末，蜜和作丸。每日酒服六十丸（《圣惠方》）。

水气脚气：桑条二两炒香，以水一升，煎二合。每日空心服之，亦无禁忌（《圣济总录》）。

解中蛊毒，令人腹内坚痛，面黄青色，淋露骨立，病变不常：桑木心锉一解，着釜中，以水淹三斗，煮取二斗澄清，微火煎得五升。空心服五合，则吐蛊毒出也（《肘后方》）。

紫白癜风：桑枝十斤，益母草三斤，水五斗，漫煮至五斤，去滓再煎成膏。每卧时温酒调服半合，以愈为度（《圣惠方》）。

桑柴灰

气味 辛，寒，有小毒。

主治 蒸淋取汁为煎，与冬灰等分，同灭痣疣黑子，蚀恶肉。煮小豆食，大下水胀。敷金疮，止血生肌（苏恭）。桑霜：治噎食积块（时珍）。

附方 目赤肿痛：桑灰一两，黄连半两，为末。每以一钱泡汤，澄清洗之（《圣济总录》）。

身面水肿，坐卧不得：取东引桑枝，烧灰淋汁，煮赤小豆。每饥即饱食之，不得吃汤饮（《梅师方》）。

白癜驳风：桑柴灰二斗，甑内蒸之，取釜内热汤洗。不过五六度瘥（《圣惠方》）。

大风恶疾，眉发脱落：以桑柴灰热汤淋取汁，洗头面（以大豆水研浆，解泽灰味，弥佳）。次用熟水，入绿豆面濯之。三日一洗头，一日一洗面，不过十度良（《圣惠方》）。

头风白屑：桑灰淋汁沐之，神良（《圣惠方》）。

━━━━━ 实用指南 ━━━━━

单方验方 ···⋄

血秘：鲜桑椹50克。绞汁，温开水冲服，早晚各1次，连服数日。

慢性神经痛：桑根、决明子各20克，薏苡仁23克。放入700毫升的水，煎至500毫升即可，分为3次，每日内喝完，连用约10日。

慢性风湿性关节炎：桑椹子500克。浸在1500毫升高粱酒中，置于瓷罐或玻璃瓶内，加封。约1个月，即可取出饮服。

风热感冒：霜桑叶9克，野菊花10克，淡竹叶6克。水煎服，每日1剂，分早、晚2次服用，5日为1个疗程。

食疗药膳

桑椹蛋糕

原料：桑椹、墨旱莲各30克，女贞子20克，鸡蛋500克，白糖300克，面粉200克。

制法：将前3味药洗净，放入锅内。加清水适量，用大火烧沸后，转用小火煮20分钟，去渣留汁。与鸡蛋、白糖、面粉一起放入锅内，加发面拌匀，揉成面团。待面团发酵起孔后，加碱水，试好酸碱度，做成蛋糕，上笼蒸15分钟即成。

用法：任意食用。

功效：补肾益精。

适用：慢性肾炎取效后的饮食调理。

桑椹芝麻粥

用料：桑椹60克，黑芝麻、白糖各30克，大米100克。

制法：将桑椹、黑芝麻、大米均去杂，洗净，备用。锅内加水适量，放入桑椹、黑芝麻、大米煮粥，熟后调入白糖即成。

用法：每日1~2次，可长期食用。

功效：滋阴养血，补益肝肾，聪耳明目，健脾开胃，顺气和中，降压等。

适用：高脂血症、高血压等。

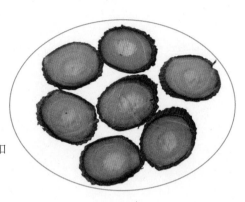

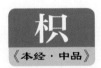

枳

《本经·中品》

释名 子名枳实（《本经》），枳壳（宋·《开宝》）。

枳实

气味 苦，寒，无毒。

主治 大风在皮肤中，如麻豆苦痒，除寒热结，止痢，长肌肉，利五脏，益气轻身（《本经》）。除胸胁痰癖，逐停水，破结实，消胀满，心下急痞痛逆气，胁风痛，安胃气，止溏泄，明目（《别录》）。解伤寒结胸，主上气喘咳，肾内伤冷，阴痿而有气，加而用之（甄权）。消食，散败血，破积坚，去胃中湿热（元素）。

附方 伤寒胸痛，伤寒后，卒胸膈闭痛：枳实麸炒为末。米饮服二钱，日二服（《济生方》）。

产后腹痛：枳实（麸炒）、芍药（酒炒）各二钱，水一盏煎服。亦可为末服（《圣惠方》）。

妇人阴肿、坚痛：枳实半斤。碎炒，帛裹熨之。冷即易（《子母秘录》）。

大便不通：枳实、皂荚等分，为末，饭丸，米饮下（危氏《得效方》）。

小儿久痢，水谷不调：枳实捣末，饮服一二钱（《广利方》）。

肠风下血：枳实半斤（麸炒），黄芪半斤，为末。米饮非时服二钱匕。糊丸亦可（《经验方》）。

小儿五痔，不以年月：枳实为末，炼蜜丸梧子大。空心饮下三十丸（《集验方》）。

小儿头疮：枳实烧灰，猪脂调涂（《圣惠方》）。

皮肤风疹：枳实醋浸，火炙熨之即消（《外台秘要》）。

枳壳

气味 苦、酸，微寒，无毒。

主治 风痹淋痹，通利关节，劳气咳嗽，背膊闷倦，散留结胸膈痰滞，逐水，消胀满大肠风，安胃，止风痛（《开宝》）。遍身风疹，肌中如麻豆恶疮，肠风痔疾，心腹结气，两胁胀虚，关膈壅塞（甄权）。泄肺气，除胸痞（元素）。治里急后重（时珍）。

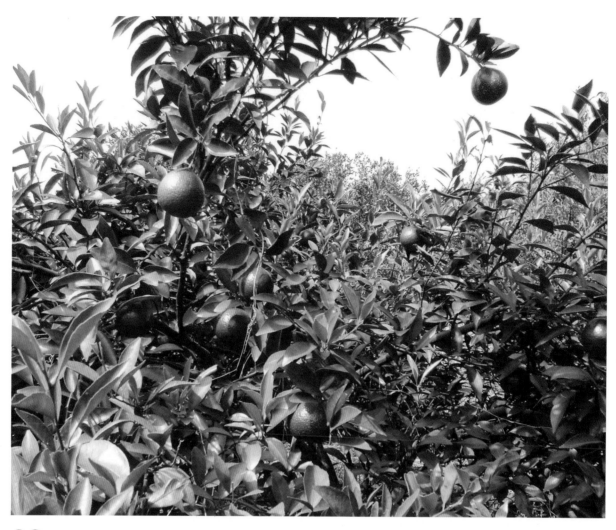

附方 痔疮肿痛：用枳壳煨熟熨之，七枚立定（《必效方》）。用枳壳末入瓶中，水煎百沸，先熏后洗（《本事方》）。

产后肠出、不收：枳壳煎汤浸之，良久即入也（《袖珍方》）。

小儿惊风：枳壳（去穰，麸炒）、淡豆豉等分，为末。每服一字，甚者半钱，急惊，薄荷自然汁下，慢惊，荆芥汤入酒三五点下，日三服（陈文中《小儿方》）。

牙齿疼痛：枳壳浸酒含漱（《圣惠方》）。

风疹作痒：枳壳三两，麸炒为末。每服二钱，水一盏，煎六分，去滓温服。仍以汁涂（《经验方》）。

利气明目：枳壳麸炒一两，为末，点汤代茶（《普济方》）。

胁骨疼痛，因惊伤肝者：枳壳一两（麸炒），桂枝（生）半两，为细末。每服二钱，姜枣汤下（《本事方》）。

实用指南

单方验方

肠麻痹：枳实、砂仁、柴胡、木香、厚朴各10克。水煎服，每日1~2剂。

胁下痛，按摩疼痛暂缓，不久又复发：枳实、白术各10克，川楝子、陈皮各6克，麦芽12克，莱菔子9克。水煎服。

胃病：枳实、白及各9克。水煎服，外加呋喃唑酮1片，每日3次，连用10日。

疝气：枳壳、小茴香各30克。焙燥研末，每次3~6克，以温黄酒送下，每日2次。

枳壳酒

原料：枳壳（刮取上面青末）90克。

制法：上药以微火炒去湿气，用酒1000毫升浸之。其药瓶常令近火，微暖，令药味得出，7日后可用。

用法：每日2次，每次10毫升。

功效：祛风止痉。

适用：头风、口偏眼斜。

枳壳砂仁炖猪肚

原料：枳壳9克，砂仁3克，赤小豆30克，猪肚1只，绍酒、盐、姜、葱各10克，蒜15克。

制法：把枳壳润透，切丝；砂仁烘干打成粉；赤小豆洗净，去杂质；猪肚洗净，姜、蒜切片，葱切段。把赤小豆、枳壳、砂仁粉，放入猪肚内，然后放入炖锅内；加入姜、葱、盐、蒜，注入清水1500毫升。把炖锅置大火烧沸，再用小火炖煮1小时即成。

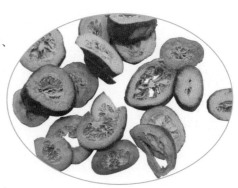

用法：每日1次，每次吃猪肚50克。

功效：补虚损，健脾胃，止胀满。

适用：肝硬化腹水、脘腹胀满、疲乏无力、气短消瘦等。

枸橘
《纲目》

释名 臭橘。

叶

气味 辛，温，无毒。

主治 下痢脓血后重，同萆薢等分炒存性研，每茶调二钱服。又治喉瘘，消肿导毒（时珍）。

附方 咽喉怪证，咽喉生疮，层层如叠，不痛，日久有窍出臭气，废饮食：用臭橘叶煎汤连服，必愈（夏子益《奇病方》）。

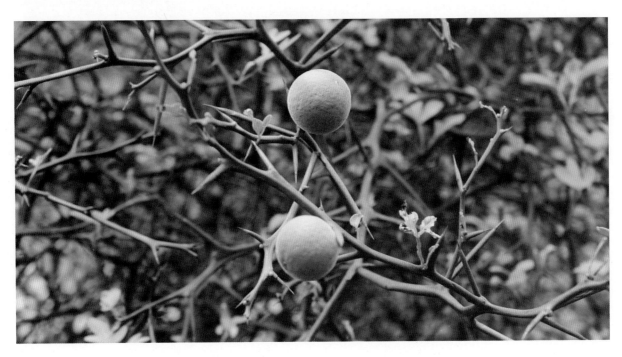

刺

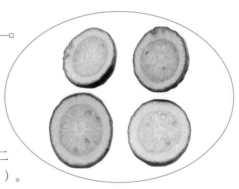

主治 风虫牙痛，每以一合煎汁含之（时珍）。

橘核

主治 肠风下血不止。同槲根白皮等分炒研，每服一钱，皂荚子煎汤调服（时珍）。

附方 白疹瘙痒，遍身者：小枸橘细切，麦麸炒黄为末。每服二钱，酒浸少时，饮酒。初以枸橘煎汤洗患处（《救急方》）。

树皮

主治 中风强直，不得屈伸。细切一升，酒二升，浸一宿。每日温服半升。酒尽再作（时珍）。

实用指南

单方验方

辅助治疗乳腺癌：枸橘、石见穿、夏枯草各15克，海藻、昆布、蜂房、牡蛎各9克。水煎服，每日1剂。

脘腹满痛：枸橘15克。水煎服。

淋巴结结核：枸橘、山慈菇各15克，昆布、海藻各9克。水煎2次分服。另用枸橘、白矾各等份，捣烂，外敷。

食疗药膳

枸橘山楂蜜汁

组成：枸橘20克，蜂蜜15克，山楂20克。

制法：将枸橘、山楂洗净，切片，入锅加水适量，煎煮30分钟，去渣取汁，待药液转温后调入蜂蜜，搅匀即成。

用法：上下午分食。

功效：舒肝解郁，理气活血，抗癌。

适用：气滞血瘀型、肝郁化火型乳腺癌。

栀子
《本经·中品》

释名 木丹（《本经》），越桃（《别录》），鲜支（《纲目》）。

气味 苦，寒，无毒。

主治 疗目赤热痛，胸心大小肠大热，心中烦闷（《别录》）。解玉支（弘景：羊踯躅也）毒。主喑哑，紫癜风（孟诜）。泻三焦火，清胃脘血，治热厥心痛，解热郁，行结气（震亨）。治吐血衄血，血痢下血血淋，损伤瘀血，及伤寒劳复，热厥头痛，疝气，汤火伤（时珍）。

附方 小便不通：栀子仁十四个，独头蒜一个，沧盐少许，捣贴脐及囊，良久即通（《普济方》）。

血淋涩痛：生山栀子末、滑石等分，葱汤下（《经验良方》）。

下利鲜血：栀子仁烧灰，水服一钱匕（《食疗本草》）。

临产下痢：栀子烧研，空心热酒服一匙。甚者不过五服（《胜金方》）。

霍乱转筋，心腹胀满，未得吐下：栀子二七枚烧研，熟酒服之立愈（《肘后方》）。

风痰头痛，不可忍：栀子末和蜜，浓敷舌上，吐即止（《兵部手集》）。

折伤肿痛：栀子、白面同捣，涂之甚效（《集简方》）。

花

主治 悦颜色（《千金翼》）。面膏用之（时珍）。

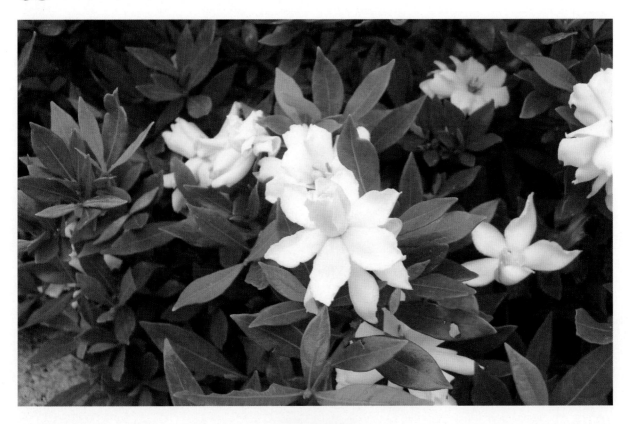

实用指南

单方验方

小便不通：栀子27枚，盐少许，独头大蒜1枚。上捣烂，摊纸花上贴脐，或涂阴囊上，良久即通。

急性胰腺炎：栀子、牡丹皮、木香、厚朴、延胡索各25克，大黄、赤芍各40克，芒硝15克。取上方药用水800毫升，煎取药汁约500毫升。轻者每日1剂，分2次服用。

毛囊炎：栀子粉、穿心莲粉各15克，冰片2克，凡士林100克。调匀外涂，每日2次。

结节性红斑：栀子粉20克，赤芍粉10克，凡士林100克。调匀外涂，每日2次。

软组织挫伤：栀子粉适量。用食醋或凉茶调成糊状，外涂患处，干后即换。

关节肿痛：栀子粉60克，小麦粉40克。混匀后用水调成稠糊状，外涂患处，干后即换。

食疗药膳

栀子仁粥

原料：栀子3～5克，粳米50～100克。

制法：将栀子碾成细末，先煮粳米为稀粥，待粥将熟时，调入栀子末稍煮即可。

用法：每日2次，温热食用。

功效：清热泻火。

适用：急性乳腺炎、急性结膜炎、黄疸性肝炎等。

连柏栀子酒

原料：栀子30克，黄柏90克，黄连15克，米酒800克。

制法：将上3味药轧成粗末，置锅中，加米酒煎煮数百沸，过滤去渣，装瓶备用。

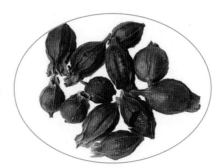

用法：每日2次，每次30～50毫升。

功效：清热，解毒，止血。

适用：口舌生疮、牙龈出血等。

酸枣
《本经·上品》

释名 山枣。

酸枣

气味 酸，平，无毒。

主治 心腹寒热，邪结气聚，四肢酸痛湿痹。久服，安五脏，轻身延年（《本经》）。烦心不得眠，脐上下痛，血转久泄，虚汗烦渴，补中，益肝气，坚筋骨，助阴气，能令人肥健（《别录》）。筋骨风，炒仁研汤服（甄权）。

附方 胆虚不眠，心多惊悸：用酸枣仁一两炒香，捣为散。每服二钱，竹叶汤调下（《圣惠方》）。加人参一两，辰砂半两，乳香二钱半，炼蜜丸服（《和剂局方》）。

虚烦不眠：用酸枣仁二升、蝭母、干姜、茯苓、川芎各二两，甘草（炙）一两，以水一斗，先煮枣仁，减三升，乃同煮取三升，分服（《图经本草》）。

骨蒸不眠、心烦：用酸枣仁一两，水二盏研绞取汁，下粳米二合煮粥，候熟，下地黄汁一合再煮，匀食（《太平圣惠方》）。

睡中汗出：酸枣仁、人参、茯苓等分，为末。每服一钱，米饮下（《简便方》）。

刺入肉中：酸枣核烧末，水服，立出（《外台秘要》）。

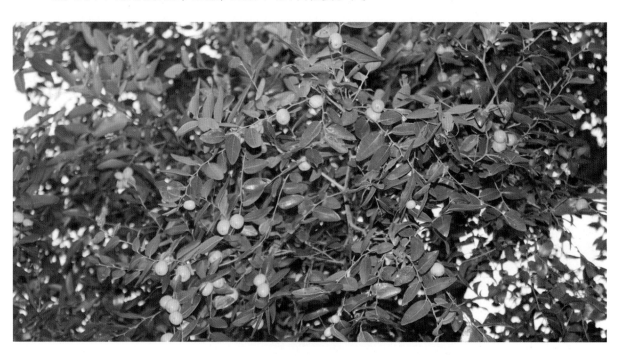

───── 实用指南 ─────

单方验方 ···○

病毒性肝炎：酸枣仁30克。加水适量，煎煮1小时，去渣吃枣喝汤，每日1剂。

气滞痰郁：酸枣仁、旋覆花（包）、党参、法半夏、炙甘草、柏子仁各10克，代赭石（先煎）、大枣各30克，生姜3片。水煎服。

酒渣鼻：酸枣仁、龙眼肉各10克，枳实15克。炖汤，睡前服。

牛皮癣：酸枣树皮适量。煎煮浓汁，涂于患处。

胸痛、便血：酸枣根30克。水煎温服。

食疗药膳

酸枣仁粥

原料：酸枣仁30克，粳米50克。

制法：先将酸枣仁捣碎，煮汁去渣，用汁煮米成粥即可。

用法：可供晚餐温热服食。有火郁或滑泄者慎服。

功效：养心安神。

适用：虚烦不眠、惊悸多梦、自汗盗汗、津亏口渴、老年性失眠等。

酸枣仁茶

原料：酸枣仁9克，白糖适量。

制法：将酸枣仁拍碎，开水冲沏，加糖调味，即可。

用法：每日1剂，不拘时代茶频饮。

功效：养心安神。

适用：虚烦失眠、心悸怔忡等。

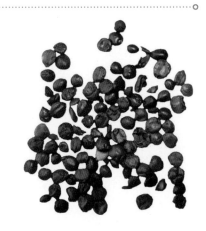

山茱萸

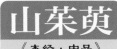

《本经·中品》

释名 蜀酸枣（《本经》），肉枣（《纲目》），鼠矢（吴普）。

实

气味 酸，平，无毒。

主治 心下邪气寒热，温中，逐寒湿痹，去三虫。久服轻身（《本经》）。肠胃风邪，寒热疝瘕，头风风气去来，鼻塞目黄，耳聋面疱，下气出汗，强阴益精，安五脏，通九窍，止小便利。久服，明目强力长年（《别录》）。治脑骨痛，疗耳鸣，补肾气，兴阳道，坚阴茎，添精髓，止老人尿不节，治面上疮，能发汗，止月水不定（甄权）。

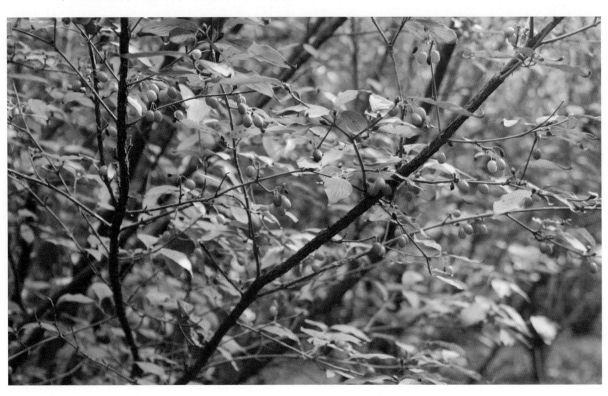

附方 益元阳，补元气，固元精，壮元神，乃延年续嗣之至药也：山茱萸酒浸取肉一斤，破故纸酒浸焙干半斤，当归四两，麝香一钱，为末，炼蜜丸梧子大。每服八十一丸，临卧盐酒下（《扶寿方》）。

实用指南

单方验方

自汗、盗汗：山茱萸、防风、黄芪各9克。水煎服。

汗出不止：山茱萸、白术各15克，龙骨、牡蛎各30克。水煎服。

遗尿：山茱萸、覆盆子、茯苓各9克，附子3克，熟地黄12克。水煎服。

肩周炎：山茱萸35克。水煎分2次服，每日1剂。病情好转后，剂量减为10～15克，煎汤或代茶泡服。

精子动力不足：山茱萸、肉苁蓉、菟丝子各12克，巴戟天、淫羊藿各15克，海狗肾2对。用白酒800毫升，密封浸泡10日，早、晚分服15毫升，每剂约服25日，连服5剂。

食疗药膳

山萸二皮茶

原料：山茱萸20克，地骨皮、黄芪皮3克，红糖适量。

制法：将上述3味共为粗末，置茶杯中用沸水冲泡闷15分钟，加红糖适量调味，代茶饮用；也可用水煎，取汁去渣。

用法：代茶频饮，每日1剂，连服5日。

功效：滋阴清热，生津止渴，补虚敛汗。

适用：阴虚型产后盗汗。

山茱萸酒

原料：山茱萸250克，白酒2500毫升。

制法：将山茱萸加工捣碎，放入酒坛中，倒入白酒，密封坛口，置于阴凉处，经常摇动，7日后即成。

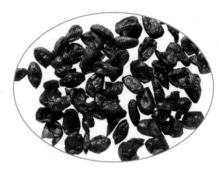

用法：每日2次，每次10～20毫升。

功效：益肝补肾，敛汗涩精。

适用：肾虚、腰痛、遗精、体虚自汗、月经过多。

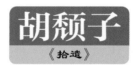

胡颓子
《拾遗》

释名 蒲颓子（《纲目》），卢都子（《纲目》），半含春（《纲目》）。

子

气味 酸，平，无毒。

主治 止水痢（藏器）。

根

气味 酸，平，无毒。

主治 煎汤，洗恶疮疥并犬马病疮（藏器）。吐血不止，煎水饮之；喉痹痛塞，煎酒灌之，皆效（时珍）。

叶

气味 酸，平，无毒。

主治 肺虚短气喘咳剧者，取叶焙研，米饮服二钱（时珍）。

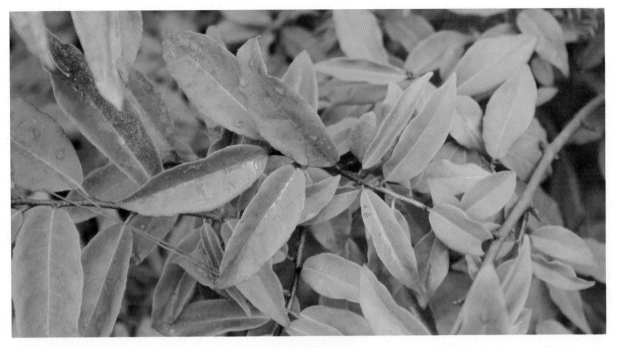

实用指南

单方验方

老年慢性支气管炎：胡颓子叶适量。焙燥研细末，每服1.5～3克，糖水调服，每日2次。

支气管哮喘：胡颓子叶12克，紫苏子9克，白果7粒。水煎服，每日2次。

腹泻、不思饮食：胡颓子果15克。水煎服，每日2次。

风寒肺喘：胡颓子根18克，红糖15克。水煎饭后服。

吐血、咯血、便血、月经过多：胡颓子根8～12克。水煎服。

风湿痛：胡颓子根15克，黄酒100毫升，猪脚250克。加水煮1小时许，取汤1碗，连同猪脚服。

黄疸：胡颓子根5～8克。水煎服。

产后腹痛下痢：胡颓子根15克，红糖30克。水煎服。

咽喉肿痛：胡颓子根9克，王瓜根15克。水煎，频频含咽，每日1剂。

食疗药膳

胡颓子叶茶

原料：胡颓子叶适量。

制法：晒干，小火炒至微黄，研末备用，每次3～5克，用热米汤送下。

用法：早晚各1次，连服15日，必要时可服数周。

功效：润肺止喘。

适用：支气管哮喘。

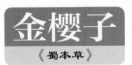

金樱子

《蜀本草》

释名 刺梨子（《开宝》），山石榴（《纲目》），山鸡头子。

子

气味 酸，涩，平，无毒。

主治 脾泄下痢，止小便利，涩精气。久服，令人耐寒轻身（《蜀本》）。

附方 金樱子煎：霜后用竹夹子摘取，入木臼中杵去刺，擘去核。以水淘洗过，捣乱。入大锅，水煎，不得绝火。煎减半，滤过，仍煎似稀饧。每服一匙，用暖酒一盏调服。活血驻颜，其功不可备述（《孙真人食忌》）。

补血益精：金樱子（即山石榴，去刺及子，焙）四两，缩砂二两，为末，炼蜜，和丸梧子大。每服五十丸，空心温酒服（《奇效良方》）。

久痢不止：罂粟壳（醋炒）、金樱（花、叶及子）等分，为末，蜜丸芡子大。每服五七丸，陈皮煎汤化下（《普济方》）。

花

气味 酸，涩，平，无毒。

主治 止冷热痢，杀寸白，蛔虫。和铁粉研匀，拔白发涂之，即生黑者。亦可染须（大明）。

东行根

气味 酸，涩，平，无毒。

主治 寸白虫，锉二两，入糯米三十粒，水二升，煎五合，空心服，须臾泻下，神验。其皮炒用，止泻血及崩中带下（大明）。止滑痢，煎醋服，化骨鲠（时珍）。

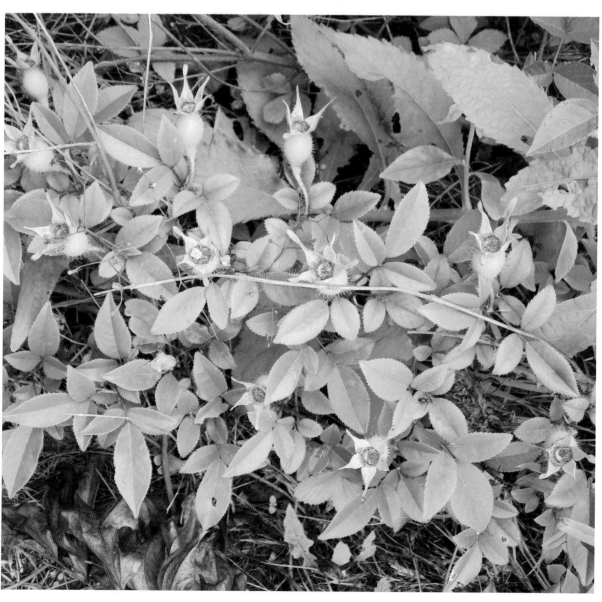

单方验方

刀伤出血：金樱叶、苎麻叶等量。晒干研细末，用瓶密贮，外敷止血。

慢性痢疾、肠结核：金樱花、金樱子、罂粟壳各3克。醋炒，共研细末，蜜丸如梧桐子大，每次3克，每日3次。

遗精早泄、体虚带下：金樱子15克。捣碎，加水煎3次，去渣，过滤后再浓煎，加蜂蜜收膏，每日临睡时服1匙，开水冲服。

食疗药膳

金樱子粥

原料：金樱子30克，粳米100克。

制法：金樱子放入砂锅内，倒入200毫升水，置小火上煮至100毫升，去渣取汁，放入粳米，再添水600毫升煮粥。

用法：每日1次，早餐食用。

功效：收涩，固精，止泻。

适用：滑精、遗精、遗尿、小便频数、脾虚久泻及妇女带下、子宫脱垂等。

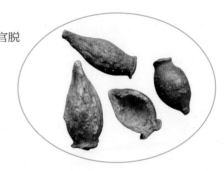

金樱子根煮瘦肉

原料：金樱子根60克，五味子9克，猪瘦肉90克。

制法：将肉切小块，与前2药共煮，肉熟烂为度。

用法：每晚顿服1剂，连服3～5日。

功效：固精，益气，补虚。

适用：遗精。

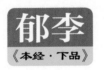

郁李
《本经·下品》

释名 车下李（《别录》），爵李（《本经》），雀梅（《诗疏》）。

核仁

气味 酸，平，无毒。

主治 大腹水种，面目四肢浮肿，利小便水道（《本经》）。肠中结气，关格不通（甄权）。通泄五脏膀胱急痛，宣腰胯冷脓，消宿食下气（大明）。破癖气，下四肢水。酒服四十九粒，能泻结气（孟诜）。破血润燥（元素）。专治大肠气滞，燥涩不通（李杲）。研和龙脑，点赤眼（宗奭）。

附方 小儿多热：熟汤研郁李仁如杏酪，一日服二合（姚和众《至宝方》）。

脚气浮肿（心腹满，大小便不通，气急喘息者）：郁李仁十二分捣烂，水研绞汁，薏苡（捣如粟大）三合，同煮粥食之（韦宙《独行方》）。

卒心痛刺：郁李仁三七枚嚼烂，以新汲水或温汤下。须臾痛止，却热呷薄荷盐汤（姚和众《至宝方》）。

皮肤血汗：郁李仁（去皮，研）一钱，鹅梨捣汁调下（《圣济总录》）。

根

气味 酸，凉，无毒。

主治 齿龈肿，龋齿，坚齿《本经》。去白虫《别录》。治风虫牙痛，浓煎含漱。治小儿身热，作汤浴之（大明）。宣结气，破积聚（甄权）。

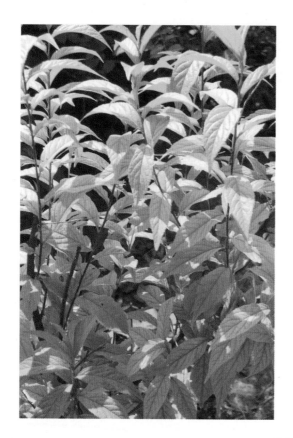
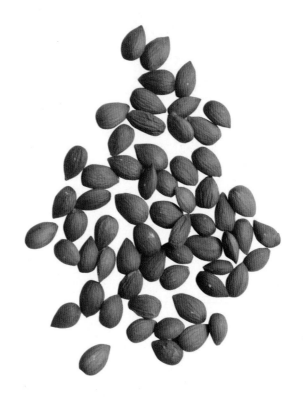

实用指南

单方验方 ··○

　　肺气虚弱：郁李仁30粒。研末，生梨汁调和糊状，敷内关穴，胶布固定，每12小时更换1次。

　　疣：郁李仁、鸡子白各10克。研涂患处。

　　胃脘痛：郁李仁37枚。烂嚼，以新汲水下，水煎淡盐汤喝。

食疗药膳 ··○

　　郁李仁粥

　　原料：郁李仁15克，大米50克。

　　脂肪：将郁李仁捣烂，置水中搅匀，滤去渣取其汁，亦可将郁李仁加500毫升水煎煮取汁，以药汁同淘洗净的大米煮粥。

　　用法：每日早晚温热服食。

　　功效：润燥滑肠。

　　适用：老人便秘。

女贞

《本经·上品》

释名　贞木（《山海经》），冬青（《纲目》），蜡树。

实

气味　苦，平，无毒。

主治　补中，安五脏，养精神，除百病。久服，肥健轻身不老（《本经》）。强阴，健腰膝，变白发，明目（时珍）。

附方 白发再黑，返老还童：用女贞实（十月上巳日收，阴干，用时以酒浸一日，蒸透晒十）一斤四两，旱莲草（五月收，阴干）十两，为末；桑椹子（三月收，阴干）十两，为末，炼蜜丸如梧子大。每服七八十丸，淡盐汤下。若四月收桑椹捣汁和药，七月收旱莲捣汁和药，即不用蜜矣（《简便方》）。

风热赤眼：冬青子不以多少，捣汁熬膏，净瓶收固，埋地中七日。每用点眼（《济急仙方》）。

叶

气味 微苦，平，无毒。

主治 除风散血，消肿定痛，治头目昏痛。口舌生疮，舌肿胀出，捣汁含浸吐涎（时珍）。

附方 风热赤眼：用冬青叶五斗捣汁，浸新砖数片，五日掘坑，架砖于内盖之，日久生霜，刮下，入脑子少许，点之（《普济方》）。用雅州黄连二两，冬青叶四两，水浸三日夜，熬成膏收，点眼（《简便方》）。

一切眼疾：冬青叶研烂，入朴硝贴之（《海上方》）。

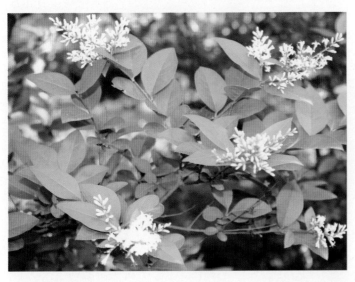 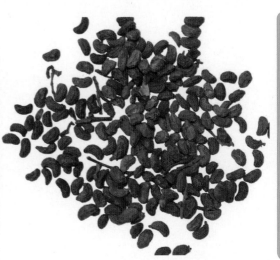

实用指南

单方验方

头晕目眩：女贞子、白芍、珍珠母各30克。水煎服。

中心性视网膜炎：女贞子、覆盆子、菟丝子、枸杞子各9克。水煎服。

慢性肝炎：女贞子15克，灵芝12克，丹参、鸡内金各9克。共研碎，放入砂锅加水煎，煎两次取液合并，早、晚2次分服，连服1个月。

慢性肾炎：女贞子30克，千斤拔50克，山药15克，石韦9克。水煎，每日2次，每日1剂。

神经衰弱：女贞子、首乌藤各20克，桑椹30克。水煎，每日3次，每日1剂。

食疗药膳

女贞枸杞粥

原料：女贞子15克，枸杞子10克，粳米100克。

制法：先将女贞子洗净，装入纱袋内，系紧口；枸杞子洗净，去杂；粳米淘洗干净。将粳米和纱布药袋同放锅内，加入清水，置旺火上煮沸数滚后，加入枸杞子，改用小火煮至米烂粥煮熟为止，除去药袋，加入白糖稍煮沸即可。

用法：每日1次，早餐食用。

功效：滋补肝肾，清热明目。

适用：胆石症伴有肝肾不足者。

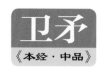

卫矛

《本经·中品》

释名 鬼箭（《别录》），神箭。

气味 苦，寒，无毒。

主治 女子崩中下血，腹满汗出，除邪，杀鬼毒蛊痊（《本经》）。中恶腹痛，去白虫，消皮肤风毒肿，令阴中解（《别录》）。疗妇人血气，大效（苏恭）。破陈血，能落胎，主百邪鬼魅（甄权）。通月经，破癥结，止血崩带下，杀腹脏虫及产后血咬腹痛（大明）。

附方 产后败血：用当归（炒）、鬼箭（去中心木）、红蓝花各一两。每服三钱，酒一大盏，煎七分，食前温服（《和剂局方》）。

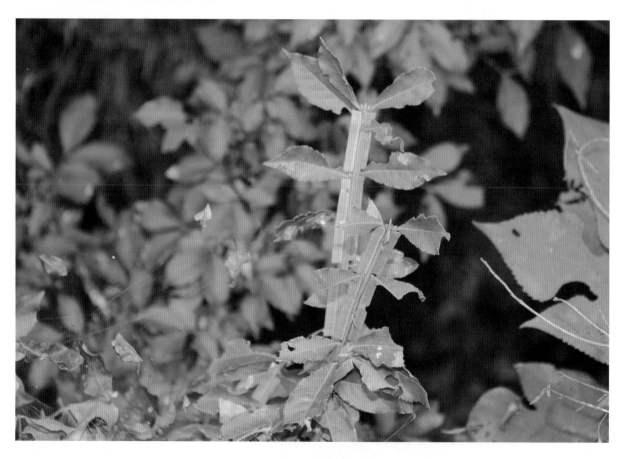

实用指南

单方验方

小便不利或点滴不畅，大便干结：卫矛（今称卫茅、鬼箭羽）、丹参各10克。晒干，研细末，锅内加清水烧沸，入丹参、卫茅细末，加白糖适量调味，作饮料服。

食疗药膳

卫茅酒

原料：卫茅根90克，牛膝15克，白酒500毫升。

制法：将3味药共浸泡7日后取酒饮服。

用法：每日早、晚各服10～20毫升。

功效：消炎止痛。

适用：关节炎所致之关节痹痛。

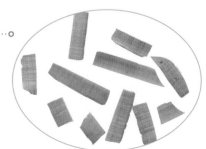

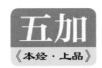

五加
《本经·上品》

释名 五佳（《纲目》），五花（《炮炙论》），文章草（《纲目》），追风使（《图经》）。

根皮（同茎）

气味 辛，温，无毒。

主治 男子阴痿，囊下湿，小便余沥，女人阴痒及腰脊痛，两脚疼痹风弱，五缓虚羸，补中益精，坚筋骨，强志意。久服，轻身耐老（《别录》）。明目下气，治中风骨节挛急，补五劳七伤（大明）。酿酒饮，治风痹四肢挛急（苏颂）。

附方 虚劳不足：五加皮、枸杞根白皮各一斗，水一石五斗，煮汁七斗，分取四斗，浸曲一斗，以三斗拌饭，如常酿酒法，待熟任饮（《千金方》）。

五劳七伤：五月五日采五加茎，七月七日采叶，九月九日取根，治下筛。每酒服方寸匕，日三服。久服去风劳（《千金方》）。

服石毒发（或热不禁，多向冷地卧）：五加皮二两，水四升，煮升半，发时便服（《外台秘要》）。

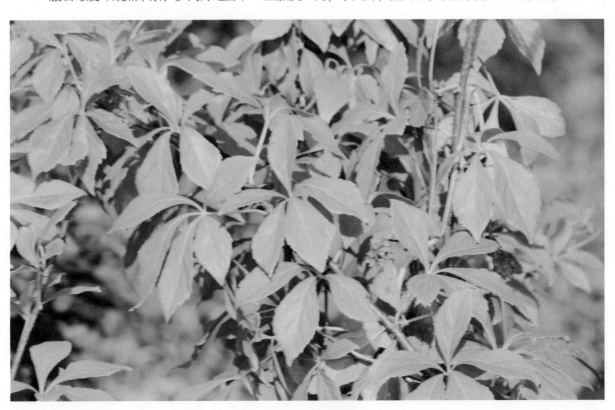

实用指南

单方验方

风寒湿引起的腰腿痛：五加皮100克，川牛膝、当归各50克，白酒1000毫升。诸药切碎浸酒中，7日后服用，每次15毫升，每日2次。

风湿性关节炎，关节拘挛疼痛：五加皮、穿山龙、白鲜皮各15克。用白酒泡24小时，每日服10毫升。

水肿、小便不利：五加皮、陈皮、生姜皮、茯苓皮、大腹皮各9克。水煎服。

阴囊水肿：五加皮9克，仙人头（仙人球）30克。水煎服。

皮肤、阴部湿痒：五加皮适量。煎汤外洗。

寒湿腰痛：五加皮15克。水煎取汁，分2次温服，每日1剂。

二根糖粥

原料：鲜五加皮根120克，鲜白萝卜块根60克，冰糖15克。

制法：将五加皮根与白萝卜块根切小块，加水适量，与冰糖共炖。

用法：任意食用。

功效：清热解毒，利湿活血。

适用：黄疸。

五皮肉汤

原料：五加皮、陈皮、桑白皮、茯苓皮各10克，沙梨皮30克，猪瘦肉500克。

制法：将上几味加适量清水同炖至肉烂。

用法：每日1剂，分2～3次服，喝汤吃肉。

功效：利水退肿。

适用：水肿、消化不良等。

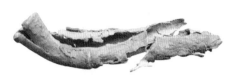

枸杞
《本经·上品》

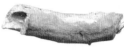
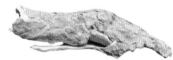

释名 枸棘（《衍义》），天精（《抱朴》），地骨（《本经》），仙人仗（《别录》）。

气味 枸杞：苦，寒，无毒。

主治 枸杞：主五内邪气，热中消渴，周痹风湿。久服，坚筋骨，轻身不老，耐寒暑（《本经》）。下胸胁气，客热头痛，补内伤大劳嘘吸，强阴，利大小肠（《别录》）。补精气诸不足，易颜色，变白，明目安神，令人长寿（甄权）。

苗

气味 苦，寒。

主治 除烦益志，补五劳七伤，壮心气，去皮肤骨节间风，消热毒，散疮肿（大明）。和羊肉作羹，益人，除风明目。作饮代茶，止渴，消热烦，益阳事，解面毒，与乳酪相恶。汁注目中，去风障赤膜昏痛（甄权）。去上焦心肺客热（时珍）。

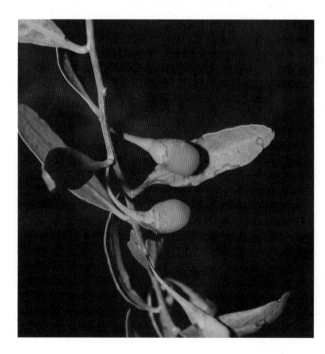
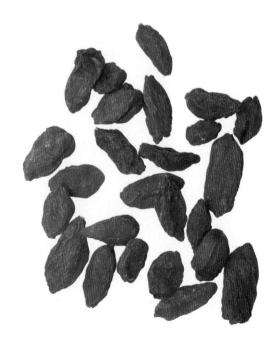

地骨皮

气味 苦，寒。

主治 细锉，拌面煮熟，吞之，去肾家风，益精气（甄权）。去骨热消渴（孟诜）。解骨蒸肌热消渴，风湿痹，坚筋骨，凉血（元素）。治在表无定之风邪，传尸有汗之骨蒸（李杲）。泻肾火，降肺中伏火，去胞中火，退热，补正气（好古）。治上膈吐血。煎汤漱口，止齿血，治骨槽风（吴瑞）。治金疮神验（陈承）。去下焦肝肾虚热（时珍）。

枸杞子

气味 苦、寒。

主治 坚筋骨，耐老，除风，去虚劳，补精气（孟诜）。主心病嗌干心痛，渴而引饮，肾病消中（好古）。滋肾润肺。榨油点灯，明目（时珍）。

附方 目赤生翳：枸杞子捣汁，日点三五次，神验（《肘后方》）。

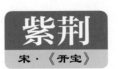

实用指南

单方验方

高血压：每日用鲜枸杞根皮或全根50克（干品25克），水煎2次分服，连服30日为1个疗程。

鸡眼：地骨皮、红花各10克。研成细末，加适量香油调成糊状。每晚热水泡脚后，取适量药糊涂在鸡眼上，用胶布固定。

食疗药膳

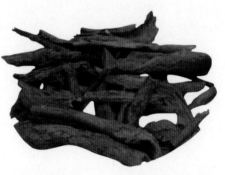

枸杞叶猪肝汤

制法：鲜枸杞叶200克，猪肝200～400克，盐适量。

制法：将上2味清洗干净，加适量水煮熟调味即可。

适用：佐餐食用。

功能：清热解毒，养肝明目。

适用：风热目赤、双眼涩痛流泪、视力减退及夜盲等。

地骨皮百鸭汤

原料：地骨皮30克，百合20克，鸭1只，盐适量。

制法：将鸭去毛洗净，剖去内脏，用清水冲洗干净，放沸水锅中，氽去血水，捞出，与地骨皮、百合一并入大砂锅内，加清水适量，置大火上煮沸，打去浮沫，改用小火，炖至鸭肉烂熟为度，加盐调味即可。

用法：吃肉喝汤，间日食1次，每次适量。

功效：养阴清热，滋补精血。

适用：肺结核咳嗽、低热、消瘦，舌红苔少，脉细数等。

紫荆
宋·《开宝》

释名 紫珠（《拾遗》），皮名肉红（《纲目》），内消。

木并皮

气味 苦，平，无毒。

主治 破宿血，下五淋，浓煮汁服（《开宝》）。通小肠（大明）。解诸毒物，痈疽喉痛，飞尸蛊毒，肿下瘘，蛇、虺、虫、蚕、狂犬毒，并煮汁服。亦以汁洗疮肿，除血长脉（藏器）。活血行气，消肿解毒，治妇人血气疼痛，经水凝涩（时珍）。

妇人血气：紫荆皮为末，醋糊丸樱桃大。每酒化服一丸（熊氏《补遗》）。

伤眼青肿：紫荆皮，小便浸七日，晒研，用生地黄汁、姜汁调敷。不肿用葱汁（《永类方》）。

鼻中疳疮：紫荆花阴干为末，贴之（《卫生易简方》）。

发背初生（一切痈疽皆治）：单用紫荆皮为末，酒调箍住，自然撮小不开。内服柞木饮子。乃救贫良剂也（《仙传外科》）。

痔疮肿痛：紫荆皮五钱，新水食前煎服（《直指方》）。

产后诸淋：紫荆皮五钱，半酒半水煎，温服（熊氏《补遗》）。

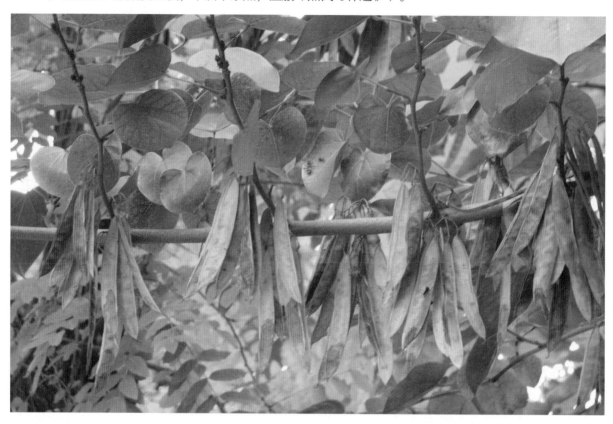

实用指南

单方验方

毛囊炎：紫荆皮、白芷各等份。研末，酒调服。

局部红肿热痛的结节性红斑：紫荆皮、天南星、芙蓉叶、独活、白芷、赤芍、生姜汁各适量。上药为末，用生姜汁、茶叶调敷患处。

痔疮初起或数年未愈者：紫荆皮、赤芍、槐花各15克，黄芩10克，黄柏、全当归、甘草各8克，地榆12克，生地黄18克。上药加水煎成500毫升，每日2次温服，每日1剂。服药期间忌食辣椒、五香粉、胡椒、咖喱、巧克力、酒等辛热之品。

鹅掌风、灰指甲：紫荆皮、麻黄、白鲜皮、地肤子各12克，木贼15克，苍术20克。每日1剂，水煎沸后再煎10分钟，分2次内服，药渣水煎沸后再煎15～20分钟外洗。

食疗药膳

紫荆皮酒

原料：紫荆皮9克，白酒40毫升。

制法：上药用白酒煎至减半，去渣，待用。

用法：口服，每日1剂，分2次服。

功效：祛风通络。

适用：鹤膝风。

药名笔画索引

精编本草纲目中草药

精编本草纲目中草药

精编本草纲目中草药

精编本草纲目中草药

精编本草纲目中草药